근막생리학

Atlas of
Physiology of the Muscular Fascia

By the same Publisher:

BERTELLI – Anatomy of the Eye

BOTTI – Aesthetic Surgery of the Aging Face, 6 DVD

CANEPA – Dysmorphic Syndromes & Constitutional Diseases of the Skeleton

CAVALLARO – Atlas of Arterial Surgery, 2 volumes

GIANNETTI – Textbook of Dermatology and Sexually Transmitted Diseases, 3 volumes

LIESSI – Atlas of Musculoskeletal MRA & MRI: Small Joints Pathology

MASSIRONE – Aesthetic Medicine

Intradermal Therapy (Mesotherapy), DVD 1
Fillers, DVD 2
Chemical Peeling, DVD 3
Botulin Toxin in Aesthetic Medicine, DVD 4
Lasers in Aesthetic Medicine, DVD 5

NAVA – Breast Reconstructive Surgery, 6 DVD

NAVA – Aesthetic Breast Surgery, 8 DVD

PEGORARO – Hospital Based Bioethics

PRETI – Advances in Clinical Prosthodontics

PULCINI – First Aid

RANERI – Pilates Fisios: The Silvia Raneri Method®

RUSCIANI – Textbook of Dermatologic Surgery, 2 volumes

SCANU – The PRALD Therapeutic Method

STECCO – Fascial Manipulation® for Internal Dysfunctions: Practical Part

STECCO – Fascial Manipulation® for Internal Dysfunctions

STECCO – Fascial Manipulation® for Musculoskeletal Pain

STECCO – Fascial Manipulation®: Practical Part

STECCO – Fascial Manipulation® Posters

Locomotor Apparatus
Internal Part

ZAOLI – Aesthetic Rhinoplasty, 2 volumes

Luigi Stecco

근막생리학

MFR KOREA
한국근막이완치료학회

Atlas of Physiology of the Muscular Fascia

Presentation by
LEON CHAITOW
Honorary Fellow, University of Westminster, London
Editor-in-Chief, Journal of Bodywork & Movement Therapies

English translation by
AURÉLIE MARIE MARCHAND

영 문 출 판 사

■ 역자대표

최종원

한국근막이완치료학회 MFR KOREA 학회장
한국 MFR KOREA Instructor
미국 John F. Barnes 학회 MFR Therapist
독일 DGMR 학회 MFR Therapist
영국 MFR UK 학회 MFR Therapist
이탈리아 Fascial Manipulation Level 1, 2, 3 Therapist

■ 역자

김희남

한국 MFR KOREA Instructor
독일 DGMR 학회 MFR Therapist
영국 MFR UK 학회 MFR Therapist
이탈리아 Fascial Manipulation Level 1, 2, 3 Therapist

ATLAS OF PHYSIOLOGY OF THE MUSCULAR FASCIA
by Luigi Stecco

근막 생리학

2019년 9월 23일 초판인쇄
2019년 9월 30일 초판발행

지은이: Luigi Stecco
역 자: 한국근막이완치료학회
발행인: 박병조
발행처: 도서출판 영문출판사
등 록: 1987년 12월 21일 제2-419호
주 소: 서울시 강남구 삼성동 69-1
전 화: (02)514-5590, 776-5590
팩 스: (02)756-8943
E-mail: yeongmunsa@empas.com
홈페이지: www.ymsbook.net
정 가: 50,000원
ISBN 978-89-7224-463-9 93510

※ 파본은 교환해 드립니다.

나의 아내 Lena 에게

추천글 (FOREWORD)

근막의 복잡한 기능과 기능부전을 이해하려면, 서로 협응된 생리적 상호작용과 양상 뿐만 아니라 이들 조직을 구성하는 다양한 요소들을 정확하게 이해하는 것이 중요하다.

이부분을 위해, 이 책은 현실을 단순화하는데 꼭 필요한 작업 모델을 제시하고 있다.

다행스럽게도, 근막의 형태를 잘 제공해 주는 훌륭한 아틀라스와 교재들이 많이 존재하지만, 그에 비해 근막의 정상 생리학을 설명해 줄 수 있는 포괄적인 내용이 없었다; 근막이 정상 환경에서 어떻게 작용하는지, 그리고 근막 기능부전의 특성과 위치를 정확하고 체계적으로 어떻게 확인하는지에 대한 부분은 없었다.

이러한 내용을 폭넓고 자세하게 다룬 이책에서, Luigi Stecco는 근막의 생체역학적 구조물을 구성하는 다양한 요소에 대해 해부학과 생리학에 대한 지식을 통합시키는 특별한 통찰력을 제공하고 있고, 또 이것들이 통합된 안정성과 움직임을 만드는데 신체에서 어떻게 작용하는지를 설명해 주고 있다.

이는 임상적 관점에서 볼 때 가장 중요한 것으로, 그는 근막의 기능부전 특징을 확인하고 국소화할 수 있는 기능적 평가 프로토콜을 폭넓게 기술하고 있다. 즉, 단일 방향, 양방향, 다방향의 근막 작용과 활동을 기술하고 있다.

변화된 운동조절, 가동범위 감소와 통증 감소와 관련된 증상들은 근막의 기능부전 특징(치밀화 증가와 활주 변화)으로 초래된다. 중요한 것은 그런 변화들이 크게 바뀔 수 있음을 인지할 필요가 있고, 이것들이 변화된 기능을 만들지만, 결코 병리 상황은 아니다.

이것은 정확하고 재현가능하며 실무적인 평가 방법을 면밀하게 설명하고 있어서 이런 변화의 위치를 확인할 수 있다.이것은 Stecco의 업적이 매우 중요하게 여겨지는 부분이다. 주목해야하는 것은 Stecco의 수년간 헌신적인 연구를 발전시킨 치료 방법인 Fascial Manipulation®과 관련된 프로토콜의 신뢰도에 대한 타당성을 많은 연구들이 수행했다는 것이다.

통증과 기능부전의 근막 구조물에 대한 치료와 재활의 여러 방법이 제안되고 연구되는 동안, 손상될 수 있는 조직과 구조물, 그리고 정확한 위치에 대한 확인을 제공하는 몇 가지 방법들이 있다.

Stecco에 의해 기술된 방법들은 촉진 평가와 함께, 시상면, 이마면 및 가로면의 통제된 움직임의 결과를 체계적으로 평가하고 기록하는 기능적 움직임 검사를 다루고 있다.

이들 객관적인 평가 방법은 주관적 평가와 함께 이루어지고, 또 연령, 외상 병력, 작업과 여가의 활동에서 이용되는 패턴 뿐만 아니라, 과거의 병력 등과 같은 요소를 병합한다.

객관적 검사와 주관적 검사에 대한 결과의 결합을 이용하여, 후속 치료를 위한 치료 가설이 나온다. 기능적 변화와 증상적 변화를 평가하기 위해 평가를 반복하고, 치료를 다시 적용한다. 열정을 바친 그의 작업에서, Luigi Stecco는 수년간의 연구를 책으로 만들었고, 통찰력과 실무 가이드라인을 제시했다. 이것은 모든 학파의 임상가와 치료사에게 귀중한 가치가 되었다. 그는 이것에 감사했고, 자랑스럽게 여겼다.

Leon Chaitow

Honorary Fellow, University of Westminster, London

Editor-in-Chief,

Journal of Bodywork & Movement Therapies

서문

1543년 이후(베살리우스 Vesalius, De humani corporis fabrica), 근골격계의 해부와 생리에 대해 많은 연구들이 수행되었지만, 전반적으로 근막은 간과되었다.

베살리우스의 이미지가 이 책의 표지에 사용되었다. 그림은 아래에 보고된 근막의 해부와 생리에 대한 4가지 새로운 내용을 제시하고 있다:

- 근막단위, 예를 들어, 위팔두갈래근과 위팔근에 의해 형성된다. 합성 벡터는 근막에 대한 양쪽 근육의 벡터에 의해 형성된다;
- 연속된 근막, 팔의 굽힘근에 의해 형성된 연속된 근막은 그림에서 강조되고(해부학), 널힘줄 근막에 부착된 당는곳에 의해 생성된 견인(생리학)은 화살표로 표현된다;
- 대각선 근막, 이것은 다른 근막(해부학) 사이의 융합점에 의해 형성된다. 이것은 두 공간면 사이의 중간 움직임을 협응한다(생리학);
- 나선 근막, 이것은 여러 근육의 나선 배열에 의해 형성되고, 또 근막속 콜라겐 섬유(해부학)에 의해 형성된다. 지지띠는 전신 운동 활동이나 제스처(생리학)를 조정한다.

그러므로, 이 책은 그들의 근막 상호작용을 통해, 근육의 해부학과 근육방추와 골지힘줄기관의 생리학을 결합하는데 도움을 준다. 특히, 아래의 내용을 시행한다:

- 근막단위 내의 특정 움직임을 수행하는 모든 근막단위를 합병한다;
- 3개의 모든 공간면에서 자세를 움직이고 유지하는 연속된 근막을 기술한다;
- 운동전략의 관리를 위한 근육방추와 근막(신장반사) 사이의 상호작용을 강조한다;
- 전신 운동의 생리학에서 근막의 역할을 설명한다.

이들 전제는 다음의 소견에 의해 지지된다:

1. 말초 근막의 구조는 중추신경계의 운동 조직화에 해당한다;
2. 모든 신체 분절에서, 근방추 속 섬유는 근방추 바깥 섬유에 의해 형성된 벡터의 특별한 특성을 갖는 근육다발막에서 벡터를 생성한다;
3. 근막의 구조는 분절 움직임, 자세, 운동전략 및 인체의 전체 움직임의 관리를 수행한다.
4. 새로운 제안에 따라 확인된 해부 사진은 근막이 신체 움직임을 담당하고 있음을 보여 준다. 1장은 다음 장의 지식을 촉진하는 설명을 제공하고 있고, 새로운 관점을 지지하는 몇 가지 연구를 제시하고 있다.

2장, 3장, 4장은 각각 팔, 몸통 및 다리의 근막단위와 연속된 근막을 제시하고 있다.

윗장들의 첫 페이지는 각 지절이나 몸통의 부위별 해부학 이미지(앞쪽, 뒤쪽, 가쪽, 안쪽 및 깊은)를 제시하고 있다. 이 그림들은 전체 지절이나 전체 몸통을 보여주고, 단일 근육의 작용이 아니라, 전체 지절의 협력 작용을 강조하고 있다.

각 그림은 1차 근육 또는 단일관절근육, 2차 근육 또는 다관절근육, 협력근의 목록이다. 마지막 2개의 근육은 운동 전략에 개입하고 단일 방향 움직임에는 개입하지 않는다.

반대 페이지에 있는 그림은 지절이나 몸통의 4개 분절을 보여준다. 이 그림들은 단일 근육보다는 특정 공간면에서의 근막단위에 의해 수행된 움직임을 보여준다.

첫 해부학 그림이 3번째 페이지에서 다시 사용된다. 이것은 1차 근육과 2차 근육을 포함한 근막 구획을 강조하고, 이 근육들은 한 공간 방향에서 지절 움직임에 관련된다.

반대쪽 페이지는 전체 지절을 따른 근육의 시퀀스에 의해 수행된 움직임의 사진을 보여준다.

다음 페이지는 근막단위를 형성하는 벡터를 보여주기 위해 동일한 해부학 그림을 제시할 것이다.

반대쪽 페이지에서는, 근막이 탄성을 잃어버렸을 때, 기능부전이 조화로운 움직임에서 어떻게 일어나는지를 보여준다. 사실, 근막의 치밀화는 신경근육방추의 올바른 기능을 방해하고 근막단위에 속하는 근섬유의 흥분을 방해할 것이다.

다음 페이지는 근막의 근육 닿는곳을 볼 수 있다. 근막에 있는 이 근육들이 닿는곳을 통해, 전체 지절이나 전체 몸통이 방향과 관련이 있을 때, 각 근막단위는 몸쪽 근막단위와 먼쪽 근막단위의 강도에 순응할 수 있다.

반대쪽 페이지는 말초 운동 조직화에서 다관절근육의 역할을 설명하고 있다. 이 근육들은 몸쪽관절과 먼쪽관절을 움직이고, 이 양쪽 관절들 사이에서 일어나는 지속적인 각도 변화를 유지한다. 힘줄에 있는 골지힘줄기관은 이 변화들을 조절하는데 개입한다.

각 장의 마지막 4 페이지는 몇 가지 근막의 해부 사진을 보여 준다. 이 사진들은 부가적인 시각 설명을 제공한다.

5장은 협응중심과 근막 융합선(대각선 근막)을 통해 말초 운동 조직화를 제시한다. 융합중심은 한 공간면에서 다른 공간면으로의 통로를 통해(분절 운동전략), 2개 또는 3개 근막단위의 개입을 관리한다. 대각선 근막은 연속된 근막과 동일한 기능을 수행한다: 이것은 2개 공간면(전신 운동전략) 사이의 중간 궤적을 따른 지절이나 몸통의 움직임에 관여하는 융합중심의 작용을 동기화한다.

6장은 널힘줄성 근막에 속하는 나선형 섬유를 설명하고 있다. 발목과 손목의 지지띠는 이 나선들의 시작점이다. 손과 발의 작은 근육은 이 지지띠들로부터 이는곳을 가진다. 이 팔다리들의 움직임은 널힘줄성 근막을 다른 먼쪽-몸쪽 방향으로 펴져나가는 나선형 콜라겐 섬유의 견인을 일으킨다.

복잡한 운동 같은 경우에 나선 콜라겐 섬유는 이웃한 분절 사이의 반대 방향을 가진 근육의 동원을 조정한다.

감 사 의 글

나는 Paris와 Padoua에서 해부를 수행하고, 나에게 조언을 해 준 나의 딸 Carla와 아들 Antonio에게 감사드린다.

나는 초기에 E. Giandotti에 의해 설명되고 Chiarurgi의 해부학 책의 사진을 사용하도록 허락해 준 Dr. Piccin에게 감사드린다.

나는 해부학 그림을 그려준 Marco Marzola에게 감사드린다. 그는 근막의 생리학을 명확하게 설명할 수 있도록 몇 가지 그림을 그려주었다.

나는 Pawel Poncyljusz에게 감사드린다. 그는 내가 그림을 교정하는데 도움을 주었다.

특별히 영어의 도움을 준 Lawrence Steinbeck와 Edward Traum에게 감사드린다.

역자 서문

근막은 해부학자들이 등한시해온 구조물로 의학 분야에서도 그 기능에 대해 관심을 갖지 않았었습니다. 오로지 손으로 치료하는 분야인 도수치료, 오스티오파시, 바디워크 등이 관심을 갖고 있었을 뿐이었습니다. 하지만 최근 15년간 근막에 대한 연구가 활발히 이루어졌고, 그 동안 축소되었던 근막의 역할이 우리 몸에서 가장 큰 시스템으로서 기능한다는 사실이 밝혀졌습니다.

그동안 근막의 생리학적인 부분에 대해 이렇게 자세히 설명한 책은 없었습니다. 이 책은 사진과 그림을 통해 근막의 구조적 연결뿐만 아니라 신경생리학적 측면을 다루고 있기 때문에 새로운 분야에 대한 그 가능성을 보여주고 있으며, 근막이 주행하는 방식에 따라, 연속된 형태와 대각선, 나선형의 형태로 분류하고 공간면을 기준으로 근막의 방향을 제시함은 물론 인체 움직임과도 연결시키고 있습니다.

이 책은 관절과 주변 구조물을 포함하는 새로운 용어를 채택하고 있어서 처음엔 용어를 이해하는데 어려움이 있을 수 있지만 책의 내용이 너무 좋아서 우리의 기존 지식에 또 다른 폭넓은 지식을 가져다줄 것으로 생각됩니다.

이 책이 출판되는데 아낌없는 지원과 도움을 주신 박병조 사장님과 직원분들에게 감사를 드립니다.

근막을 치료하고 탐구하는 많은 사람들에게 이 책이 근막의 생리학적인 이해를 통해 근막 치료에 도움이 되는 훌륭한 지침서가 되기를 바라겠습니다.

역자 대표 최종원
한국근막이완치료학회 학회장

목차

약어 (ABBREVIATIONS)

Ⅰa Ⅱ	1차 2차 들신경
an	ante, antepulsion; 앞쪽
an–ca	ante–carpus
an–th	ante–thorax
an–la–cl	amte–latero–collum
an–la–di	ante–latero–digiti
an–me	ante–medio
bi	양측
ca	carpus
CC	근막단위의 협응중심; centre of coodination
cl	collum
CF	융합중심; centre of fusion
CP	centre of perception and site of pain
cp	caput; 머리
cu	cubitus
cx	coxa
di	sigiti
er	extra, extrarotation; 가쪽돌림
er–ta	extra–talus
ge	genu; 무릎
hu	humerus
ir	intra, intrarotation; 안쪽돌림
ir–ta	intra–talus
la	latero; 가쪽
la–ca	latero–carpus
la–cl	latero–collum
LL	다리
lt	왼쪽
lu	lumbi
m.	근육
me	medio, mediopulsion ; 안쪽
me–cl	medio–collum
MF	근막
n.	neuron; 신경
pe	pes; 발
pv	pelvis; 다리이음뼈
re	retro, retropulsion; 뒤쪽으로
re–ca	retro–carpus; 손목 폄
re–la	retro–latero
rt	오른쪽
sc	scapula; 몸쪽 어깨
ta	talus
th	thorax
TP	통증유발점
TR	몸통
UL	팔

1장

근막계의 기본 원리
BASIC PRINCIPLES OF THE MYOFASCIAL SYSTEM

인체 움직임의 생리학

PHYSIOLOGY OF MOVEMENT OF THE HUMAN BODY

Baldissera 생리학 교재(1996)는 인체 움직임을 다음과 같이 묘사했다: "사람의 행동은 여러 신체분절에 작용하고, 중추신경계의 통제 아래에 있는 뼈대근에 의한 움직임으로 표현된다. 운동조절의 계층화는 다음과 같이 표현될 수 있다:

- 첫 번째 레벨은 외적 자극에 반응하여 단순하고 항상 같은 움직임을 일으키는 반사이다(자세 조절);
- 두 번째 레벨은 삼킴이나 긁기와 같은 근육사슬의 협응된 활성화가 요구되는 호흡, 씹기, 기타 움직임 등의 주기적 움직임인 자동운동이다. 자동운동은 의지에 의해 조절될 수 있다;
- 세 번째 레벨은 수의적 운동으로서 자세 조절과 쓰기, 자전거 타기 등과 같은 자동화된 움직임과 관련된다.

반사와 자동운동은 주로 신경축(neural axis)에 의해 조절되고, 수의적 운동은 끝뇌(telecenphalon)에 의해 정교해진다."

이 책에서, 인체 움직임의 이전 계층적 조직화는 중추신경계의 조절 아래에서만 부분적으로 남아 있는데, 그 이유는 중추신경계가 근막과 연결되어 있기 때문이다:

- 반사는 척수(신경축)에 의해서만 조절되지 않으며, 움직임의 협응 요소는 근막의 배열(근막단위, 연속된 근막 및 자세)에서 발견된다.
- 자동운동은 의지에 의해 시작되지만, 그 이후는 근막 구조(architecture)의 긴장성 조절 아래에서 유지된다(즉, 내장 근막의 스트레칭으로 인한 삼킴, 말초 운동신경 전략).
- 수의적 운동도 근막 콜라겐 조직 속에 기억된 운동 전략의 장점을 취하는 자동화된 움직임을 포함한다.

인체 움직임을 연구하는 학파는 다음과 같다:

- 행동주의 학파는 원인과 효과와 같은 수동적 관계로 움직임을 환원시킨다.
- 인지주의 학파는 운동 순서가 항상 능동적 결정으로부터 기인한다고 믿고 있다.
- 생태 학파는 뇌가 상대적 움직임을 구체적으로 생각할 수 없다고 믿는다.

"생태 학파의 주요 학자들(J. Gibson, M. Turvey, P. Kugler, J. Kelso과 L. Grimaldi)은 다음과 같은 가설을 내리고 있다:

1. CNS는 반사를 이용해 움직임을 달성한다: 근육 신장의 역치는 α 운동신경세포와 γ 운동신경세포에 도달하는 중추 명령으로부터 독립된다;
2. 균형점은 여러 근육군에 존재한다; 이것은 움직임 동안 달성되는 관절가동범위와 여러 근육에서 나타나는 근긴장의 정도에 좌우된다;
3. 스프링처럼 작용하는 근육에는 여러 개의 활성화 역치가 있다: 첫 신장은 근 긴장에 도달하지 않은 상태로 근육을 변형시킬 수 있고, 두 번째 신장은 전형적인 척수반사를 유발하고, 세 번째 신장은 긴장성 신장반사를 유발할 수 있다;
4. 근육 행동이 상위 중추 명령(특히, 척수레벨)에 의해서만 일부 영향을 받기 때문에, CNS는 모든 운동형상학적 근육 변인을 만드는데 필요한 구체적인 지식을 가질 수 있다(Pirola V. 1998).

생태학파들은 위의 가설을 통해 근막의 구조에서 다음과 같은 해답을 찾는다:

- 신경근육방추와의 상호작용을 통한 신장반사는 근육속막, 근육다발막, 근육바깥막에 의해 조절된다;
- 근육간의 긴장에 의해 생성된 여러 균형점은 연속된 근막(대각선, 나선)을 따라 배열된 근막에 의해서만 이루어질 수 있다;
- 근방추 속 섬유는 근막의 첫 번째 신장(나선)을 수행하고, 두 번째 신장은 신경근육방추의 중재에 의해 수동으로 일어난다.
- CNS의 자세한 지엽적인 지식은 척수에는 해당되지 않고, 나중에 근막의 콜라겐 섬유의 구조에서 발견될 것이다.

움직임에 대한 지식에 많은 영향을 준 다른 학자로서 H. Kabat이 있다:"모든 수의적 운동은 많은 반사의 토대로서, 자세에서 시작하고 자세에서 끝난다.[1]

저항을 이기고 움직이는 동안, irradiation(방사)를 강화하는 특별한 전략으로 마비된 근육군의 회복을 자극할 수 있다. 대각선과 나선의 방사 전략이 더 효율적임을 경험으로 통해 알 수 있다."

[1] 반사는 수의적 운동을 억제하거나 촉진할 수 있고, 수의적 운동도 반사를 억제하거나 촉진할 수 있다. 게다가 수의적 운동은 다른 수의적 운동을 촉진할 수 있다: 방사를 통한 협력작용과 후속 유도를 통한 길항작용(Kabat H. 1954).

Kabat는 서로 비슷한 의미를 갖는 "운동전략(motor scheme), 대각선운동과 나선운동"이라는 용어를 사용했다.

문헌에서, "운동전략(motor scheme)"이란 용어는 앞에 붙는 형용사에 따라 다른 의미를 갖는다.

일반적으로, 다양한 용어들이 인체 움직임을 나타내는 데 사용되고 있다(그림 1.1,A):

- 단일방향 운동은 하나의 나선 방향으로 수행되는 운동이다. 이들 운동은 다시 분절운동과 전체 자세운동으로 나누어진다. 분절운동은 굽힘, 폄, 모음, 벌림, 안쪽돌림 및 가쪽돌림 등 근막(MF)단위에 의해 이루어진다. 전체 자세운동은 연속된 근막에 의해 관리된다(2장, 3장, 4장 참고);
- 양방향 운동은 분절전략(segmental scheme)과 전체 운동전략으로 나누어진다. 분절전략은 양쪽 운동방향 사이에서 일어나는 관절 전이를 위한 융합중심에 의해 관리된다. 전체 운동전략은 전체 지절이나 몸통을 따라 배열된 대각선 근막에 의해 관리된다(5장 참고);
- 다방향 운동은 digit–carpus, pes–talus의 지지띠, 그리고 collum–caput에 의해 조정될 수 있고, 인체의 전체 동작(달리기, 점핑, 던지기)을 조정할 수 있도록 나선 근막에 의해 관리될 수 있다(6장 참고).

이 활동들은 다음의 여러 대뇌 영역 CNS 수준에서 조직화된다[2](그림 1.1,B):

(a) 단일 방향 운동이나 3차원 공간면을 따라 수행되는 움직임을 담당하는 영역(Brodmann 영역 4번 또는 전중심이랑, M1)

(b) 복잡한 운동이나 전략 운동을 조절하는 영역(이마엽의 가쪽면에 위치한 2차 운동영역, 또는 전운동 영역, M2)

(c) 사람의 독특한 운동 동작(조작 활동, 던지기 등)을 담당하는 영역(운동보충영역, M2b)

근막은 근육들 안에서 이들의 기본적인 운동을 조정한다:

(a) 3개의 공간면을 따라 수행되는 단순한 운동은 근막 단위에 의해 조직화되는 반면, 자세의 관리는 연속된 근막에 의해 이루어진다;

(b) 한 공간면에서 다른 공간면으로 전이되는 지절 움직임의 운동전략은 대각선 근막(myofascial diagonals)에 의해 관리된다;

(c) 인접한 2개 분절의 융합 중심을 이용하는 운동 동작은 나선 근막(myofascial spirals)에 의해 조직화된다.

중추운동 조직화와 말초운동 조직화를 거울상에서 볼 때, 근막의 형태(구조)가 움직임에 대한 구심성 정보를 뇌로 전달한다:

(a) 근막은 각 단일 분절에서 방향성 움직임의 자각을 담당하고(근막단위의 인지중심), 3개 방향에서 자세의 자각을 담당한다(연속된 근막의 수용기);

(b) 근막은 한 공간면에서 다른 공간면으로 움직임이 전이되는 융합의 선을 따라 재통합된다(대각선 근막에 붙어 있는 수용기);

(c) 근막내 콜라겐 섬유는 운동 동작 실행(던지기, 당기기 등)의 자각에 적합하도록 나선형으로 배열되어 있다(그림 1.72와 그림 1.73).

---

[2] 운동겉질은 여러 기능 영역으로 나누어진다: 1차 운동겉질(M1)은 운동 수행을 직접 조절한다. M1은 Brodmann 영역 4번에 해당하고, 상행 이마면 회전부분에 있는 전중심이랑이다. 2차 운동겉질(M2)은 전운동겉질로서, M1의 앞쪽에 위치하고, 이마엽의 가쪽면에 있다. 이것은 몸쪽 근육과 몸통 근육의 움직임을 조절한다. 그리고 이 영역은 방향과 외적 자극을 고려하는 동시에, 운동전략의 생성에 기여한다. 운동보충영역은 이마면의 안쪽면에 위치하고, 복잡한 운동의 협응과 계획을 주관한다. 이름에서 알 수 있듯이, 먼쪽 지절 부위의 움직임 순서와 협응에 관여한다(Hauk O. 2004).

A

- **신체 움직임**
  - 단일 방향
    - 분절
      - **CC 근막단위**
      - 굽힘, 폄, 벌림, 모음, 안쪽돌림 및 가쪽돌림
    - 전체 자세
      - **CC 연속된 근막**
      - 시상면, 이마면, 가로면
  - 양방향
    - 분절
      - **한 공간면에서 다른 공간면으로 움직이는 관절을 위한 CF**
    - 전체 전략
      - **전체 지절이나 몸통의 대각선을 따라 조직화된 CF**
  - 다방향
    - 분절
      - **digiti–carpus, pes–talus, collum–caput의 미세 움직임을 담당하는 CF**
    - 전체 제스처
      - **전체 지절이나 몸통의 나선을 따라 조직화된 CF**

B

- **움직임의 구성**
  - 뇌 신호
    - 단일 방향 > M1, Brodmann 영역 4번
    - 양방향 > M2, 전운동 영역
    - 다방향 > M2b, 운동보충영역
  - 근막에서의 협응
    - 단일 방향 > CC 근막단위와 연속된 근막
    - 양방향 > CF 전략과 대각선 근막
    - 다방향 > CF 나선 근막
  - 말초근막에서 나온 구심성 자극
    - 단일 방향 > CP 운동방향
    - 양방향 > 사이막과 융합의 선
    - 다방향 > 나선형 콜라겐 섬유

그림 1.1 근막 구조에 기반을 둔 근골격계 구조물의 거시적 분류

3개 공간면에서의 움직임 방향

DIRECTIONS OF MOVEMENT IN THE THREE SPATIAL PLANES

아래의 그림은 인체 움직임 방향에 대한 잘못된 전통적인 용어들을 보여 주고 있다(그림 1.2): "해부학적 위치(손바닥을 정면으로 향하게 선 자세)에서 설명한다. 앞쪽(anterior), 배쪽(ventral), 굽힘(flexion), 바닥쪽(palmar) 등이 동의어로 사용되고 있다. 그리고 반대 용어로서 뒤쪽(posterior), 등쪽(dorsal), 폄(extension) 등이 사용되고 있지만, 동의어로 사용되지 않는 경우도 있다. 사실, 다리 폄의 표면은 무릎, 발목 및 발의 앞쪽 면에 있다.

해부학에서, "굽힘"이라는 용어는 관절을 이루는 두 뼈 사이의 각도가 감소되는 것을 의미하지만, 뇌의 프로그래밍된 운동 방향과 일치하지 않는다. 사실, 허벅지를 앞쪽으로 가져가는 것은 굽힘으로 정의되고, 정강이를 앞쪽으로 가져가는 것은 폄으로 정의된다. 그리고 허벅지를 뒤쪽으로 가져가는 것은 폄으로 정의되고, 정강이를 뒤쪽으로 가져가는 것은 굽힘으로 정의된다.

Light, Georgopoulos[3], Kandel 등은 운동겉질 수준에서 운동신경세포 고리를 자극했을 때, 단일 근육이 수축하지 못함을 실증해 보였다. 많은 근육 힘살은 한 개 이상의 해부학적 영역에서 특정의 축을 따라 발생하는 움직임에 협조하고, 이 많은 근육 힘살들을 따라 분포된 다발 줄무늬섬유의 활성화로 근수축이 일어난다. 이런 배열은 뇌가 3개의 공간면(시상면, 이마면, 가로면)을 따라 일어나는 많은 움직임을 조정한다는 가설을 가능하게 만든다.

- antepulsion(앞쪽움직임) 또는 antemotion(앞쪽운동)은 모든 신체 분절이 앞쪽 방향으로 움직이는 것을 의미한다.
- retropulsion(뒤쪽움직임) 또는 retromotion(뒤쪽운동)은 시상면상으로 신체 분절이 뒤쪽 방향으로 움직이는 것을 의미한다.
- lateropulsion(가쪽움직임) 또는 lateromotion(가쪽운동)은 지절과 몸통이 안쪽축으로부터 멀어지는 움직임을 의미한다.
- mediopulsion(안쪽움직임) 또는 mediomotion(안쪽운동)은 모든 신체 분절이 안쪽축 쪽으로 움직이는 것을 의미한다.
- intrarotation(안쪽돌림)은 지절과 몸통이 앞쪽이나 안으로 돌림하는 움직임을 의미한다.
- extrarotation(가쪽돌림)은 지절과 몸통이 뒤쪽이나 바깥으로 돌림하는 움직임을 의미한다(표 1.1).

이런 관점을 기준으로, 동일한 방향으로 연속된 근막을 따라 근육을 분석한다. 예를 들어, 팔, 다리 및 몸통의 antepulsion 또는 antemotion의 연속된 근막은 지절과 몸통의 여러 분절을 앞쪽으로 움직이도록 수축하는 근섬유에 의해 형성된다.

신체 움직임은 여러 시기에 거쳐 진화된다:

- 가장 원시적인 움직임은 공간면 상에서 일어난다. 사실 lateropulsion 또는 lateromotion은 무악류(칠성장어)에서 발견된다. 유악류 물고기에서는, 시상면 상에서 일어나는 입의 열림과 닫힘인 턱관절 운동이 형성되었다. 턱 근육은 retropulsion과 antepulsion을 허용하기 위해 몸통과 이어진다.
- 육상 생활을 할 때 돌림 운동이 필요하다. 돌림의 형태와 함께, 한 면과 다른 면사이의 중간 운동이 발달된다. 이들은 운동전략의 수행 가능성을 허용한다.
- 포유류의 경우, 움직임은 지절의 교차운동(지절의 상반 운동)과 달리기와 같은 다양한 운동변인으로 풍부해진다. 이들 운동 동작은 한쪽의 앞쪽다리와 반대쪽의 뒤쪽다리 사이의 연결을 요구한다. 이런 이유로 몸통의 나선형 섬유가 형성된다.
- 사람은 정교한 손동작과 서기 자세를 할 수 있다. 그러므로 손과 발은 지절의 몸쪽 부분이 이것의 요구에 잘 적응할 수 있도록 작용해야 한다. 손목과 발목의 지지띠는 사이막을 통해 전체 지절의 근육과 연결되는 나선형 콜라겐 섬유(나선 근막)가 시작되는 지점이다.

---

[3] 영장류의 정교한 운동겉질에 속하는 신경세포는 3개의 공간 방향 중 한 방향에서 정교한 움직임을 수행할 수 있을 것이다. 신경세포의 특별한 작용을 알 수 있으면, 움직임의 방향을 예상할 수 있다(Georgopoulos A.P. 1986).

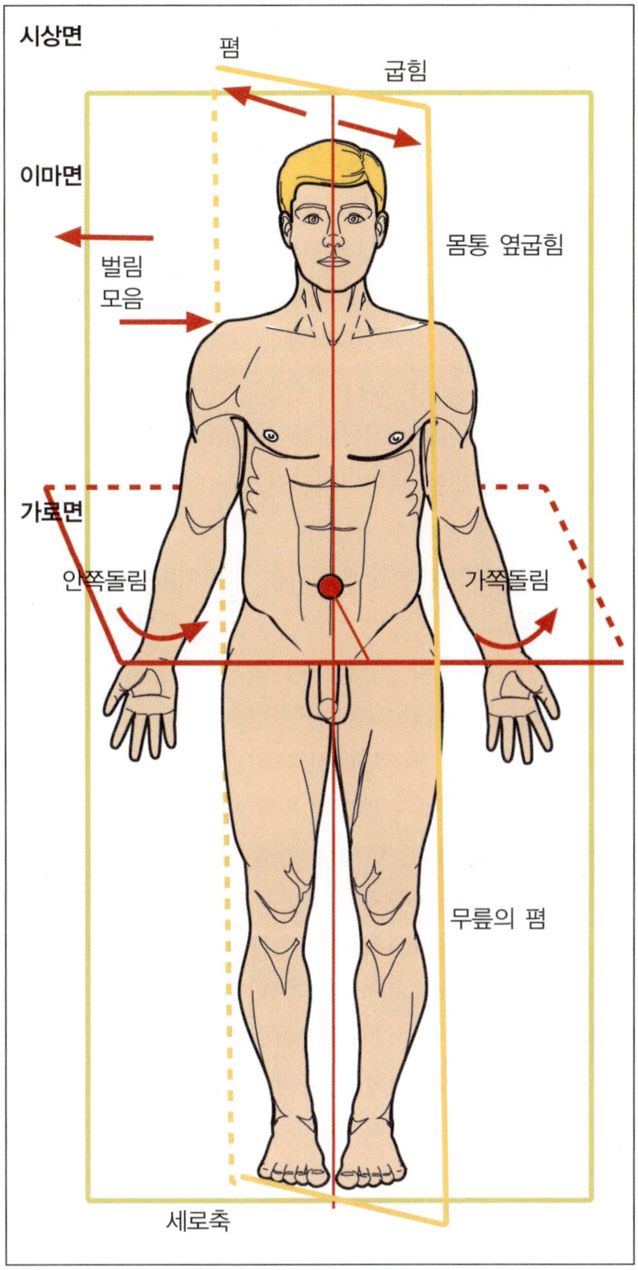

그림 1.2 인체 움직임의 전통적 명명법

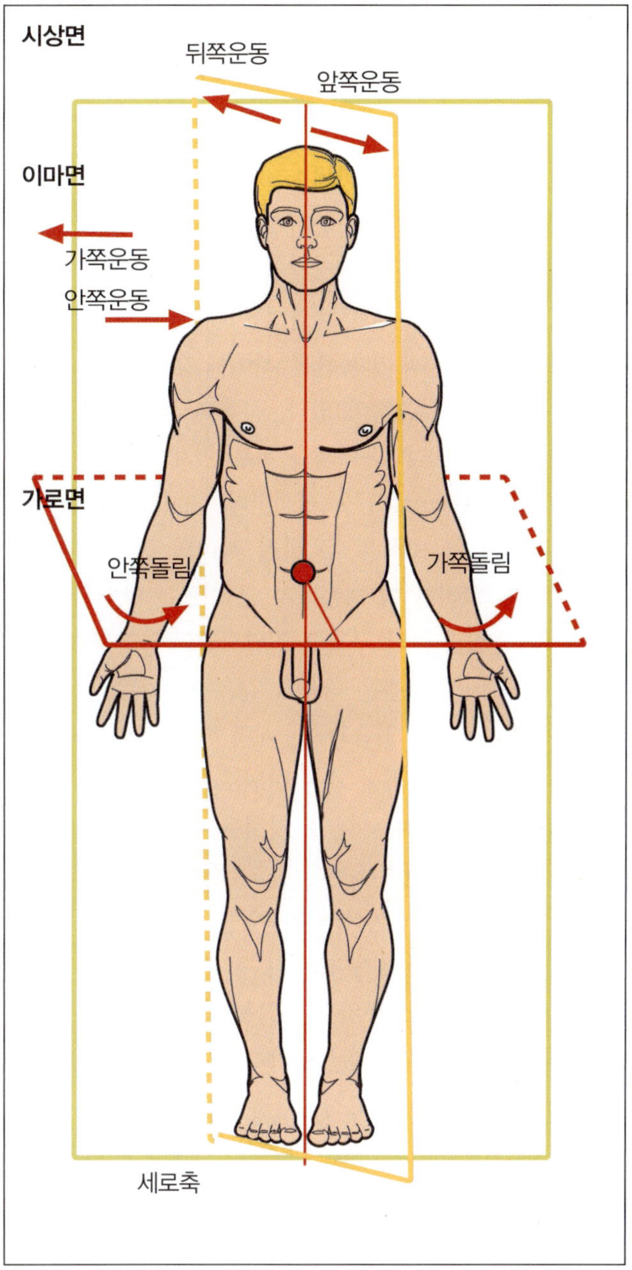

그림 1.3 공간 방향을 기준으로 한 새로운 움직임의 명명법

표 1.1 관절각도 닫힘에 따른 이름과 운동방향에 따른 이름

공간면	이전 명명법	운동방향	약어
시상면	■ 발의 발등굽힘	antepulsion	an
	■ 척추의 폄	retropulsion	re
이마면	■ 모음, 안쪽축으로 가져가는	mediopulsion	me
	■ 벌림, 옆굽힘	lateropulsion	la
가로면	■ 안쪽돌림, 엎침	intrarotation	ir
	■ 가쪽돌림, 뒤침, 비틀림	extrarotation	er

인체의 분할
(DIVISION OF THE HUMAN BODY IN SEGMENTS)

해부학 교재는 인체를 분절과 관절로 나누고 있다(그림 1.4). 팔의 경우, 위팔은 어깨관절과 팔꿉관절 사이에 있는 분절이고, 아래팔은 팔꿉관절과 손목 사이에 있는 분절이다. 그리고 "손"이라는 분절이 있다. 다리의 경우, 허벅지는 엉덩관절과 무릎관절 사이에 있는 분절이고, 종아리는 무릎관절과 발목관절 사이에 있는 분절이다. 그리고 "발"이라는 분절이 있다. 몸통의 경우에는 가슴우리, 배, 골반이 있다. 머리와 목은 전체 몸통과 함께하여 "머리–몸통(torso)"을 형성한다.

전통적인 분할 방식은 두 관절 사이의 신체 분절을 고려한다. 그러나 이 책은 1차 근육 또는 단일관절근육을 특정 관절과 근막 구획에 연결시키고 있다. 몸통의 앞쪽 부분과 뒤쪽 부분은 다음과 같은 용어처럼 분리될 수 있는 것은 아니다: 가슴과 등, 배와 허리. 사실, thorax는 허리 부위와 골반처럼 기능 단위로서 작용한다.

손목과 발목의 뼈는 단일 분절을 형성한다. 사실, 우리는 개별 손목뼈와 발목뼈의 움직임을 인지할 수 없고, 기능 단위로서 발목과 손목의 움직임을 인지할 수 있다.

팔의 경우, scapula가 축으로 작용한다. 어깨뼈의 근육들은 humerus(오목위팔관절)를 움직이고, 또 목을 움직인다.[4] 이런 이유 때문에, MF 단위(근막단위)의 scapula는 독립 분절로서 작용하지 않는다.

신체 분절의 전통적인 분할 방식과 새로운 분할 방식을 구분하기 위해, 라틴어에서 유래된 이름으로 사용하기로 했다(그림 1.5)

- caput(cp) 또는 머리는 3개 관절로 이루어져 있다: 안구의 6개 근육(cp1), 중간귀의 작은 3개 뼈의 움직임(cp2), 관자아래턱관절(cp3);
- collum(cl) 또는 목은 7개의 목뼈가 하나의 단일체로 작용한다;
- scapula(sc) 또는 어깨뼈, humerus(hu) 또는 오목위팔관절, cubitus(cu) 또는 팔꿈치, carpus(ca) 또는 손목, digiti(di) 또는 손가락;
- thorax(th) 또는 가슴은 하나의 분절로서 12개의 등뼈, 갈비뼈 및 복장뼈로 구성되어 있다.
- lumbi(lu) 또는 허리 부위는 5개의 허리뼈와 배벽으로 구성되어 있다.
- pelvis(pv) 또는 골반뼈는 두덩뼈, 엉치뼈 및 꼬리뼈로 구성된 하나의 단일체이다.
- coxa(cx) 또는 엉덩관절, genu(ge) 또는 무릎, talus(ta) 또는 목말다리관절, pes(pe) 또는 발목뼈(발앞쪽과 발가락 포함)

표 1.2는 각 분절을 의미하는 라틴어와 약어를 보여주고 있다.

인체는 14개의 기능적 분절로 구성되어 있고[5], 각 분절들은 다음과 같이 형성되어 있다:

- 1개 또는 3개 공간면에서 움직일 수 있는 관절
- 하나의 공간면에서 관절의 움직임을 수행하는 운동단위
- 동측 방향의 운동단위를 연결하고, 수직 구조물 위까지 뻗어 있는 근막

예를 들어, cubitus(cu)는 팔꿉관절 뿐만 아니라, antepulsion과 retropulsion으로 팔꿈치를 움직이는 근육과 근막을 포함한다. 팔꿉관절은 벌림 또는 순수한 가쪽 움직임을 가지고 있지 않지만, 물건을 들 때 cubitus의 가쪽 안정성에 영향을 주는 근섬유(위팔노근, 긴노쪽손목폄근과 짧은노쪽손목폄근)를 가진다. 팔꿉관절의 굽힘과 폄을 일으키는 근육들은 주로 위팔에 위치하고, 가쪽 안정화를 일으키는 근육들은 아래팔에 위치하는 근육 힘살을 가진다. 이런 이유로, cubitus의 가장자리는 위팔의 아래쪽 1/2과 아래팔의 몸쪽 1/3까지 뻗는다.

인체의 앞쪽 부위 가장자리는 뒤쪽 부위 가장자리와 똑같다.

[4] scapula의 가시아래근 근막은 6개의 근막 연장부가 분리하는 지지띠를 형성한다: 안쪽 근막, 위쪽 근막, 아래쪽 근막, 어깨세모근 근막, 작은원근 근막 및 큰원근 근막(Moccia D. 2015).

[5] 각각의 해부학적 요소들은 서로 기능적으로 분리되어 있는 동시에 연결되어 있다. 이런 역설은 신경근육 조직화의 근간이다. 협응은 생존을 위한 고귀하고 매우 중요한 방법이다. 각 영역은 하나의 해부학적 분절에서 다른 분절에 이르기까지의 협력작용을 위해 이는곳을 제공함으로써, 다발적이고 복잡한 배열의 운동 요소를 협응시키고, 또는 분리시킴으로써 방향을 갖는 움직임을 일으킬 수 있다(Forsythe M. 2014).

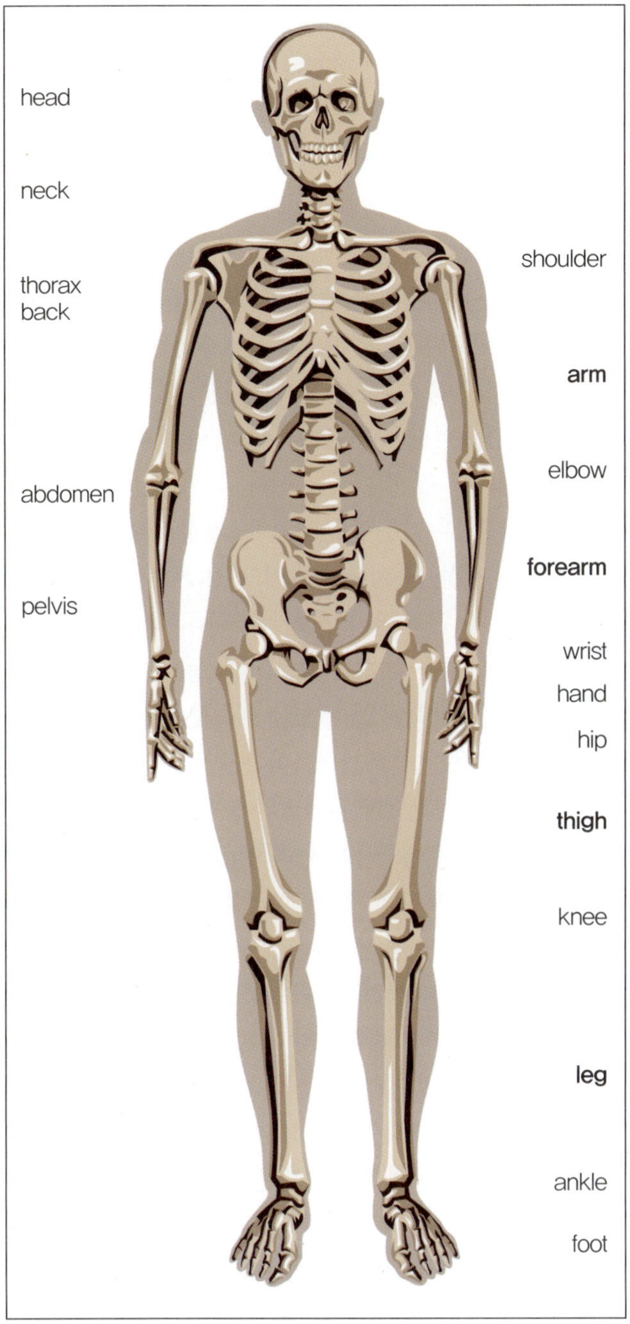

그림 1.4 신체 분절의 전통 분할방식

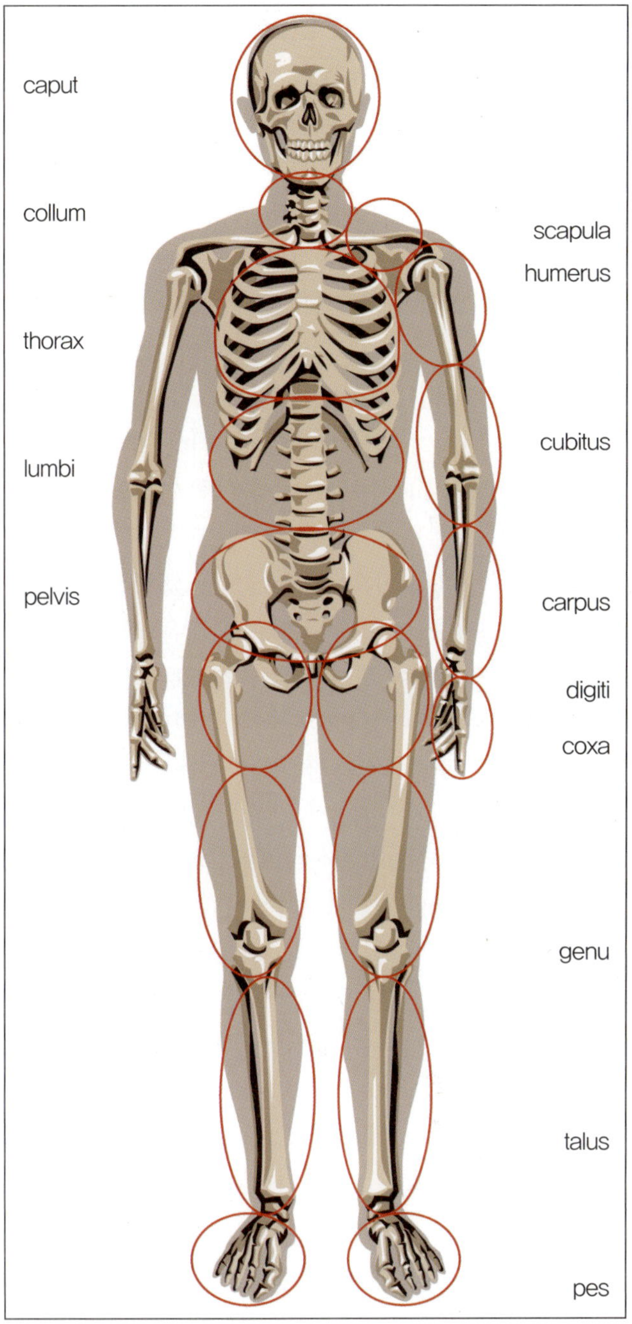

그림 1.5 새로운 분할방식

표 1.2 새로운 분절을 정의하는 용어들의 약어

약어	라틴어 용어	영어 단어	
cp	caput	head	머리
cl	collum	neck	목
th	thorax	thorax	가슴
lu	lumbi	lumbar	허리
pv	pelvis	pelvis	골반
cx	coxa	thigh	넙다리
ge	genu	knee	무릎
ta	talus	ankle	발목
pe	pes	foot	발
sc	scapula	scapula	어깨뼈
hu	humerus	humerus	위팔
cu	cubitus	elbow	팔꿈치
ca	carpus	wrist	손목
di	digiti	finger	손가락

근육의 분할: 단일관절근육, 다관절근육 및 협력근

DIVISION OF MUSCLES IN MONOARTICULAR, BIARTICULAR AND SYNERGIST

Platzer는 팔꿉관절 근육의 기능적 분할 방식에 대해 다음과 같이 적었다: "팔꿉관절의 운동은 굽힘과 폄이다. 팔꿉관절 축의 앞쪽을 지나가는 모든 근육은 굽힘근이고, 뒤쪽을 지나가는 모든 근육은 폄근이다. 많은 근육이 다관절에 작용하기 때문에, 이것의 이름이 팔꿉관절에 작용하는 기능과 일치하는 것은 아니다. 부가적으로, 팔꿉관절에 작용하는 기능은 이웃한 관절의 위치에 좌우된다.

Platzer는 근육의 이름이 기능에 항상 적합한 것이 아님을 알고 있었다. 긴노쪽손목폄근과 짧은노쪽손목폄근도 팔꿉관절의 굽힘에 관여한다. 위의 모든 근육이 동시에 활성화되는 것은 아니고, 단지 팔꿉관절의 움직임에 일부 개입한다. 팔꿉관절의 굽힘이 안쪽돌림과 동시에 일어난다면, 원엎침근이 개입한 것이다. 만약 팔꿉관절의 굽힘이 벌림과 동시에 일어난다면, 위팔노근이 가쪽 안정성을 위해 개입한 것이다. 이 근육들의 연합은 대각선 근막에서 조직화된 다양한 운동전략을 만들어 낸다.

Gray에 따르면, 1차 근육과 협력근은 모든 관절에 존재한다:"1개 이상의 근육이 초기부터 지속적으로 작용하고, 주어진 움직임을 계속하는데, 이런 근육을 작용근이라고 한다. 예를 들어, 팔꿉관절의 굽힘에서는 위팔근이 작용근이다. 몇몇 경우, 특히 근육이 1개 관절 이상에 걸쳐 있으면, 작용근은 부가적인 움직임을 일으킬 수 있다. 그러나 부가적인 움직임은 협력근의 수축에 의해 제거된다."

Carroll A.M.와 Bewener A.A.는 단일관절근육은 결정된 방향을 위해 특별한 방법으로 작용하고, 다관절근육은 자세 조절에 개입한다고 추정했다.[6]

이 관찰들을 근거로, 각 관절은 다음과 같이 구성되어 있다(그림 1.6):

- 1차 근육, 특정 근육 또는 단일관절근육. 많은 수의 운동단위는 특정 방향으로 연결되어 있다.
- 2차 근육, 다관절 근육. 2개 관절에 작용하는 운동단위가 거기에 존재한다. 예를 들어, 위팔두갈래근은 어깨관절의 굽힘과 팔꿉관절의 굽힘 모두에 작용한다.
- 협력근 또는 운동전략 근육. 2개 이상의 방향으로 작용한 운동단위가 존재한다. 예를 들어, 원엎침근은 팔꿉관절의 굽힘과 엎침에 작용한다.

단일관절근육은 동측 방향의 운동단위를 가장 많이 가진 근육이다. 그러므로, 그 근육은 중추신경 자극을 수렴하는 첫 번째 근육이다. 위팔세갈래근과 같은 많은 근육들은 다관절근육섬유(긴갈래)와 함께 융합된 단일관절근육섬유를 가지고 있다. 이 근막 연결들을 통해, 1차 근육의 활성화가 2차 근육과 협력근의 활성화에 영향을 미친다. Huijing 등[7]은 근섬유의 약 40%가 근육다발막에 붙어 있는 이는곳을 가지고 있다고 하고, 또 근육다발막이 근육바깥근막과 연결된다고 했다. 근육의 작용과 관절가동범위에 따라, 협력근도 신장될 수 있다. 다관절근육은 먼쪽 관절보다는 몸쪽 관절의 가동범위에 따라 이것의 개입이 결정된다. 동측 방향의 단일관절근육과 다관절근육은 같은 척수 레벨에 의해 신경지배를 받는다. 이것은 α-운동신경과 γ-운동신경의 반사활을 촉진하고 반사활의 완성을 돕는다.

Platzer는 이런 기능적 운동 조직화가 현재의 문헌에 어떻게 보고되고 있는지를 알려주고 있다: "근육 기능을 평가하는 가장 현대적인 방법은 근전도이다. 근전도는 효율성 증가와 더 많은 운동단위의 활성화를 보여준다. 근전도에 따르면, 모든 근육섬유가 동시에 활성화되지 않는다는 것이다. 어떤 근섬유는 휴식을 취하여 근긴장의 변화를 일으키지 않는다. 근전도의 단점은 특정 운동에 대한 근육들의 상대적 기여를 결정하는데 어려움이 있다"(Platzer 2009).

[6] 단일관절에 작용하는 근육들은 다관절에 작용하는 근육과는 다른 역할을 한다. 다관절근육은 주로 자세 조절에 작용하는 것 같고, 단일관절근육은 한 관절의 특정한 움직임을 일으키는 것처럼 보인다(Carroll A.M. 2009).

[7] Huijing 등(2005)은 근육이 발생하는 힘의 약 30-40%가 힘줄이 아니라, 근육을 둘러싸고 있는 결합조직을 통해 어떻게 전달되는지를 보여준다. 근육섬유의 일정한 톤이 신경근육방추와 근육다발근막의 영구적인 긴장을 유지시킨다. 많은 근육섬유들이 이는곳에서 닿는곳까지 뻗어 있지 않고, 주위 근막 구조물에 좁은 끝단을 가진다(Stecco C. 2015).

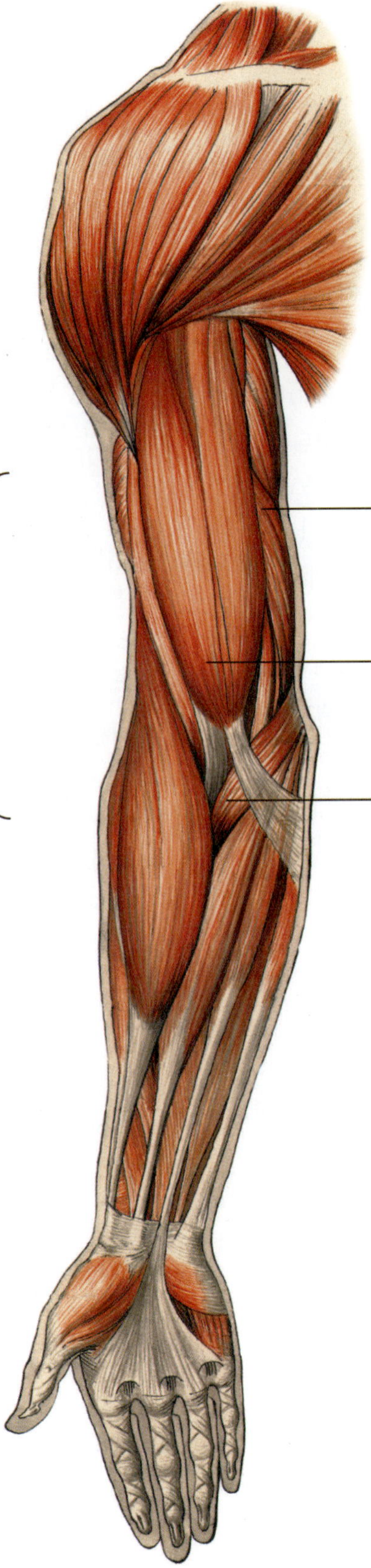

그림 1.6 팔의 앞쪽 근육. 왼쪽은 전통적 분할 방식이고, 오른쪽은 새로운 분할 방식이다.
(출처: G. Chiarugi and L. Bucciante, Istituzioni di anatomia dell'uomo. Piccin Nuova Libraria, Padova 1983)

근막
MUSCULAR FASCIA

근막의 구조
STRUCTURE OF THE FASCIA

근육의 근막은 섬유성 결합조직으로 구성된 막이다. 고유 결합조직은 느슨한 결합조직과 치밀 결합조직을 모두 가지고 있다. 치밀 결합조직은 견인에 잘 저항하는 많은 수의 콜라겐 섬유와 조직의 순응성을 제공하는 탄성섬유로 구성되어 있다. 근막은 규칙 치밀 결합조직의 일종이다(Stecco C. 2015).

넙다리근막(fascia lata)의 일부분(그림 1.70, 1.71, 1.72, 1.73)의 육안 검사에서, 콜라겐이 배열된 방향으로 근막을 신장하면 가장 큰 저항력이 발생하고, 가로 방향으로 신장하면, 쉽게 찢어짐을 알 수 있었다. 동일한 넙다리근막 스트립을 현미경으로 관찰했을 때, 근막은 콜라겐 섬유와 탄성섬유가 섞여 있고, 물결 모양을 띠고 있다(그림 1.7). 섬유아세포 또는 섬유 형성에 기여하는 세포가 이들 섬유에 따라 존재한다. 즉, 섬유와 세포들이 바탕질 안에 놓여 있다. 콜라겐 섬유의 물결 모양과 그 양은 근막과 결합조직의 종류에 따라 다양하다. 그러므로 모든 근막(근육 근막과 내장 근막)은 신장에 적응해야 하기 때문에, 안정 길이와 신장 길이로의 지속적인 전이가 일어나야 한다(그림 1.8). 신장이 일어난 다음, 근막이 안정길이로 다시 돌아갈 때 탄성섬유가 작용한다. 콜라겐 섬유가 여러 방향으로 다른 물리적 특성(탄성, 흡수, 양)을 보이기 때문에, 근막은 비등방성 물질이다. 콜라겐의 단축이나 늘임을 허용하는 요소는 바탕질이다. 만약 바탕질이 액체(sol)에서 고체(gel)로 바뀌면, 섬유 사이의 활주에 문제가 발생한다. 바탕질(특히, hyaluronan)의 고착화는 다양한 원인, 주로 과사용과 외상에 의해 이루어진다(Stecco A. 2014).

근막의 4가지 기본 형태와 구조는 아래와 같이 검사된다:

- 널힘줄(그림 1.9)은 넙다리근막의 예처럼, 2개 또는 3개의 콜라겐 섬유층으로 구성된다. 각 층은 단일 방향 콜라겐 섬유에 의해 형성되고, 느슨한 결합조직 층에 의해 아래층과 분리된다. 섬유층은 약 80%의 콜라겐 섬유와 1%의 탄성섬유로 구성된다(그림 Stecco C. 2009).
- 근육바깥막(그림 1.10)은 Ⅰ형과 Ⅲ형 콜라겐과 약 15%의 탄성섬유로 구성된다(Sakamoto 1996). 이것의 예는 넓다리 네갈래근의 안쪽넓은근을 둘러싸는 근막이다. 콜라겐 섬유는 근섬유의 배열과 55°의 입사각을 가지고 있다. 근육바깥막의 섬유층은 자유롭게 활주하는데, 그 이유는 그 섬유층이 느슨한 결합조직의 바깥층에 의해 널힘줄성 근막과 분리되어 있기 때문이다. 근육바깥막의 콜라겐 층은 완전히 독립된 층이 아닌데, 그 이유는 다발 사이막에 의해 근육바깥막과 분리되어 있고, 위쪽의 널힘줄성 근막과 아래쪽의 근육다발막에 붙어 있기 때문이다.
- 근육다발막(그림 1.11)은 적은 수의 Ⅰ형 콜라겐과 다수의 Ⅲ형과 Ⅳ형 콜라겐으로 구성되어 있다. 이것의 예는 안쪽넓은근의 2차 다발을 둘러싸고 있는 막이다. Ⅰ형 콜라겐 섬유는 근육속막의 Ⅰ형 콜라겐 섬유보다 약 10배 큰 직경을 가지고 있고(Purslow P.P. 1989), 견인에 잘 저항한다. 근육다발막은 바깥쪽의 활주층과 콜라겐 섬유를 가지고 있는 중간층이 있다. 콜라겐 섬유는 근육 섬유에 대해 휴식 시 55°로 배열되지만, 섬유가 신장될 때는 그 각도가 20°로 감소된다(Rowe R.W. 1981). 근육다발막은 느슨한 결합조직의 얇은 층에 의해 근육속막과 분리되지만, 신경근육 방추의 끝단에 부착점을 제공한다.
- 근육속막(그림 1.12)은 주로 Ⅲ형, Ⅳ형, Ⅴ형의 콜라겐 섬유로 구성된다. 예는 안쪽넓은근의 1차 다발을 둘러싸는 막이다. 이것은 각 근섬유를 덮고 있는 바닥층판(basal lamina)과 연관된다(Standring 등 2008). 풍부한 바탕질이 근육속막에 있어, 다양한 근섬유의 활주에 많은 도움을 준다. α 운동신경 축삭은 운동종판을 통해 근육속막에 종지한다.

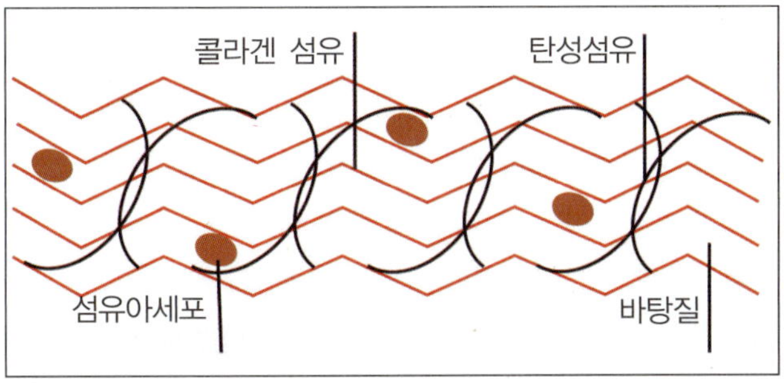

그림 1.7 휴식 시 또는 이완상태의 콜라겐 섬유와 탄성섬유의 배열

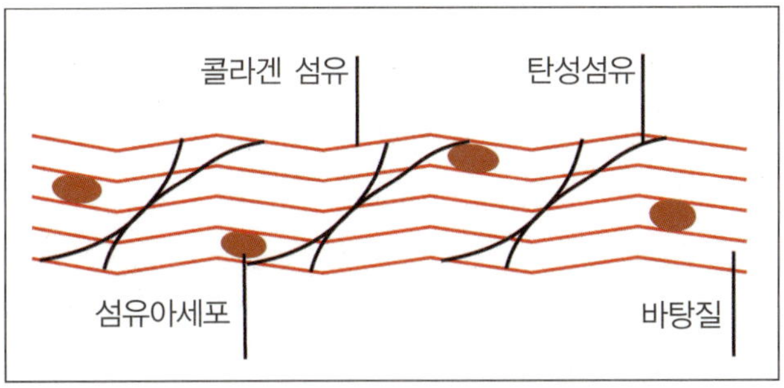

그림 1.8 긴장 상태에서의 콜라겐 섬유와 탄성섬유의 배열

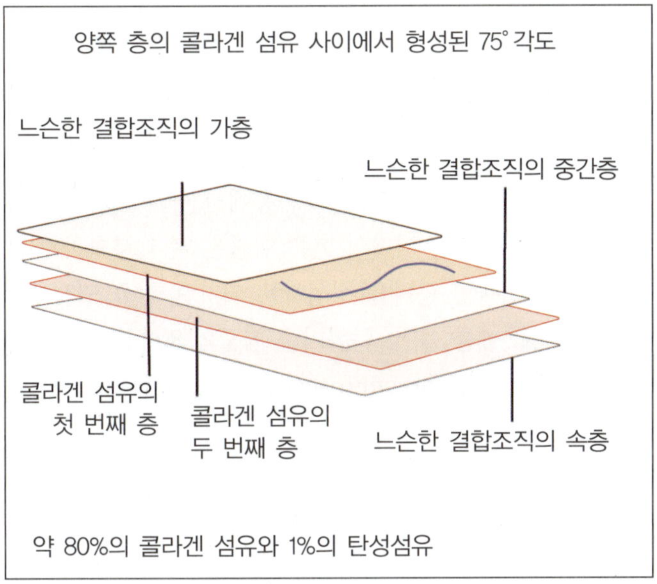

그림 1.9 널힘줄성 근막은 세로, 가로 또는 사선으로 배열된 2개 또는 3개의 콜라겐 섬유층으로 구성된다.

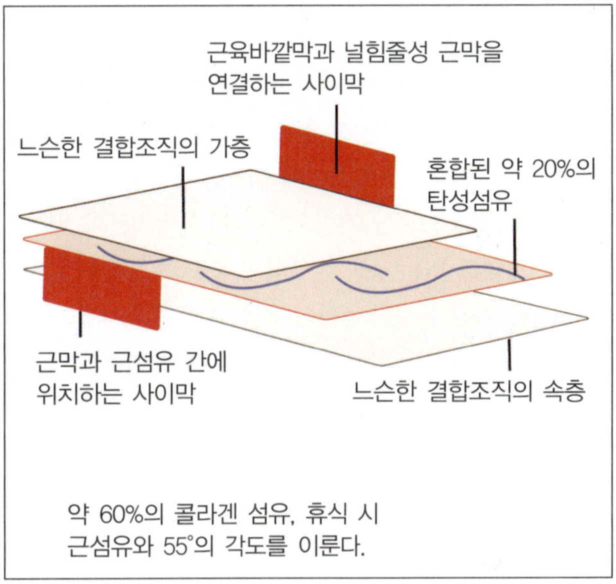

그림 1.10 근육바깥막은 사이막을 통해 아래쪽의 근육까지 뻗어 있고, 위쪽의 널힘줄까지 연결되어 있다.

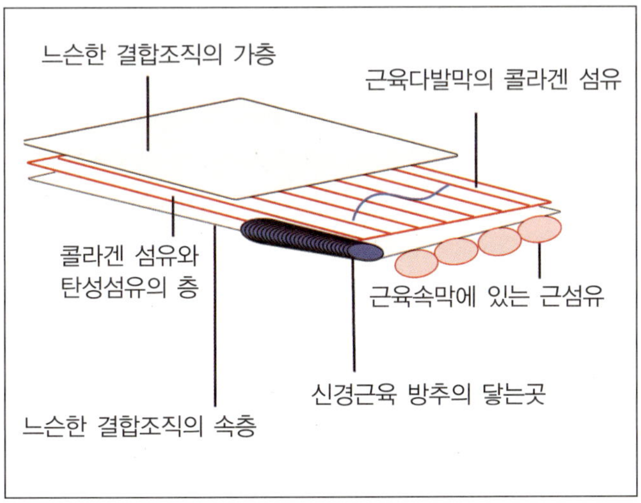

그림 1.11 근육다발막. 콜라겐 층의 일부는 근육속막 위를 자유롭게 활주하고, 다른 일부는 신경근육 방추와 직접 연결되어 있다.

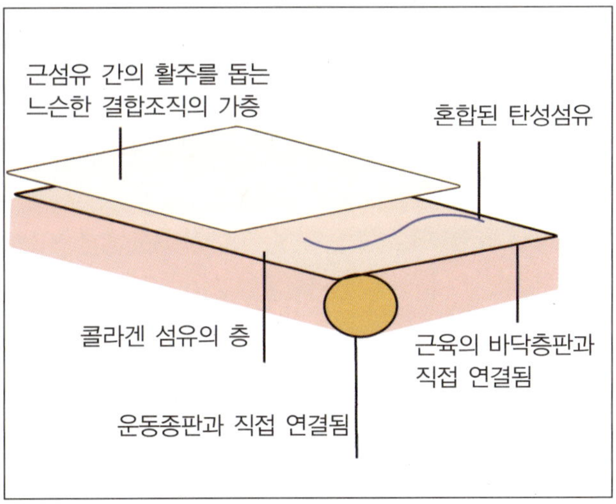

그림 1.12 근육속막. 콜라겐 섬유층은 각 근섬유 위에 있는 바닥층판과 직접 연결되어 있다. 운동종판이 이것 위에 종지한다.

근막 층판의 분할

DIVISION OF MUSCULAR FASCIA IN LAMINAE

해부학 교재에 따르면, 몸통의 근막은 층판으로 나누어져 있다. 아래 문구는 Chiarugi가 인용한 것이고, 몇 가지 중요한 차이점을 강조하고 있다. "몸통의 커다란 근육의 근막(그림 1.13): 첫 번째 결합층판(connective lamina)인 배바깥빗근의 근막은 근육의 얕은 면과 이것의 널힘줄에 연장된다. 두 번째 결합층판은 배바깥빗근과 배속빗근 사이에 위치한다. 세 번째 결합층판은 배속빗근과 배가로근 사이에 위치한다. 배가로근 근막은 배가로근의 깊은층 근막으로부터 분화된 결합층판이고, 복막과 층을 이룬다. 앞쪽 복막의 결합조직은 배가로근 근막과 복막 사이에 위치한다(Chiarugi G. 1975).

배의 큰 근육 위에 놓여 있는 첫 번째 결합층판은 진짜 근막이고, 이들 배 근육 사이에 위치한 두 번째와 세 번째 층판은 활주성 느슨한 결합조직이다. 배속빗근과 배가로근을 포함하고 있는 층판은 두겹의 층판으로 협응과 자각의 기능을 가진 유일한 층판이다. 이들 층판은 배곧은근집(rectus sheath)에 의해 형성된 널힘줄과 연결된다.

해부할 때, 느슨한 결합조직의 층들은 모든 근육근막 사이에서 발견되지만, 이것은 다양한 근육사이의 활주를 촉진하는 기능만 가진다. 근막 층판은 근육을 포함해야 하고, 근육 안으로 사이막을 보내야 하고, 다른 근육과 함께 연속성을 형성해야 한다.

예를 들어, 몸통의 깊은층 근막의 겉층은 큰볼기근을 둘러싼 후, 반대쪽 넓은등근과 나선으로 연결된다. 앞쪽 몸통에 있는 좌우 앞톱니근과 큰가슴근은 반대쪽 배바깥빗근과 나선으로 연결된다.

몸통의 중간층은 깊은 층판과 겉층 사이에 있는 완충 층판인데, 그 이유는 근육 사이의 활주를 허용하기 때문이다. 아래뒤톱니근과 위뒤톱니근, 중간볼기근과 배속빗근은 중간층에 의해 둘러싸여 있다.

목(그림 1.15)의 근막은 3개의 근막 층판으로 나누어진다. 얕은층 근막은 목빗근과 등세모근을 유지하는 2개의 말이집을 형성한다. 중간층은 어깨올림근과 널판근과 함께 주로 목뿔근을 둘러싸고 있다. 깊은층 층판은 척추옆근육과 척추앞근육 사이에서 나누어진다.

해부학 교재에서[8] 지절의 근막은 가층에서 널리 퍼져 있는 널힘줄성 근막, 돌림근과 연결된 중간층, 그리고 근육을 둘러싸고 있는 근육바깥막 사이를 구분하지 않는다(그림 1.14). 지절의 근막은 몸통의 근막과는 달리, 3개의 구심성 층판으로 배열되지 않고, 오히려 널힘줄성 근막이 전체 지절을 둘러싸고, 근육사이에서 사이막에 연결된다.

지절의 널힘줄성 근막은 커다란 몸통 근육의 힘줄 연장부에 의해 형성된다. 이 근육들은 팔다리 근육으로 불리는데, 그 이유는 이것이 몸통에서 나와 팔다리에 착지하기 때문이다. 이것의 먼쪽 힘줄은 뼈에 부착하지 않지만, 널힘줄성 근막을 형성하는 커다란 힘줄 연장부에 연결된다; 예를 들어, 큰볼기근 힘줄의 80%는 넙다리근막의 일부(lacertus fibrosus)를 형성한다(Stecco A. 2013). 근육은 널힘줄성 근막에 직접 착지하거나, 또는 힘줄 연장부를 통해 착지한다. 지절의 널힘줄성 근막은 일정하지 않고, 가끔 인대로 잘못 불리는 발목과 손목의 지지띠를 포함한다. 지지띠는 지절을 따라 나선형태로 배열된 콜라겐 섬유 안으로 연결된다.

근육바깥근막은 널힘줄성 근막 아래에 위치한다. 이들 근막은 널힘줄처럼 근육 위에서 활주하지 못하지만, 아래쪽의 근섬유를 둘러싸는 근육다발막과 융합된다.

지절 근막의 깊은 층판은 주로 다리의 깊은층의 자세 근육이(사람의 두 발 자세) 부착하는 뼈사이 층판을 형성한다.

[8] 종아리근막은 넙다리근막으로 연결된다. 앞쪽면의 근막은 몸쪽에서 더 튼튼하고, 아래쪽의 근육에 부착점을 제공한다. 먼쪽인 복사뼈 위에는 가로섬유다발이 존재하고 매우 튼튼한 편이며, 이것이 종아리의 가로인대를 형성한다. 종아리근막의 뒤쪽면은 종아리세갈래근을 덮고 있다. 이것은 종아리세갈래근의 앞쪽면에 말이집을 연결하고, 깊은 층의 근육 표면에 부착한다(Chiarugi G. 1975).

- 근막
  - 지절의 근막
    - 겉층
      - 나선형 콜라겐 섬유
        - 넙다리근막
        - 지지띠
        - 팔의 근막
        - 섬유띠
    - 중간층
      - 돌림근
        - 오금근
        - 앞정강근
        - 네모엎침근
        - 뒤침근
    - 깊은 층판
      - 자세 근육
        - 중간넓은근
        - 큰모음근
        - 엄지폄근
        - 뒤정강근
  - 몸통의 근막
    - 겉층
      - 나선형 근육
        - 목빗근
        - 배바깥빗근
        - 넓은등근
        - 큰가슴근
    - 중간층
      - 돌림근
        - 톱니근
        - 갈비사이근
        - 배속빗근
        - 중간볼기근
    - 깊은 층판
      - 자세 근육
        - 척추세움근
        - 엉덩허리근
        - 넙다리곧은근
        - 배가로근

그림 1.13 지절과 몸통에 있는 근막 층판의 분할

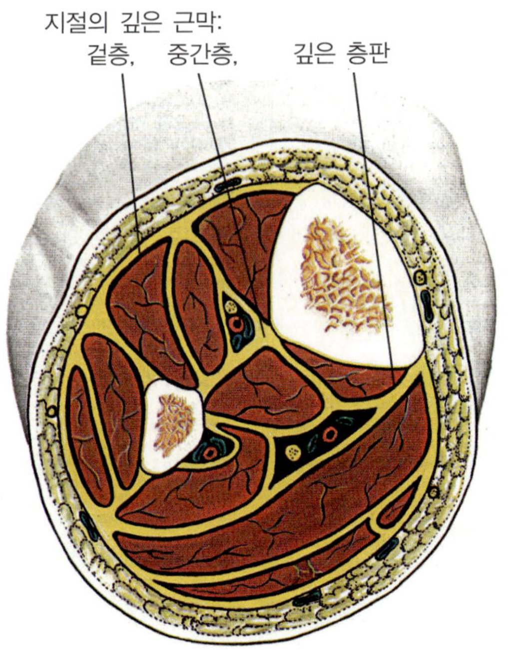

그림 1.14 종아리 안쪽 1/3의 횡단면
(출처: G. Chiarugi and L. Bucciante, Istituzioni di anatomia dell'uomo. Piccin Nuova Libraria, Padova 1983).

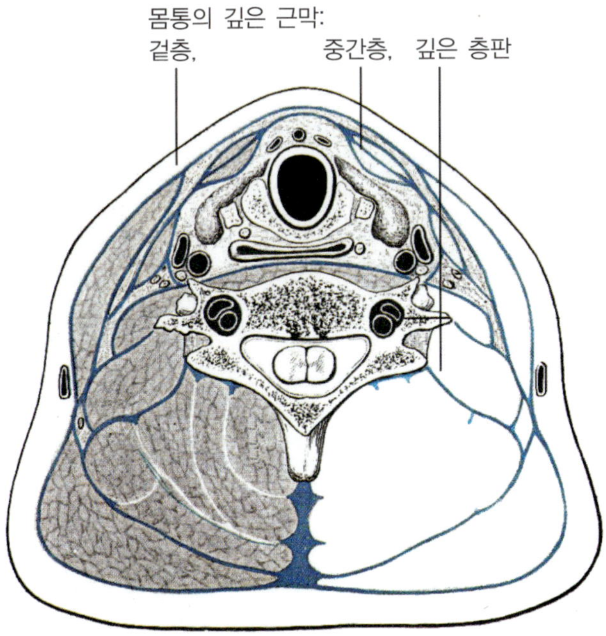

그림 1.15 C6 레벨의 가로면
(출처: G. Chiarugi and L. Bucciante, Istituzioni di anatomia dell'uomo. Piccin Nuova Libraria, Padova 1983).

운동 방향에 따른 관절 콜라겐 구조의 분할

DIVISION OF THE ARTICULAR COLLAGEN STRUCTURES ACCORDING TO MOTOR DIRECTIONS

해부학자들은 해부를 할 때 관절을 구성하는 단일 부분들을 밝혀내기 위해 모든 근막을 제거해 버렸다. 근막은 관절주위 구조물들을 연결하는 구조물인 반면, 정확한 운동 조직화에 영향을 준다. 예를 들어, 팔꿉관절의 인대(그림 1.16)는 분리된 존재가 아니라, 힘줄과 근막과 연결되어 있다. 종종 인대는 여러 개의 다발로 나누어진다: 자쪽 곁인대는 앞쪽 다발, 가로 다발, 뒤쪽 다발로 나뉘어진다. 각 다발은 신장의 방향을 자각할 수 있고, 정확한 운동이 일어나는 동안 관절을 안정화시킬 수도 있다. 인대와 힘줄의 연속성은 왜 골지힘줄기관이 인대 안에서도 발견되고, 신경종말이 전적으로 힘줄과 관련되는지를 설명해준다. 이런 주제에 대해 Gray는 다음과 같이 말했다:"Ⅲ형의 관절신경종말은 구조와 기능적인 측면에서 골지힘줄기관과 동일하다: 이 신경종말들은 관절인대에서 발견되지만, 관절주머니에서는 발견되지 않는다. 이 신경종말들은 이웃한 근육의 억제를 통해 과도한 관절 움직임을 예방하는 기능을 가진 수용기이다(Gray H. 1993)." 이웃한 관절 사이의 가동범위와 함께 골지힘줄기관과 인대사이의 상호작용은 나중에 설명될 것이다.

근육사이막은 인대와 종종 연결된다. 예를 들어, 팔의 가쪽 근육사이막은 노쪽곁인대와 연결되고, 뒤침근에 닿는곳을 제공한다. 팔꿉관절을 움직이는 동안, 이런 배열이 가쪽 사이막의 몸쪽 신장을 허용하고, 뒤침근의 먼쪽 신장을 허용한다.[9]

근육의 닿는곳도 관절주머니와 연결된다(그림 1.16과 그림 1.17). 예를 들어: "위팔세갈래근 공동힘줄의 종말부위는 팔꿉관절의 윤활막에 있는 몇몇 근육 다발(윤활막 긴장근)을 만든다. 팔꿉관절의 관절주머니에 근육의 부착점이 있다면, 위팔근이 수축할 때 윤활막을 당기게 될 것이고, 뼈 머리부분과의 충돌을 피할 수 있을 것이다. 뒤침근의 근육 다발은 노자관절의 고리인대 긴장근으로 간주되기도 한다(Chiarugi G. 1975)." 관절주머니에 부착된 위팔근과 위팔세갈래근의 닿는곳은 충돌을 예방할 뿐만 아니라, 다양한 관절 각도에서 이 근육들의 수축을 조절하는 피드백을 제공한다.

관절주머니는 2개의 층으로 구성된다: 윤활막(윤활액을 분비하는)과 섬유막(다른 근막 콜라겐 구조물과 연결되는).

Chiarugi는 종종 인대가 힘줄의 닿는곳으로 작용하고, 근육(뒤침근)의 이는곳으로 작용하고, 또는 근육사이막과 연결된다고 했다. 만약 근막의 연속성과 방향성 자각의 관점에서 볼 때 그의 말이 더욱 중요해진다(그림 1.16과 그림 1.17).

팔꿉관절에서 발견되는 근막 구조의 방향적 특성이 어깨관절과 엉덩관절에서도 그대로 나타나지만, 아래의 분석은 무릎관절에 초점을 맞추고 있다.

무릎관절의 곁인대는 힘줄의 연속체이다. 가쪽곁인대는 넙다리두갈래근의 힘줄다발에 의해 둘러싸여 있고, 긴종아리근 힘줄의 닿는곳에 해당한다.

안쪽곁인대는 큰모음근의 연속체이다: "큰모음근의 먼쪽 힘줄(안쪽관절융기의 닿는곳)은 안쪽 근육사이막과 연결된다(Chiarugi G. 1975). 무릎의 안쪽 반달판은 관절주머니와 안쪽곁인대에 붙어 있다(그림 1.17).

지지띠도 힘줄 닿는곳의 연장부이다. 예를 들어, 무릎지지띠는 가쪽넓은근과 안쪽넓은근의 힘줄 연장부에 의해 형성된다.

많은 힘줄이 거위발(3개 힘줄 연장부의 근막처럼)과 비슷한 방법으로 종지한다:

- "반막모양근의 첫 번째 부분이 정강뼈의 안쪽융기에 이르고, 두 번째 부분은 오금근의 근막에 이르고, 세 번째 부분은 관절주머니에 이르러 빗오금인대를 형성한다; 이들 연장부는 깊은 거위발을 형성한다" (Platzer W. 2009).
- 넙다리근막긴장근의 힘줄(엉덩정강띠)은 무릎 수준에서 종아리의 뼈사이막, 종아리뼈머리, 그리고 정강뼈의 가쪽융기에 연결된다.

[9] 신경근육방추와 근육사이 결합조직 간의 관계를 고려할 때, 말초운동신경의 협응에서 신경근육방추의 역할이 뚜렷해진다. 신경근육방추는 근육다발막 안에 위치하고, 신경근육방추의 주머니는 근육바깥막과 사이막과 연결되어 있다. Strasmann 등은 뒤침근 사이막을 분석했고, 많은 신경근육방추가 사이막 결합조직 안으로 직접 부착되어 있음을 밝혔다. 연구에 따르면, 근방추 바깥 섬유와 근방추 속 섬유가 근육의 뻣뻣함과 이완에 영향을 주는 복잡한 생물리적 특성을 가지고 있다고 한다.

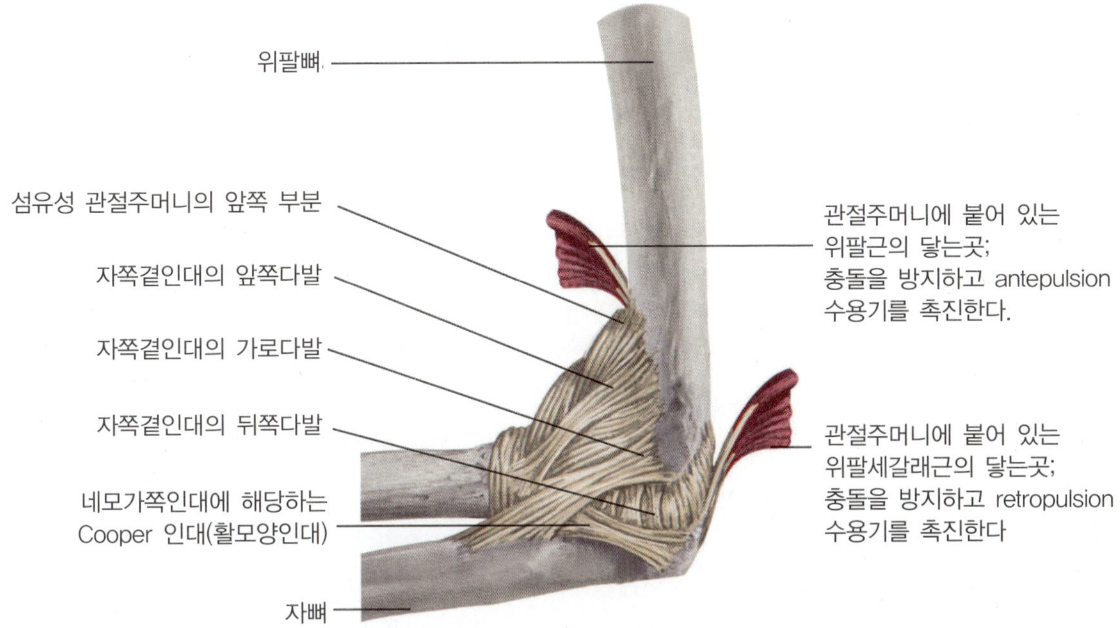

그림 1.16 팔꿉관절의 안쪽면. 자쪽곁인대의 각 다발은 한 방향에 대한 자각과 안정화에 영향을 준다. 앞쪽다발은 antepulsion, 가로다발은 intrarotation, 뒤쪽다발은 mediopulsion을 담당한다. 노쪽곁인대의 각 다발은 한 방향의 움직임을 담당한다: 앞쪽다발은 extrarotation, 가쪽다발은 lateropulsion, 뒤쪽다발은 retropulsion을 담당한다
(출처: G. Chiarugi and L. Bucciante, Istituzioni di anatomia dell'uomo. Piccin Nuova Libraria, Padova 1983).

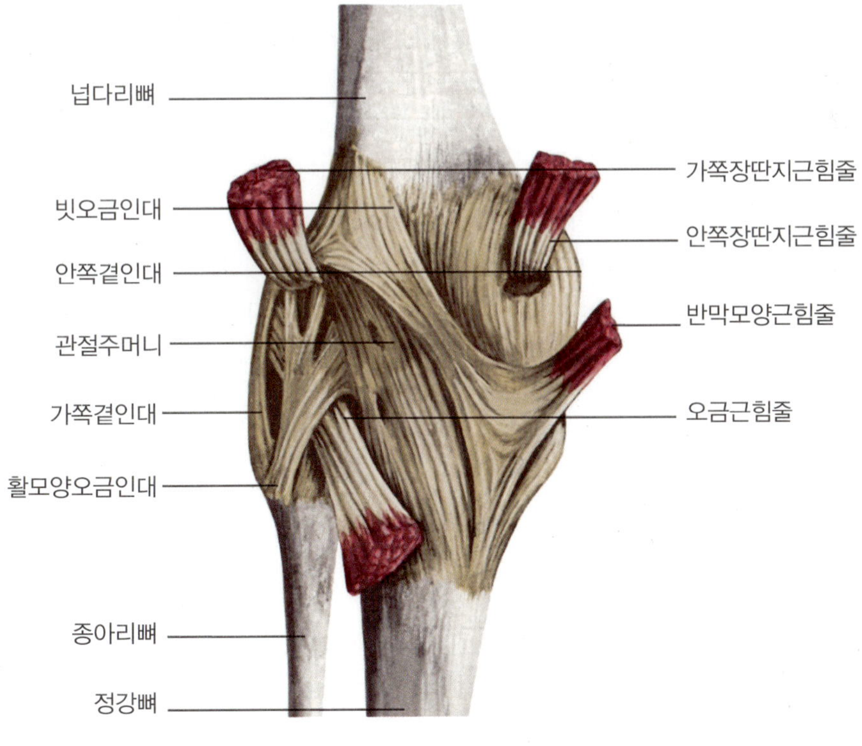

그림 1.17 무릎관절의 뒤쪽면. 오금인대의 각 다발은 한 방향의 움직임을 담당한다: 활모양 다발은 extrarotation, 빗다발은 intrarotation, 뒤쪽다발은 retropulsion을 담당한다. 무릎의 각 인대는 한 방향에 대한 자각과 안정화를 담당한다: 가쪽곁인대는 lateropulsion, 안쪽곁인대는 mediopulsion, 무릎인대는 anteropulsion를 담당한다
(출처: G. Chiarugi and L. Bucciante, Istituzioni di anatomia dell'uomo. Piccin Nuova Libraria, Padova 1983).

운동방향에 따른 손목 근막집과 발목 근막집의 분할

DIVISION OF THE WRIST AND ANKLE FASCIAL SHEATHS ACCORDING TO MOTOR DIRECTIONS

손목과 발목의 힘줄집 배열은 근막이 움직임과 어떻게 일치하는지를 보여준다.

손목 바닥쪽면에 있는 근육 배열은 다음과 같다:

- 자쪽손목굽힘근은 손목의 mediopulsion(ME) 또는 자쪽 모음을 일으킨다;
- 노쪽손목굽힘근은 손목의 antepulsion(AN) 또는 노쪽 굽힘을 일으킨다;
- 네모엎침근은 손목의 intrarotation(IR)을 일으킨다.

손목 등쪽면에 있는 근육 배열은 다음과 같다:

- 노쪽손목폄근은 손목의 lateropulsion(LA) 또는 노쪽 벌림을 일으킨다;
- 자쪽손목폄근은 손목의 retropulsion(RE) 또는 자쪽 폄 또는 손등굽힘을 일으킨다;
- 뒤침근, 손가락폄근 및 엄지폄근은 extrarotation(ER)을 일으킨다.

앞에서 언급된 근육들은 이것들로부터 파생된 근육들과 연관된다; 이것들의 힘줄은 손목의 힘줄집 안에서 주행하고, 운동 자각을 제공하는 특정 손가락과 연결한다(그림 1.19).

- 노쪽손목굽힘근은 긴엄지굽힘근과 연관된다(AN);
- 원엎침근과 네모엎침근은 긴손가락굽힘근과 짧은 손가락굽힘근(Ⅲ과 Ⅳ)과 연관된다(IR);
- 자쪽손목굽힘근은 새끼굽힘근과 연관된다(ME);
- 자쪽손목폄근은 새끼폄근과 연관된다[10](RE);
- 뒤침근은 긴엄지폄근과 긴손가락폄근(Ⅲ과 Ⅳ)과 연관된다(ER);
- 긴노쪽손목폄근과 짧은노쪽손목폄근은 엄지벌림근과 연관된다(LA).

긴손바닥근, 집게폄근 및 집게굽힘근 등의 힘줄은 중간 위치에 존재한다.

손가락폄근과 손가락굽힘근은 intrarotation과 extrarotation과 연관된다. Chiarugi는 다음과 같이 썼다: "손가락을 굽힘과 폄할 때 약간의 돌림이 일어나는데, 이런 돌림의 운동은 수의적으로 수행될 수 없다."

각 손가락은 특정 운동 방향과 관련되고, 눈을 감고 촉진해서 물체를 자각하는 능력인 입체지각(stereognosis) 능력을 손에 제공한다.

손목 운동을 담당하는 근육의 힘줄은 앞위팔근막(antebrachial fascia)의 겉층과 연결되고, 손가락 운동을 담당하는 근육의 힘줄은 깊은 층판과 연결된다.

앞가쪽 발목의 힘줄집은 다음과 같은 근육과 연결된다(그림 1.20과 그림 1.21):

- 앞정강근은 발목의 antepulsion(AN) 또는 발등굽힘을 일으킨다;
- 긴엄지굽힘근은 발목의 mediopulsion(ME) 또는 모음을 일으킨다;
- 뒤정강근은 발목의 intrarotation(IR) 또는 뒤침을 일으킨다.

뒤가쪽 발목의 힘줄집은 다음과 같은 근육과 연결된다:

- 종아리세갈래근과 장딴지빗근은 발목의 retropulsion(RE) 또는 발바닥굽힘을 일으킨다;
- 긴종아리근은 extrarotation(ER) 또는 엎침을 일으킨다.
- 셋째종아리근은 발목의 lateropulsion(LA) 또는 가쪽번짐을 일으킨다.

발목 운동에 영향을 주는 근육들은 발앞쪽(forefoot)에 이르는 근육과 연관된다:

- 앞정강근은 엄지발가락에 도달하는 긴엄지폄근과 연결된다(AN);
- 긴엄지굽힘근[11]은 긴발가락굽힘근의 힘줄 쪽으로 길게 연결된다(ME);
- 뒤정강근은 중간발가락의 긴발가락굽힘근과 연결된다(IR);
- 종아리세갈래근의 근막은 새끼폄근을 포함한 발의 가쪽구획과 연결된다(RE);
- 긴종아리근은 4번째와 5번째 발허리뼈바닥에서 짧은종아리근에 연결된다(ER);
- 셋째종아리근은 3개의 중앙 발가락에 연결된 긴발가락폄근과 연결된다(LA).

엄지발가락을 제외하고 나머지 4개 발가락은 완전한 독자적 운동이 부족한 편이다. 발앞쪽의 독자적 운동은 안쪽구획, 중간구획, 가쪽구획 및 등쪽구획을 구성하는 근육에 의해 수행된다.

[10] 새끼폄근의 힘살은 독자적으로 존재하는 것이 아니라, 자쪽손목폄근에서 시작될 수 있다.

[11] 발꿈치고랑 안으로 주행하는 긴엄지폄근의 힘줄은 갈고리인대(지지띠)의 깊은 층에 의해 고정된다. 갈고리인대는 두 번째 발가락과 세 번째 발가락을 굽힘하는 긴발가락굽힘근에 힘줄 연장부를 제공한다. 근육의 명칭이 부적절한데, 그 이유는 이것의 작용도 엄지의 운동을 제외한 나머지 발가락의 움직임을 의미하기 때문이다. 긴발가락굽힘근이 발을 모음하고 뒤침하기 때문에, 이 근육의 기능이 떨어지면 평발이 초래된다(Chiarugi G. 1975).

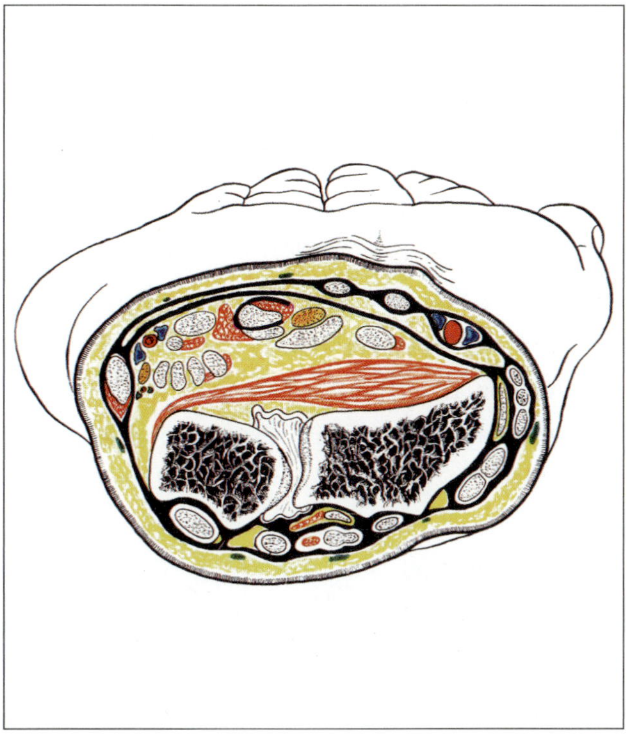

그림 1.18 오른쪽 아래팔의 횡단면(아래쪽 골성 가장자리) *(출처: G. Chiarugi and L. Bucciante, Istituzioni di anatomia dell'uomo, Piccin Nuova Libraria, Padova 1983).*

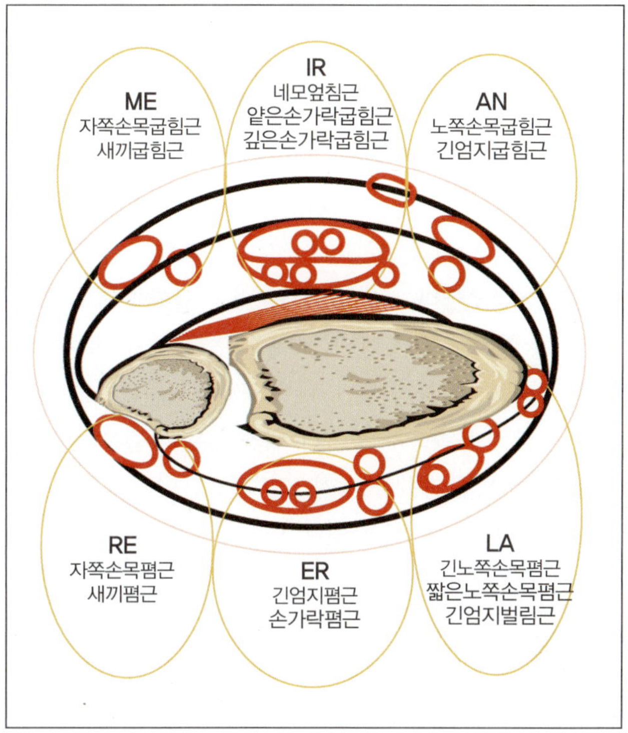

그림 1.19 몸쪽 손목의 힘줄집. 운동 방향은 각 힘줄에 의해 결정된다.

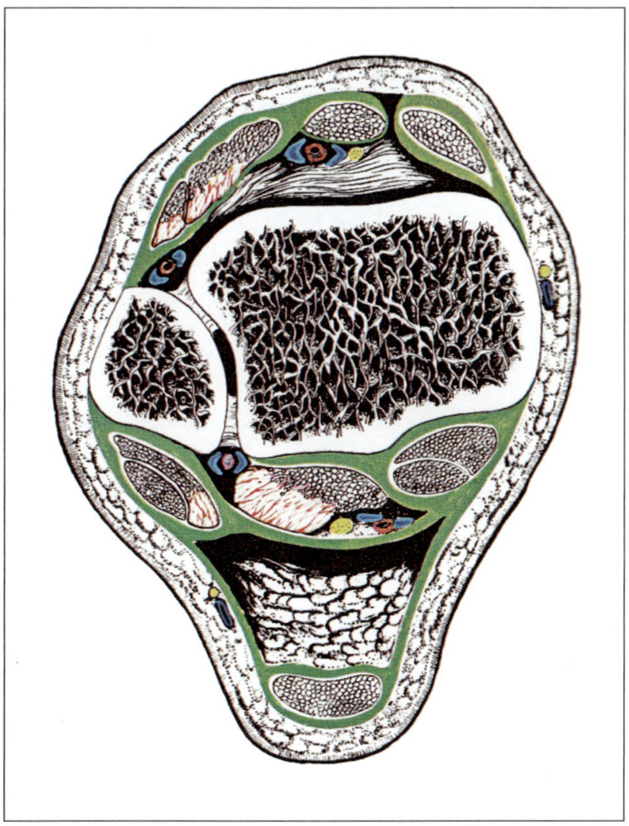

그림 1.20 힘줄집. 가쪽복사뼈 수준에서, 왼쪽 종아리 아래쪽 가장자리의 가로사선 단면 *(출처: G. Chiarugi and L. Bucciante, Istituzioni di anatomia dell'uomo, Piccin Nuova Libraria, Padova 1983).*

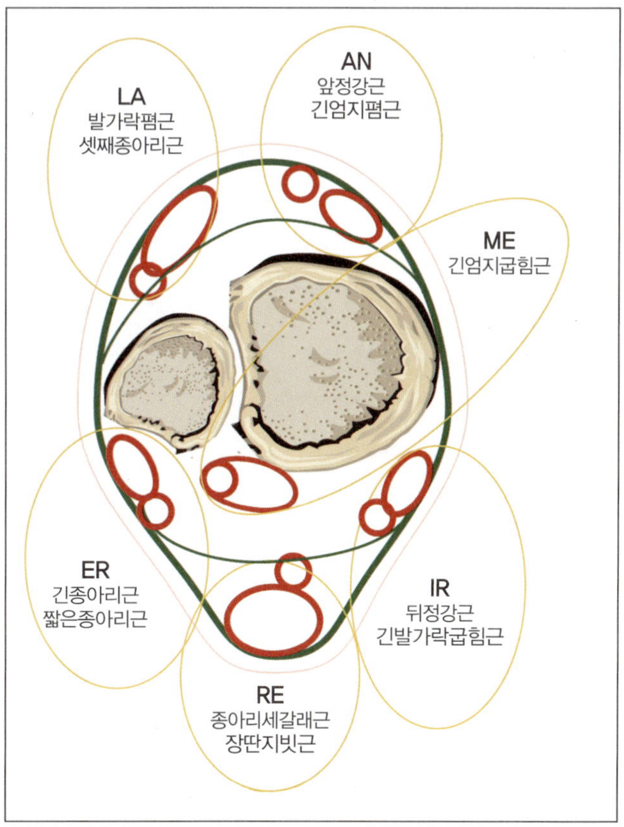

그림 1.21 특정 운동 방향과 관련된 발목과 발앞쪽의 힘줄집.

운동방향에 따른 근막 구획의 분할

DIVISION OF FASCIAL COMPARTMENTS ACCORDING TO MOTOR DIRECTIONS

해부학자들[12]은 근막이 근육의 사이막과 구획[13]을 형성한다는 것을 확인했지만, 운동 방향과의 관계에서 그들을 보지 않았다. Testut는 종아리 구획과 발 구획의 연속성을 강조했다. "섬유성 사이막은 근막과 3개 구획(발꿈치 먼쪽에서 중단되는 뒤쪽 구획과, 가쪽 구획, 안쪽 구획)안의 골성 면 사이에 포함된 공간을 나눈다. 안쪽 구획은 몸쪽으로 종아리 뒤쪽 부위의 깊은 구획에 연결되고, 발꿈치관을 통해 먼쪽으로 발바닥의 안쪽 구획과 중간 구획에 연결된다."

팔의 근막 구획

각 구획은 운동 방향과 특별한 관계를 가진다(그림 1.22, 그림 1.23, 그림 1.24). 어깨(hu)와 팔(cu)의 antepulsion(AN)은 노쪽손목굽힘근, 긴손바닥근, 긴엄지굽힘근의 구획으로 아래팔(ca)과 연결된다. 손목과 손가락(di)의 수준에서, antepulsion(AN)의 굽힘근은 앞쪽 힘줄집으로 모이고, 엄지두덩 쪽으로 향한다.

어깨세모근의 가쪽 부분(LA)은 가쪽 근육사이막을 통해 위팔로 연결되고, 긴노쪽손목폄근과 짧은노쪽손목폄근의 구획을 통해 아래팔로 연결된다. 큰가슴근과 넓은등근에 의해 수행되는 위팔뼈의 mediopulsion(ME)은 안쪽 사이막을 통해 위팔과 연결되고, 자쪽손목굽힘근의 구획을 통해 아래팔과 연결된다. 위팔뼈의 retropulsion(RE)은 어깨세모근의 가시부분, 넓은등근, 큰원근 등에 의해 수행된다. 이것의 근막은 위팔세갈래근(cu)과 자쪽손목폄근(ca)의 구획에 연결된다. intrarotation(IR) 근육은 안쪽 사이막과 뼈사이막의 앞쪽면에 연결된다. 반대로, extrarotation(ER) 근육은 위팔과 아래팔의 가쪽 사이막에 연결된다.

다리의 근막 구획

종아리의 뒤쪽 얕은 구획은 장딴지근을 포함하고, 이 근육은 발목의 retropulsion(RE)을 담당하는 운동단위에 의해 주로 형성된다. 가쪽 구획에는 발목의 lateropulsion(LA)에 관여하는 셋째종아리근이 포함되어 있다. 뒤쪽 중간 구획에는 발목의 mediopulsion(ME)을 수행하는 가자미근이 포함되어 있다. 깊은층 구획은 intrarotation(IR)과 extrarotation(ER)을 담당하는 근육(뒤정강근과 종아리 근육)과 관련된다.

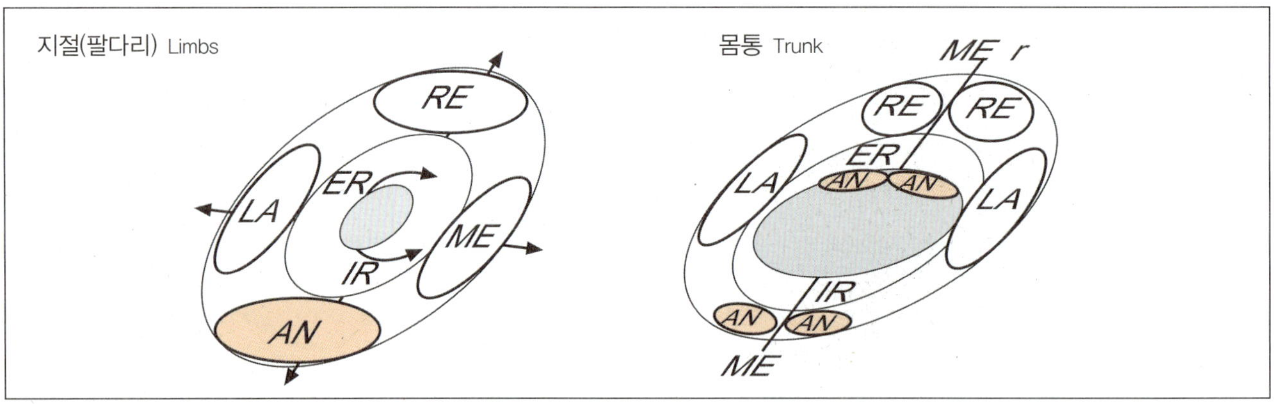

그림 1.22 지절의 근막 구획과 몸통의 근막 구획 배열

몸통의 근막 구획

시상면에서 작용하는 근육 구획(그림 1.22 AN, RE)은 깊은 층에 분포되어 있고, 4개의 앞쪽 구획(배곧은근과 엉덩허리근 집)과 2개의 뒤쪽 구획(척추세움근)을 가진다.

옆굽힘(LA)을 담당하는 근육 구획은 엉덩갈비근과 허리네모근에 의해 형성된다.

몸통 돌림을 담당하는 근육 구획은 중간층과 연결된 근육에 의해 형성된다.

[12] 결합조직은 근육의 기능을 조직하는데 있어 중요한 역할을 한다. 결합조직은 역학적 일관성을 제공하는 한편, 단일 섬유의 독자적 운동을 허용하고 수축력을 이웃 구조물에 전달한다. 깊은 근막은 근육 구획을 분리하는 근육간사이막을 형성한다(Gray H. 1993).

[13] 같은 작용에 관여하는 근육은 서로 뭉치려는 경향을 가진다. 예를 들어, 지절에서의 근막 구획은 위팔의 굽힘근 구획의 기능을 수행한다. 같은 작용에 관여하는 근육은 동일 척수 분절의 신경지배를 받는 경향을 띤다(Gosling J.A. 2003).

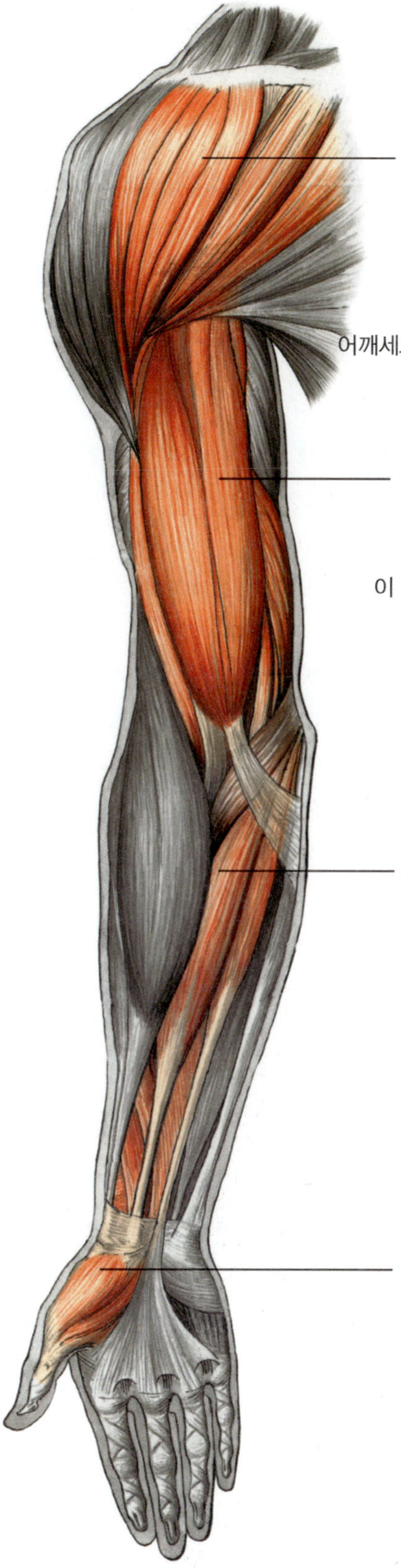

그림 1.23 팔 앞쪽면의 근막 구획

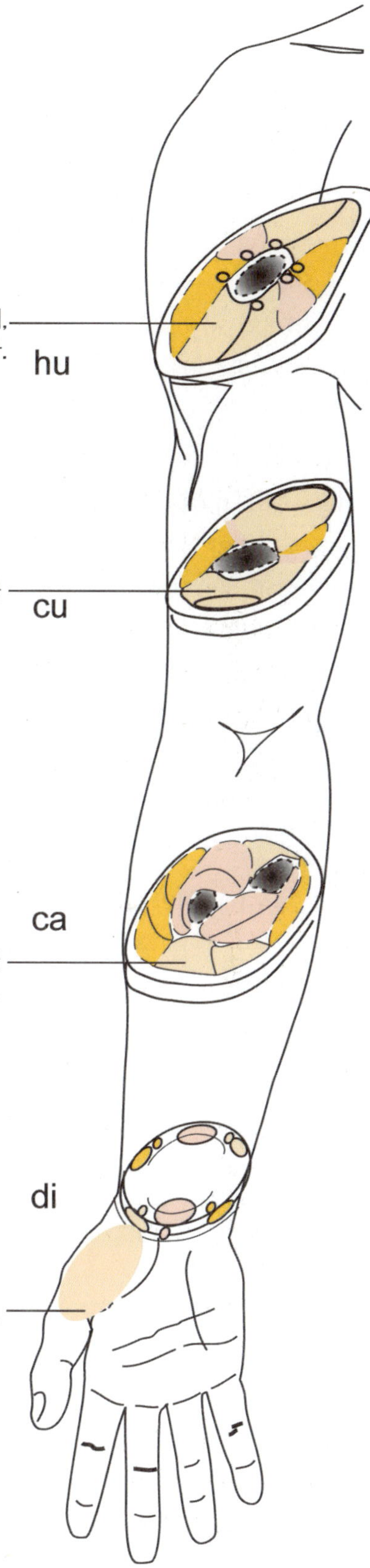

그림 1.24 팔 분절의 가로단면과 다양한 근막 구획

운동단위에서 근막단위까지

FROM THE MOTOR UNIT TO THE MYOFASCIAL UNIT

운동단위[14]는 단일 운동신경과 그 신경이 지배하는 여러 근섬유에 의해 형성된다. 1개의 운동단위에 지배를 받는 근육 섬유들은 모두 수축하거나 모두 수축하지 않는다.

각 근육은 여러 개의 운동단위를 가지고 있다: 예를 들어, 가자미근에는 500개의 신경근육방추가 존재하기 때문에 500개의 운동단위가 존재한다[15]. 각 운동단위에는 약 10개의 myoneme(실근육)가 있다. 각 myoneme(1차 근육다발)는 약 10개의 근육섬유(근육속막에 의해 둘러싸여 있는)로 형성된다[16](그림 1.25). 각 근육섬유는 운동종판 또는 신경근육 이음부가 있는 α 운동신경의 지배를 받는다.

각 운동단위가 개별적으로 뇌의 통제를 받는다면, 중추신경계에 의한 운동 동작의 관리는 매우 복잡해질 것이다[17]. 신경근육방추의 개입과 근육바깥막, 근육다발막 및 근육속막을 통한 근막에 대한 그들의 상호작용은 뇌의 과제를 촉진한다.

동측 방향의 운동단위는 여러 근육에 분포되어 있다: 예를 들어, 발목의 retropulsion을 일으키는 운동단위는 가자미근과 장딴지근의 안쪽섬유와 가쪽섬유에 위치한다(그림 1.26A,B). 만약 retropulsion 방향으로만 움직임이 일어난다면, 모든 동측 방향의 운동단위가 동시에 개입할 것이다. 한편, 발목의 retropulsion이 보행 시 엎침에서 뒤침으로 진행한다면, 근막 신장으로 가쪽장딴지근의 운동단위가 먼저 활성화될 것이고, 그 다음 안쪽장딴지근이 활성화될 것이다[18]. 이런 경우, 운동단위는 근막에 대한 신장에 비례하여 개입할 것이고, α 운동신경의 활성화에 개입하거나 골지힘줄기관을 통해 α 운동신경의 억제에 개입할 것이다(그림 1.26B).

각 근막단위는 4개의 요소에 의해 형성된다:

- 운동신경 요소(그림 1.27): 근방추 속 섬유와 함께 신경근육방추의 α 신경섬유와 γ 신경섬유, 고리나선 신경종말과 꽃술신경종말에서 나오는 1차 들신경과 2차 들신경.
- 근막 요소: 동측 방향 운동단위와 연결된 근막은 관절 각도를 토대로 신경근육방추와 힘줄기관의 개입을 조절한다.
- 기계적 근육 요소: 근방추 바깥 섬유는 특정 분절의 움직임을 한 방향으로 수행한다;
- 관절수용기 요소: 근막 안에 있는 수용기는 인대와 관절주머니에 연결되고, 특정 방향으로 움직일 때 수용기가 신장된다.

각 신체분절은 3개 공간면(시상면, 이마면, 가로면)에서 움직임과 안정성을 보장하는 6개의 근막단위(표 1,3)로 조절된다.

- 근막단위의 이름은 운동방향의 글자(예, antepulsion은 an, retropulsion은 re)와 움직이는 분절(caput는 ca, coxa는 cx, carpus는 ca 등)에 의해 형성된다.

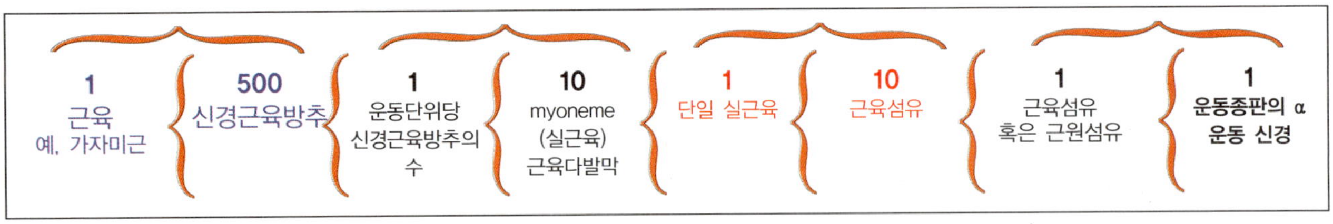

그림 1.25 각 수의근의 구성

[14] Sherrington에 따르면, 신경근육 단위는 단일의 척수 몸통운동신경과 이것이 지배하는 약 100개의 근육원섬유들로 구성된다(Chiarugi G. 1975).

[15] 가자미근에는 약 500개의 신경근육방추가 있는 반면, 장딴지근에는 단지 156개의 신경근육방추가 있다; 이것은 장딴지근의 역할이 가자미근의 역할과 다르다는 것을 보여준다(Loram I. 2009).

[16] 근섬유의 길이는 수 ㎜의 짧은 섬유에서부터 넙다리빗근과 같은 수 ㎝의 긴 섬유(15–30㎝)까지 다양하다. 근육다발 사이막에 의해 조직된 1차 근육다발은 근육에 따라 다양하다. 생체역학적 중요성, 형태학 및 신경지배 등에 대한 연구는 거의 이루어지지 않았다. 이것들은 운동단위와 구분되어야 한다(Gray H. 2009).

[17] 운동신경 동원의 기전이 아직 완전하게 밝혀지지 않았지만, 그 기전은 복잡하고 실제적인 신경운동 조직화를 과도하게 단순화시킨 것처럼 보인다(Kandell E.R. 1994).

[18] 사람 근육에 대한 형태학적 연구와 해부학적 연구를 다룬 최근 연구는 신경근육 구획의 존재를 확인해 주었다. 이 데이터들은 근육 분할이 방향성 기능을 가지고 있음을 제시하고, 또 한 근육의 여러 부분이 과제와 운동 상태에 따라 동원될 수 있음을 제시한다(English A.W. 1993).

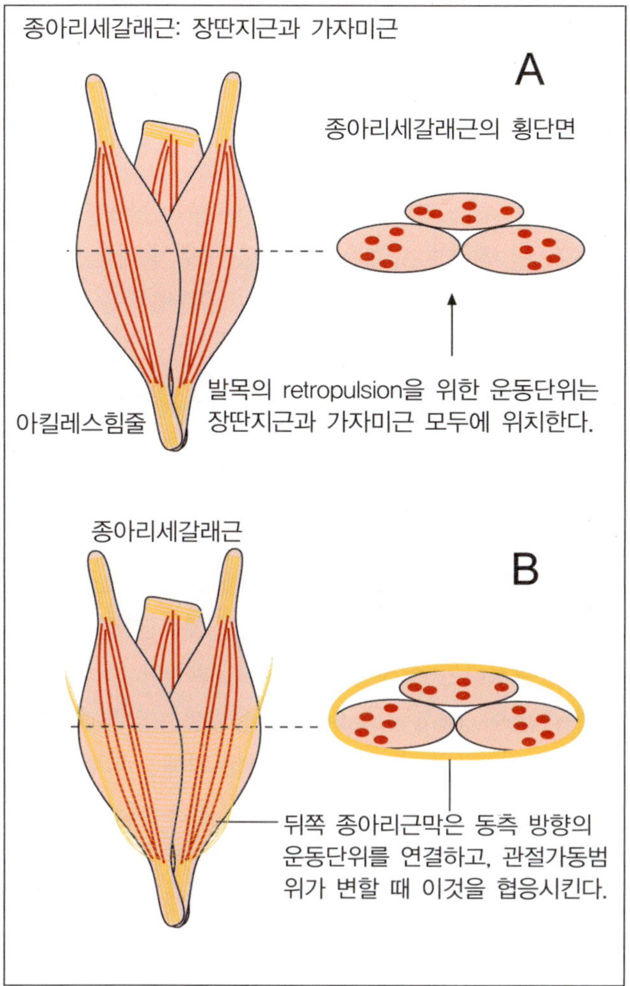

그림 1.26 종아리세갈래근의 운동단위

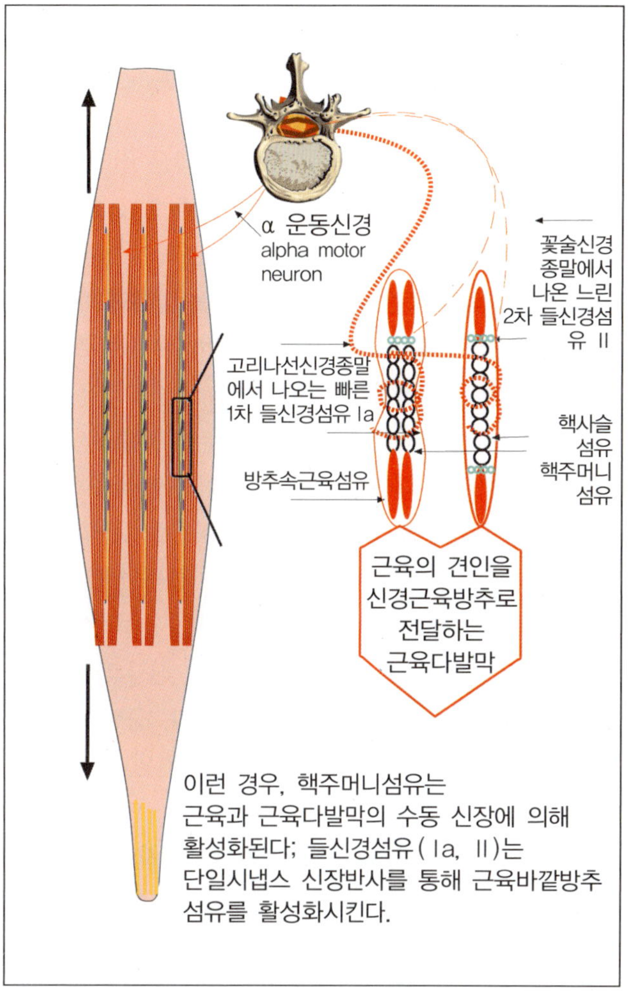

그림 1.27 단일 운동단위의 α–γ 회로

표 1.3 근막단위의 요약표(맨위쪽 행은 운동방향을 나타내고, 첫째 열은 분절을 나타낸다)

	ante an	retro re	medio me	latero la	intra ir	extra er
caput cp	an–cp	re–cp	me–cp	la–cp	ir–cp	er–cp
collum cl	an–cl	re–cl	me–cl	la–cl	ir–cl	er–cl
thorax th	an–th	re–th	me–th	la–th	ir–th	er–th
lumbi lu	an–lu	re–lu	me–lu	la–lu	ir–lu	er–lu
pelvis pv	an–pv	re–pv	me–pv	la–pv	ir–pv	er–pv
coxa cx	an–cx	re–cx	me–cx	la–cx	ir–cx	er–cx
genu ge	an–ge	re–ge	me–ge	la–ge	ir–ge	er–ge
talus ta	an–ta	re–ta	me–ta	la–ta	ir–ta	er–ta
pes pe	an–pe	re–pe	me–pe	la–pe	ir–pe	er–pe
scapula sc	an–sc	re–sc	me–sc	la–sc	ir–sc	er–sc
humerus hu	an–hu	re–hu	me–hu	la–hu	ir–hu	er–hu
cubitus cu	an–cu	re–cu	me–cu	la–cu	ir–cu	er–cu
carpus ca	an–ca	re–ca	me–ca	la–ca	ir–ca	er–ca
digiti di	an–di	re–di	me–di	la–di	ir–di	er–di

근막단위에서 협응중심(CC)까지

FROM THE MYOFASCIAL UNIT TO THE CENTRE OF COORDINATION

근육다발막에 있는 닿는곳을 고려하지 않은 신경근육방추의 연구로는 생리학을 완전히 이해할 수 없다. "신경근육방추는 근섬유를 둘러싸고 있는 결합조직과 연결된다. 신경근육방추의 수축은 힘줄에 대한 힘을 발휘할 때는 비효율적이지만, 수용기의 민감성을 조절하는데 주로 이용된다(Chiarugi G. 1975)." 수용기 민감성의 조절은 고유수용성 감각과 연결되는 것이 아니라, 주위 결합조직의 순응력을 자각하고 단축시키는 이것의 능력과 연결되어야 한다. 근육 수용기인 신경근육방추와 골지힘줄기관의 특성은 정확하지 않는데, 그 이유는 이 신경기관들이 활성적이기 때문이다.[19] 심지어 척수손상병변에서도 활성적이다.[20]

Gregory J.E.의 연구는 PNF를 통한 신장의 촉진이 고유수용성 정보와 관련되는 것이 아니라, 근막의 점탄성과 신경근육방추와의 상호작용과 관련된다는 것을 발견했다.

보다 최근 연구(Cronin N.J. 2011)는 신경근육방추의 역할을 운동제어와 말초운동신경 조직화에서 확인했다. 이런 조절은 근방추 속 섬유와 근육다발막 사이의 상호작용에 의해 결정된다. 각각의 수의적 운동은 근육톤의 초기 변화를 결정하는 근방추 속 섬유의 수축에 의해 예상된다[21]. 안정 상태일 때는, 고리나선신경종말이 비활성화된다(그림 1.30A). γ 자극이 뇌를 떠날 때, 근방추 속 섬유의 수축이 일어날 것이고, 이것은 신경근육방추가 부착된 근육다발막과 신경근육방추의 적도판을 모두 신장시킬 것이다. 만약 근육다발막이 근방추 속 섬유에 의한 견인에 순응할 수 있다면, 고리나선신경종말(그림 1.30B)이 활성화될 것이고, 들신경섬유(Ⅰa, Ⅱ)를 통해 척수 안에서 α 신경을 활성화시킬 것이다. α 운동신경[22]은 관절 움직임을 수행하는 근방추 바깥 섬유의 수축을 담당한다(그림 1.30C).

[19] 신경근육방추는 척수손상병변 이후 말초운동신경의 재조직화를 촉진한다(Takeoda A. 2014).

[20] 골지힘줄기관은 척수손상병변이 있더라도 활성화된다(Downes L. 2015).

[21] γ 신경회로는 근육의 수의적 운동 수축에 필수적인 것처럼 보이는데, 그 이유는 근육이 효율적인 위상성 수축을 할 때 적절한 근육톤을 유발할 수 있기 때문이다. 사실, 근육군의 가벼운 톤 증가에 의해 각 수의적 운동이 선행된다는 것이다(Mazzocchi G. 1996).

[22] 각 α 운동신경이 단일 조직화학적 유형의 근육 섬유를 신경지배한다는 것이 입증되었다. 이것은 단일 α 운동신경의 신경지배 영역이 근육내 균일하게 분포되지 않다는 의미이다(English A.W. 1993).

근막단위의 협응중심(CC)

깊은 측면에서 볼 때, 근육바깥막은 근육다발막에 연결된 사이막을 보낸다. 이것은 신경근육방추에 속하는 근육 섬유의 수축에 의한 견인을 자각한다[23]. 이 근방추 속 섬유들에 의한 견인은 근막의 벡터를 형성한다(그림 1.29). 이 벡터들은 협응중심(CC)으로 불리는 근육바깥막의 한 지점으로 모인다. CC는 특정 방향을 위해 한 관절에 작용하는 운동단위의 고삐를 잡는 마부처럼 행동한다. 각 운동단위는 운동을 준비하는 근방추 속 섬유와 운동을 수행하는 근방추 바깥 섬유에 의해 형성된다. 운동의 준비는 신경근육방추의 신장에 적응함으로써 고리나선신경종말의 활성화와 들신경고리(Ⅰa, Ⅱ)의 폐쇄를 허용하는 근육다발막에 의해 이루어진다. 들신경자극은 관절 움직임을 수행하는 근방추 바깥 섬유의 수축을 결정하는 α 신경 자극[24]을 유발한다.

예를 들어, ante-cubitus의 협응중심은 앞쪽 위팔 근막(그림 1.28)에서 형성되고, 위팔두갈래근과 위팔근의 신경근육방추의 견인으로 발생한다. ante-cubitus 근막단위의 어떤 운동단위는 위팔의 가쪽 부분에 분포되어 있고, 근막에 대한 이것들의 견인은 평행사변형을 형성한다. 또 다른 운동단위는 위팔의 안쪽 부분에 분포되어 있고, 2번째 평행사변형이 형성된다. 이 평행사변형들의 합성은 3번째 평행사변형을 형성한다. 최종 합성힘은 이 모든 운동단위들에 의해 형성된 최종 운동 방향을 따라 배열된다. 협응중심은 모든 합성힘의 시작점이다.

팔꿉관절 굽힘 동안, 반드시 모든 운동단위가 동시에 활성화되는 것은 아니고, 오히려 이것은 위팔 근막의 다양한 긴장과 α–γ 회로의 폐쇄 기반을 통해 수축한다. 팔꿉관절이 45°로 굽힘할 때의 위팔 근막의 긴장은 90°로 굽힘할 때의 긴장과 다를 것이다, 이런 긴장의 차이는 근육다발막과 이것에 부착하는 신경근육방추 때문이다.

자극이 중추신경계에 의해 조절되었다면, 운동단위는 "실무율" 패턴으로 활성화할 것이다.

만약 그렇지 않다면, 이것들은 점진적으로 활성화되는데, 그 이유는 이것들의 관여가 신경근육방추와 근육다발막사이의 상호작용에 의해 결정되기 때문이다.

[23] 방추운동신경섬유는 근방추 속 섬유(극 부위)의 수축을 유발한다. 이것은 예민한 종단의 반응을 조절하여, 프로그래밍된 운동의 비교를 허용한다(Gray H. 1993).

[24] Ⅰa의 들신경섬유는 같은 근육구획으로가는 α 운동신경과 연결된다. 그러므로 보행 동안, 전체 종아리세갈래근이 수축하는 것이 아니고, 일부만 수축을 한다(English A.W. 1993).

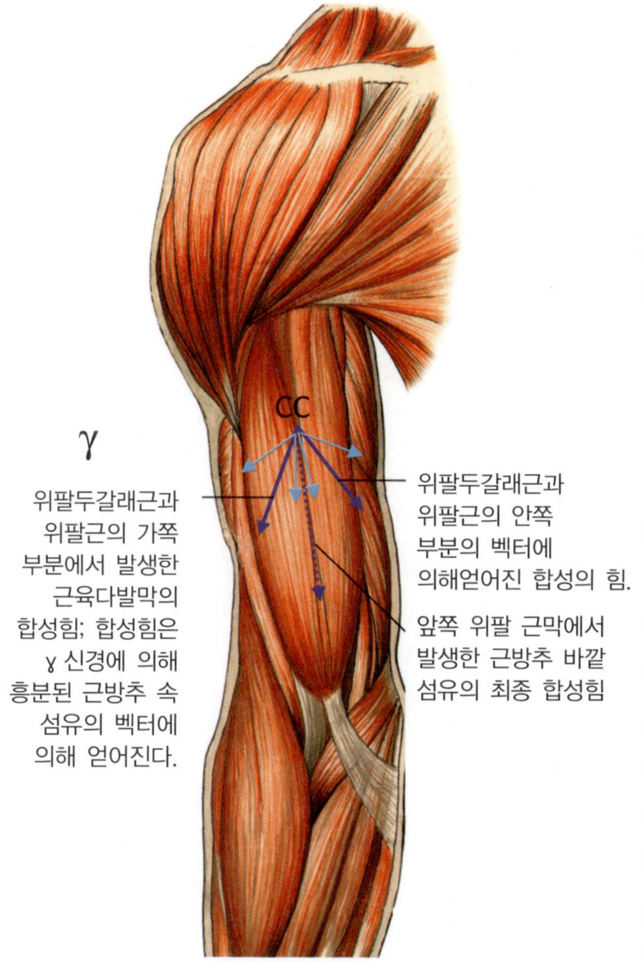

그림 1.28 많은 벡터의 합성힘이 협응중심(CC)으로 모인다

(출처: G. Chiarugi and L. Bucciante, Istituzioni di anatomia dell'uomo, Piccin Nuova Libraria, Padova 1983).

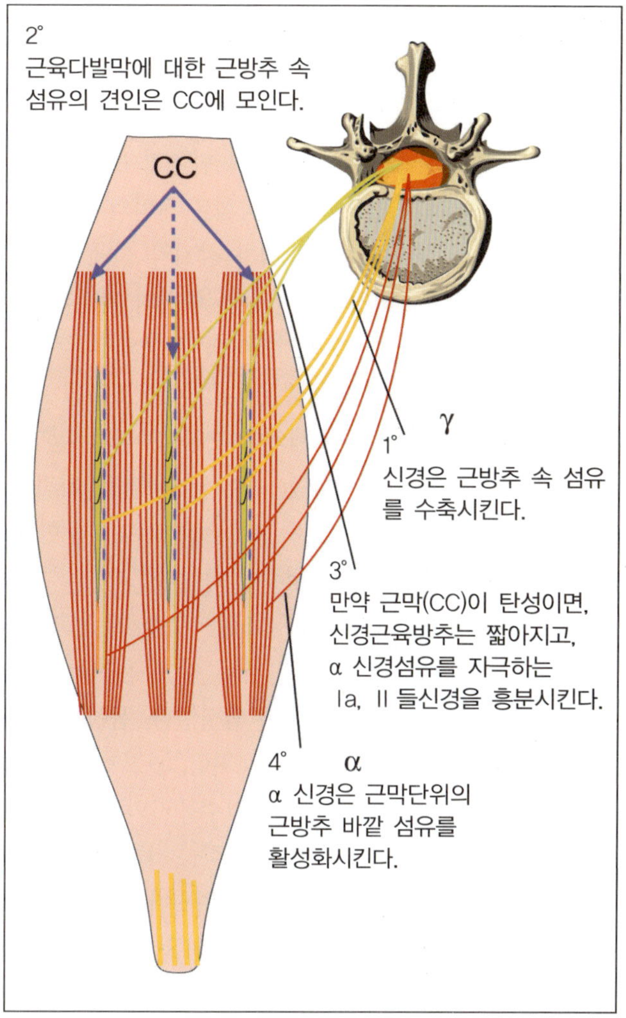

그림 1.29 협응중심(CC)의 위치

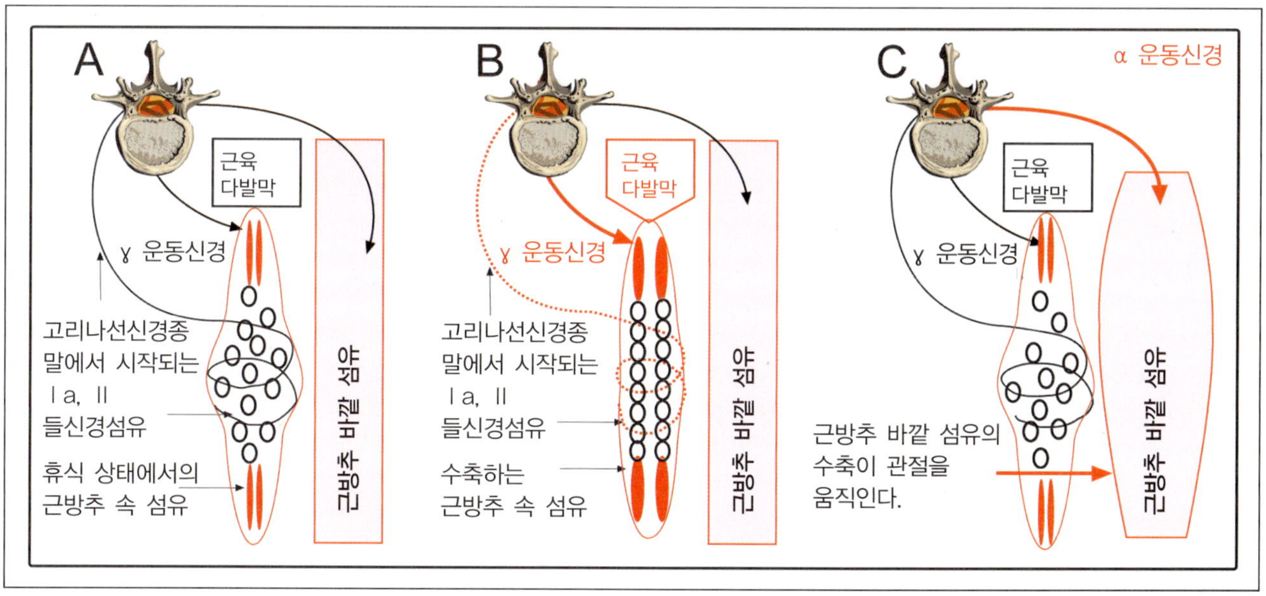

그림 1.30 α-ɣ 회로. A. 휴식상태의 회로. B. 운동을 준비하는 근방추 속 섬유의 수축. C. 고리나선 들신경섬유가 α 운동신경 자극을 일으키고, 근방추 바깥 섬유를 수축한다.

협응중심에서 지각중심까지

FROM THE CENTRE OF COORDINATION TO THE CENTRE OF PERCEPTION

지각중심(CP)은 특정 근막단위의 힘줄과 관절주머니에 연결된 근막에서 발생하는 근육섬유 견인의 합성힘이다(그림 1.31). "신체분절의 위치 감지와 신체 전략의 설정에 관여하는 들신경섬유는 관절 주위의 관절주머니와 인대에 위치한 관절수용기로부터 그들의 이는곳을 취한다." 관절의 감각신경종말은 다양한 구조물을 가지고 있다: 일부는 Pacini 소체와 비슷하고, 다른 일부는 Ruffini 소체, 또 다른 일부는 자유신경종말을 가진다. 이것들 중의 많은 수용기는 신장수용기로 작용한다; 다른 수용기는 유해수용기 범주에 속한다.

수용기는 관절가동범위와 속도를 측정하는 측각기(goniometer)로 작용한다. 그러나 각 수용기는 관절 진폭(joint excursion)의 일부만 담당한다. 몸통 수용기에 대한 고위 중추신경의 사례에서처럼, 관절가동범위의 절대값을 알 수 있도록 모든 관절수용기의 맵이 설정되어야 한다(Baldissera F. 1996)."

관절수용기는 2가지 주요 기능을 가진다:

- 의도된 방향에 따라 수행되는 움직임을 확인하는 뇌로 들신경섬유를 보낸다. 이런 들신경은 수용기가 생리적 벡터에 따라 신장될 때 확인된다.
- 관절구조물의 온전한 상태를 보호한다[25]; 이런 과제를 위해 통증을 활용한다. 만약 관절이 생리적 축을 벗어나서 신장되면, 그 수용기들은 유해수용기로 변한다.

Pacini와 Ruffini 기관은 인체 전반과 모든 관절주머니에서 발견된다. 그러므로, 이 수용기들은 정보를 뇌로 운송할 수 있다.

이 수용기들이 특정 운동방향과 연결된 인대와 근막을 따라 활성화 되면, 들신경섬유가 그 신체 부위와 관련된 자각을 일으키는 특정의 고위 중추에 도달하게 된다.

근막단위의 지각중심(CP)

협응중심(CC)은 근방추 속 섬유의 초기 수축(starter contraction)을 자각할 수 없다는 점에서 비활성화 상태이다. 사실, 사람은 팔꿉관절을 굽힐 때(그림 1.33), 초기 근수축을 자각할 수 없지만, 팔꿉관절 움직임의 감각과 근육이 커지는 것을 자각할 수 있다. 팔꿉관절 굽힘의 운동 감각은 anterior cubitus 근막단위의 인대와 관절주머니에 연결된 앞쪽 팔꿈치 근막[26]의 신장에 의해 결정된다; 반면 근육 수축의 감각은 위팔두갈래근과 위팔근의 부피 증가로 일어난 위팔 앞쪽 근막구획의 신장에 의해 결정된다. 뇌는 프로그래밍된 방향에 대한 특정의 들신경 정보를 받아들인다.

그러므로 고유수용성 정보는 신경근육방추나 골지힘줄기관에 의해 제공되는 것이 아니라, 근육과 관절의 근막에 있는 수용기에 의해 제공된다. Pacini와 Ruffini 기관은 다시 뇌로 정확한 운동방향을 보내는데, 그 이유는 이것들이 3개의 공간면을 따라 인대와 근막 구획에 부착되기 때문이다(앞쪽, 뒤쪽, 가쪽, 안쪽 구획).

요약하면, 첫째, 뇌는 결정된 운동단위 그룹으로 감마운동 정보를 보낸다. 둘째, CC 안의 근막은 근방추 속 섬유의 견인에 적응한다. 셋째, 고리나선신경종말은 Ⅰa와 Ⅱ를 보내고, 회로를 닫는다(그림 1.32). 끝으로, 관절을 움직이는 근육섬유를 수축하는 알파 운동신경이 흥분한다. 이 회로는 감마회로로 불리며, 근육이 축을 벗어나 관절을 당기지 않도록 한다. 만약 이런 피드백이 없다면, 많은 관절 병변이 발생할 것이다. 임상적인 관점에서 볼 때, CC 안의 근막 밀도는 관절주위 구조물과 관절수용기의 잘못된 견인의 결과로서 CP안에서 통증과 운동결손을 일으킬 것이다.

모든 근막단위의 신경근육방추와 연결된 벡터 합성힘은 미세 운동을 담당하는 힘줄의 벡터 합성힘과 짝을 이룰 것이다(그림 1.31). 이들 양쪽의 합성힘은 단일 평행사변형으로 결합될 수 있는데, 그 이유는 힘줄의 힘이 신경근육방추의 힘에 맞춰지기 때문이다. 그러면 단일 평행사변형은 양쪽 벡터 작용의 비전을 잃어버린다: 하나의 벡터는 신경근육방추의 운동 조직화를 담당하고, 다른 벡터는 관절에서 운동 자각을 담당한다.

[25] 뭇갈래근은 허리뼈를 안정화시키는 중요한 근육이다. 급성 허리 통증이 있을 때 신경근육의 동원에 변화가 생겨 뭇갈래근의 중요성을 확인할 수 있다. 우리는 여러 부위의 뭇갈래근이 다양한 기능을 수행한다는 것을 연구했다: 어떤 뭇갈래근은 허리뼈의 움직임을 일으키고, 다른 뭇갈래근은 허리뼈를 안정화시킨다(Rosatelli L.A. 2008).

[26] 등허리근막은 통증의 강도, 기간 및 방사의 측면에서 볼 때 근육과 피부밑조직에 비해 화학적 자극에 매우 민감하다(Schilder A. 2014).

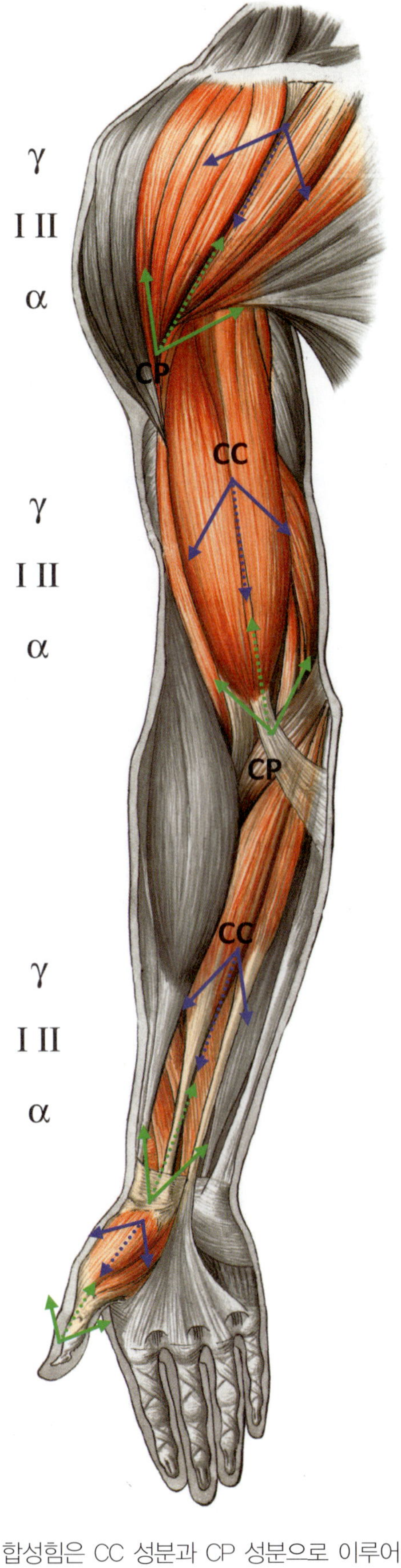

그림 1.31 합성힘은 CC 성분과 CP 성분으로 이루어진다 *(출처: G. Chiarugi and L. Bucciante, Istituzioni di anatomia dell'uomo. Piccin Nuova Libraria, Padova 1983).*

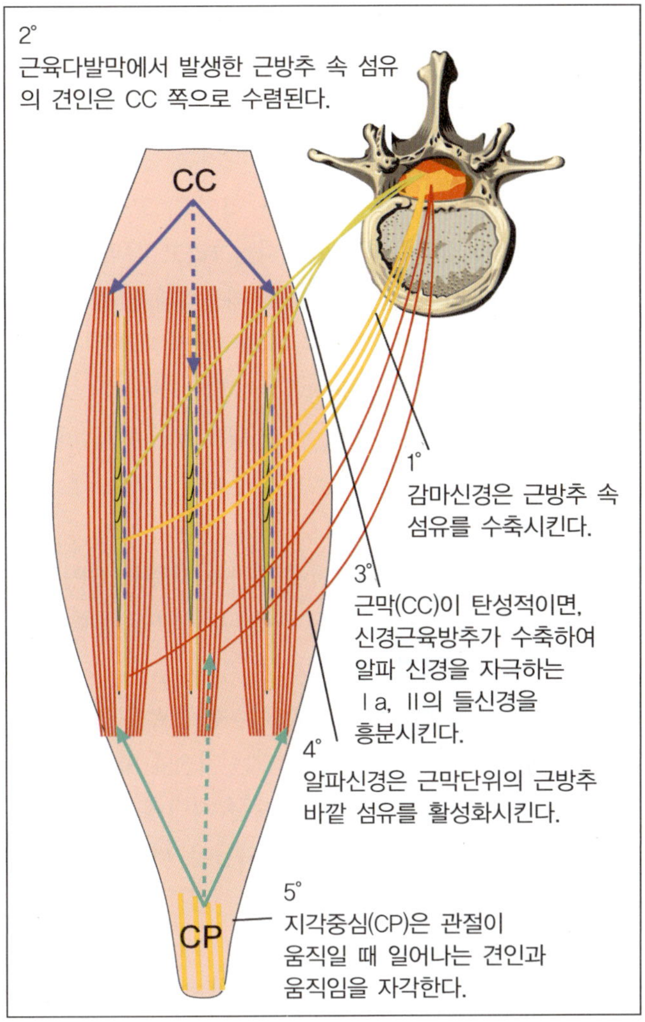

그림 1.32 신경근육방추의 견인은 근육다발막에서 이루어지고 (CC), 근육의 견인은 힘줄에서 이루어진다 (CP).

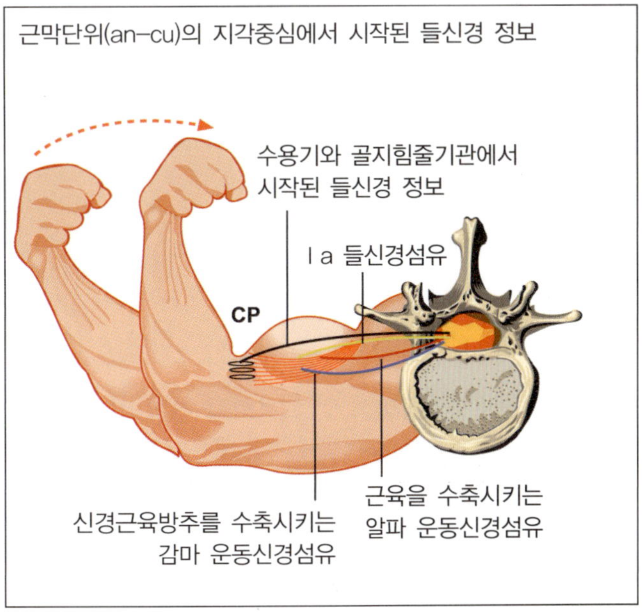

그림 1.33 팔꿉관절 굽힘 동안, CC의 작용은 힘줄의 합성힘과 맞춰져야 한다.

지각중심에서 통증 지점까지

FROM THE CENTRE OF PERCEPTION TO THE LOCATION OF PAIN

만약 벡터 중심을 가진 근막이 치밀해지면, 신경근육방추의 신장에 더 이상 적응하지 않을 것이고, 고리나선섬유의 증대도 일어나지 않을 것이다. 그리고 알파-감마 회로를 닫게 만드는 들신경 정보를 제공하지 않을 것이다. 이런 경우에, 비정상적으로 알파운동신경과 근육섬유가 활성화되어 관절 불균형을 초래할 것이다(그림 1.34). 벡터 합성의 힘은 더 이상 생리적 운동과 일치하지 않을 것이고, 결과적으로 관절주머니와 인대에 있는 수용기가 당겨지는 현상으로 인해 관절 문제가 발생할 것이며(그림 1.35), 움직임에 대한 지각중심(CP)으로서 정상적으로 작용하는 모든 관절주위 구조물에 마찰, 염증 및 통증이 발생할 것이다.

수 천 년 동안 행해진 경혈 치료는 통증 부위에 바늘을 꽂는 것이 아니라, 통증을 일으키는 지점에 바늘을 꽂는 것으로 알려져 왔다. 경혈점은 모든 사람에게 동일한 지점에 위치한다. 많은 경혈 전문가들은 바늘 삽입이 근막에 도달한다고 주장한다.

보다 최근에 Travell J.와 Simons D.(1981)는 근육 수준에서 연관통을 일으키는 통증유발점을 발견했다. 활성 통증유발점은 근막 결합조직의 치밀한 바탕질이라고 알려져 있다. 사실, 협응중심(CC 또는 TP)에서의 근막 변화는 관절이나 연속된 근막(연관통)을 따라 전달되는 운동의 비협응을 의미한다. 예를 들어(그림 1.36), 앞쪽 아래팔 근막이 몸쪽 1/3에서 치밀화되면 antepulsion(an-ca)할 때, 손목 통증이 발생할 것이다. 그렇기에 자쪽손목굽힘근의 힘줄병증이 있으면, 힘줄이 아니라 근육힘살(me-ca) 위를 치료한다.

아래팔의 치료 지점은 관절이나 힘줄이 아니라, 힘살 부위이다. 여기에는 6개의 치료 지점이 있는데, 이것들은 근막단위의 협응중심에 해당하는 6개의 지점, 6개 경혈점과 6개의 통증유발점 등이다(표 1.4).

오늘날, 근막과 근막 치료에 대한 관심이 크게 증가했다(Schleip R.2012). 경혈점의 배치는 Heine H.(1988)에 의해 수년간 가설로 설정되어 왔다. 근운동 사슬에 따른 근막의 배열은 토마스 마이어스(2006)와 리언 차이토우(2014)에 의해 제시되었다. 보행 기능부전의 치료에서 근막의 중요성이 Hammer W.의 교재에서 강조되었다(2007). 이 모든 학자들은 통증 부위를 치료하는 것이 아니라, 힘살 위의 근막이 통증의 원인 부위이기 때문에, 힘살의 근막을 치료해야 한다고 주장했다.

힘줄병증이 있는 경우, 많은 치료사들은 로션을 바르거나 잠깐동안 효과를 볼 수 있는 염증 부위의 힘줄(CF)을 치료한다. 확실한 방법으로 문제를 해결하기 위해서는, 힘살 위치의 근막(CC)을 치료해야 한다. 젤(gel) 상태에서 졸(sol) 상태로의 바탕질 전환으로서 근육속막과 근육다발막이 여러 운동단위와 더 잘 협응하게 되고, 또 생리적 궤적을 따라 힘줄이 잘 움직이게 된다(CF). 힘줄이 정상 궤적을 따라 근막집 안에서 활주되면, 더 이상 마찰이 발생하지 않을 것이다. 하지만, 힘줄이 부적절한 합성 벡터를 따라 견인되면 마찰이 발생할 것이고, 이로 인해 염증과 힘줄성 낭종이 발생하게 된다.

표 1.4 경혈점, 통증유발점 및 협응중심 간의 비교

경혈점	통증유발점(TP)	협응중심(CC)
LU 6: 팔꿈치주름으로부터 5 치	노쪽손목굽힘근의 TP	ante-carpus의 CC
PC 4: 손바닥힘줄 사이	얕은손가락굽힘근의 TP	intra-carpus의 CC
HT 4: 자쪽굽힘근 힘줄	자쪽손목굽힘근의 TP	medio-carpus의 CC
LI 9: Quchi 아래쪽으로 3 치	짧은노쪽손목폄근의 TP	latero-carpus의 CC
TE 9: 팔꿈치머리돌기 아래쪽 5 치	손가락폄근의 TP	extra-carpus의 CC
SI 7: 손목 몸쪽 5 치	자쪽손목폄근의 TP	retro-carpus의 CC

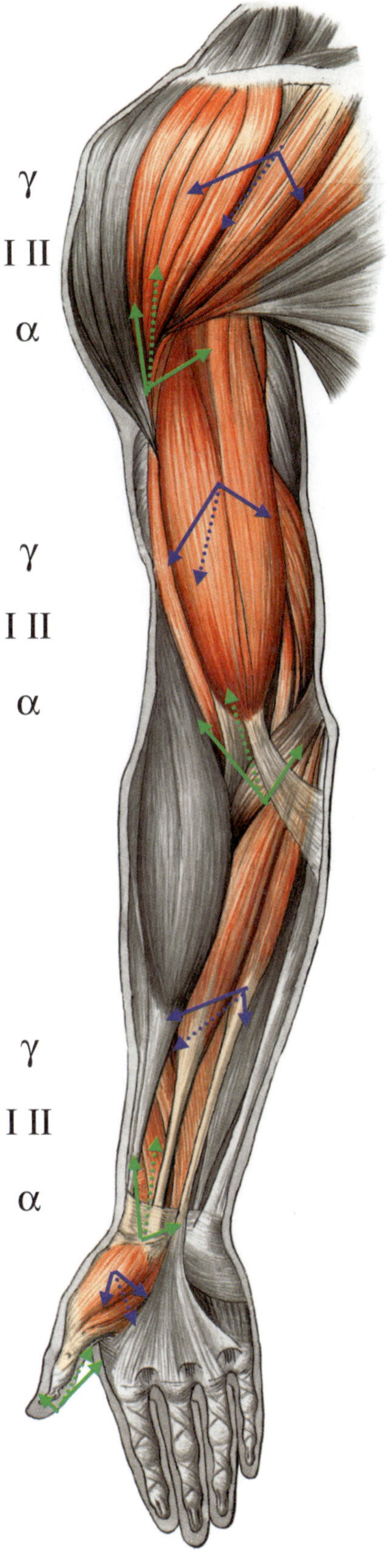

그림 1.34 위팔의 antepulsion 근막단위에서 발생한 CC의 변화는 CP의 비협응을 의미한다
(출처: G. Chiarugi and L. Bucciante, Istituzioni di anatomia dell'uomo. Piccin Nuova Libraria, Padova 1983).

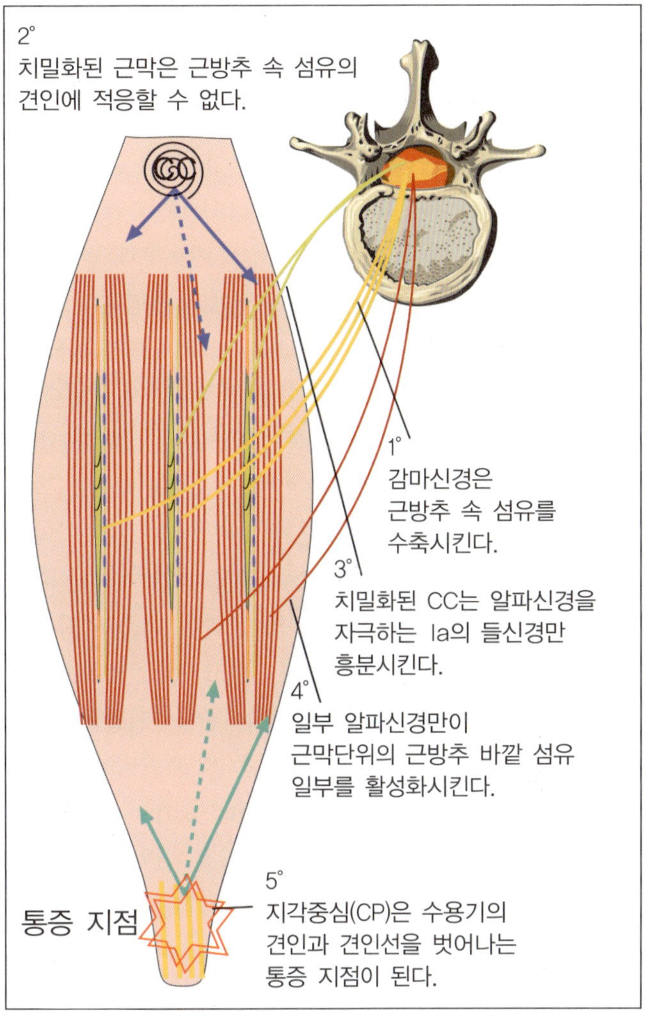

그림 1.35 만약 근막단위 내에서 일부 운동단위가 활성화되면, 힘줄의 비정상적인 견인이 일어날 수 있다.

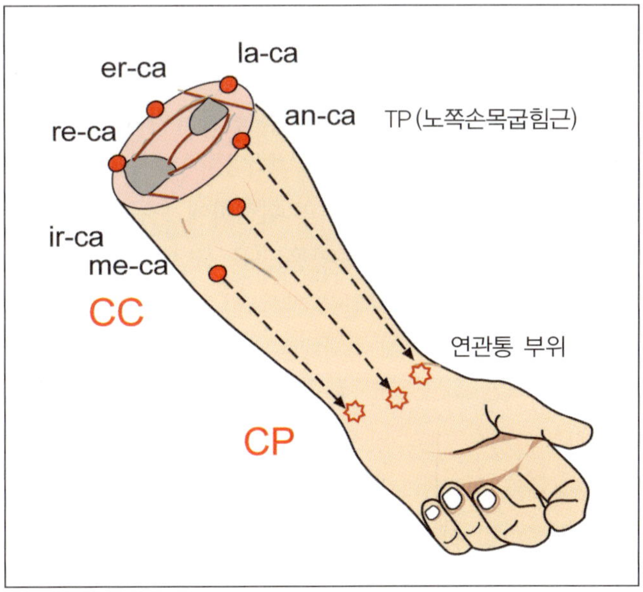

그림 1.36 CC에서의 근막 치밀화는 여러 힘줄과 손목(CP) 부위에 통증을 일으킨다.

근막단위에서 연속된 근막까지

FROM THE MYOFASCIAL UNIT TO THE MYOFASCIAL SEQUENCE

"몇몇 근육섬유는 근막에서 시작하고, 또 어떤 근육섬유는 근막에서 종지한다."(Chiarugi G. 1975)

널힘줄성 근막에 붙어 있는 근육의 이는곳과 닿는곳은 운동생리와 관련없는 해부학 교재에서 설명된다. 예를 들어, 팔의 앞쪽 부위(그림 1.37)에서, 큰가슴근의 빗장 부위는 위팔 근막에 있는 힘줄 연장부까지 보낸다; 이 근육이 수축할 때 근막은 몸쪽 방향으로 신장된다. 위팔 근막은 위팔근에서 기시하는 안쪽 근육사이막과 가쪽 근육사이막에 연결되고, 위팔근이 수축할 때 같은 근막의 먼쪽 방향(노란색 화살표)으로 신장이 일어난다.

위팔두갈래근은 앞쪽 위팔 근막에 붙은 힘줄 연장부(lacertus fibrosus)에 착지하고(그림 1.75), 노쪽손목굽힘근과 긴손바닥근은 여기에서 시작한다. 위팔두갈래근(ante-cubitus의 근막단위)은 앞쪽 위팔 근막을 몸쪽 방향으로 견인한다; 긴손바닥근(ante-carpus의 근막단위)은 앞쪽 위팔 근막을 먼쪽 방향으로 견인한다.

긴손바닥근은 먼쪽 힘줄을 통해 엄지두덩의 많은 근육에 붙는 닿는곳을 제공한다(그림 1.74). 긴손바닥근의 수축은 엄지두덩 근막을 몸쪽 방향으로 당기고, 반면 엄지 근육(an-di)의 수축은 같은 근막을 먼쪽 방향으로 신장한다.

팔의 앞쪽 널힘줄에 붙어 있는 힘줄 부착점은 antepulsion의 근막단위들을 서로 연결한다. 널힘줄성 근막은 근육바깥막 위에서 자유롭게 활주하고, 그 안에 있는 세로로 주행하는 콜라겐 섬유는 몸쪽 근육의 힘과 먼쪽 근육의 힘을 연결한다.

이런 연결은 신경근육방추의 활성화에 도움을 준다; "신경근육방추의 1차 신경종말은 근육 신장에 매우 민감하고, 신장(단일 시냅스 신장 반사)이 시작되자마자 곧 알파 운동신경의 흥분성 후시냅스 활동전위를 유발한다. 흥분의 빠른 증가는 속도에 비례하여 운동신경을 방전시킨다. 이것은 근육 방전의 빠른 가중효과와 일정한 힘의 증가를 유도한다."(Baldissera F. 1996)

이것은 단일 시냅스 반사로 불리는데, 이유는 하나의 시냅스를 통해서만 전달되기 때문이다. 근육의 능동신장이나 수동신장은 신경근육방추의 꽃술신경종말과 고리나선신경종말과 관련된다. 이것들의 들신경 정보는 척수로 들어가서, 알파운동신경을 활성화시키는 회로를 폐쇄한다(그림 1.38).

신장반사는 2가지 운동 활동을 하는 동안 동측 방향의 근막단위를 동원한다:

- 능동신장 동안(그림 1.39). 예를 들어, 로프를 당기고자할 때, 뇌에서 신경자극이 나간 후, α-γ 회로를 통해 여러 개의 운동단위를 활성화시킨다. 능동신장이 증가할 때, 모든 동측 방향의 근막단위가 신장반사를 통해 활성화된다. 이런 자동화는 위팔의 앞쪽 근막구획의 연속성 뿐만 아니라, 아래쪽에 있는 근육과의 연결의 결과로서 일어난다. 신장의 강도가 바뀔 때마다 이것들은 다른 근육 동원 패턴을 보인다;
- 수동신장(단일시냅스 반사) 동안(그림 1.40). 예를 들어, 굽힘된 팔이 외적 힘에 의해 갑자기 신장될 때, 팔 전체의 앞쪽 널힘줄성 근막이 신장반사[27]를 통해 ante-carpus, ante-cubitus, ante-humerus 근막단위의 시작을 결정한다. 이런 자동화는 척수병변[28]이 있을 때도 유지되는데, 그 이유는 신경근육방추를 통한 알파 회로의 활성화에 의해서만 움직임이 통제되기 때문이다.

연속된 근막을 따라 일어나는 능동신장이나 수동신장은 운동단위를 활성화할 뿐만 아니라 이것 안에 있는 수용기도 활성화한다. 이런 활성화는 특정 방향의 고유수용성 감각을 촉진한다. 널힘줄성 근막의 신장은 동측 방향의 근막단위들의 힘을 동기화할 뿐만 아니라, 뇌에 이미 편성된 고유수용성 정보를 자극한다.

신경근육방추의 신장은 하나의 연속된 근막, 대각선, 나선을 따라 배열된 근막단위들 사이의 동기화를 허용한다. 근육섬유에서 일어나는 다양한 동원은 세로, 가로 또는 나선을 통한 근막내 콜라겐 섬유의 여러 과정에 의해 결정된다.

---

[27] 근육이 늘어나고 신경근육방추가 신장될 때, 2차 가지돌기에 있는 이온 채널의 문이 역학적으로 열린다. 이것은 신경근육방추의 들신경 활동전위를 유발하는 수용기 전위를 초래한다; 신경근육방추 Ⅰa 섬유의 흥분은 척수에 있는 알파운동신경(근방추 바깥 섬유의 반사적 수축을 일으키는)을 자극한다. 동시에, Ⅰa 섬유는 척수의 뒤쪽 뿔에서 시냅스하여, 억제성 사이신경(대항근의 알파운동신경 활동을 억제하는)을 자극한다. 단순한 근육신장성/신장반사는 올바른 근육톤을 유지하기 위해 자동제어장치처럼 작용한다(Stecco A. 2014).

[28] 신장에 대한 신경근육방추의 민감성은 척수병변이 있을 때도 유지된다. 이것은 정적 상황과 동적 상황에서도 신경근육방추의 기능을 보여준다(Macefield V.G. 2015).

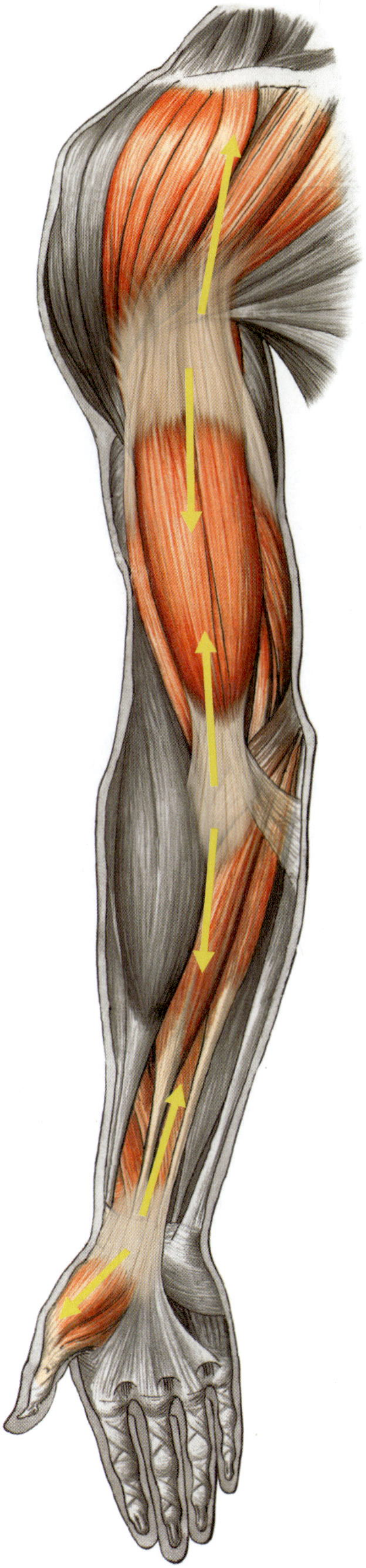

그림 1.37 antepulsion 연속된 근막을 따라 발생하는 상호신장
(출처: G. Chiarugi and L. Bucciante, Istituzioni di anatomia dell'uomo. Piccin Nuova Libraria, Padova 1983).

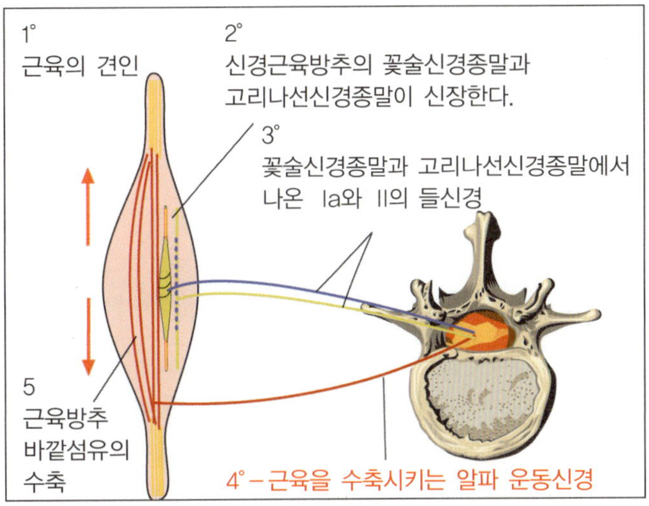

그림 1.38 단일 시냅스 신장의 신경회로

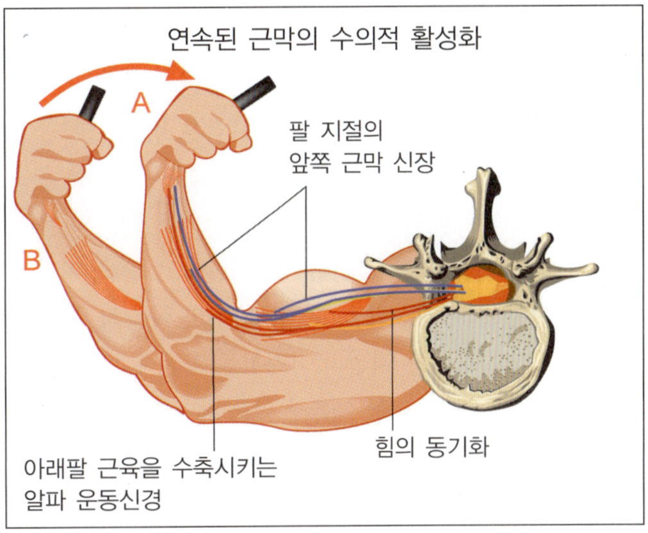

그림 1.39 연속된 근막에서 일어나는 능동신장의 진행

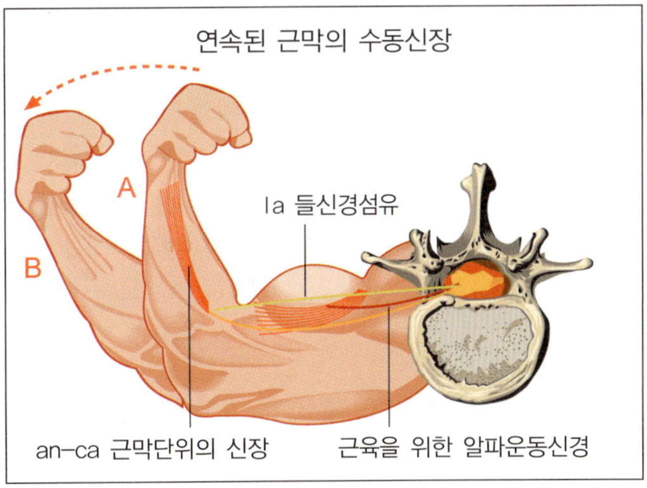

그림 1.40 연속된 근막에서 일어나는 수동신장의 진행

연속된 근막에서 다관절근육까지

FROM THE MYOFASCIAL SEQUENCE TO BIARTICULAR MUSCLES

모두 근막단위에는 다관절근육(그림 1.41)과 단일관절근육이 있다: 단일관절근육의 기능은 먼쪽 분절의 위치에 대한 몸쪽 분절의 위치를 조절한다; 다관절근육의 기능은 이것들이 속하는 근막단위 내의 힘을 발생시킨다. 예를 들어, ante-cubitus 근막단위의 경우, 다관절근육인 위팔두갈래근은 어깨관절과 팔꿉관절에 작용하고, 단일관절근육인 위팔근은 팔꿉관절 굽힘에만 작용한다.

위팔두갈래근과 평행하게 위치한 위팔뼈는 어깨와 팔꿈치와 관절을 이룬다.

비슷하게 아래팔에서는, 노쪽손목굽힘근이 팔꿉관절과 손목의 굽힘에 관여한다; 이 근육은 노뼈와 자뼈와 평행하게 주행하며, 손목과 팔꿈치와 관절을 이룬다. 이런 형태는 모든 관절과 근막단위에서 반복된다.

다관절근육의 수축은 주로 다음과 같은 방법으로 골지힘줄기관[29]에 의해 조절된다. 위팔두갈래근은 특정 운동단위와 직렬로 배열된 콜라겐 섬유에 의해 형성된 몸쪽 힘줄과 먼쪽 힘줄을 가진다. 이 힘줄들은 좁은 지점의 착지점이 아니라, 관절 위치에 따라 힘줄의 여러 영역을 당기도록 넓은 지점의 착지점을 가진다.

단일관절근육의 수축은 다음과 같은 방법으로 GTO에 의해 영향을 받는다. 위팔뼈에 직접 부착된 위팔근의 근육섬유는 각 변형을 가지지 않고, GTO에 의해 영향을 받지 않는다. 반면, 근육사이막에서 기시하는 위팔근의 섬유와 자뼈 힘줄에 연결된 섬유는 팔꿉관절의 각 변형에 따라 GTO에 의해 조절된다.

"GTO에서 나온 들신경 정보는 자세 피드백과 운동 피드백에서 신경근육방추와 상호작용한다. 양쪽 모두는 내적 동역학과 상호작용하고 외적 방해에 반응한다.

골지힘줄기관은 관절위치 감각을 제공하고, 이것들은 신경근육방추가 자각할 수 없는 관절각도 위치를 조절한다. 종종 골지힘줄기관은 신경근육방추와 일직선으로 정렬된다. 이 신경 정보들의 정확한 특성은 여전히 밝혀지지 않았다."(Kistemaker D.A. 2013).

근육과의 상호작용을 이해하고자 할 때 골지힘줄기관의 구조가 도움이 된다[30]. "골지근육힘줄기관은 축삭을 횡단하는 결합조직내 가는섬유들이 서로 엮어지는 형태로 인해 형성된다(그림 1.42A). 힘줄이 어떻게 신장되는지에 따라, 신경종말을 압박하는 가는섬유 사이의 공간 감소가 발생한다. 이런 공간 감소는 수용기를 흥분시키는 자극을 유발한다. 신경근육방추와는 달리, 골지수용기는 근수축으로 힘이 발생할 때 활성화된다. 등척성 수축 상태일 때, 단일 운동단위의 활성화로도 골지힘줄기관이 충분히 흥분될 수 있다."(Baldissera F. 1996). 골지힘줄기관의 축삭은 각 근육 수축 동안 흥분할 수 없는데, 그렇지 않으면 신체가 효율적으로 작용할 수 없게 된다. 힘줄의 각이 세로 방향 보다는 사선 방향으로 콜라겐 섬유를 당길 때 축삭이 흥분된다. 세로 방향의 견인은 축삭으로부터 멀어지도록 콜라겐섬유를 당기는 반면, 사선 방향의 견인은 이것들을 더 가깝게 만든다.

예를 들어, 위팔두갈래근의 골지힘줄기관(그림 1.42B 1,2,3)은 어깨와 팔꿈치의 굽힘 동안 활성화되고, 또 초기 자세로 되돌아올 때도 활성화되는데, 그 이유는 사선 방향의 각 형성이 있기 때문이다. 골지힘줄기관의 활성화는 팔꿉관절 가동범위 동안 각도의 변화를 기반으로 어깨를 조절하고 안정화시키는데 도움을 준다. 어깨관절의 경우, 위팔두갈래근 짧은갈래의 힘줄은 근섬유와 세로로 배열되는 반면, 긴갈래 힘줄은 근섬유와 90°의 각도를 형성한다. 위팔두갈래근의 이런 힘줄 배열은 팔꿉관절의 굽힘과 어깨관절의 벌림 동안 콜라겐섬유의 다양한 신장을 결정한다. 골지힘줄기관이 자신의 신경을 흥분시킬 때, 이것은 척수에 연결된 알파운동신경을 억제한다. 이런 억제는 더 작은 근수축력이 가동범위 동안에 요구될 때 일어난다. 동일한 과정이 팔꿈치와 손목을 굽힘하는 노쪽손목굽힘근의 힘줄에서도 일어난다(그림 1.42,3).

---

[29] 근육의 긴장 상태는 본질적으로 반사이고, 이것은 근육의 고유수용기(신경근육방추와 근육힘줄기관)에서 시작되는 신경자극에 의해 결정된다. 이 신경자극들을 유발하는 요소는 수축성 조직의 긴장 정도와 고유수용기이다(Chiarugi G. 1975).

[30] 긴장(tension)이 골지힘줄기관에 의해 나타나는지는 명확하지 않다. 알려진 것은 골지힘줄기관이 근수축에 의해서만 활성화되고, 또 특정 방향으로 활성화된다는 것이다(Proske U. 2002).

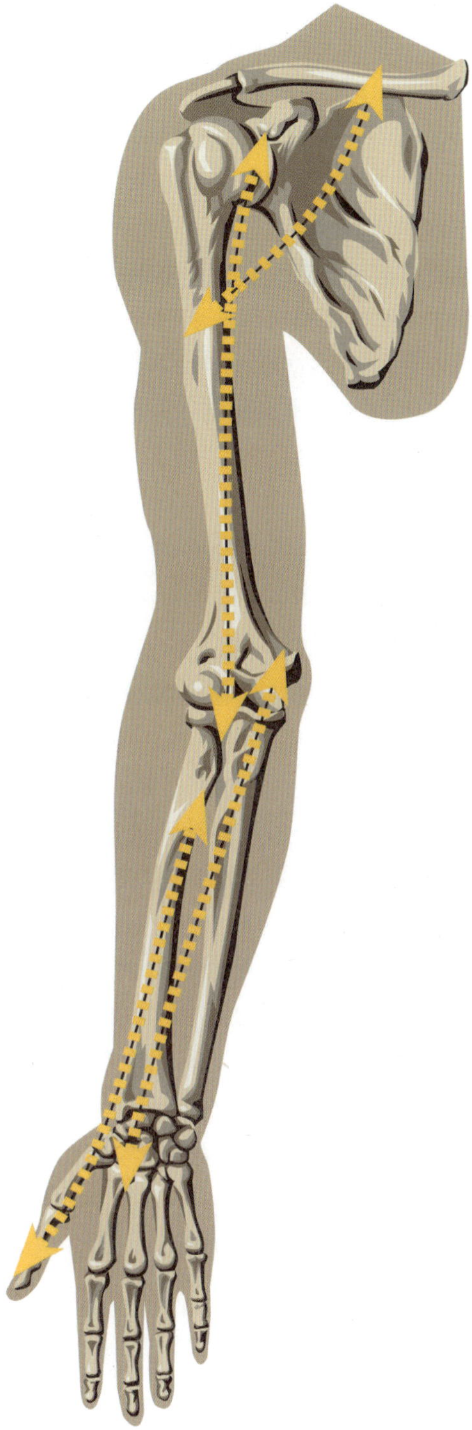

그림 1.41 ante 연속된 근막의 다관절근육

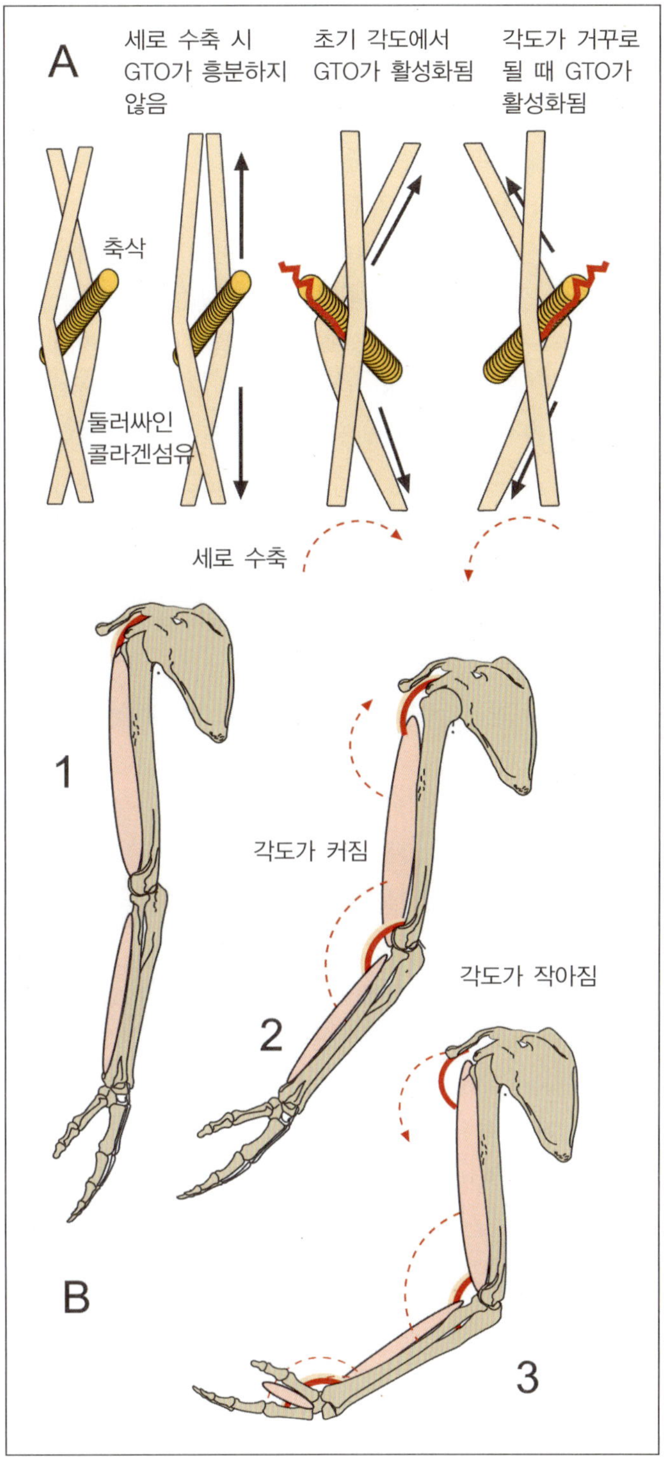

그림 1.42 관절가동범위와 골지힘줄기관의 활성화

연속된 근막과 자세 조절

MYOFASCIAL SEQUENCE AND CONTROL OF POSTURE

똑바른 자세를 유지하는 항중력근의 긴장성 수축은 척수반사와 조화를 이룬 연속된 근막에 의해 일부 관리된다.[30] 이마면과 시상면에서의 지속적인 진동은 신장반사를 통한 특정 근육의 활성화로서 연속된 근막을 신장시킨다.

"똑바른 자세일 때, 자세 조절은 중력을 상쇄시키기 위해 근육의 힘을 분산해야 하고, 신체가 움직이던 움직이지 않던 간에 넘어지는 것을 방지해야 한다. 자세는 항중력근의 지속적인 긴장성 수축을 필요로 한다. 똑바른 자세를 취할 때, 앞뒤의 진동과 좌우의 진동이 지속적으로 신체에서 발생한다."(Baldissera F. 1996).

시상면의 진동(그림 1.43)은 2개의 antepulsion 연속된 근막(각각의 좌우 연속된 근막, 그림 1.44)과 2개의 retropulsion 연속된 근막(그림 1.45)에 의해 관리된다. antepulsion 연속된 근막과 retropulsion 연속된 근막의 각 근막단위(빨간색 점)들은 위에 놓인 근막과 붙는 힘줄 연장부를 가진다. 신체가 앞뒤로 진동할 때, 근막신장이 신경근육방추의 신장을 결정하고[32], 항중력근의 긴장도를 결정한다.[33]

이마면(그림 1.46)의 진동은 mediopulsion 연속된 근막과 lateropulsion 연속된 근막에 의해 협응된다. 몸통의 mediopulsion 연속된 근막은 백색선과 가시위인대를 따라 주행한다; 이 두 구조물들은 모음근의 근막을 통해 지절에 연결된다(그림 1.47). 몸통의 mediopulsion 연속된 근막은 근육에 의해 형성되지 않는데, 그 이유는 이것이 몸통의 중심으로부터 편위됨을 자각하는 기능만 가지고 있기 때문이다. 좌우 lateropulsion 연속된 근막은 기저면 내에서 중력선을 따라 중심을 유지한다(그림 1.48).

다각형 기저면 밖으로의 중력중심 이동은 통증을 초래하는 근막 치밀화를 발생시킬 근막의 신장(단일 방향으로)을 결정한다.

중력중심은 인체의 여러 지점에서 작용하는 중력 벡터들의 합성힘을 나타내는 하나의 점이다. 사람의 자세에 따라 조금씩 다르지만 중력중심은 엉치뼈 위쪽 1/3과 배꼽 사이에서 진동한다.

가로면의 연속된 근막은 동적 운동전략 동안에 주로 활성화된다.

가로면과 이마면의 연속된 근막은 몸통과 다리를 연결하는데, 그 이유는 똑바른 자세가 몸통과 다리 사이의 지속적인 상호작용을 필요로 하기 때문이다.

네발 동물과는 달리, 사람 팔의 연속된 근막은 독자적으로 작용하고, 미세 운동과 제스처를 발달시켰다.

지절과 몸통의 모든 연속된 근막은 머리까지 도달한다. 머리에는 공간의 3차원 자각을 담당하는 수용기가 들어 있다. caput(머리에 해당하는)에 위치한 시각(입체감각[34])과 세반고리관(안뜰감각 조절)의 들신경은 연속된 근막의 들신경과 통합되어야 한다.

"자동 자세조절의 3 요소는 척수 조절, 안뜰 조절 및 시각 조절이다. 척수 조절은 다양한 반사에 의해 형성된다: 신장반사, 긴장성 목반사, 양성지지반사, 발딛기반사, 교차폄근반사."(Baldissera F. 1996).

신장반사 또는 척수반사는 연속된 근막의 신장 반사에 해당하는 반면, 교차폄근반사는 나선 근막에 의해 관리된다.

---

[31] "척수반사: 척수의 내적 조직화는 많은 중요한 반사 기능을 돕는다. 단일 시냅스 신장반사는 신경근육방추의 신장에 반응하여 근수축을 일으킨다. 신장반사의 민감도는 신경근육방추섬유를 지배하는 감마운동신경에 의해 조절된다. 신장반사는 근육 톤을 유지하고, 임상적으로는 깊은힘줄반사를 통해 검사될 수 있다."(Crossman A.R. 2000)

[32] 자세의 동적 조절에 대한 신장반사의 관여는 신경근육방추에서 나오는 Ⅰa 들신경의 차단으로 인한 자세 흔들림에 의해 결정된다. 신경근육방추 들신경과 신장반사의 감소로 인해, 신체에서 커다란 진동이 발생한다. 이런 진동은 안뜰기관에 의해 보고되는 진폭에 도달할 때만 교정될 수 있다 (Baldissera F. 1996).

[33] 골지힘줄기관의 들신경은 자세 피드백과 운동 피드백의 신경근육방추와 상호작용한다. 사람의 골지힘줄기관은 자세를 더 잘 조절하는 반면, 신경근육방추는 보행이나 달리기에 작용한다(Kistemaker D.A. 2013).

[34] 자세 자각에는 2 종류가 있다는 가설이다: 하나는 몸통과 지절 사이의 상호관계와 관련하고, 다른 하나는 개인 외적 공간의 자각과 관련이 있다 (Proske U. 2015).

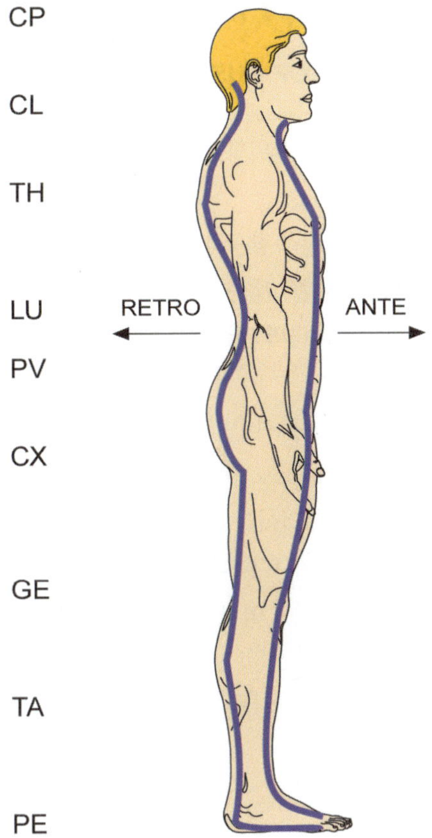

그림 1.43 시상면의 연속된 근막

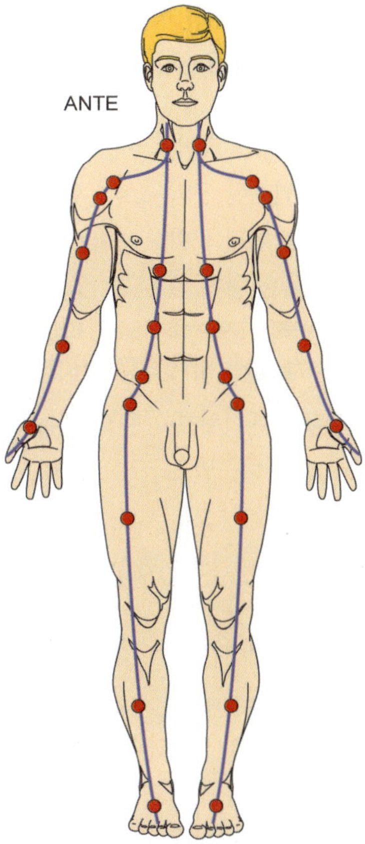

그림 1.44 antepulsion의 연속된 근막

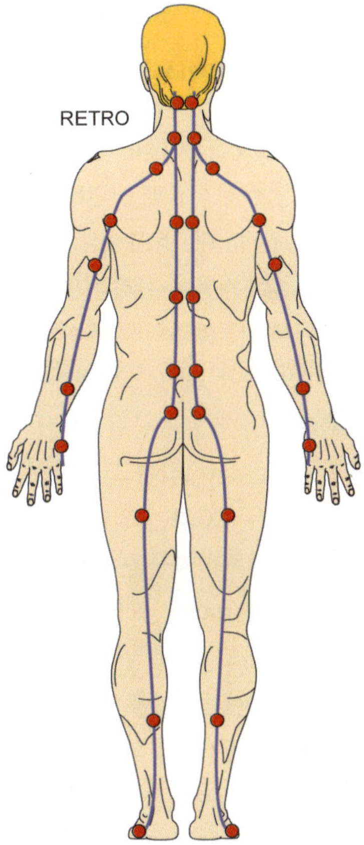

그림 1.45 retropulsion의 연속된 근막

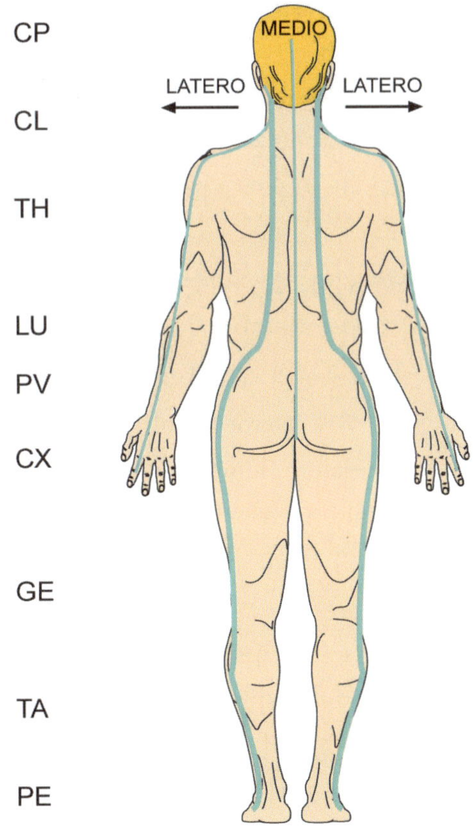

그림 1.46 이마면의 연속된 근막

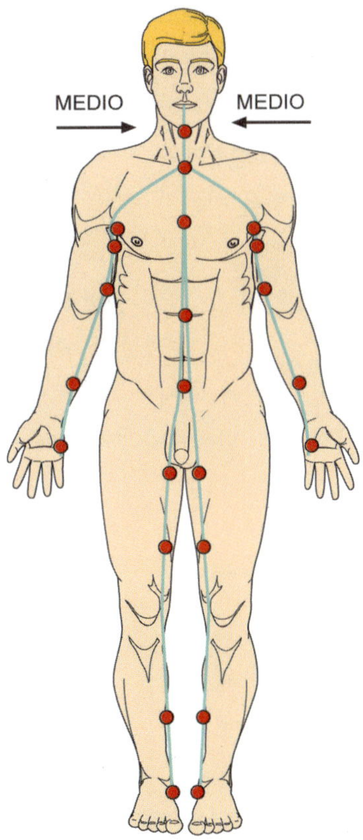

그림 1.47 mediopulsion의 연속된 근막

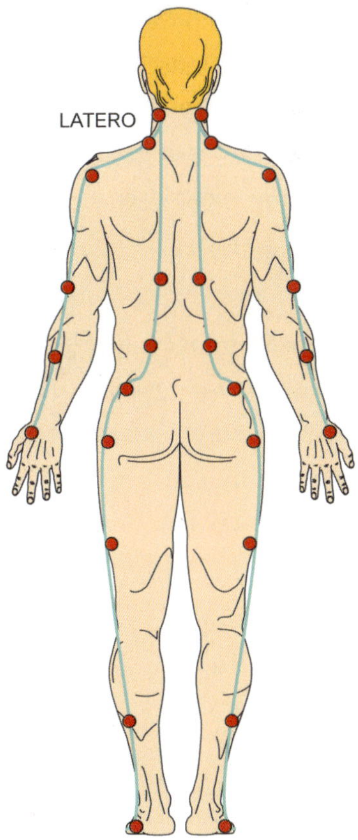

그림 1.48 lateropulsion의 연속된 근막

협응중심(CC)에서 융합중심(CF)까지

FROM THE CENTRE OF COORDINATION (CC) TO THE CENTRE OF FUSION (CF)

융합중심(CF)은 CC와 달리 힘살 위에 위치하지 않지만, 1면 이상의 움직임과 관련된 근육의 힘줄과 연결된 근막에서 발견되었다. 융합중심으로 불리는 이유는 여러 근막단위의 상호작용을 관리하기 위해 근막 층판들이 함께 융합되는 지점들에 위치하기 때문이다. 협응중심은 근육 내의 운동단위를 관리하고, 융합중심은 힘줄을 통해 근막단위를 관리한다. 협응중심은 단일 방향의 운동에 개입하고, 융합중심은 전체적이고 복잡한 운동에 작용한다. 말초 융합중심은 CC와는 달리, 중추신경계에서 오는 "모두 아니면 없음"의 자극을 관리한다.

운동전략(motor scheme)은 뇌(중추패턴 발생장치)에서 일어나고, 수행은 말초의 근막 구조물에서 일어난다. 뇌는 모든 운동 변인을 스스로 만들 수 없다. 게다가 운동패턴(예, 보행)과 내적 패턴(예, 삼키기, 호흡)들은 통합적으로 구성되어야 한다; 운동패턴은 우세한 수의적 조절 아래에 있고, 내적 패턴은 자율신경의 우세한 통제 아래에 있다. 이 책은 근골격계에 연결된 운동패턴이나 운동전략을 고려하지만, 외적 환경의 변화 요구에 중추신경계 또한 적응시켜야 한다라고 설명한다. 예를 들어, 제뇌 고양이의 경우(Gottschol J. 2009), 보행을 위한 신경망은 등허리 수준에 위치하고, 고양이의 보행은 머리를 위·아래로 움직임으로써 수정될 수 있다; 이것은 중추신경계가 말초 근막 긴장에 의해 부분적으로 어떻게 영향을 받는지를 보여주고 있다.

carpus와 talus의 융합중심 위치

손목 수준에는 2개의 지지띠가 존재한다; 얕은층 지지띠는 깊은근막의 겉층과 깊은 지지띠(가로인대, 깊은 층판에 포함된) 사이에 존재한다. 이 층판들은 다음의 CF가 위치하는 손목의 안쪽면과 가쪽면에서 융합된다:

- an-me-ca CF는 자쪽손목굽힘근 힘줄의 앞쪽에 위치한다. 이것은 medio-carpus 근막단위와 ante-carpus 근막단위의 개입으로 얻어진 운동전략을 관리한다. 이 근막들의 CC는 아래팔의 근육 힘살에 위치한다;
- ante-latero-carpus CF는 antepulsion 근막단위와 lateropulsion 근막단위 사이의 중간지점에 위치한다. 이것은 ante-carpus 근막단위와 latero-carpus 근막단위를 조정한다;
- re-la-ca CF는 긴노쪽손목폄근과 짧은노쪽손목폄근의 힘줄 근처에 위치한다. 이것은 latero-carpus 근막단위와 retro-carpus 근막단위의 개입으로 얻어진 운동전략을 관리한다;
- re-me-ca CF는 자쪽손목폄근의 힘줄 근처에 위치한다. 이것은 medio-carpus 근막단위와 retro-carpus 근막단위의 개입으로 얻어진 운동전략을 관리한다.

발목 수준(그림 1.50)의 CF 배열은 손목과 매우 비슷하다. talus의 CF는 근막의 겉층과 연결된 깊은 층판의 부위에 위치한다.

몸통의 융합중심 위치

몸통의 CF도 근육을 고정하는 근막층판이 함께 융합되는 지점에 위치한다. 이 지점들은 다양한 근육의 널힘줄성 힘줄을 조정한다:

- 척추세움근 구획의 가쪽 허리에서는, 배바깥빗근, 배속빗근, 배가로근을 고정하는 3개 층판의 융합이 있다. 이 지점은 retro-lumbi 근막단위와 latero-lumbi 근막단위 사이에 위치하는 re-la-lu CF에 해당한다;
- 가시돌기의 가쪽에는 넓은등근과 아래뒤톱니근의 널힘줄 융합이 있다. 이 지점은 retro-medio-lumbi CF에 해당한다;
- 배벽의 경우에도(그림 1.52), 비슷한 상황이 있다. 배곧은근집의 가쪽에는 배바깥빗근, 배속빗근, 배가로근을 고정하는 3개 층판의 융합이 있다. 이 지점은 ante-lumbi 협응중심과 latero-lumbi 협응중심 사이에 위치하는 ante-latero-lumbi CF에 해당한다;
- 백색선(medio-lumbi anterior) 근처에, 3개 근막층판의 이음부가 있다. ante-medio-lumbi CF가 이 지점에 위치한다.

지절의 CF와 몸통의 CF 사이의 차이점은 힘줄 구조물에서만 위치한다는 것이다. 지절의 경우는 힘줄이 방추형이고, 몸통의 경우는 힘줄이 넓적한 형태이다. 그러므로 CF가 융합의 선을 따라 배치되는 것처럼 보인다.

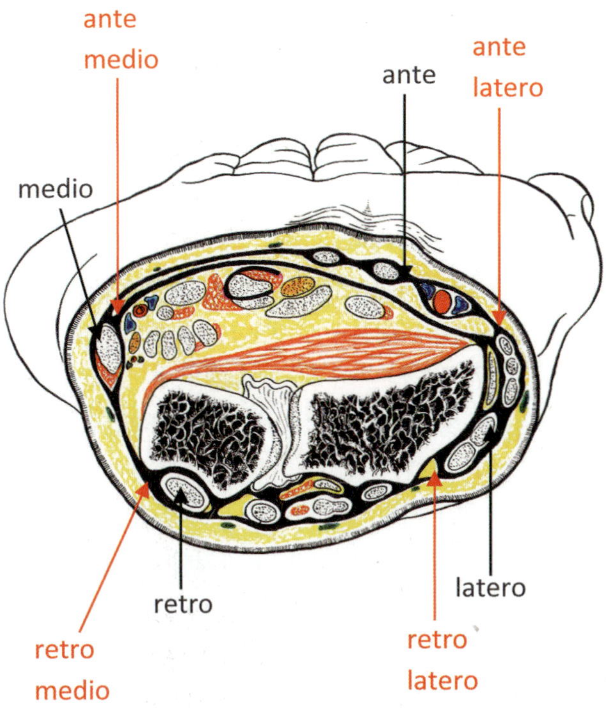

그림 1.49 운동 방향(검은색)과 지지띠 융합지점(빨간색)과 관련된 손목 힘줄집
(출처: G. Chiarugi and L. Bucciante, Istituzioni di anatomia dell'uomo. Piccin Nuova Libraria, Padova 1983).

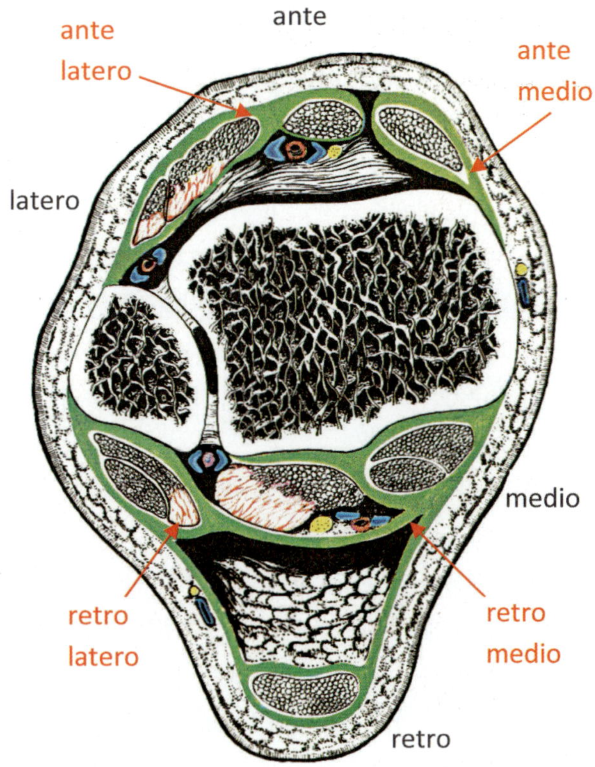

그림 1.50 복사뼈 수준에서 가로빗방향으로 절단한, 왼쪽 종아리 아래쪽면의 힘줄집
(출처: G. Chiarugi and L. Bucciante, Istituzioni di anatomia dell'uomo. Piccin Nuova Libraria, Padova 1983).

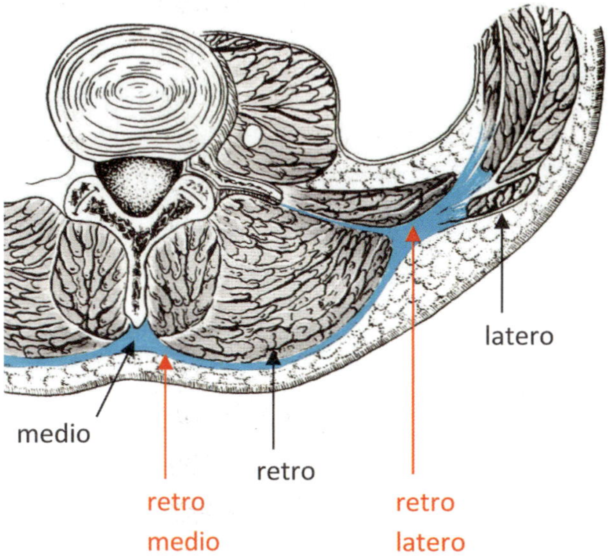

그림 1.51 뒤쪽 몸통 근막의 융합선
(출처: G. Chiarugi and L. Bucciante, Istituzioni di anatomia dell'uomo. Piccin Nuova Libraria, Padova 1983).

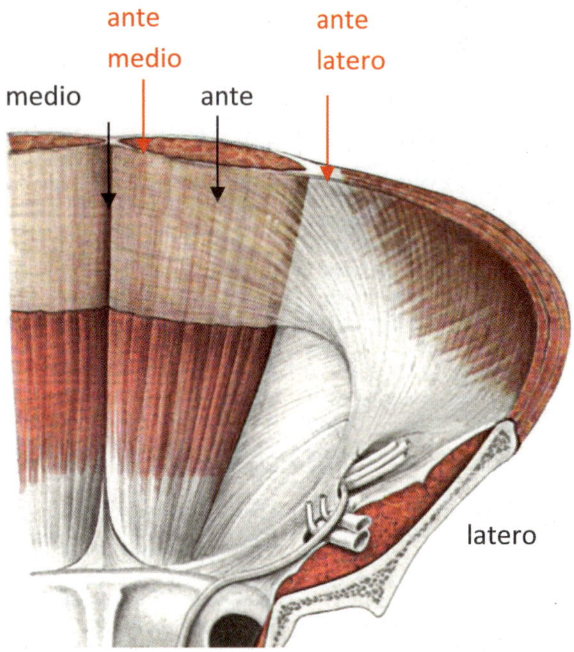

그림 1.52 앞쪽 몸통 근막의 융합선
(출처: G. Chiarugi and L. Bucciante, Istituzioni di anatomia dell'uomo. Piccin Nuova Libraria, Padova 1983).

융합중심과 분절 운동전략

CENTRES OF FUSION AND SEGMENTARY MOTOR SCHEMES

CF는 한 분절이 한 면에서 다른 면으로 움직이는 것을 조정한다. 이런 과제를 수행하기 위해서는, CF가 2개 또는 3개 근막단위의 개입을 이용한다. 2개 근막단위 사이에 위치한 근막은 신경근육방추와 골지힘줄기관의 조절을 통해 과제를 수행한다. CF는 대뇌 프로그램이 중대한 힘을 요구하는 곳의 방향으로 움직이는 저울의 바늘과 같다.

근막단위의 CC는 모든 평행사변형의 수렴점에 위치한다. 이것은 동측 방향의 운동단위를 가진 근방추 속 섬유에 의해 생성된 긴장으로 형성된다. 운동전략에서, CF는 2개 근막단위에 의해 형성된 두 개 평행사변형의 수렴점에 위치한다(그림 1.53). 예를 들어, CF an−la−hu는 an−hu 근막단위의 벡터들과 la−hu 근막단위의 벡터들의 수렴점에 위치한다.[35] 이들 두 벡터의 합성힘은 저울의 바늘(CF)로서, 개인의 운동 의도에 따라 ante 근막단위와 latero 근막단위 사이로 이동한다. CF에 상응하는 근막의 치밀화는 2개 근막단위사이의 잘못된 협응을 초래한다.

그림 1.54는 융합중심이 2개의 CC를 어떻게 협응하는지를 설명하는데 도움을 준다.

- CC an−hu는 어깨관절의 굽힘을 수행하는 힘살 위에 위치한다. 지절이 이완될 때(그림 1.54A), CC가 신장되지 않고, 반면 지절이 움직일 때는 CC가 근방추 속 섬유에 의해 신장된다. 근육다발막과 신경근육방추 사이의 상호작용은 어깨가 굽힘할 때 발생하는 뚜렷한 근육 동원을 관리한다;
- CC la−hu는 근방추 속 섬유의 견인이 수렴하는 곳인 어깨세모근의 가쪽 힘살(그림 1.54B)에 위치한다. 협응중심(CC)은 이마면을 위해 활성화된 운동단위에 작용한다. 가동범위가 변할 때, 신경근육방추[36]의 동원과 lateropulsion의 운동단위도 변할 것이다;
- CF an−la−hu는 어깨세모근 힘줄 부착점의 앞쪽면에 위치한다(그림 1.54C). 위팔뼈의 antepulsion과 lateropulsion을 수행하는 근섬유는 CF로 모인다. 이 CF는 하나의 근막단위(an−hu)의 개입을 감소시키는 반면, 다른 근막단위(la−hu)의 관여를 점진적으로 증가시킨다. 움직임이 시작할 때는 근막단위 an−hu가 우세하고, antepulsion 힘과 lateropulsion 힘은 균등하다; 운동전략의 끝지점에서는 근막단위 la−hu가 우세해진다. 이런 단계 동안, 돌림 요소도 항상 관련된다.

근막구조물 자체가 모든 변인을 조정한다. 더 이상 근육힘살(CC) 위에 번지지 않고, CF는 2개 근막단위의 힘이 수렴하는 지점이나 힘줄의 몸쪽에 위치한다. 이 시점에서 근막은 신경근육방추와 골지힘줄기관 모두를 더 잘 관리할 수 있다. 2개 주요 근막단위의 힘줄이 수렴하는 지점인 CF의 정렬은 모든 신체 분절에 존재한다. 몇몇 예는 아래와 같다:

- an−me−hu CF는 adduction, intrarotation, antepulsion의 힘들이 큰가슴근에 의해 수행되는 지점인 큰가슴근의 위팔 부위 힘줄 위에 위치한다;
- an−me−cu CF는 자쪽손목굽힘근(모음), 원엎침근(intrarotation), 노쪽손목굽힘근(antepulsion)의 힘줄들이 수렴하는 곳인 위도르래(epitrochlea)에 위치한다;
- 어깨관절의 retropulsion, lateropulsion 및 extrarotation을 위한 어깨세모근섬유들이 retro−latero−hu CF에서 모인다.
- 뒤침근, 노쪽손목폄근 및 자쪽손목폄근의 힘줄들은 관절융기위의 아래 부위에 위치한 re−la−cu CF에서 모인다. 그들은 몸쪽 힘줄로 cubitus의 extrarotation, lateropulsion 및 retropulsion의 운동전략을 수행하고, 먼쪽 힘줄로 carpus의 lateropulsion, retropulsion 및 extrarotation의 운동전략을 수행한다.

5장은 운동전략의 분석을 설명하고, 인체의 모든 CF 지점이 여기에서 분석될 것이다.

---

[35] 협력작용은 다양한 기능을 가진 근육사이에서 일어난다. 예를 들어, 위팔두갈래근은 팔꿉관절을 굽힘하기 위해 위팔노근과 함께 작용하지만, 다른 구획은 다른 과제를 촉진한다(English A.W. 1993).

[36] 작용근, 대항근 및 협력근의 장력−길이의 변화는 여러 결합조직에 위치한 수용기에 의해 자각되고, 중추신경계로 통합된다(Gray H. 1993).

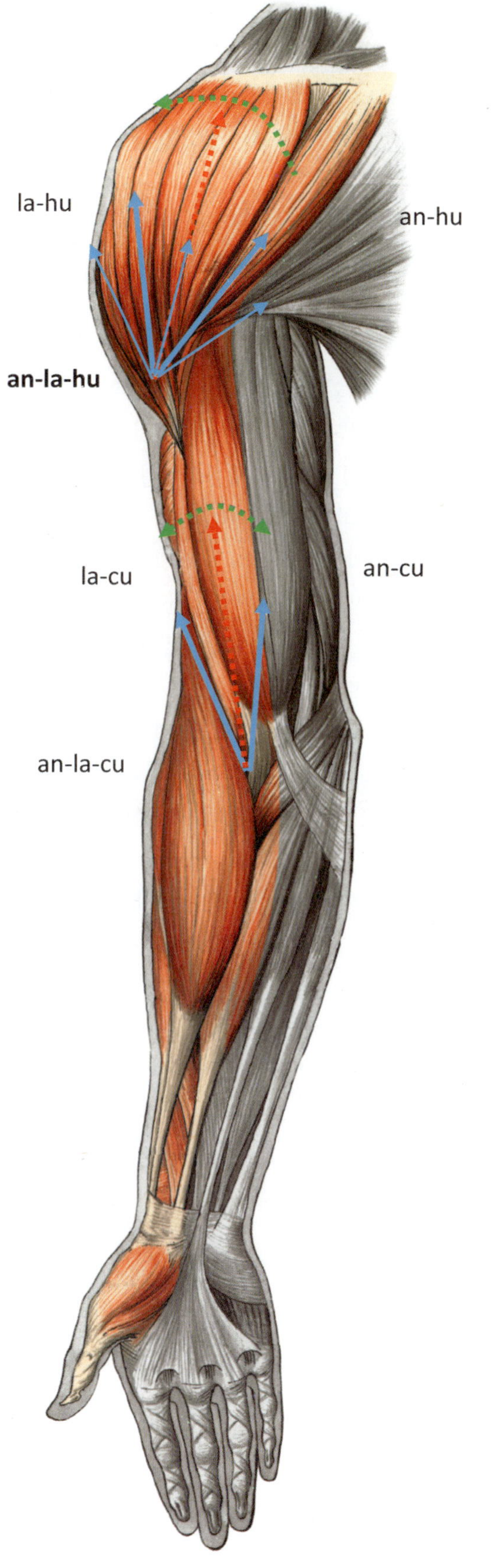

그림 1.53 ante–latero CF(팔)
(출처: G. Chiarugi and L. Bucciante, Istituzioni di anatomia dell'uomo. Piccin Nuova Libraria, Padova 1983).

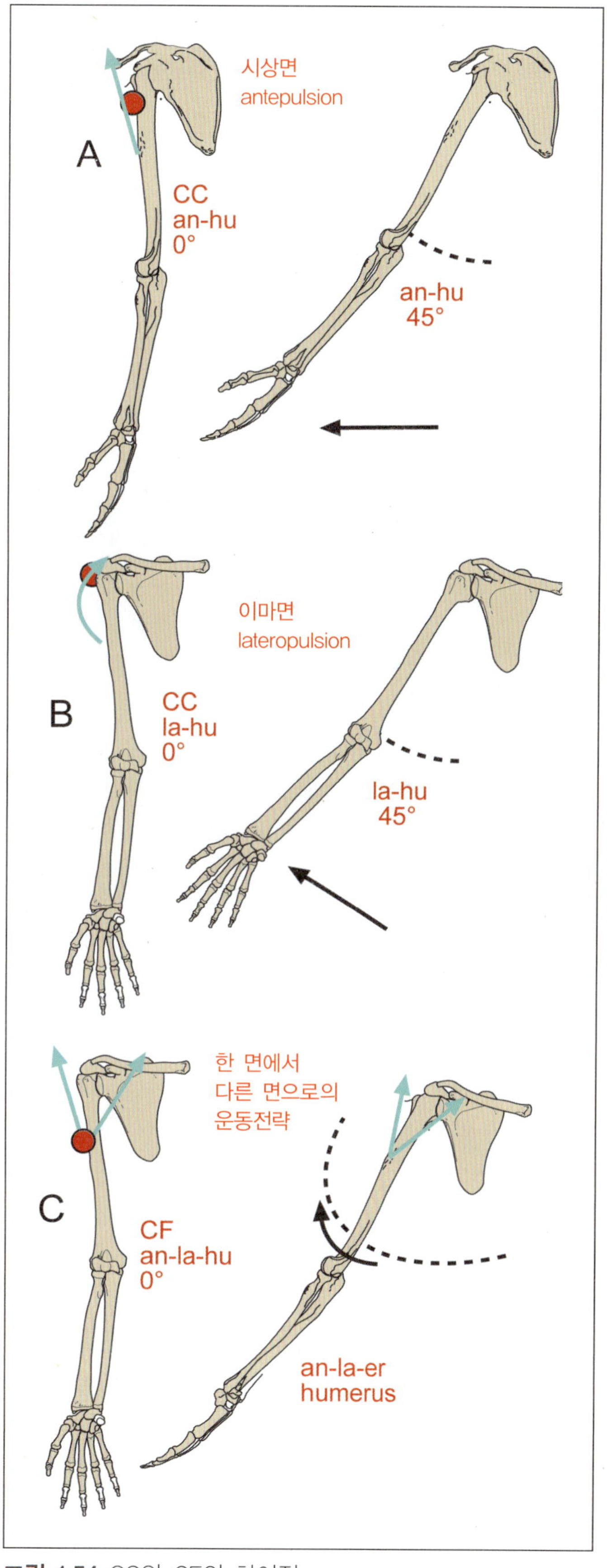

그림 1.54 CC와 CF의 차이점

융합중심과 전신 대각선 근막

CENTRES OF FUSION AND GLOBAL DIAGONALS

대각선은 도형의 이웃하지 않는 각을 연결하는 선이다.

팔의 앞쪽 부분(그림 1.55)에서, antepulsion 연속된 근막(파란색)은 다각형의 한쪽 면을 형성하고, lateropulsion 연속된 근막(파란색)은 다각형의 다른쪽 면을 형성한다; 빗장뼈와 손목은 나머지 2면을 형성한다. ante-latero 대각선은 다각형 안에 위치한다. 연속된 근막의 경로는 근막 구획에 해당한다; 대각선 근막의 경로는 중간 근막에 해당한다. 팔의 ante-latero 근막 섹터는 an-la-cu CF를 통해 an-la-hu CF를 an-la-ca와 digiti CF에 연결한다(그림 1.56).

손목 지지띠는 손가락의 움직임을 손목 움직임에 연결한다; 발목 지지띠는 발의 움직임을 발목 움직임에 연결한다. 이런 정렬을 통해, 지절에 있는 대각선 근막의 먼쪽 부분은 지절의 전체 대각선 움직임에 영향을 미친다. 대각선 근막의 몸쪽 부분은 엉덩관절과 어깨관절 수준에서 거의 360°의 가동범위를 허용한다; 대각선 근막은 먼쪽 부분을 위해 몸쪽 부분의 조정을 허용한다.

머리쪽 연속된 근막의 지각중심(CP)으로부터 나온 1차 자세 요구에 순응하기 위해 몸통과 지절의 근막단위 힘을 조절해야 한다.

대각선 근막과 나선 근막은 팔다리에서 시작하는데, 그 이유는 손과 발의 움직임을 위해 뇌에서 운동전략과 제스처가 프로그래밍 되기 때문이다; 지절의 몸쪽 부분은 팔다리의 운동 요건에 적응해야 한다. 대각선 근막과 나선 근막의 먼쪽 근육(팔다리) 수축은 신장반사를 통해 몸쪽 CF의 활성화에 영향을 준다.

신장반사는 단일시냅스 반사이고, 척수 수준에서 조절되고, 다음과 같은 다양한 자율신경 운동 조절을 제공한다:

1. 빠르고, 갑작스런 수동신장: 이런 수동신장은 발을 헛디딜 때 일어나고, 신장반사가 낙상이나 관절병변을 막는다;
2. 공간면을 따라 일어나는 능동신장: 이런 신장은 근육 동원 이후 연속된 근막을 따라 발달한다;
3. 약하고 지속적인 신장: 이런 신장은 중력중심의 진동을 상쇄시킴으로써 똑바른 자세를 유지하는데 필수적이다;
4. 운동전략에서 골지힘줄기관의 상호작용으로 일어나는 가변 신장은 지절의 대각선 근막에 의해 영향을 받는다;
5. 약한 신장은 2개 대항근 연속된 근막의 신경근육방추와 골지힘줄기관의 활성화에 관련된다; 이것은 나선으로 배열된 근막사이에 있는 콜라겐 섬유에 의해 수행된다.

근막 구조(모양)와 이것이 신경근육방추와 골지힘줄기관에 어떻게 연결되는지를 관찰하는 것은 근막이 이들 신장의 형태와 여러 종류의 자율신경성 운동을 어떻게 관리하는지를 이해하는데 도움이 된다.

1. 근막(근육바깥막)은 근육(근육다발막) 안으로 계속되고, 근육다발막과 근육속막은 신경근육방추에 부착점을 제공한다. 다발시냅스회로 말고도, 단일시냅스 반사도 존재한다: 근육의 수동신장은 근막과 신경근육방추로 전파되어 감마회로를 폐쇄한다.
2. 연속된 근막을 따라 연장되는 근막은 신장을 자각하는 요소이고, 협력근 근막단위로 신장을 전달하는 요소이다.
3. 근육긴장은 자세 정렬을 유지하는데 필요한 일정한 반사 활동이다; 중력중심을 벗어나는 움직임은 연속된 근막과 신경근육방추의 신장을 일으킨다.
4. 역-신장반사는 근육 수축에 의해 활성화된 억제성 자극이고, 골지힘줄기관과 관련된다. 이것은 불수의적 회로인데, 그 이유는 운동자극이 척수로부터 발생하기 때문이다; 골지힘줄기관에서 나온 들신경 정보는 알파운동신경을 억제하여 몇몇 특정 근섬유를 이완시킨다.
5. 근육다발막은 힘줄의 근막과 연속되고, 골지힘줄기관을 위해 콜라겐 구조를 형성한다. 힘줄은 지지띠와 관련되고, 근육사이막(대각선 근막)과 나선형 콜라겐 섬유(나선 근막)에 연결된다.

근막 구조와 신경 구조를 결합할 때만, 신경근육방추와 골지힘줄기관 사이의 상호작용을 명확히 할 수 있다.

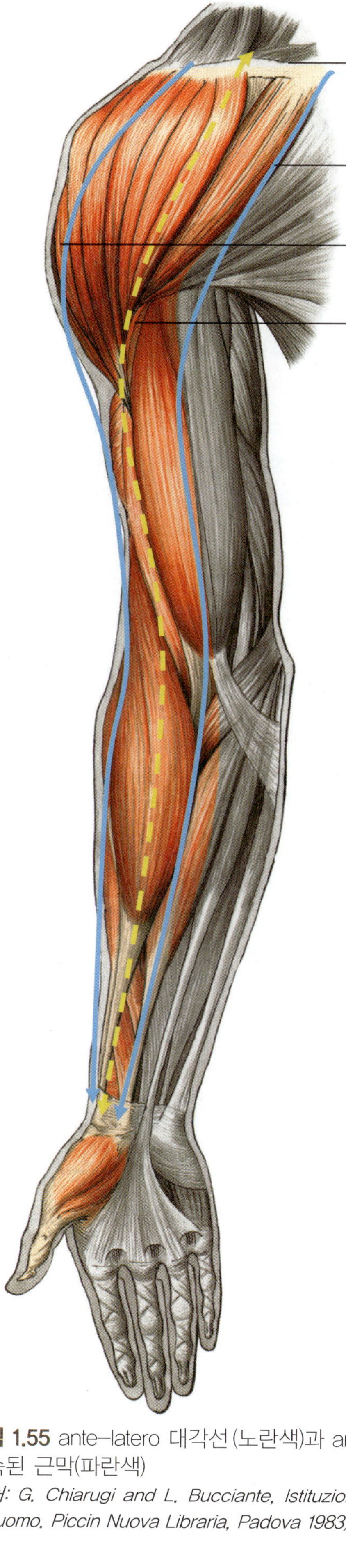

그림 1.55 ante–latero 대각선(노란색)과 ante와 latero의 연속된 근막(파란색)
(출처: G. Chiarugi and L. Bucciante, Istituzioni di anatomia dell'uomo. Piccin Nuova Libraria, Padova 1983).

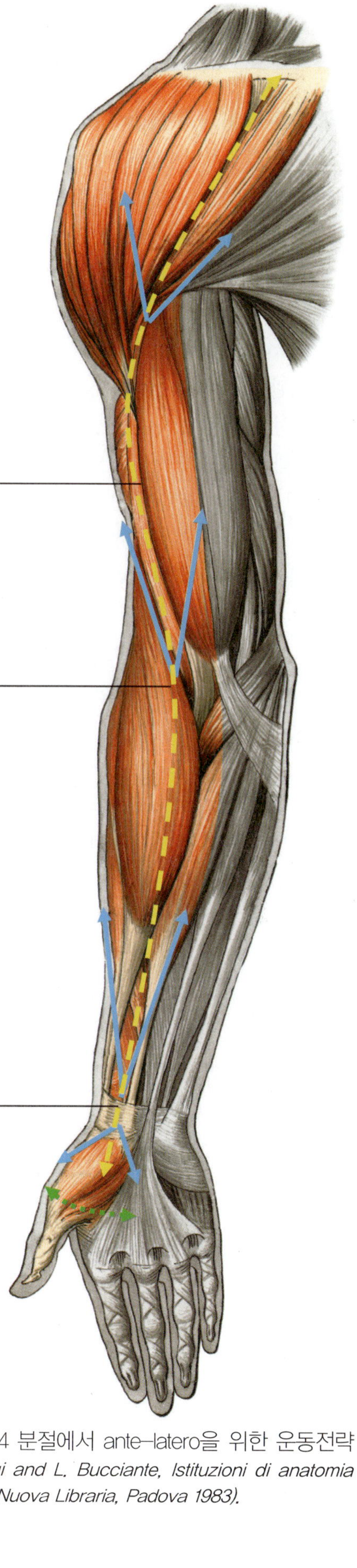

그림 1.56 팔의 4 분절에서 ante–latero을 위한 운동전략
(출처: G. Chiarugi and L. Bucciante, Istituzioni di anatomia dell'uomo. Piccin Nuova Libraria, Padova 1983).

나선 근막과 관련된 융합중심

CENTRES OF FUSION ASSOCIATED IN SPIRALS

똑바른 자세는 직선 방향의 연속된 근막과 공간면과 나란하게 주행하는 연속된 근막에 의해 관리된다. 운동전략은 중간 대각선 근막과 관련된다(그림 1.58A). 운동 제스처는 이것들 사이에 반대 작용을 가지는 융합중심을 활성화한다(그림 1.58B). 예를 들어, 피아노 연주의 제스처는 손가락의 ante-latero와 ante-medio 움직임, 손목의 retro-medio 움직임, 팔꿈치의 ante-latero, 그리고 어깨관절의 retro-medio 움직임을 한다. 이 설명은 단일 나선 근막을 보여주지만, 다른 나선 근막도 이런 제스처와 관련된다. 이 모든 변인들은 뇌에 의해 관리될 수 없고, 그런 제스처의 운동협응은 깊은 근막의 나선 콜라겐 섬유에 의해 형성된 나선 근막의 책임 하에 있다. 뇌는 피아노 연주자의 손가락을 어떻게 움직일 것인지를 생각하고, 지절의 몸쪽 분절이 손가락 움직임에 기반을 둔 그들의 자세에 어떻게 적응할 것인지를 생각한다. 대뇌 운동겉질에서 보면, 손과 발에 해당하는 부위는 나머지 신체 분절에 비해 상당히 큰 영역을 차지하고 있다. 그러므로 운동 조직화는 근육에 기반을 두는 것이 아니라, 팔다리의 의도적인 움직임에 기반을 둔다.

깊은 근막의 이들 나선 섬유는 삼중 폄 반사(triple extension reflex)와 같은 복잡한 반사와 보행[37]과 달리기와 같은 수의적 제스처를 조정하는 다리에도 존재한다.

반사(교차반사, 양성지지반사, 발딛기반사)와 수의적 제스처는 먼쪽-몸쪽 운동 조직화를 수행하려면 발의 위치를 알아야 한다.

지절에서 손과 발의 근섬유가 먼저 손목과 발목의 지지띠를 견인하고, 그 다음 이들 지지띠는 나선 근막들의 활성화나 신장에 영향을 준다. 잡는 동작이 우세한 팔의 경우에는, 2개의 나선 근막(엄지두덩 근육인 ante-latero-digiti와 새끼두덩 근육인 ante-medio-digiti)이 손바닥면에서 시작한다. 지지 기능이 우세한 다리의 경우에도 2개의 나선 근막이 발바닥 근육과 연결되어 종아리 지지띠(retro-latero-pes)와 굽힘근 지지띠(retro-medio-pes)에 이른다.

팔다리에서 등으로 보내진 정보는 먼쪽-몸쪽 긴장성 정보, 미세동적(microdynamic) 정보, 거대동적(macrodynamic) 정보를 포함한다:

- 미세동적 긴장은 지지띠에서 시작하고, 이것은 손과 발의 작은 근육에 의해 결정된다(그림 1.57, 그림 1.74);
- 거대동적 긴장은 손가락과 발가락의 긴 근육에서 시작하고, 이것은 아래팔과 종아리의 동측 방향 근육을 팔다리의 작은 근육에 연결한다. 예를 들어, 앞정강근은 긴엄지폄근과 연결되고, 긴엄지폄근은 다시 짧은발가락폄근과 연결된다. 이런 이유로 발목과 발이 움직일 때 해부적 연결과 긴장성 연결(생리적 연결)이 존재한다.

지지띠의 콜라겐 섬유는 아래팔과 종아리의 널힘줄성 근막에 들어있는 콜라겐 섬유와 연결된다. 무릎의 미세동적 긴장과 거대동적 긴장은 얕은층인 무릎 지지띠 또는 깊은층인 거위발에서 모인다. 팔꿈치의 미세동적 긴장과 거대동적 긴장은 위팔두갈래근 근막인 lacertus fibrosus(그림 1.75)와 위팔세갈래근에 의해 형성된 지지띠와 가쪽관절융기위(re-la-er)와 위도르래(an-me-ir)에서 모인다. 어깨관절과 엉덩관절의 경우에는 널힘줄성 근막이 각각 어깨세모근(그림 1.76과 그림 1.77)과 큰볼기근에서 끝난다. 사실, 팔이음뼈와 다리이음뼈에 위치한 커다란 근육은 힘줄 연장부를 통해 지절의 널힘줄성 근막에 이는곳을 제공한다. 이 근막들의 닿는곳은 몸통으로 몸쪽 견인을 전달하거나 몸통으로부터 몸쪽 견인을 받고, 지절로 먼쪽 견인을 전달하거나 지절로부터 먼쪽 견인을 받는다.

나선 근막은 대항근 근막단위의 이웃한 분절을 활성화시키고, 이 근막단위들의 신경근육방추와 골지힘줄기관과 상호작용을 한다. 나선 근막은 세로방향의 연속된 근막과 대각선 근막에 비해 근육사이막과 근육바깥막에 다양한 견인의 효과를 주는 사선의 경로를 가진다. 이런 다양한 배열은 다양한 타이밍과 양상으로 신경근육방추와 골지힘줄기관을 자극할 수 있다. 그러므로 지지띠는 힘줄을 고정하는 기능만 있는 것이 아니라[38], 먼쪽 관절에서 몸쪽 관절로 힘을 전달하는 벨트 역할도 한다. 손가락과 발가락의 굽힘근과 폄근이 지지띠와 뼈 사이에서 고정되기 때문에 힘줄이 제자리에 유지되는 것이다(그림 6.15).

---

[37] 연구에 따르면, 종아리근막은 평지 보행을 할 때 한 관절에서 다음 관절로 추진력을 전달하거나, 운동을 유지하거나, 긴장을 수정하고자 할 때 이용된다고 한다(Stahl V.A 2014).

[38] 손목과 발목에 가까운 몇몇 지점에는, 깊은 근막의 두꺼운 부분이 뼈 돌출부에 고정되어 있는데, 이것을 지지띠라고 한다: 지지띠는 힘줄을 제자리에 고정시키는 기능을 한다. 만약 지지띠가 힘줄을 제자리에 고정시키지 못하면, 근육이 작용할 때 힘줄이 꺾인다(Gray H. 1993).

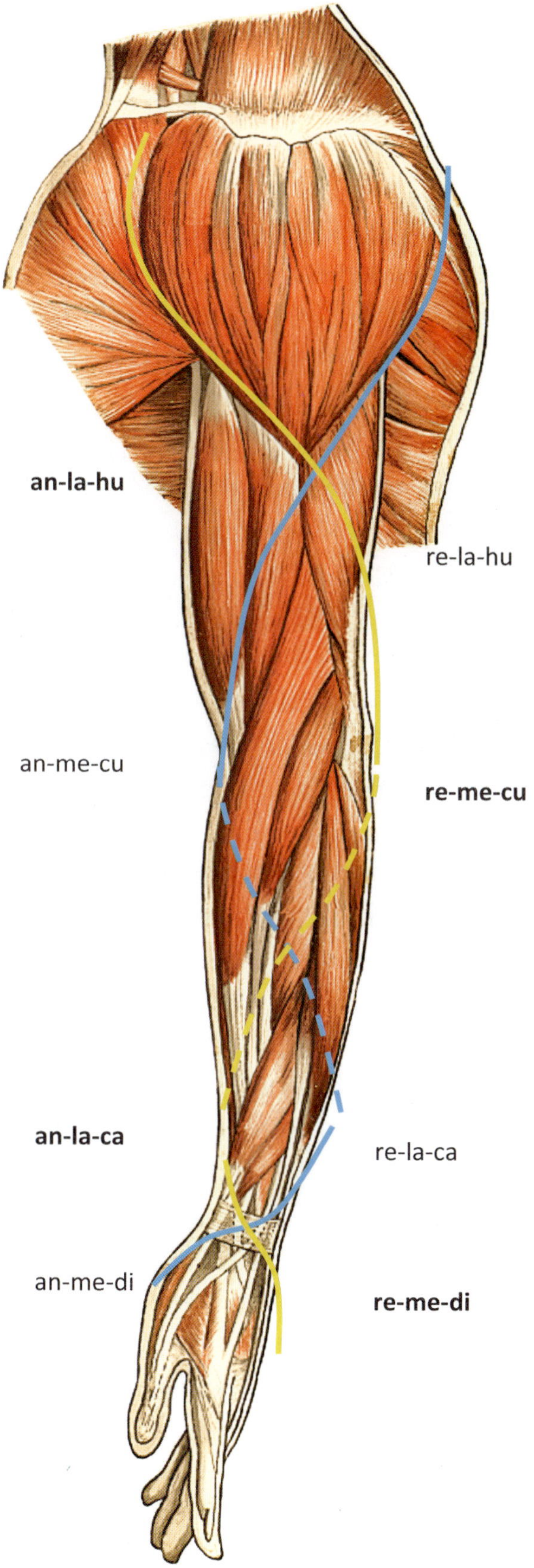

그림 1.57 re–me–di 나선 근막(노란색)과 an–me–di 나선 근막(파란색)의 배열
(출처: G. Chiarugi and L. Bucciante, Istituzioni di anatomia dell'uomo. Piccin Nuova Libraria, Padova 1983).

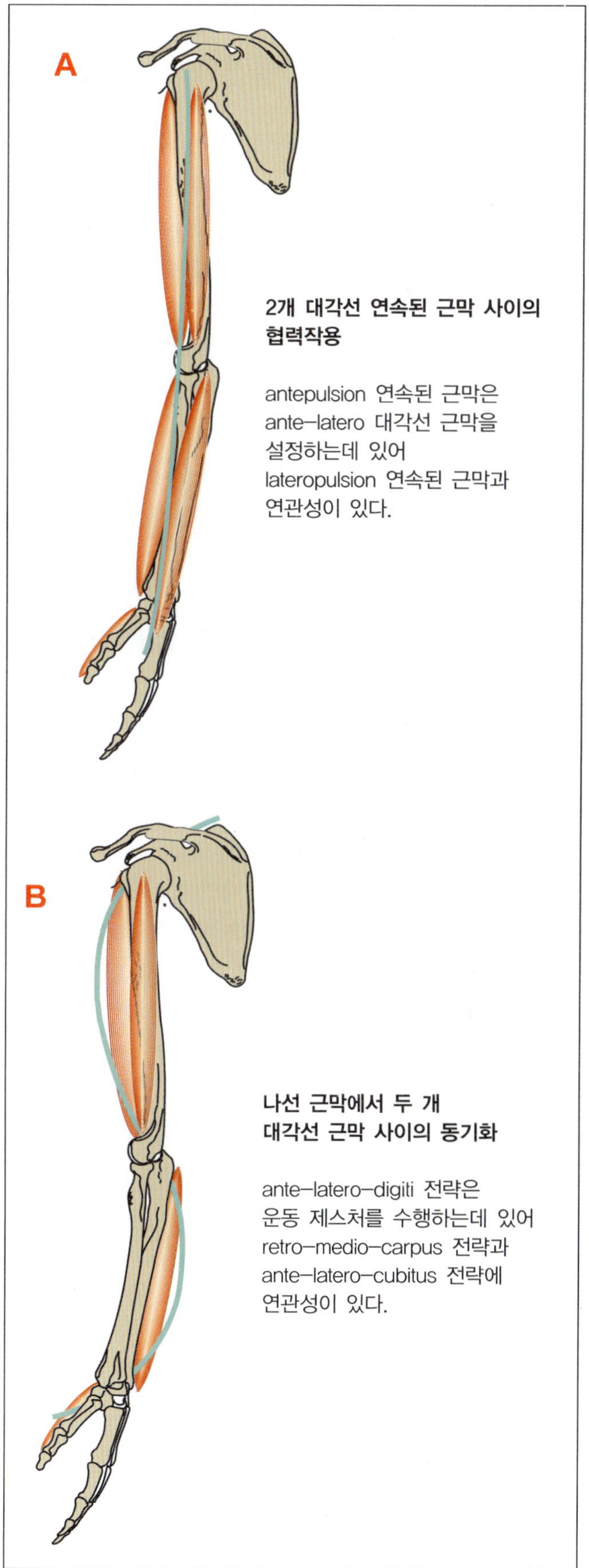

그림 1.58 대각선 근막 단위 연결과 나선 근막 단위 연결 사이의 차이점

손의 지지띠에서 시작되는 나선 근막

SPIRALS STARTING FROM THE HAND RETINACULA

연속된 근막은 먼쪽 근막에 대한 몸쪽 근육의 힘줄 연장부를 강조한다; 이런 조직화는 몸통과 지절의 자세가 머리 수용기에 의해 등록된 자각의 적응 요구에 반응한다.

반대로, 나선 근막은 손목과 발목의 지지띠와 근육 힘줄에 대한 지절의 작은 근육 연장부를 강조한다; 이런 조직화는 몸쪽 분절의 위치가 손과 발의 움직임 요건에 적응하는 요구를 충족시킨다.

손바닥에는 근막과 지지띠에서 시작하는 3개 층의 작은 근육이 있다(그림 1.60과 그림 1.61). 이것의 수축은 아래팔(그림 1.59)로 이어지고, 다음과 같은 미세동적 긴장에 영향을 준다:

- 긴손바닥 널힘줄에는 짧은손바닥근과 짧은엄지벌림근(그림 1.60, 그림 1.74)의 이는곳이 있다; 이것들은 antepulsion–mediopulsion의 연속된 근막으로 연결된다;
- 얕은 굽힘근지지띠에는 일부 엄지두덩 근육(짧은엄지벌림근과 짧은엄지굽힘근)과 일부 새끼두덩 근육(짧은새끼굽힘근)의 이는곳이 있다(그림 1.61); 이 지지띠는 많은 해부학자들에 의해 손바닥인대로 불린다;
- 깊은 굽힘근지지띠에는 일부 엄지두덩 근육(엄지맞섬근)과 일부 새끼두덩 근육(새끼맞섬근)의 이는곳이 있다(그림 1.61); 이 지지띠는 많은 해부학자들에 의해 가로인대로 불린다; 지지띠에 붙어 있는 이 근육들의 닿는곳은 ante–medio 나선 근막과 ante–latero 나선 근막의 이는곳을 제공한다.

손의 다른 근육은 아래팔 근육의 먼쪽 힘줄에 부착한다. 이것들은 거대동적 긴장에 영향을 준다:

- 긴엄지벌림근 힘줄로부터 짧은엄지벌림근이 시작하고, 이 근육은 짧은엄지폄근과 연결된다;
- 자쪽손목굽힘근 힘줄로부터 새끼벌림근의 일부와 짧은손바닥근이 시작한다(Chiarugi G. 1975);
- 긴엄지폄근의 힘줄은 짧은엄지굽힘근과 만난다;
- 새끼벌림근은 자쪽손목굽힘근의 힘줄을 새끼폄근에 연결시킨다;
- 4개의 벌레근은 깊은손가락굽힘근의 노쪽면에서 시작하여, 손가락폄근에 부착한다. 굽힘근과 폄근의 힘줄 연결을 통해 벌레근은 대항근 사이의 말초운동 협응을 촉진한다.

양쪽 지지띠와 몸쪽 근육의 힘줄에 있는 손의 작은 근육의 부착점은 물론, 노쪽손목굽힘근과 노쪽손목폄근과 함께(거대동적 긴장), 긴엄지폄근과 긴엄지굽힘근, 집게폄근과 집게굽힘근, 손가락폄근과 손가락굽힘근 등의 부착점도 고려되어야 한다.

손에서 미세한 움직임이 발생되는 동안, 지지띠와 아래팔 근육의 힘줄에 붙어 있는 작은 근육의 수의적 활성화가 신경근육방추(신장반사)[39]를 활성화하는 먼쪽–몸쪽 신장에 영향을 준다. 이것은 다음과 같은 사실에 의해 확인된다: "손으로 물체를 견고하게 잡을 때, 손은 손목 폄근의 동시 수축으로 약간의 손목 폄을 허용한다. 이런 자세를 취할 때 손가락 굽힘근이 최대의 수축력을 발휘할 수 있다"(Chiarugi G. 1975).

an–me–di 나선 근막의 운동 조직화(그림 1.59)가 Chiarugi의 의견을 잘 설명해 주고 있다. 악수(handshake)는 새끼두덩 근육의 수축(ante–medio–digiti)을 결정한다. an–me–di의 CF는 굽힘근지지띠에 대한 후속의 견인과 함께, 손가락의 굽힘–모음–안쪽돌림을 조정한다. 굽힘근지지띠의 일부는 자뼈와 노뼈의 붓돌기에 붙어 있고, 일부는 지지띠와 폄근 근막에 연결되어 있다. 이런 나선의 긴장은 re–la–ca CF를 활성화시킨다. 이런 CF는 몸쪽 분절에 위치하고, 손목의 폄–벌림–가쪽돌림을 조정한다. 나선 근막은 팔꿈치로 올라가서, lacertus fibrosus과 ante–medio–cubitus CF에 연결된다. 해부(그림 1.75와 그림 2.13)는 위팔두갈래근 근막(lacertus fibrosus)이 안쪽 연장부에 의해 단순히 형성되지 않음을 보여주고 있다. 이것은 몸쪽으로 위팔근막과 연결되고, 먼쪽으로는 antepulsion 연속된 근막과 ante–latero 대각선 근막과 연결된다.

---

[39] 연구에 따르면, 동적 교란이 신경근육방추와 골지힘줄기관을 활성화한다는 것이다. 이것은 운동조절에 기여하는 피드백을 제공한다(Mugge W. 2009).

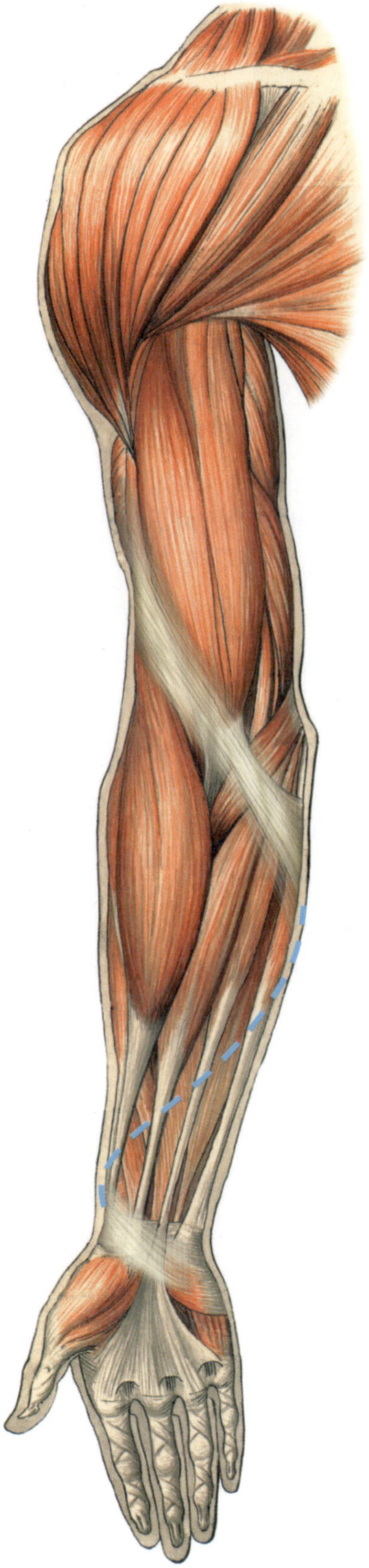

그림 1.59 새끼두덩 근육에서 시작하는 나선 근막
(출처: G. Chiarugi and L. Bucciante, Istituzioni di anatomia dell'uomo. Piccin Nuova Libraria, Padova 1983).

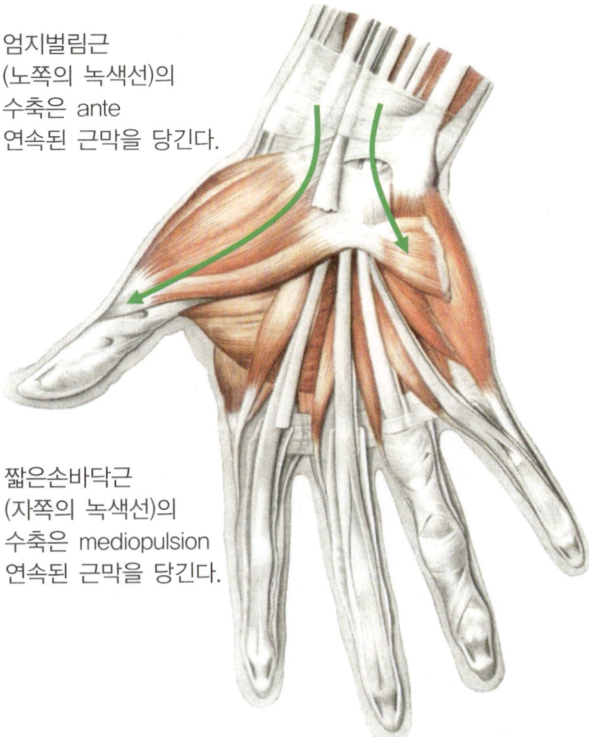

그림 1.60 긴손바닥 널힘줄에 있는 짧은손바닥근과 엄지벌림근의 이는곳
(출처: G. Chiarugi and L. Bucciante, Istituzioni di anatomia dell'uomo. Piccin Nuova Libraria, Padova 1983).

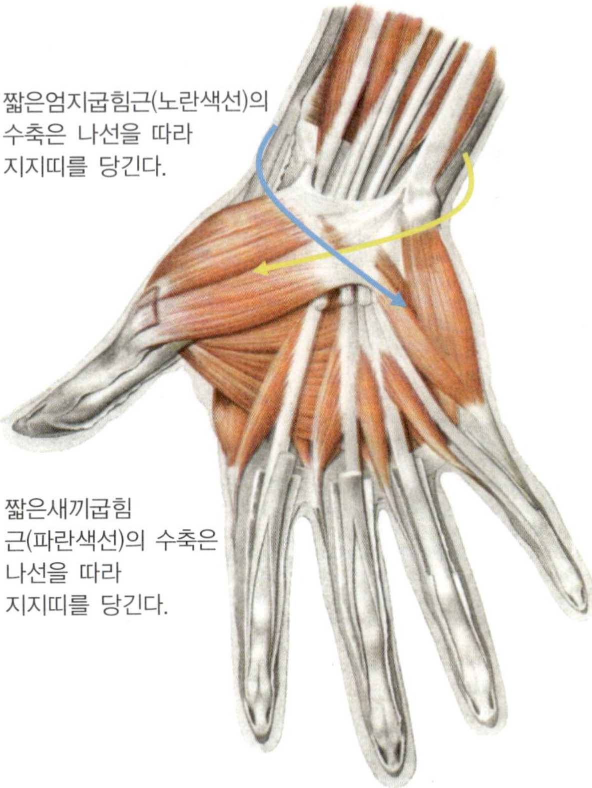

그림 1.61 굽힘근지지띠(얕은)에 있는 짧은새끼굽힘근과 짧은엄지굽힘근의 이는곳
(출처: G. Chiarugi and L. Bucciante, Istituzioni di anatomia dell'uomo. Piccin Nuova Libraria, Padova 1983).

발의 지지띠에서 시작되는 나선 근막

SPIRALS STARTING FROM THE FOOT RETINACULA

발의 근막은 종아리의 근막과 연결된다:

- 세로로 배열된 발의 근막구획(그림 1.62)은 종아리의 연속된 근막에 연결된다;
- 사선으로 배열된 근막구획과 발의 지지띠는 다리 전체로 올라가는 나선의 시작점이다.

이런 상호연결은 연속된 근막의 수동신장을 통해 똑바른 서기 자세의 자동화를 관리하고, 나선 근막의 신장을 통해 운동 제스처를 관리한다. 자세 활동과 제스처 활동은 종종 동시에 일어난다; 이것은 콜라겐 섬유의 다양한 배열에 의해 만들어질 수 있다. 연속된 근막은 세로로 배열된 신경근육방추와 골지힘줄기관을 당기고, 나선 근막은 사선 섬유[40]와 관련된 융합중심(CF)을 활성화시킨다.

아래의 내용은 사람의 보행에서 나선 근막이 어떻게 활성화되는지를 보여주는 검사이다. 이것의 초기 관여는 발의 능동운동으로 시작한다; 발에서 시작한 신장은 몸쪽으로 다음의 지지띠와 종아리의 나선 근막으로 퍼져나간다. 보행은 발의 나선형 움직임과 발목의 반대 운동에 의해 결정된다[41]; 무릎의 retropulsion은 엉덩관절의 antepulsion과 관련된다; 동측 다리의 움직임은 반대쪽 팔의 움직임과 동기화된다. 이들 모두는 지절의 널힘줄성 근막 안에 있는 나선 근막과 몸통의 얕은층 근육에 의해 형성된 나선 근막에 의해 조정된다.

뇌는 보행과 관련된 모든 변인을 조절할 수 없다; 예를 들어, 발이 장애물에 부딪혔을 때, 새로운 운동과 자세의 배열이 즉각 설정될 필요가 있다. 이것이 가능한 이유는 지지띠로부터 시작되는 많은 근육이 발에 있고, 많은 자동기전이 존재하기 때문이다:

- 짧은발가락폄근(그림 1.64)은 목말뼈동굴(종골과 거골사이의 공간) 입구 근처의 발꿈치뼈와 폄근의 아래쪽 지지띠에서 시작한다(Platzer W. 2009);
- 새끼벌림근은 발꿈치뼈거친면, 5번째 발허리뼈의 거친면, 발바닥근막에서 시작한다; 새끼벌림근은 발의 가쪽구획에 위치한다(그림 1.62);
- 엄지모음근과 새끼모음근은 긴발바닥인대에서 시작한다; 긴발바닥인대는 발바닥근막보다 깊은 곳에 위치하지만, 동일한 경로를 가진다;
- 발바닥네모근(부속 굽힘근)은 긴발가락굽힘근의 힘줄에 닿고, 견인의 방향을 교정한다(Benninghoff G. 1986);
- 엄지벌림근은 발꿈치뼈 거친면, 톱니모양인대(laciniate ligament)의 얕은층, 그리고 발바닥근막의 깊은층(안쪽구획)에서 시작한다;
- 짧은엄지굽힘근은 쐐기뼈의 바닥면, 바닥쪽 발꿈치입방인대 그리고 뒤정강근의 힘줄에서 시작한다(Chiarugi G. 1975);
- 짧은새끼굽힘근은 5번 발허리뼈, 긴발바닥인대와 새끼맞섬근에서 시작한다;
- 짧은발가락굽힘근은 발꿈치뼈의 아래쪽면과 발바닥근막의 몸쪽 1/3에서 시작한다.
- 벌레근은 긴발가락굽힘근의 힘줄에서 시작한다.

지지띠에 있는 근육의 부착점은 뼈에 부착하는 부착점과는 달리, 힘의 발생에 도움이 안되지만, 보행[42], 달리기 등을 할 때 발의 위치에 대한 정보를 종아리 근육에 알려준다. 큰 근육은 발의 위치 변화에 따라 이것의 힘에 적응할 수 있다.

[40] 보행 시 장딴지근(근육힘줄단위)은 4.5㎝로 길어지고 짧아진다; 이런 길이 변화는 근육다발, 널힘줄 및 힘줄의 다양한 정위를 결정한다. 이런 기전은 상호의존적이고, 능동신장이나 수동신장 동안에 달라진다(Herbert R.D. 2015).

[41] 계단을 내려올 때, 최대 활성화는 지면에 닿기 직전의 안쪽장딴지근에서 관찰된다. 최대 활성화는 앞정강근의 공동 활성화에 의해 이루어지고, 입각기의 첫 단계 동안 발목이 발등굽힘되었을 때 관찰된다(Pozzi F. 2013).

[42] 종아리근막은 힘을 전달하고, 보행 동안 다리와 관련된 운동변인을 감소시킨다(Stahl V.A. 2014).

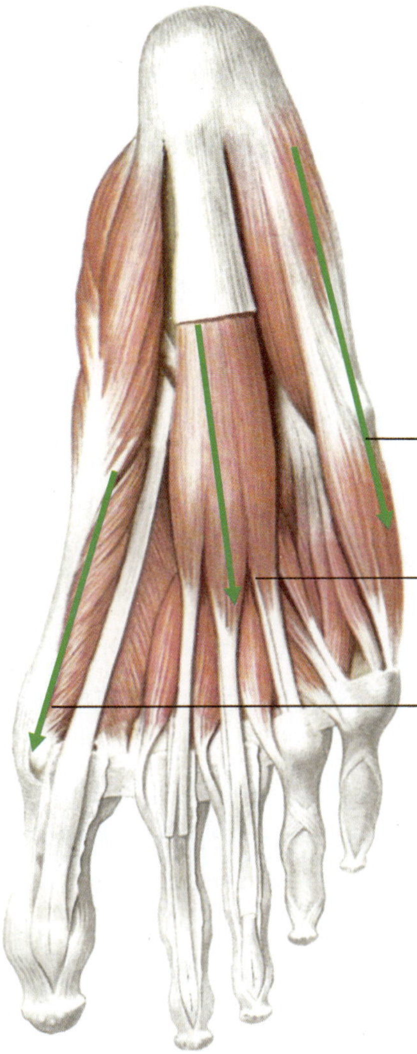

그림 1.62 retropulsion, mediopulsion, intrarotation 연속된 근막의 세로 견인(근막의 얕은층)
(출처: G. Chiarugi and L. Bucciante, Istituzioni di anatomia dell'uomo. Piccin Nuova Libraria, Padova 1983).

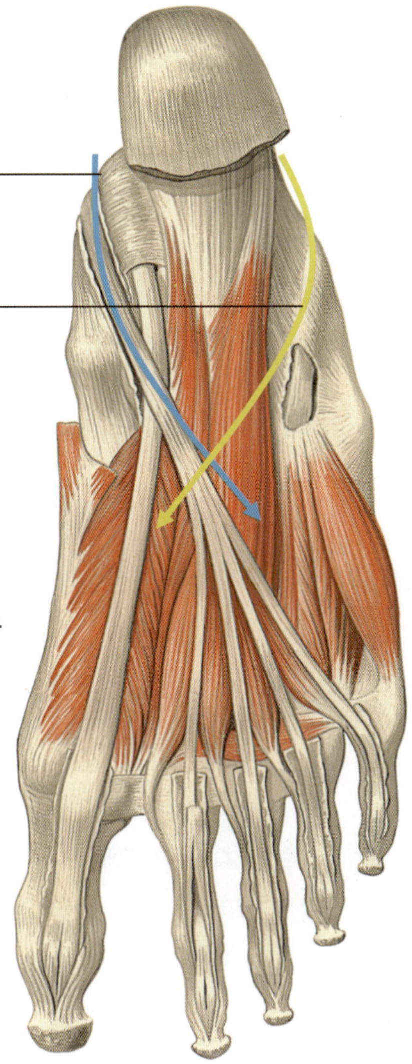

그림 1.63 retro–latero–pes 나선 근막과 retro–medio–pes 나선 근막의 사선 견인(발바닥 중간 근막)
(출처: G. Chiarugi and L. Bucciante, Istituzioni di anatomia dell'uomo. Piccin Nuova Libraria, Padova 1983).

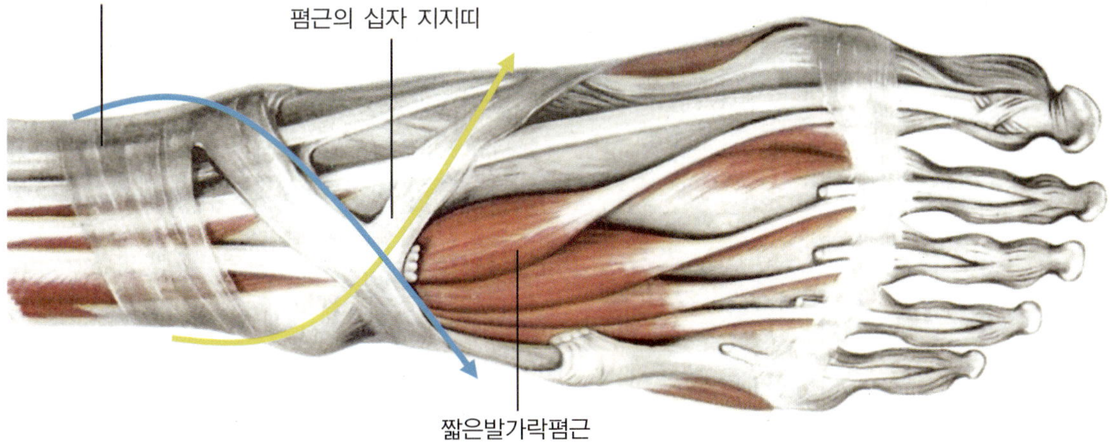

그림 1.64 rante–latero–pes 나선 근막과 ante–medio–pes 나선 근막의 견인(발등의 깊은층 지지띠)
(출처: G. Chiarugi and L. Bucciante, Istituzioni di anatomia dell'uomo. Piccin Nuova Libraria, Padova 1983).

나선 근막에서의 기계 변환
MECHANOTRANSDUCTION IN SPIRALS

기계 변환은 감각수용기나 역학적 수용기(MR)가 기계적 신호를 신경계로 전달하거나 막전위의 변화를 일으키는 과정의 일부이다. 이런 형태의 변환은 역학적으로 통제되는 이온채널에 좌우된다. 지지띠는 기계적 수용기(Ruffini, Pacini 소체)를 가지고 있고, 수용기의 역학적 신장은 이온채널을 통해 막전위의 변화를 일으킨다(Burkholder T. 2007). 그 후, 전기적 정보는 들신경을 통해 CNS로 전달되고, 고유수용성 들신경을 제공한다. 고리나선신경섬유처럼, 뇌에 도달하지 않고 척수에서 멈추는 무의식의 들신경 정보도 있다(단일 시냅스 반사활). 어떤 연구자들[43]은 척수내 신경반사활의 개입 없이도 반사가 형성됨을 보여 주었다.

가설은 나선 근막의 운동 조직화이고, 서로 다른 2개의 전달이 일어날 수 있다:

- 신경 정보는 발목 지지띠와 손목 지지띠의 수용기에 의해 기계 변환을 통해 생성된다. 그런 다음, 이것은 지절과 몸통의 사선 콜라겐 섬유를 통해 전달되고, 이것의 궤적을 따라 배열된 CF를 흥분시킨다;
- 손과 발의 작은 근육들은 지지띠를 신장시키고, 압전효과를 통해 이 신장들을 전위로 변환시킨다. 이것은 각 나선 근막의 콜라겐 섬유를 따라 퍼져나간 후, 서로에 대해 길항 작용을 하는 CF를 흥분시킨다.

"압전기는 일부 물체가 역학적 변형을 당한 후 전기적 극성을 띠게 되는 현상이다. 반대로 물체가 전기장에 노출되면 전기적으로 변형이 일어날 수도 있다. 압박이나 견인이 가해짐에 따라 물체의 극성이 달라질 수 있다" (Treccani 2015).

콜라겐 섬유도 압전효과에 반응하고(Langevin H. 2005), 전위가 콜라겐 섬유를 따라 전달된다[44]. 발목과 손목의 지지띠는 팔꿈치와 무릎의 지지띠처럼 압전기에 매우 적합한 구조물이다; 사실, 지지띠는 뼈에 부착되어 신장을 허용할 만큼 단단하게 고정되어 있는 반면, 움직이는 동안 이것들을 당기는 근육에 부착점을 제공한다.

이런 개념은 팔의 단일 나선 근막의 검사를 통해 설명될 수 있다(그림 1.65). 엄지가 맞섬 동작을 할 때, 엄지의 근육이 지지띠를 신장하고, 나선형 콜라겐 섬유를 따라 전달되는 전하를 결정한다; 이 섬유들은 손목의 폄근지지띠(CF re-me-ca)와 팔꿈치의 앞쪽 지지띠(CF an-la-cu)에 연결되어 있다.

나선 콜라겐 섬유의 전기전도는 몇몇의 과학적 연구[45]와 임상 경험[46]을 통해 지지를 받는다; 사실, 손목이나 발목의 지지띠를 치료받을 때, 환자들은 신경의 경로가 아니라 나선 근막의 경로를 따라 작은 먼쪽-몸쪽 전하가 발생함을 가끔씩 언급한다.

나선 근막을 따라 흐르는 전기 자극은 서로 이웃한 분절간의 반대 움직임을 결정함에 있어 역학적 전달과 결합된다. 콜라겐 섬유의 나선 배열은 이들 전기 도체가 정반대 위치에 놓인 융합중심에 도달하도록 허용한다. 그러나 전기적 전달은 역학적 전달을 배제하지 않는다. 무릎 수준에서는 넙다리빗근의 역학적 전달이 우세하고, 넙다리빗근의 나선 말이집은 CF retro-medio-genu를 CF ante-latero-coxa에 연결한다. 이런 경우, 보행 계획의 지속적인 반복과 제스처의 높은 힘 요구가 근섬유(기계적 전달)를 콜라겐 섬유(전기적 전달)에 연결시킨다.

연속된 근막은 역학적 전달을 통해 근막단위의 수축이 근막의 직접적인 신장에 영향을 주는 곳에서 작동한다. 근막구획의 세로 연속성은 신장반사를 통해 다음 근막단위의 신경근육방추의 활성화에 영향을 준다.

대각선 근막과 나선 근막은 중간 지점에 위치하기 때문에, 일부는 근막 신장에 이점을 갖고, 다른 일부는 생체전기의 변형에도 이점을 갖는다. 대각선 근막은 세로로 배열된 CF의 작용과 동일시하지만, 나선 근막은 이웃한 2개 분절에 위치된 길항 기능을 가진 CF를 흥분시킨다.

---

[43] 연구의 결과에 따르면, 기린은 신경 피드백만을 이용한 갑작스런 자극에 정확하게 반응할 수 없으므로, 말초 조직화가 있어야 한다고 했다(More H.I. 2013).

[44] 불투명막의 구조와 압전기는 중화 과정에 의해 수정되지 않았다. 투명막의 압전은 섬유 배열에 따른 부가적인 전기 전송의 존재가 있음을 보여준다. 쥐 힘줄의 콜라겐 섬유에서도 압전 반응이 잘 일어났다(Denning D. 2014).

[45] 역학적 스트레스가 힘줄에 가해졌을 때, 압전효과와 유동전위가 잘 일어났다(West C.R. 2012).

[46] 가자미근의 3번째 TP는 동측 엉치엉덩관절의 깊은 통증을 일으켰다. 두 개의 임상 사례를 통해 턱에 연관통이 발생했음을 관찰했다 (Travell J. 1996).

나선 근막을 따라 발생하는 기계적 변환

(밑에서부터 위쪽으로 읽는다)

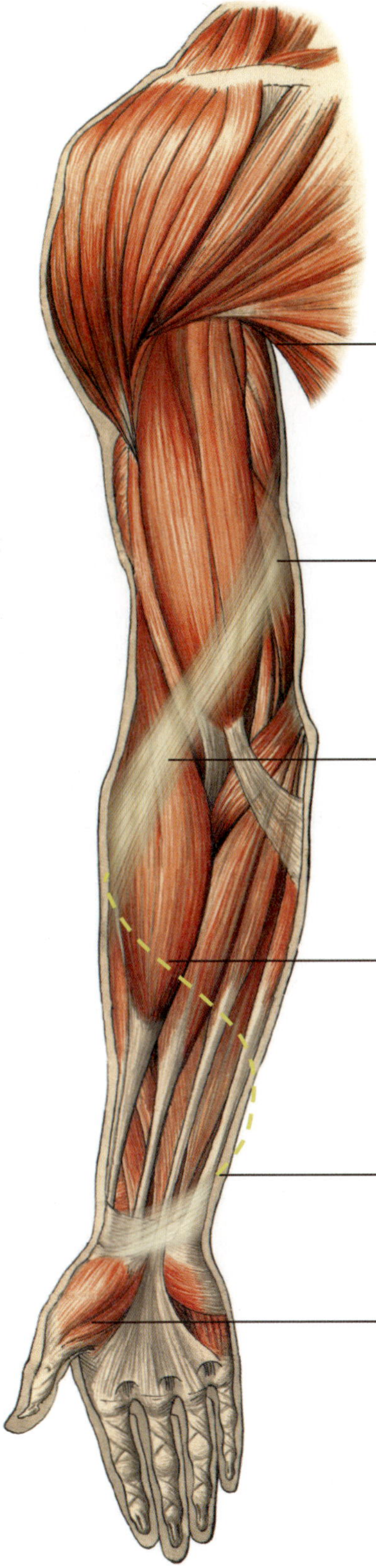

그림 1.65 ante-latero-digiti 나선근막의 배열
(출처: G. Chiarugi and L. Bucciante, Istituzioni di anatomia dell'uomo. Piccin Nuova Libraria, Padova 1983).

근막의 용어

TERMINOLOGY OF THE MUSCULAR FASCIA

해부학에서 "근막"이란 용어는 다양한 결합조직을 의미한다. 이것의 모양과 관계를 토대로, 이것은 다음과 같이 불린다: 얕은 근막(전신 피부 밑에 존재함), 신경계의 근막(뇌수막: 연질막, 거미막, 경질막 등), 말초신경의 근막(신경바깥막, 신경다발막, 신경속막), 내장기관(내장기, 혈관 및 샘)의 근막, 그리고 근육과 힘줄의 근막 등.

이 책에서는, 근육과 힘줄의 생리학을 토대로 근막을 제시하고 있다(표 1.5).

힘줄다발막(paratenon)은 혈관과 신경의 통로를 촉진하는 기능 뿐만 아니라 힘줄에서 근막으로, 지지띠에서 힘줄조직으로 긴장을 전달하는 기능을 가진다. 그러므로 힘줄다발막은 골지힘줄기관과 신경근육방추(CF)의 상호작용을 촉진할 수 있다.

Benninghoff[47]는 근육의 근막구조와 힘줄의 근막구조 사이의 연속성을 설명하지만, 그들 용어는 4th World Fascial Congress(Stecco A. 2013, Stecco C. 2015)에서 개정되고 정확하게 정의되었다. 근육다발막과 힘줄다발막의 연속성은 신경근육방추와 골지힘줄기관을 연결하고, 척수레벨에서 이것들이 상호작용을 한다.

표 1.5 기능과 위치에 따른 근막의 이름

근막	Epi 또는 바깥	Peri 또는 중간	Endo 또는 속
근육과의 병렬	근육바깥막 또는 깊은 근막	근육다발막, 또는 신경근육방추와 연결된 근막	근육속막, 또는 힘줄속막과 연결된 근막
근육과의 직렬	고유수용기가 풍부한 탄성 근막	세로 섬유와 사선 섬유를 가진 널힘줄성 근막	널힘줄성 근막에 붙은 근육바깥막의 닿는곳
힘줄과의 병렬	힘줄바깥막 또는 근육바깥막과 연속된 근막	힘줄다발막, 또는 골지힘줄기관과 연결된 근막	힘줄속막, 또는 힘줄 사이에서 활주하는 근막
힘줄과의 직렬	지지띠와 수용기와 결합된 탄성 근막	힘줄다발막, 또는 널힘줄성 근막과 연속성을 가진 근막	힘줄다발막, 또는 힘줄중간막과 연결하는 힘줄바깥막의 닿는곳

근육조직과 병렬로 배열된 근막(그림 1.66과 그림 1.67)

- 근육바깥막: 근막단위의 기능을 관리하는 결합조직;
- 근육다발막: 신경근육방추(협응중심)의 기능과 연결된 결합조직;
- 근육속막: 단일 섬유사이에서 활주하는 결합조직.

방추형이든 평면형이든 힘줄조직과 병렬로 배열된 근막(그림 1.68과 그림 1.69)

- *힘줄바깥막(epitenon): 근육바깥막과 윤활힘줄말이집에 연속된 결합조직;*
- *힘줄다발막(paratenon): 골지힘줄기관의 기능과 연결된 결합조직;*
- *힘줄속막(endotenon): 근육속막과 근섬유에 연속된 결합조직.*

힘줄조직과 직렬로 배열된 근막:

- *수용기 근막: 고유수용기의 활성화에 적합한 탄성 근막;*
- *널힘줄성 근막은 세로 섬유와 사선 섬유를 통해 지지띠에 연결된다;*
- *힘줄다발막을 통해 널힘줄성 근막에 붙은 힘줄의 이는곳과 닿는곳.*

[47] 단일 근육은 근육바깥막인 결합조직층에 의해 둘러싸여 있고, 힘줄은 힘줄바깥막에 의해 둘러싸여 있다. 근섬유의 다발은 근육속막에서 발생하는 얇은 결합조직인 결합조직 사이막에 의해 나누어져 있다. 힘줄은 근육의 끝단에서 볼 수 있는 견고한 흰색 띠이다. 힘줄은 근육 안으로 들어가서 실질적인 결합조직과 직접 연결된다. 힘줄도 근육과 비슷하게 힘줄다발로 나누어지고, 다시 힘줄섬유로 나누어진다. 힘줄은 힘줄바깥막과 힘줄다발막에 의해 둘러싸여 있다(Benninghoff A. 1978).

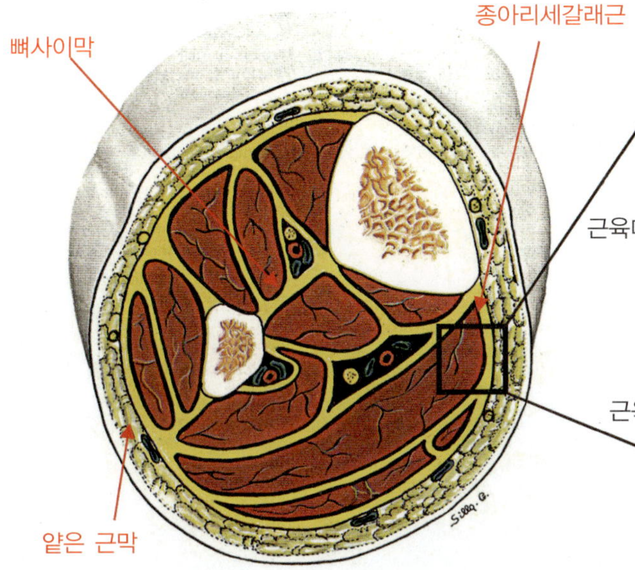

그림 1.66 종아리의 횡단면(안쪽 세번째)
(출처: G. Chiarugi and L. Bucciante, Istituzioni di anatomia dell'uomo. Piccin Nuova Libraria, Padova 1983).

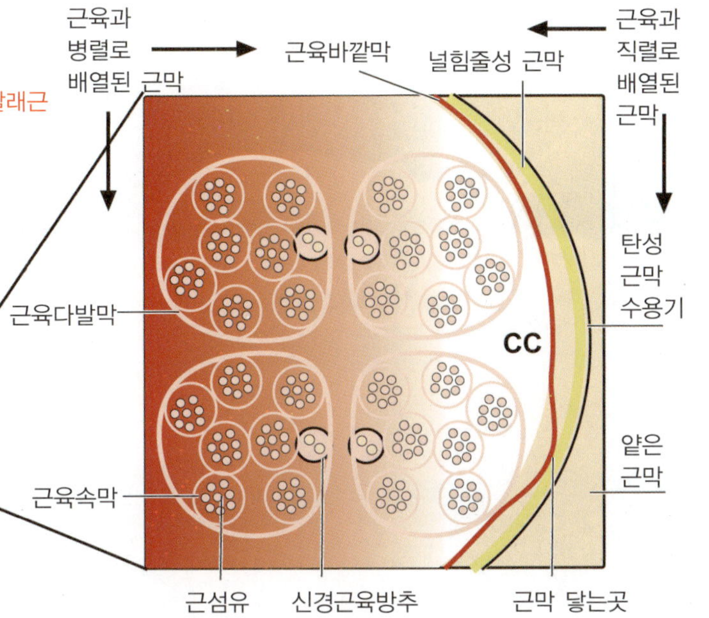

그림 1.67 안쪽종아리세갈래근의 횡단면을 자세하게 본 것(병렬로 배열된 근막과 직렬로 배열된 근막).

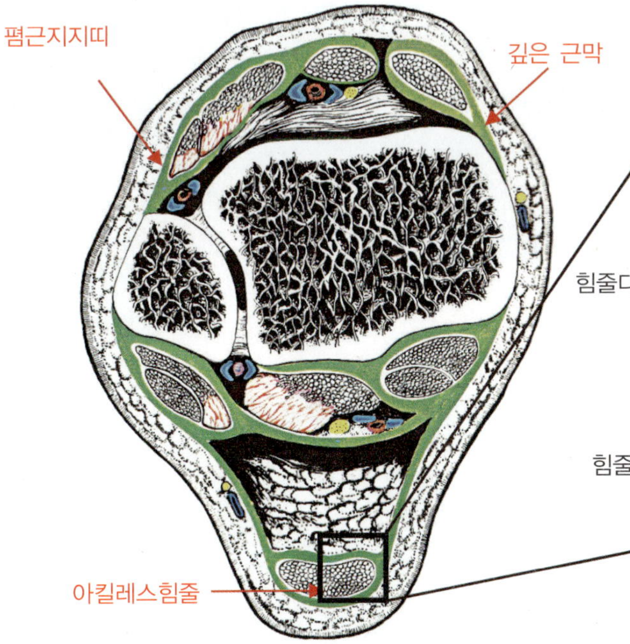

그림 1.68 힘줄집, 가로빗 단면(왼쪽 종아리의 복사뼈 수준)
(출처: G. Chiarugi and L. Bucciante, Istituzioni di anatomia dell'uomo. Piccin Nuova Libraria, Padova 1983).

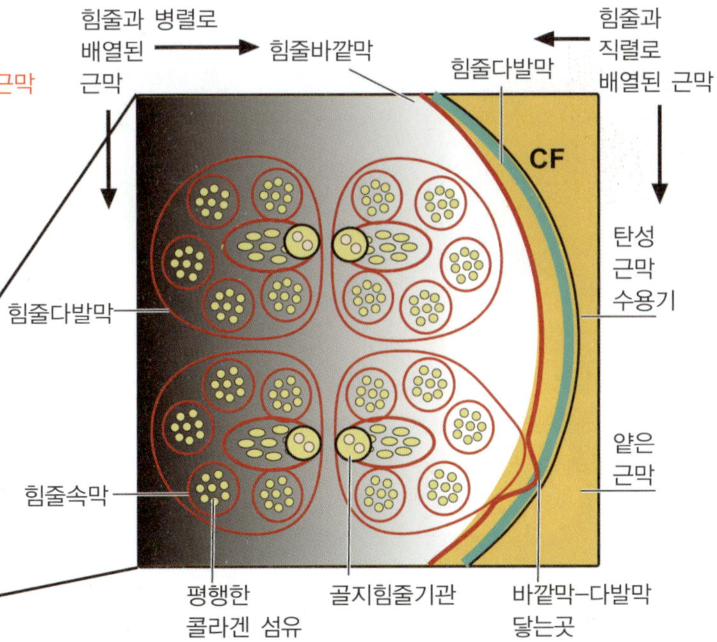

그림 1.69 안쪽종아리세갈래근 힘줄의 횡단면을 자세하게 본 것(병렬로 배열된 근막과 직렬로 배열된 근막).

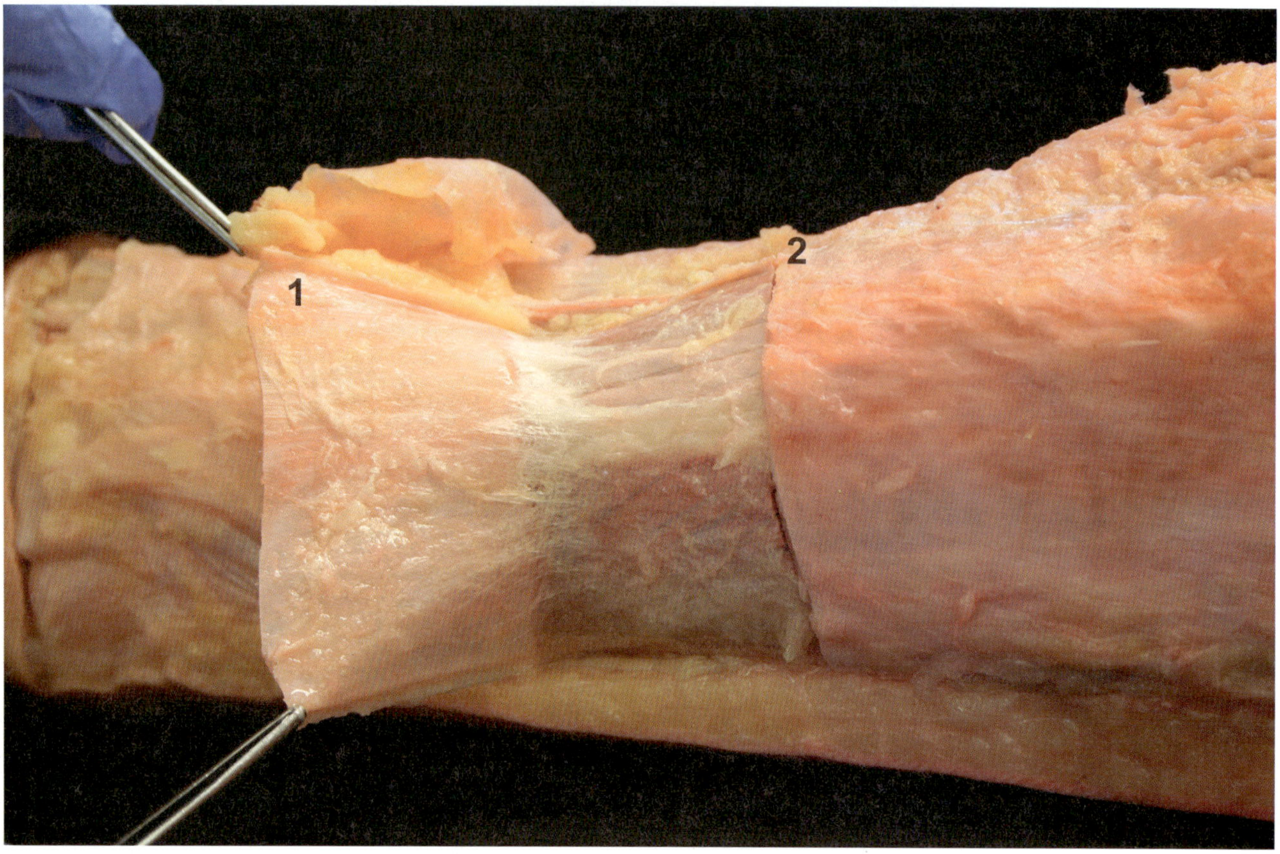

그림 1.70 앞쪽 넙다리근막. 조직의 일부분을 수집하기 위해 중간 허벅지의 널힘줄성 근막을 절개한 후 (2), 아래쪽으로 들어올린다 (1).

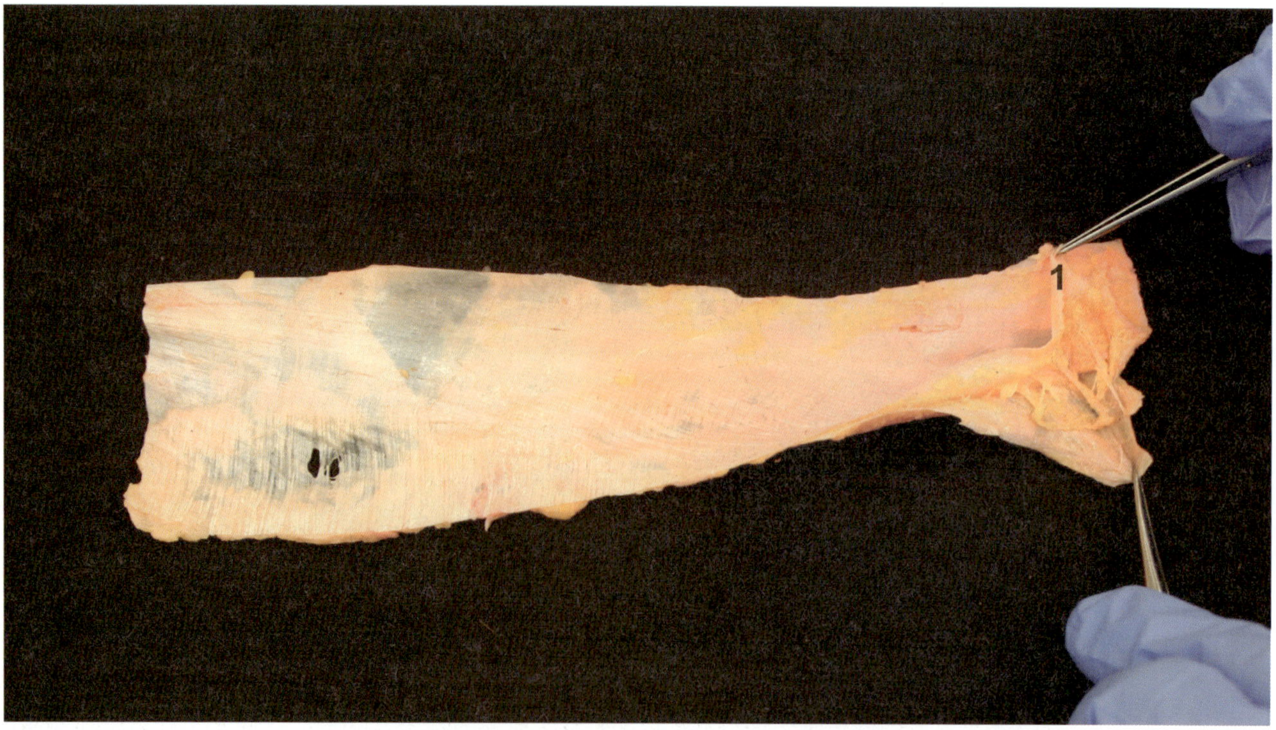

그림 1.71 넙다리근막의 일부분(Strip). 널힘줄성 근막은 2개 이상의 콜라겐 섬유층(느슨한 결합조직에 의해 분리되는)에 의해 형성된다. 1개 층을 검사하기 위해, 포셉을 이용해 2개의 층을 분리한다 (1).

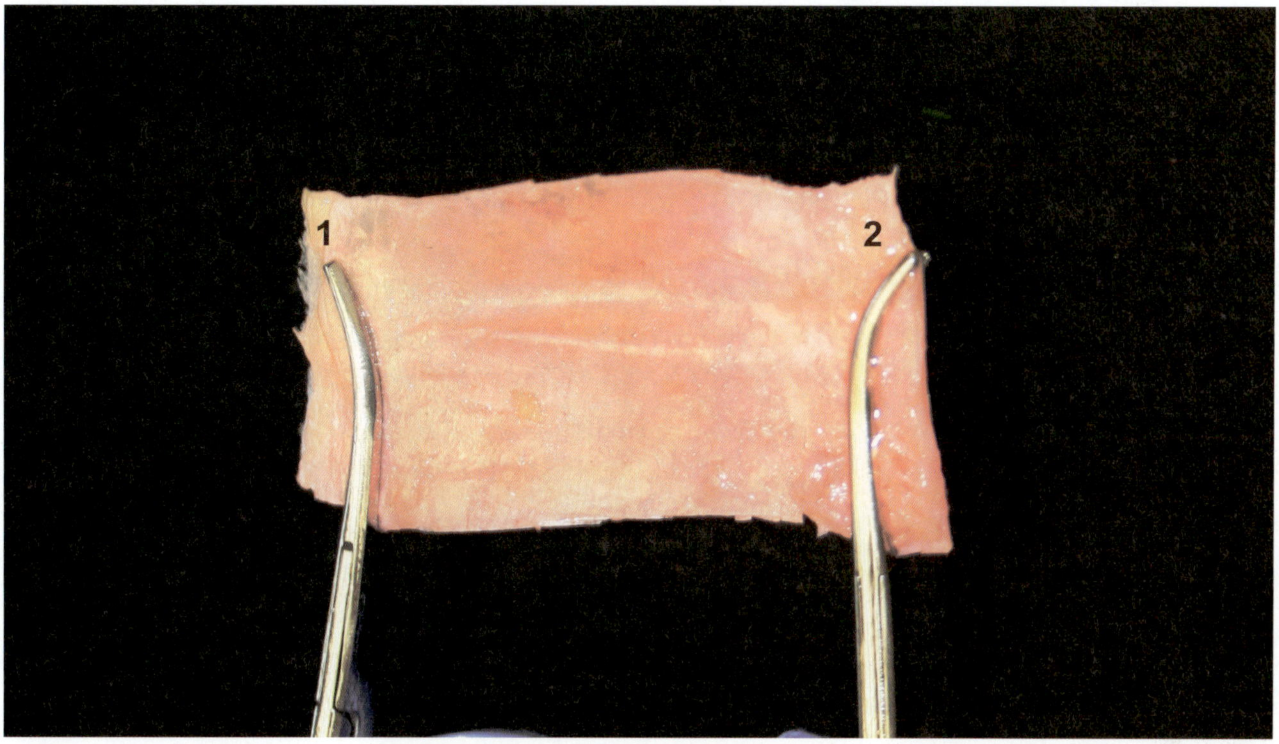

그림 1.72 넙다리근막의 층. 콜라겐 섬유의 배열에 따라 강한 당김을 왼쪽(1)과 오른쪽(2)으로 적용하여 견인에 대한 저항을 검사한다.

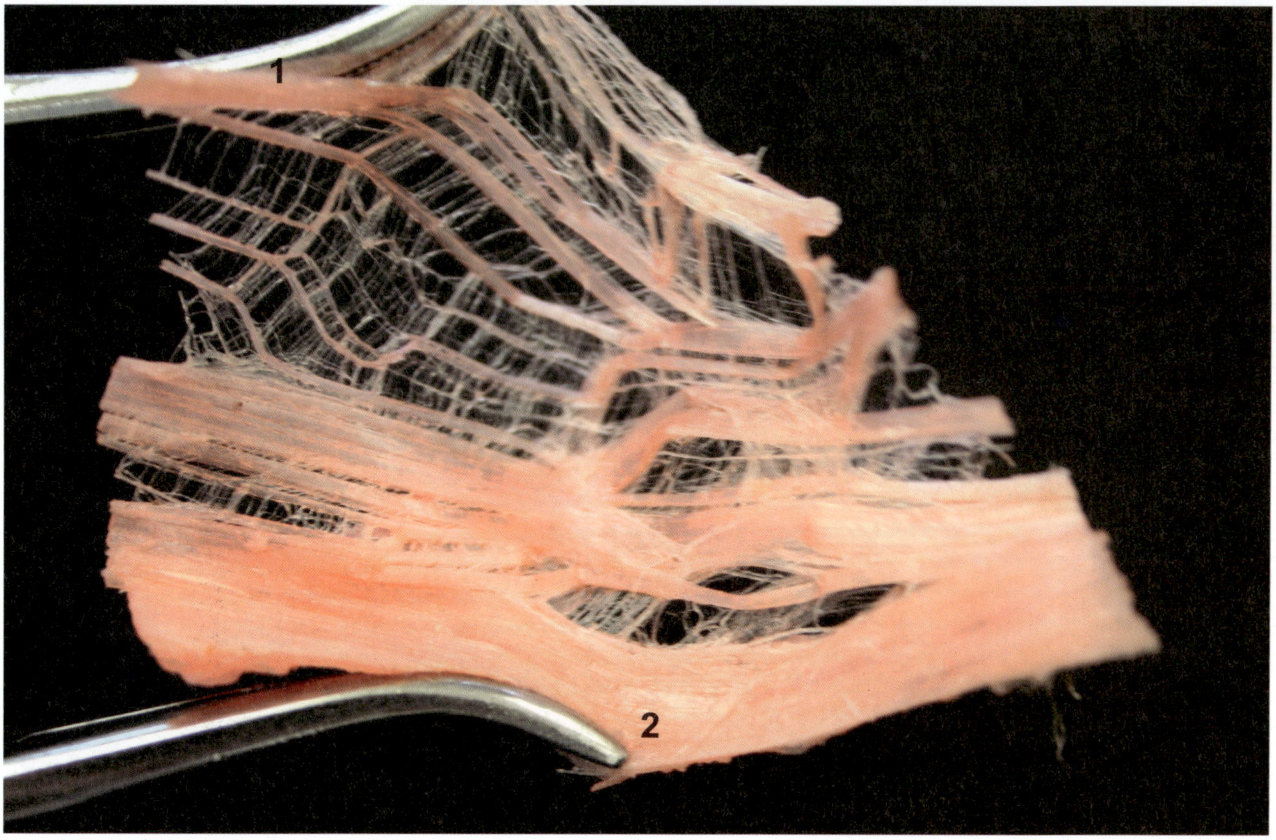

그림 1.73 넙다리근막의 층. 가로 견인(1,2), 즉, 적용되는 힘이 콜라겐 섬유와 탄성 섬유(얇은)가 형성하는 배열의 횡방향으로 적용되면, 근막이 찢어진다.

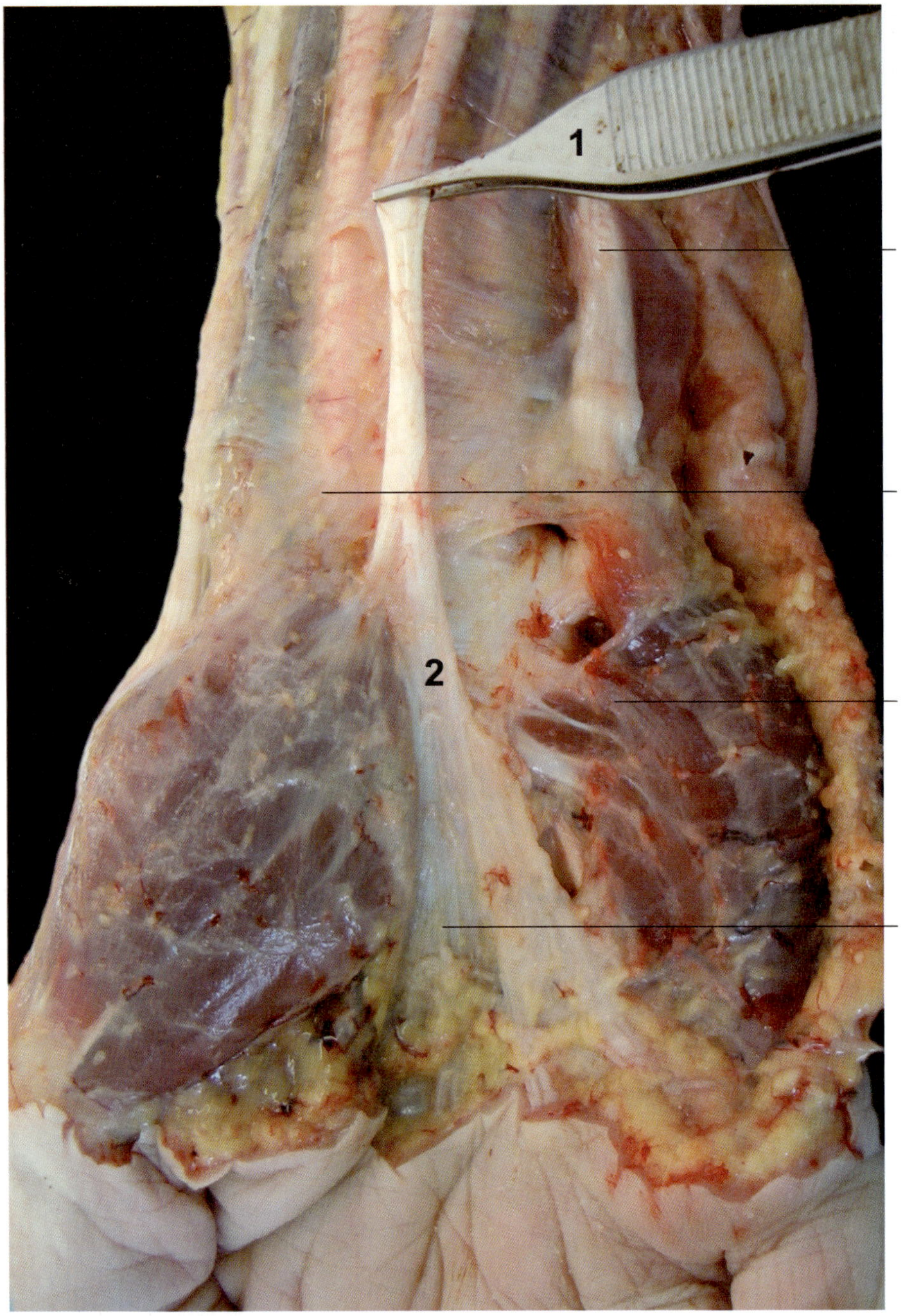

그림 1.74 긴손바닥근의 힘줄. 포셉(1)은 긴손바닥근 힘줄을 잡고, 위쪽으로 신장시킨다. 이것은 힘줄이 손바닥널힘줄과 엄지두덩의 근막을 어떻게 견인하는지(2)를 보여준다. 새끼두덩의 섬유가 어떻게 긴손바닥근 힘줄 밑으로 지나가는지를 확인한다.

사진의 가로선은 해부학 부위를 의미하고, 숫자 (1, 2)는 근막의 생리를 의미한다. 숫자 1은 작용을 의미하고, 2는 이것의 결과를 의미한다.

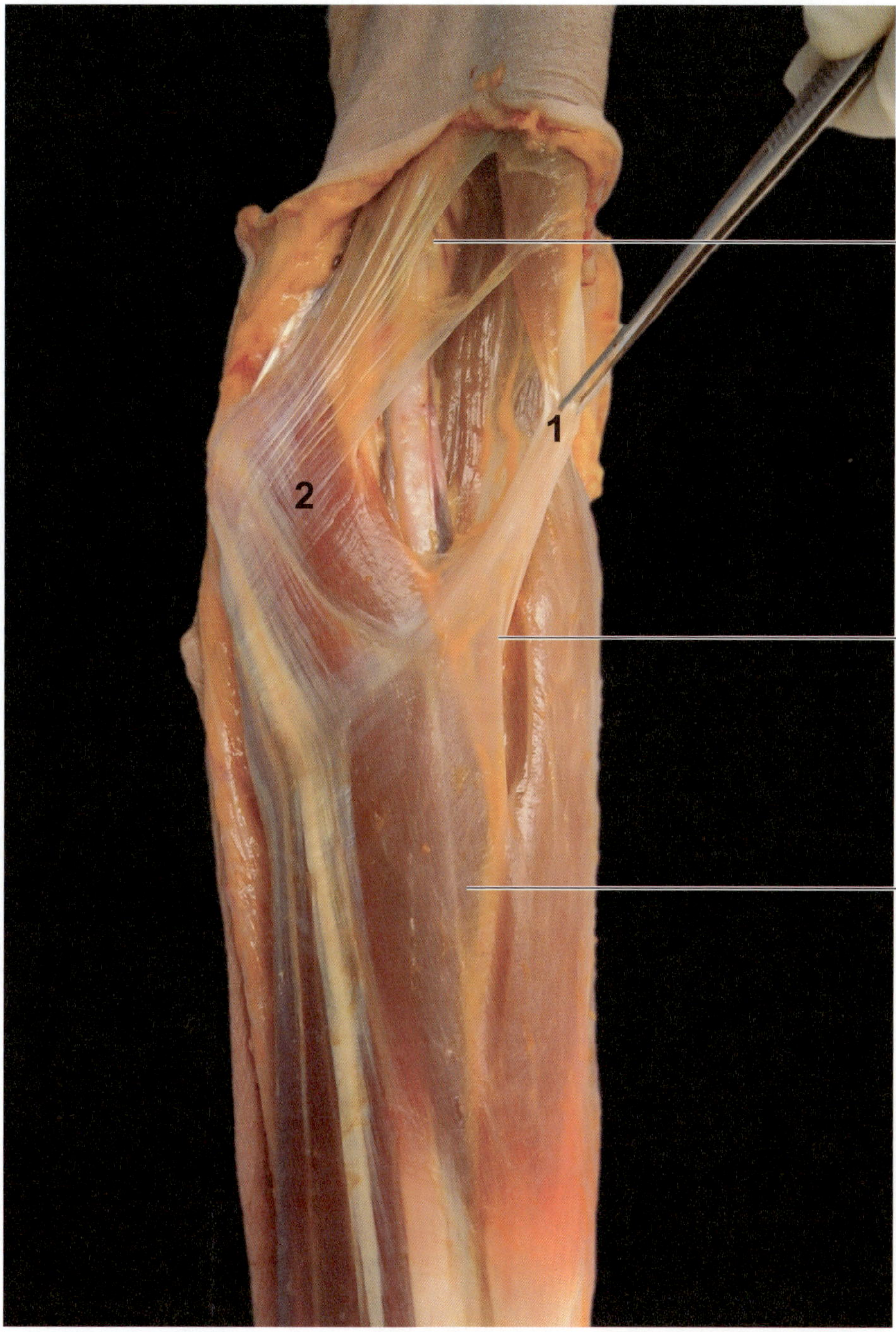

그림 1.75 앞쪽위팔근막과 위팔근막의 앞쪽면. 포셉(1)으로 lacertus fibrosus을 걸고서, 이것이 어떻게 나선 콜라겐 섬유의 일부를 형성하는지를 확인한다. 나선 근막은 ante-medio-cubitus에서 시작해 위쪽으로 CF retro-latero-humerus까지 도달한다; 대부분의 나선형 콜라겐 섬유는 위팔근막에 연결된다(2).

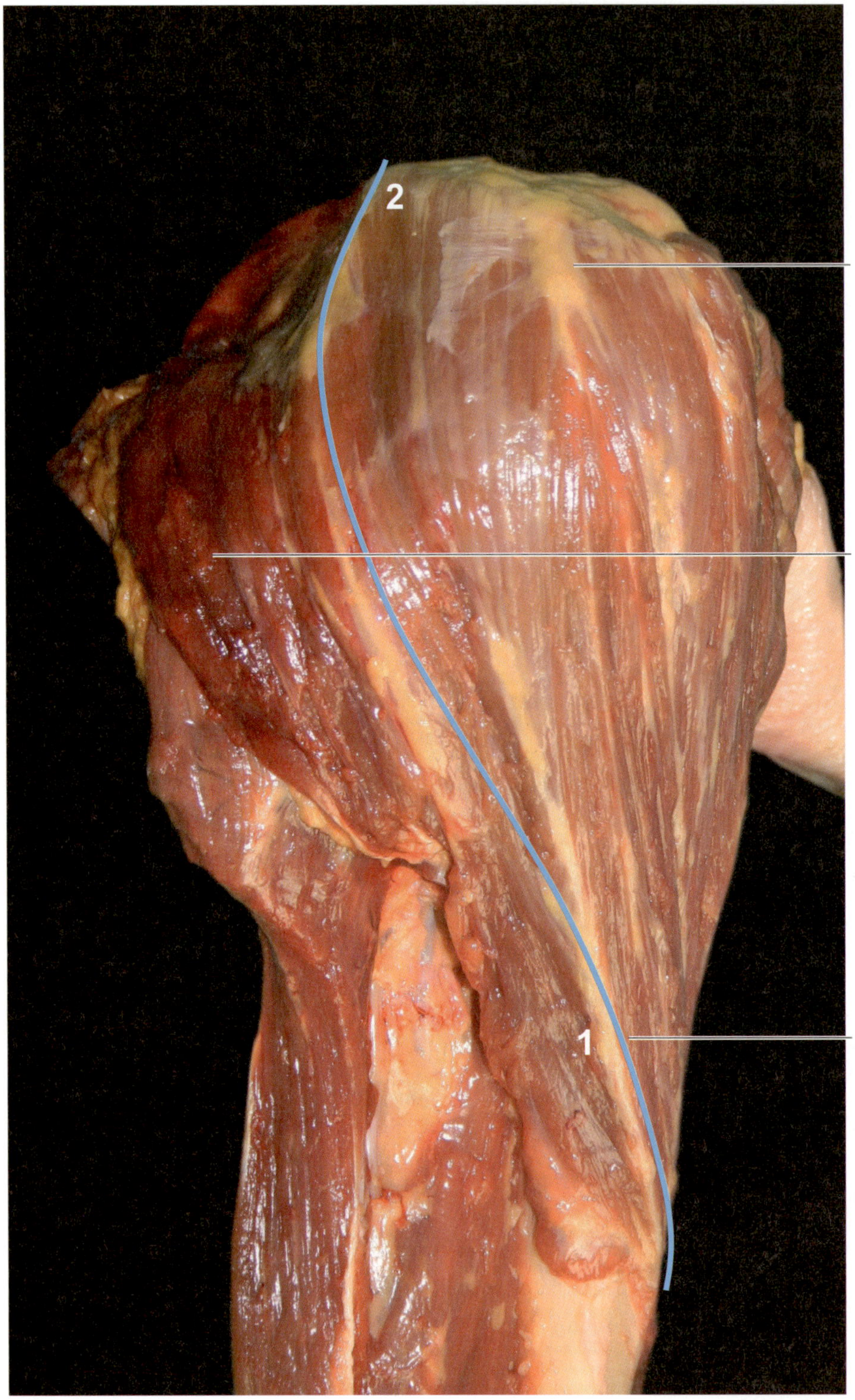

그림 1.76 어깨세모근의 근육바깥막, CF retro-latero. 어깨관절과 엉덩관절의 널힘줄성 근막은 각각 어깨세모근과 큰볼기근의 근육내 사선 섬유에 연결된다. 파란색은 CF retro-latero-humerus (1)를 CF retro-latero-scapula (2)에 연결하는 근섬유의 배열을 나타낸다.

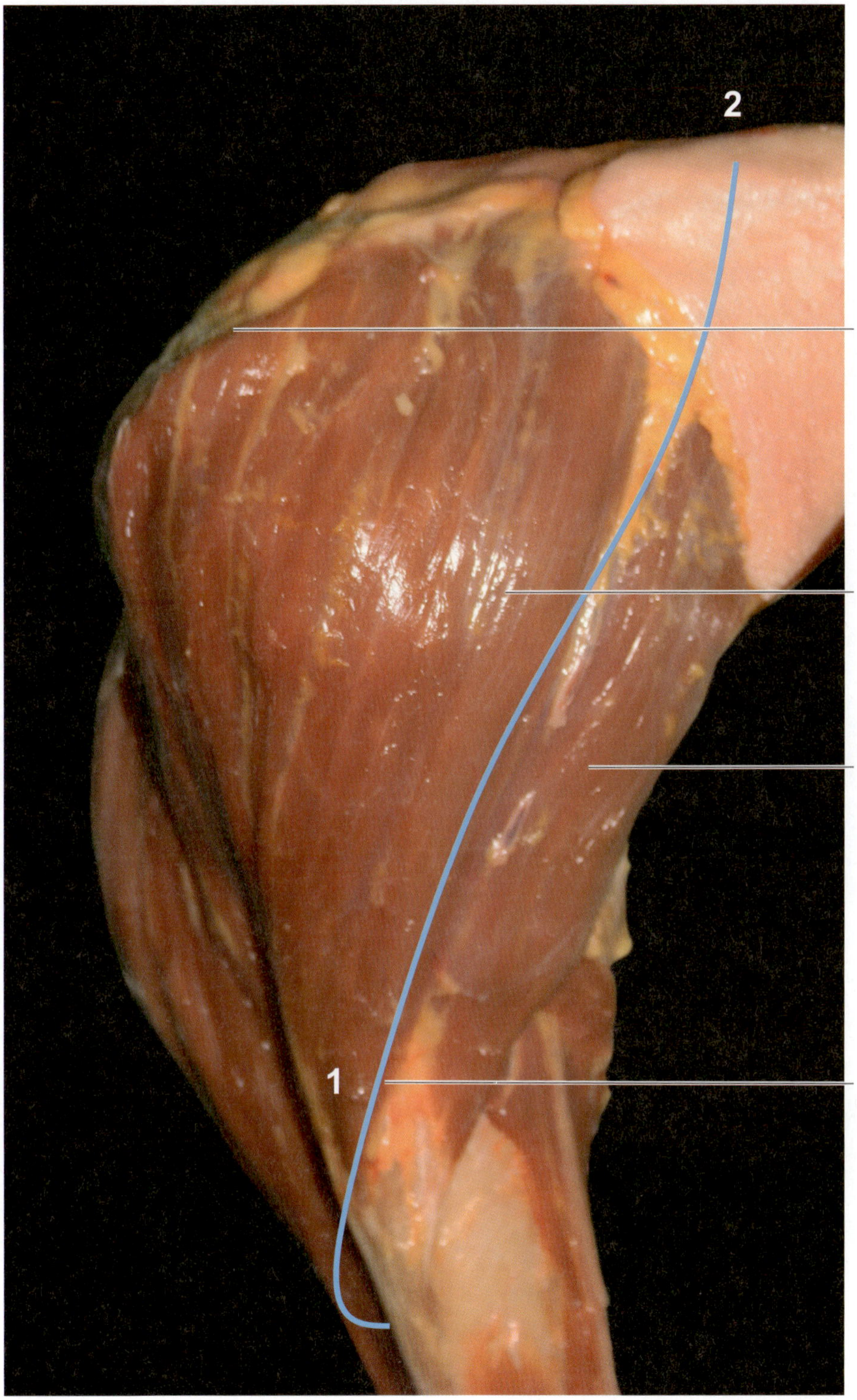

그림 1.77 어깨세모근의 근육바깥막, 어깨세모근힘줄의 닿는곳을 보기 위해 위팔근막과 위팔두갈래근을 제거한다. retro–medio–cubitus에 도달한 나선형 콜라겐 섬유는 CF ante–latero–humerus에 연결된다. 후자(1)는 어깨세모근의 닿는곳과 큰가슴근 힘줄 사이에 위치하고, CF an–la–sc(2)에 연결된다. scapula는 humerus와 협력작용하고, 다른 분절에서 확인되는 것처럼 반대작용을 하지 않는다.

2장

팔의 협응중심과 연속된 근막

CENTRES OF COORDINATION AND SEQUENCES OF THE UPPER LIMB

팔(UL)의 근막단위와 단일 방향 운동

MYOFASCIAL UNITS AND UNIDIRECTIONAL MOVEMENTS OF THE UPPER LIMB (UL)

인체에는 개별 움직임에 관여하는 개별 근육은 없고, 또 개별 근육에 의해 수행되는 개별 움직임도 없다.

다음 장들의 첫 번째 해부학 그림(그림 2.1)은 근육의 전통적인 측면을 보여주고 있고, 지절이나 몸통의 주요 4개 분절에 의해 수행된 움직임을 설명하고 있다. 반대편 쪽에 있는 사진(그림 2.2–그림 2.5)은 특정의 공간면에서 수행되는 움직임을 보여주고 있다.

몸쪽 분절과 먼쪽 분절의 협력작용과 안정성이 없다면, 그 분절은 제대로 움직일 수 없을 것이다. 그러므로 생리적 측면에서 보면, 근육을 개별적으로 검사하는 것보다는, 특정 방향의 운동 수행에 관련된 연속된 근막을 검사하는 것이 더 낫다(그림 2.6과 그림 2.7).

Chiarugi의 해부학 책에서 인용한 해부학 그림들은 지절과 몸통의 영역을 3개의 공간과 방향에 따른 움직임을 연속된 근막에 연결하고 있다:

- antepulsion 연속된 근막은 앞쪽에서 볼 수 있고, 위팔두갈래근, 노쪽손목굽힘근, 긴엄지굽힘근 등이 속하는 팔의 근막구획에 의해 형성된다.
- retropulsion 연속된 근막은 뒤쪽에서 볼 수 있고, 위팔세갈래근, 자쪽손목폄근, 긴새끼폄근 등의 근막구획에 의해 형성된다.
- mediopusion 연속된 근막은 안쪽에서 볼 수 있고, 부리위팔근, 자쪽손목굽힘근, 긴새끼굽힘근 등의 근막구획에 의해 형성된다.
- lateropulsion 연속된 근막은 가쪽에서 볼 수 있고, 가쪽어깨세모근, 노쪽손목폄근, 집게폄근 등의 근막구획에 의해 형성된다.
- intrarotation 연속된 근막은 앞쪽 깊은 근육에서 나타나며, 어깨밑근, 원엎침근, 긴손가락굽힘근과 짧은손가락굽힘근 등의 근막구획에 의해 형성된다.
- extrarotation 연속된 근막은 뒤쪽 깊은 근육에서 나타나며, 가시아래근, 뒤침근, 긴손가락폄근 등의 근막구획에 의해 형성된다.

1개의 공간면에서 팔의 분절을 움직이는 각 근막단위는 다음과 같이 구성된다:

- 1차 근육은 단일 관절근육에 해당된다. 이 근육들이 근막단위의 방향과 1개 분절에 주로 작용하기 때문에 1차 근육으로 불린다.
- 2차 근육은 다관절근육에 해당된다. 이 근육들이 2개 이상의 움직임과 2개 분절 이상에 개입하기 때문에, 2차 근육으로 불린다.
- 2개 이상의 협력근. 이들 근육은 한 분절의 운동전략을 수행할 때 개입한다.

1차 근육의 거의 모든 운동단위는 근막단위의 특정 움직임에 관여한다. 예를 들어, 위팔근의 거의 모든 운동단위는 팔꿉관절의 굽힘 또는 antepulsion cubitus에 개입한다.

2차 근육의 운동단위는 2개 이상의 움직임에 관여한다. 예를 들어, 위팔두갈래근의 운동단위는 팔꿉관절의 굽힘과 뒤침, 어깨관절의 굽힘과 벌림에 관여한다.

협력근의 운동단위는 운동전략 또는 나선 운동 동안에 활성화된다. 예를 들어, 위팔노근은 팔꿉관절의 굽힘에 기여하지만, ante–latero–cubitus의 운동전략 동안에는 팔꿉관절을 안정화시킨다.

각 근막단위의 단일 관절근육과 다관절근육의 신경근육방추(그림 2.8)는 근육다발막에 작은 긴장을 일으킨다. 이들 벡터는 협응중심(CC)으로 불리는 벡터 중심 쪽으로 모인다. 각 연속된 근막의 경우는 그들의 생리적 활동으로 형성된 벡터와 함께, 4개의 근막단위가 존재한다.

다른 페이지는 근막의 치밀화로 인해 생성된 기능부전의 벡터를 보여주고 있다.

그 다음 페이지는 널힘줄성 근막에 있는 힘줄 연장부를 그림으로 표현하고 있는데, 이것은 세로 벡터를 형성하고 있어서, 이들 벡터는 신장반사를 통해 동일 연속된 근막에 소속된 근막단위들의 협력작용을 활성화할 수 있다(그림 2.10).

다관절근육(그림 2.11)은 골지힘줄기관(힘줄 안에 들어 있는)을 통해 이웃한 2개 관절의 가동범위에 영향을 준다.

해부 사진은 위의 근막 조직화를 지지하는데 도움을 줄 것이다.

팔의 앞쪽 영역, antepulsion 연속된 근막

ANTERIOR REGION OF THE UPPER LIMB, ANTEPULSION SEQUENCE

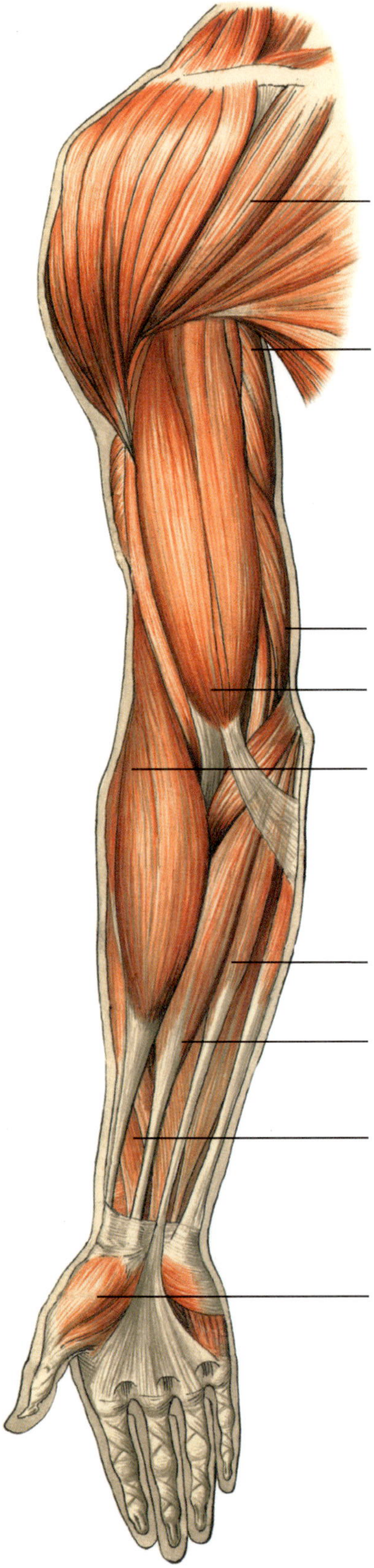

그림 2.1 팔의 앞쪽 영역
(출처: G. Chiarugi and L. Bucciante, Istituzioni di anatomia dell'uomo. Piccin Nuova Libraria, Padova 1983).

antepulsion 근막 단위에 의해 수행된 분절 운동

SEGMENTARY MOVEMENTS IMPLEMENTED BY THE MF UNITS OF ANTEPULSION

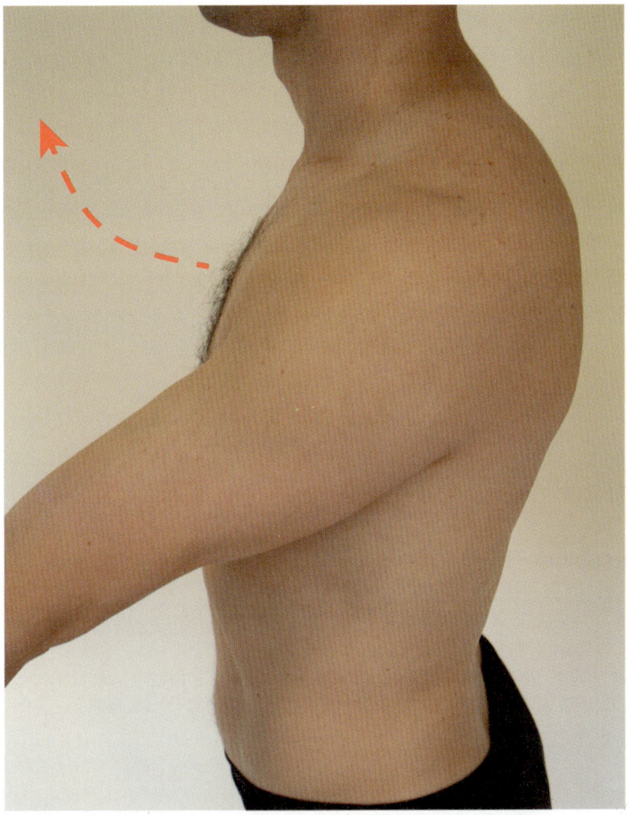

그림 2.2 어깨관절 굽힘, ante–humerus 근막단위에 의해 움직임이 발생된다.

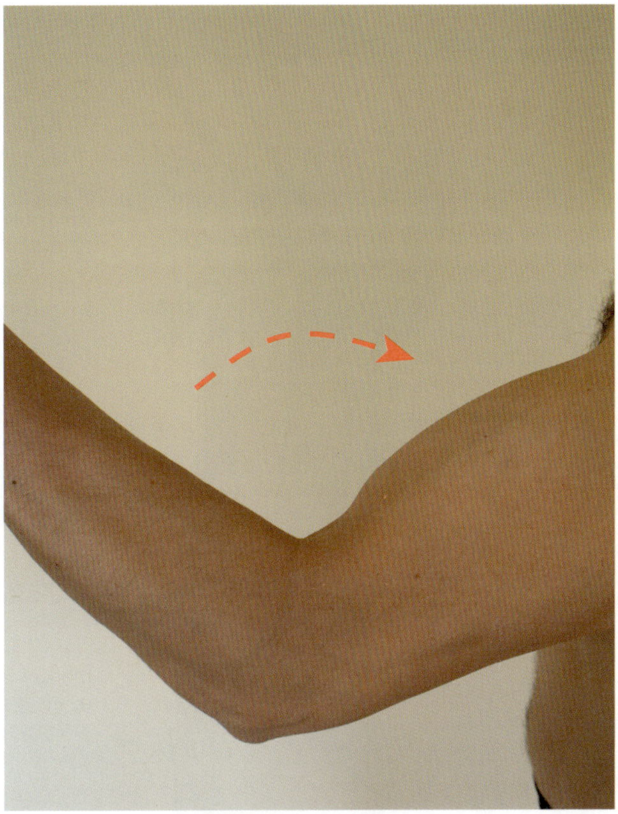

그림 2.3 팔꿉관절 굽힘, ante–cubitus 근막단위의 범위 내에서 움직인다.

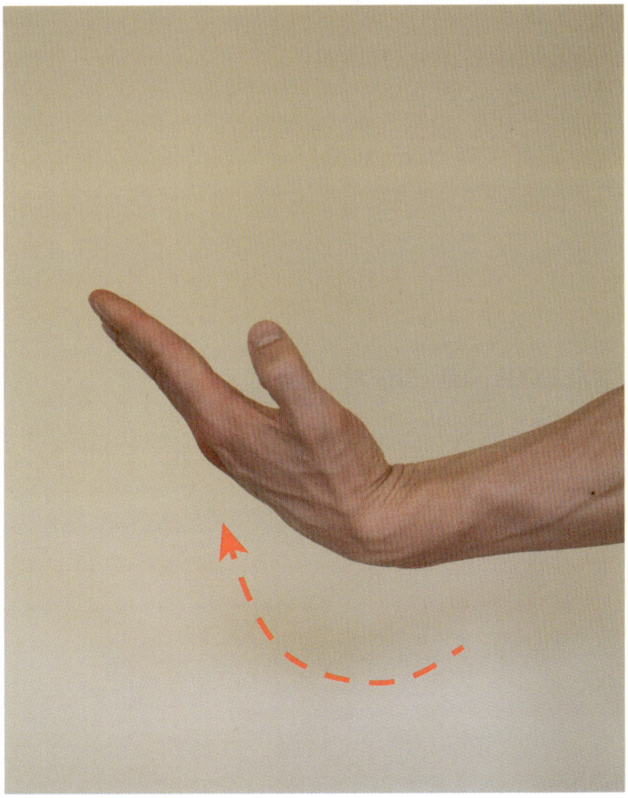

그림 2.4 손목 굽힘, ante–carpus 근막단위의 범위 내에서 움직인다.

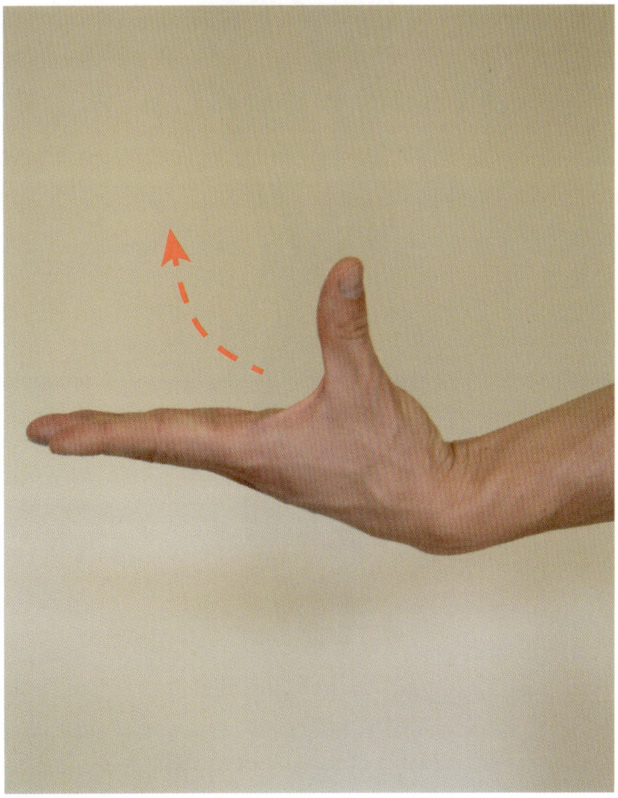

그림 2.5 엄지의 굽힘, ante–digiti (pollicis) 근막단위의 범위 내에서 움직인다.

팔의 antepulsion 근육 구획 (그림 2.6)

COMPARTMENTS FOR THE MUSCLES OF ANTEPULSION, UPPER LIMB (Fig. 2.6)

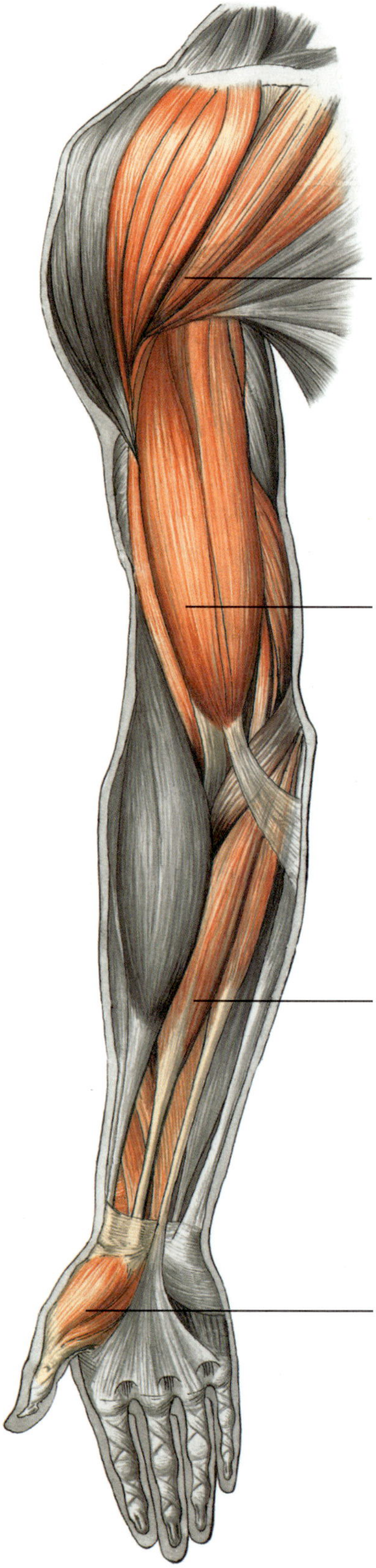

antepulsion humerus 근육을 위한 근막구획

큰가슴근의 빗장부분과 어깨세모근을 덮고 있는 근막은 근섬유 단위 사이의 사이막과 양쪽 근육의 antepulsion 운동단위를 형성한다.
이 근막은 위팔두갈래근의 짧은갈래 힘줄과도 연결된다.

antepulsion cubitus 근육을 위한 근막구획

위팔두갈래근과 위팔근은 팔의 앞쪽 구획에 포함된다.

"힘살에 가까운 앞쪽위팔근막은 나선형 섬유로 이루어져 있다. 이것들은 어깨와 팔꿈치 영역의 튼튼한 세로 섬유와 사선 섬유에 연관된다. 이 섬유들의 몸쪽 부분은 큰가슴근 힘줄과 어깨세모근 힘줄의 당김 작용에 의해 형성된다"(Lang J. 1991).

antepulsion carpus 근육을 위한 근막구획

노쪽손목굽힘근과 긴손바닥근은 위팔노근과 손가락굽힘근, 자쪽손목굽힘근사이에 있는 사이막 안에 위치한다.
손목 antepulsion 운동단위의 신경근육방추는 근육다발막에 닿게 되고, 연이어 그 근육다발막은 근육바깥막과 연결된다.

antepulsion 엄지 근육을 위한 근막구획

엄지두덩 근육을 덮는 근막은 긴손바닥근 힘줄과 굽힘근지지띠에 연결된다.
짧은엄지굽힘근은 긴손바닥근 힘줄(antepulsion 연속된 근막)의 이는곳이 된다.
이 근육들은 근막의 이는곳(협응) 말고도, 뼈에 부착되는 깊은 닿는곳도 가진다.

그림 2.6 antepulsion 근육의 근막구획
(출처: G. Chiarugi and L. Bucciante, Istituzioni di anatomia dell'uomo. Piccin Nuova Libraria, Padova 1983).

antepulsion 근막 단위에 의해 수행된 팔 전체 운동

GLOBAL MOVEMENT IMPLEMENTED BY THE ANTEPULSION SEQUENCE

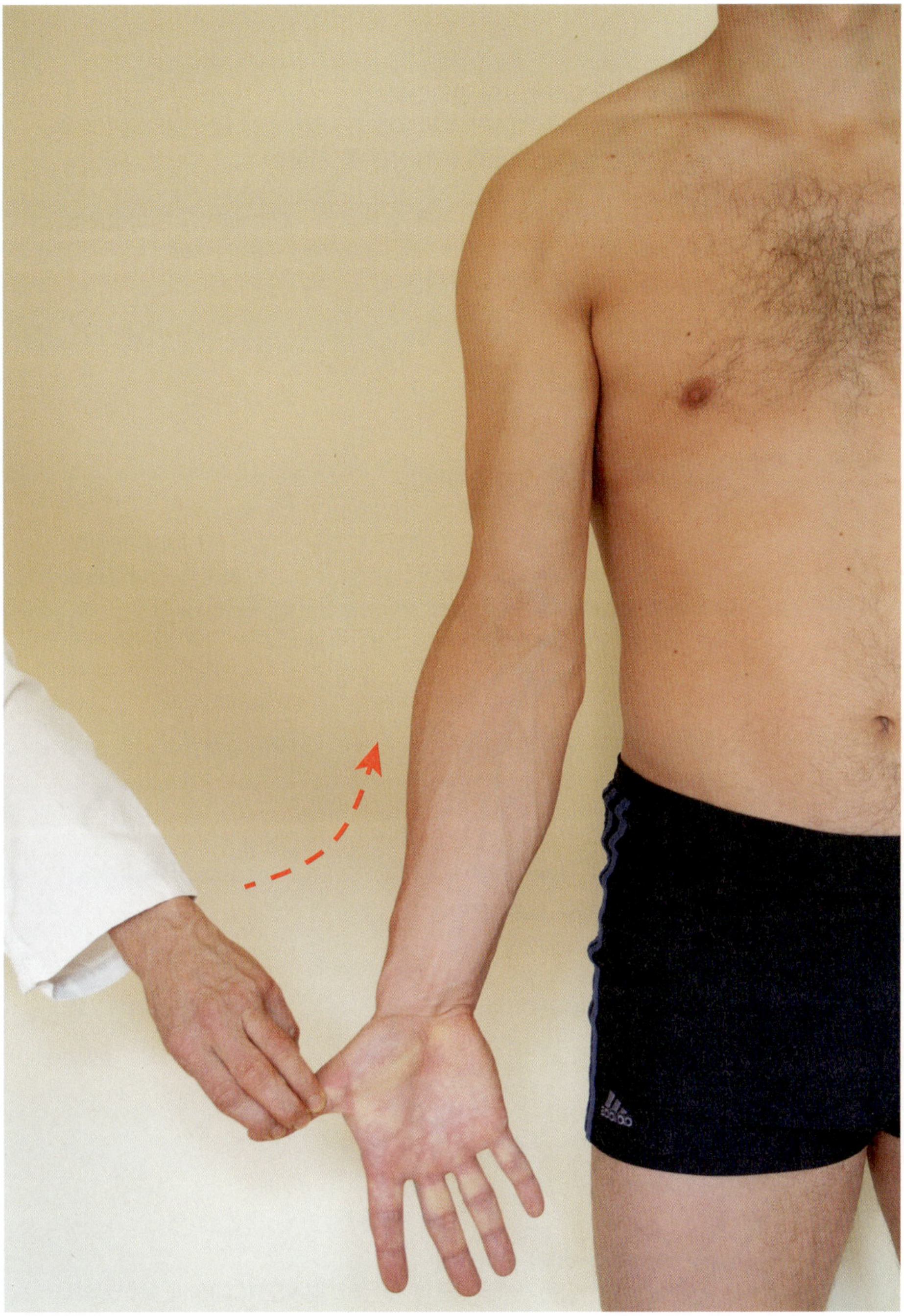

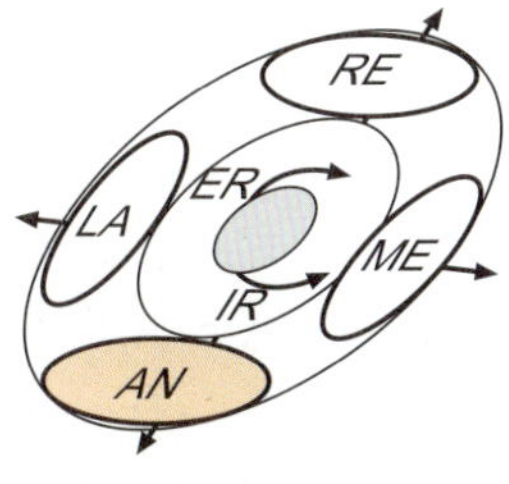

ante-humerus

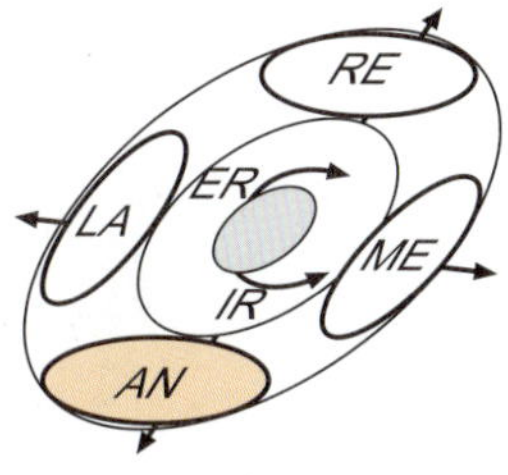

ante-cubitus

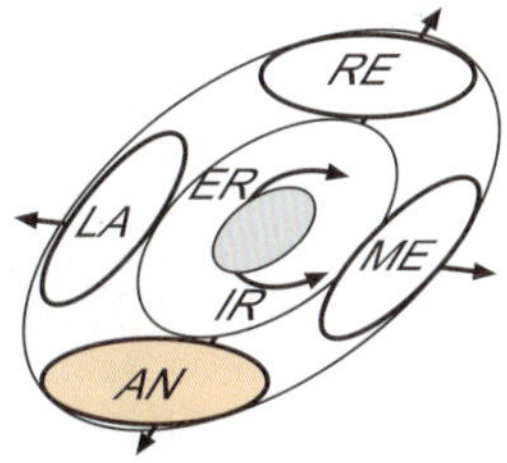

ante-carpus

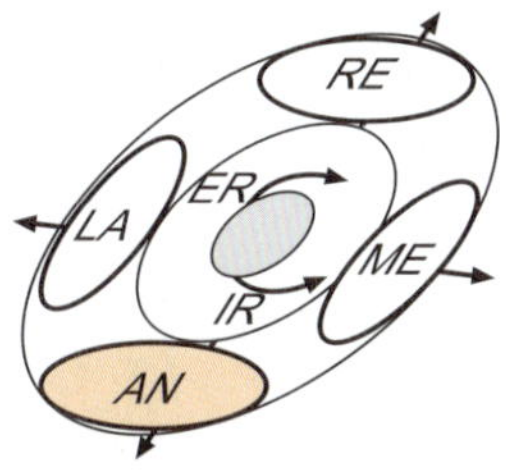

ante-digiti

그림 2.7 팔 전체를 앞쪽으로 가져가는 antepulsion 연속된 근막의 수축

뇌가 팔을 앞쪽으로 움직이는 프로그래밍을 했다면, 팔 앞쪽 근막구획에 포함된 동측 방향의 운동단위가 활성화된다. 앞쪽 근막구획에 포함된 antepulsion 운동단위의 수축은 근막을 신장하게 되고, 고유수용기를 활성화시킬 것이다. antepulsion 연속된 근막의 들신경은 프로그래밍된 방향에 따른 움직임의 발생을 확정하는 뇌로 다시 정보를 보낸다.

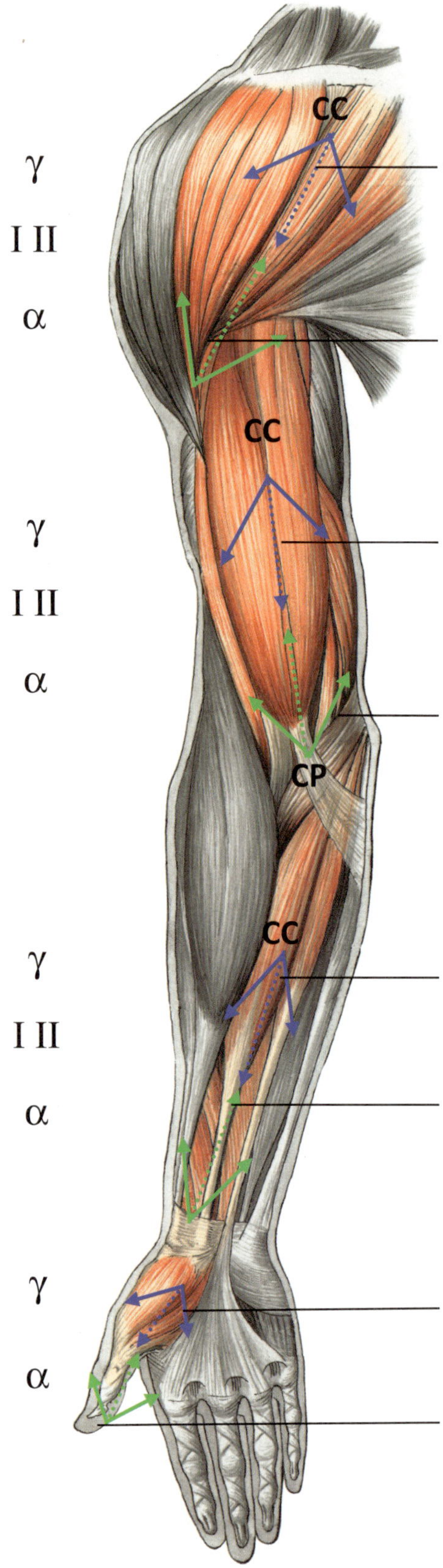

팔의 ANTEPULSION 근막단위의 생리학

PHYSIOLOGY OF THE ANTEPULSION MF UNITS IN THE UPPER LIMB

ante-humerus (an-hu)의 근막단위
감마운동신경은 어깨세모근, 위팔두갈래근 짧은갈래 및 큰가슴근(CC)의 근육다발막을 견인하는 근방추 속 섬유를 자극한다.

견인에 대한 근육다발막의 순응은 들신경 Ⅰ, Ⅱ로 하여금 감마회로를 닫고, 알파운동신경을 자극하여 ante-humerus 근막단위의 근방추 바깥 섬유를 수축하게 만든다.

ante-cubitus (an-cu)의 근막단위
감마운동신경은 위팔두갈래근과 위팔근의 근방추 속 섬유를 자극한다. 근육다발막의 견인은 위팔두갈래근의 힘살(CC)에서 모인다. 견인에 대한 근육다발막의 순응은 들신경 Ⅰ, Ⅱ로 하여금 감마회로를 닫고, 알파운동신경을 자극한다. 알파운동신경의 자극은 팔꿈치를 굽힘하는 ante-cubitus 근막단위의 근방추 바깥 섬유를 수축한다.

ante-carpus (an-ca)의 근막단위
감마운동신경은 노쪽손목굽힘근과 긴손바닥근(CC)의 근육다발막을 견인하는 근방추 속 섬유를 자극한다.
견인에 대한 근육다발막의 순응은 들신경 Ⅰ, Ⅱ로 하여금 감마회로를 닫고, 알파운동신경을 자극하여 ante-carpus 근막단위의 근방추 바깥 섬유를 수축한다.

ante-digiti (an-di)의 근막단위
감마운동신경은 짧은엄지굽힘근과 짧은엄지벌림근(CC)의 근육다발막을 견인하는 근방추 속 섬유를 자극한다.
견인에 대한 근육다발막의 순응은 들신경 Ⅰ, Ⅱ로 하여금 감마회로를 닫고, 알파운동신경을 자극하여 ante-digiti(엄지) 근막단위의 근방추 바깥 섬유를 수축한다.

노트. 이 그림의 약어 CC와 CP는 공간의 제약 때문에 모든 근막단위에 표기되지 않았다.

그림 2.8 감마회로의 정상 기능
(출처: G. Chiarugi and L. Bucciante, Istituzioni di anatomia dell'uomo. Piccin Nuova Libraria, Padova 1983).

팔의 ANTEPULSION 근막단위의 관절문제

ARTICULAR CONFLICTS IN THE ANTEPULSION UNITS IN THE UPPER LIMB

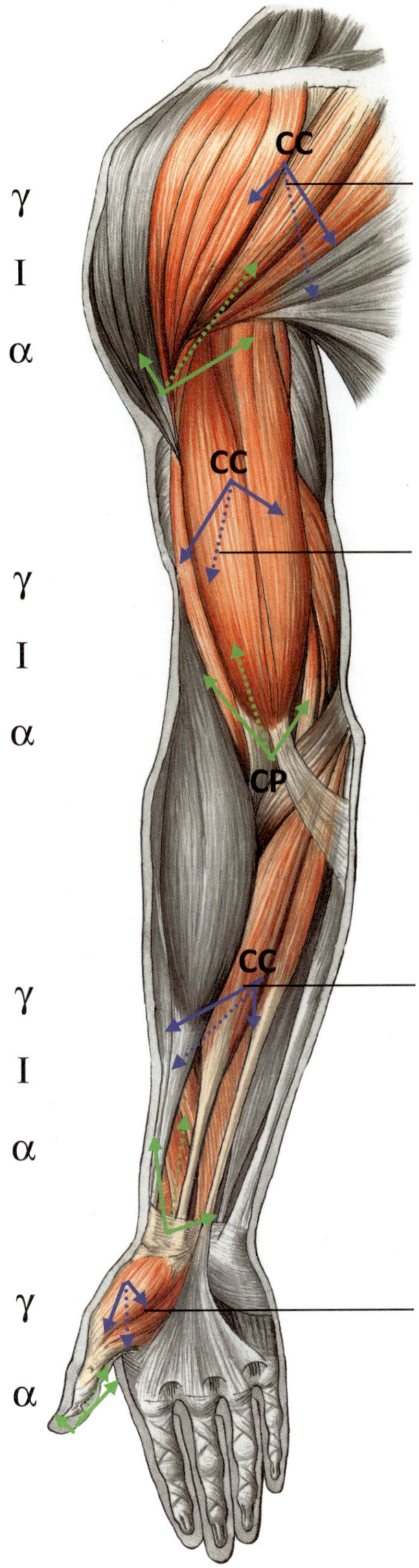

humerus가 antepulsion할 때 통증이 발생한다.
만약 어깨세모근과 큰가슴근의 빗장부분(CC) 사이 고랑의 중간지점에 위치한 근막이 치밀해지면, 일부 신경근육방추의 들신경이 흥분되지 않고, 그로 인해 알파신경회로도 활성화 되지 않는다.
비 정상적으로 활성화된 근방추 바깥 섬유의 수축은 힘줄이 생리적 축을 벗어나도록 합성힘을 이동시킨다. 결과적으로, 오목위팔관절과 어깨세모근 힘줄에서 문제가 발생한다.

cubitus가 antepulsion할 때 통증이 발생한다.
만약 위팔두갈래근 힘살(CC) 위의 팔 중간지점에 위치한 근막이 치밀해지면, 일부 신경근육방추의 들신경이 흥분하지 않아 이것들의 알파신경회로를 활성화시키지 않는다.
비 정상적으로 활성화된 근방추 바깥 섬유의 수축은 힘줄이 생리적 축을 벗어나도록 합성힘을 이동시킨다. 결과적으로, 팔꿉관절의 문제가 발생한다.

carpus가 antepulsion할 때 통증이 발생한다.
만약 노쪽손목굽힘근 힘살(CC) 위에 위치한 근막이 치밀해지면, 일부 신경근육방추의 들신경이 흥분하지 않아 이것들의 알파신경회로를 활성화시키지 않는다. 비 정상적으로 활성화된 근방추 바깥 섬유의 수축은 힘줄이 생리적 축을 벗어나도록 합성힘을 이동시킨다.
결과적으로, 손목관절에 문제가 생기고, 가끔 노쪽손목굽힘근 힘줄에서 보상성 낭종이 발생할 수 있다.

엄지가 antepulsion할 때 통증이 발생한다.
만약 엄지두덩(CC) 중심 위에 위치한 근막이 치밀해지면, 일부 신경근육방추의 들신경이 흥분하지 않아 이것들의 알파신경회로를 활성화시키지 않는다.
비 정상적으로 활성화된 근방추 바깥 섬유의 수축은 힘줄이 생리적 축을 벗어나도록 합성힘을 이동시킨다. 결과적으로, 손허리손가락관절과 마디뼈사이관절에 문제가 발생한다.

그림 2.9 감마회로의 기능부전
(출처: G. Chiarugi and L. Bucciante, Istituzioni di anatomia dell'uomo. Piccin Nuova Libraria, Padova 1983).

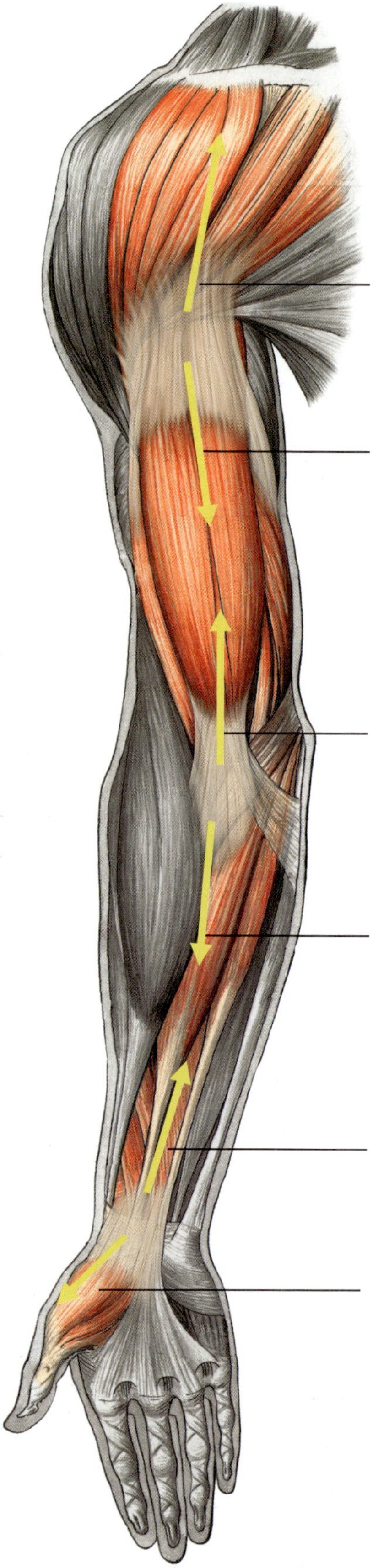

ANTEPULSION 연속된 근막과 신장반사

ANTEPULSION SEQUENCE AND STRETCH REFLEX

ante-humerus 근막단위와 ante-cubitus 근막단위의 협력작용
큰가슴근과 어깨세모근의 얕은층 섬유는 팔 앞쪽 부분의 널힘줄성 근막을 형성하는 힘줄 연장부에 이는곳을 제공한다(그림 2.12).
ante-humerus 근막단위의 수축은 앞쪽 위팔근막을 몸쪽으로 견인한다.
위팔근은 위팔근막의 근육사이막에서 시작하여 수축할 때 먼쪽으로 견인한다. 이 근막들의 닿는곳은 an-hu 근막단위와 an-cu 근막단위가 동시에 붙는다.

ante-cubitus 근막단위와 ante-carpus 근막단위의 협력작용
위팔두갈래근의 얕은층 섬유는 아래팔의 널힘줄성 근막에 붙는 힘줄 연장부에 이는곳을 제공한다(그림 2.13).
ante-cubitus 근막단위의 수축은 앞쪽 아래팔근막을 몸쪽으로 견인한다.
노쪽손목굽힘근의 많은 근섬유는 이 근막들에서 시작하고, 이것의 수축은 앞쪽 아래팔근막을 먼쪽으로 견인한다.

ante-carpus 근막단위와 ante-digiti 근막단위의 협력작용
긴손바닥근의 근섬유는 엄지두덩 근막을 형성하는 힘줄 연장부에 이는곳을 제공한다(그림 2.15).
ante-carpus 근막단위의 수축은 이 근막을 몸쪽으로 견인한다.
엄지두덩 근육은 이 근막과 굽힘근지지띠에서 시작하고, 이것들의 수축은 굽힘근지지띠를 먼쪽으로 견인한다.

그림 2.10 팔의 antepulsion 연속된 근막의 협력작용
(출처: G. Chiarugi and L. Bucciante, Istituzioni di anatomia dell'uomo, Piccin Nuova Libraria, Padova 1983).

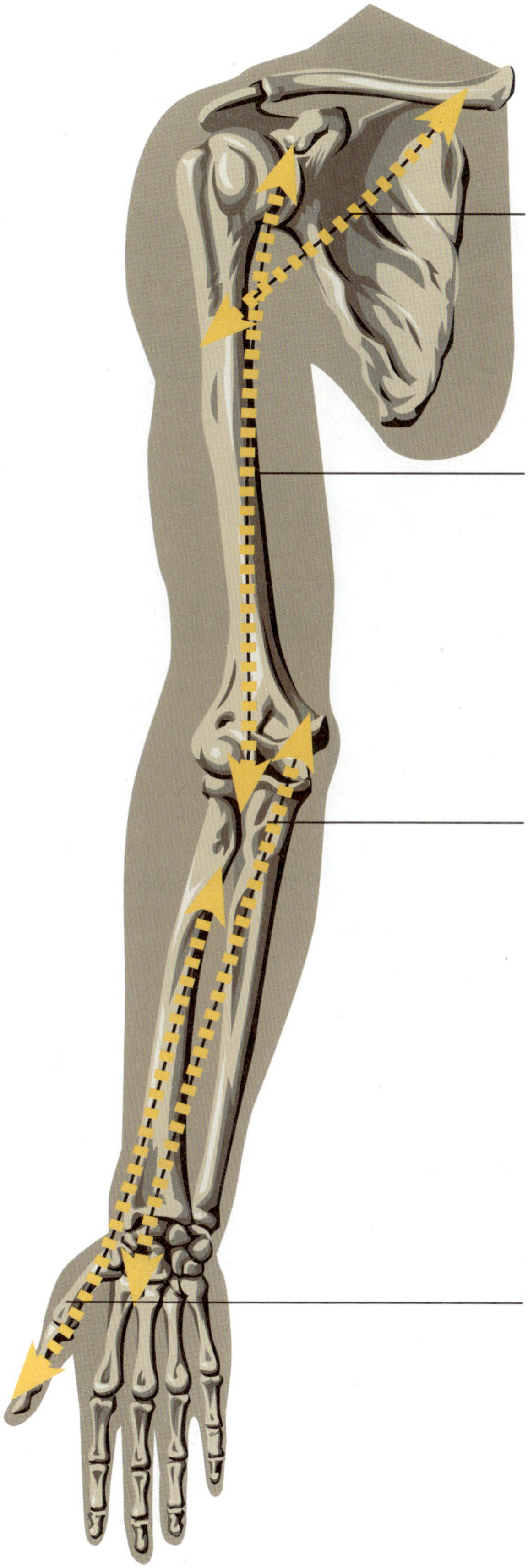

골지힘줄기관의 활성화

ACTIVATION OF THE GOLGI TENDON ORGANS

ante-scapula와 ante-humerus 사이의 결합 작용

큰가슴근의 빗장부분은 scapula와 humerus의 antepulsion에 작용한다. scapula와 humerus가 단일 기능단위를 형성하기 때문에, 한 분절의 antepulsion은 항상 다른 분절의 antepulsion과 함께 일어난다.

ante-humerus와 ante-cubitus 사이의 결합 작용

위팔두갈래근의 짧은갈래는 부리돌기에서 시작하여, 노뼈거친면에 착지한다. 그러므로 위팔두갈래근은 humerus와 cubitus에 동시에 작용한다.

어깨와 팔꿈치가 굽힘할 때, 위팔두갈래근의 몸쪽 힘줄과 먼쪽 힘줄의 골지힘줄기관은 양쪽 관절의 각도 변화를 토대로 작용해야 한다.

ante-cubitus와 ante-carpus 사이의 결합 작용

노쪽손목굽힘근은 안쪽위관절융기에서 시작하여 손허리뼈에 착지한다. 노쪽손목굽힘근의 몸쪽 힘줄과 먼쪽 힘줄의 골지힘줄기관은 관절의 각도가 변할 때 노쪽손목굽힘근의 알파신경을 점진적으로 억제해야 한다.

ante-carpus와 ante-digiti (엄지) 사이의 결합 작용

긴엄지굽힘근은 노뼈거친면 밑에서 시작하여 엄지 먼쪽마디뼈바닥에서 착지하기 때문에, 동시에 손목과 엄지에 작용한다.

물체를 잡아서 몸 쪽으로 가져갈 때, 긴엄지굽힘근의 몸쪽 힘줄과 먼쪽 힘줄의 골지힘줄기관이 알파신경을 점진적으로 억제해야 한다. 이것은 각도 변화와 힘줄 콜라겐섬유의 비틀림에 의해 결정된다.

그림 2.11 팔의 antepulsion을 위한 다관절근육

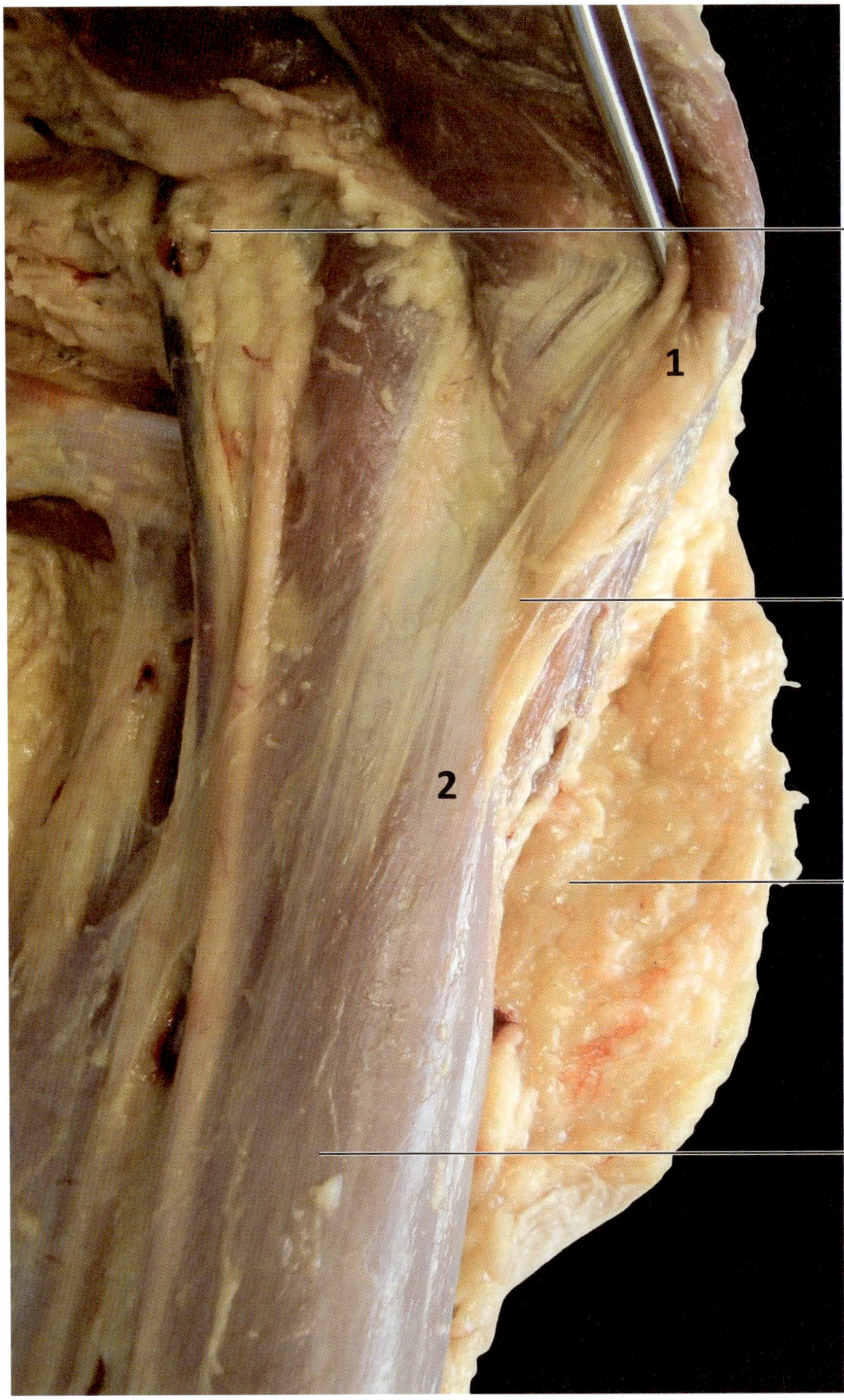

그림 2.12 앞쪽 위팔근막에 있는 큰가슴근의 힘줄 연장부. 포셉(1)으로 큰가슴근을 몸쪽으로 견인하면, 이 견인력은 앞쪽 위팔근막(2)으로 전달된다.

사진의 가로선은 해부학 부위를 설명하고, 숫자 (1,2)는 근막의 생리를 나타낸다. 숫자 1은 작용을 의미하고, 2는 이것의 결과를 의미한다.

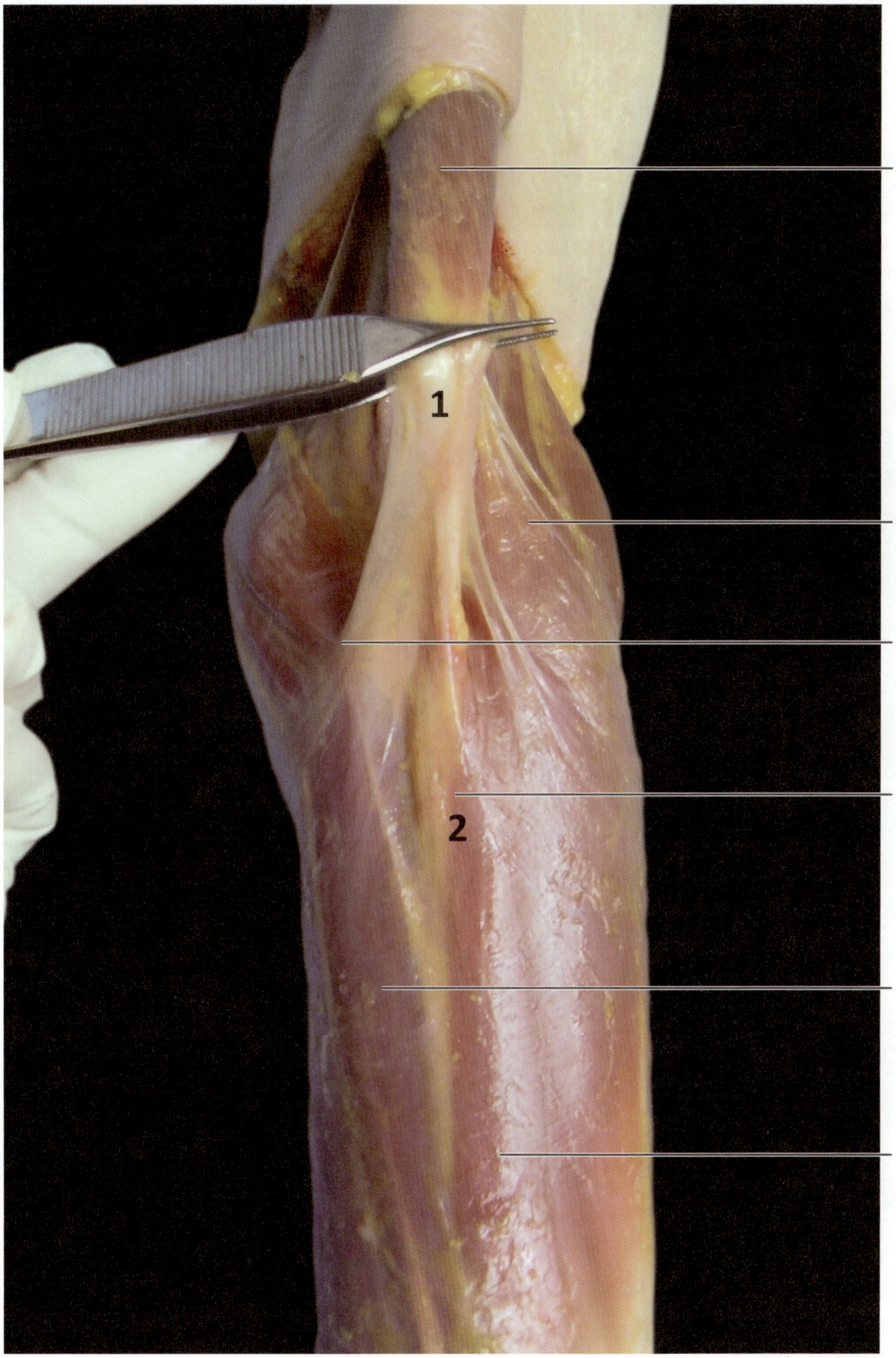

그림 2.13 아래팔근막에 있는 lacertus fibrosus의 힘줄 연장부. 포셉으로 lacertus fibrosus(1)를 들어올린다. lacertus fibrosus의 신장은 아래팔의 자쪽면 쪽으로 전이된다. 그 신장은 아래팔의 노쪽면 쪽으로 세로(2)나 가쪽으로 전달된다.

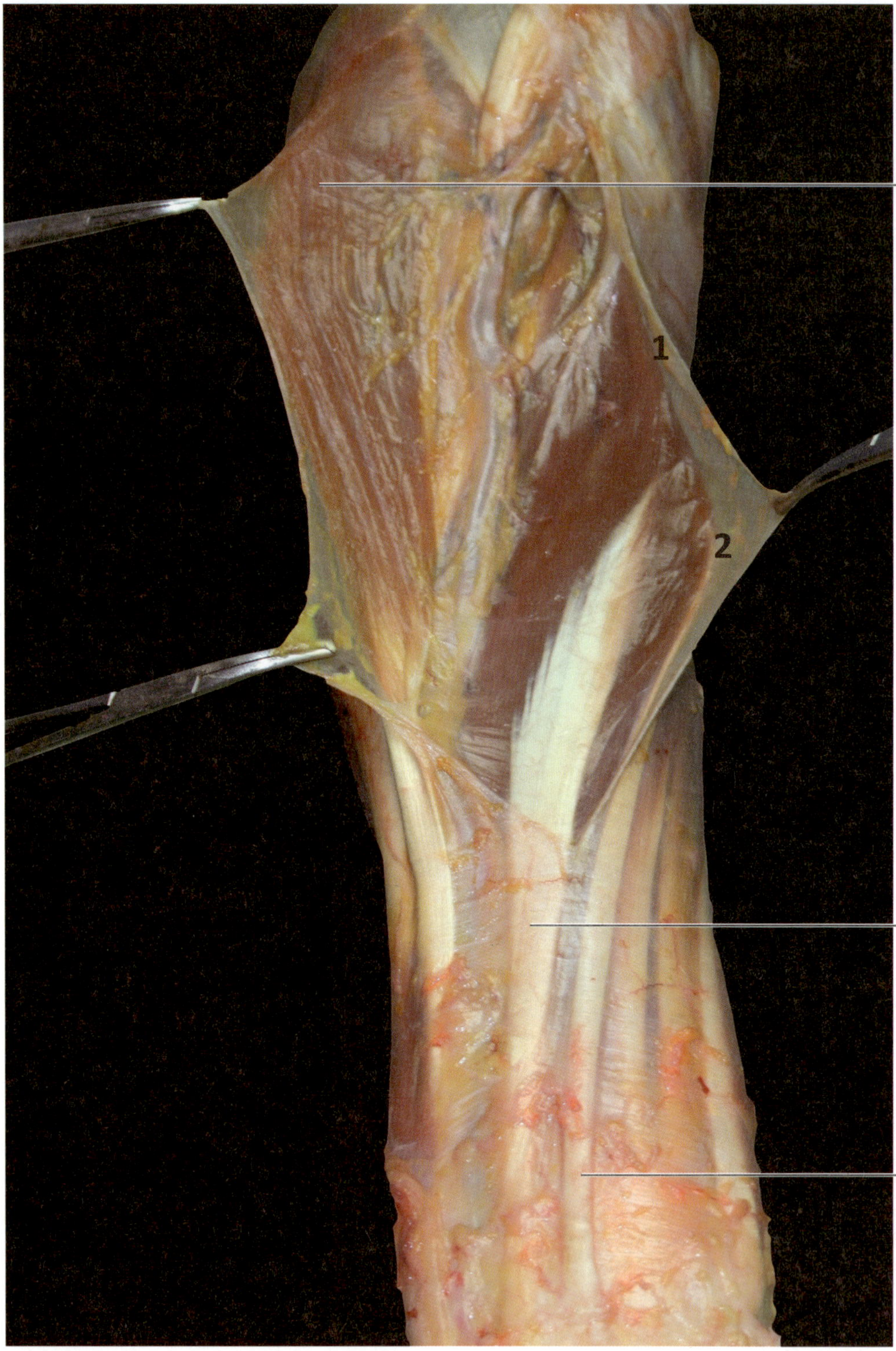

그림 2.14 앞쪽 아래팔근막를 절개하고 가쪽으로 들어올린다. 아래팔근막을 가쪽으로 lacertus fibrosus까지 들어올리면(1), 노쪽손목굽힘근의 많은 섬유가 붙어 있는 근막의 이는곳을 관찰할 수 있다.(2)

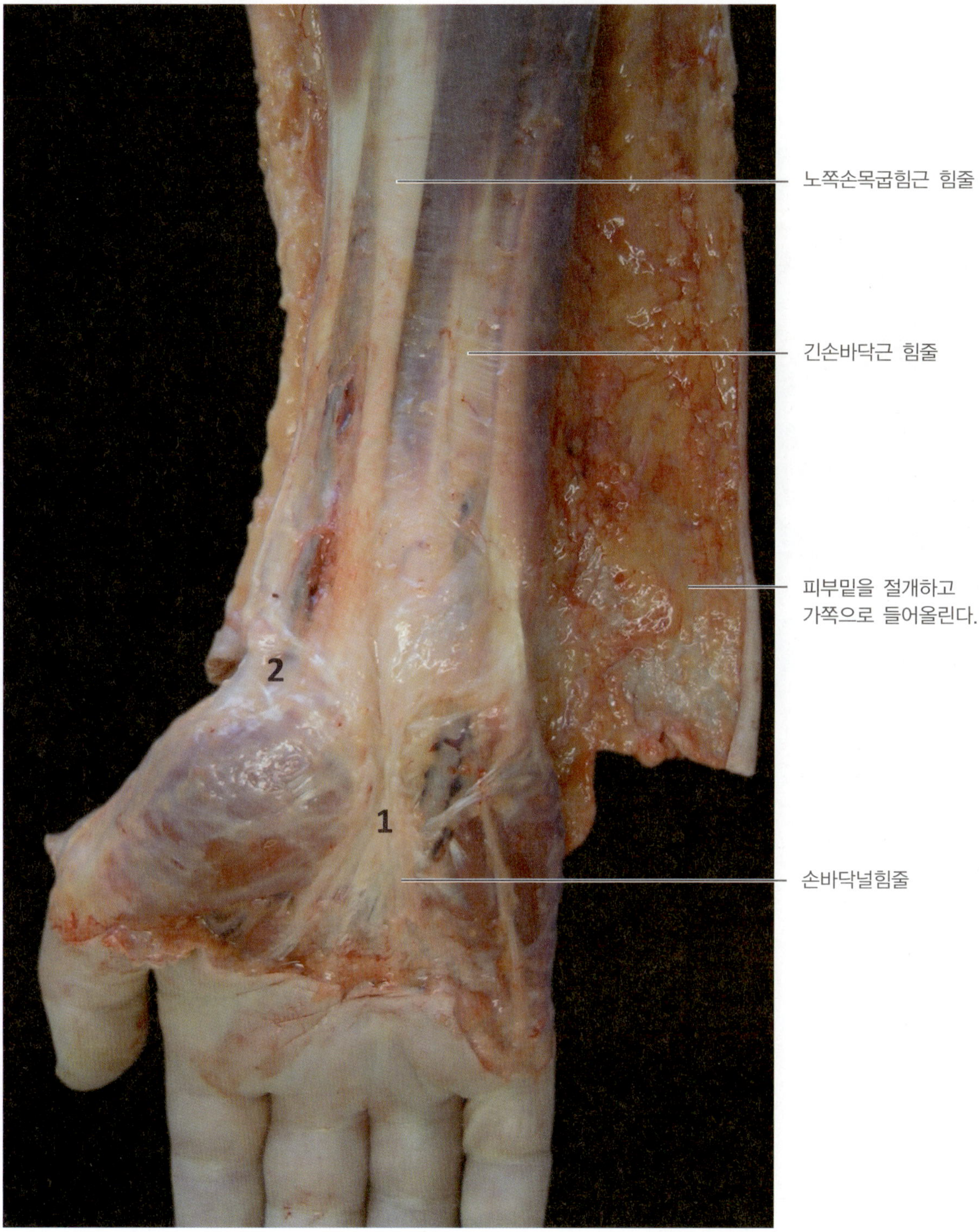

그림 2.15 긴손바닥널힘줄을 가진 손바닥근막. 엄지두덩 근육의 일부가 손바닥널힘줄(1)과 굽힘근지지띠(2)의 이는곳에 부착한다. 이것들은 수축을 통해 이 근막들을 먼쪽으로 견인한다.

팔의 뒤쪽 영역, retropulsion 연속된 근막

POSTERIOR REGION OF THE UPPER LIMB, RETROPULSION SEQUENCE

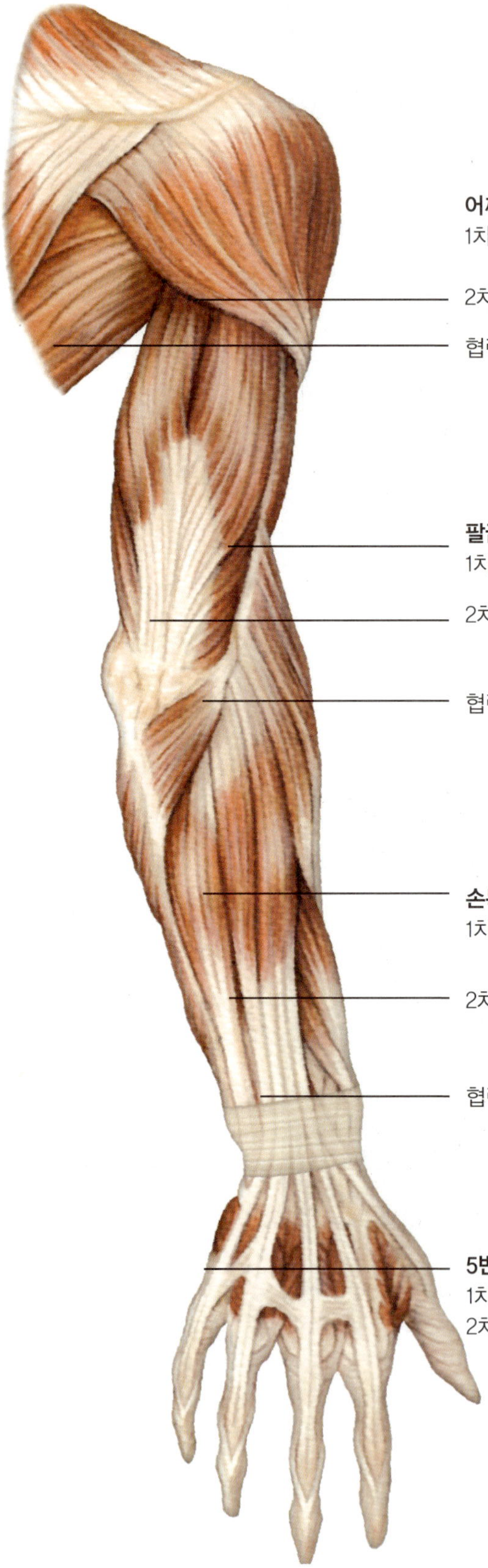

그림 2.16 팔의 뒤쪽 영역

retropulsion 근막 단위에 의해 수행된 분절 운동

SEGMENTARY MOVEMENTS IMPLEMENTED BY THE MF UNITS OF RETROPULSION

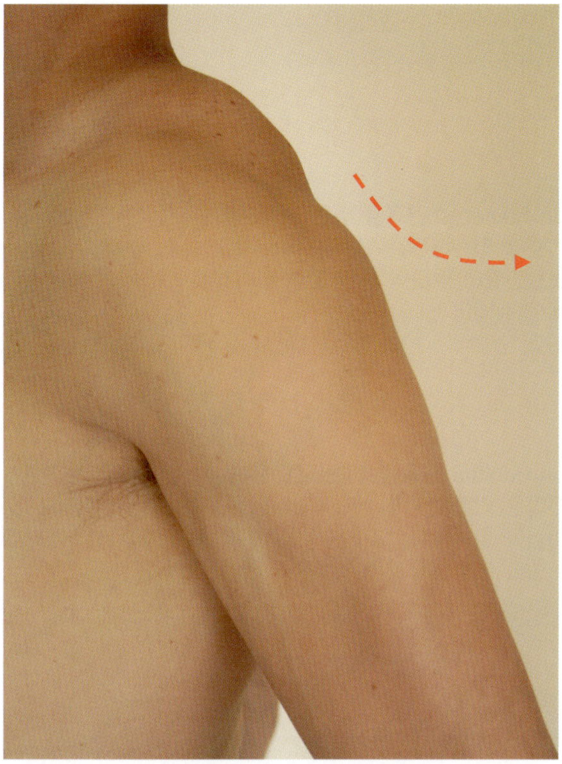

그림 2.17 어깨관절의 폄, retro-humerus 근막단위에 의해 움직임이 발생된다.

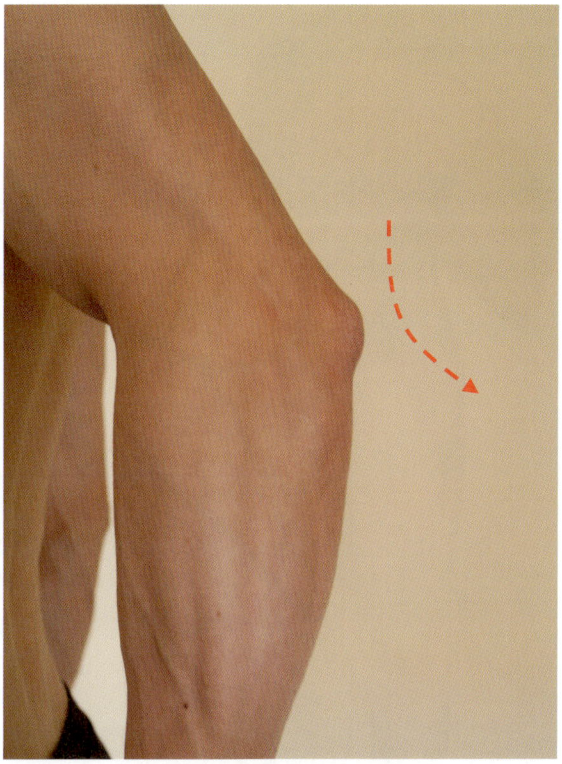

그림 2.18 팔꿉관절의 폄, retro-cubitus 근막단위에 의해 움직임이 발생된다.

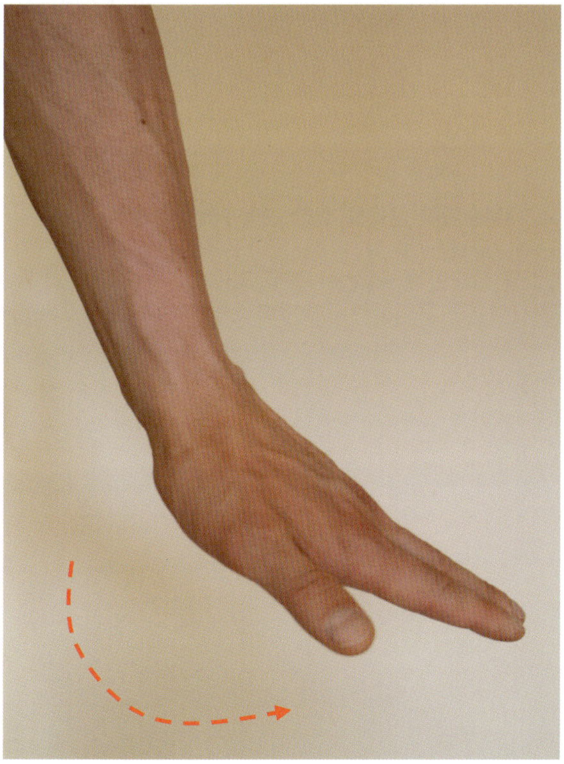

그림 2.19 손목의 폄, retro-carpus 근막단위에 의해 움직임이 발생된다.

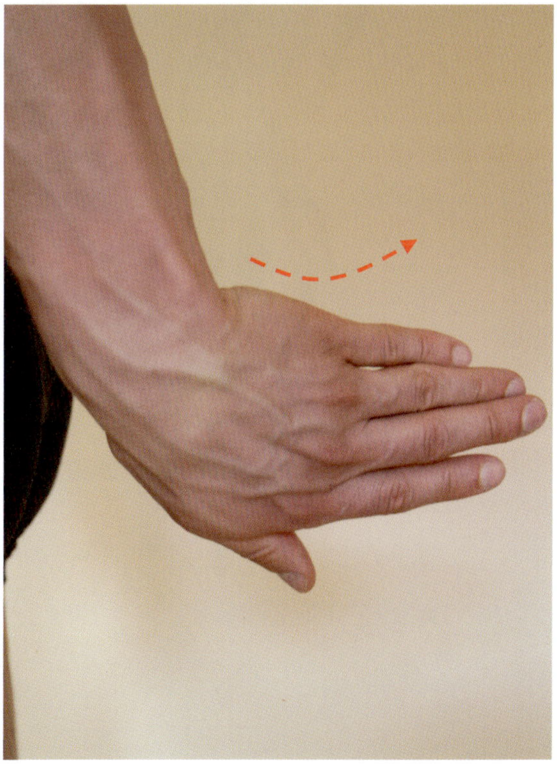

그림 2.20 5번째 손가락의 폄, retro-digiti (5번째 손가락) 근막단위에 의해 움직임이 발생된다.

팔의 retropulsion 근육의 구획 (그림 2.21)

COMPARTMENTS FOR THE MUSCLES
OF RETROPULSION, UPPER LIMB (Fig. 2.21)

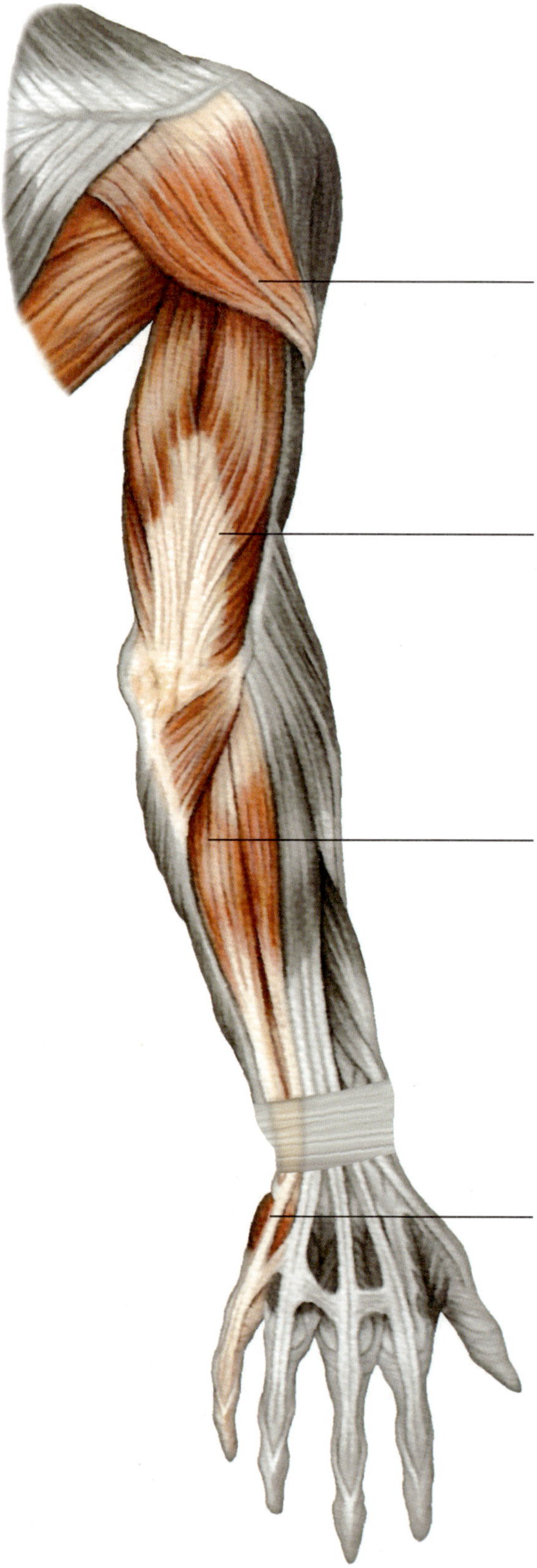

그림 2.21 retropulsion 근육의 근막구획

retropulsion humerus 근육을 위한 근막구획
넓은등근을 덮고 있는 근막은 큰원근과 위팔세갈래근 긴갈래의 근막과 연결된다. 어깨세모근의 가시부분도 같은 근막에 연결되어 있다.

retropulsion cubitus 근육을 위한 근막구획
뒤쪽 위팔근막은 안쪽사이막과 가쪽사이막을 통해 위팔세갈래근 주위의 말이집을 형성한다. 이것은 위팔세갈래근, 팔꿈치머리돌기 및 팔꿈치근의 힘줄 위를 지나가는 뒤쪽 아래팔근막과 연결된다.

retropulsion carpus 근육을 위한 근막구획
자쪽손목폄근과 새끼폄근은 손가락폄근이 부착하는 가쪽위관절융기에서 시작한다. 뒤쪽 아래팔근막은 팔꿈치근 위를 지나서, 자뼈에 부착한다(그림 2.29). 이것은 자쪽손목폄근과 새끼폄근을 가르는 사이막을 형성한다.

retropulsion 새끼손가락 근육을 위한 근막구획
자쪽손목폄근과 새끼폄근을 둘러싸는 근막구획은 폄근지지띠 밑을 통과한다. 이것은 새끼두덩근육과 4번째 등쪽뼈사이근을 포함하는 근막구획과 연결된다(그림 2.30).

retropulsion 근막 단위에 의해 수행된 팔 전체 운동

GLOBAL MOVEMENT IMPLEMENTED BY THE RETROPULSION SEQUENCE

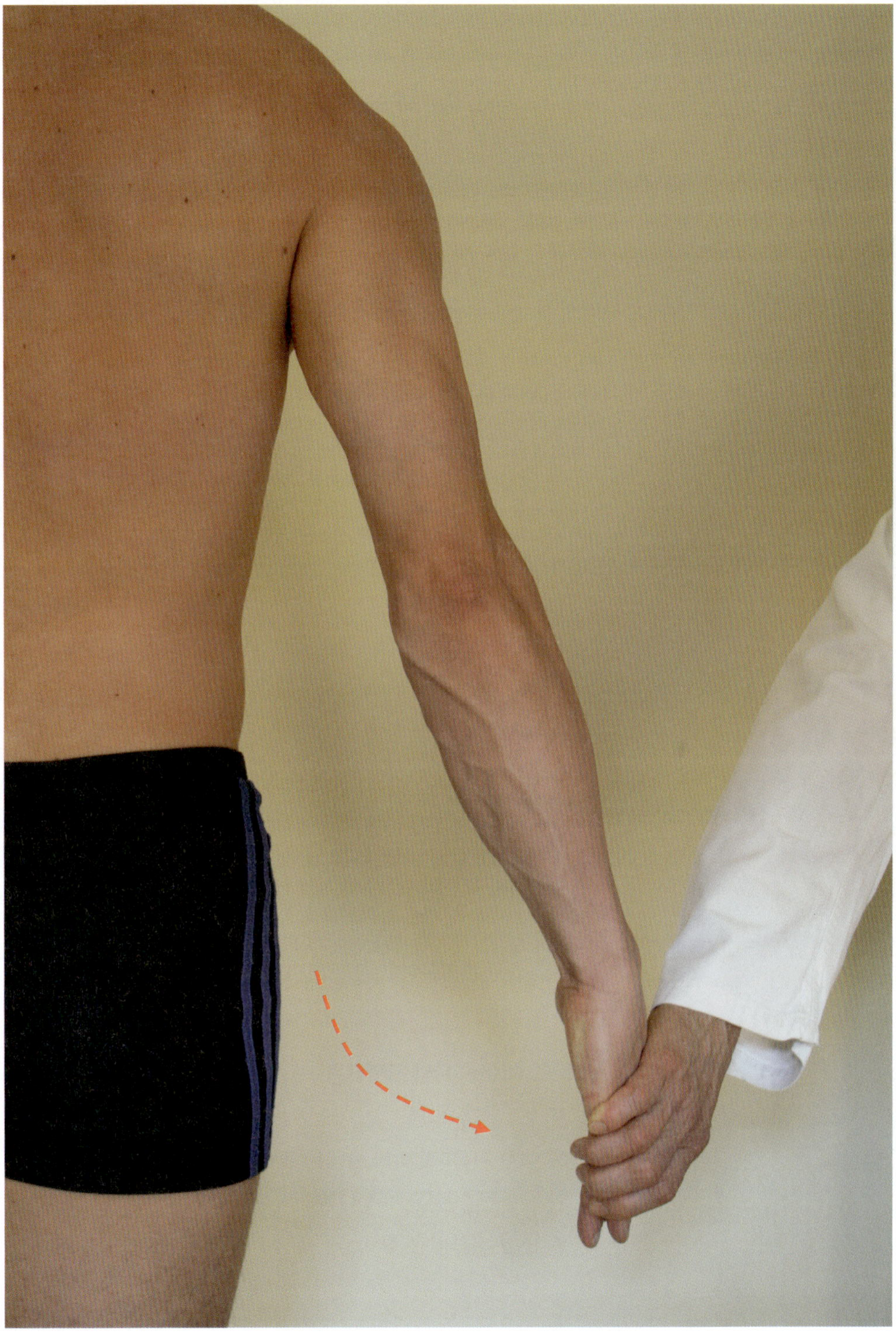

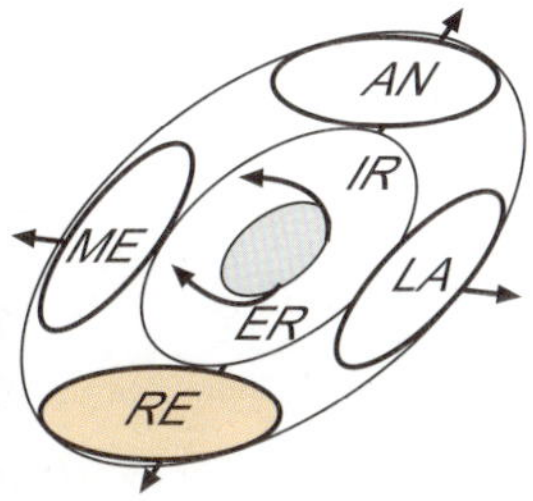

retro-humerus

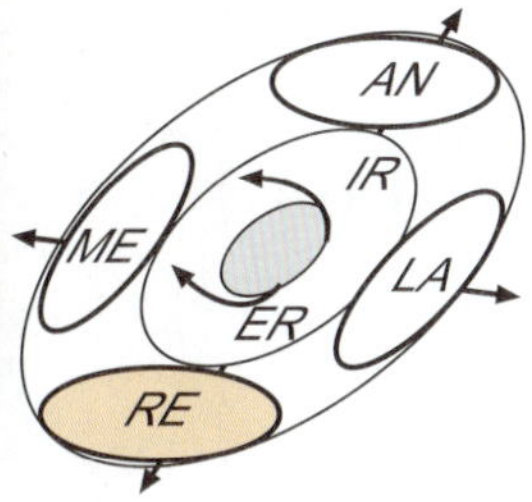

retro-cubitus

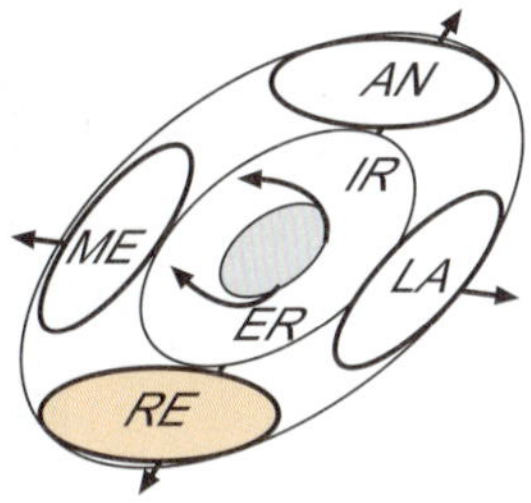

retro-carpus

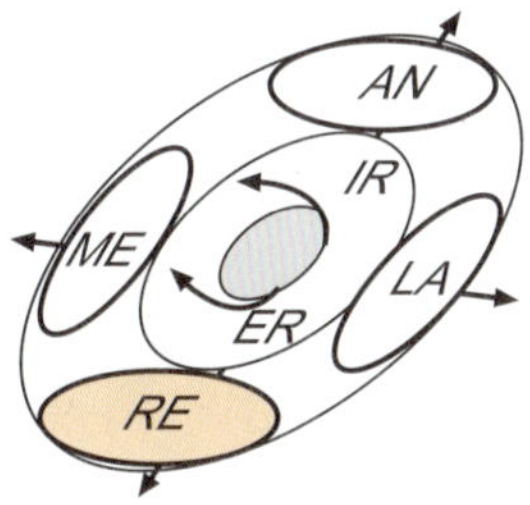

retro-digiti

그림 2.22 팔 전체를 뒤쪽으로 가져가는 retropulsion 연속된 근막의 수축

4개의 retropulsion 근막단위를 참여시키려면, 새끼손가락에 저항을 적용해야 한다. 만약 저항이 팔꿈치에 적용되면, retro-humerus 근막단위만 활성화될 것이다. 저항은 신장반사를 통해 4개의 근막단위를 동원해야 한다. retropulsion 구획의 근막 신장은 방향성 운동을 위해 고유수용성을 제공하는 Pacini 수용기와 Ruffini 수용기를 활성화시킨다.

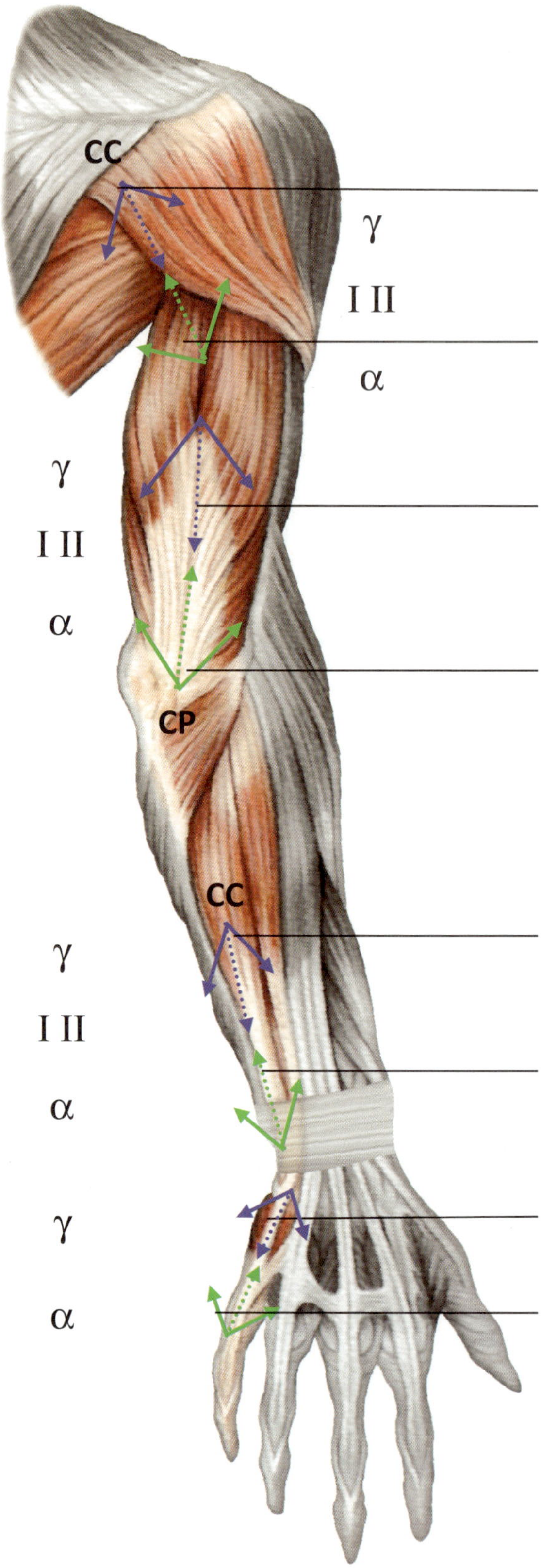

팔의 RETROPULSION 근막단위의 생리학

PHYSIOLOGY OF THE RETROPULSION
MF UNITS IN THE UPPER LIMB

retro–humerus (re–hu)의 근막단위
감마운동신경은 어깨세모근의 가시부분, 위팔세갈래근 긴갈래 및 넓은등근(CC)의 근방추 속 섬유를 자극한다.
근육다발막과 근막에 대한 견인은 어깨세모근의 뒤쪽 다발 쪽으로 모인다. 견인에 대한 근육다발막의 순응은 들신경 I, II로 하여금 감마회로를 닫고, 알파운동신경을 자극한다. 이런 알파운동신경의 자극은 retro–humerus 근막단위의 근방추 바깥 섬유를 수축하게 만든다.

retro–cubitus (re–cu)의 근막단위
감마운동신경은 위팔세갈래근의 근방추 속 섬유를 자극한다.
근육다발막의 견인은 위팔세갈래근의 힘살(CC)에서 모인다.
견인에 대한 근육다발막의 순응은 들신경 I, II로 하여금 감마회로를 닫고, 알파운동신경을 자극한다.
이런 알파운동신경의 자극은 retro–cubitus 근막단위의 근방추 바깥 섬유를 수축한다.

retro–carpus (re–ca)의 근막단위
감마운동신경은 노쪽손목폄근과 긴손가락폄근(CC)의 근방추 속 섬유를 자극한다. 그 근육다발막들의 견인은 협응중심에서 모인다. 견인에 대한 근육다발막의 순응은 들신경 I, II로 하여금 감마회로를 닫고, 알파운동신경을 자극한다. 이런 알파신경의 자극은 retro–carpus 근막단위의 근방추 바깥 섬유를 수축한다

retro–digiti (re–di)의 근막단위
감마운동신경은 새끼벌림근의 근방추 속 섬유를 자극한다.
근육다발막의 견인은 협응중심으로 모인다.
견인에 대한 근육다발막의 순응은 들신경 I, II로 하여금 감마회로를 닫고, 알파운동신경을 자극한다.
이런 알파신경의 자극은 retro–digiti 근막단위의 근방추 바깥 섬유를 수축한다.

노트: 이 그림의 약어 CC와 CP는 공간의 제약 때문에 모든 근막단위에 적용되지 않았다. CC는 파란색 벡터의 수렴 부위에 위치하고, CP는 녹색 벡터의 수렴 부위에 위치한다.

그림 2.23 감마회로의 정상 기능

팔의 RETROPULSION 근막단위의 관절문제

ARTICULAR CONFLICTS IN THE RETROPULSION UNITS IN THE UPPER LIMB

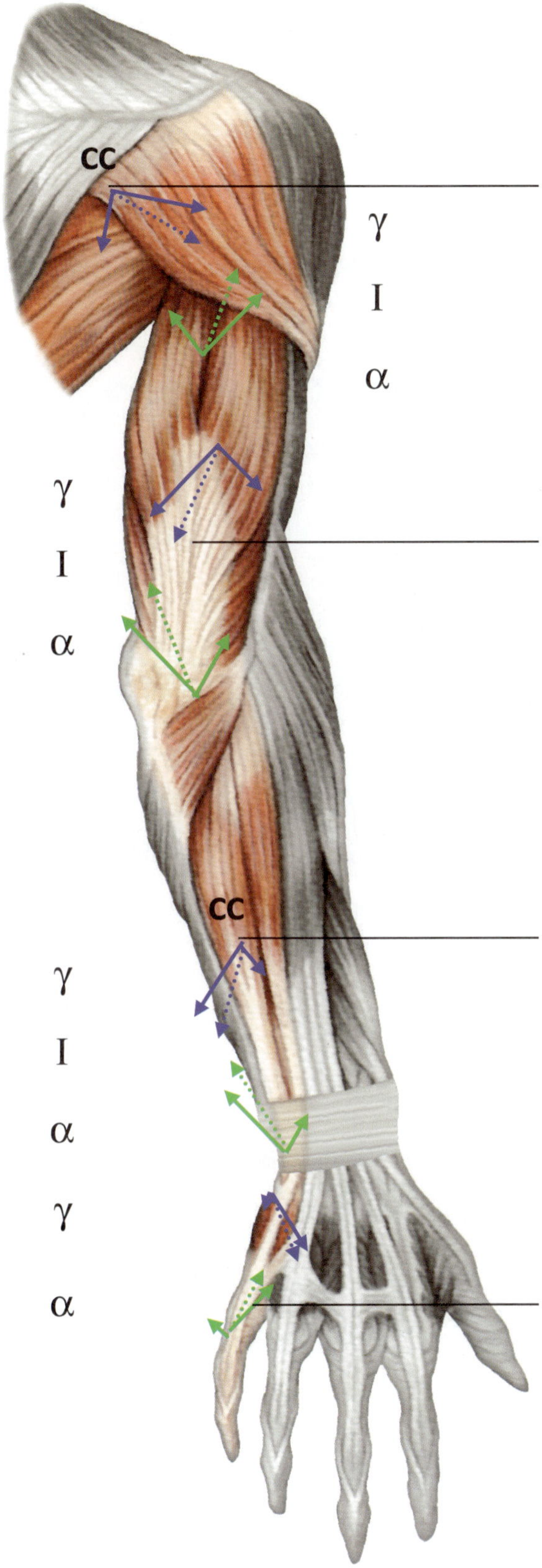

humerus가 retropulsion할 때 통증이 발생한다.
만약 어깨세모근과 위팔세갈래근, 넓은등근(CC)이 만나는 부위의 근막이 치밀해지면, 일부 신경근육방추의 들신경이 흥분되지 않고, 그로 인해 알파신경회로도 활성화 되지 않는다. 비 정상적으로 활성화된 근방추 바깥 섬유의 수축은 힘줄이 생리적 축을 벗어나도록 합성힘을 이동시킨다. 결과적으로, 오목위팔관절의 문제가 발생한다.

cubitus가 retropulsion할 때 통증이 발생한다.
만약 위팔세갈래근 힘살(CC) 위의 팔 중간지점에 위치한 근막이 치밀해지면, 일부 신경근육방추의 들신경이 흥분되지 않고, 그로 인해 알파신경회로도 활성화 되지 않는다. 비 정상적으로 활성화된 근방추 바깥 섬유의 수축은 힘줄이 생리적 축을 벗어나도록 합성힘을 이동시킨다. 결과적으로, 팔꿉관절의 문제가 발생한다.

carpus가 retropulsion할 때 통증이 발생한다.
만약 자쪽손목폄근 힘살(CC) 위에 위치한 근막이 치밀해지면, 일부 신경근육방추의 들신경이 흥분되지 않고, 그로 인해 알파신경회로도 활성화 되지 않는다. 비 정상적으로 활성화된 근방추 바깥 섬유의 수축은 힘줄이 생리적 축을 벗어나도록 합성힘을 이동시킨다. 결과적으로, 골 부착부 병증으로 인해 손목관절의 문제가 발생한다.

새끼손가락이 retropulsion할 때 통증이 발생한다.
만약 새끼두덩(CC)의 가쪽에 위치한 근막이 치밀해지면, 일부 신경근육방추의 들신경이 흥분되지 않고, 그로 인해 알파신경회로도 활성화 되지 않는다. 비 정상적으로 활성화된 근방추 바깥 섬유의 수축은 힘줄이 생리적 축을 벗어나도록 합성힘을 이동시킨다. 결과적으로, 새끼손가락의 손허리손가락관절의 문제가 발생한다.

그림 2.24 감마회로의 기능부전

RETROPULSION 연속된 근막과 신장반사
RETROPULSION SEQUENCE AND STRETCH REFLEX

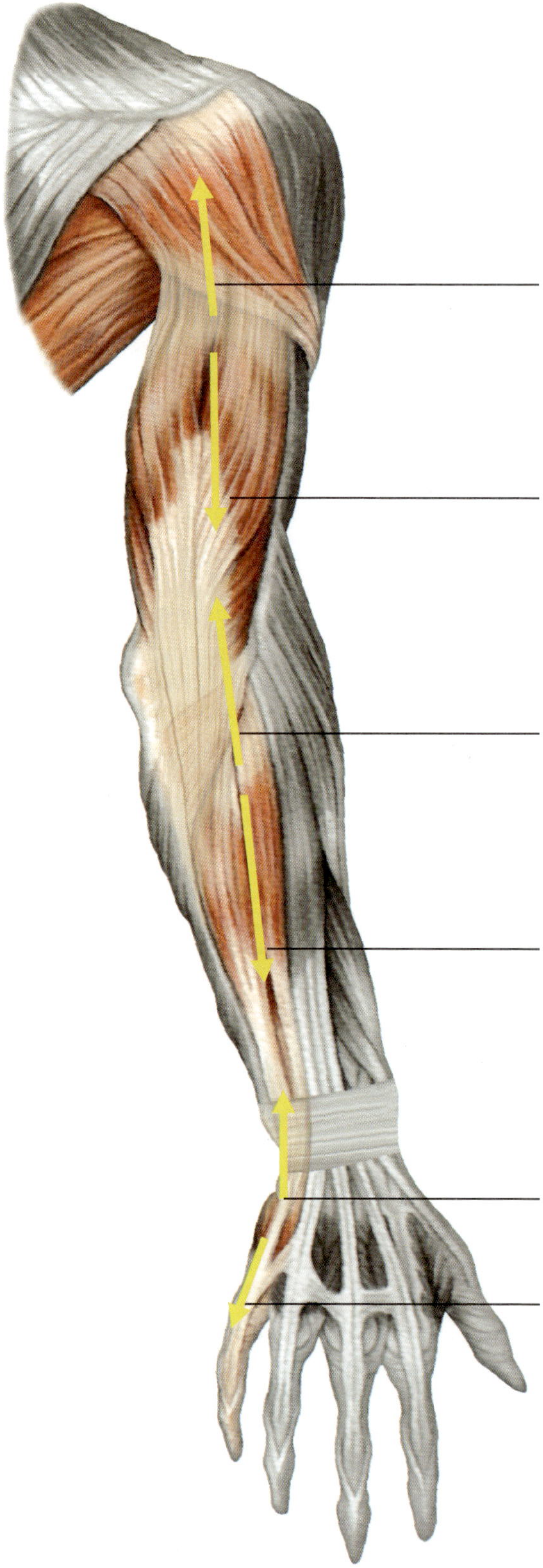

retro-humerus 근막단위와 retro-cubitus 근막단위의 협력작용
어깨세모근의 가시부분과 넓은등근의 얕은층 섬유는 팔 뒤쪽 부분의 널힘줄성 근막에 형성된 힘줄 연장부에 이는곳을 제공한다 (그림 2.27). retro-humerus 근막단위의 수축은 뒤쪽 위팔근막을 몸쪽으로 견인한다. 위팔세갈래근의 가쪽갈래와 안쪽갈래는 이 근막의 안쪽과 가쪽의 근육사이막에서 시작하여, 위팔근막을 먼쪽으로 견인한다.

retro-cubitus 근막단위와 retro-carpus 근막단위의 협력작용
위팔세갈래근의 얕은층 섬유는 아래팔의 널힘줄성 근막에 붙은 힘줄 연장부에 이는곳을 제공한다 (그림 2.28). retro-cubitus 근막단위의 수축은 뒤쪽 아래팔근막을 몸쪽으로 견인한다. 자쪽손목폄근의 많은 근섬유는 이들 근막에서 시작하고, 이것의 수축은 뒤쪽 아래팔근막을 먼쪽으로 견인한다 (그림 2.29).

"아래팔근막은 위팔두갈래근의 lacertus fibrosus에 의해 배쪽으로 강화되고, 또 위팔세갈래근의 lacertus fibrosus에 의해 등쪽으로 강화된다" (Fumagalli Z. 1974).

retro-carpus 근막단위와 retro-digiti 근막단위의 협력작용
노쪽손목폄근의 섬유는 힘줄 연장부에 이는곳을 제공하고, 새끼두덩 근막 안으로 종지한다 (그림 2.30). retro-carpus 근막단위의 수축은 새끼두덩 근육의 이는곳인 새끼두덩 근막을 몸쪽으로 견인한다. 이런 경우, 신경근육방추는 몸쪽 신장에 의해 활성화된다. 만약 retro-digiti 근막단위가 먼저 수축하면, 그 다음 먼쪽-몸쪽 패턴으로 동원이 일어난다.

그림 2.25 팔의 retropulsion 연속된 근막의 협력작용

골지힘줄기관의 활성화

ACTIVATION OF THE GOLGI TENDON ORGANS

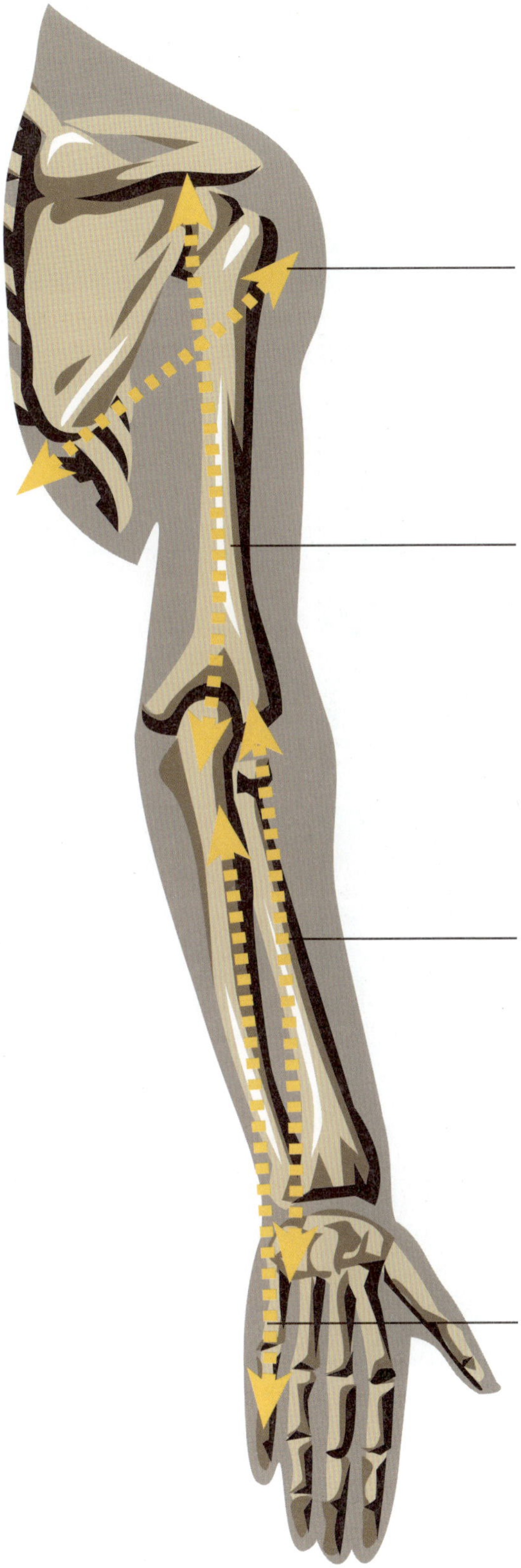

retro–scapula와 retro–humerus 사이의 결합 작용
넓은등근은 어깨뼈 아래각과 위팔뼈에 부착하여, humerus가 retropulsion할 때 scapula를 뒤쪽으로 움직인다.
scapula와 humerus가 단일 기능단위를 형성하기 때문에, 한 분절의 retropulsion은 다른 분절의 retropulsion과 항상 함께 일어난다.

retro–humerus와 retro–cubitus 사이의 결합 작용
위팔세갈래근의 긴갈래는 어깨뼈 오목아래결절에서 시작하여, 자뼈 팔꿈치머리돌기에 착지한다.
그러므로 위팔세갈래근은 humerus와 cubitus에 동시에 작용한다.

retro–cubitus와 retro–carpus 사이의 결합 작용
자쪽손목폄근은 위팔뼈의 가쪽위관절융기에서 시작하여 5번 손허리뼈바닥에 착지한다. 이런 이유로 노쪽손목폄근은 cubitus와 carpus에 동시에 작용한다.
팔꿉관절이 펴하고, 손목이 자쪽치우침과 폄을 할 때, 골지힘줄기관은 관절 각도의 변화와 힘줄 콜라겐 섬유의 비틀림에 따라 활성화된다.

retro–carpus와 retro–digiti (엄지) 사이의 결합 작용
새끼폄근은 자쪽손목폄근과 함께 안쪽위관절융기에서 시작하여, 새끼손가락의 등쪽 널힘줄에 부착한다. 그러므로 새끼폄근은 손목과 새끼손가락에 작용한다.
손목을 폄하면서 손을 펼칠 때 새끼폄근 힘줄의 골지힘줄기관은 관절 각도의 변화와 힘줄 콜라겐 섬유의 비틀림에 따라 활성화된다.

그림 2.26 팔의 retropulsion을 위한 다관절근육

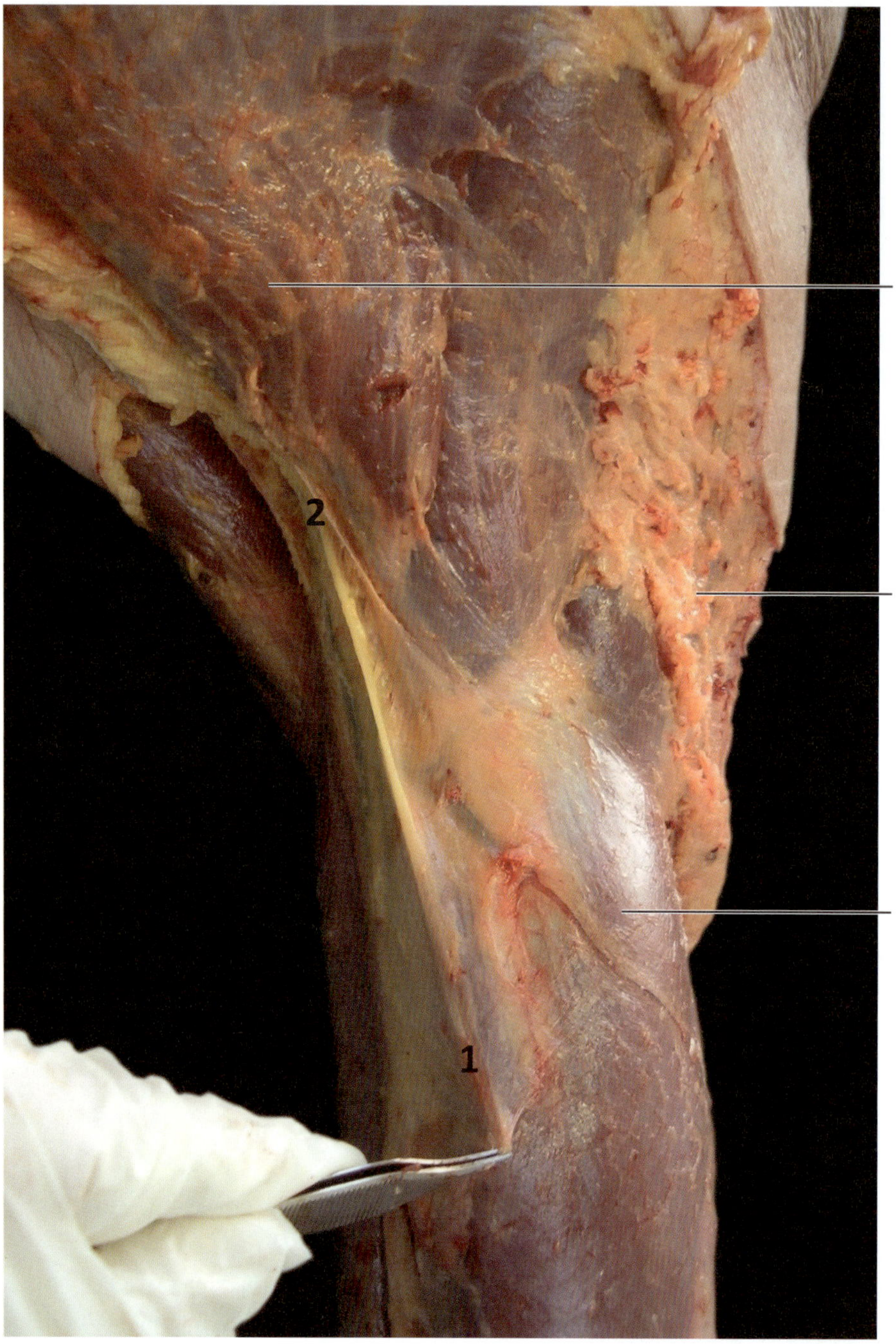

그림 2.27 뒤쪽 위팔근막은 넓은등근과 큰원근의 근막과 연결된다. 뒤쪽 위팔근막의 먼쪽 견인(1)은 넓은등근(2)의 근막으로 전달된다.

사진의 가로선은 해부학 부위를 의미하고, 숫자 1, 2는 근막의 생리를 의미한다. 숫자 1은 작용을 의미하고, 2는 이것의 결과를 의미한다.

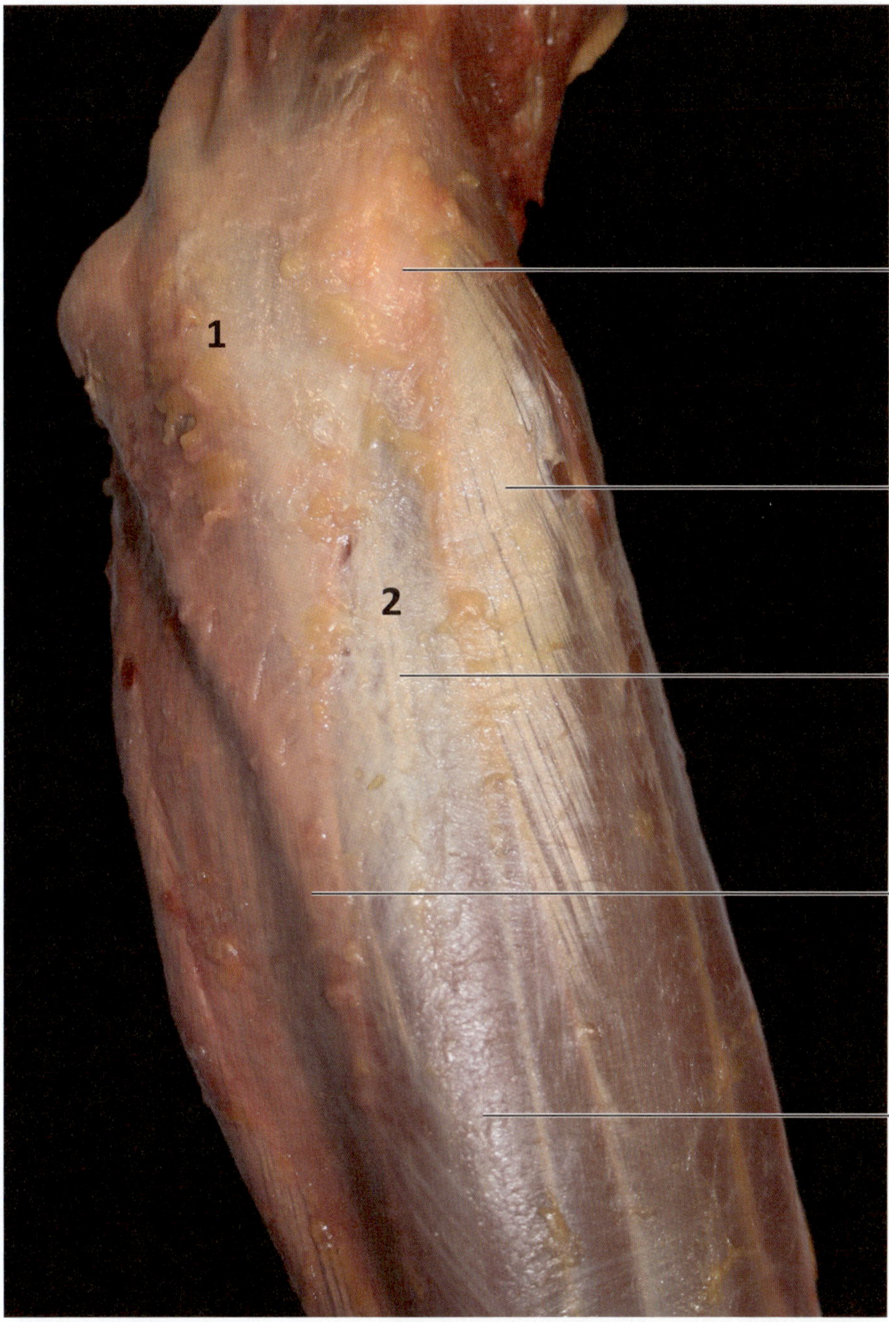

그림 2.28 뒤쪽 아래팔근막과 뒤쪽 위팔근막 사이의 연속성. 위팔세갈래근 힘줄(1)은 위팔두갈래근의 위팔근막섬유와 비슷하게 아래팔근막으로 세로와 사선의 힘줄 연장부를 보낸다.

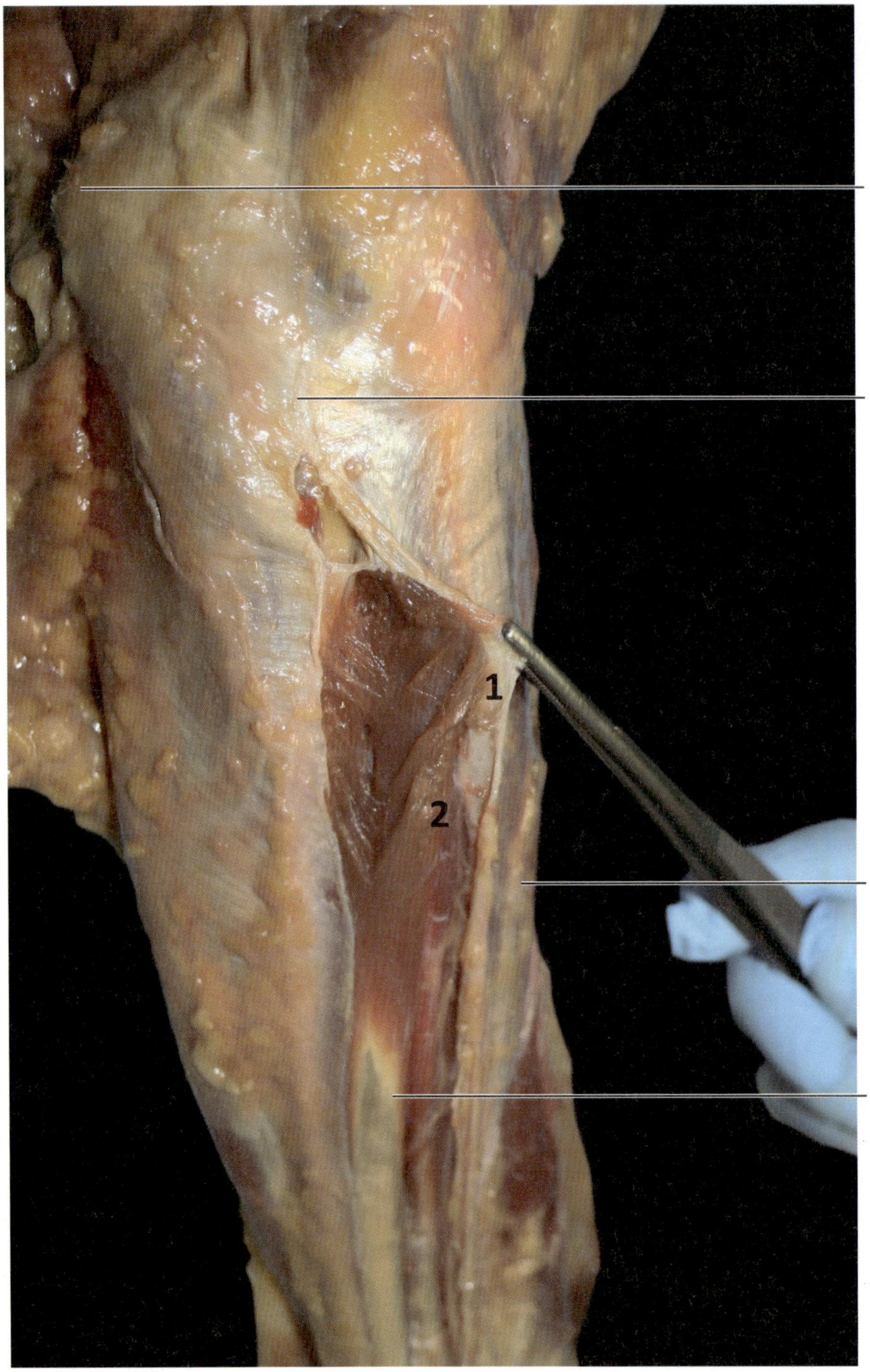

그림 2.29 뒤쪽 아래팔의 널힘줄성 근막을 절개하고, 가쪽으로 들어올린다(1). 자쪽손목폄근의 많은 섬유들은 위쪽에 놓인 근막에서 시작된다(2). 그래서, 자쪽손목폄근의 수축은 근막을 먼쪽으로 견인하고, 위팔세갈래근의 수축은 몸쪽으로 근막을 견인한다.

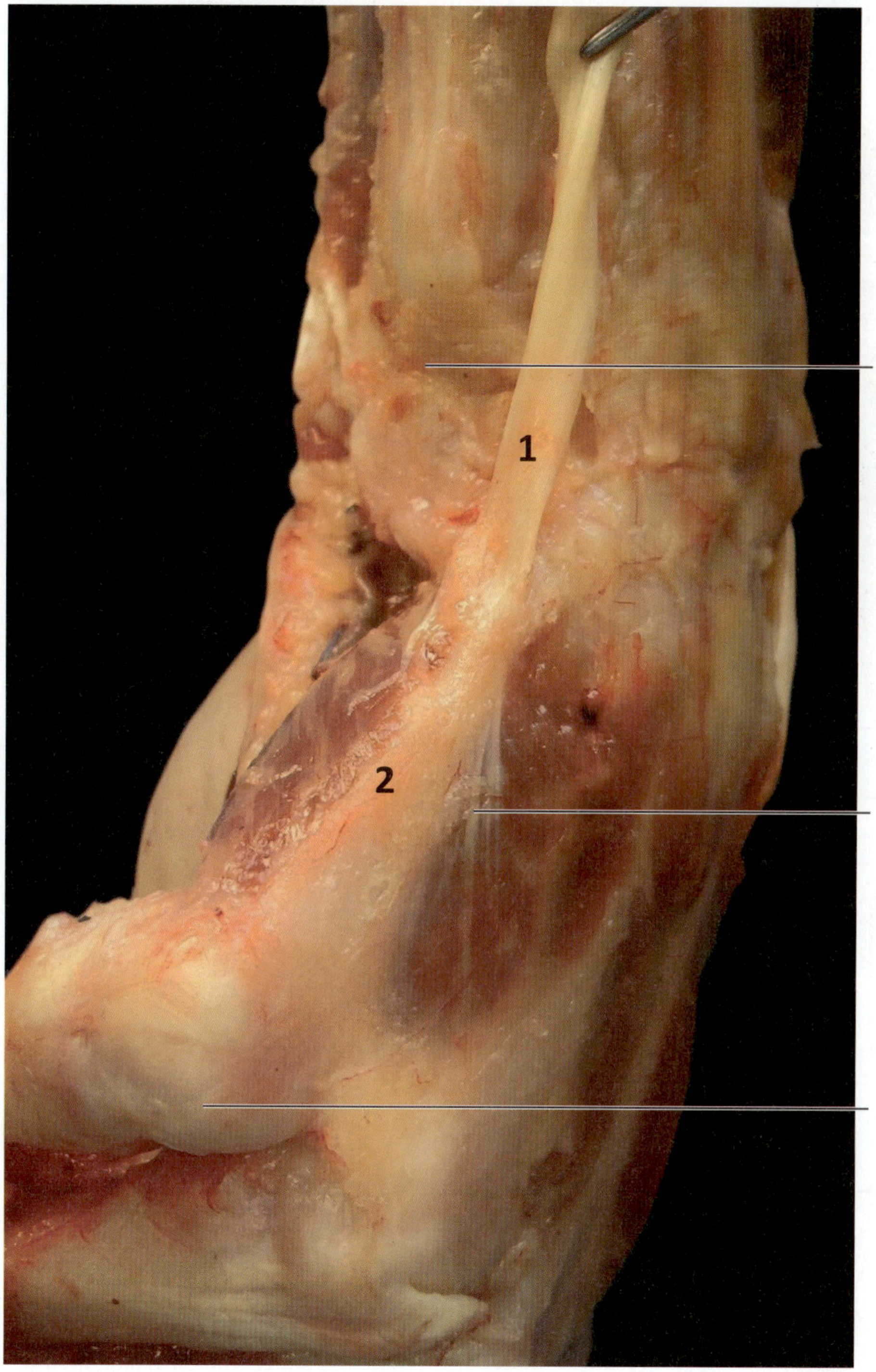

그림 2.30 자쪽손목폄근의 먼쪽 힘줄(1). 자쪽손목폄근의 닿는곳은 5번 손허리뼈바닥에 부착된다. 일부 힘줄 연장부는 손의 등쪽 근막(2)에 붙고, 다른 힘줄 연장부는 새끼두덩의 근막에 붙는다.

팔의 안쪽 영역, mediopulsion 연속된 근막

MEDIAL REGION OF THE UPPER LIMB, MEDIOPULSION SEQUENCE

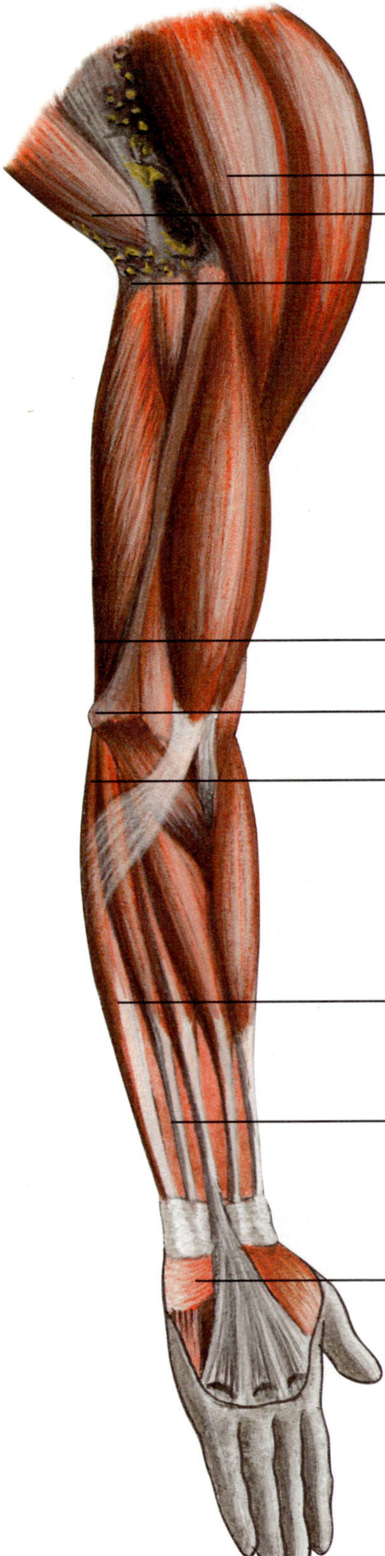

그림 2.31 팔의 안쪽 영역

Mediopulsion 근막 단위에 의해 수행된 분절 운동

SEGMENTARY MOVEMENTS IMPLEMENTED BY THE MF UNITS OF MEDIOPULSION

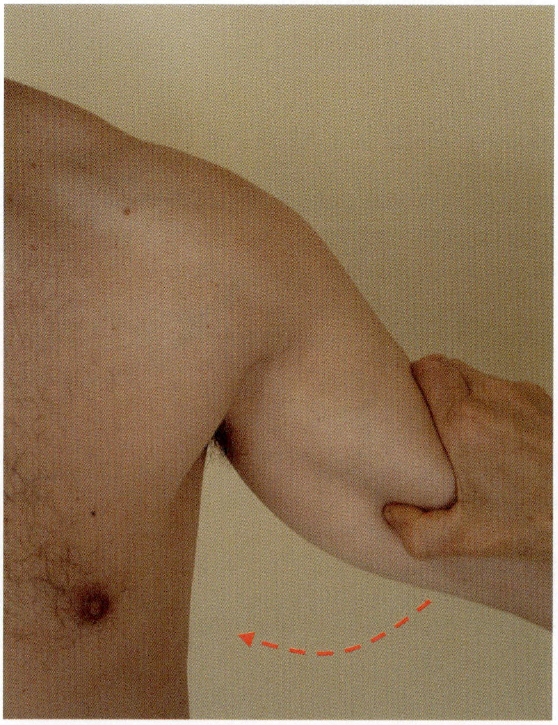

그림 2.32 medio-humerus 근막단위의 저항을 이기고 움직이는 어깨관절의 모음

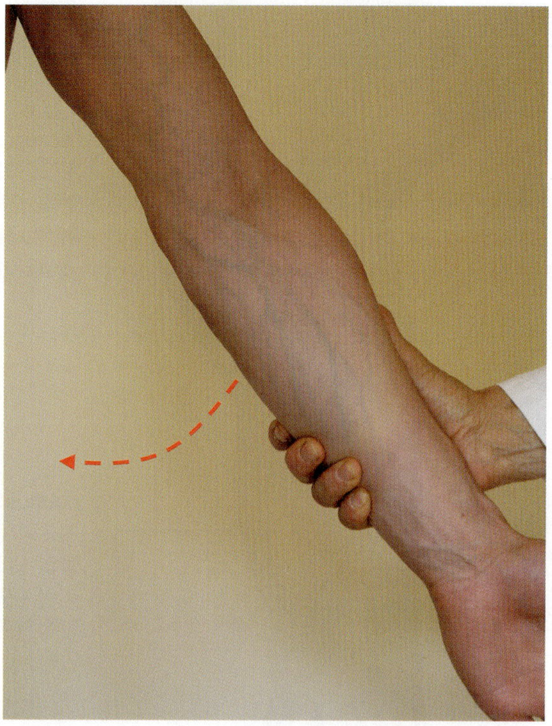

그림 2.33 medio-cubitus 근막단위의 저항을 이기고 움직이는 팔꿉관절의 모음

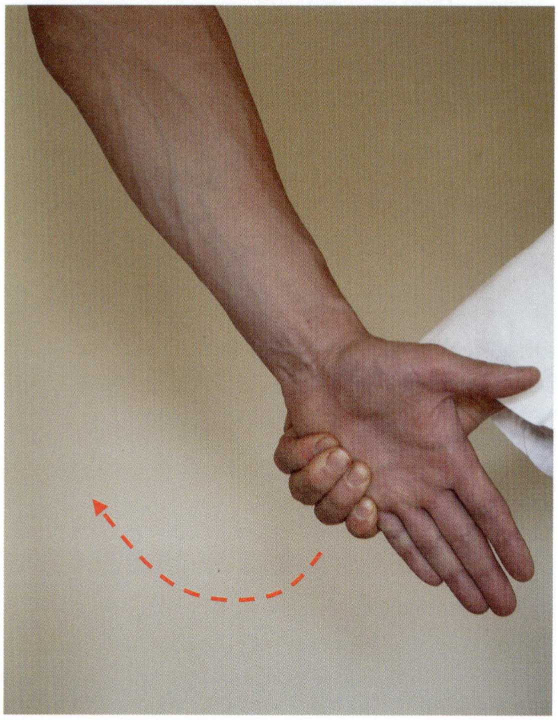

그림 2.34 medio-carpus 근막단위의 저항을 이기고 움직이는 손목의 모음.

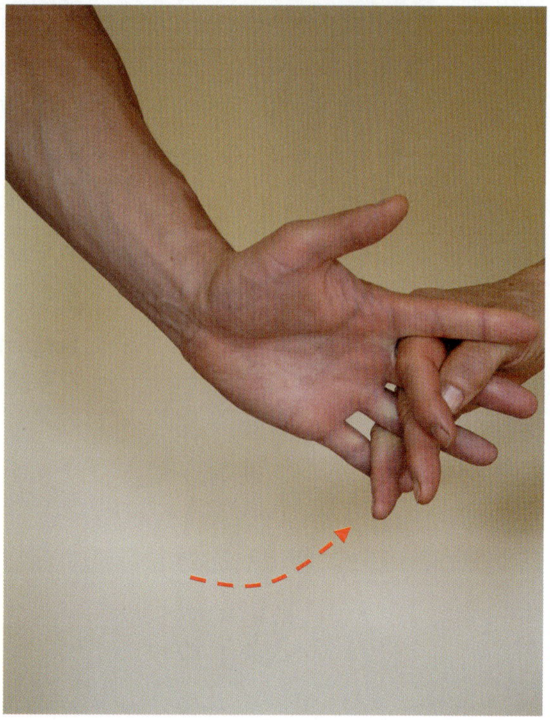

그림 2.35 medio-digiti 근막단위의 저항을 이기고 움직이는 손가락의 모음

검사자는 손을 이용해 화살표가 나타내는 움직임에 저항을 적용한다.

팔의 mediopulsion 근육의 구획 (그림 2.36)

COMPARTMENTS FOR THE MUSCLES OF MEDIOPULSION, UPPER LIMB (Fig. 2.36)

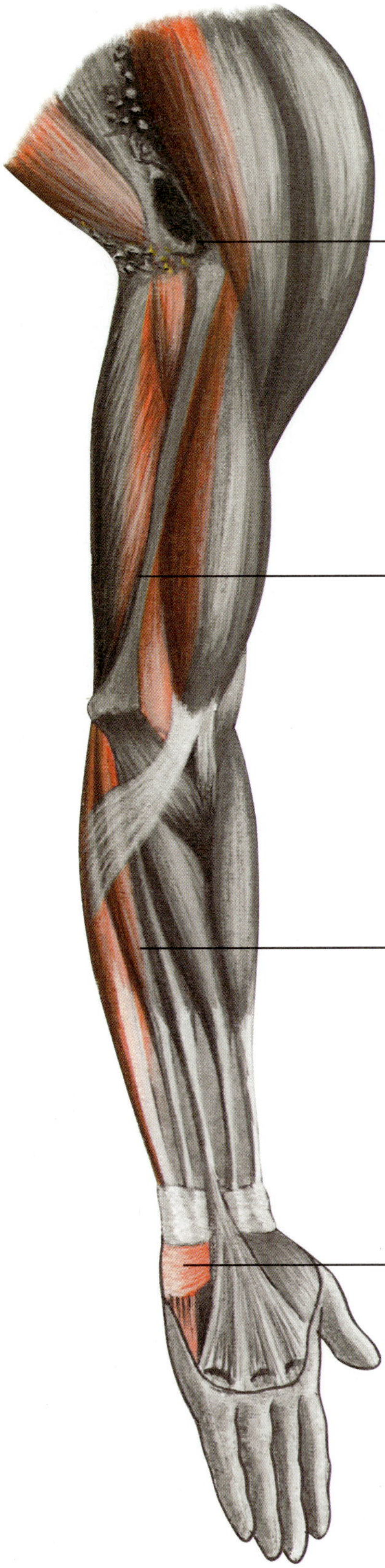

humerus의 mediopulsion 근육을 위한 겨드랑 근막

겨드랑이를 덮고 있는 근막은 큰가슴근과 넓은등근이 결합된 안쪽 근육활을 가지고 있다. 두 번째 근육활은 가쪽에 위치하며, 위팔두갈래근의 안쪽가장자리와 위팔세갈래근의 안쪽가장자리로 구성되어 있다(그림 2.43)

cubitus의 mediopulsion 근육 사이의 근막 사이막

겨드랑 근막은 안쪽 근육사이막을 동반하는 팔의 안쪽 영역까지 연결된다. 위팔세갈래근의 안쪽갈래와 위팔근은 이런 근육사이막에 이는곳을 가진다. 사이막은 안쪽위관절융기(위도르래 근육이 기시하고 안쪽 팔꿉관절의 안정성에 영향을 주는)에서 끝난다.

carpus의 mediopulsion 근육을 위한 근막구획

자쪽손목굽힘근은 3개의 이는곳을 가진다: 위도르래갈래, 팔꿈치머리돌기갈래, 자뼈갈래. 긴손바닥근은 위도르래 부위에서 기시하는 반면, 짧은손바닥근은 손바닥널힘줄에서 기시한다.

새끼손가락의 mediopulsion 근육을 위한 근막구획

자쪽손목굽힘근을 둘러싸는 근막구획은 새끼두덩 근육을 둘러싸는 근막구획에 연결된다.

"자쪽손목굽힘근은 콩알뼈에서 착지하고, 거기에서 갈고리돌기와 5번 손허리뼈까지 계속 이어진다." (Gray H. 1993)

그림 2.36 mediopulsion 근육의 근막구획

mediopulsion 근막 단위에 의해 수행된 팔 전체 운동
GLOBAL MOVEMENT IMPLEMENTED BY THE MEDIOPULSION SEQUENCE

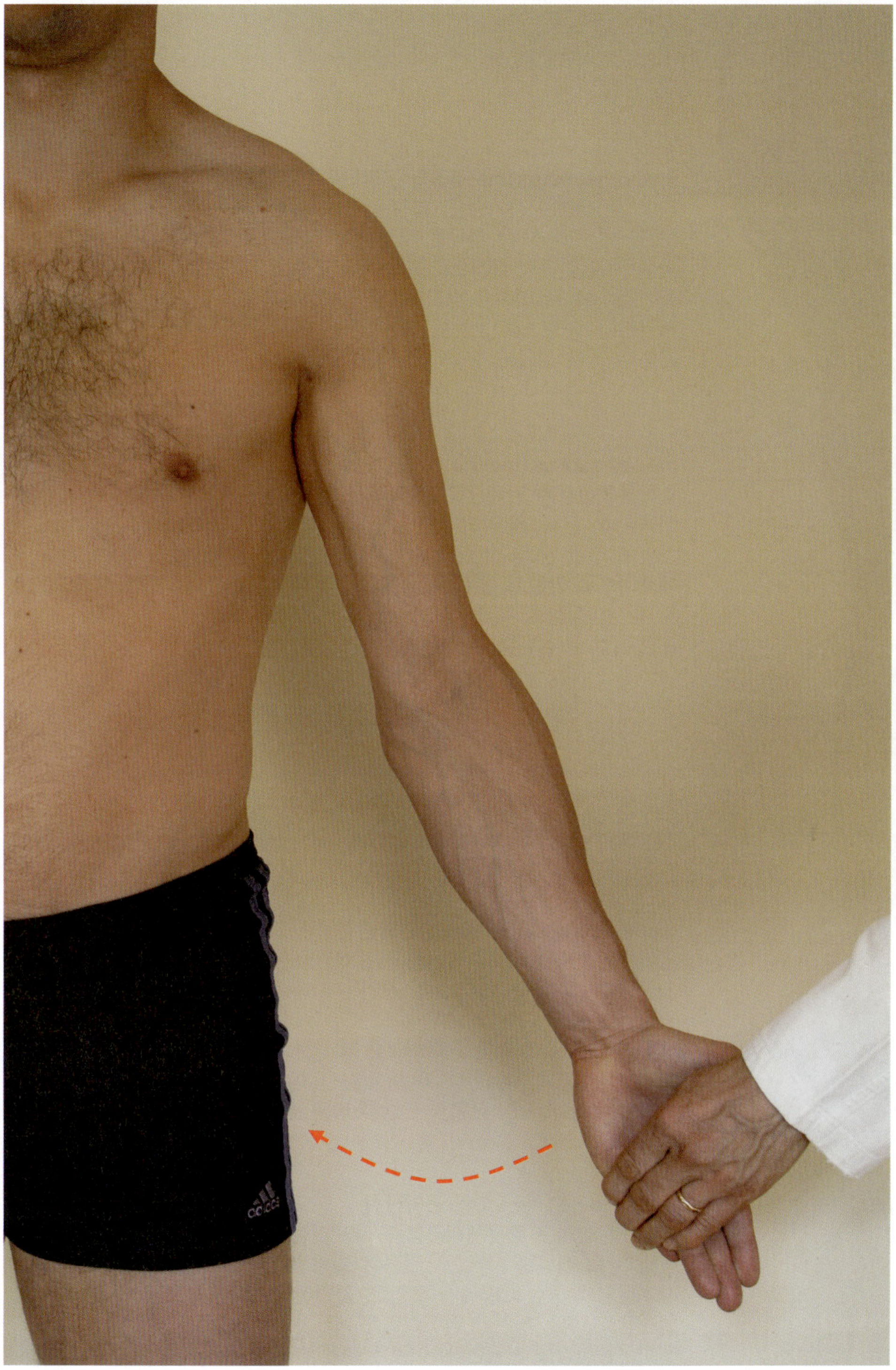

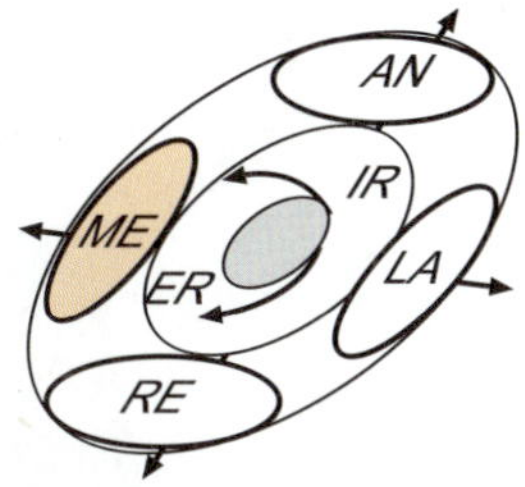

medio-humerus

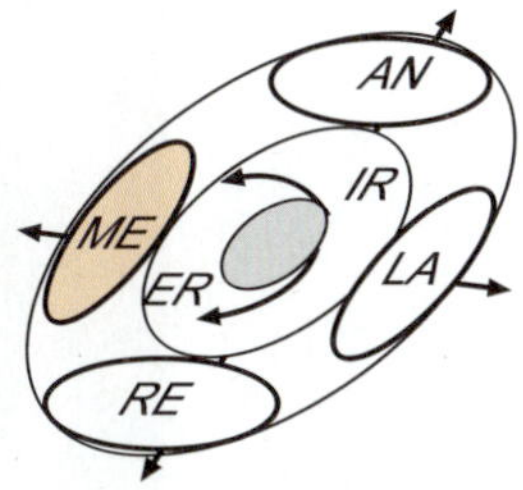

medio-cubitus

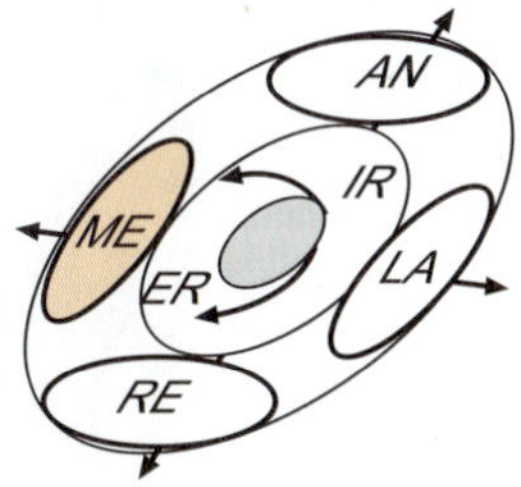

medio-carpus

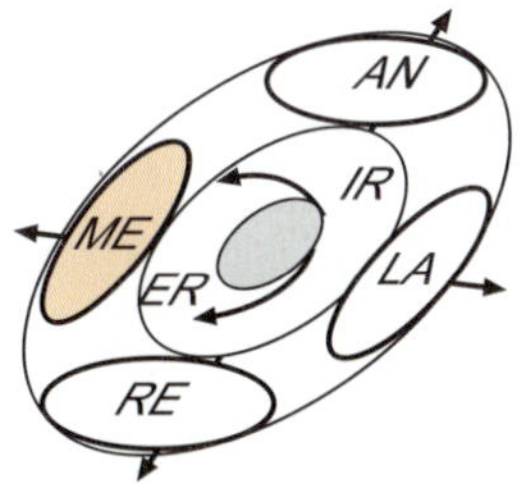

medio-digiti

그림 2.37 팔 전체를 안쪽으로 가져가는 mediopulsion 연속된 근막의 수축

Ruffini와 Pacini와 같은, 고유수용기는 몸 전체에 널리 분포되어 있다. 정확한 근막 형태의 맵핑은 방향의 중요성을 이것들의 들신경에 제공한다.
팔의 mediopulsion은 몸의 안쪽으로 향하는 움직임으로 인지되고 있다. 왜냐하면 이런 움직임을 할 때, 모음근이 속한 근막구획이 신장되기 때문이다.
일반적으로, 특정 방향에 따라 운동정보를 전달하는 신경은 특정 움직임을 위한 들신경 정보도 전달한다.

팔의 MEDIOPULSION 근막단위의 생리학

PHYSIOLOGY OF THE MEDIOPULSION MF UNITS IN THE UPPER LIMB

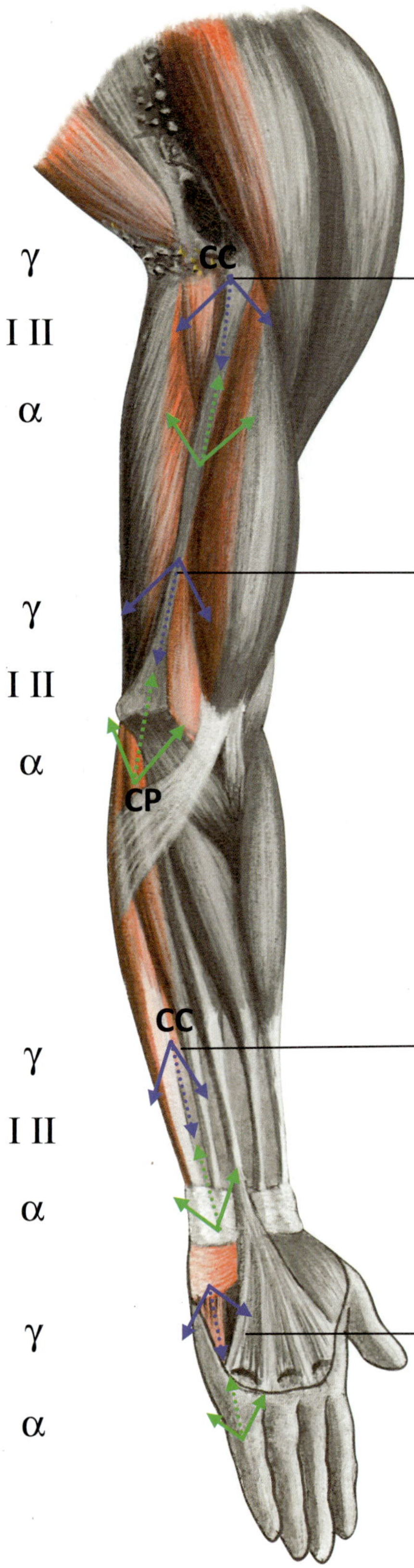

medio-humerus (me-hu)의 근막단위

감마운동신경은 큰가슴근, 넓은등근, 위팔세갈래근 긴갈래 및 큰원근의 근방추 속 섬유를 자극한다. 근육다발막에 대한 견인은 가쪽 겨드랑 근막(CC)으로 모인다. 견인에 대한 근육다발막의 순응은 들신경 I, II로 하여금 감마회로를 닫고, 알파운동신경을 자극한다. 이런 알파운동신경의 자극은 medio-humerus 근막단위의 근방추 바깥 섬유를 수축하게 만든다.

medio-cubitus (me-cu)의 근막단위

감마운동신경은 안쪽근육사이막에서 기시하는 근육의 근방추 속 섬유를 자극한다. 근육다발막의 견인은 근육사이막의 중간지점에서 모인다. 견인에 대한 근육다발막의 순응은 들신경 I, II로 하여금 감마회로를 폐쇄하도록 만들고, 알파운동신경을 자극한다. 이런 알파운동신경의 자극은 안정성을 위해 medio-cubitus 근막단위의 근방추 바깥 섬유를 수축한다.

medio-carpus (me-ca)의 근막단위

감마운동신경은 자쪽손목굽힘근과 새끼폄근의 근방추 속 섬유를 자극한다. 그 근육다발막들의 견인은 자쪽손목굽힘근(CC)의 먼쪽 부위에서 모인다. 견인에 대한 근육다발막의 순응은 들신경 I, II로 하여금 감마회로를 폐쇄하도록 만들고, 알파운동신경을 자극한다. 이런 알파신경의 자극은 medio-carpus 근막단위의 근방추 바깥 섬유를 수축한다.

medio-digiti (me-di)의 근막단위

감마운동신경은 짧은새끼굽힘근, 새끼맞섬근 및 바닥쪽뼈사이근의 근방추 속 섬유를 자극한다. 근육다발막의 견인은 새끼두덩의 중심(CC)에서 모인다. 견인에 대한 근육다발막의 순응은 들신경 I, II로 하여금 감마회로를 폐쇄하도록 만들고, 알파운동신경을 자극한다. 이런 알파신경의 자극은 medio-digiti 근막단위의 근방추 바깥 섬유를 수축한다.

그림 2.38 감마회로의 정상 기능

팔의 MEDIOPULSION 근막단위의 관절문제

ARTICULAR CONFLICTS IN THE MEDIOPULSION UNITS IN THE UPPER LIMB

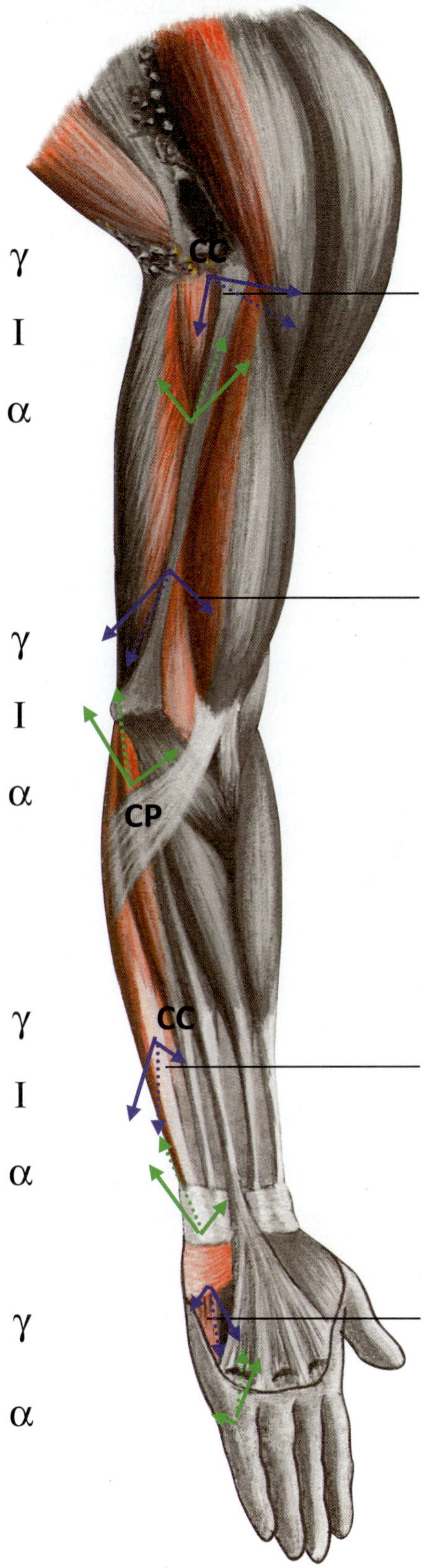

humerus가 mediopulsion할 때 통증이 발생한다.
만약 위팔세갈래근, 위팔두갈래근 및 넓은등근(CC)이 만나는 부위의 근막이 치밀해지면, 일부 신경근육방추의 들신경이 흥분되지 않고, 그로 인해 알파신경회로도 활성화 되지 않는다. 비 정상적으로 활성화된 근방추 바깥 섬유의 수축은 힘줄이 생리적 축을 벗어나도록 합성힘을 이동시킨다. 결과적으로, 오목위팔관절의 문제가 발생한다.

cubitus가 mediopulsion할 때 통증이 발생한다.
만약 위팔세갈래근 안쪽갈래와 위팔근사이의 팔 중간지점(CC)에 위치한 근막이 치밀해지면, 일부 신경근육방추의 들신경이 흥분되지 않고, 그로 인해 알파신경회로도 활성화 되지 않는다. 비 정상적으로 활성화된 근방추 바깥 섬유의 수축은 힘줄이 생리적 축을 벗어나도록 합성힘을 이동시킨다. 결과적으로, 팔꿉관절의 문제가 발생한다.

carpus가 mediopulsion할 때 통증이 발생한다.
만약 자쪽손목굽힘근(CC)의 먼쪽 부위에 위치한 근막이 치밀해지면, 일부 신경근육방추의 들신경이 흥분하지 않아 이것들의 알파신경회로를 활성화시키지 않는다. 비 정상적으로 활성화된 근방추 바깥 섬유의 수축은 힘줄이 생리적 축을 벗어나도록 합성힘을 이동시킨다. 결과적으로, 골 부착부 병증을 가진 손목관절의 문제가 발생한다.

새끼손가락이 mediopulsion할 때 통증이 발생한다.
만약 새끼두덩(CC) 위에 위치한 근막이 치밀해지면, 일부 신경근육방추의 들신경이 흥분하지 않아 이것들의 알파신경회로를 활성화시키지 않는다. 비 정상적으로 활성화된 근방추 바깥 섬유의 수축은 힘줄이 생리적 축을 벗어나도록 합성힘을 이동시킨다. 결과적으로, 5번째 손허리손가락관절의 문제가 발생한다.

그림 2.39 감마회로의 기능부전

MEDIOPULSION 연속된 근막과 신장반사

MEDIOPULSION SEQUENCE AND STRETCH REFLEX

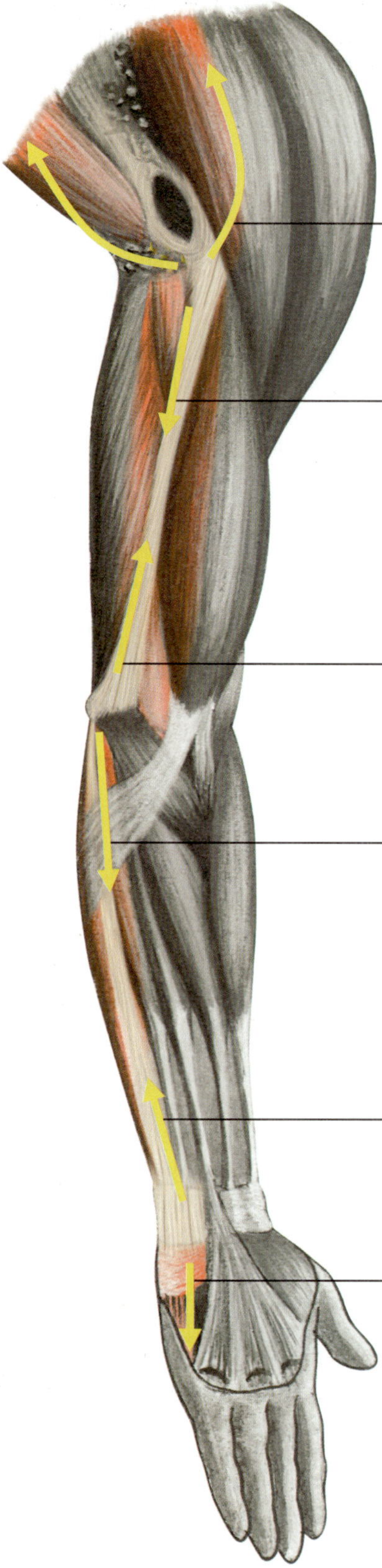

medio-humerus 근막단위와 medio-cubitus 근막단위의 협력작용

겨드랑이를 덮고 있는 근막은 큰가슴근과 넓은등근의 근육에 연결되고, 어깨뼈와 위팔뼈를 움직일 때 양쪽 근육이 겨드랑 근막을 몸쪽으로 견인한다.
겨드랑 근막은 먼쪽인 위팔의 안쪽근육사이막(위팔세갈래근의 안쪽갈래와 위팔근의 이는곳)으로 연결된다.
이 근육들의 견인은 안쪽사이막의 신장에 영향을 준다.

medio-cubitus 근막단위와 medio-carpus 근막단위의 협력작용

부리위팔근의 몇몇 운동단위가 위팔뼈의 모음에 관여한다.
부리위팔근 먼쪽힘줄의 일부는 안쪽근육사이막에 착지한다(그림 2.43).
medio-cubitus 근막단위의 수축은 안쪽 위팔근막을 몸쪽으로 견인한다. 자쪽손목굽힘근(그림 2.44)은 안쪽사이막의 먼쪽 부분에서 시작하고, 수축시 사이막의 먼쪽 신장을 일으킨다.

medio-carpus 근막단위와 medio-digiti 근막단위의 협력작용

자쪽손목굽힘근의 섬유는 새끼두덩 근막으로 착지하는 힘줄 연장부에 이는곳을 제공한다(그림 2.45).
medio-carpus 근막단위의 수축은 근막의 먼쪽 신장에 영향을 준다.
새끼두덩 근육은 지지띠에서 기시하고, 지지띠는 새끼두덩근육이 수축할 때 먼쪽으로 신장된다.

그림 2.40 팔의 mediopulsion 연속된 근막의 협력작용

골지힘줄기관의 활성화

ACTIVATION OF THE GOLGI TENDON ORGANS

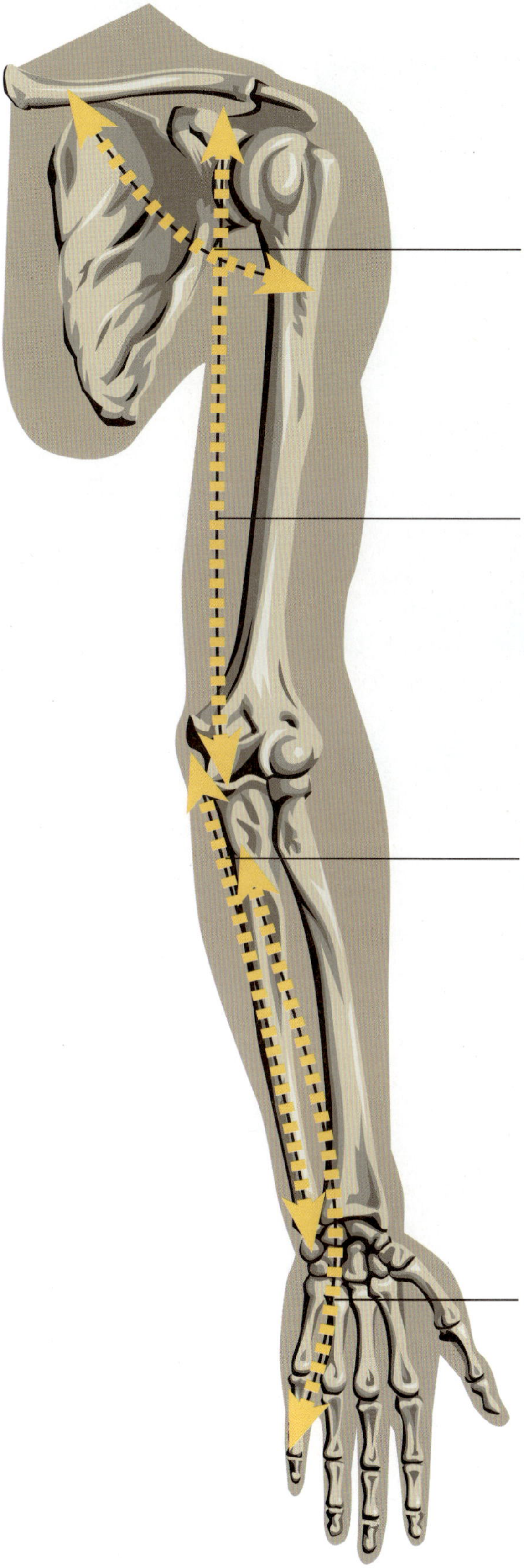

medio-scapula와 medio-humerus 사이의 결합 작용

큰가슴근과 넓은등근은 어깨뼈와 위팔뼈를 모음한다. 겨드랑 근막을 통해 이들 두 근육은 위팔세갈래근 긴갈래와 위팔두갈래근의 짧은갈래에 연결된다.

medio-humerus와 medio-cubitus 사이의 결합 작용

위팔세갈래근의 긴갈래는 어깨뼈 오목아래결절에서 시작하여, 자뼈 팔꿈치머리돌기에 착지한다. 그러므로 위팔세갈래근은 humerus와 cubitus에 동시에 작용한다.
양쪽 손으로 무거운 물체를 잡을 때, 위팔세갈래근의 몸쪽 힘줄과 먼쪽 힘줄에 있는 골지힘줄기관은 어깨관절과 팔꿉관절 사이의 각도 변화에 따라 활성화된다.

medio-cubitus와 medio-carpus 사이의 결합 작용

자쪽손목굽힘근은 위팔뼈의 안쪽위관절융기에서 시작하여 콩알뼈에 부착하기 때문에, cubitus와 carpus에 동시에 작용한다.
양쪽 손으로 무거운 물체를 잡을 때, 자쪽손목굽힘근의 몸쪽 힘줄과 먼쪽 힘줄에 있는 골지힘줄기관은 팔꿉관절과 손목관절 사이의 각도 변화에 따라 활성화된다.

medio-carpus와 medio-digiti 사이의 결합 작용

긴새끼굽힘근은 자쪽손목굽힘근과 함께 안쪽위관절융기에서 시작하여, 콩알뼈와 새끼두덩, 손바닥근막에 부착한다.
그래서 긴새끼굽힘근은 손목과 새끼손가락에 동시에 작용한다.
양쪽 손으로 무거운 물체를 잡을 때, 긴새끼굽힘근 힘줄에 있는 골지힘줄기관은 관절 각도 변화와 쥐기동작하는 손가락의 힘에 따라 활성화된다.

그림 2.41 팔의 mediopulsion을 위한 다관절근육

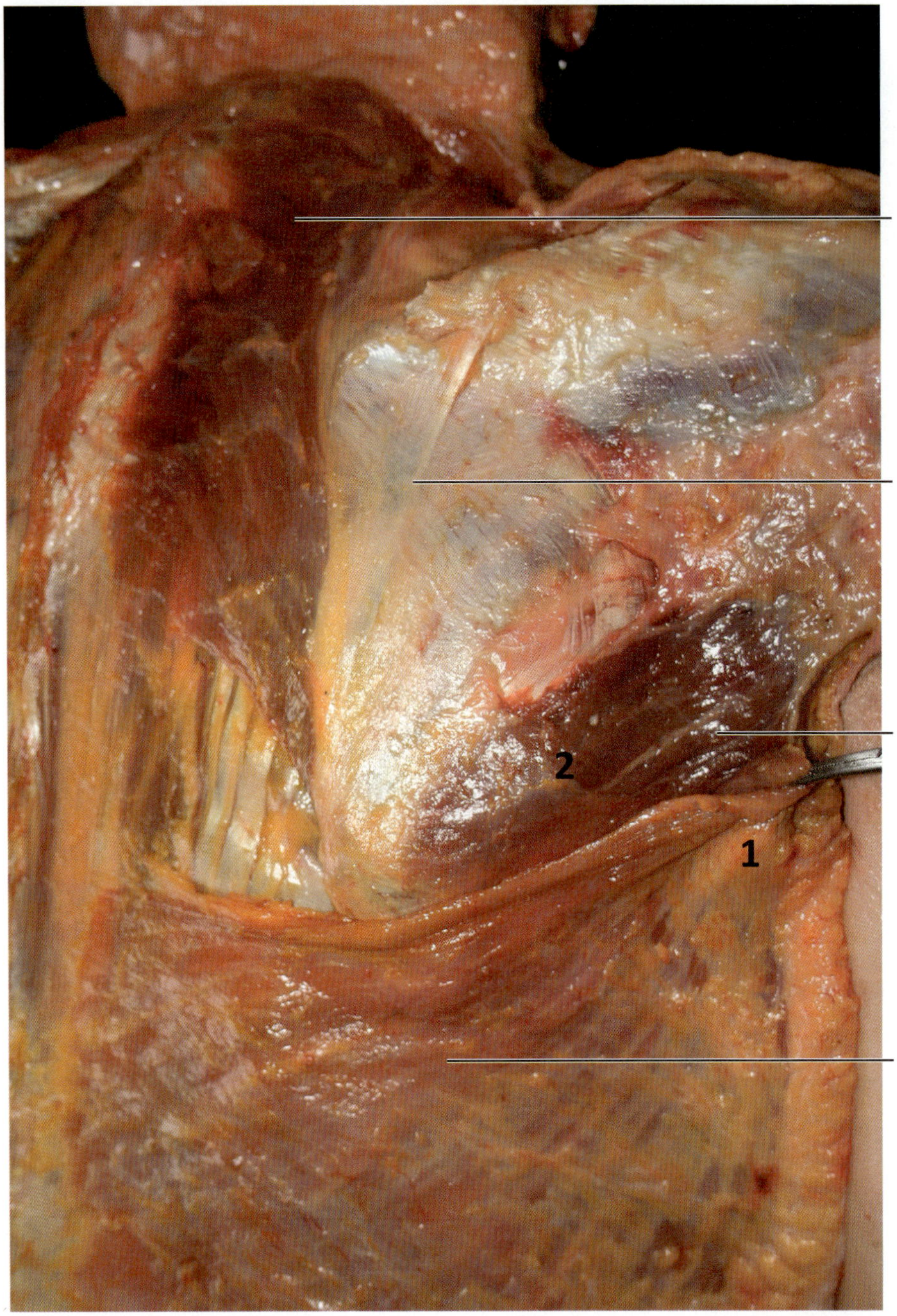

그림 2.42 가시아래근 널힘줄성 근막. 어깨뼈 아래각의 닿는곳과 큰원근과 작은원근의 근막(2)을 보기 위해 포셉으로 넓은등근(1)을 아래쪽으로 끌어서 당긴다.

사진의 가로선은 해부학 부위를 의미하고, 숫자 (1,2)는 근막의 생리를 의미한다. 숫자 1은 작용을 의미하고, 2는 이것의 결과를 의미한다.

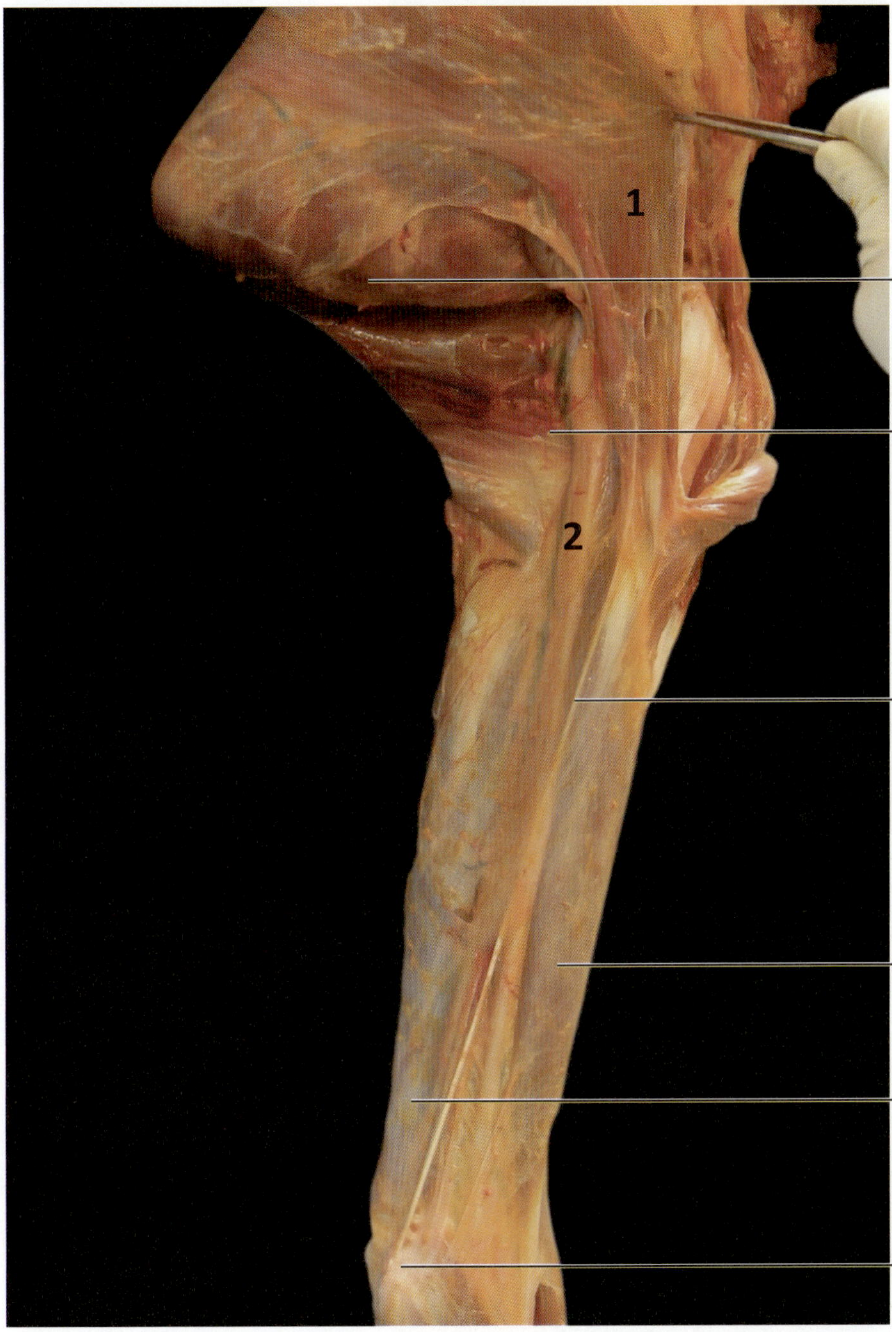

그림 2.43 신경혈관다발을 가진 위팔의 안쪽근육사이막. 신경혈관다발의 몸쪽 부분(2)을 보기 위해 포셉으로 큰가슴근을 들어올린다(1).

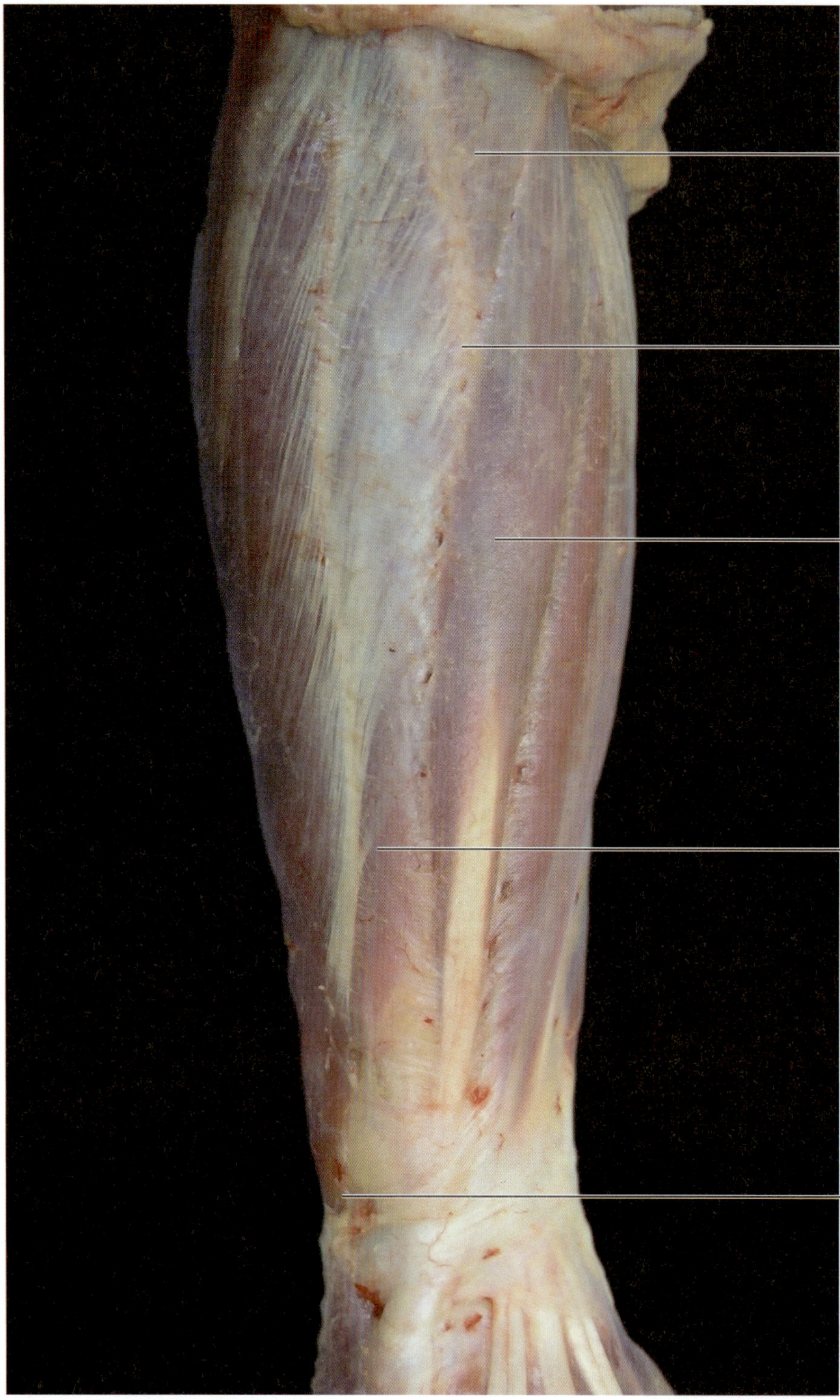

그림 2.44 안쪽아래팔의 널힘줄성 근막. 널힘줄성 근막 아래에서 투명하게 보이는 근육과 근막내 콜라겐섬유.

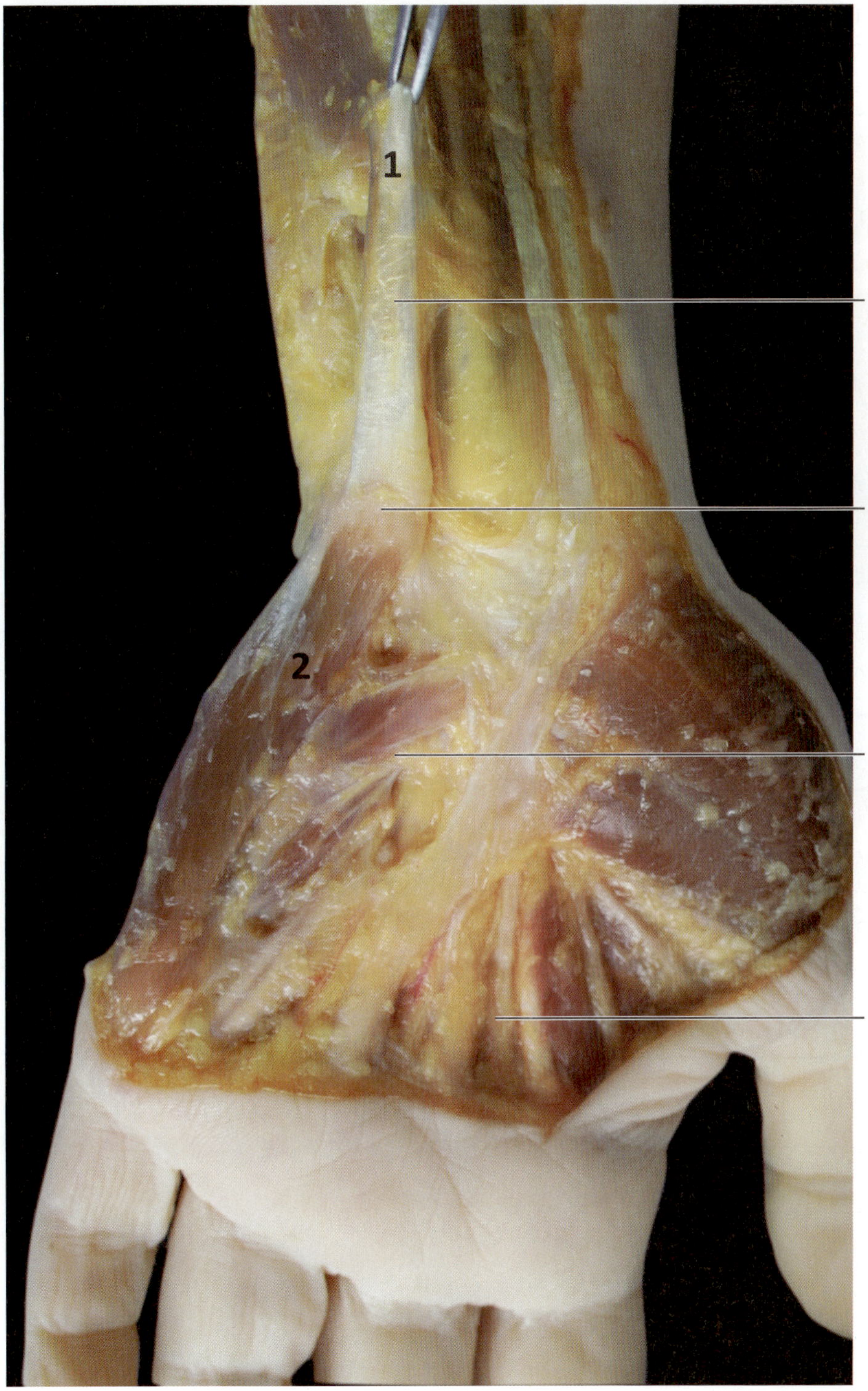

그림 2.45 엄지두덩과 새끼두덩의 근육바깥막. 자쪽손목굽힘근 힘줄(1)의 견인이 새끼두덩 근육(2)으로 전달된다.

팔의 가쪽 영역, lateropulsion 연속된 근막

LATERAL REGION OF THE UPPER LIMB, LATEROPULSION SEQUENCE

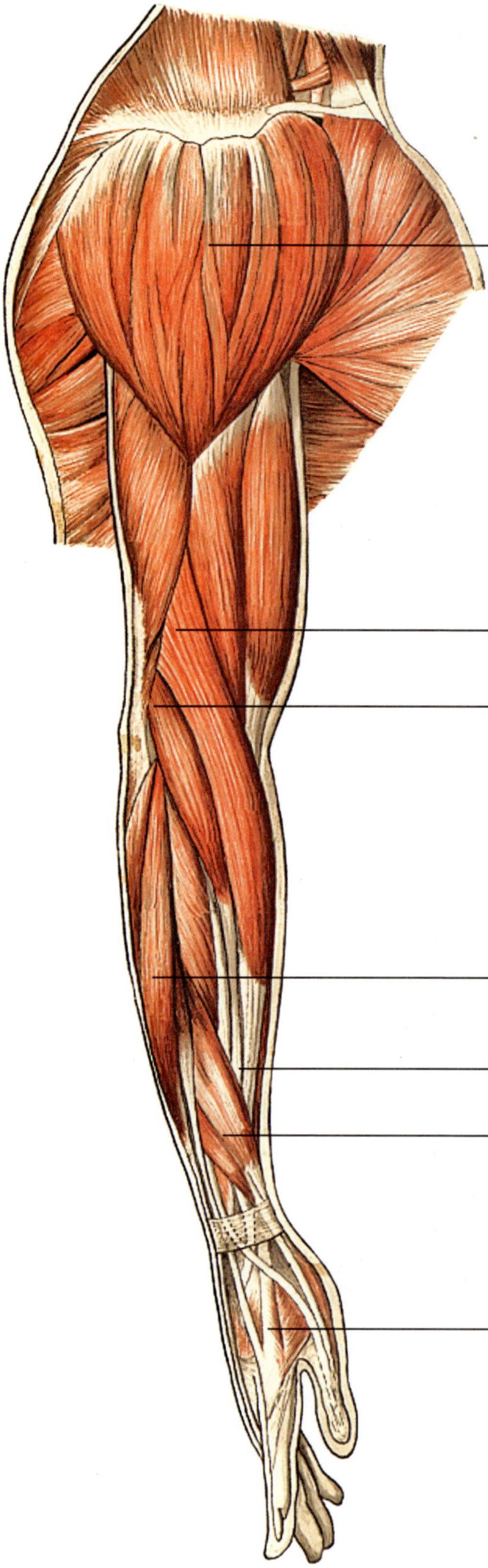

어깨관절 벌림 (그림 2.47)
1차 근육 또는 단일관절근육: 어깨세모근의 가쪽 부분

2차 근육 또는 다관절근육: 위팔두갈래근의 긴갈래

협력근: 앞톱니근, 가시위근

팔꿉관절 벌림 (그림 2.48)
1차 근육 또는 단일관절근육: 위팔노근

2차 근육 또는 다관절근육: 긴노쪽손목폄근

협력근: 짧은노쪽손목폄근

손목 벌림 (그림 2.49)
1차 근육 또는 단일관절근육: 짧은노쪽손목폄근

2차 근육 또는 다관절근육: 긴노쪽손목폄근

협력근: 긴엄지벌림근

손가락 벌림 (그림 2.50)
1차 근육 또는 단일관절근육: 첫 번째 등쪽뼈사이근

2차 근육 또는 다관절근육: 긴엄지벌림근과 집게폄근

그림 2.46 팔의 가쪽 영역
(출처: G. Chiarugi and L. Bucciante, Istituzioni di anatomia dell'uomo, Piccin Nuova Libraria, Padova 1983).

Lateropulsion 근막 단위에 의해 수행된 분절 운동

SEGMENTARY MOVEMENTS IMPLEMENTED BY THE MF UNITS OF LATEROPULSION

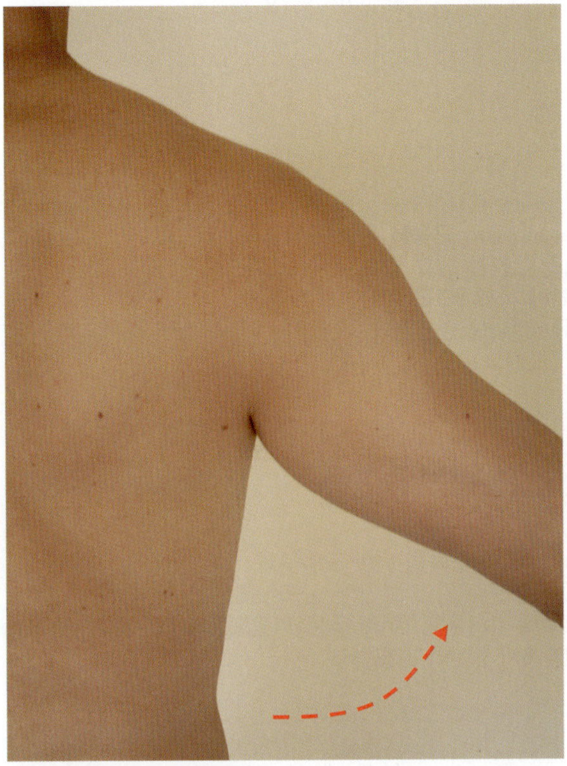

그림 2.47 latero-humerus 근막 단위에 의해 움직이는 어깨관절의 벌림

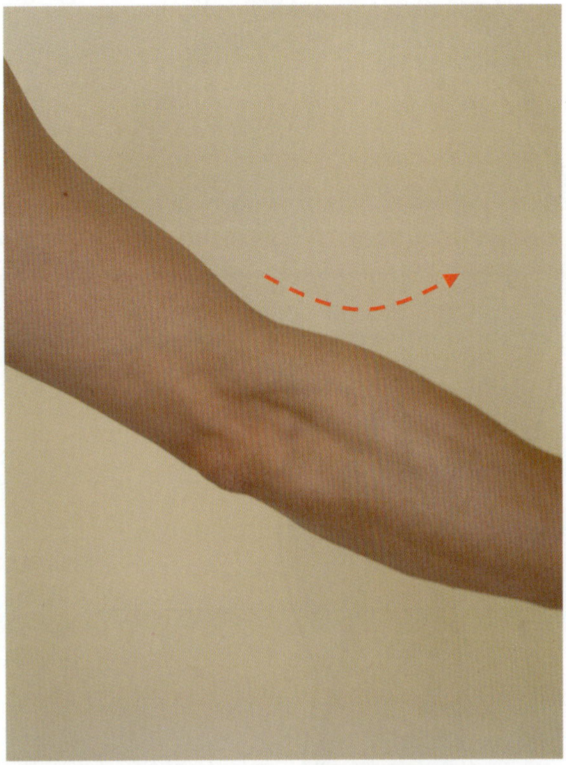

그림 2.48 팔꿉관절의 벌림. latero-cubitus 근막단위에 의해 고정된다.

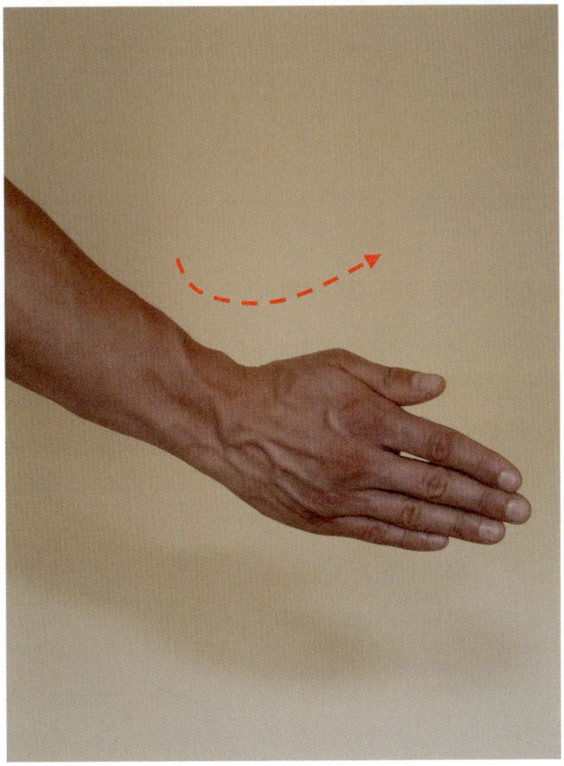

그림 2.49 latero-carpus 근막 단위에 의해 움직이는 손목의 벌림.

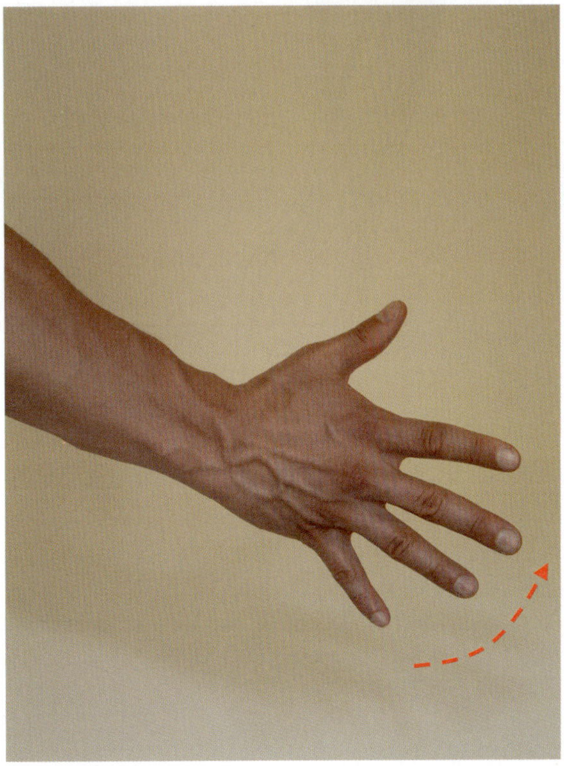

그림 2.50 latero-digiti 근막 단위에 의해 움직이는 손가락의 벌림

팔의 lateropulsion 근육의 구획 (그림 2.51)

COMPARTMENTS FOR THE MUSCLES OF LATEROPULSION, UPPER LIMB (Fig. 2.51)

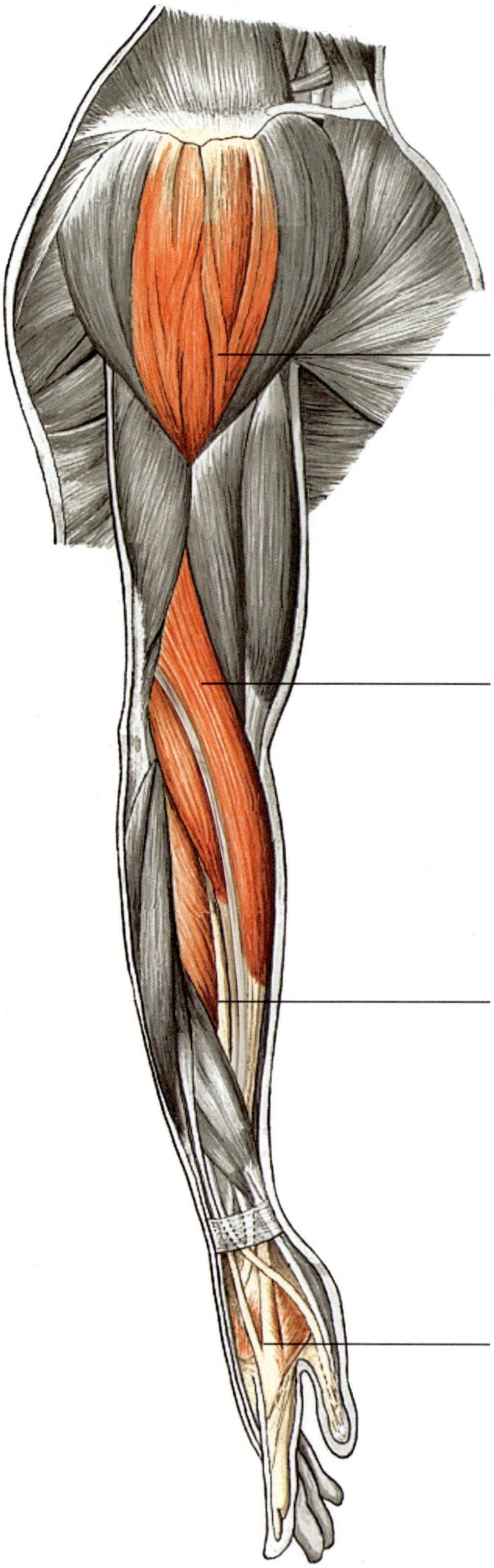

humerus의 lateropulsion 근육을 위한 근막구획

어깨세모근의 중간 부분을 덮고 있는 것은 뭇깃근 근막이다. 4개의 근육사이막이 어깨세모근 거친면으로 향하고, 일부는 가쪽 근육사이막에 연결된다.

cubitus의 lateropulsion 근육을 위한 근막구획

위팔노근과 긴노쪽손목폄근을 덮고 있는 근막구획은 가쪽 근육사이막에서 기시한다. Chiarugi는 위팔노근의 이는곳이 어깨세모근 거친면까지 뻗는다고 말한다.

carpus의 lateropulsion 근육을 위한 근막구획

팔꿉관절의 노쪽곁인대는 부분적으로 짧은노쪽손목폄근의 힘줄 연장부가 된다.

"짧은노쪽손목폄근은 위관절융기, 이것을 덮고 있는 널힘줄, 이웃한 근육사이막, 그리고 팔꿉관절의 노쪽곁인대에서 기시한다" (Chiarugi G. 1975).

digiti의 lateropulsion 근육을 위한 근막구획

첫 번째 등쪽뼈사이근의 근막구획은 손의 등쪽근막으로 연결된다.

"긴노쪽손목폄근의 먼쪽 힘줄은 근육사이막 인대의 형성에 기여한다"(Gray H. 1993).

그림 2.51 lateropulsion 근육의 근막구획

(출처: G. Chiarugi and L. Bucciante, Istituzioni di anatomia dell'uomo. Piccin Nuova Libraria, Padova 1983).

lateropulsion 근막 단위에 의해 수행된 팔 전체 운동

GLOBAL MOVEMENT IMPLEMENTED BY THE LATEROPULSION SEQUENCE

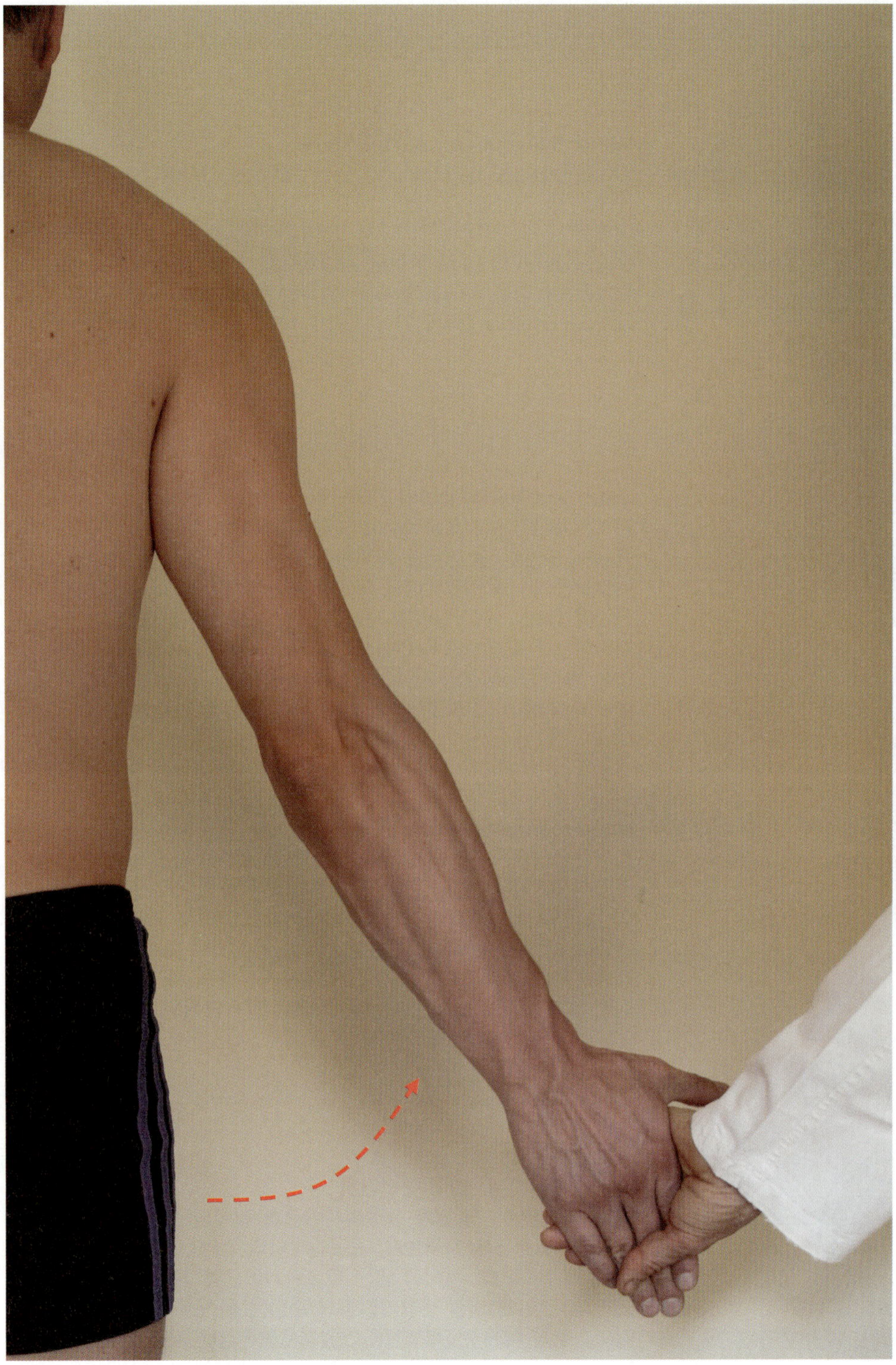

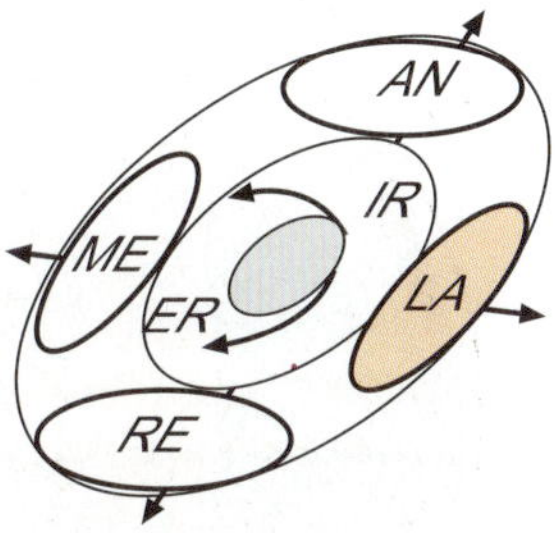

latero-humerus

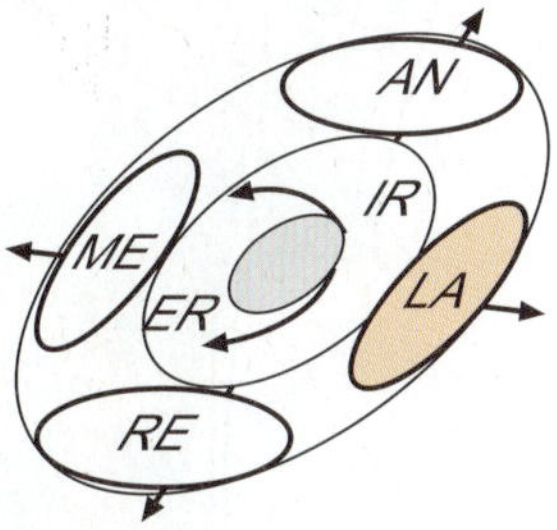

latero-cubitus

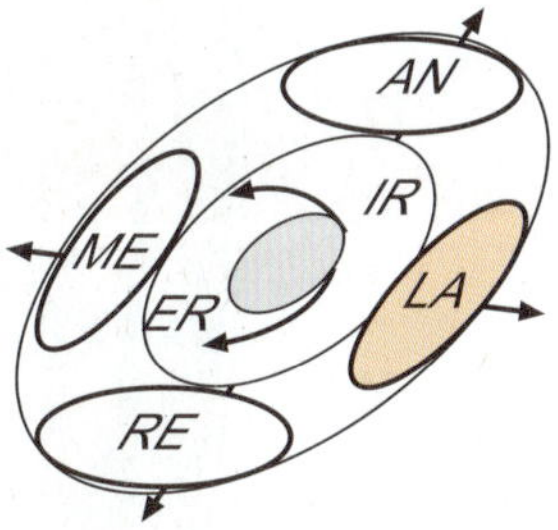

latero-carpus

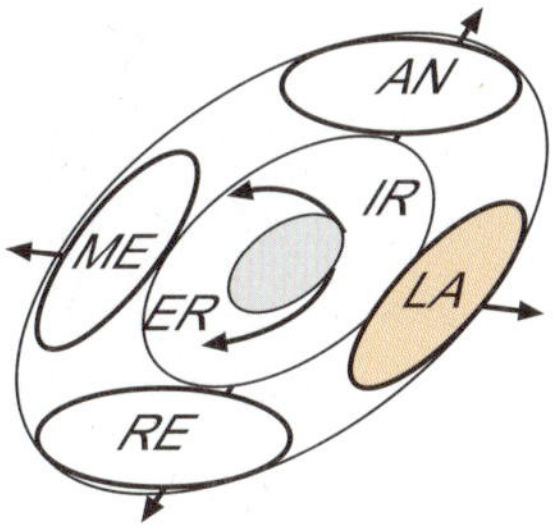

latero-digiti

그림 2.52 팔 전체를 가쪽으로 가져가는 lateropulsion 연속된 근막의 수축

팔꿉관절의 안정화는 팔꿉관절의 mediopulsion 움직임을 고려한 것이었다. 비슷하게, 똑같은 현상이 cubitus의 lateropulsion에서도 일어나기 때문에, 가쪽 안정화는 lateropulsion의 움직임으로 고려되어야 한다. 위팔뼈의 lateropulsion은 벌림으로 불리고, 손목의 lateropulsion은 노쪽치우침으로 불리는데, 뇌에서는 이런 용어의 혼동이 발생하지 않는다: 뇌는 가쪽 움직임으로 프로그래밍 되어 있고, 연속된 근막은 운동 실행을 위해 들신경 정보를 뇌로 전달한다.

팔의 LATEROPULSION 근막단위의 생리학

PHYSIOLOGY OF THE LATEROPULSION
MF UNITS IN THE UPPER LIMB

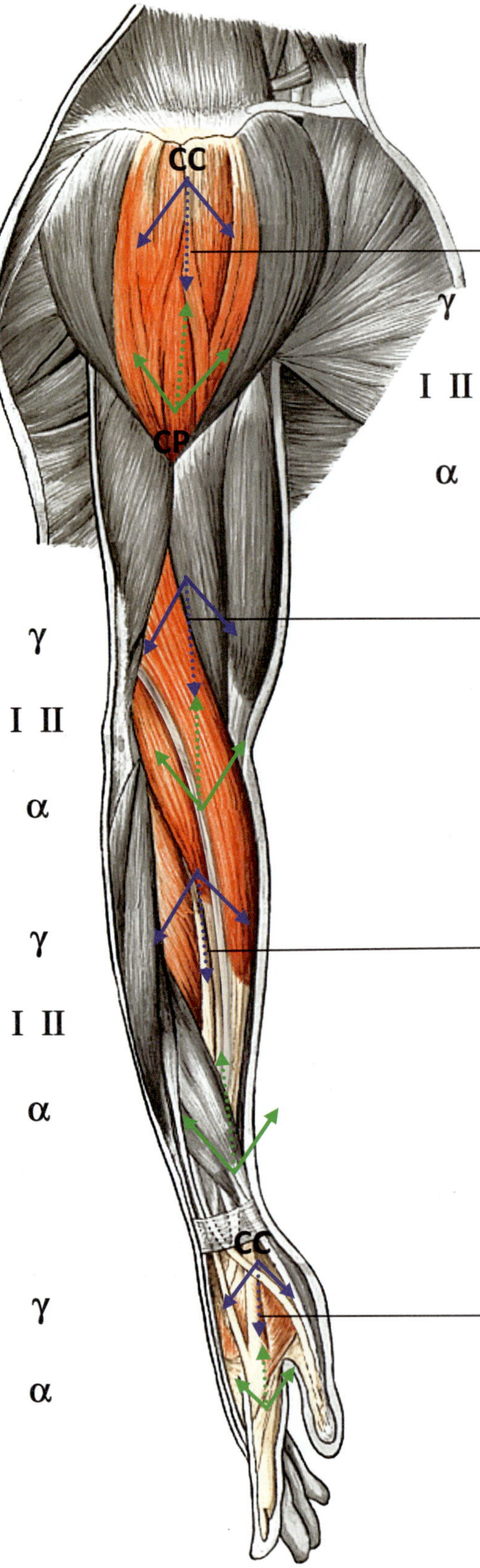

latero-humerus (la-hu)의 근막단위

감마운동신경은 어깨세모근과 위팔두갈래근 긴갈래의 근방추 속 섬유를 자극한다. 근육다발막에 대한 견인은 어깨세모근의 꼭대기(CC)에서 모인다. 견인에 대한 근육다발막의 순응은 들신경 I, II로 하여금 감마회로를 닫고, 알파운동신경을 자극한다. 이런 알파운동신경의 자극은 latero-humerus 근막단위의 근방추 바깥 섬유를 수축하게 만든다.

latero-cubitus (la-cu)의 근막단위

감마운동신경은 가쪽근육사이막에서 기시하는 근육의 근방추 속 섬유를 자극한다. 근육다발막의 견인은 위팔노근의 근육바깥막에서 모인다(파란색 벡터). 견인에 대한 근육다발막의 순응은 들신경 I, II로 하여금 감마회로를 폐쇄하도록 만들고, 알파운동신경을 자극한다. 이런 알파운동신경의 자극은 안정성을 위해 latero-cubitus 근막단위의 근방추 바깥 섬유를 수축한다.

latero-carpus (la-ca)의 근막단위

감마운동신경은 긴노쪽손목폄근과 짧은노쪽손목폄근의 근방추 속 섬유를 자극한다. 그 근육다발막들의 견인은 이 두 근육들 사이에 위치한 근육사이막(CC)에서 모인다. 견인에 대한 근육다발막의 순응은 들신경 I, II로 하여금 감마회로를 폐쇄하도록 만들고, 알파운동신경을 자극한다. 이런 알파신경의 자극은 latero-carpus 근막단위의 근방추 바깥 섬유를 수축한다.

latero-digiti (la-di)의 근막단위

감마운동신경은 첫 번째 등쪽뼈사이근과 집게폄근의 근방추 속 섬유를 자극한다. 근육다발막의 견인은 첫 번째와 두 번째 손허리뼈 사이에 있는 맞교차사이근막의 중심에서 모인다. 견인에 대한 근육다발막의 순응은 들신경 I, II로 하여금 감마회로를 폐쇄하도록 만들고, 알파운동신경을 자극한다. 이런 알파신경의 자극은 latero-digiti 근막단위의 근방추 바깥 섬유를 수축한다.

그림 2.53 감마회로의 정상 기능
(출처: G. Chiarugi and L. Bucciante, Istituzioni di anatomia dell'uomo. Piccin Nuova Libraria, Padova 1983).

팔의 LATEROPULSION 근막단위의 관절문제

ARTICULAR CONFLICTS IN THE LATEROPULSION UNITS IN THE UPPER LIMB

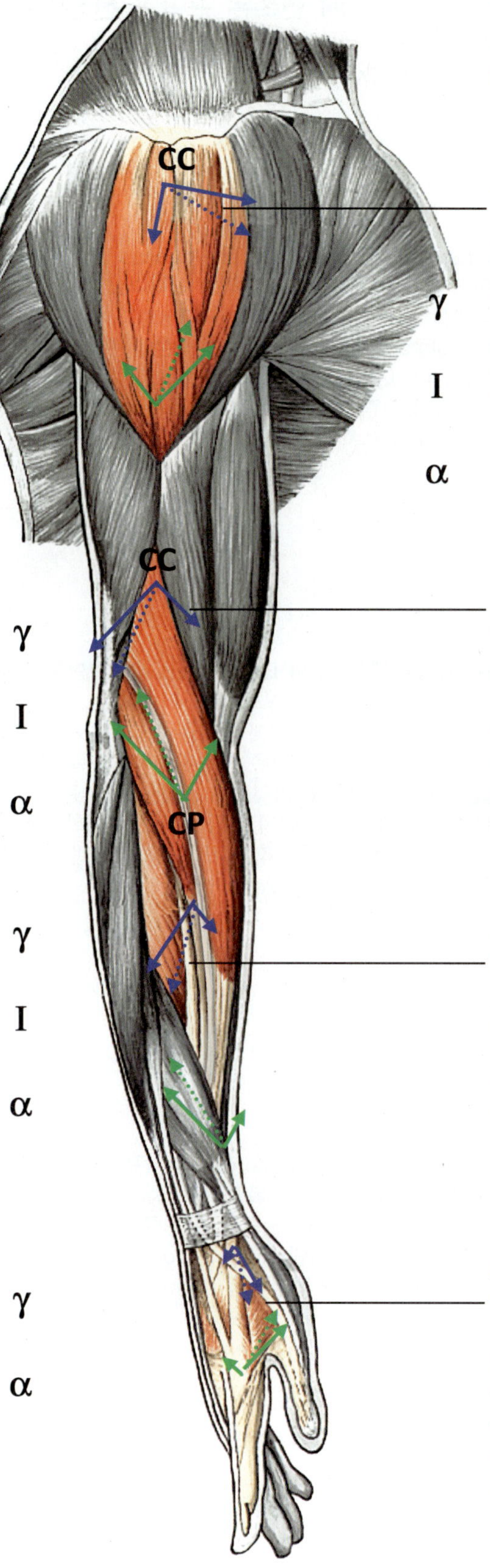

humerus가 lateropulsion할 때 통증이 발생한다.
만약 위팔두갈래근 긴갈래(CC)에 해당하는 어깨밑어깨세모근 부위에 위치한 근막이 치밀해지면, 일부 신경근육방추의 들신경이 흥분하지 않아, la-hu 근막단위의 일부 근방추 바깥 섬유를 자극해야 하는 알파신경회로가 활성화되지 않는다. 비 정상적으로 활성화된 근방추 바깥 섬유의 수축은 힘줄이 생리적 축을 벗어나도록 합성힘을 이동시킨다. 결과적으로, 오목위팔관절의 문제가 발생한다.

cubitus가 lateropulsion할 때 통증이 발생한다.
만약 가쪽 근육사이막을 덮고 있는 위팔의 먼쪽 1/3에 위치한 근막이 치밀해지면, 일부 신경근육방추의 들신경이 흥분되지 않고, 그로 인해 알파신경회로도 활성화 되지 않는다. 비 정상적으로 활성화된 근방추 바깥 섬유의 수축은 힘줄이 생리적 축을 벗어나도록 합성힘을 이동시킨다. 결과적으로, 가쪽 팔꿉관절의 문제가 발생한다.

carpus가 lateropulsion할 때 통증이 발생한다.
만약 긴노쪽손목폄근과 짧은노쪽손목폄근(CC)의 힘살 사이에 위치한 근막이 치밀해지면, 일부 신경근육방추의 들신경이 흥분하지 않아, la-ca 근막단위의 일부 근방추 바깥 섬유를 자극해야 하는 알파신경회로가 활성화되지 않는다. 비 정상적으로 활성화된 근방추 바깥 섬유의 수축은 힘줄이 생리적 축을 벗어나도록 합성힘을 이동시킨다. 결과적으로, 힘줄병리를 가진 손목관절의 문제가 발생한다.

새끼손가락이 lateropulsion할 때 통증이 발생한다.
만약 맞교차사이근막구획(CC) 위에 위치한 근막이 치밀해지면, 일부 신경근육방추의 들신경이 흥분하지 않아, la-di 근막단위의 일부 근방추 바깥 섬유를 자극해야 하는 알파신경회로가 활성화되지 않는다. 비 정상적으로 활성화된 근방추 바깥 섬유의 수축은 힘줄이 생리적 축을 벗어나도록 합성힘을 이동시킨다. 결과적으로, 2번째 손허리손가락관절의 문제가 발생한다.

그림 2.54 감마회로의 기능부전
(출처: G. Chiarugi and L. Bucciante, Istituzioni di anatomia dell'uomo. Piccin Nuova Libraria, Padova 1983).

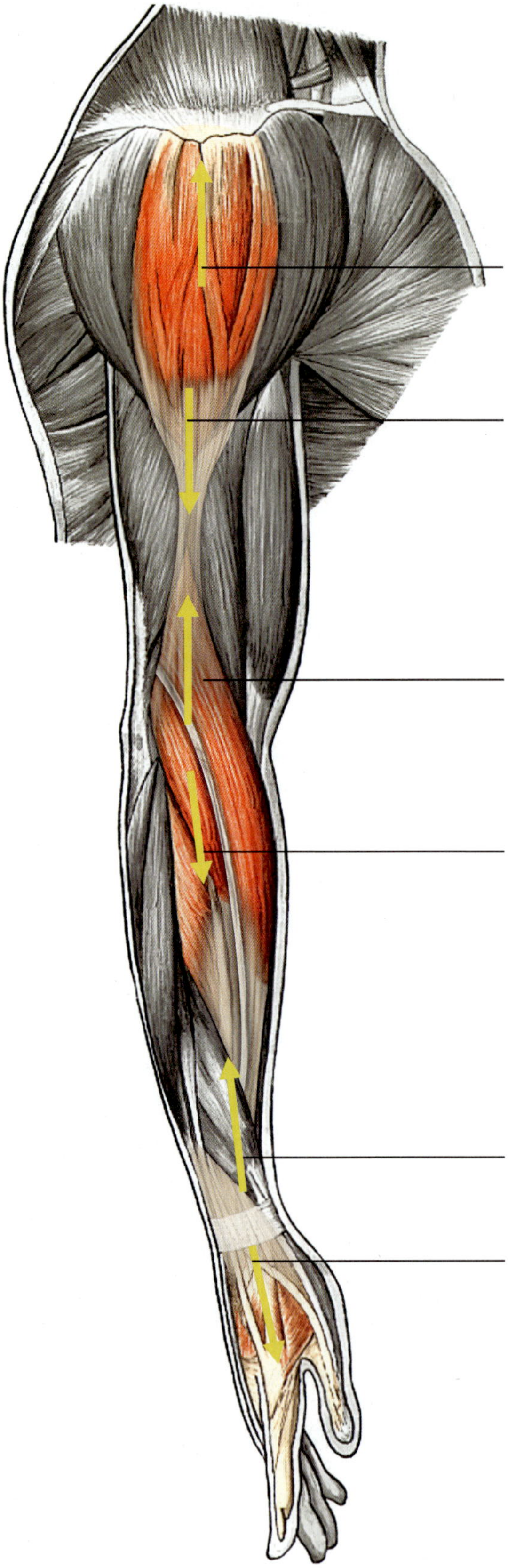

LATEROPULSION 연속된 근막과 신장반사

LATEROPULSION SEQUENCE AND STRETCH REFLEX

latero-humerus 근막단위와 latero-cubitus 근막단위의 협력작용
가쪽 어깨세모근을 덮고 있는 근막은 근육다발막에 이것을 연결하는 많은 근육사이막을 형성한다. 위팔뼈가 lateropulsion을 할 때, 사이막은 어깨세모근 근막을 몸쪽을 당긴다. 어깨세모근 근막은 먼쪽으로 가쪽사이막에 연결되어 있다(그림 2.57). 위팔노근은 근육사이막에서 기시하고, 위팔노근의 수축은 사이막의 먼쪽 견인에 영향을 준다.

latero-cubitus 근막단위와 latero-carpus 근막단위의 협력작용
어깨관절을 벌림할 때, 가쪽어깨세모근의 수축은 가쪽 근육사이막의 몸쪽 견인에 영향을 준다. 긴노쪽손목폄근과 짧은노쪽손목폄근(그림 2.58)은 가쪽사이막의 먼쪽 부분과 아래팔근막에서 기시한다. 이것들의 신경근육방추는 어깨세모근의 수축과 사이막의 신장에 의해 활성화된다. 연이어, 긴노쪽손목폄근의 수축은 사이막의 당김과 어깨세모근의 신경근육방추의 활성화에 영향을 마친다.

latero-carpus 근막단위와 latero-digiti 근막단위의 협력작용
긴노쪽손목폄근과 짧은노쪽손목폄근의 섬유는 힘줄 연장부에서 기시하고, 손의 깊은 등쪽근막에서 착지한다(그림 2.59와 그림 2.60). latero-carpus 근막단위의 수축은 등쪽뼈사이근 근막의 몸쪽 견인에 영향을 준다.

그림 2.55 팔의 lateropulsion 연속된 근막의 협력작용
(출처: G. Chiarugi and L. Bucciante, Istituzioni di anatomia dell'uomo, Piccin Nuova Libraria, Padova 1983).

골지힘줄기관의 활성화

ACTIVATION OF THE GOLGI TENDON ORGANS

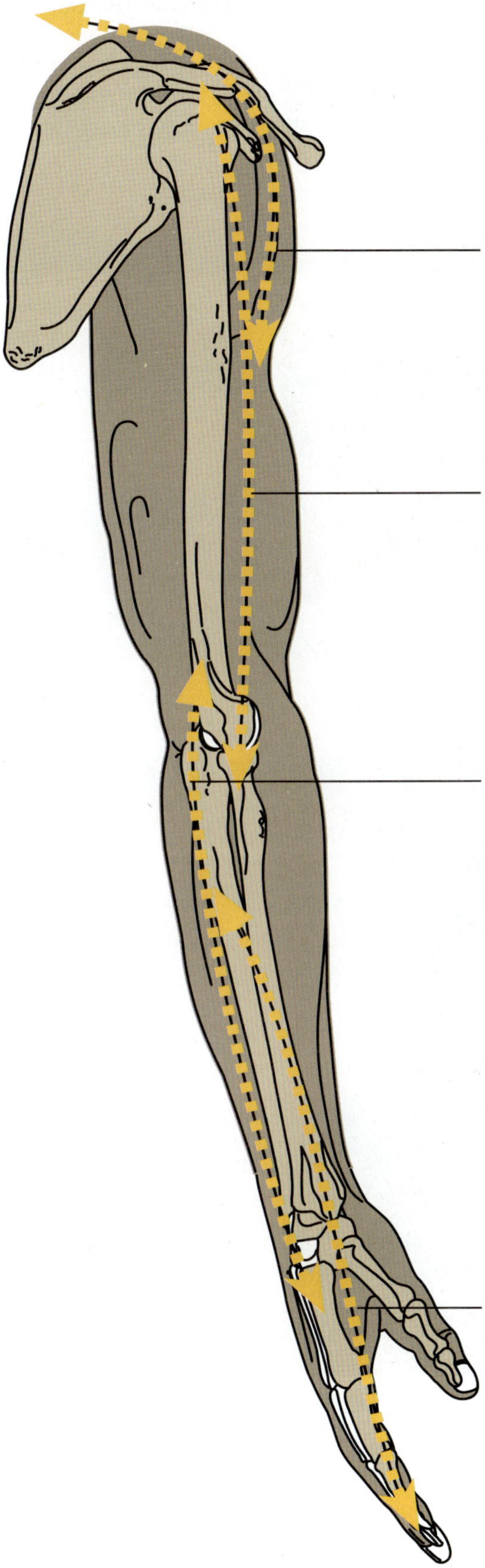

latero-scapula와 latero-humerus 사이의 결합 작용

가쪽어깨세모근 근막은 봉우리돌기에 부착된 등세모근 근막으로 연속된다. 등세모근은 어깨뼈가 올림하고 위팔이 벌림할 때 봉우리빗장관절과 복장빗장관절에 작용한다.

latero-humerus와 latero-cubitus 사이의 결합 작용

위팔두갈래근의 긴갈래는 어깨뼈 오목아래결절에서 시작하여, 노뼈 팔꿈치머리돌기에 착지한다. 그러므로 위팔두갈래근은 humerus와 cubitus에 동시에 작용한다.

latero-cubitus와 latero-carpus 사이의 결합 작용

긴노쪽손목폄근은 위팔뼈의 가쪽근육사이막에서 기시하여, 두 번째 손허리뼈에 부착한다. 그래서 이 근육은 cubitus와 carpus에 동시에 작용한다. 물체를 위쪽과 가쪽으로 가져갈 때, 긴노쪽손목폄근의 몸쪽 힘줄과 먼쪽 힘줄의 골지힘줄기관은 관절 각도 변화에 따라 활성화된다.

latero-carpus와 latero-digiti 사이의 결합 작용

긴엄지벌림근과 집게폄근은 자뼈와 뼈사이막에서 기시한다; 이들 근육은 엄지나 집게손가락에서 착지한다. 그래서 이 근육들은 손목과 1번과 2번 손가락에 동시에 작용한다. 무거운 물체를 들어올릴 때, 골지힘줄기관은 손목관절의 각도 변화와 쥐기동작하는 손가락(엄지와 집게손가락)의 힘의 변화에 따라 활성화된다.

그림 2.56 팔의 lateropulsion을 위한 다관절근육

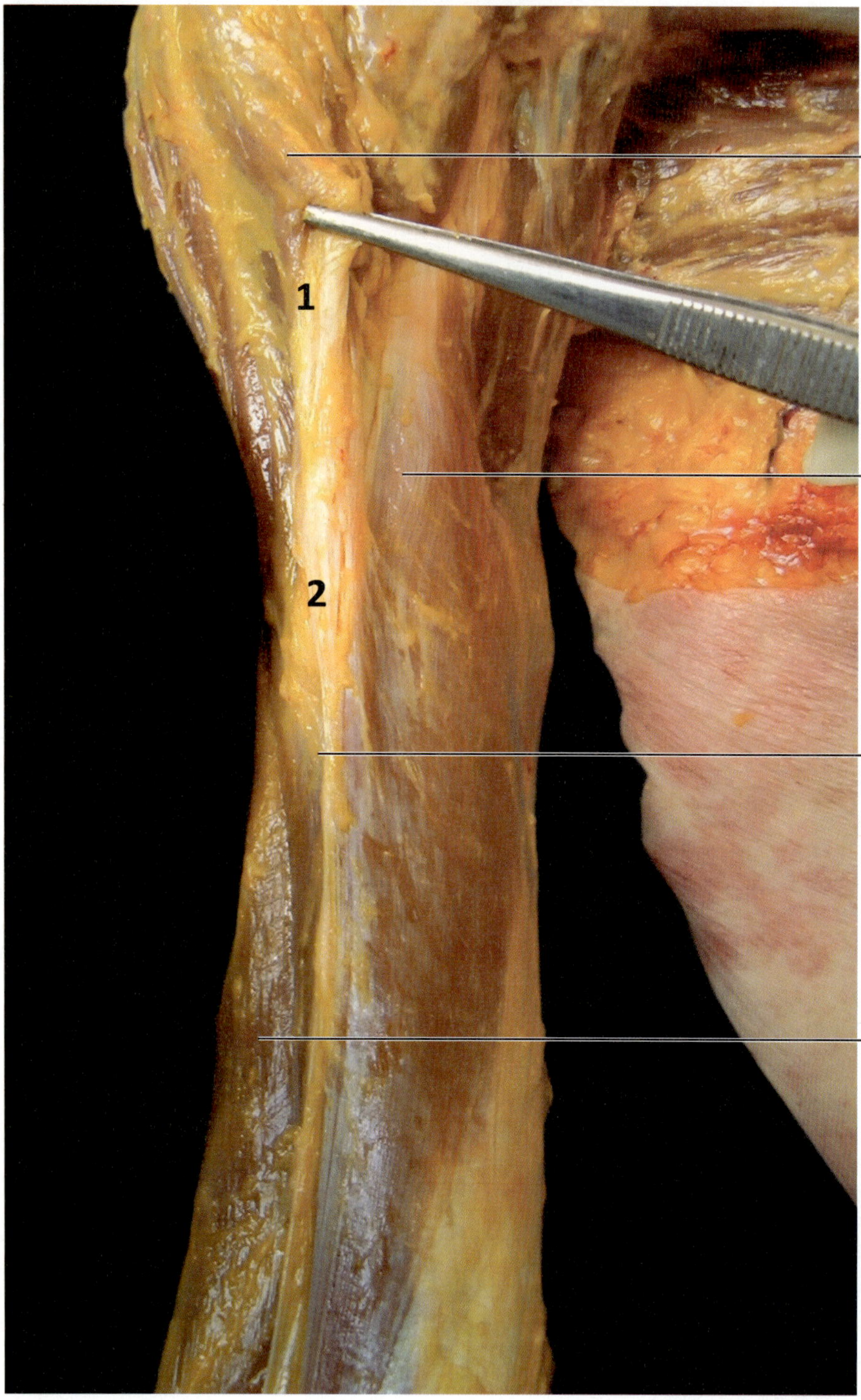

그림 2.57 위팔의 가쪽 근육사이막. 포셉으로 어깨세모근(1)을 몸쪽으로 당기고, 이로 인해 가쪽사이막(2)의 신장이 일어난다.

사진의 가로선은 해부학 부위를 의미하고, 숫자 (1,2)는 근막의 생리를 의미한다. 숫자 1은 작용을 의미하고, 2는 이것의 결과를 의미한다.

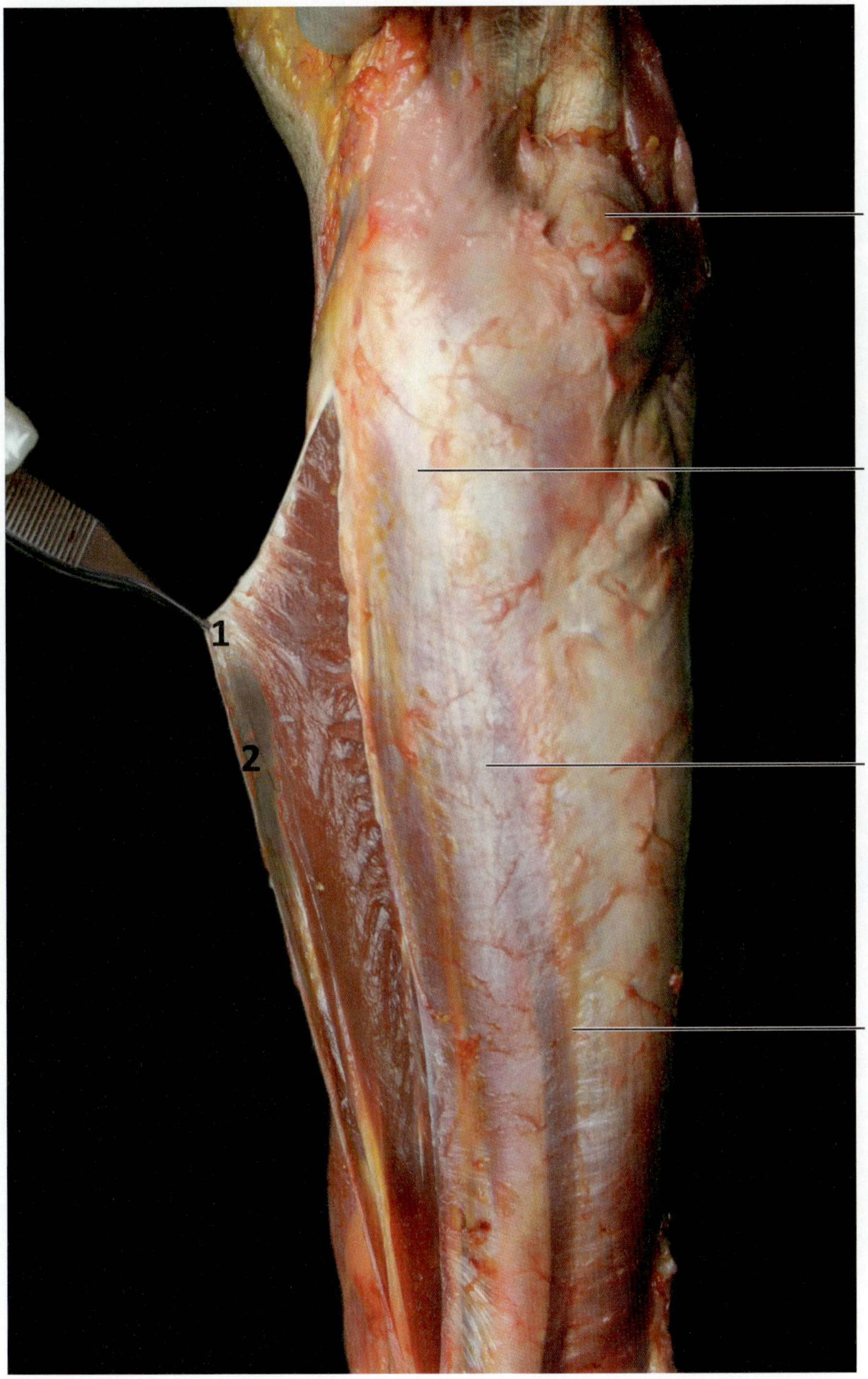

그림 2.58 짧은노쪽손목폄근을 따라 가쪽아래팔근막을 절개한다. 노쪽손목폄근의 이는곳을 보여주기 위해 아래팔근막을 견인(1)한다.

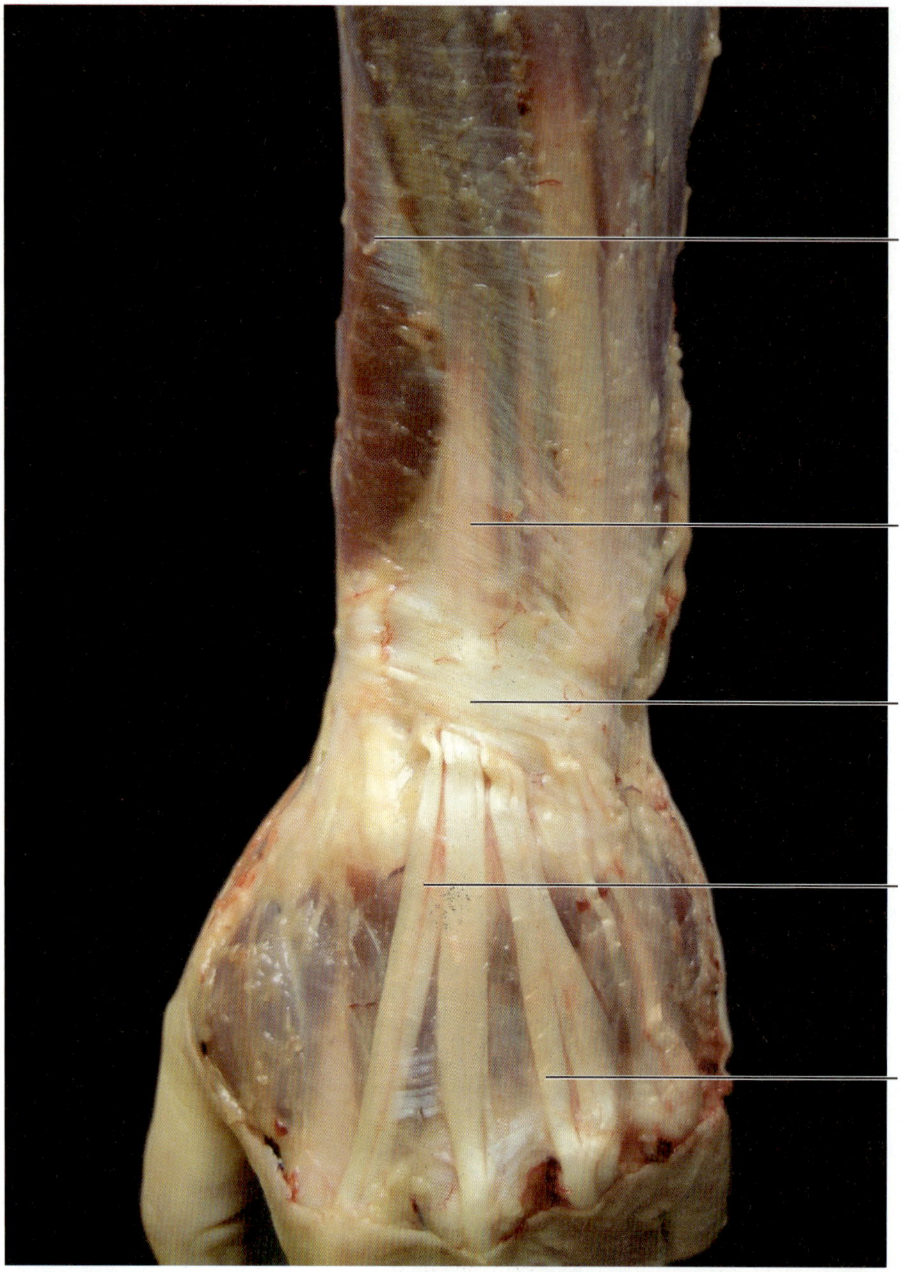

그림 2.59 겉층에 속하는 손의 등쪽근막. 피부를 제거하면, 피부밑에 얕은 느슨한 결합조직이 존재한다. 그리고 그 밑에는 겉층이 있고, 거기에 손가락폄근의 힘줄이 속한다.

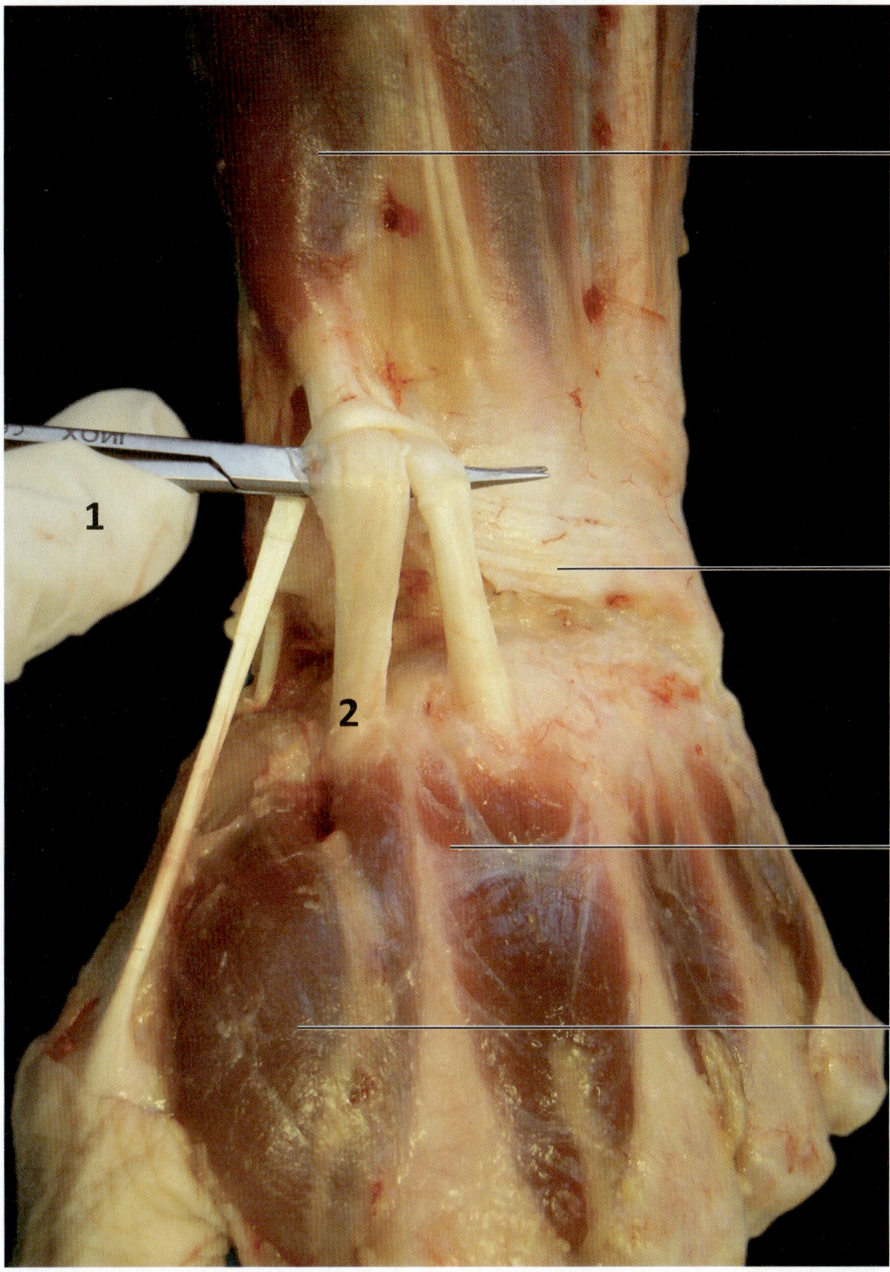

그림 2.60 깊은 층판의 등쪽근막. 펌근지지띠를 절개하고, 짧은노쪽손목펌근과 긴노쪽손목펌근의 힘줄(2)을 들어올린다(1). 펌근지지띠가 아닌, 뼈에 닿는곳과 긴엄지펌근의 힘줄이 이 힘줄들을 제자리에 고정하고 있음을 관찰할 수 있다.

팔의 깊은 앞쪽 영역, intrarotation 연속된 근막

DEEP ANTERIOR REGION OF THE UPPER LIMB, INTRAROTATION SEQUENCE

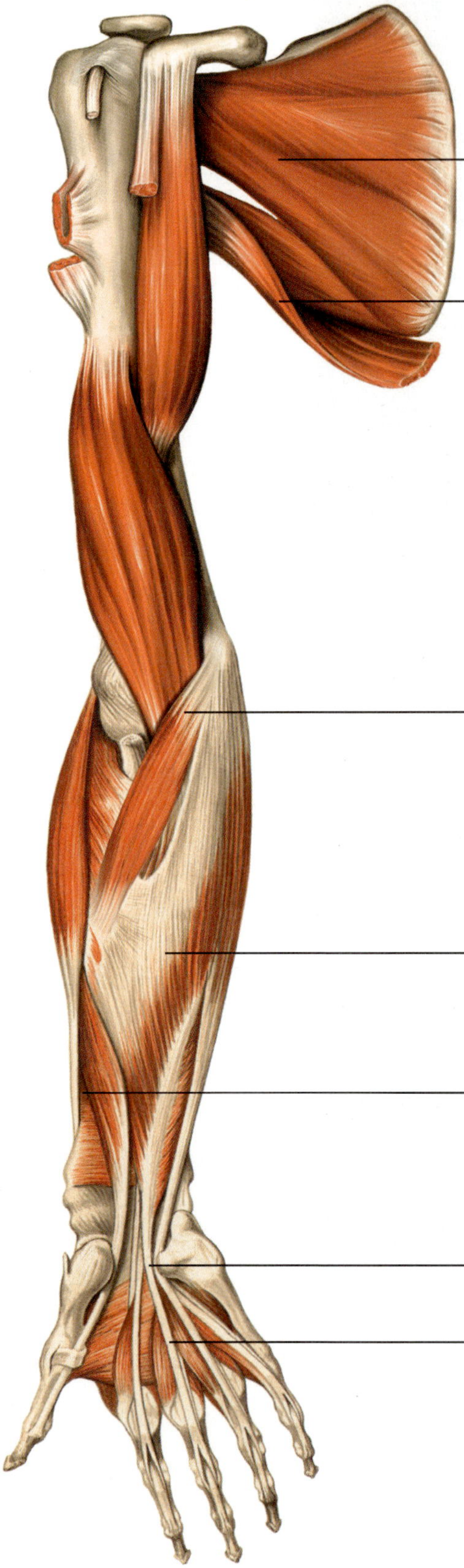

그림 2.61 팔의 깊은 앞쪽 영역
(출처: G. Chiarugi and L. Bucciante, Istituzioni di anatomia dell'uomo. Piccin Nuova Libraria, Padova 1983).

INTRAROTATION 근막 단위에 의해 수행된 분절 운동

SEGMENTARY MOVEMENTS IMPLEMENTED BY THE MF UNITS OF INTRAROTATION

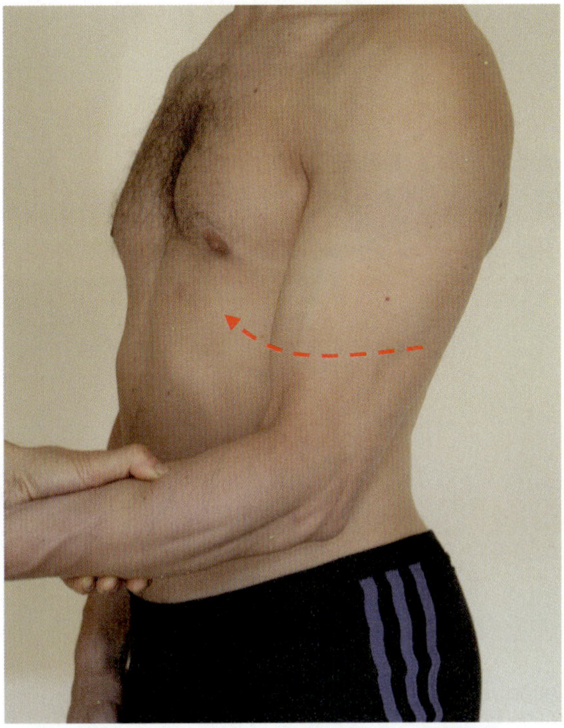

그림 2.62 intra–humerus 근막 단위에 의해 움직이는 어깨관절의 안쪽돌림

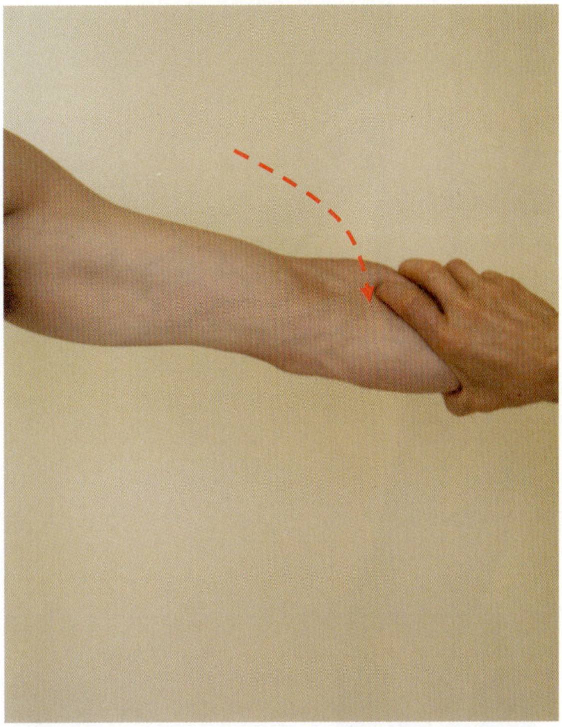

그림 2.63 intra–cubitus 근막 단위에 의해 움직이는 노자관절의 엎침

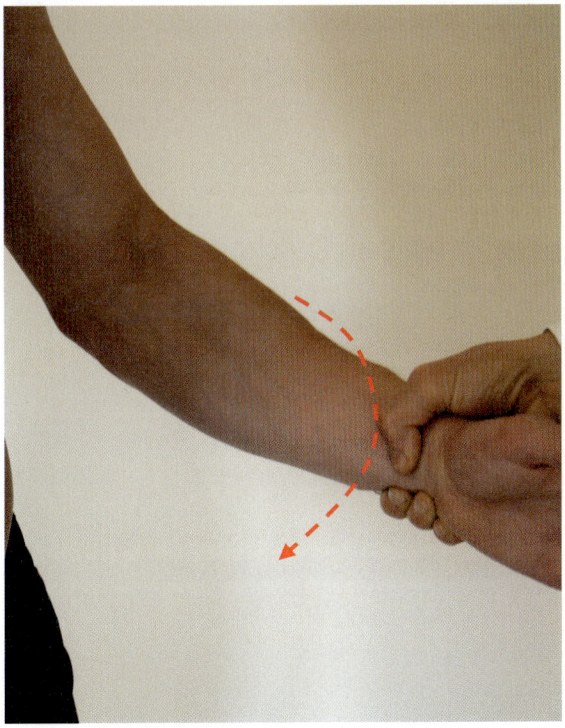

그림 2.64 intra–carpus 근막 단위에 의해 움직이는 노쪽손목관절의 엎침.

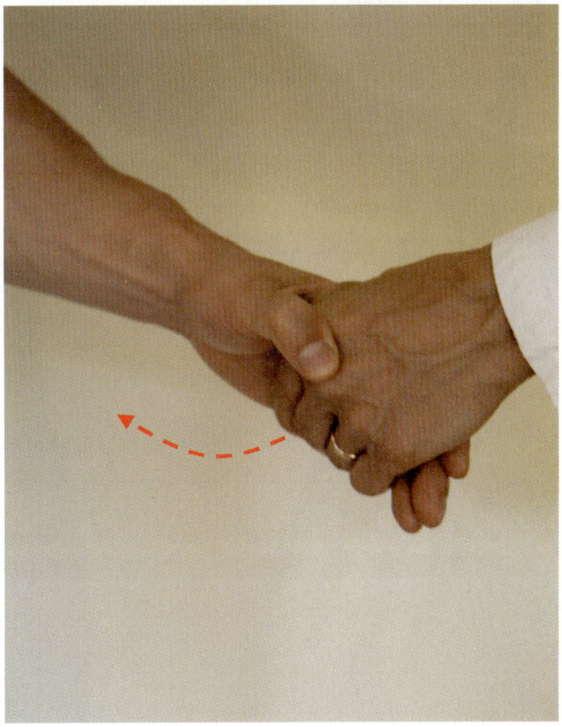

그림 2.65 intra–digiti 근막 단위에 의해 움직이는 손가락의 안쪽돌림

검사자는 손을 이용해 화살표가 나타내는 움직임에 저항을 적용한다.

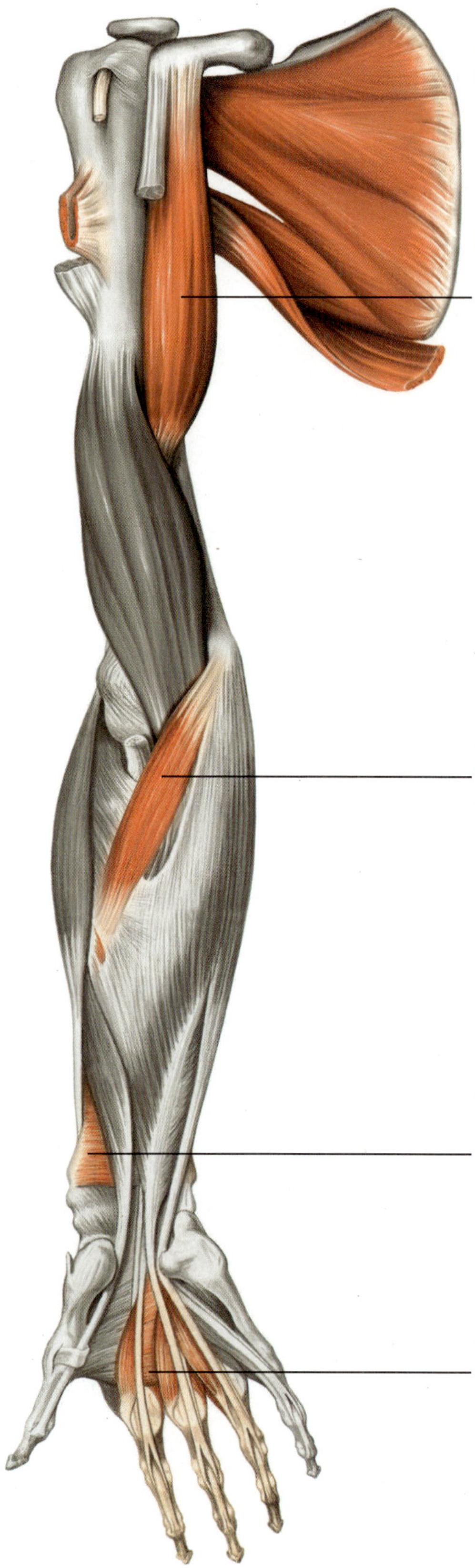

팔의 INTRAROTATION 근육의 구획 (그림 2.66)

COMPARTMENTS FOR THE MUSCLES OF INTRAROTATION, UPPER LIMB (Fig. 2.66)

humerus의 intrarotation 근육을 위한 근막구획

어깨밑근을 덮고 있는 근막은 위팔뼈의 작은결절에 이르고, 다음과 같은 근막에 연결된다: 돌림근띠근막, 부리위팔근, 큰가슴근과 넓은등근을 둘러싸는 빗장부리겨드랑 근막.

cubitus의 intrarotation 근육을 위한 근막구획

빗장부리겨드랑 근막은 부리위팔근을 둘러싸고 있고, 안쪽근육사이막을 따라 부리위팔근을 동반하고 있다. 안쪽근육사이막은 위관절융기에 이르고, 원엎침근과 긴손바닥근의 근막을 형성한다.

carpus의 intrarotation 근육을 위한 근막구획

긴손바닥근은 안쪽사이막과 손바닥 사이에 얕은 연속성을 형성하는 반면, 네모엎침근은 뼈사이막과 carpus의 관절주머니 사이에 깊은 연속성을 형성한다.

"네모엎침근의 일부 섬유는 손목관절의 관절주머니에 이른다" (Chiarugi G. 1975).

digiti의 intrarotation 근육을 위한 근막구획

벌레근은 깊은손가락굽힘근의 먼쪽힘줄에서 기시한다.

"집게손가락과 새끼손가락의 벌레근은 정중신경의 지배를 받고, 3번째 손가락과 4번째 손가락의 벌레근은 자신경의 지배를 받는다" (Platzer W. 2009).

그림 2.66 intrarotation 근육의 근막구획
(출처: G. Chiarugi and L. Bucciante, Istituzioni di anatomia dell'uomo. Piccin Nuova Libraria, Padova 1983).

INTRAROTATION 근막 단위에 의해 수행된 팔 전체 운동

GLOBAL MOVEMENT IMPLEMENTED BY THE INTRAROTATION SEQUENCE

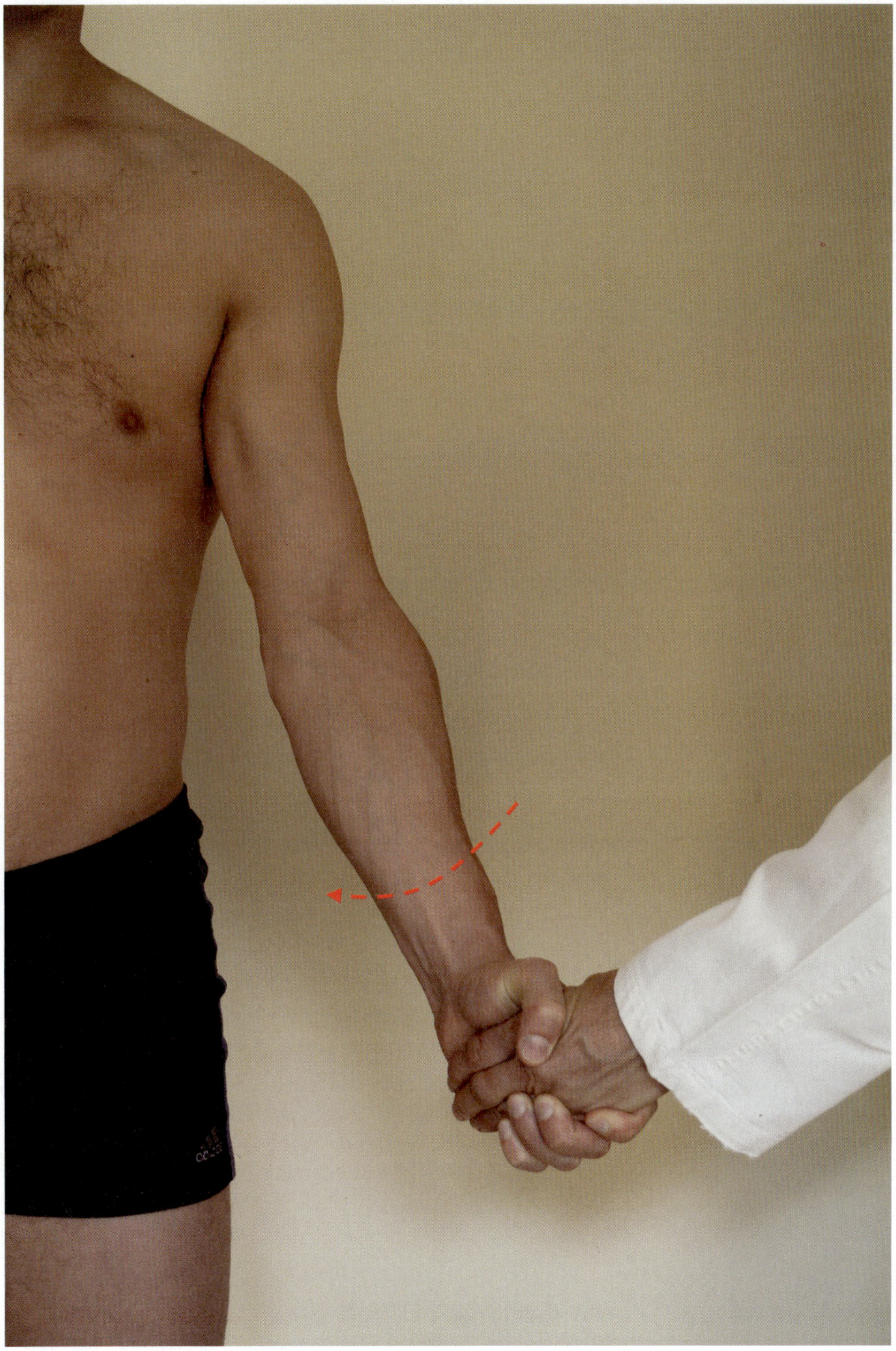

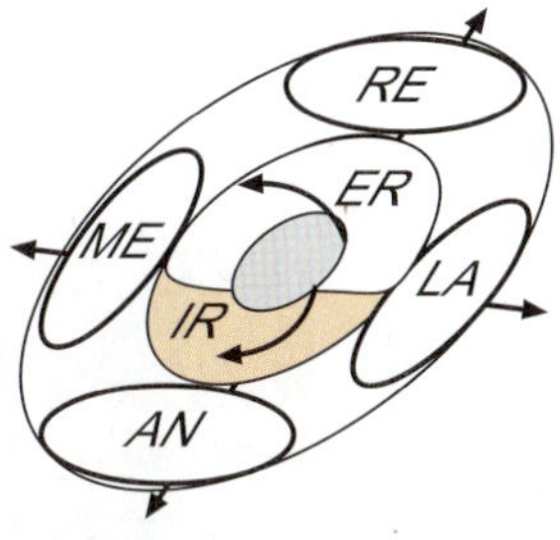

intra-humerus

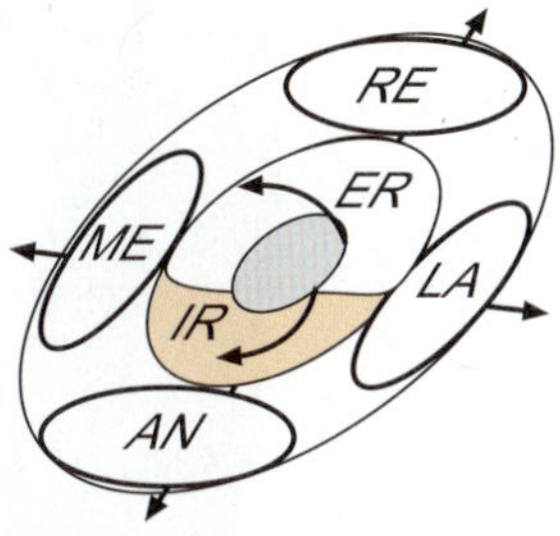

intra-cubitus

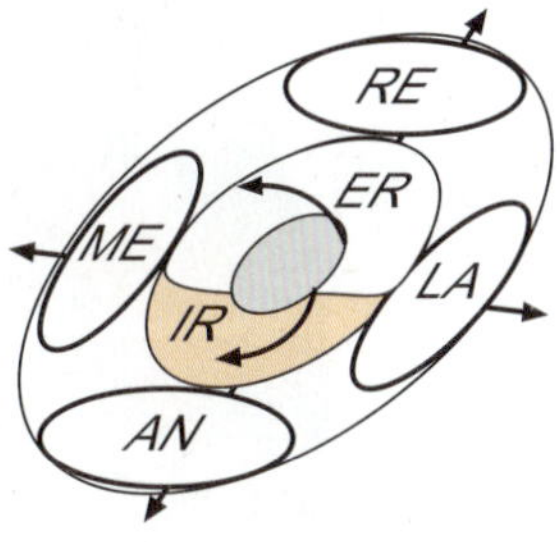

intra-carpus

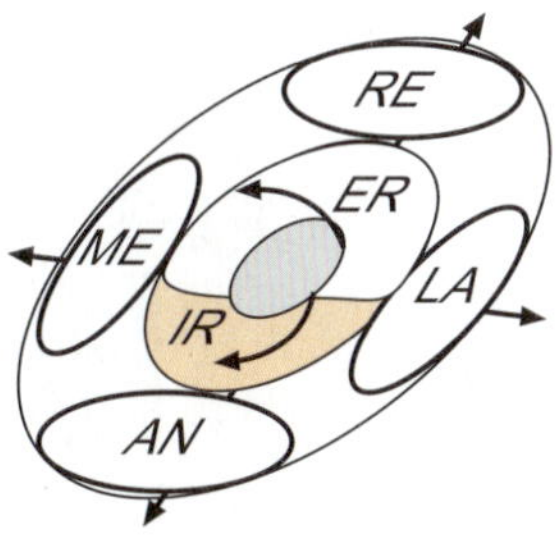

intra-digiti

그림 2.67 팔 전체를 안쪽으로 돌림하는 intrarotation 연속된 근막의 수축

humerus의 intrarotation을 수행하는 근육(어깨밑근), cubitus의 intrarotation을 수행하는 근육(원엎침근), carpus의 intrarotation을 수행하는 근육(네모엎침근), 그리고 digiti의 intrarotation(벌레근)을 수행하는 근육들은 이것들의 근막(근육바깥막)에 포함되어 있다. intrarotation 연속된 근막을 따르는 그들의 연속성은 근육사이막과 얕은 손가락굽힘근의 근막구획을 고려하면 더 잘 이해될 수 있다. 모음할 때에 비해 intrarotation을 할 때, 근육사이막이 다양하게 신장되기 때문에, intrarotation은 다양한 고유수용기를 활성화시킨다.

팔의 INTRAROTATION 근막단위의 생리학

PHYSIOLOGY OF THE INTRAROTATION MF UNITS IN THE UPPER LIMB

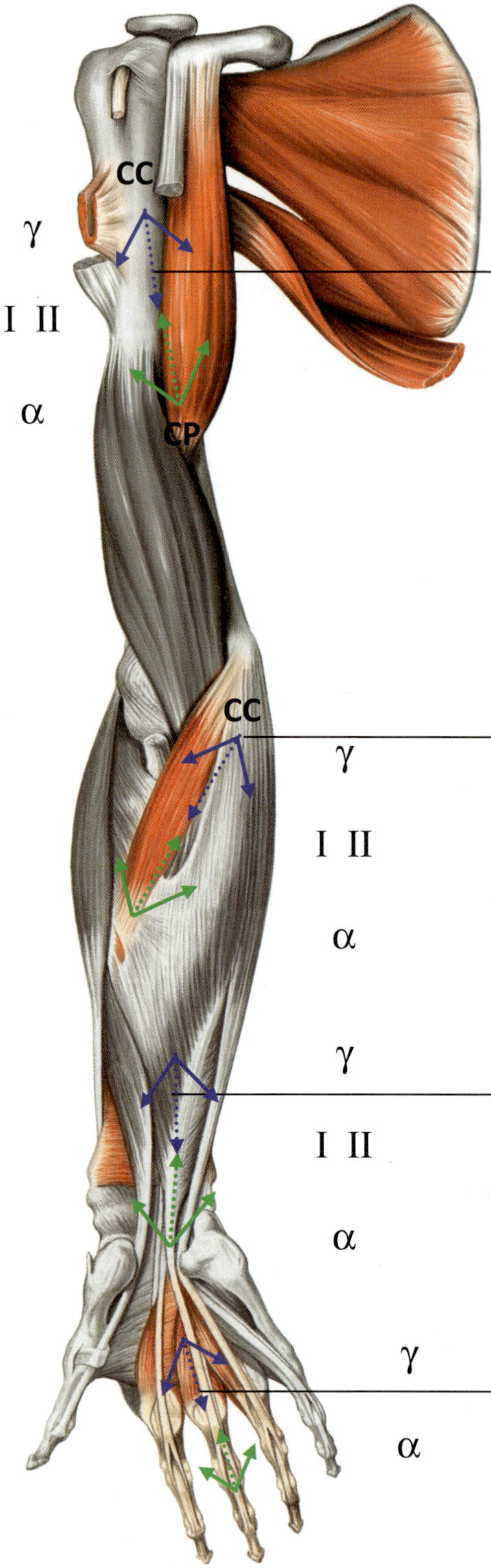

intra-humerus (ir-hu)의 근막단위

감마운동신경은 intrarotation 근막단위 근섬유의 근방추 속 섬유를 자극한다. 근육다발막에 대한 견인은 큰가슴근 힘줄(CC)에서 모인다. 견인에 대한 근육다발막의 순응은 들신경 I, II로 하여금 감마회로를 닫고, 알파운동신경을 자극한다. 이런 알파운동신경의 자극은 intra-humerus 근막단위의 근방추 바깥 섬유를 수축하게 만든다.

intra-cubitus (ir-cu)의 근막단위

감마운동신경은 intrarotation 근막단위에서 기시하는 근섬유의 근방추 속 섬유를 자극한다. 근육다발막의 견인은 원엎침근의 근육바깥막에서 모인다(파란색 벡터). 견인에 대한 근육다발막의 순응은 들신경 I, II로 하여금 감마회로를 폐쇄하도록 만들고, 알파운동신경을 자극한다. 이런 알파운동신경의 자극은 intra-cubitus (노자관절의 엎침) 근막단위의 근방추 바깥 섬유를 수축한다.

intra-carpus (ir-ca)의 근막단위

감마운동신경은 네모엎침근의 근방추 속 섬유를 자극한다. 그 근육다발막들의 견인은 협응중심(CC)에서 모인다. 견인에 대한 근육다발막의 순응은 들신경 I, II로 하여금 감마회로를 폐쇄하도록 만들고, 알파운동신경을 자극한다. 이런 알파신경의 자극은 intra-carpus (손목 엎침) 근막단위의 근방추 바깥 섬유(녹색 벡터)를 수축한다.

intra-digiti (ir-di)의 근막단위

감마운동신경은 벌레근의 근방추 속 섬유를 자극한다. 근육다발막의 견인은 손바닥널힘줄의 중심에서 모인다. 견인에 대한 근육다발막의 순응은 들신경 I, II로 하여금 감마회로를 폐쇄하도록 만들고, 알파운동신경을 자극한다. 이런 알파신경의 자극은 intra-digiti 근막단위의 근방추 바깥 섬유를 수축한다.

그림 2.68 감마회로의 정상 기능
(출처: G. Chiarugi and L. Bucciante, Istituzioni di anatomia dell'uomo. Piccin Nuova Libraria, Padova 1983).

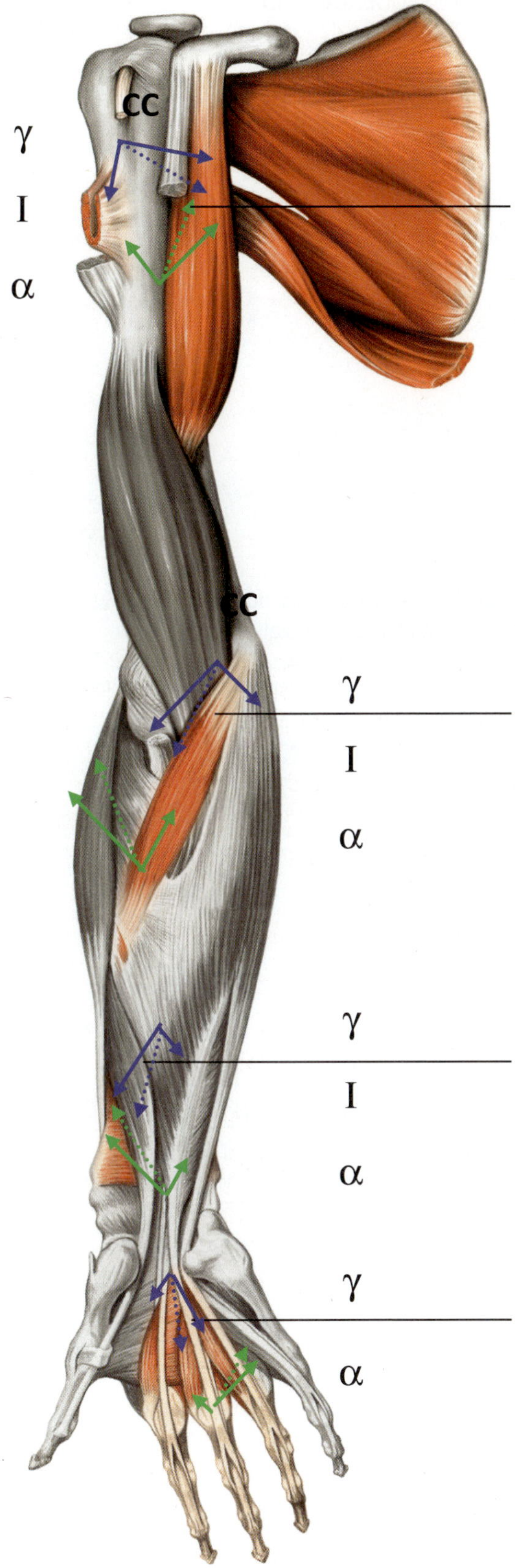

팔의 INTRAROTATION 근막단위의 관절문제

ARTICULAR CONFLICTS IN THE INTRAROTATION UNITS IN THE UPPER LIMB

humerus가 intrarotation할 때 통증이 발생한다.
만약 어깨밑근 힘줄과 큰가슴근 힘줄(CC)이 만나는 근막이 치밀해지면, 일부 신경근육방추의 들신경이 흥분하지 않아, ir-hu 근막단위의 일부 근방추 바깥 섬유를 자극해야 하는 알파신경회로가 활성화되지 않는다. 비 정상적으로 활성화된 근방추 바깥 섬유의 수축은 힘줄이 생리적 축을 벗어나도록 합성힘을 이동시킨다.
결과적으로, 오목위팔관절의 문제가 발생한다.

cubitus가 intrarotation할 때 통증이 발생한다.
만약 위도르래(CC) 밑에 있는 팔꿈치 주름이 위치한 근막이 치밀해지면, 일부 신경근육방추의 들신경이 흥분하지 않아 이것들의 알파신경회로를 활성화시키지 않는다.
비 정상적으로 활성화된 근방추 바깥 섬유의 수축은 힘줄이 생리적 축을 벗어나도록 합성힘을 이동시킨다. 결과적으로, 가쪽 가쪽 팔꿉관절과 아래팔에서 문제가 발생한다.

carpus가 intrarotation할 때 통증이 발생한다.
만약 네모엎침근 힘살(CC)의 힘살 몸쪽에 위치한 근막이 치밀해지면, 일부 신경근육방추의 들신경이 흥분하지 않아, 근막단위의 일부 근방추 바깥 섬유를 자극해야 하는 알파신경회로가 활성화되지 않는다.
비 정상적으로 활성화된 근방추 바깥 섬유의 수축은 힘줄이 생리적 축을 벗어나도록 합성힘을 이동시킨다.
결과적으로, 손목관절에서 문제가 발생한다.

3번째 손가락이 intrarotation할 때 통증이 발생한다.
만약 벌레근(CC) 위에 위치한 근막이 치밀해지면, 일부 신경근육방추의 들신경이 흥분하지 않아, 근막단위의 일부 근방추 바깥 섬유를 자극해야 하는 알파신경회로가 활성화되지 않는다. 비 정상적으로 활성화된 근방추 바깥 섬유의 수축은 힘줄이 생리적 축을 벗어나도록 합성힘을 이동시킨다. 결과적으로, 손가락관절에서 문제가 발생한다.

그림 2.69 감마회로의 기능부전
(출처: G. Chiarugi and L. Bucciante, Istituzioni di anatomia dell'uomo. Piccin Nuova Libraria, Padova 1983).

INTRAROTATION 연속된 근막과 신장반사

INTRAROTATION SEQUENCE AND STRETCH REFLEX

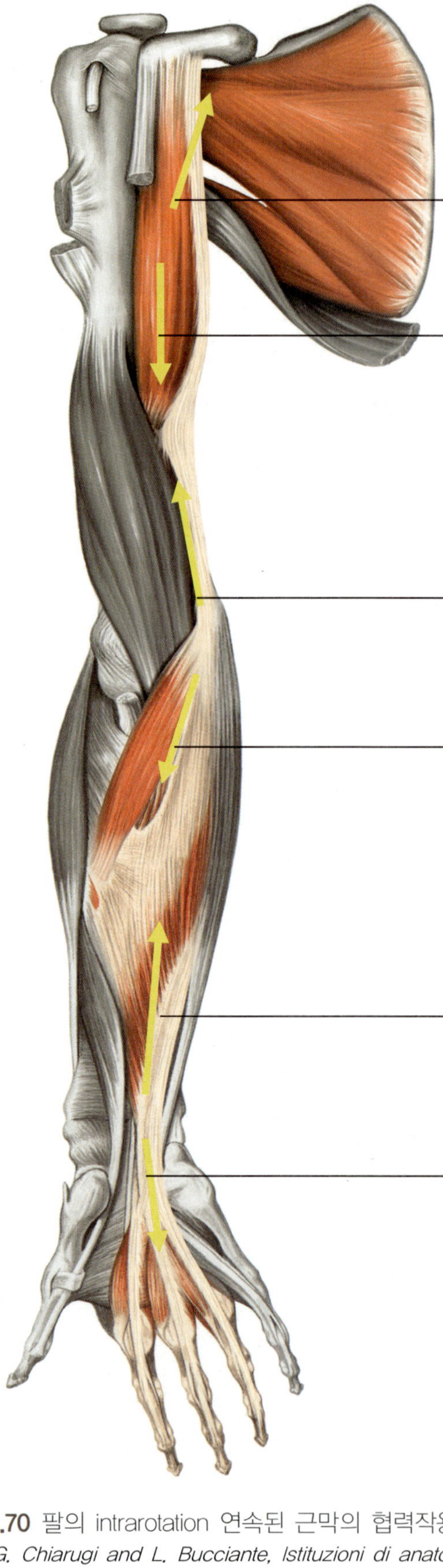

intra-humerus 근막단위와 intra-cubitus 근막단위의 협력작용
어깨밑근을 덮고 있는 근막은 부리위팔근과 통합된 빗장부리겨드랑 근막에 연결된다 (그림 2.72). 이 근막들은 어깨밑근의 몸쪽 견인과 부리위팔근의 먼쪽 견인을 통해 기본 긴장도를 유지한다.

intra-cubitus 근막단위와 intra-carpus 근막단위의 협력작용
볼트를 돌릴 때, 어깨관절의 intrarotation 긴장은 cubitus, carpus 및 digiti 등의 근육 힘을 동시에 일으킨다. 안쪽근육사이막은 부리위팔근에 의해 몸쪽으로 당겨지게 되고, 원엎침근에 의해 먼쪽으로 당겨지게 되며 (그림 2.73) 또 원엎침근 근막과 연속된 손가락굽힘근에 의해 당겨지게 된다.

intra-carpus 근막단위와 intra-digiti 근막단위의 협력작용
긴손바닥근은 아래팔의 엎침에 관여하고, 세로 다발이 손가락굽힘근 힘줄로 퍼져 나가는 손바닥 널힘줄을 형성한다 (그림 2.75). 네모엎침근 (그림 2.74)과 깊은손가락굽힘근은 3번째 근육-근막층에 위치한다. 깊은손가락굽힘근의 먼쪽 힘줄은 벌레근에 닿는곳을 제공한다. 깊은손가락굽힘근의 수축은 깊은 널힘줄을 몸쪽으로 견인하고, 벌레근의 수축은 먼쪽으로 견인한다.

그림 2.70 팔의 intrarotation 연속된 근막의 협력작용
(출처: G. Chiarugi and L. Bucciante, Istituzioni di anatomia dell'uomo. Piccin Nuova Libraria, Padova 1983).

골지힘줄기관의 활성화

ACTIVATION OF THE GOLGI TENDON ORGANS

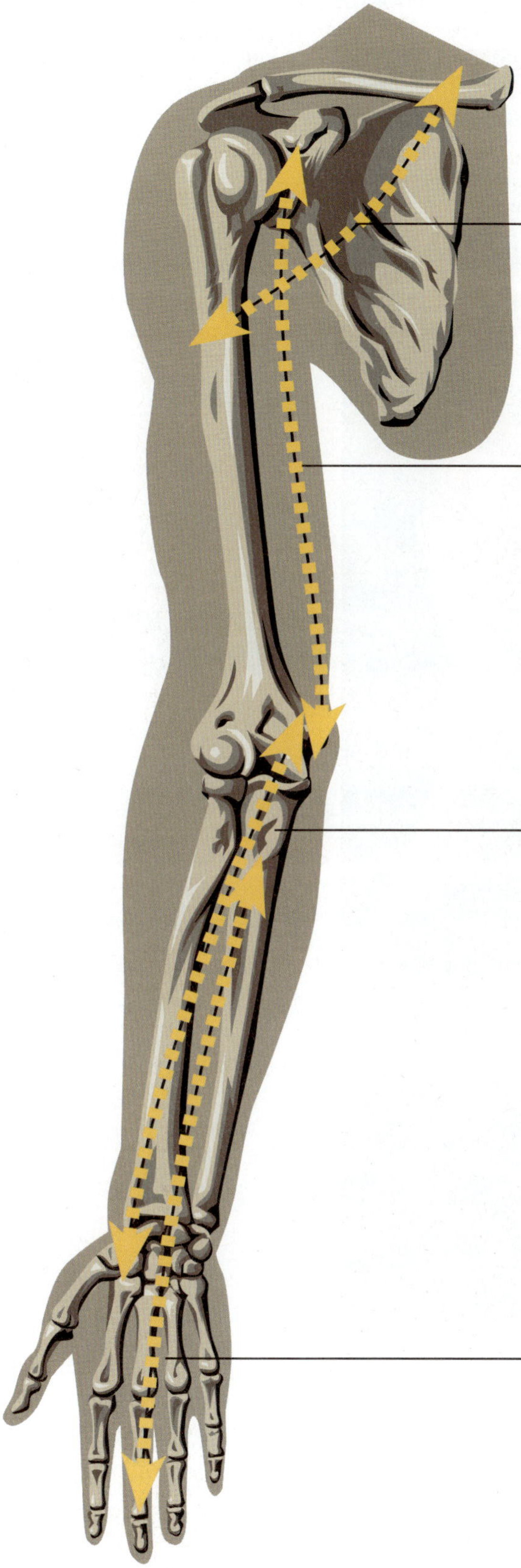

intra-scapula와 intra-humerus 사이의 결합 작용

큰가슴근은 먼쪽 힘줄을 통해 humerus의 intrarotation에 관여하고, 빗장뼈 닿는곳(humerus에 대한 지렛팔로 작용할 때)을 통해 scapula의 intrarotation에 관여한다.

intra-humerus와 intra-cubitus 사이의 결합 작용

원엎침근의 일부 섬유는 위쪽으로 주행하여 부리위팔근에 연결한다.

"긴 부리위팔근은 부리돌기와 안쪽위관절융기 사이에서 신장된 여분의 다발이다. 이 근육은 위팔뼈를 안쪽으로 돌린한다" (Chiarugi G. 1975).

intra-cubitus와 intra-carpus 사이의 결합 작용

노쪽손목굽힘근은 위팔뼈의 안쪽근육사이막에서 기시하여, 2번째와 3번째 손허리뼈에 부착한다.
그래서 이 근육은 cubitus와 carpus에 동시에 작용한다.
컵을 입으로 가져갈 때, 노쪽손목굽힘근은 컵에 들어 있는 물의 양에 따라 팔꿈치와 손목에서 생성되는 힘의 양을 비교한다.

intra-carpus와 intra-digiti 사이의 결합 작용

깊은손가락굽힘근은 자뼈 몸쪽의 2/3와 뼈사이막에서 기시한다. 이 근육은 손목, 손허리뼈 및 손가락의 굽힘과 약간의 안쪽돌림을 동시에 일으킨다. 물체를 잡을 때, 손가락과 손목이 안쪽돌림이나 엎침되면, 더 강하게 물체를 쥘 수 있다.

그림 2.71 팔의 intrarotation을 위한 다관절근육

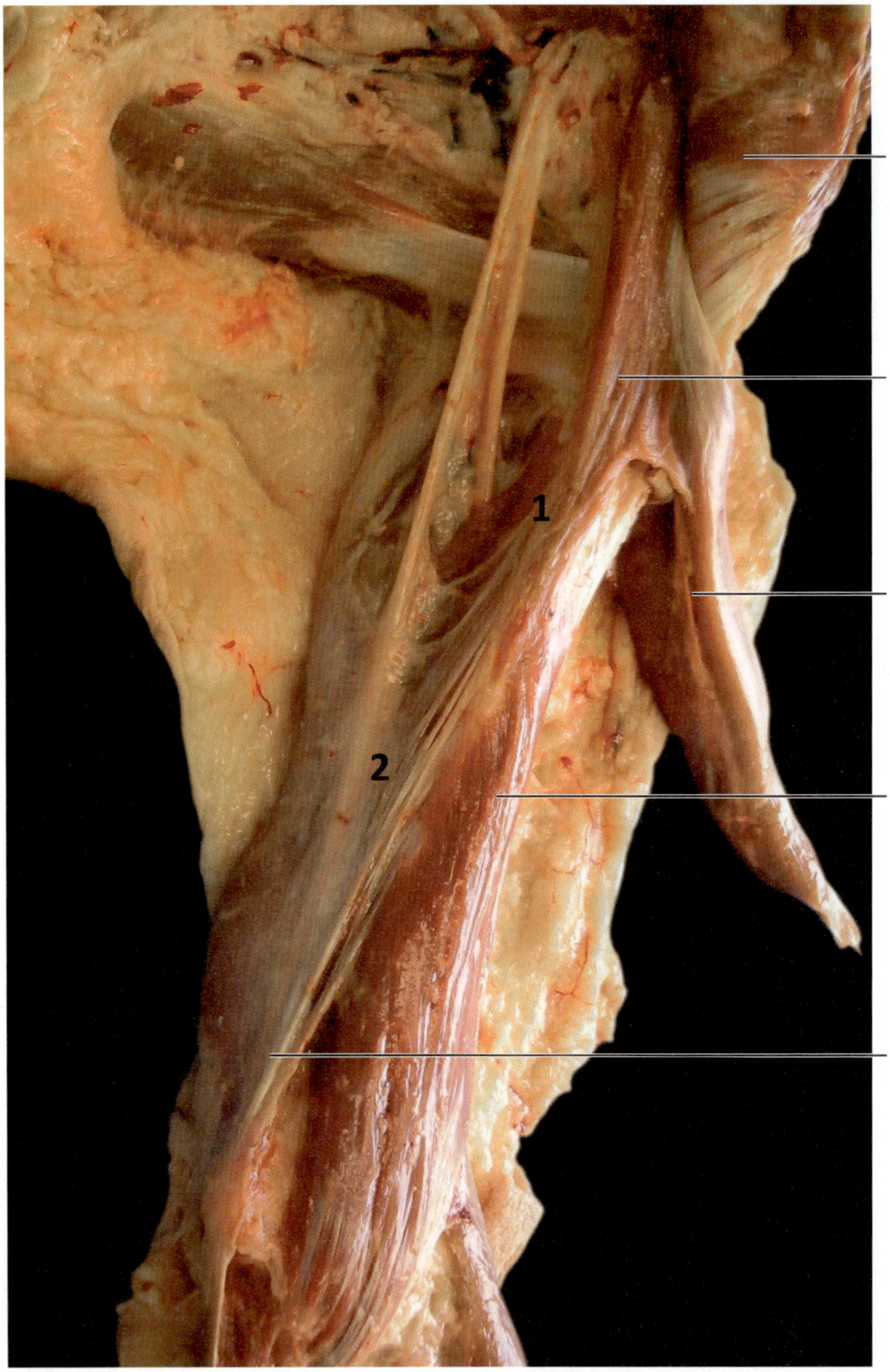

그림 2.72 안쪽사이막의 이는곳인 겨드랑이. 부리위팔근(1)의 수축은 안쪽근육사이막을 따라 전달된다.

사진의 가로선은 해부학 부위를 의미하고, 숫자 (1,2)는 근막의 생리를 의미한다. 숫자 1은 작용을 의미하고, 2는 이것의 결과를 의미한다.

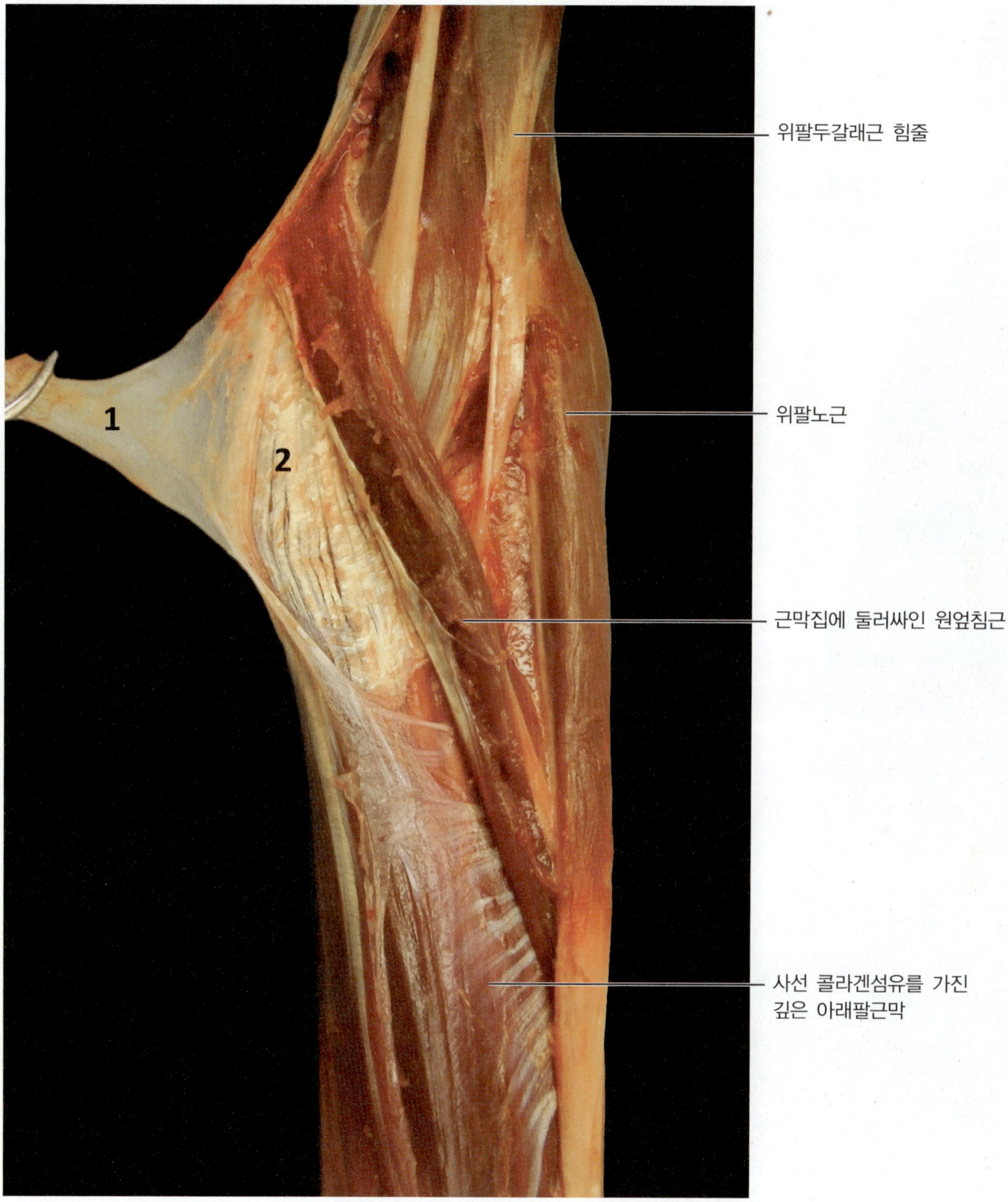

그림 2.73 원엎침근과 노쪽손목굽힘근(2)를 보기 위해 아래팔근막(1)을 절개한 후 들어올린다.

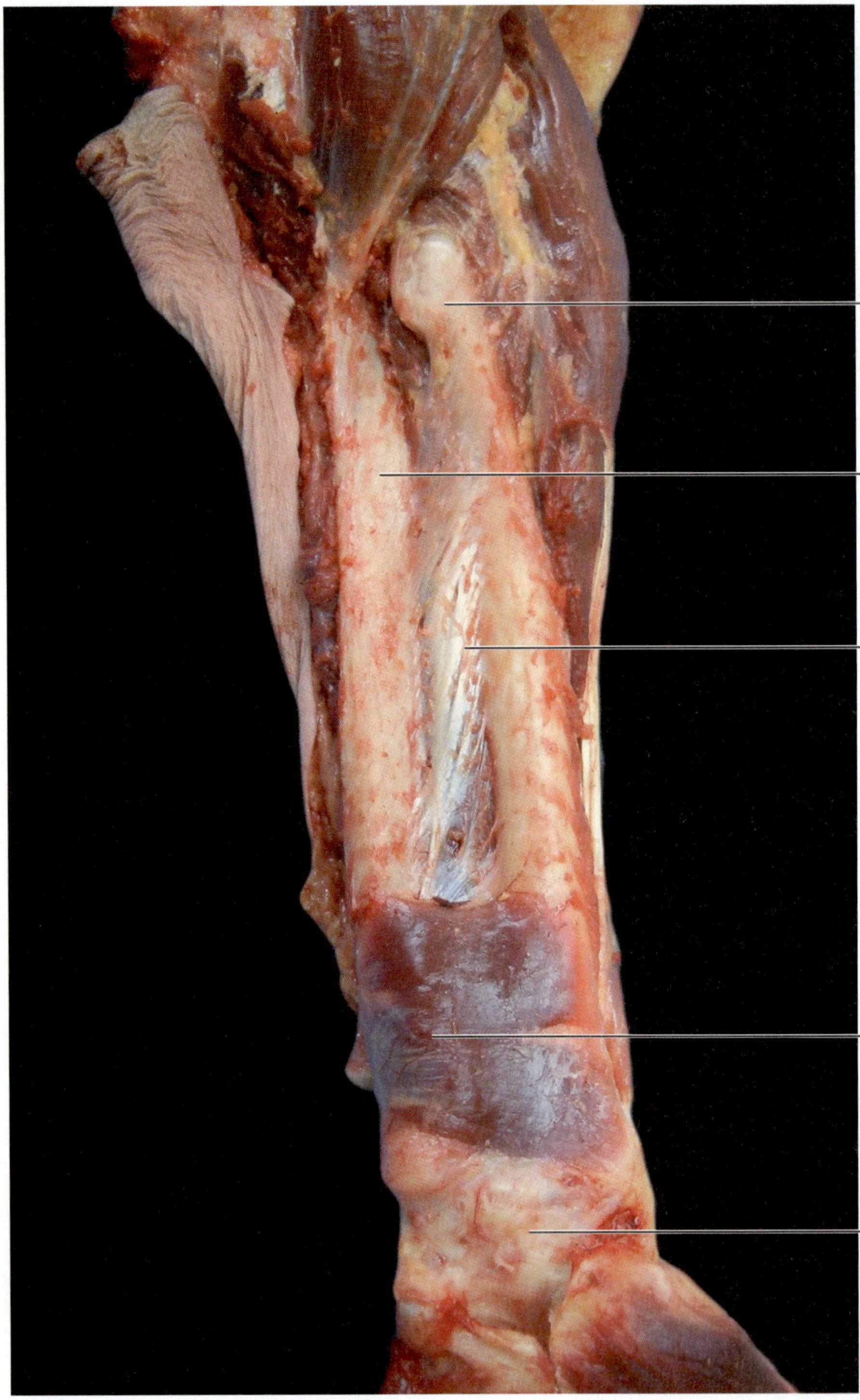

그림 2.74 아래팔의 뼈사이막. 이 막은 네모엎침근 밑을 지나가고, 이것의 근막은 손목의 관절주머니와 함께 전체를 덮고 있다.

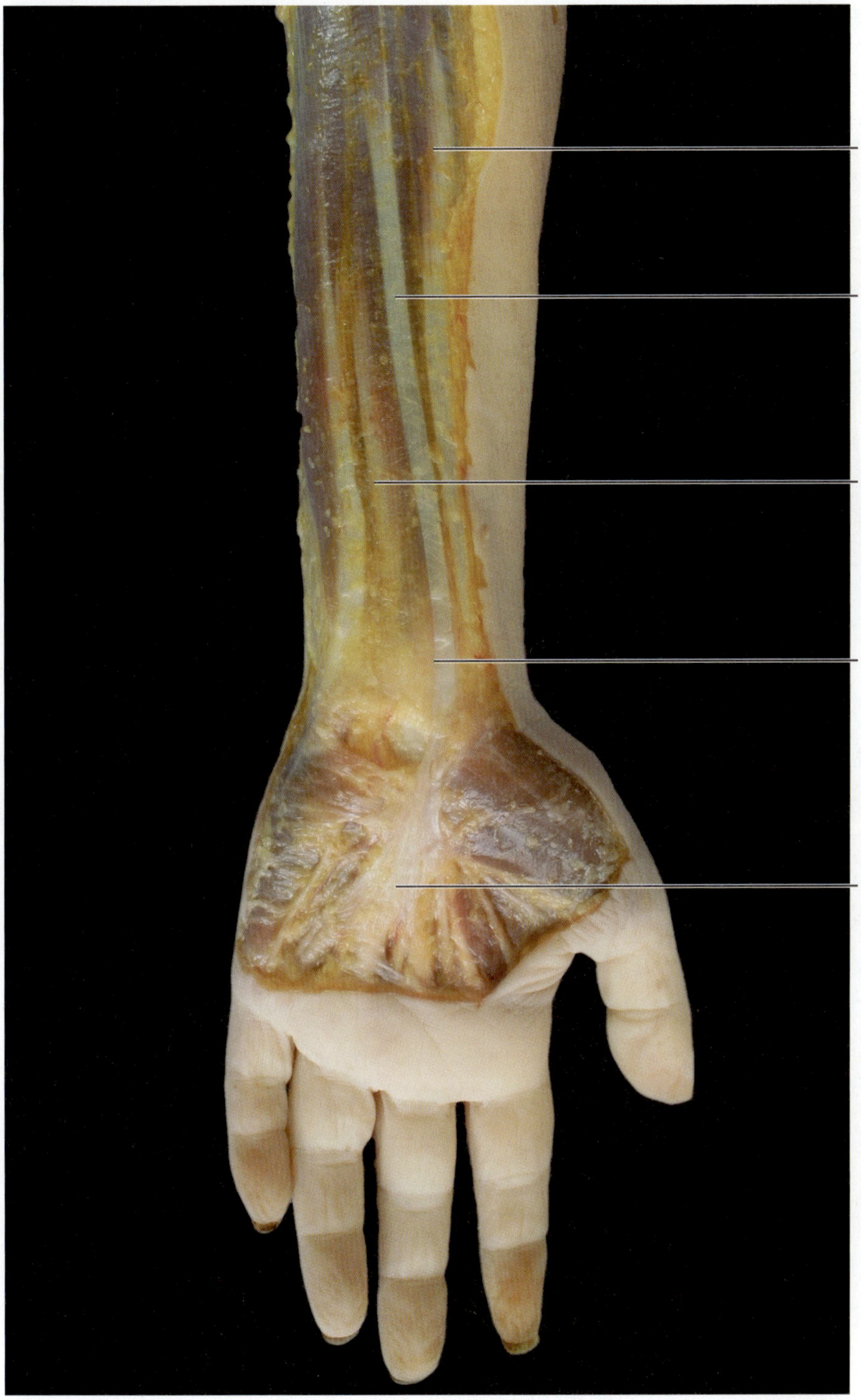

그림 2.75 손바닥널힘줄과 안쪽 아래팔근막. 이 사진에서, 굽힘근지지띠는 약간 두꺼운 아래팔근막처럼 생겼다.

팔의 깊은 뒤쪽 영역, extrarotation 연속된 근막

DEEP POSTERIOR REGION OF THE UPPER LIMB, EXTRAROTATION SEQUENCE

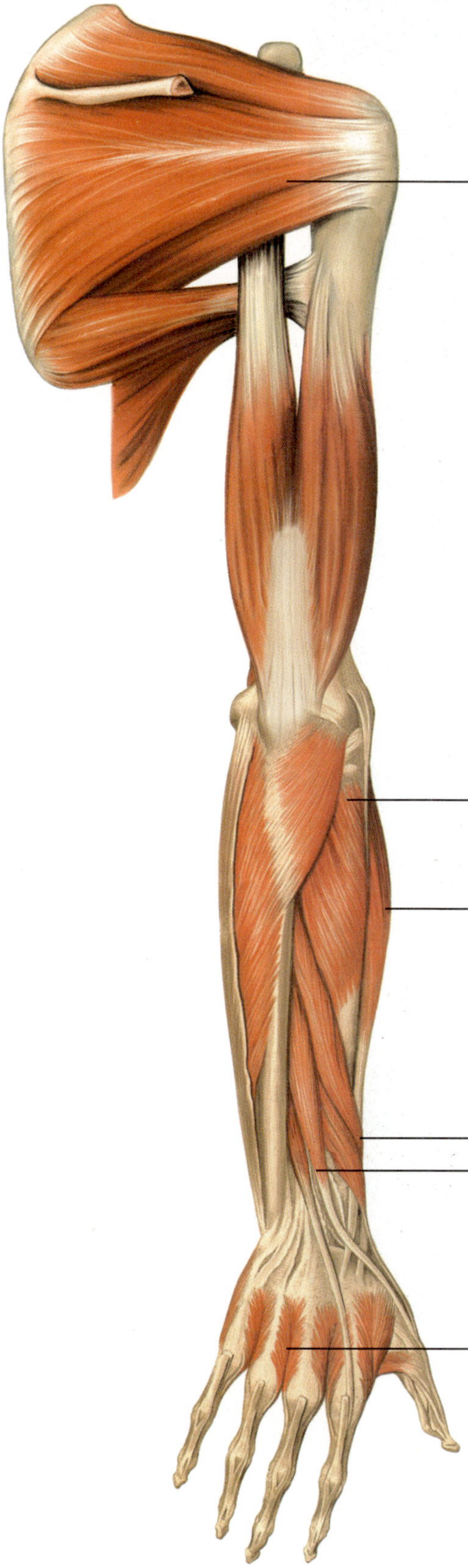

그림 2.76 팔의 깊은 뒤쪽 영역
(출처: G. Chiarugi and L. Bucciante, Istituzioni di anatomia dell'uomo. Piccin Nuova Libraria, Padova 1983).

EXTRAROTATION 근막 단위에 의해 수행된 분절 운동

SEGMENTARY MOVEMENTS IMPLEMENTED BY THE MF UNITS OF EXTRAROTATION

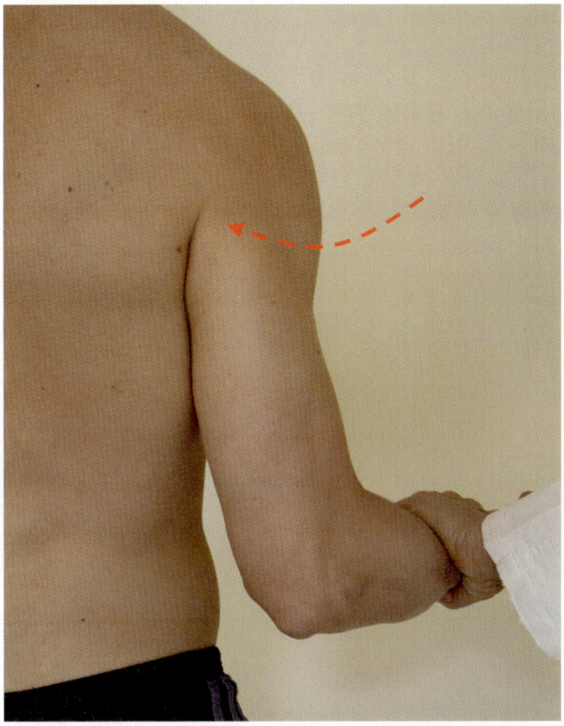

그림 2.77 extra-humerus 근막 단위에 의해 움직이는 어깨관절의 가쪽돌림

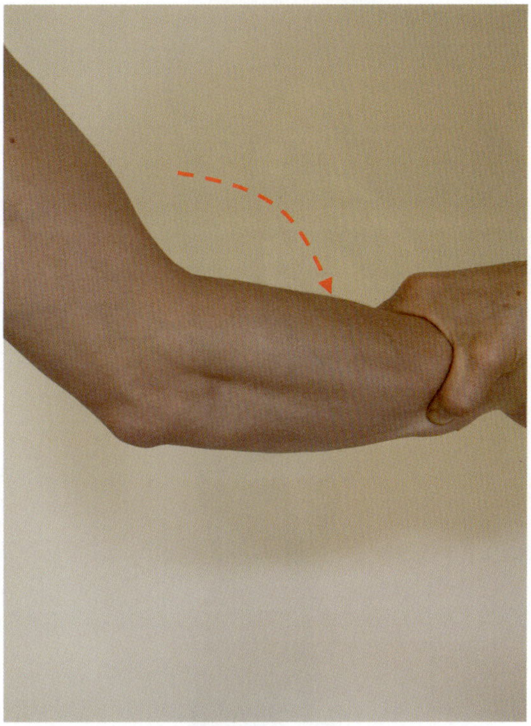

그림 2.78 extra-cubitus 근막 단위에 의해 움직이는 노자관절의 뒤침

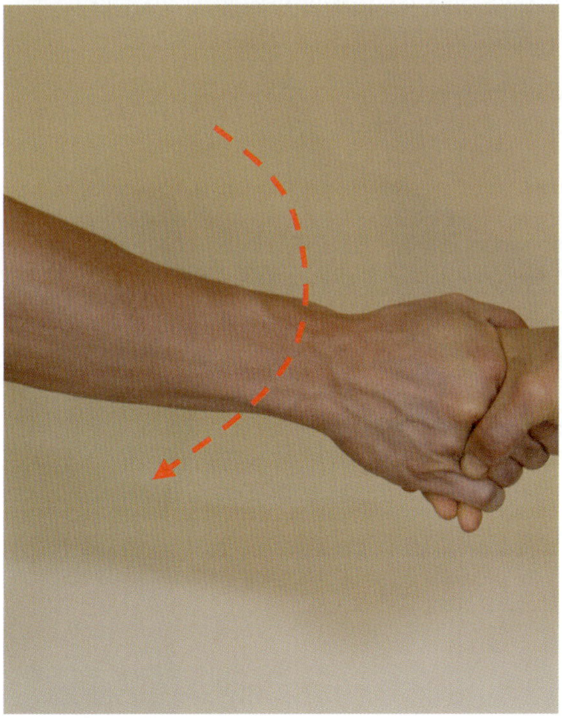

그림 2.79 extra-carpus 근막 단위에 의해 움직이는 노손목관절의 엎침.

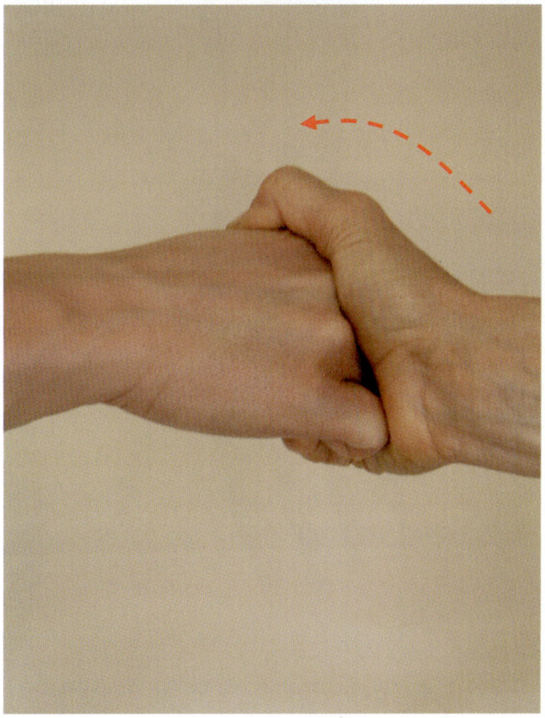

그림 2.80 extra-digiti 근막 단위에 의해 움직이는 손가락의 가쪽돌림

검사자는 손을 이용해 화살표가 나타내는 움직임에 저항을 적용한다.

팔의 EXTRAROTATION 근육의 구획 (그림 2.81)

COMPARTMENTS FOR THE MUSCLES OF EXTRAROTATION, UPPER LIMB (Fig. 2.81)

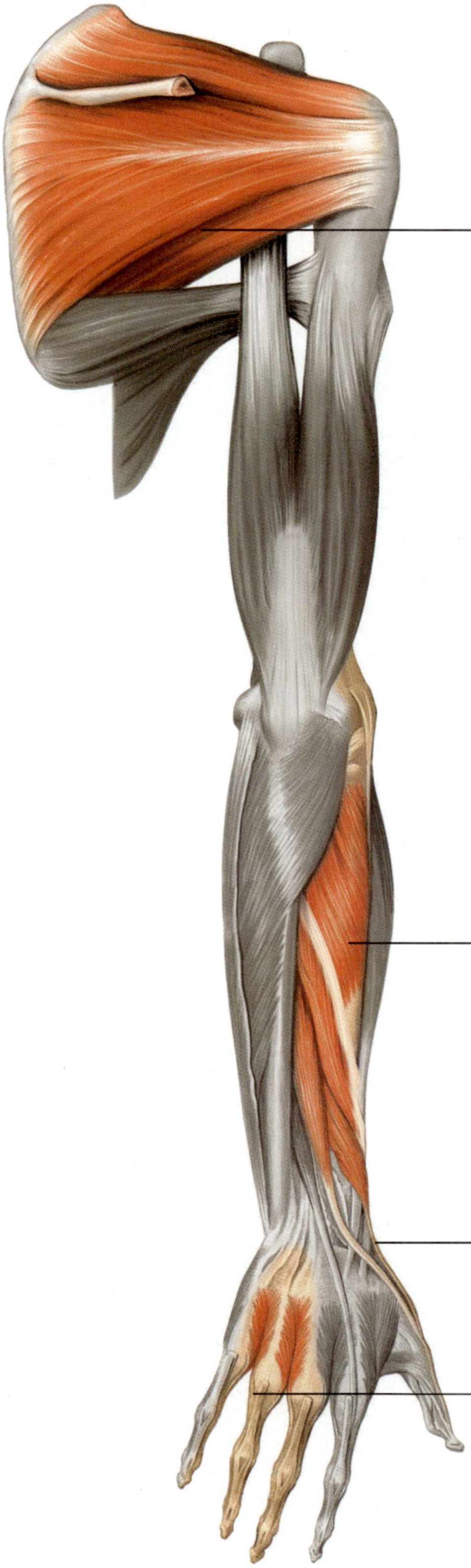

humerus의 extrarotation 근육을 위한 근막구획
어깨뼈가시 레벨에서는, 이 근막이 어깨세모근밑 근막에 연결되고, 가쪽근육사이막과 연결된다. 특별한 근막구획이 없지만, 그 근막은 동측 방향의 운동단위 사이를 연결한다.

"가시아래근 근막은 어깨뼈의 가시아래근오목의 구획을 변형시켜서 가시위근과 가시아래근의 구획이 서로 교통한다" (Fumagalli Z. 1974).

cubitus의 extrarotation 근육을 위한 근막구획
위팔노근은 예전에 긴뒤침근으로 불렸고, 노신경고랑이 시작되는 위팔뼈 가쪽가장자리와 가쪽근육사이막의 앞쪽면에서 기시한다. 그리고 이는곳이 어깨세모근거친면까지 올라가는 경우도 있다.

"뒤침근은 위관절융기, 가쪽곁인대, 그리고 고리노자인대에서 기시한다" (Chiarugi G. 1975).

carpus의 extrarotation 근육을 위한 근막구획
온손가락폄근은 위관절융기, 노쪽곁인대, 근막의 깊은층에서 기시한다.

"긴엄지벌림근은 아래의 뒤침근, 자뼈, 그리고 뼈사이막에서 기시한다" (Chiarugi G. 1975).

digiti의 extrarotation 근육을 위한 근막구획
엄지, 집게손가락 및 새끼손가락은 자신만의 폄근힘줄을 가지고 있다. 3번째와 4번째 손가락은 손가락폄근과 간접적으로 연결되어 있다.

"등쪽뼈사이근은 바닥쪽뼈사이근보다 더 튼튼하다. 그들의 힘줄은 첫 번째 마디뼈바닥의 일부와 온손가락폄근 힘줄을 일부 고정한다" (Chiarugi G. 1975).

그림 2.81 extrarotation 근육의 근막구획
(출처: G. Chiarugi and L. Bucciante, Istituzioni di anatomia dell'uomo. Piccin Nuova Libraria, Padova 1983).

EXTRAROTATION 근막 단위에 의해 수행된 팔 전체 운동

GLOBAL MOVEMENT IMPLEMENTED BY THE EXTRAROTATION SEQUENCE

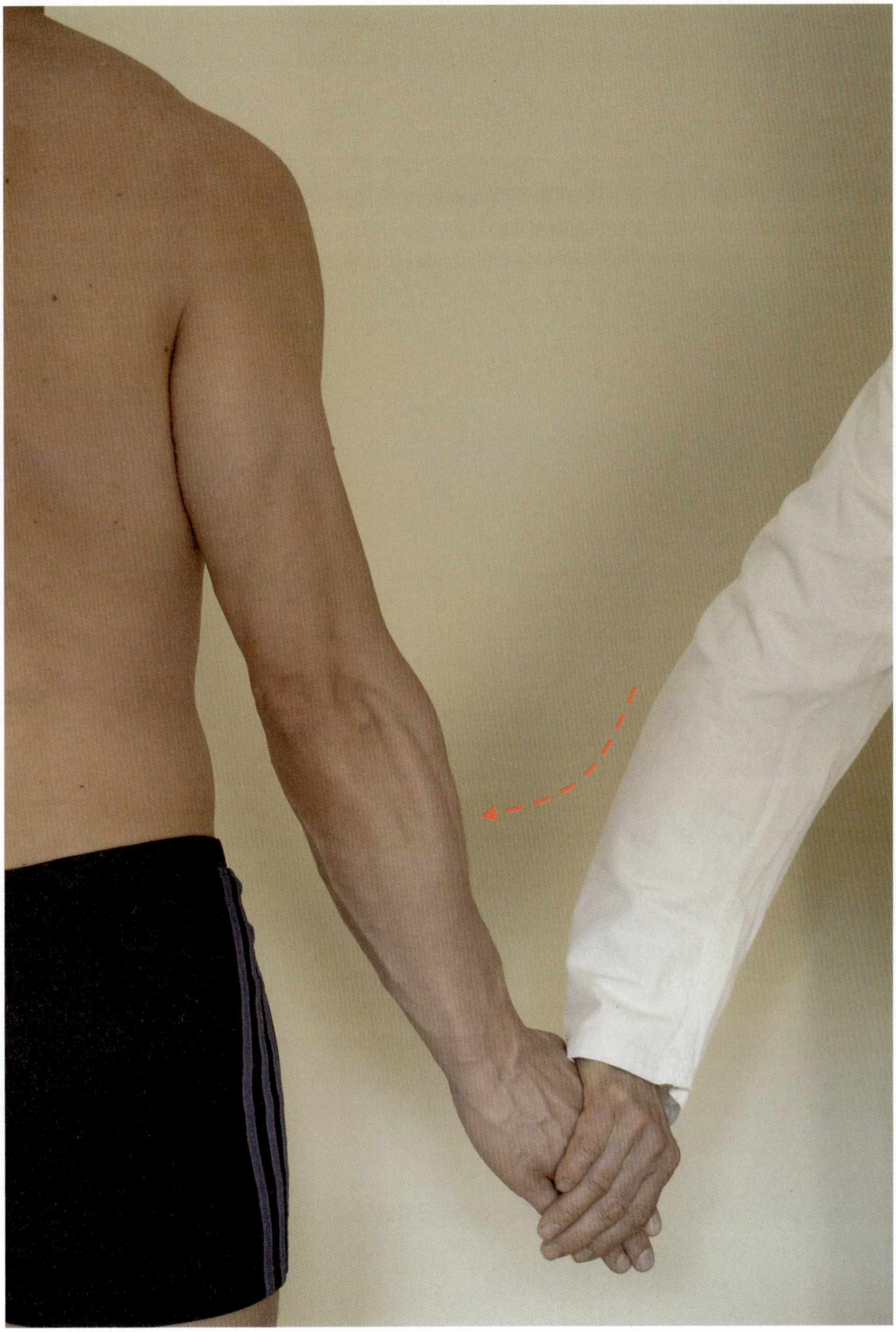

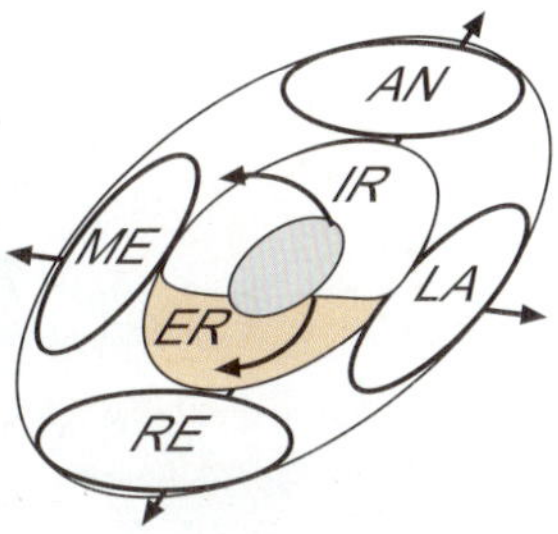

extra-humerus

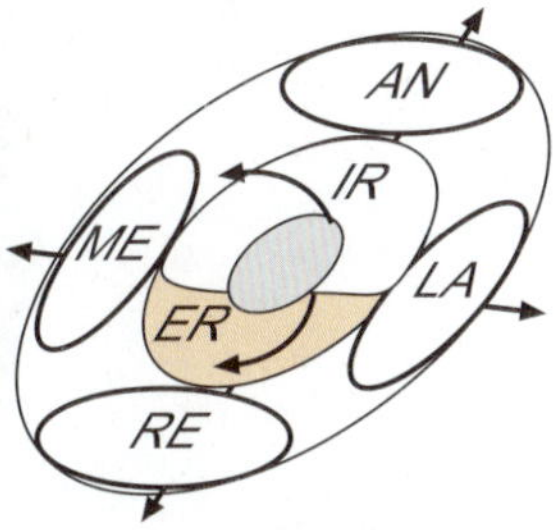

extra-cubitus

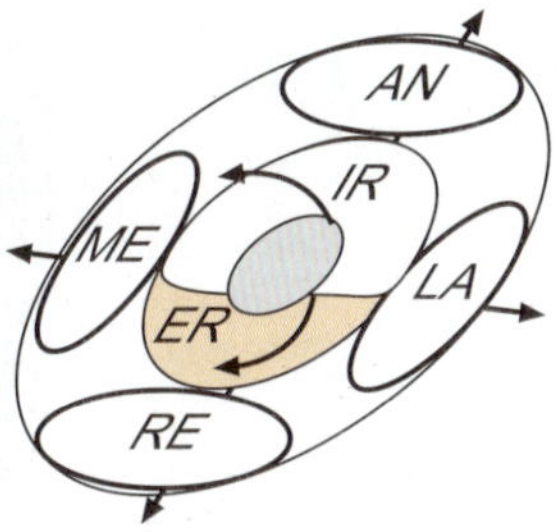

extra-carpus

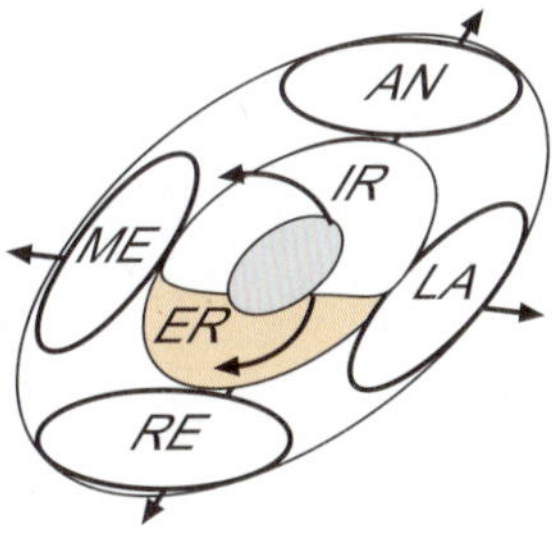

extra-digiti

그림 2.82 팔 전체를 가쪽으로 돌림하는 extrarotation 연속된 근막의 수축

점선의 빨간색 화살표는 전체 연속된 근막에 의해 수행된 움직임을 의미한다. 검사자가 가장 먼쪽의 근막단위 또는 extrarotation digiti의 근막단위에 저항을 주면, 4개의 근막단위가 동원된다. extrarotation 근막단위 사이의 상호작용은 저항의 정도에 따라 강해지거나 약해진다.

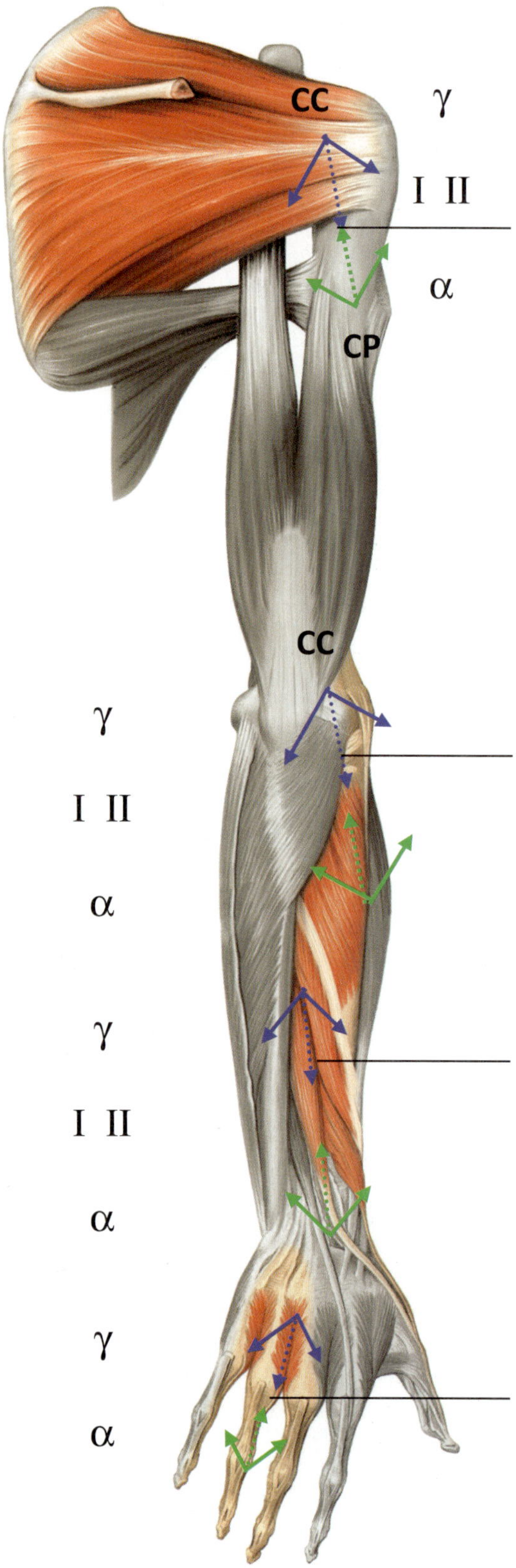

팔의 EXTRAROTATION 근막단위의 생리학

PHYSIOLOGY OF THE EXTRAROTATION MF UNITS IN THE UPPER LIMB

extra-humerus (er-hu)의 근막단위

감마운동신경은 가시아래근과 작은원근의 근방추 속 섬유를 자극한다. 근육다발막에 대한 견인은 돌림근띠(CC)에서 모인다. 견인에 대한 근육다발막의 순응은 들신경 Ⅰ, Ⅱ로 하여금 감마회로를 닫고, 알파운동신경을 자극한다. 이런 알파운동신경의 자극은 extra-humerus 근막단위의 근방추 바깥 섬유를 수축하게 만든다.

extra-cubitus (er-cu)의 근막단위

감마운동신경은 긴 뒤침근(위팔노근)과 짧은뒤침근의 근방추 속 섬유를 자극한다. 근육다발막의 견인은 협응중심에 모인다(파란색 벡터). 견인에 대한 근육다발막의 순응은 들신경 Ⅰ, Ⅱ로 하여금 감마회로를 폐쇄하도록 만들고, 알파운동신경을 자극한다. 이런 알파운동신경의 자극은 extra-cubitus 근막단위의 근방추 바깥 섬유를 수축한다.

extra-carpus (er-ca)의 근막단위

감마운동신경은 긴엄지벌림근과 손가락폄근의 근방추 속 섬유를 자극한다. 그 근육다발막들의 견인은 이 근육의 근막(CC)에서 모인다. 견인에 대한 근육다발막의 순응은 들신경 Ⅰ, Ⅱ로 하여금 감마회로를 폐쇄하도록 만들고, 알파운동신경을 자극한다. 이런 알파신경의 자극은 extra-carpus (손목 엎침) 근막단위의 근방추 바깥 섬유(녹색 벡터)를 수축한다

extra-digiti (er-di)의 근막단위

감마운동신경은 벌레근과 등쪽뼈사이근의 근방추 속 섬유를 자극한다. 근육다발막의 견인은 협응중심에서 모인다. 견인에 대한 근육다발막의 순응은 들신경 Ⅰ, Ⅱ로 하여금 감마회로를 폐쇄하도록 만들고, 알파운동신경을 자극한다. 이런 알파신경의 자극은 extra-digiti 근막단위의 근방추 바깥 섬유를 수축한다.

그림 2.83 감마회로의 정상 기능
(출처: G. Chiarugi and L. Bucciante, Istituzioni di anatomia dell'uomo. Piccin Nuova Libraria, Padova 1983).

팔의 EXTRAROTATION 근막단위의 관절문제

ARTICULAR CONFLICTS IN THE EXTRAROTATION UNITS IN THE UPPER LIMB

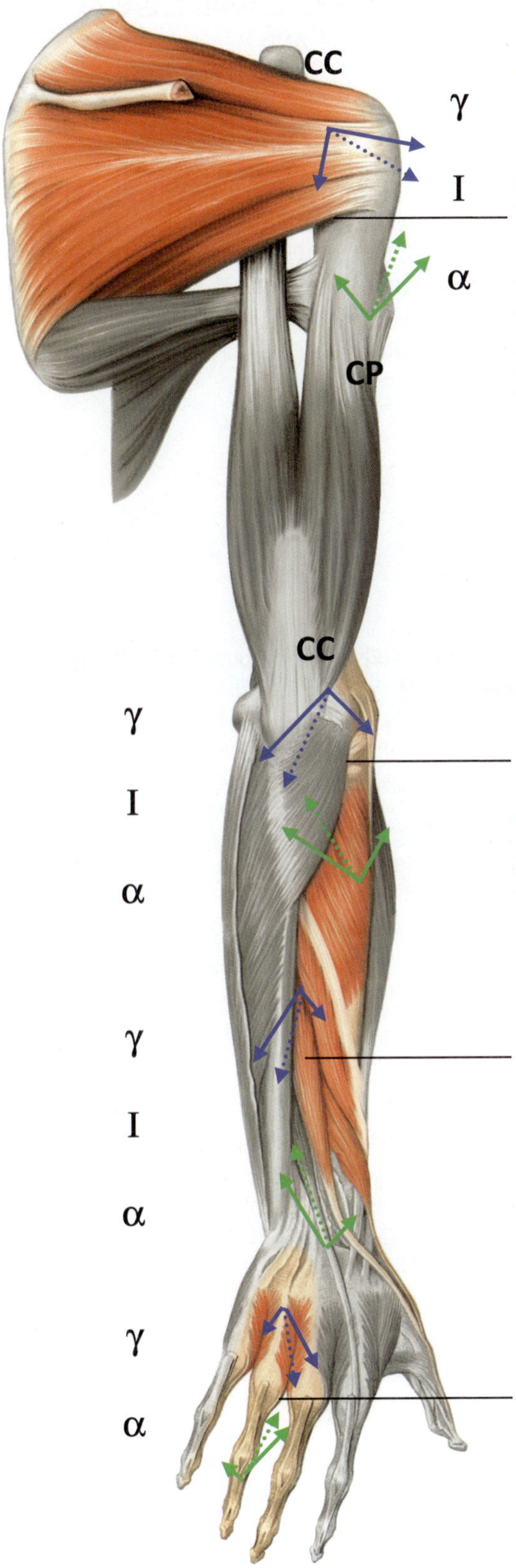

humerus가 extrarotation할 때 통증이 발생한다.
만약 돌림근띠(CC) 위에 위치한 근막이 치밀해지면, 일부 신경근육방추의 들신경(II)이 흥분하지 않아, er–hu 근막단위의 일부 근방추 바깥 섬유를 자극해야 하는 알파신경회로가 활성화되지 않는다. 비 정상적으로 활성화된 근방추 바깥 섬유의 수축은 힘줄이 생리적 축을 벗어나도록 합성힘을 이동시킨다. 결과적으로, 오목위팔관절의 문제가 발생한다.

cubitus가 extrarotation할 때 통증이 발생한다.
만약 뒤침근(CC) 이는곳의 팔꿈치 뒤에 위치한 근막이 치밀해지면, 일부 신경근육방추의 들신경이 흥분하지 않아 이것들의 알파신경회로를 활성화시키지 않는다. 비 정상적으로 활성화된 근방추 바깥 섬유의 수축은 힘줄이 생리적 축을 벗어나도록 이 벡터들의 합성힘을 이동시킨다. 결과적으로, 가쪽 팔꿉관절에서 문제가 발생한다.

carpus가 extrarotation할 때 통증이 발생한다.
만약 엄지벌림근과 온손가락폄근(CC)의 힘살을 덮고 있는 근막이 치밀해지면, 일부 신경근육방추의 들신경이 흥분하지 않아, 근막단위(파란색 벡터)의 일부 근방추 바깥 섬유를 자극해야 하는 알파신경회로가 활성화되지 않는다. 비 정상적으로 활성화된 근방추 바깥 섬유의 수축은 힘줄이 생리적 축을 벗어나도록 합성힘을 이동시킨다. 결과적으로, 손목관절(녹색 벡터)에서 문제가 발생한다.

손가락이 extrarotation할 때 통증이 발생한다.
만약 등쪽뼈사이근(CC) 위에 위치한 근막이 치밀해지면, 일부 신경근육방추의 들신경이 흥분하지 않아, 근막단위의 일부 근방추 바깥 섬유를 자극해야 하는 알파신경회로가 활성화되지 않는다. 비 정상적으로 활성화된 근방추 바깥 섬유의 수축은 힘줄이 생리적 축을 벗어나도록 합성힘을 이동시킨다. 결과적으로, 손가락관절(특히, 3 번째와 4 번째 손가락)에서 문제가 발생한다.

그림 2.84 감마회로의 기능부전
(출처: G. Chiarugi and L. Bucciante, Istituzioni di anatomia dell'uomo, Piccin Nuova Libraria, Padova 1983).

EXTRAROTATION 연속된 근막과 신장반사

EXTRAROTATION SEQUENCE AND
STRETCH REFLEX

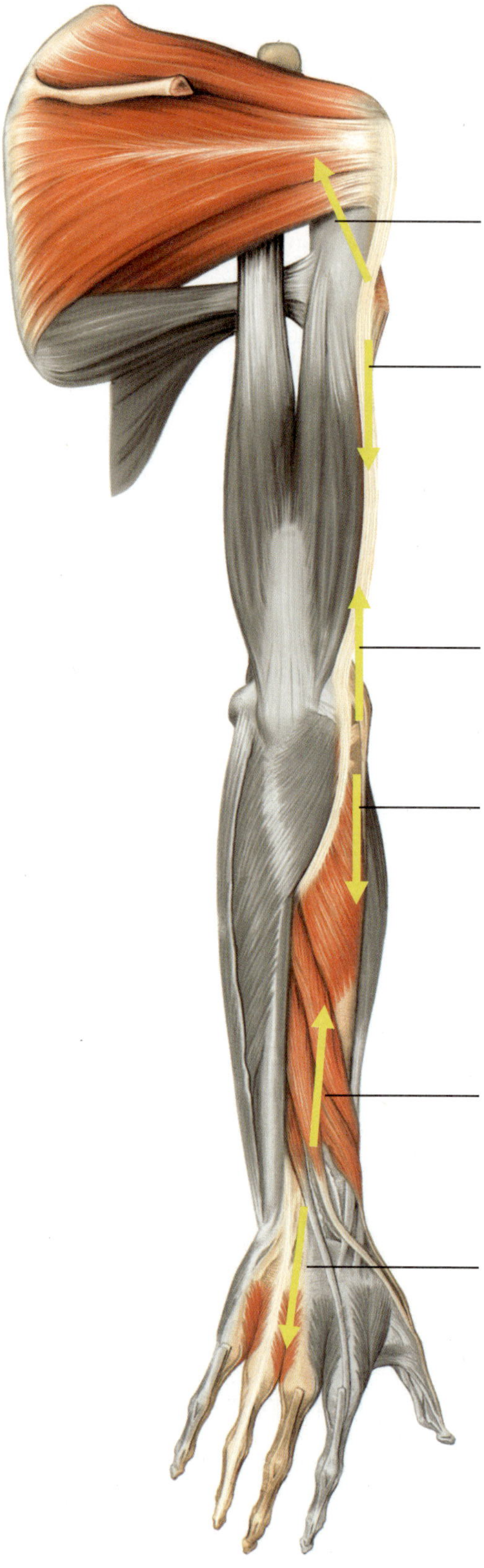

extra-humerus 근막단위와 extra-cubitus 근막단위의 협력작용
병뚜껑을 열 때, 팔 전체가 가쪽돌림되어야 한다. 이런 경우, 가시아래근(그림 2.87)과 뒤어깨세모근을 덮고 있는 근막은 몸쪽으로 당겨진다. 어깨세모근의 근막은 가쪽근육사이막과 연결된다. 연이어 이 사이막은 위팔노근과 뒤침근의 수축에 의해 몸쪽으로 신장된다.

extra-humerus 근막단위와 extra-carpus 근막단위의 협력작용
팔을 extrarotation 할 때, 위팔세갈래근의 가쪽갈래는 가쪽사이막(그림 2.88)을 고정하고, 뒤침근은 사이막을 먼쪽으로 견인한다. 신장반사를 통해, 아래팔근막(그림 2.89)에서 기시하는 손가락폄근의 신경근육방추의 일부가 활성화된다.

extra-carpus 근막단위와 extra-digiti 근막단위의 협력작용
팔을 extrarotation 할 때, 손의 근육조직(그림 2.90)은 아래팔과 위팔 근육의 힘에 자신의 힘을 적응해야 한다. 근막의 연속성은 extrarotation 연속된 근막을 따라 분포된 모든 근막단위의 작용을 조정하고 동기화할 수 있다.

그림 2.85 팔의 extrarotation 연속된 근막의 협력작용
(출처: G. Chiarugi and L. Bucciante, Istituzioni di anatomia dell'uomo. Piccin Nuova Libraria, Padova 1983).

골지힘줄기관의 활성화

ACTIVATION OF THE GOLGI TENDON ORGANS

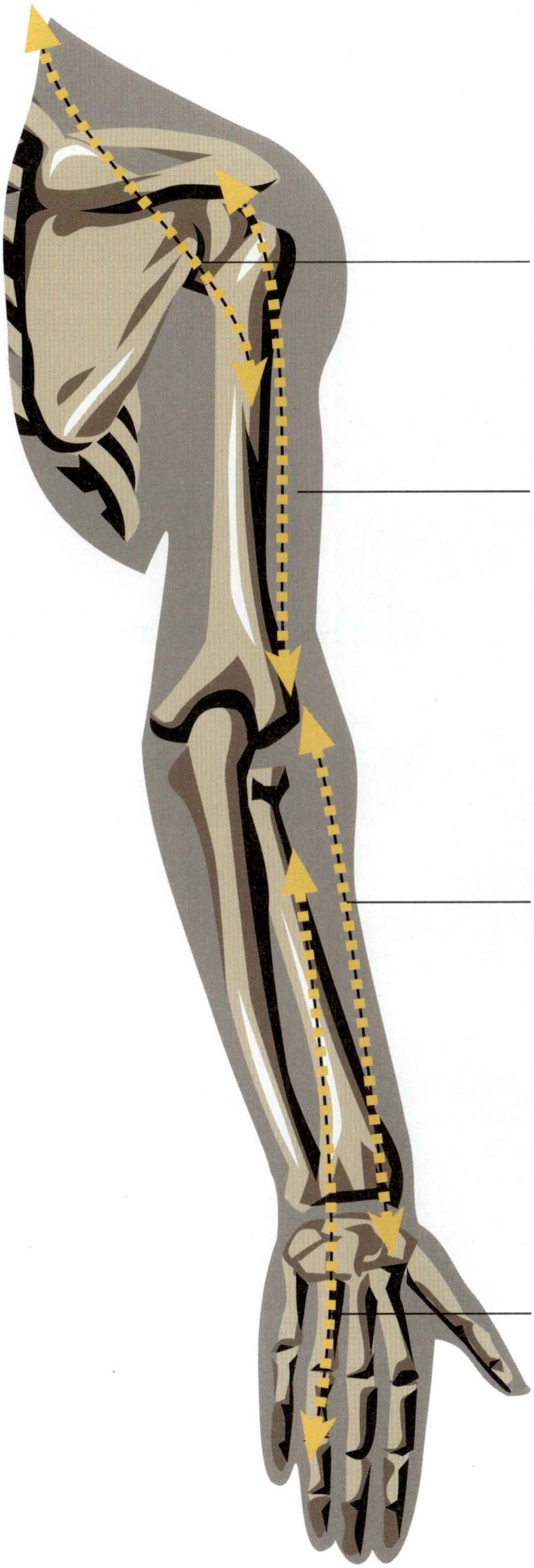

extra-scapula와 extra-humerus 사이의 결합 작용

어깨세모근 가시부분의 근막은 등세모근의 근막과 연결되어 있다. humerus를 extrarotation할 때, scapula가 등세모근에 의해 뒤쪽으로 당기게 된다.

extra-humerus와 extra-cubitus 사이의 결합 작용

저항 없이 humerus를 extrarotation할 때, er-hu 근막단위의 특정 근육만이 개입한다. 그러나 볼트를 풀 때처럼 저항을 이겨내고 움직임이 일어나면, 위팔세갈래근, 어깨세모근의 가시부분, 위팔노근 및 뒤침근이 활성화된다. 가쪽근육사이막은 humerus와 cubitus의 관절각도의 변화에 따라 이것들이 적응할 수 있도록 그 힘을 단일 질량으로 통합한다.

extra-cubitus와 extra-carpus 사이의 결합 작용

노쪽손목폄근은 carpus의 extrarotation에 관여한다. 이 근육은 가쪽근육사이막에서 기시하여 손까지 주행한다. 위팔노근도 가쪽사이막에서 기시하고, 다음과 같은 먼쪽 부위에서 착지한다: 노뼈붓돌기, 힘줄 연장부를 통한 손배뼈, 노쪽곁인대 등. 이 인대의 골지힘줄기관은 손목의 움직임을 팔꿉관절의 움직임과 협응시킨다.

extra-carpus와 extra-digiti 사이의 결합 작용

손가락폄근은 힘줄에서 끝날 뿐만 아니라, 손허리뼈 수준에서 힘줄을 힘줄막에 연결시킨다. 손허리손가락관절 수준에서, 각 힘줄은 관절주머니로 자신의 연장부를 연결시키고, 벌레근과 뼈사이근의 힘줄 연장부를 받는다.

그림 2.86 팔의 extrarotation을 위한 다관절근육

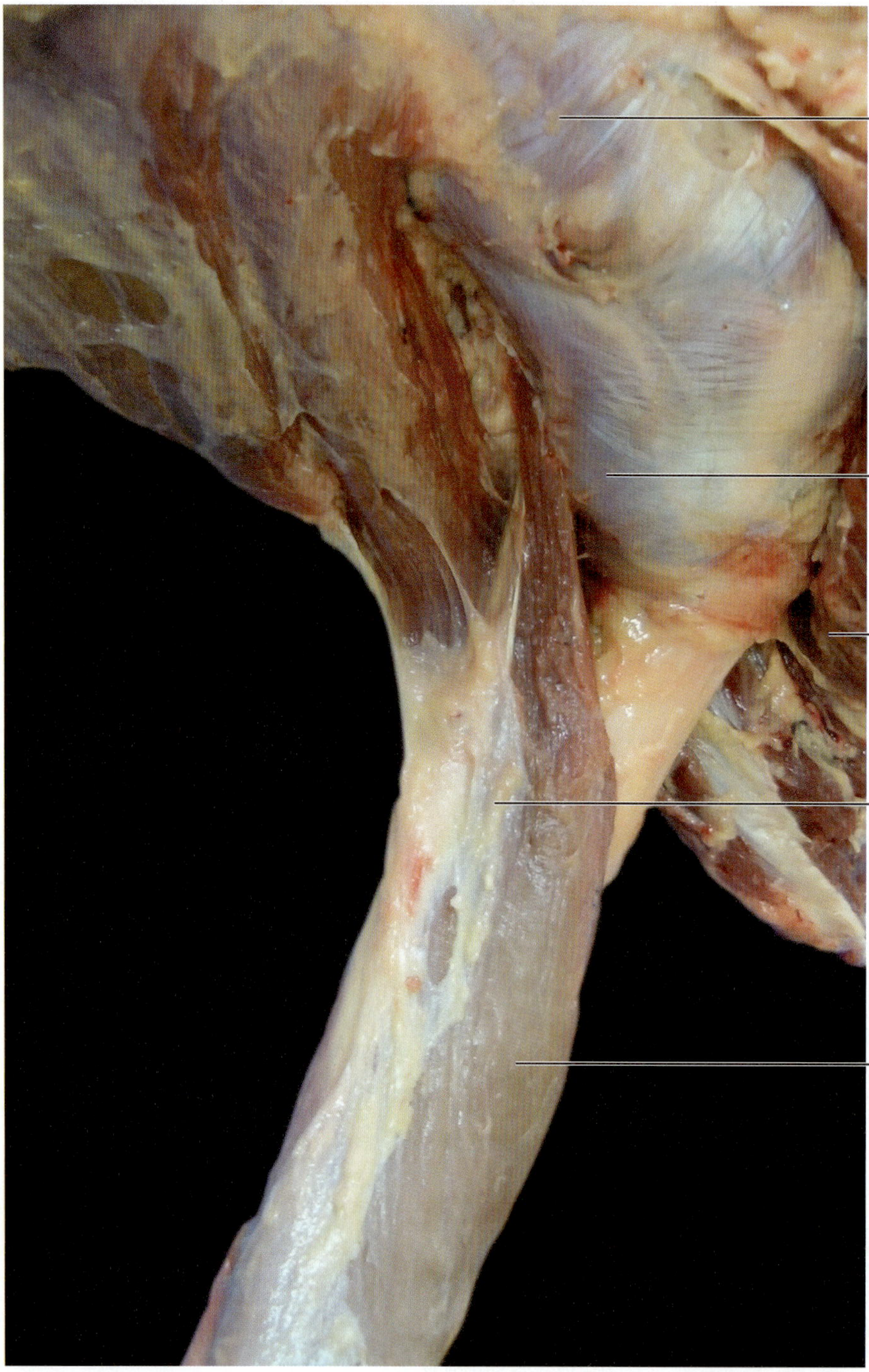

그림 2.87 어깨세모근을 위쪽으로 들어올리면, 가시아래근 근막을 볼 수 있다. 가시아래근 근막은 가쪽돌림근띠를 덮고 있는 어깨세모근밑 근막과 연결되고, 그 다음 안쪽돌림근띠를 덮고 있는 근막과 연결된다.

사진의 가로선은 해부학 부위를 의미하고, 숫자 1, 2는 근막의 생리를 의미한다. 숫자 1은 작용을 의미하고, 2는 이것의 결과를 의미한다.

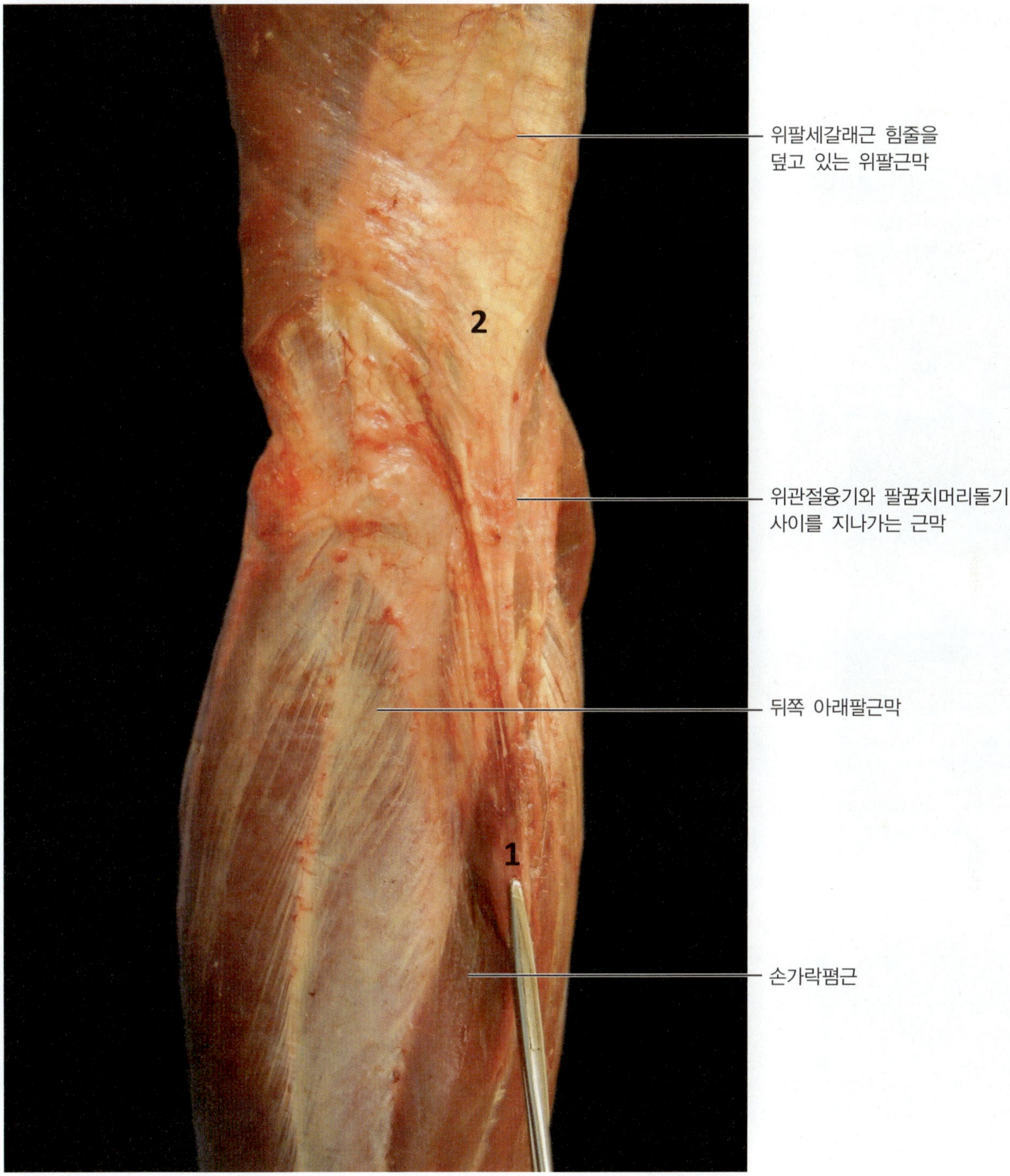

그림 2.88 뒤쪽 아래팔근막. 포셉이 근막에 부착된 손가락폄근의 작용을 모방한다. 포셉이 아래팔근막을 먼쪽으로 견인하고(1), 이런 신장은 위팔세갈래근까지 전달된다(2).

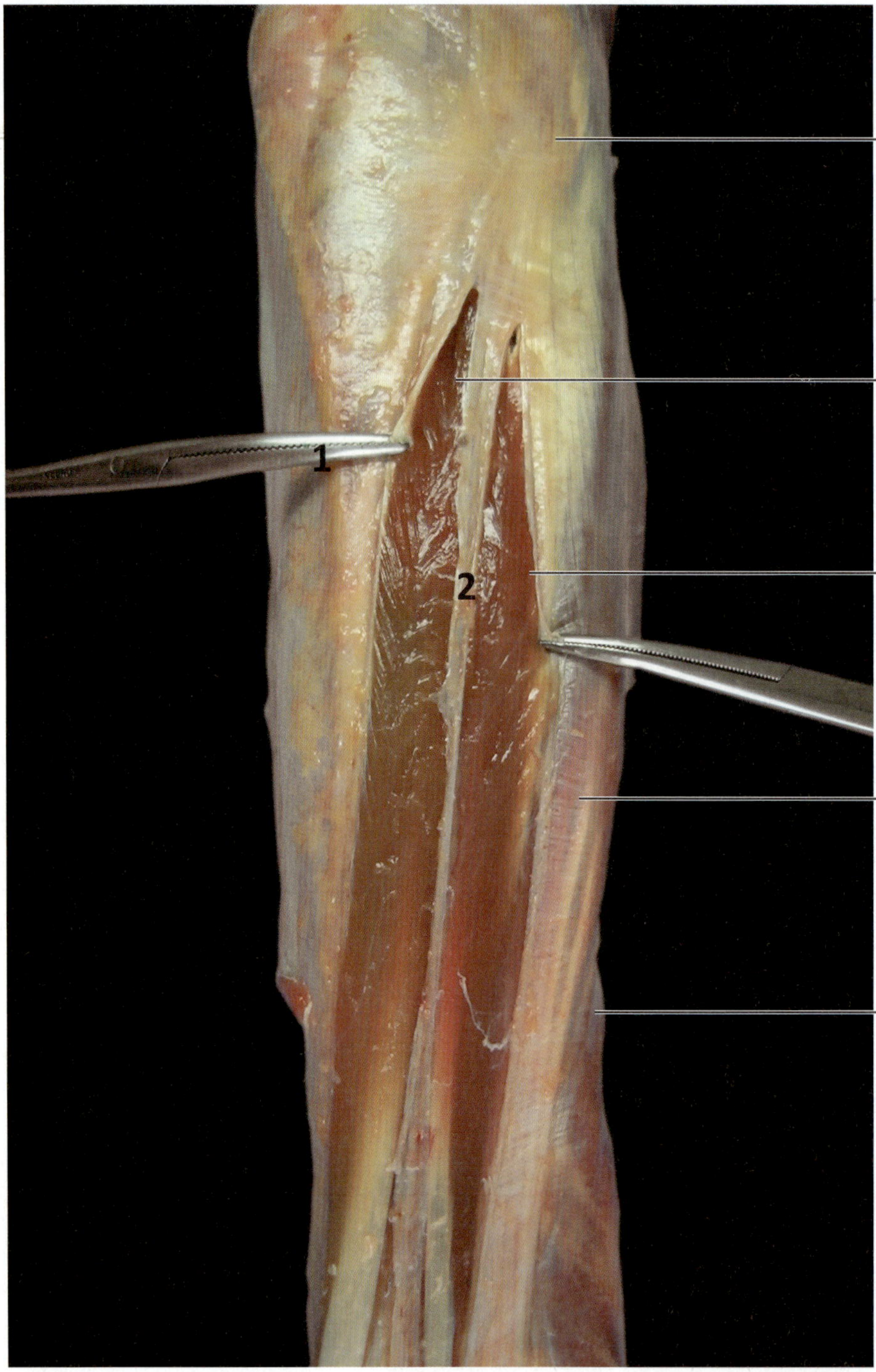

그림 2.89 뒤가쪽 아래팔의 널힘줄성 근막. 근막의 닿는곳과 자쪽손목폄근과 노쪽손목폄근을 나누는 사이막(2)의 닿는곳을 보여주기 위해 지쪽손목폄근과 노쪽손목폄근(1)을 덮고 있는 근막을 절개했다.

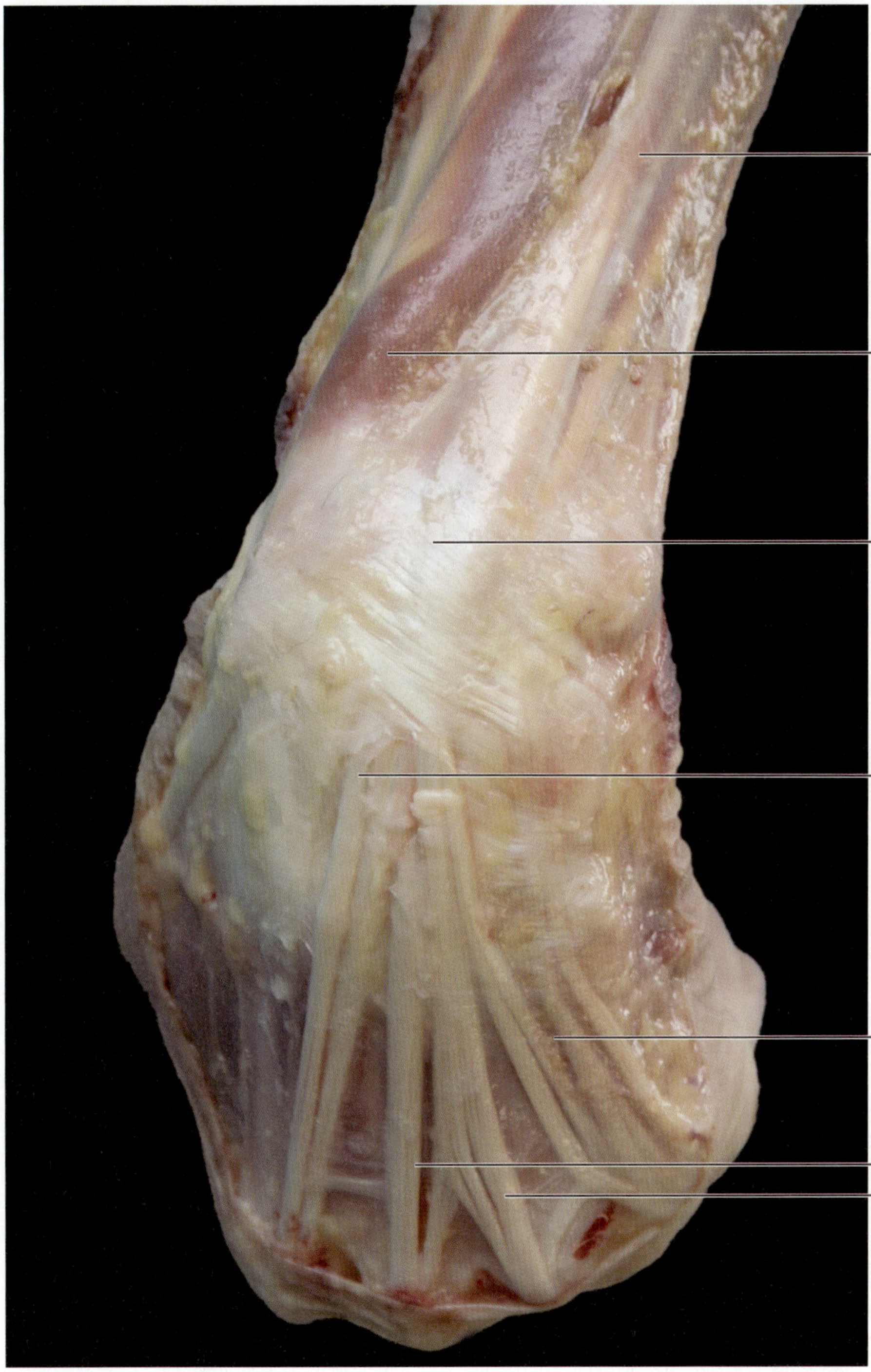

그림 2.90 겉층에 있는 손등 근막. 폄근힘줄은 이것의 수축으로 손목과 손을 가쪽돌림시킬 수 있다. Vesalius는 힘줄의 기능을 지지띠에게 제공했다. 1543년 이후, 해부학 그림은 지지띠를 하나의 띠처럼 그렸다(그림 2.16). 해부학에 따라, 지지띠의 주행 경로는 다른 결과를 초래했고, 이로 인해 이것들의 기능도 달라져야 한다.

3장

몸통의 협응중심과 연속된 근막

CENTRES OF COORDINATION AND SEQUENCES OF THE TRUNK

몸통(TR)의 근막단위와 단일 방향 운동

MYOFASCIAL UNITS AND UNIDIRECTIONAL MOVEMENTS OF THE TRUNK (TR)

몸통의 4개 분절(collum, thorax, lumbi, pelvis)은 각기 단일 근막을 사용하여 독자적으로 움직일 수 있음에도 불구하고, 종종 하나의 분절처럼 움직인다.

근전도를 통해 retropulsion 연속된 근막에 속하는 근육들이 종종 협력작용한다는 사실을 알아냈다(Weisman M.H.S. 2014). 예를 들어, 등의 수축은 전체 연속된 근막 또는 운동사슬을 활성화시킨다. 모든 retropulsion 근섬유와 근막의 연결을 고려하지 않고는 이것을 설명할 수 없다.

선 자세나 엎드린 자세에서 등을 젖힘으로써 retropulsion을 구심적으로 평가할 수 있고, 반대로 몸을 앞쪽으로 숙임으로써 retropulsion을 원심적으로 평가할 수 있다.

retropulsion을 할 때, 척추주위근 사이는 연결이 되어 있고, 몸통을 antepulsion을 할 때도 관련된 근육 사이에 연결이 존재한다[1]. antepulsion은 선 자세나 누운 자세에서 몸을 앞쪽으로 숙임으로써 구심적으로 평가될 수 있고, 반대로 선 자세에서 몸통을 뒤쪽으로 젖힘함으로써 원심적으로 평가될 수 있다.

몸통 앞쪽 근육은 진화를 통해 척추 옆근육과 가슴-배근육으로 나누어진 몸통축아래 근육(hypaxial muscle)에서 파생되었다. 내부장기를 보관하는 공간도 이들 양쪽 층 안에 형성되어 있다.

lateropulsion은 몸통의 옆굽힘으로 간주된다. 이 움직임들은 한쪽이 늘어나는 원심성 수축과 반대쪽이 짧아지는 구심성 수축을 통해 이루어진다.

mediopulsion은 몸통의 움직임으로 간주되지 않고, 오히려 몸통을 다시 정중선 쪽으로 가져가는 lateropulsion 근육에 대한 기준점을 제공하는 근막 구조물(백색선과 가시사이인대)로서 간주된다.

몸통 돌림은 가로면 상에서 수행되는 움직임이다. 몸통을 회전할 때, 힘은 다음과 같이 발생된다: 한쪽에서는 안쪽돌림이 일어나고, 반대쪽에서는 가쪽돌림이 일어난다. intrarotation 근육은 몸통의 앞쪽 배벽에 분포되는데, 그 이유는 뇌가 신체 절반을 앞쪽으로 움직이도록 조직되었기 때문이다. 동일한 방법으로 extrarotation 근육은 몸통의 뒤쪽에 분포되어 있다. 왜냐하면, 뇌가 신체 절반을 뒤쪽으로 움직이도록 조직되었기 때문이다.

개별 단일 연속된 근막에 속하는 4개의 몸통 근막단위를 종축으로 동원하려면, 움직임에 저항을 제공해야 한다. 목이 antepulsion 할 때 머리에 저항을 주면, 다음과 같은 근막단위가 활성화된다: ante-collum, ante-thorax, ante-lumbi 및 ante-pelvis.

연속된 근막의 구성에 따라 다양한 통증이 몸통에서 나타날 수 있다. 사실, 목 통증이 단독으로 일어날 수 있지만, 환자는 종종 목-가슴 통증을 가진다. 그리고 허리 통증만 나타날 수 있지만, 허리-골반 통증이 나타날 수도 있다. 이들 모두는 운동 상호의존성에 의해 일어나는 것이다: 목의 근육조직은 몸통까지 연결되고, 허리부위의 근육은 골반과 엉치뼈까지 연결된다.

다리에 연결되는 몸통 통증은 주로 척추를 따라 나타나는데, 그 이유는 척추가 운동 비협응의 근간이 되는 관절 문제를 가지기 때문이다.

목, 등, 허리 및 엉치엉덩관절의 통증은 척추주위근의 근막 치밀화에 의해서도 나타날 수 있지만, antepulsion, lateropulsion, intrarotation 및 extrarotation 등의 근막단위 비협응에 의해서도 일어날 수 있다.

[1] 척추갈비 근육은 갈비뼈 올림근과 함께, 앞목갈비근, 중간목갈비근, 뒤목갈비근을 포함한다. 이 모든 근육들은 바깥갈비사이근의 파생물이다. 복장근은 큰가슴근의 복장 이는곳의 앞쪽에 위치한다. 일반적으로, 복장근은 위쪽으로는 목빗근의 복장힘줄과 연결되고, 아래쪽으로는 갈비뼈 5-7번의 갈비연골 부위에서 부착된다(Chiarugi G. 1975).

몸통의 앞쪽 영역, antepulsion 연속된 근막

ANTERIOR REGION OF THE TRUNK, ANTEPULSION SEQUENCE

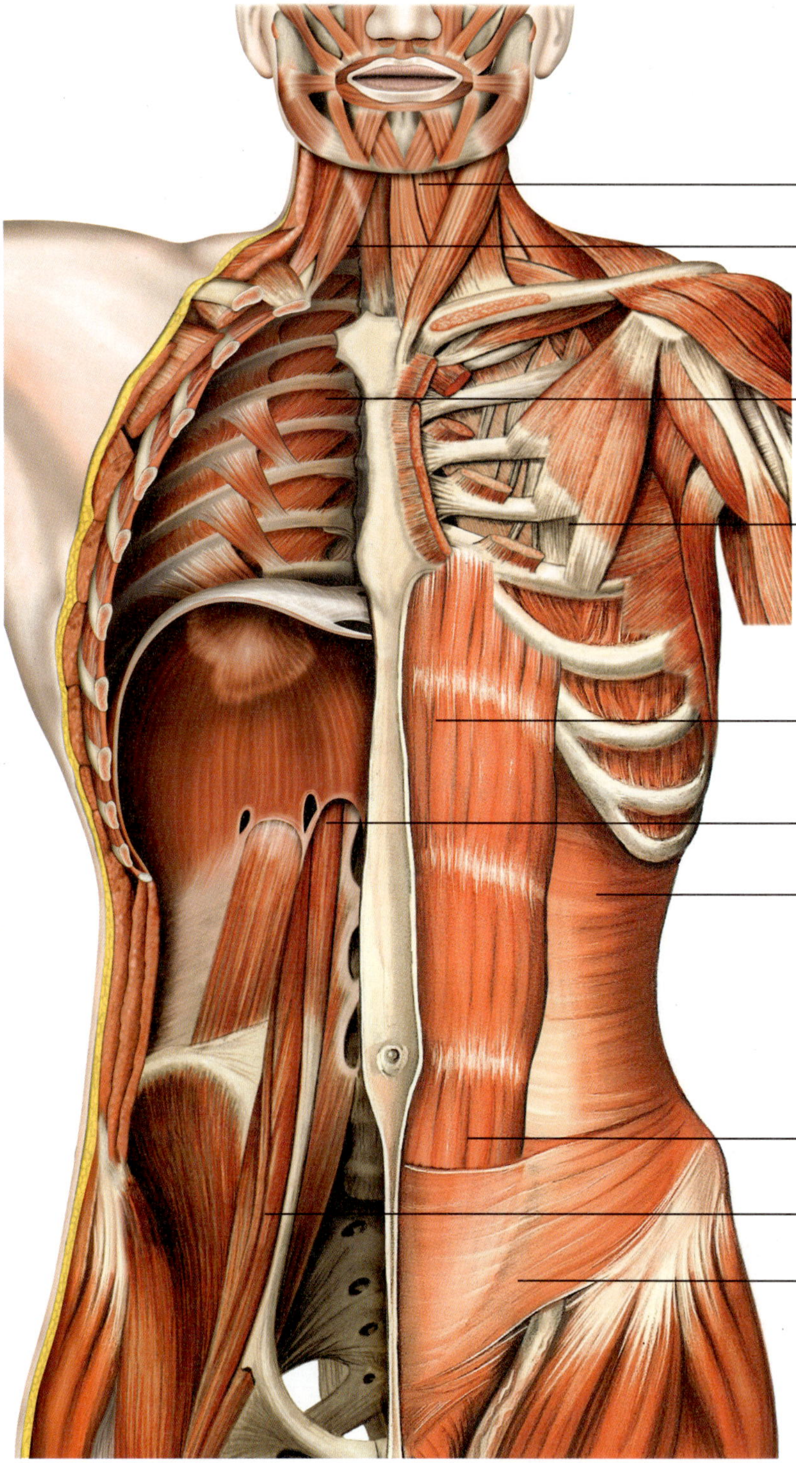

그림 3.1 몸통 앞쪽 부위의 근육

ANTEPULSION 근막 단위에 의해 수행된 분절 운동

SEGMENTARY MOVEMENTS IMPLEMENTED BY THE MF UNITS OF ANTEPULSION

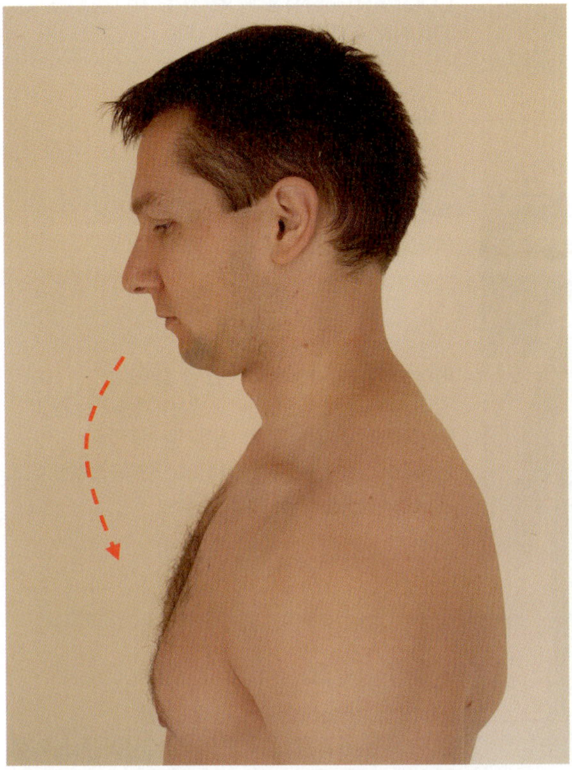

그림 3.2 목의 굽힘, ante-collum 근막단위의 범위 내에서 움직인다.

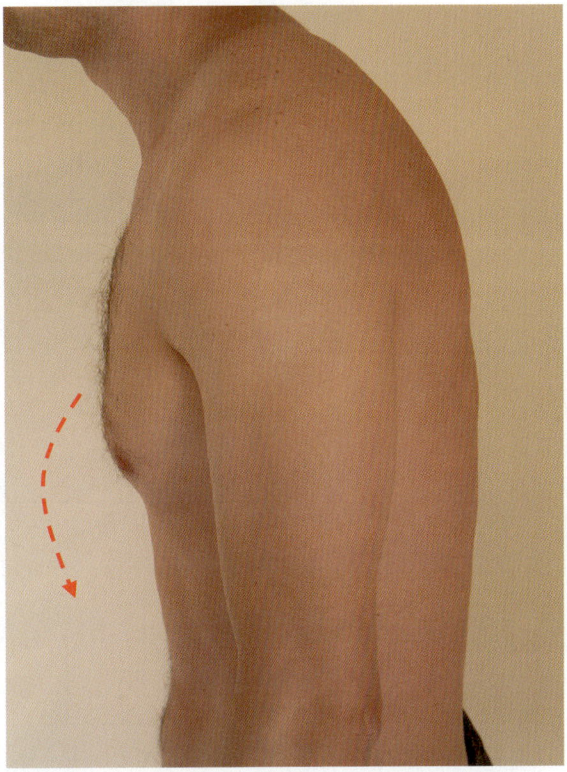

그림 3.3 가슴의 굽힘은 ante-thorax 근막단위에 의해 수행된다.

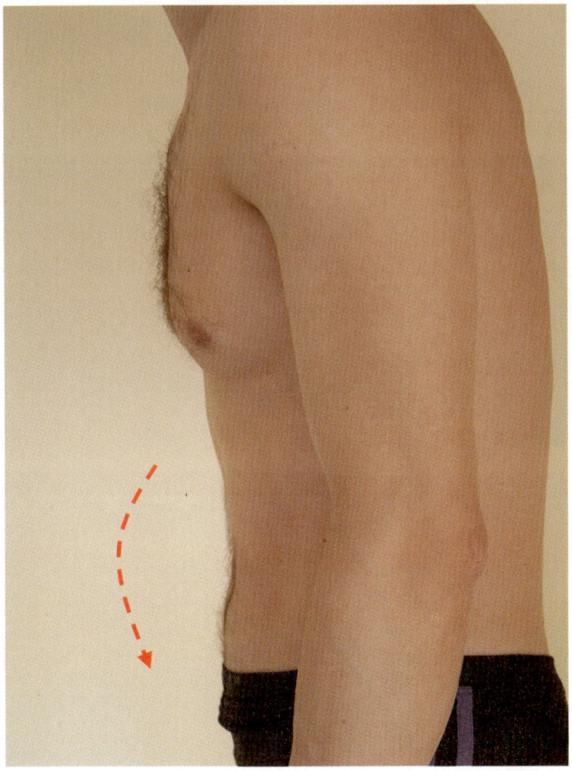

그림 3.4 허리 굽힘은 ante-lumbi 근막단위에 의해 수행된다.

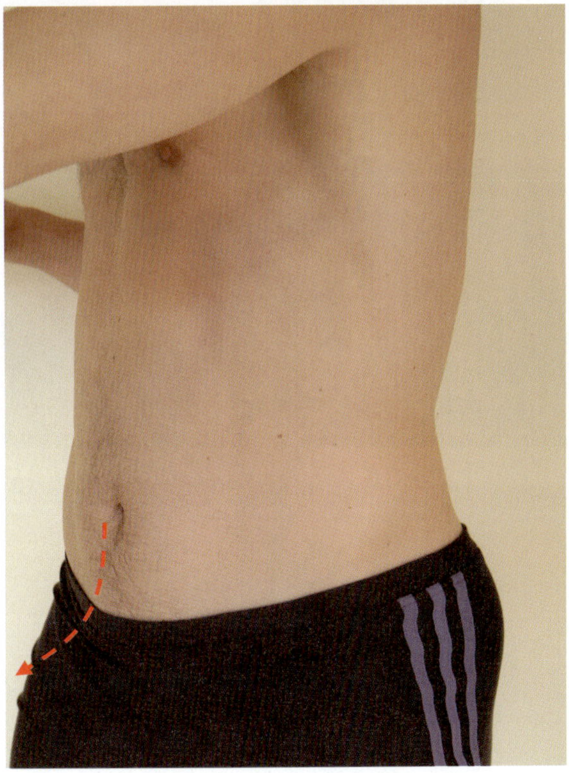

그림 3.5 골반의 굽힘은 ante-pelvis 근막단위에 의해 수행된다.

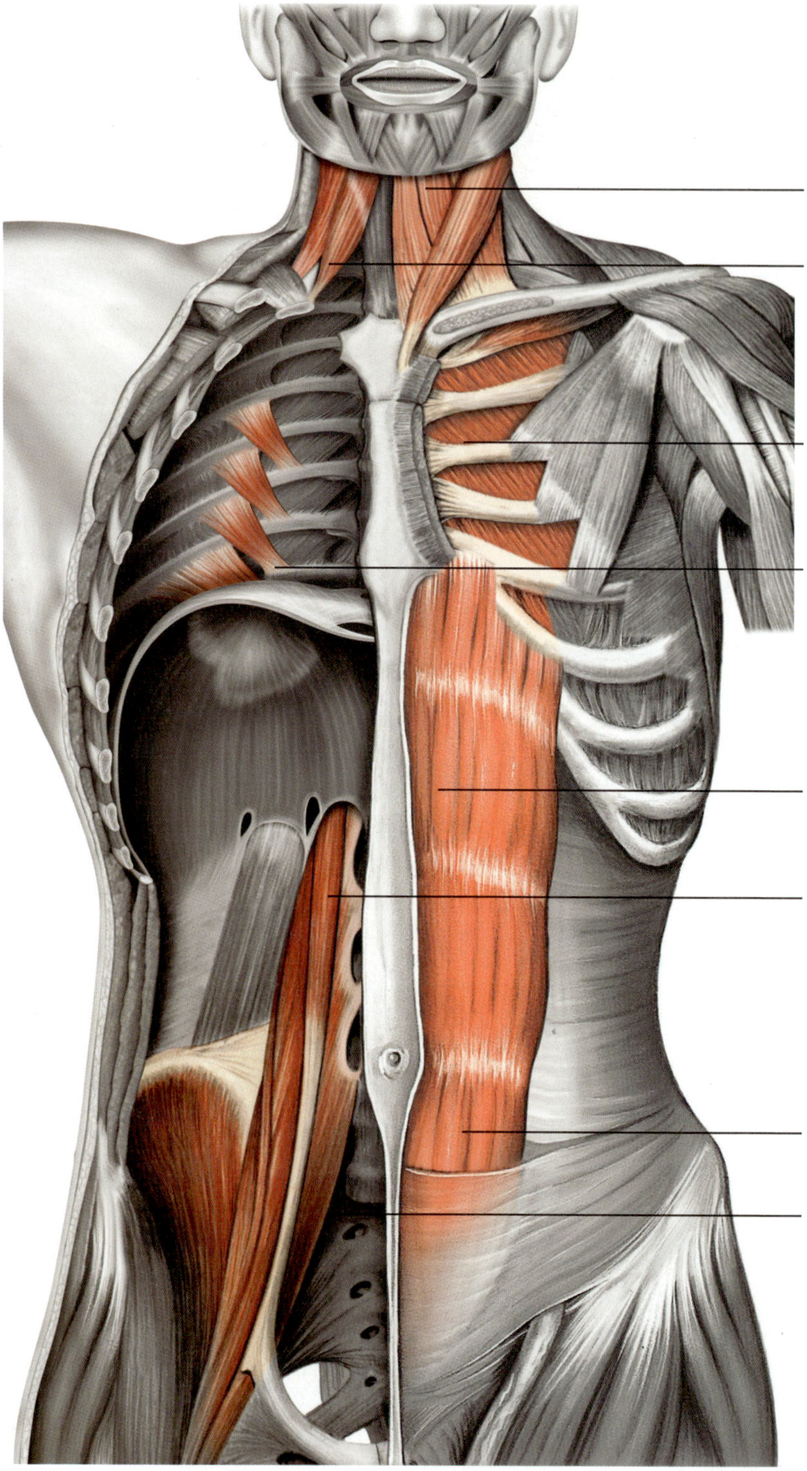

그림 3.6 몸통 antepulsion 근육의 근막구획

몸통 ANTEPULSION의 근육 구획 (그림 3.6)

COMPARTMENTS FOR THE MUSCLES OF TRUNK ANTEPULSION (Fig. 3.6)

collum의 antepulsion 근막 층판
얕은층의 목 근막에는 아랫목뿔근, 위목뿔근, 목빗근 등이 있다. 척추 옆근육(머리긴근, 목긴근, 앞머리곧은근)의 깊은 근막은 목갈비근과 연결된다.

thorax의 antepulsion 근막 층판
갈비사이근의 얕은 층 근막은 가슴가로근과 연결된다. 갈비밑근의 깊은 층 근막은 몸쪽으로 목긴근과 연결되고, 먼쪽으로는 엉덩허리근과 연결된다.

lumbi의 antepulsion 근막 층판
얕은 곧은근집은 종축으로 갈비사이근 근막을 두덩뼈에 연결시킨다. 깊은 층의 엉덩허리근 근막은 갈비밑근의 근막을 엉덩근 근막에 연결시킨다.

pelvis의 antepulsion 근막 층판
pelvis의 antepulsion은 얕은 층의 배곧은근과 깊은 층의 엉덩허리근의 동시 수축에 의해 일어난다. 엉덩허리근을 덮고 있는 근막 층판은 배가로근의 소속 근막 층판과 연결되고, 연이어 배곧은근과도 연결된다.

ANTEPULSION 근막단위에 의해 수행된 전체 운동

GLOBAL MOVEMENT IMPLEMENTED BY THE ANTEPULSION SEQUENCE

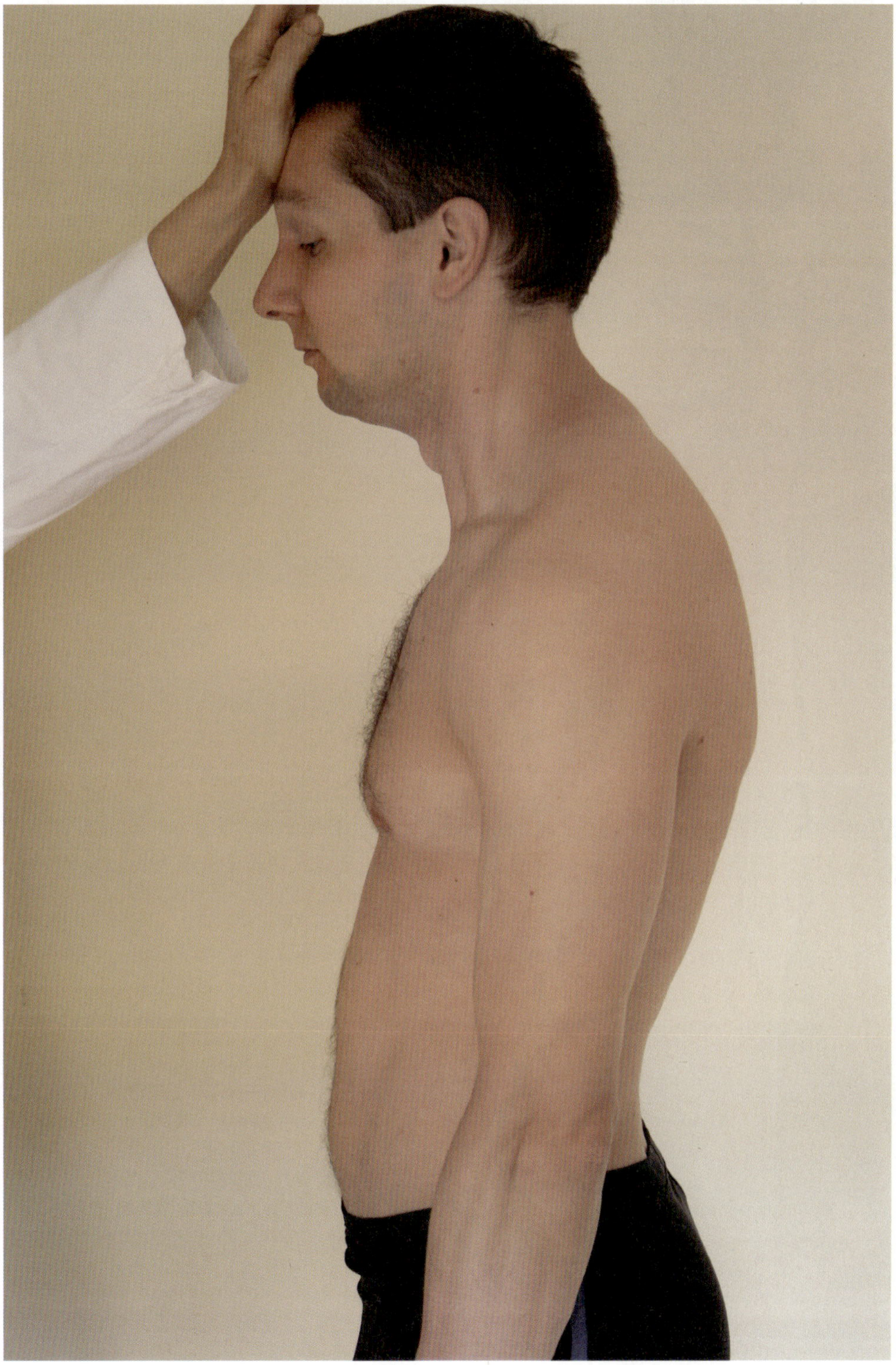

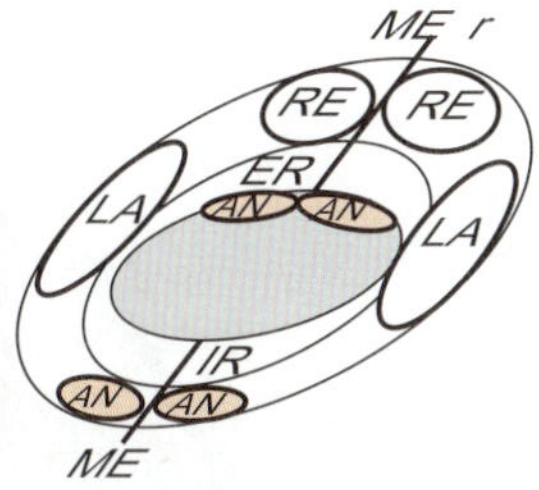

ante-collum

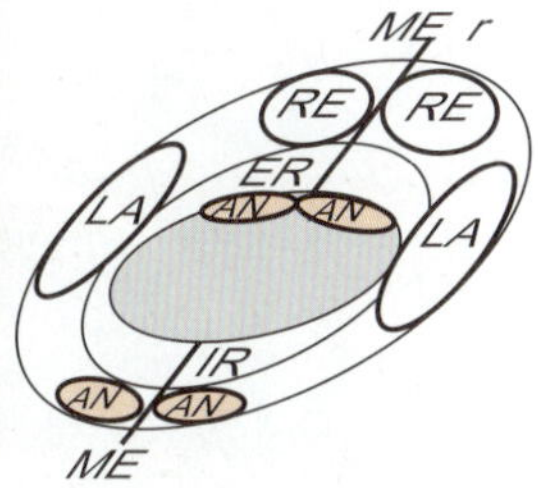

ante-thorax

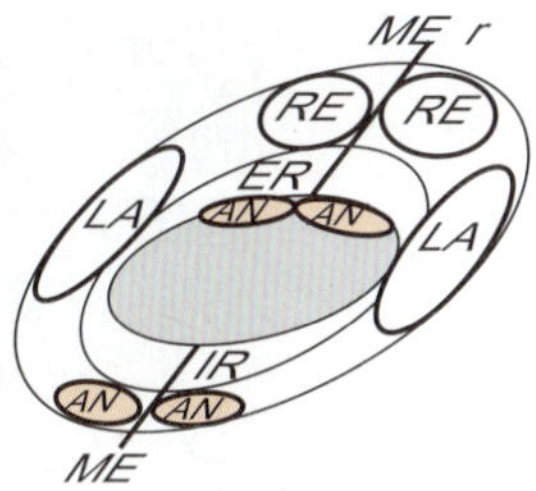

ante-lumbi

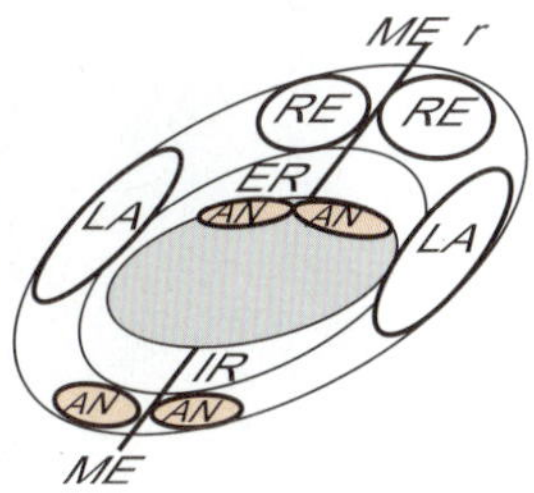

ante-pelvis

그림 3.7 몸통 전체를 앞쪽으로 가져가는 antepulsion 연속된 근막의 수축

몸통의 antepulsion은 근막구획의 협력작용에 의해 일어난다.
- 앞쪽 몸통벽의 얕은 오른쪽 구획과 왼쪽 구획(목뿔근, 목빗근, 복장근, 배곧은근 등)
- 몸통 척추 옆근육의 오른쪽 구획과 왼쪽 구획(목과 가슴의 척추 옆근육, lumbi와 pelvis의 엉덩허리근)

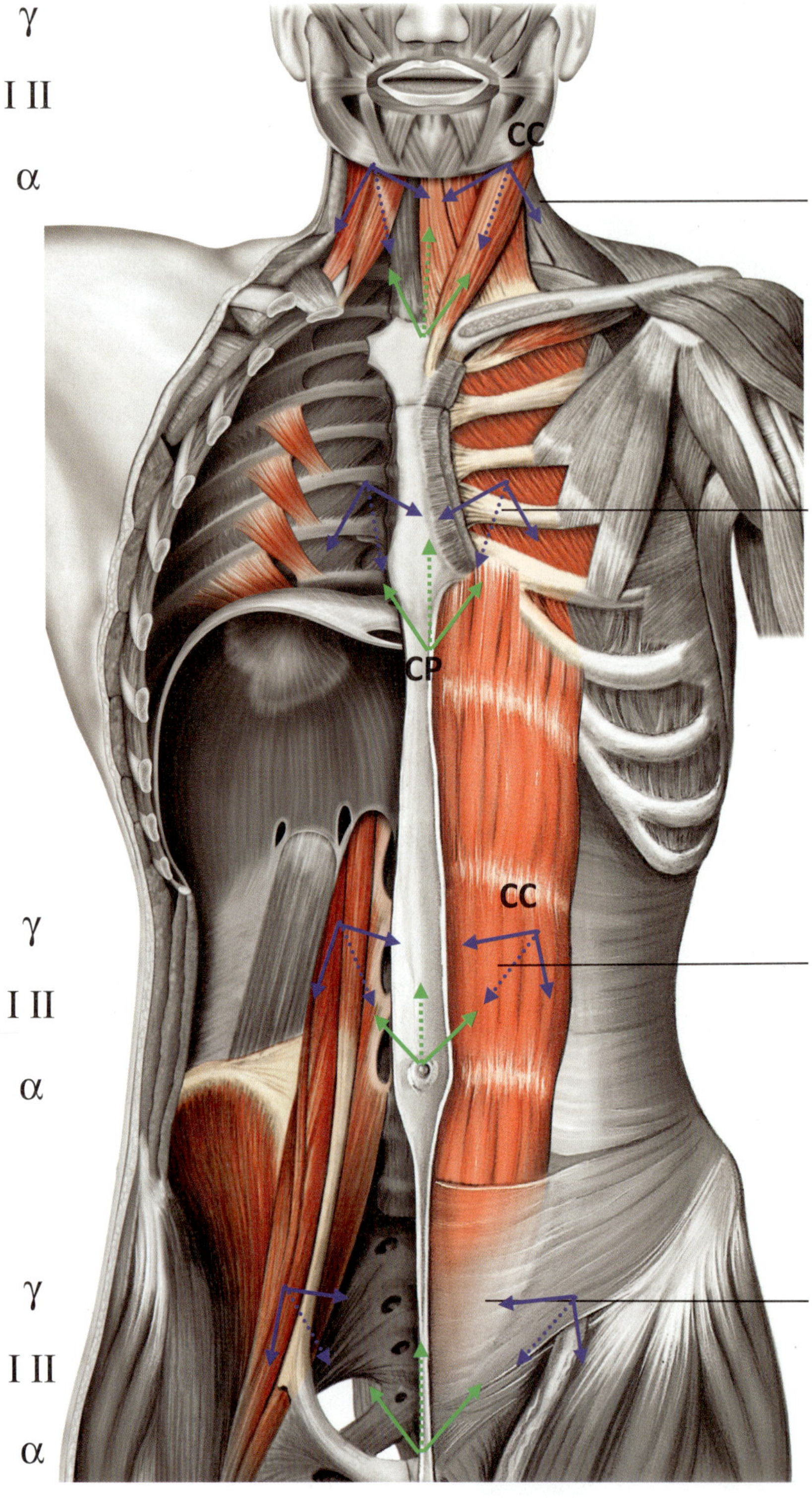

그림 3.8 감마회로의 정상 기능

몸통의 ANTEPULSION 근막단위의 생리학

PHYSIOLOGY OF THE ANTEPULSION MF UNITS TRUNK

ante-collum (an-cl)의 근막단위
척추 옆근육은 목뿔근과 함께 작용한다. 사실, 척추 옆근육 근막은 대항근(척추세움근), 위목뿔근과 아랫목뿔근 및 목빗근에 연결되어 있다. 이들 모든 힘줄 벡터는 복장뼈패임 쪽으로 수렴한다(녹색 벡터).

ante-thorax (an-th)의 근막단위
갈비밑근은 갈비사이근과 가슴가로근과 함께 작용한다. 사실, 가슴속 근막은 왼쪽 근육과 오른쪽 근육을 연결시키고, 또 앞쪽 근육과 뒤쪽 근육을 연결시킨다.

ante-lumbi (an-lu)의 근막단위
허리뼈의 antepulsion은 배곧은근의 수축에 기여하는 허리근의 수축으로 일어난다. 이런 연결은 앞쪽 근육과 뒤쪽 근육 사이에 위치하는 배가로근 근막에 의해 이루어진다(파란색 벡터). 근육의 합성힘은 배꼽으로 모인다.

ante-pelvis (an-pv)의 근막단위
골반의 antepulsion은 다양하게 작용하는 배 근육과 관련되는데, 그 이유는 모든 널힘줄이 배곧은근의 앞쪽을 주행하기 때문이다. 배막 뒤쪽에 위치한 엉덩근은 오른쪽 CC와 왼쪽 CC를 가쪽으로 움직일 때 관여한다. 합성의 힘은 두덩뼈 위에서 자신의 받침점을 가진다.

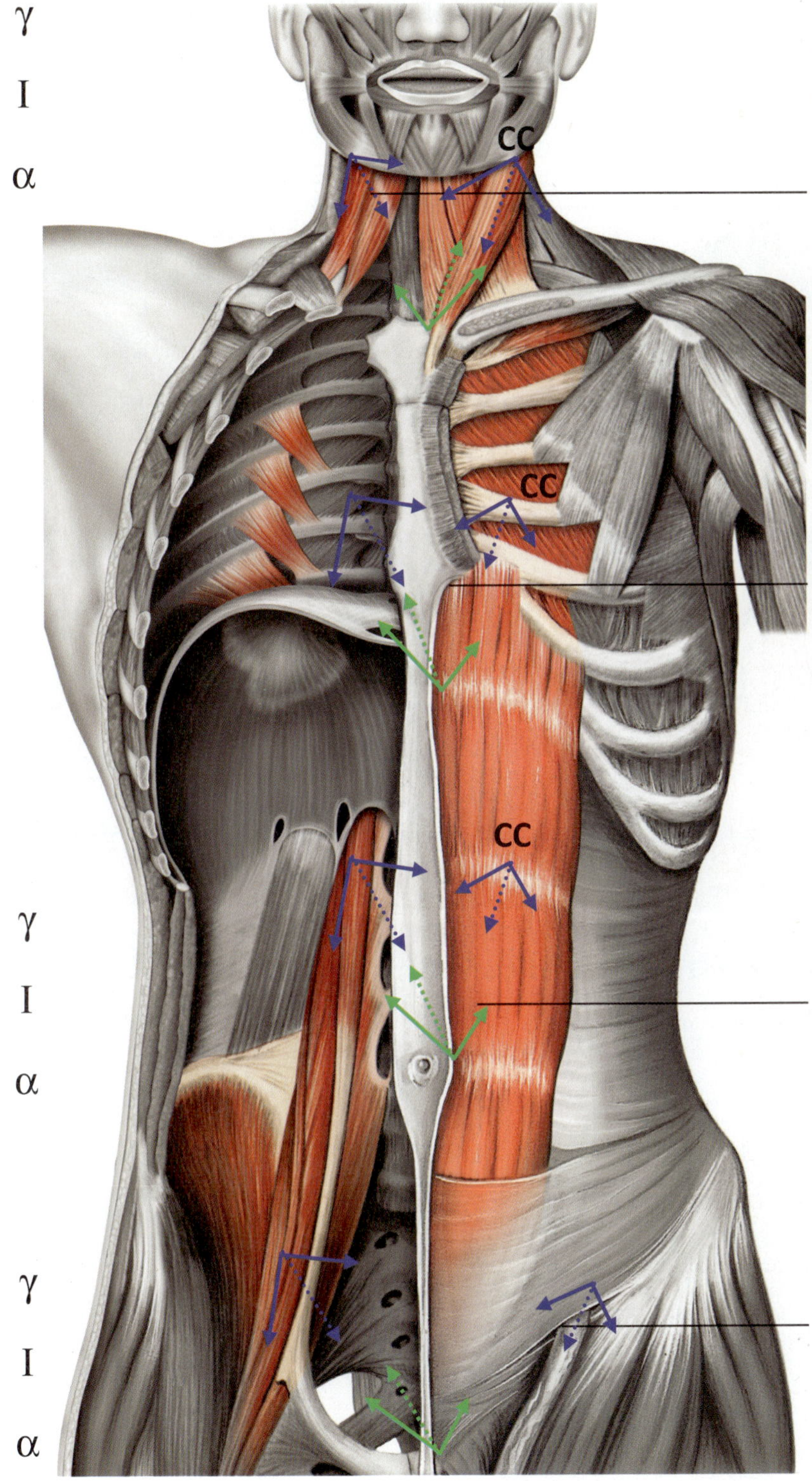

그림 3.9 감마회로의 기능부전

몸통 ANTEPULSION 근막단위의 관절문제

ARTICULAR CONFLICTS IN TRUNK ANTEPULSION

collum이 antepulsion할 때 통증이 발생한다.
만약 오른쪽 목 근막(CC)이 치밀해지면, 일부 신경근육방추의 들신경(II)이 흥분하지 않아 알파신경회로를 활성화시키지 않는다. 왼쪽 근육의 우세함으로 인해 힘줄의 합성힘이 생리적 축을 벗어나게 된다. 결과적으로, 목의 관절에서 문제가 발생한다.

thorax가 antepulsion할 때 통증이 발생한다.
만약 왼쪽 thorax (배곧은근과 연결되어 있는)의 가로근막이 치밀해지면, 오른쪽 근육조직의 힘이 우세할 것이다. 이것은 몸 자각의 변화와 함께 합성의 힘을 이동시킨다.

lumbi가 antepulsion할 때 통증이 발생한다.
만약 배곧은근의 왼쪽 힘살을 덮고 있는 근막이 치밀해지면, 그 근육은 반대쪽 힘살에 비해 작은 힘을 발휘할 것이다. 이런 불균형은 antepulsion할 때 허리뼈에서 나타난다.

pelvis가 antepulsion할 때 통증이 발생한다.
만약 왼쪽 엉덩근의 근막이 치밀해지면, 알파신경회로가 작동하지 않아, 오른쪽 엉덩근의 힘이 우세해진다. 그리고 엉덩근이 엉치엉덩인대에서 기시하기 때문에, 정상 축을 벗어난 수축이 일어나서 두덩뼈 또는 엉치엉덩관절의 문제를 초래할 것이다.

ANTEPULSION 연속된 근막과 신장반사

TR ANTEPULSION SEQUENCE AND STRETCH REFLEX

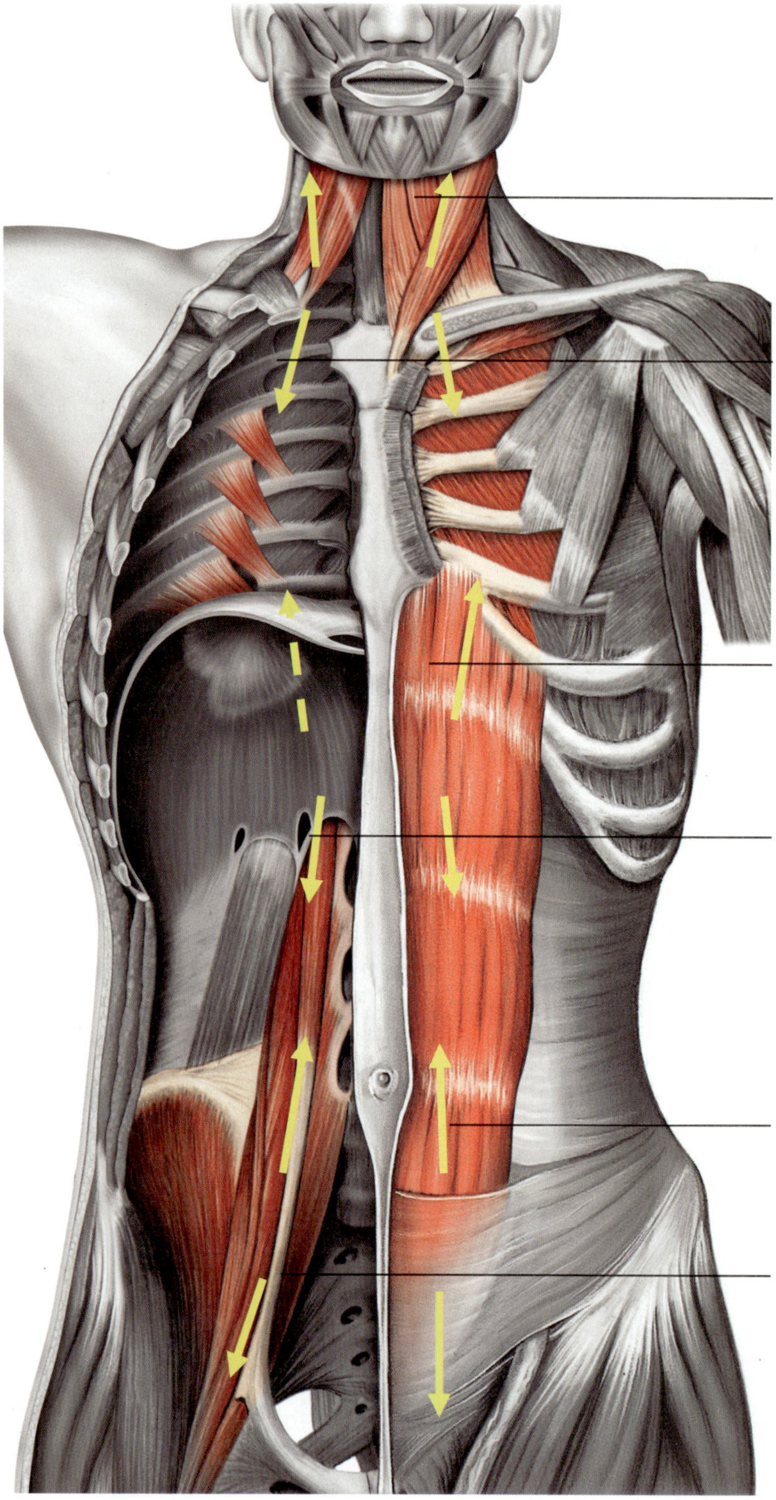

ante-collum 근막단위와 ante-thorax 근막단위의 협력작용.
목뿔근의 수축은 앞쪽 갈비사이근 근막에 작용한다(그림 3.12). 이것들의 작용은 꼬리쪽 방향으로 긴장을 일으킨다.

깊은 층의 목갈비근은 척추 옆근육을 머리쪽으로 당기고, 갈비밑근은 반대 방향으로 당겨 긴장을 일으킨다.

ante-thorax 근막단위와 ante-lumbi 근막단위의 협력작용
얕은 층의 큰가슴근(그림 3.13), 작은가슴근 및 갈비사이근(그림 3.14)은 머리쪽 견인을 일으키고, 이런 머리쪽 견인은 배곧은근의 긴장에 의해 상쇄된다.
깊은 층의 갈비밑근은 척추 옆근육 근막을 위쪽으로 당기는 반면, 허리근은 척추 옆근육 근막을 아래쪽으로 당긴다.

ante-lumbi 근막단위와 ante-pelvis 근막단위의 협력작용
배벽에서, 배꼽 위에 있는 배곧은근과 배빗근은 골반 근막을 위쪽으로 당기고, 먼쪽 부위의 근육은 골반 근막을 아래쪽으로 당긴다.
깊은 층의 엉덩근, 큰허리근 및 작은허리근(그림 3.15)은 이것들의 근막을 머리쪽으로 당기고, 두덩근과 넙다리근막긴장근은 아래쪽으로 당긴다.

그림 3.10 몸통의 antepulsion 연속된 근막의 협력작용

골지힘줄기관의 활성화

ACTIVATION OF THE
GOLGI TENDON ORGANS

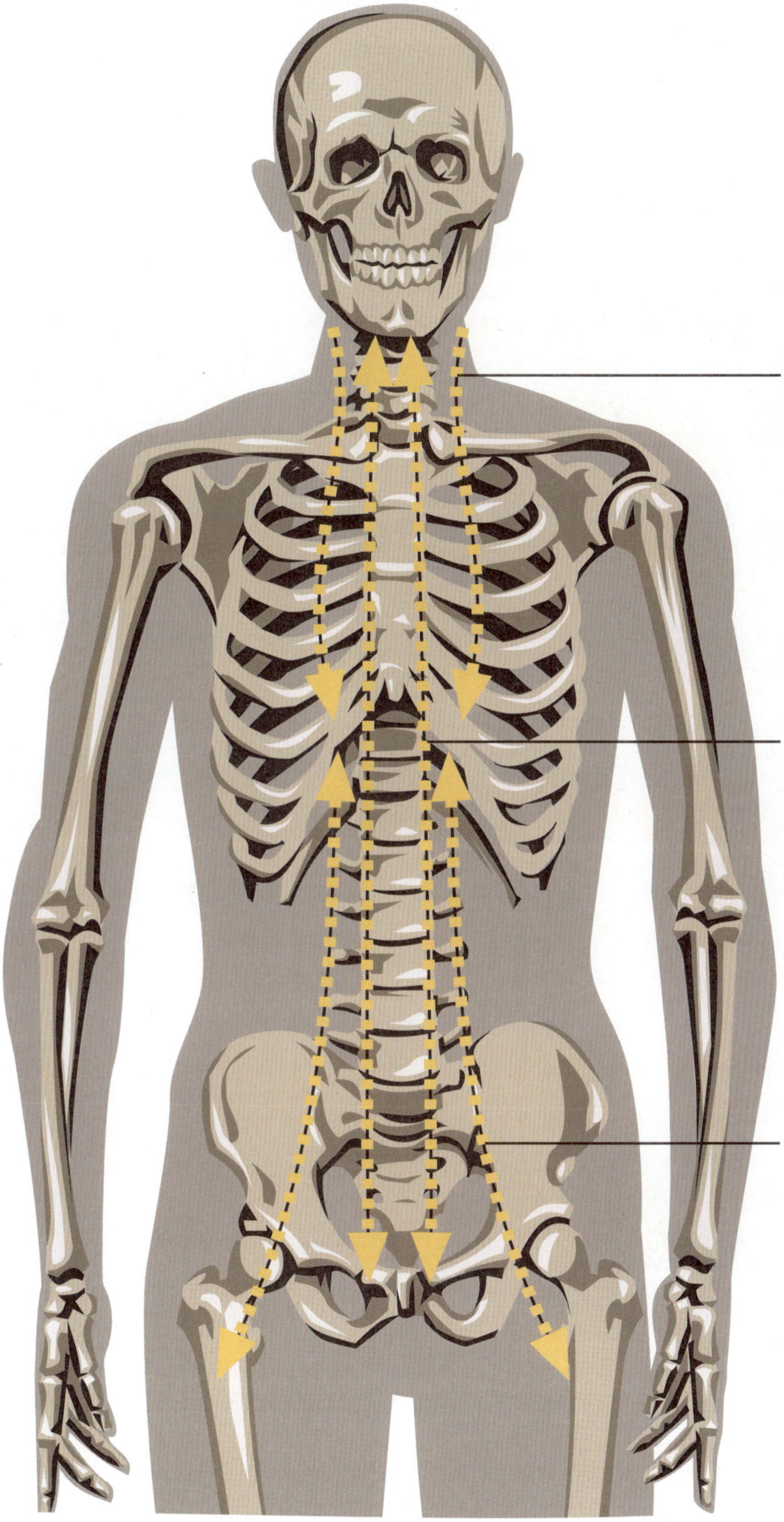

ante-collum과 ante-thorax에 작용하는 근육과 근막

깊은 층 연결: 목갈비근과 척추 옆근육은 척추 옆근육 근막과 갈비밑근에 연결된다. 이것은 collum과 thorax (가로막 위의) 사이의 운동 결합을 형성한다.

ante-thorax와 ante-lumbi에 작용하는 근육과 근막

얕은 층 연결: antepulsion 할 때 전체 몸통의 운동 연속성이 일어난다. 이런 연결은 목빗근, 복장인대 및 배곧은근에 의해 형성된다.

ante-lumbi와 ante-pelvis에 작용하는 근육과 근막

lumbi antepulsion과 pelvis antepulsion 사이의 연결은 한쪽 분절이 관여하지 못하면, 다른쪽 분절의 움직임을 수행하지 못할 만큼 강하게 연결되어 있다. 엉덩허리근은 다관절근육으로서 lumbi antepulsion과 pelvis antepulsion의 작용에 깊게 관여한다. 엉덩허리근의 골지힘줄기관은 lumbi가 antepulsion하고, pelvis가 antepulsion할 때 상호작용한다.

그림 3.11 몸통의 antepulsion을 위한 다관절근육

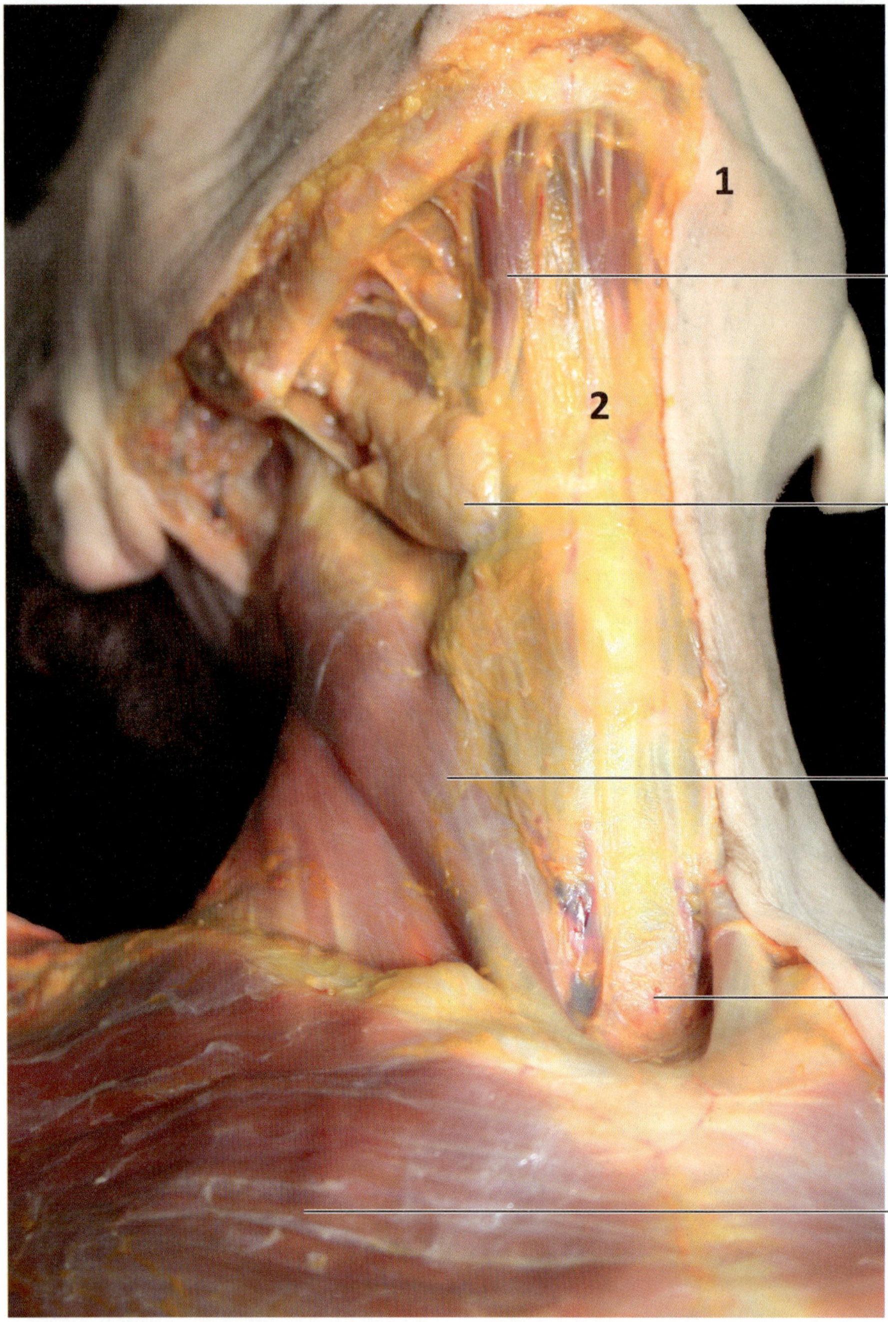

그림 3.12 앞쪽 목근막, 겉층. 겉층은 등세모근을 뒤쪽으로, 목빗근을 가쪽으로, 목뿔근을 앞쪽으로 둘러싸고 있다. 목을 펴하면(1), 턱과 복장뼈를 연결하는 근막이 긴장되고(2), 가쪽 근막과 뒤쪽 근막은 이완된다.

사진의 가로선은 해부학 부위를 의미하고, 숫자 (1,2)는 근막의 생리를 의미한다. 숫자 1은 작용을 의미하고, 2는 이것의 결과를 의미한다.

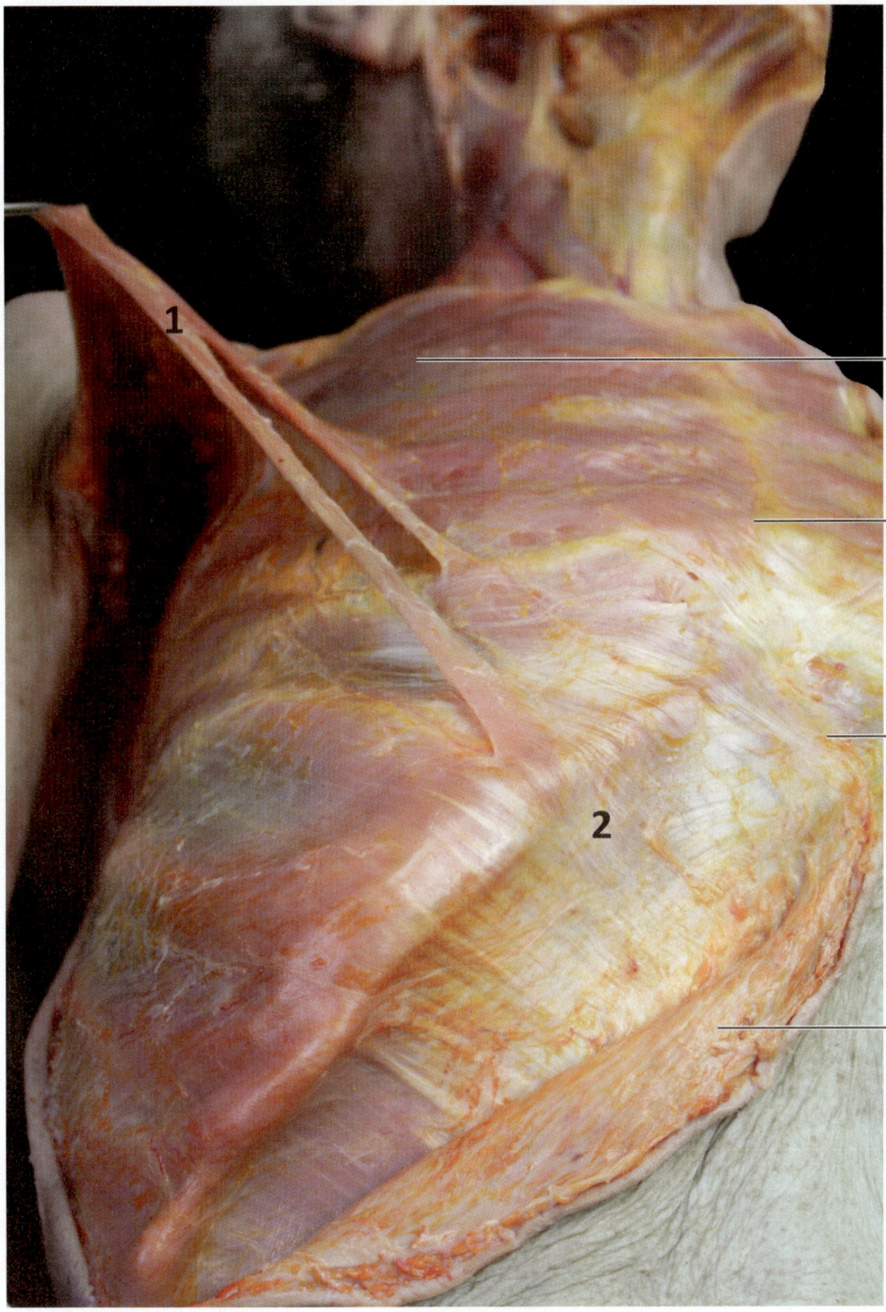

그림 3.13 큰가슴근 근막. 큰가슴근을 절개한 후 위쪽으로 들어올린다(1). 먼쪽 섬유는 널힘줄성 근막 또는 배곧은근집에 연결되어 있다(2).

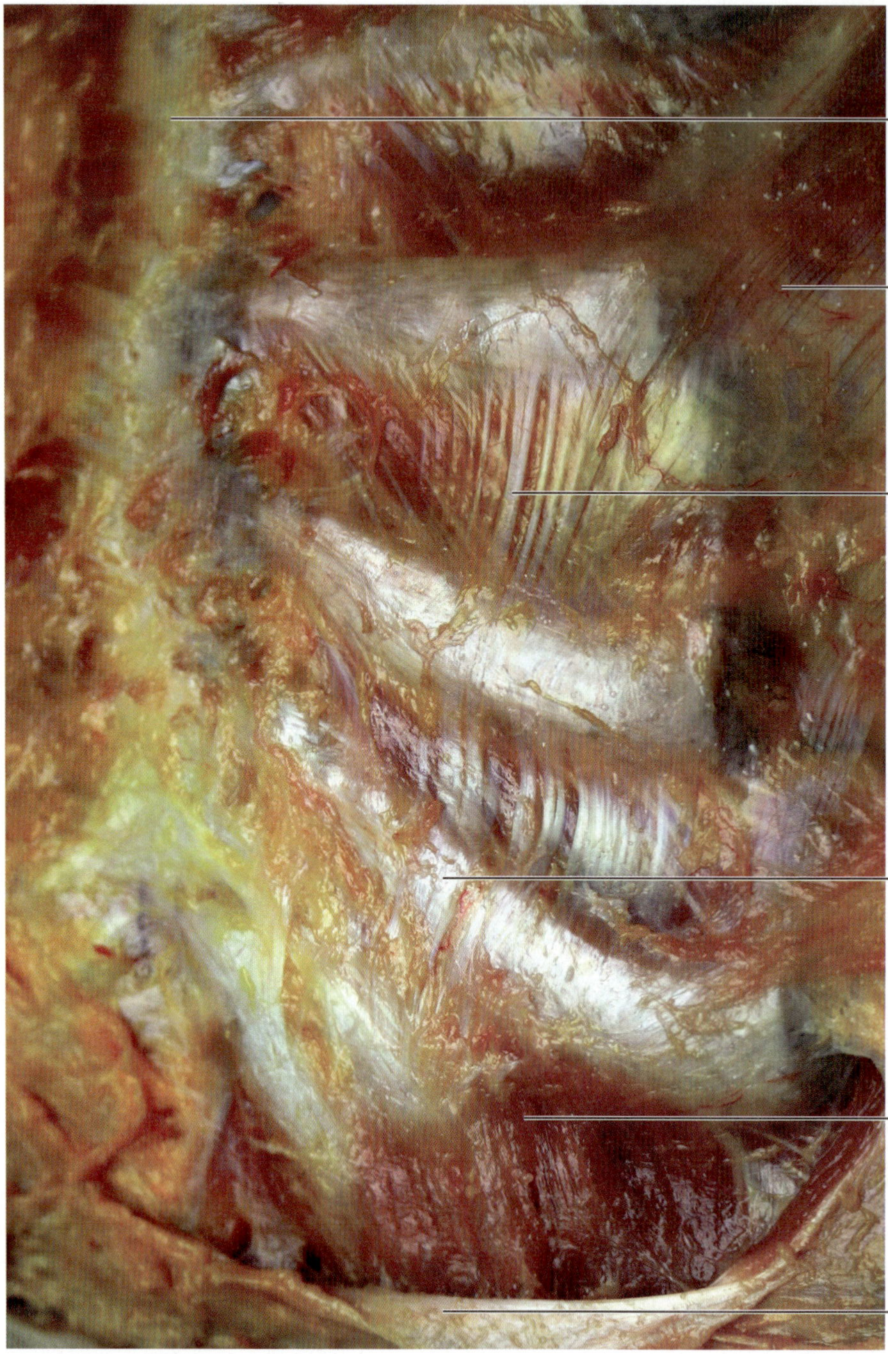

그림 3.14 복장뼈 왼쪽에 있는 갈비사이근막. 근막의 콜라겐 섬유는 종축으로 배열되어 있고, 배곧은근의 섬유와 연결되어 있다. 갈비사이근과 근막도 thorax의 antepulsion에 관여한다.

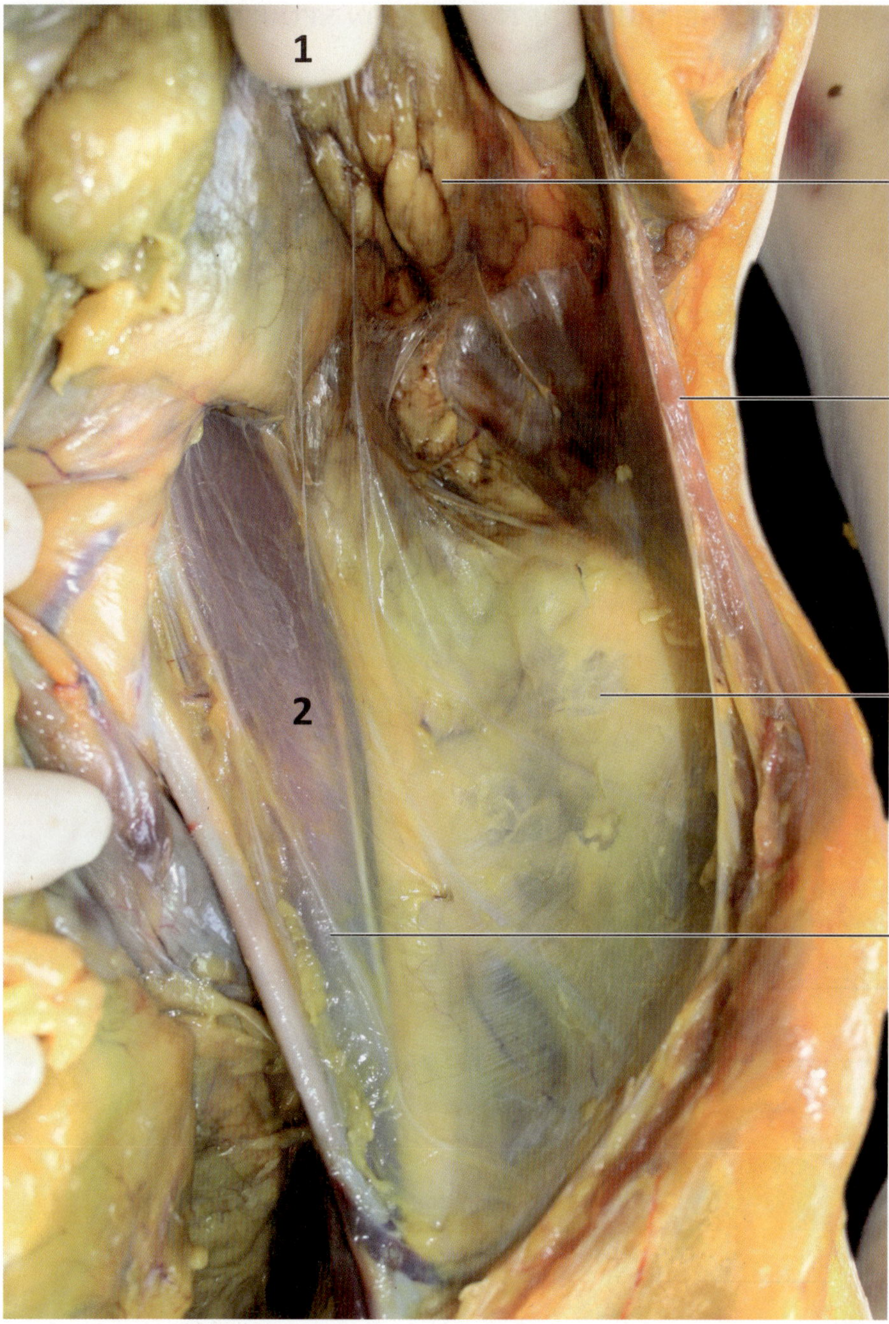

그림 3.15 허리근과 엉덩근의 근막. 배벽을 절개한 후 내부장기가 들어있는 복막주머니(1)를 들어올리면, 허리근(2)과 엉덩근을 볼 수 있다.

몸통의 뒤쪽 영역, retropulsion 연속된 근막

POSTERIOR REGION OF THE TRUNK, RETROPULSION SEQUENCE

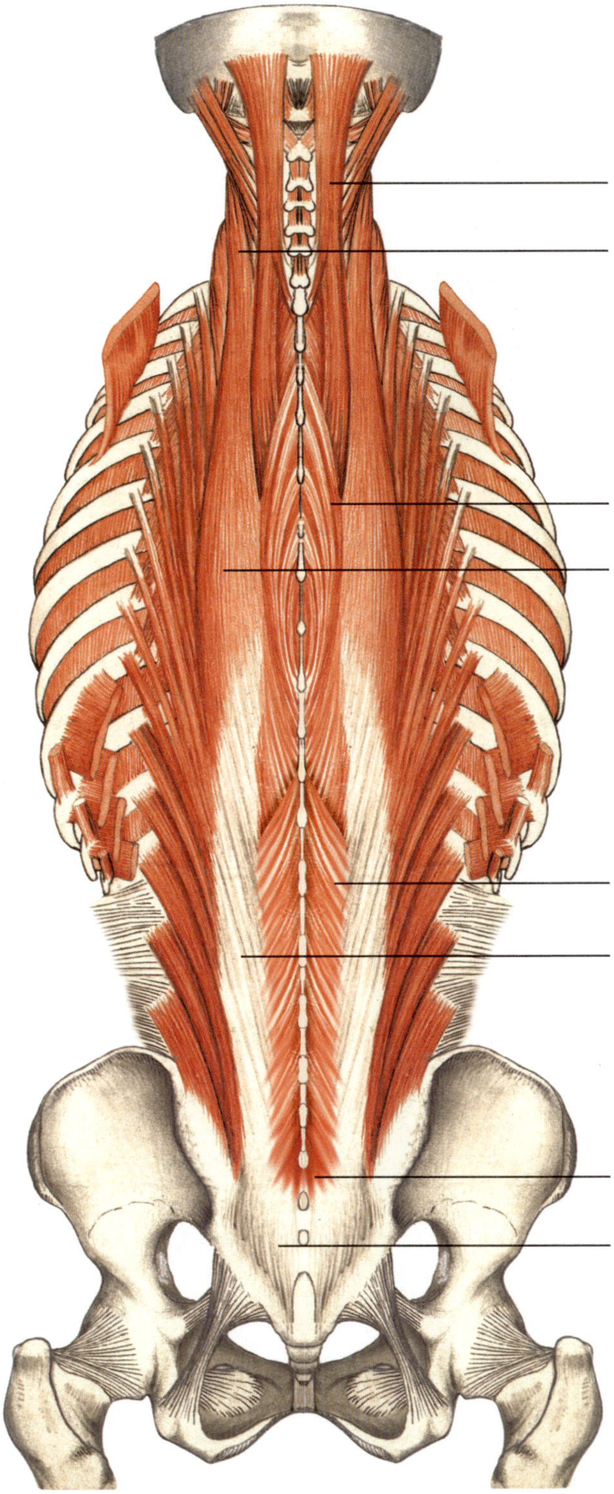

목의 폄 (그림 3.17)
1차 근육 또는 단일관절근육: 목반가시근과 머리반가시근

2차 근육 또는 다관절근육: 목가장긴근과 머리가장긴근
협력근: 등세모근

가슴 폄 (그림 3.18)
1차 근육 또는 단일관절근육: 등가시근

2차 근육 또는 다관절근육: 등가장긴근

허리 폄 (그림 3.19)
1차 근육 또는 단일관절근육: 뭇갈래근

2차 근육 또는 다관절근육: 등가장긴근
협력근: 돌림근

"빗근 (짧은돌림근과 긴돌림근, 뭇갈래근, 반가시근)은 편측만 작용했을 때는 돌림 근육으로 작용하고, 양측이 작용했을 때는 폄근으로 작용한다" (Platzer W. 2009).

골반 폄 (그림 3.20)
1차 근육 또는 단일관절근육: 뭇갈래근

2차 근육 또는 다관절근육: 척추세움근

"곧은근 (허리뼈의 가시사이근, 가시근, 가로사이근)은 양측이 동시에 작용했을 때는 폄근으로 작용하고, 편측만 작용했을 때는 옆굽힘 근육으로 작용한다" (Platzer W. 2009).

그림 3.16 몸통 뒤쪽 부위, 척추세움근
(출처: G. Chiarugi and L. Bucciante, Istituzioni di anatomia dell'uomo. Piccin Nuova Libraria, Padova 1983).

RETROPULSION 근막 단위에 의해 수행된 분절 운동

SEGMENTARY MOVEMENTS IMPLEMENTED BY THE MF UNITS OF RETROPULSION

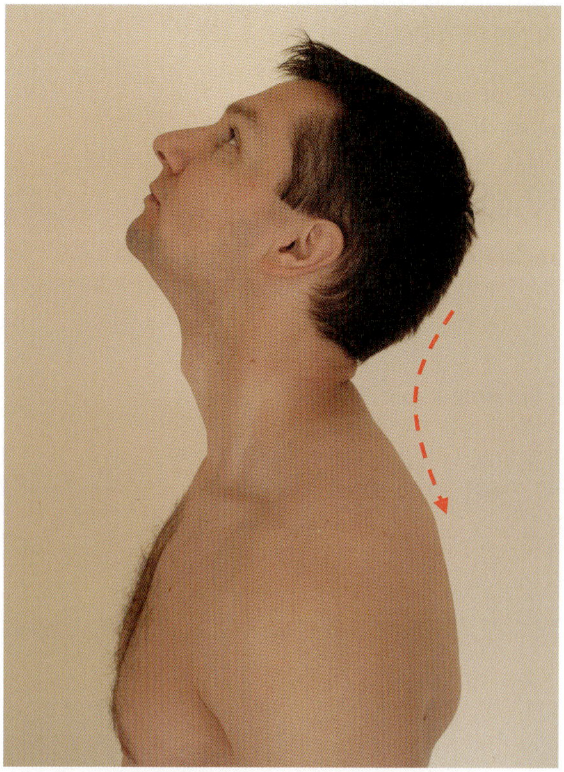

그림 3.17 목의 폄, retro-collum 근막단위의 범위 내에서 움직인다.

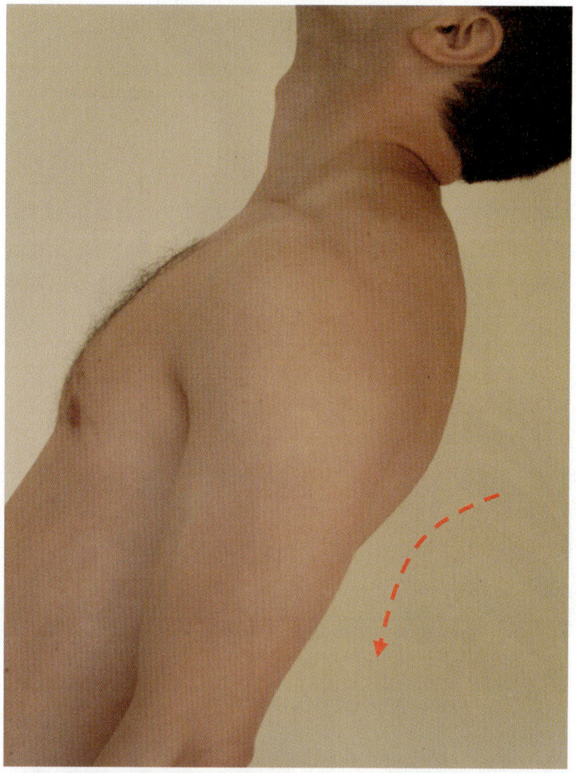

그림 3.18 가슴의 폄, retro-thorax 근막단위의 범위 내에서 움직인다.

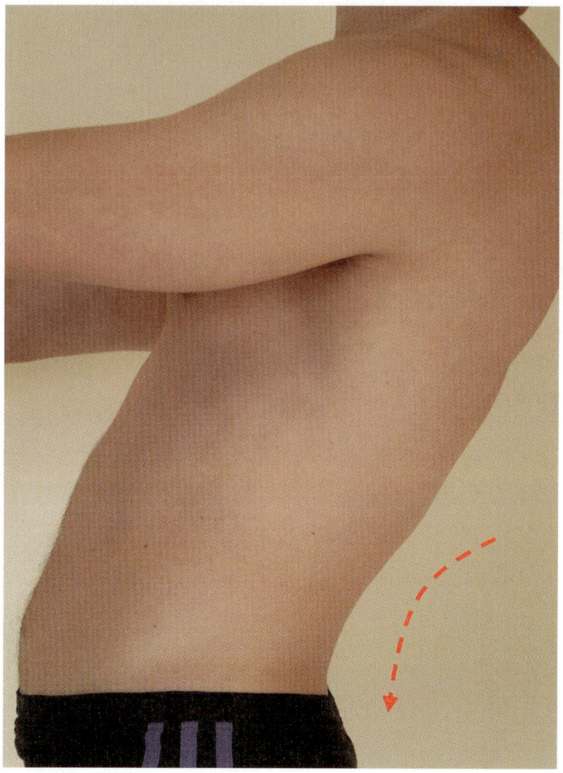

그림 3.19 허리의 폄은 retro-lumbi 근막단위의 범위 내에서 움직인다.

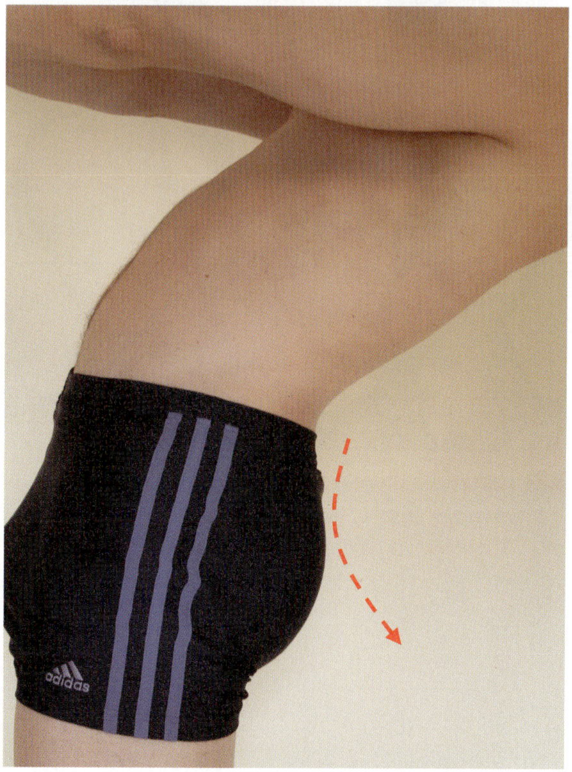

그림 3.20 골반의 폄은 retro-pelvis 근막단위의 범위 내에서 움직인다.

몸통 RETROPULSION의 근육 구획 (그림 3.22)

COMPARTMENTS FOR THE MUSCLES OF TRUNK RETROPULSION (Fig. 3.22)

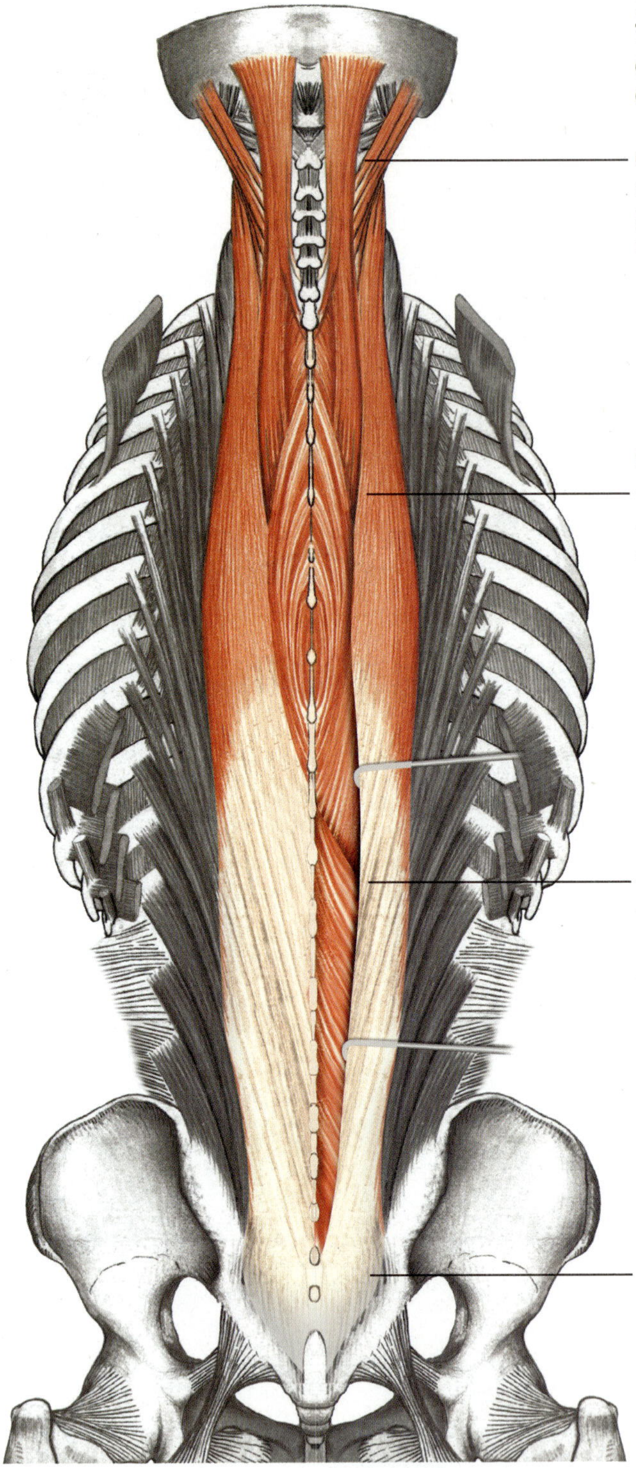

collum의 retropulsion 근막 구획

retropulsion의 운동단위는 겉층에 속하는 등세모근과 마름근에 위치하고, 또 깊은 층판에 속하는 널판근과 반가시근에 위치한다.

thorax의 retropulsion 근막 구획

등의 안쪽 근육을 부분적으로 둘러싸는 근막은 사이막을 통해 엉덩갈비근과 이것들을 분리한다. 긴 안쪽 근육은 3개의 층으로 나누어진다.

lumbi의 retropulsion 근막 구획

등허리근막은 척추 전역의 모든 척추세움근을 둘러싸는 얇은 층과 깊은 층으로 형성되어 있다. 척추세움근은 retropulsion, lateropulsion, rotation에 관여하는 운동단위를 가지고 있다.

pelvis의 retropulsion 근막 구획

이 근막은 각 방향의 운동단위를 함께 작용시킨다. 예를 들어, 등허리널힘줄은 세로 섬유를 통해 엉치결절인대에 연결된다. 이것은 몸통 척추주위근에 의해 수행되는 올바른 작용을 하는 동안 큰볼기근의 retropulsion을 함께 일으킨다.

그림 3.21 retropulsion 근육의 근막구획
(출처: G. Chiarugi and L. Bucciante, Istituzioni di anatomia dell'uomo. Piccin Nuova Libraria, Padova 1983).

RETROPULSION 근막단위에 의해 수행된 전체 운동

GLOBAL MOVEMENT IMPLEMENTED BY THE RETROPULSION SEQUENCE

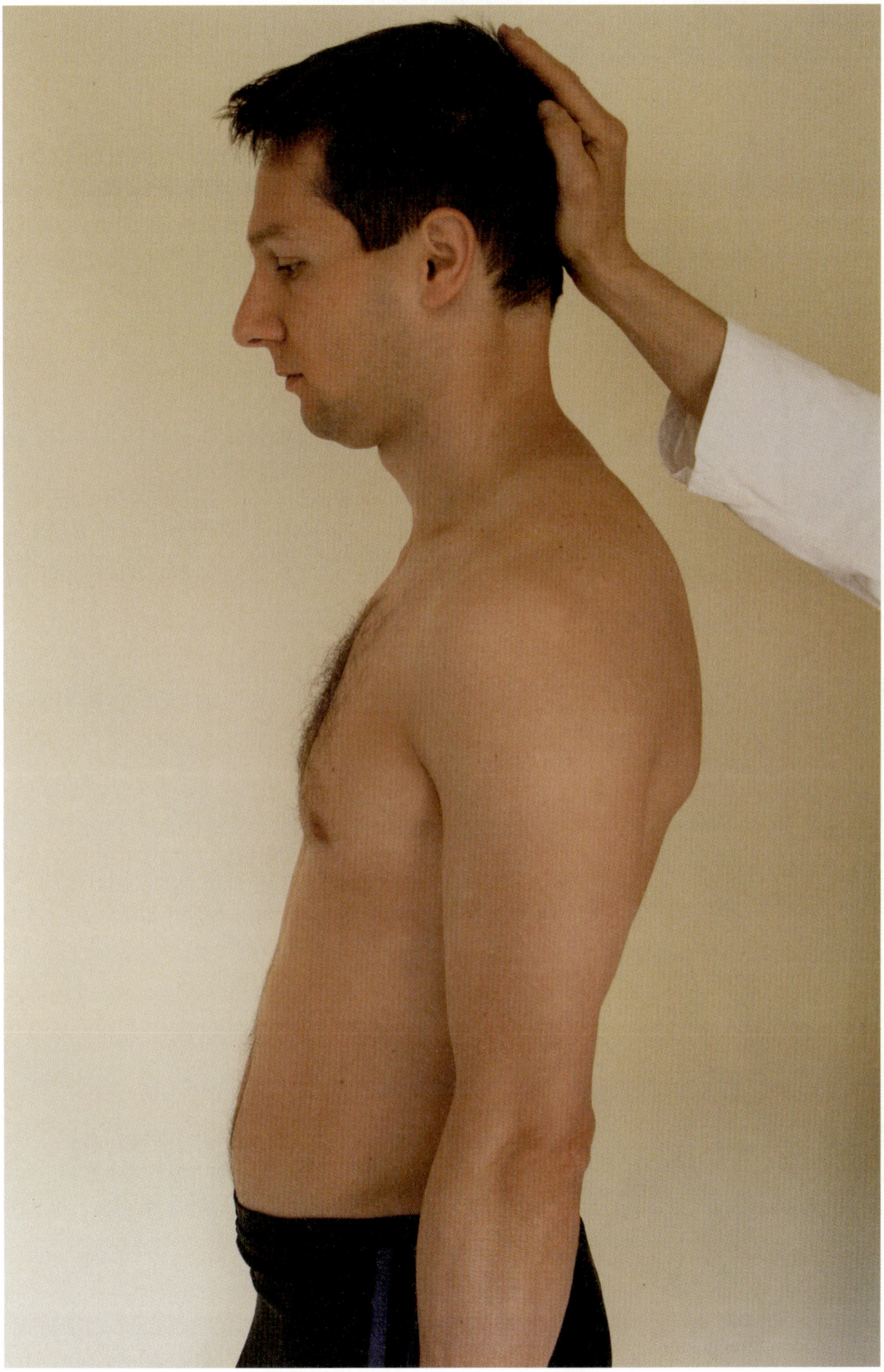

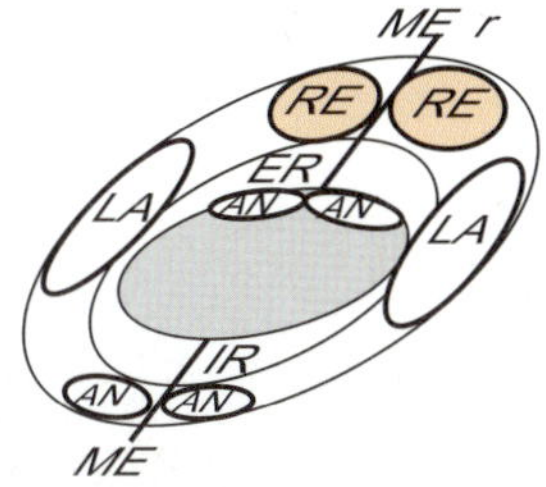

retro-collum

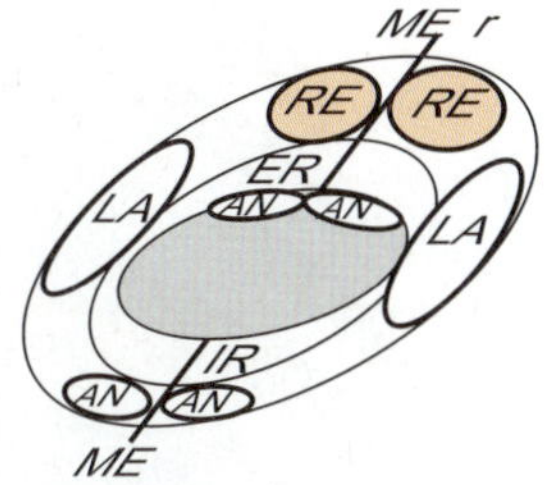

retro-thorax

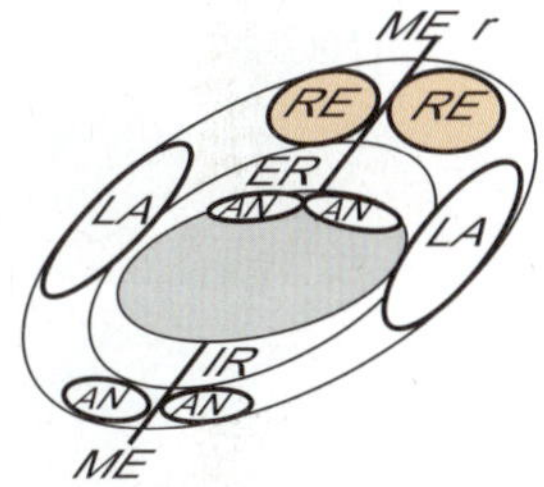

retro-lumbi

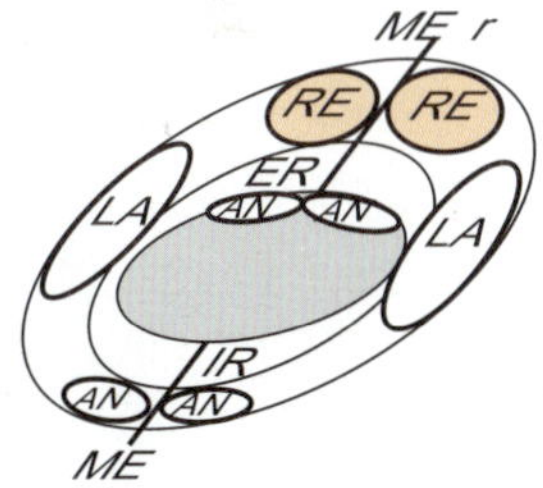

retro-pelvis

그림 3.22 몸통 전체를 뒤쪽으로 가져가는 retropulsion 연속된 근막의 수축

Platzer의 해부학책에 따르면, 돌림근과 가로사이근이 편측 수축하면 각각 돌림근과 옆굽힘근으로 작용하고, 이들 근육이 양측으로 작용하면 세움근으로서 작용한다고 했다. 보다 정확하게 설명하자면, 척추주위근 내에는 똑바른 자세를 활성화하는 운동단위가 있고, 돌림과 옆굽힘을 활성화하는 근육이 있다는 것이다. 똑바른 자세에 기여하는 운동단위의 신경근육방추는 근막이 종축으로 신장될 때 활성화된다.

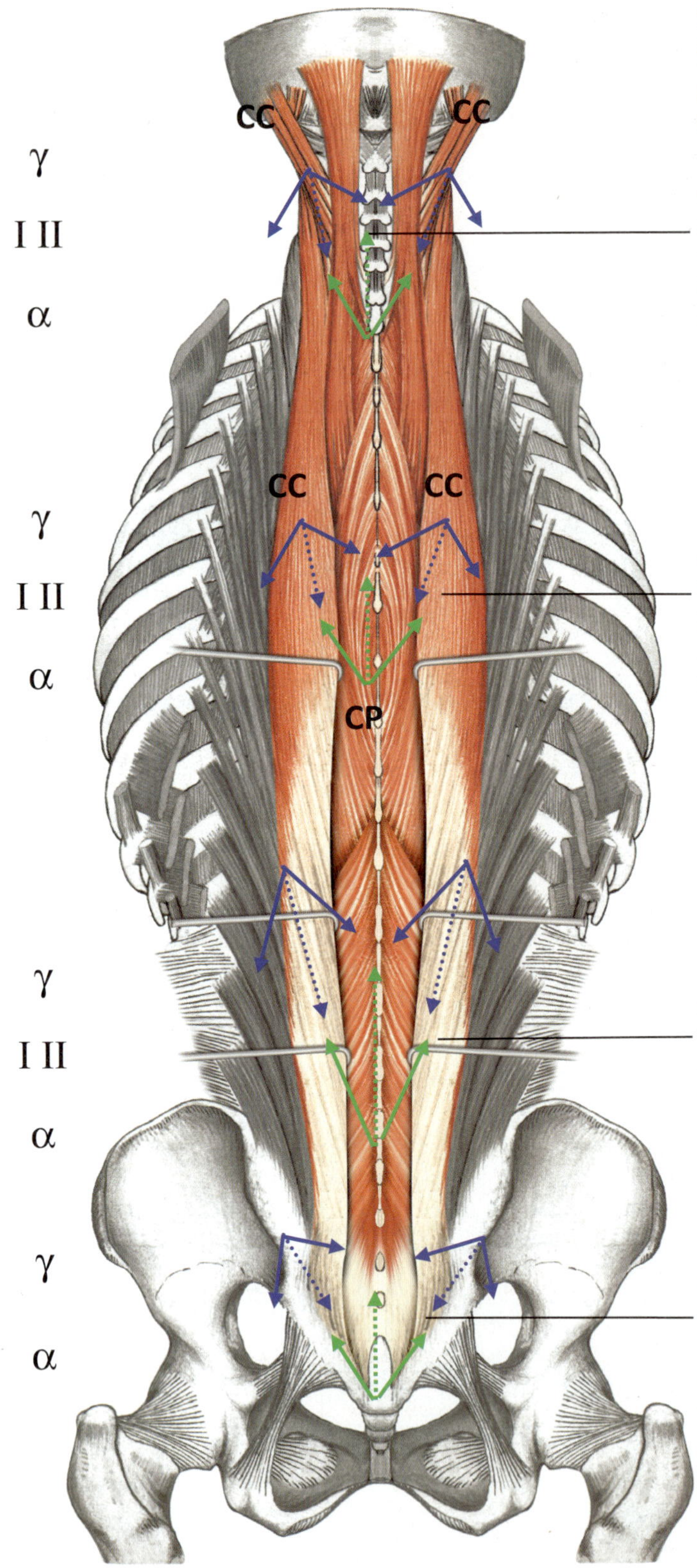

몸통의 RETROPULSION 근막단위의 생리학

PHYSIOLOGY OF THE RETROPULSION MF UNITS TRUNK

retro–collum (re–cl)의 근막단위
단일관절근육 (큰머리곧은근와 작은머리곧은근, 위머리빗근, 아랫머리빗근)은 다관절근육 (목반가시근과 목가장긴근)과 함께 2개의 평행사변형을 형성한다. 이 힘들은 7번 목뼈 쪽으로 모인다.

retro–thorax (re–th)의 근막단위
척추 옆쪽에 있는 2개의 평행사변형은 단일관절근육 (갈비올림근)과 다관절근육 (등가장긴근)에 의해 형성된다. 이것들의 협력작용은 등을 곧게 펴하는 지렛대로 작용한다 (녹색 벡터).

retro–lumbi (re–lu)의 근막단위
허리뼈의 retropulsion은 구심성이나 원심성으로 수행될 수 있지만, 등허리근막의 신장이 달라지고, 이로 인해 신경근육방추의 동원이 달라질 수 있다.

retro–pelvis (re–pv)의 근막단위
뭇갈래근은 엉치뼈의 뒤쪽면, 척추의 가로돌기에서 기시하고, 허리뼈와 등뼈의 가시돌기에서 착지한다. pelvis가 retropulsion할 때 볼기 근육에 속하는 운동단위도 개입한다.

그림 3.23 알파–감마회로의 정상 기능
(출처: G. Chiarugi and L. Bucciante, Istituzioni di anatomia dell'uomo. Piccin Nuova Libraria, Padova 1983).

몸통 RETROPULSION 근막단위의 관절문제

PHYSIOLOGY OF THE RETROPULSION MF UNITS TRUNK

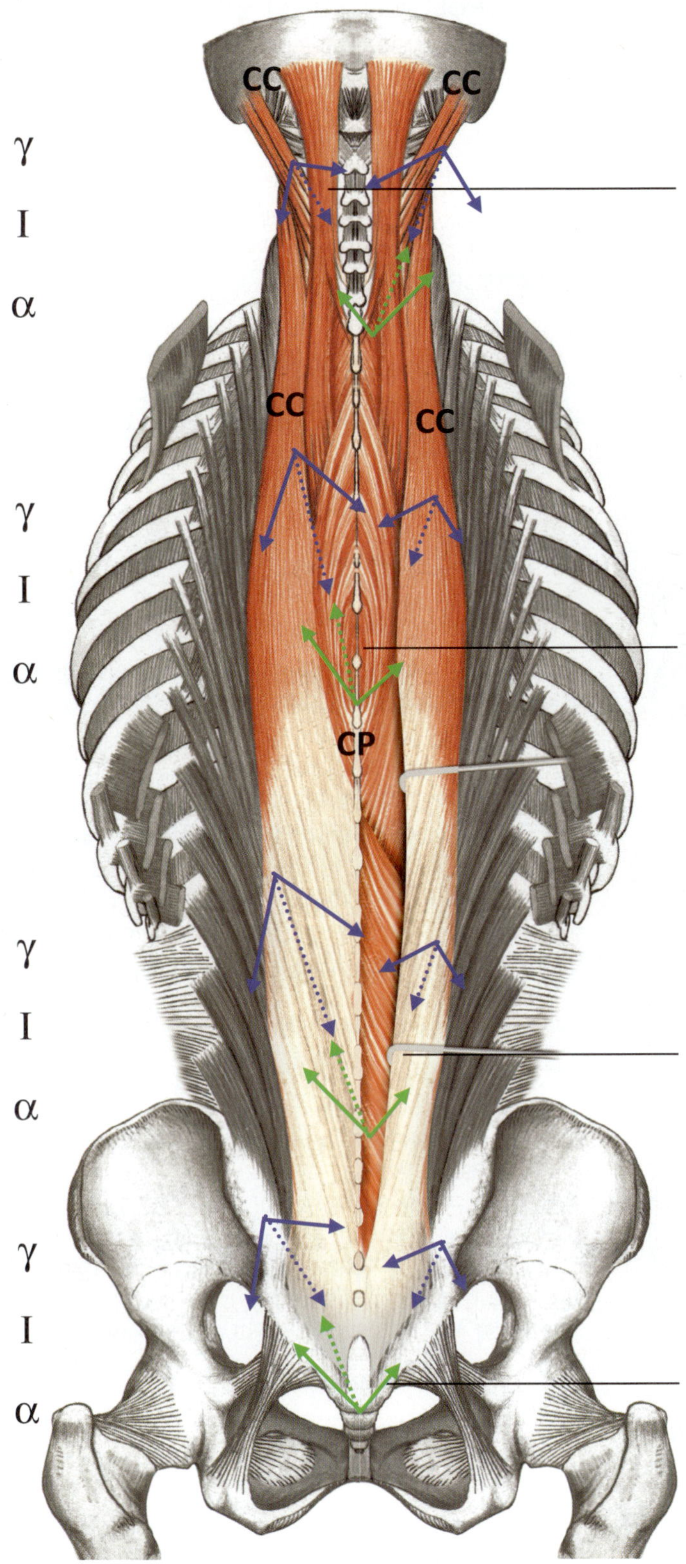

collum이 retropulsion할 때 통증이 발생한다.
만약 왼쪽 목덜미근막 (CC)이 치밀해지면, 일부 신경근육방추의 들신경 (II)이 흥분하지 않아 알파신경회로를 활성화시키지 않는다. 오른쪽 근육의 우세로 인해 힘줄의 합성힘이 생리적 축을 벗어나게 된다. 결과적으로, 목의 관절에서 문제가 발생한다 (목 통증이 발생한다).

thorax가 retropulsion할 때 통증이 발생한다.
만약 오른쪽 등뼈 세움근의 근막이 치밀해지면, 왼쪽 근육조직의 힘이 우세할 것이다. 이것은 몸 자각의 변화와 함께 합성의 힘을 이동시켜, 후관절에 문제가 발생할 수 있다.

lumbi가 retropulsion할 때 통증이 발생한다.
만약 한쪽 또는 양쪽의 등허리근이 치밀해지면, 아래쪽의 근육들이 작은 힘으로 개입한다. 이런 불균형은 허리뼈 또는 5번 허리뼈–엉치뼈 사이에서 나타날 것이다.

pelvis가 retropulsion할 때 통증이 발생한다.
만약 엉치뼈 (CC)를 덮고 있는 근막이 치밀해지면, 알파–감마회로가 작동하지 않아, 엉치엉덩인대가 생리적으로 신장될지 않을 것이다. 이들 인대에 속하는 수용기들은 고유수용기에서 유해수용기로 이것들의 역할이 변하게 될 것이다.

그림 3.24 알파–감마회로의 기능부전
(출처: G. Chiarugi and L. Bucciante, Istituzioni di anatomia dell'uomo. Piccin Nuova Libraria, Padova 1983).

RETROPULSION 연속된 근막과 신장반사

TR RETROPULSION SEQUENCE AND STRETCH REFLEX

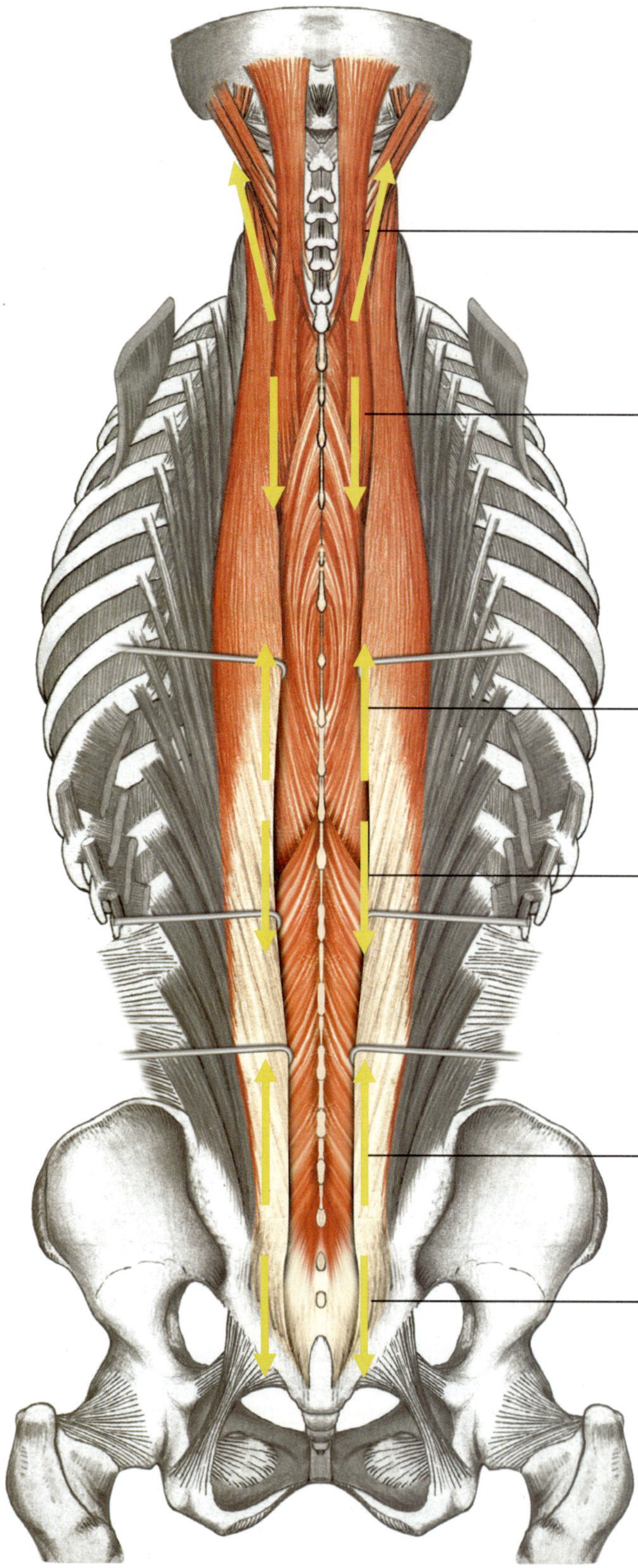

retro-collum 근막단위와
retro-thorax 근막단위의 협력작용
널판근 (그림 3.27)과 머리반가시근은 척추세움근 근막을 머리쪽으로 당긴다.

등가시근은 근육다발막과 근막을 다리쪽으로 당긴다.

retro-thorax 근막단위와 retro-lumbi 근막단위의 협력작용
등반가시근과 등가시근이 수축하면, 허리 근막이 머리쪽으로 당기게 된다. 똑바른 자세를 취할 때 허리가장긴근은 등허리근막을 다리쪽으로 당긴다. 가장긴근은 엉치뼈와 모든 허리뼈 가시돌기에서 기시한다. 결과적으로, 가장긴근은 허리뼈 움직임에 작용하는 근육이기 때문에, 허리가장긴근이라는 용어가 가능하다. 이것은 retropulsion 연속된 근막을 따라 등허리근막의 먼쪽 견인을 설명하는 기준이 된다.

retro-lumbi 근막단위와 retro-pelvis 근막단위의 협력작용
엉치뼈 영역에서, 등허리근막과 척추세움근 근막이 함께 결합되어 있다 (그림 3.29). 이런 결합은 매우 뚜렷한 편인데, 그 이유는 각 콜라겐 섬유층이 독자적인 활주를 유지하기 때문이다. 세로 섬유 (그림 3.30)는 엉치결절인대에 도달하여 큰볼기근의 깊은 근섬유와 연결된다 (coxa retropulsion).

그림 3.25 몸통의 retropulsion 연속된 근막의 협력작용
(출처: G. Chiarugi and L. Bucciante, Istituzioni di anatomia dell'uomo. Piccin Nuova Libraria, Padova 1983).

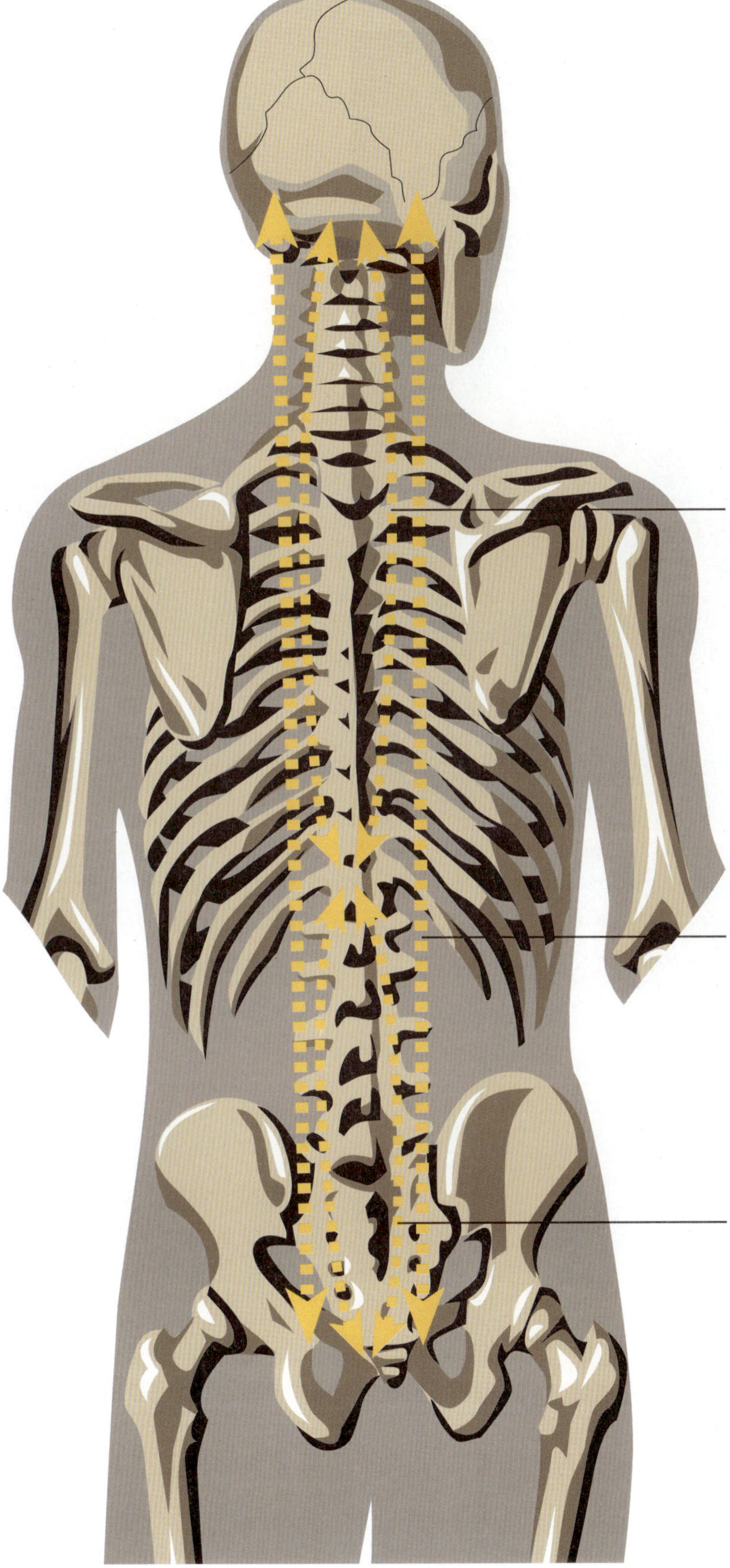

골지힘줄기관의 활성화

ACTIVATION OF THE GOLGI TENDON ORGANS

collum과 thorax 사이의 근운동사슬

등 반가시근, 목 반가시근 및 머리 반가시근은 목과 가슴우리를 연결하는 2차 연속된 근막을 형성한다. 반가시근은 모든 등뼈의 가로돌기에서 시작하여 목뼈와 뒤통수뼈에 착지한다. 이 근육들의 근막은 목과 가슴우리의 움직임을 함께 일으킨다.

전체 근운동사슬

허리 가장긴근, 등 가장긴근, 목 가장긴근은 몸통 전체의 retropulsion을 위한 해부학적 구조물이다. 바닥에 있는 물체를 들어올릴 때, 전체 retropulsion 연속된 근막이 활성화되지만, 근육의 관여는 골지힘줄기관의 관여에 따라 달라진다.

lumbi와 pelvis 사이의 근운동사슬

이런 2차 연속된 근막은 lumbi와 pelvis의 움직임을 연결하고, 척추세움근 (특히, 엉치뼈에서 12번 등뼈와 12번 갈비뼈까지 이르는 근육)에 의해 형성된다.

그림 3.26 몸통의 retropulsion을 위한 다관절근육

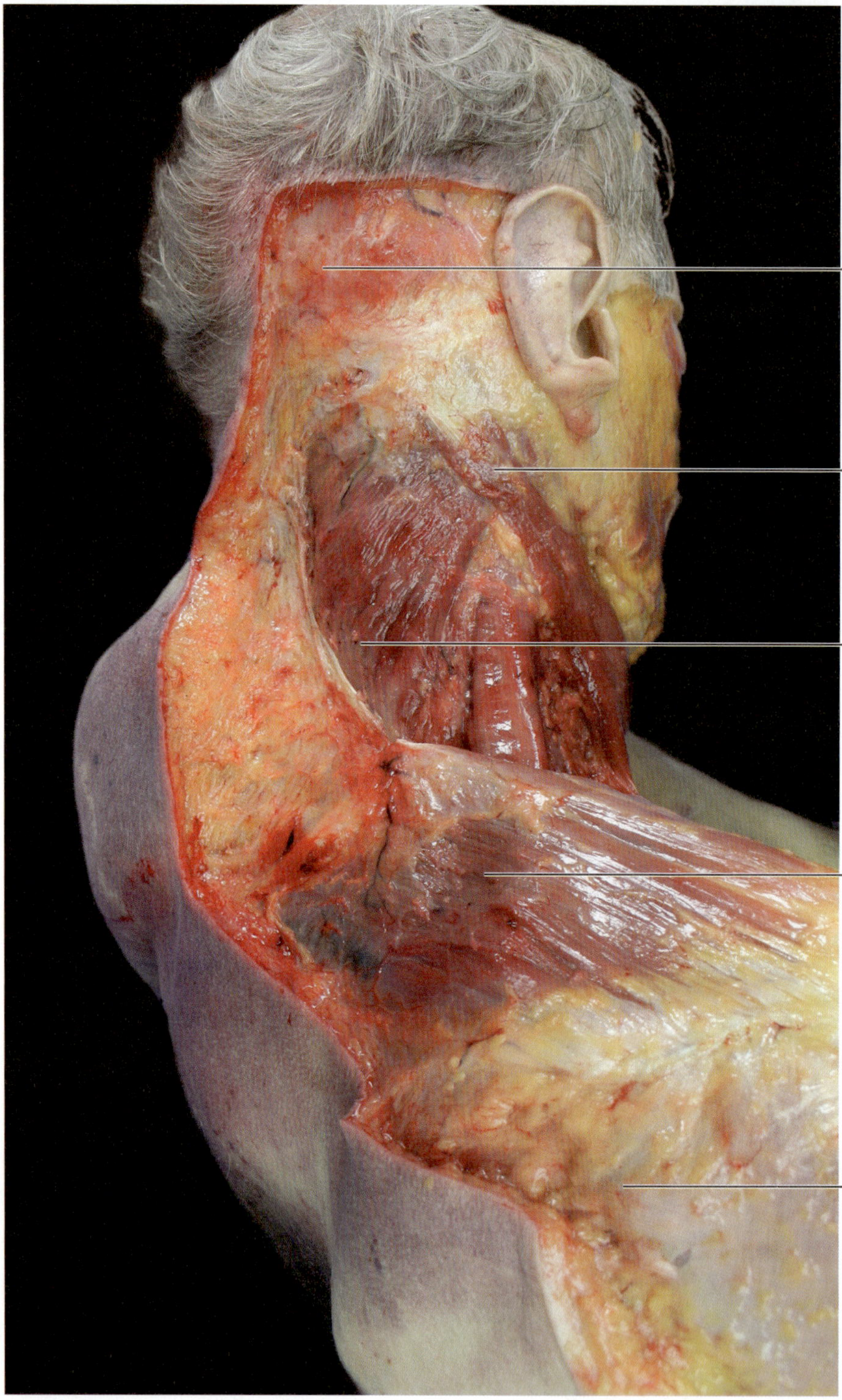

그림 3.27 목의 뒤쪽 근막과 등세모근. 등세모근은 목빗근과 함께, 깊은층 근막의 겉층에 속한다. 중간층은 널판근을 덮고 있고, 깊은 층판은 척추세움근을 덮고 있다.

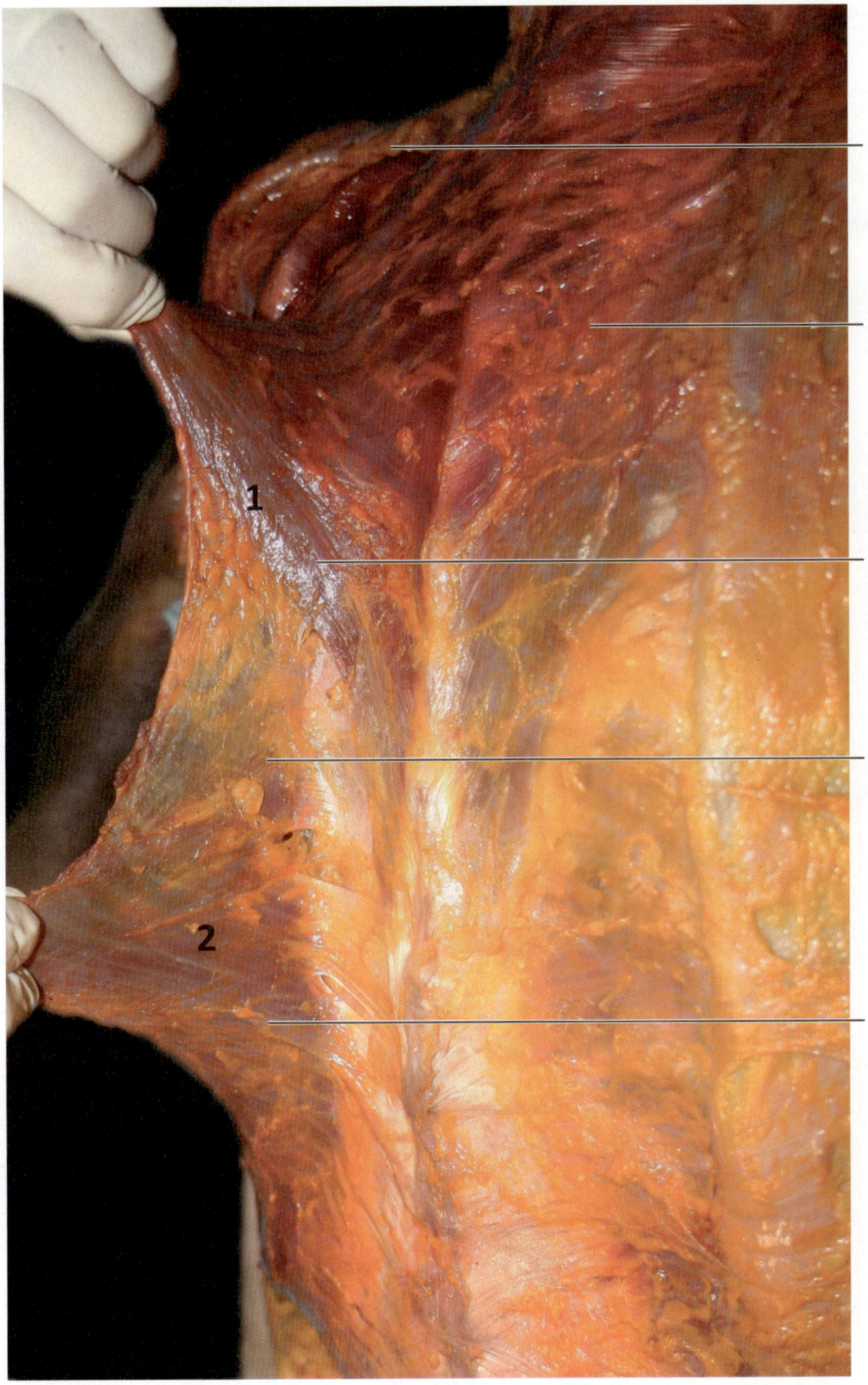

그림 3.28 큰마름근과 넓은등근의 근육바깥막을 절개한 후, 가쪽으로 들어올린다. 깊은 근막의 겉층은 마름근(1)을 덮고 있고, 넓은등근(2)을 덮고 있는 근막을 방해하지 않고 계속된다.

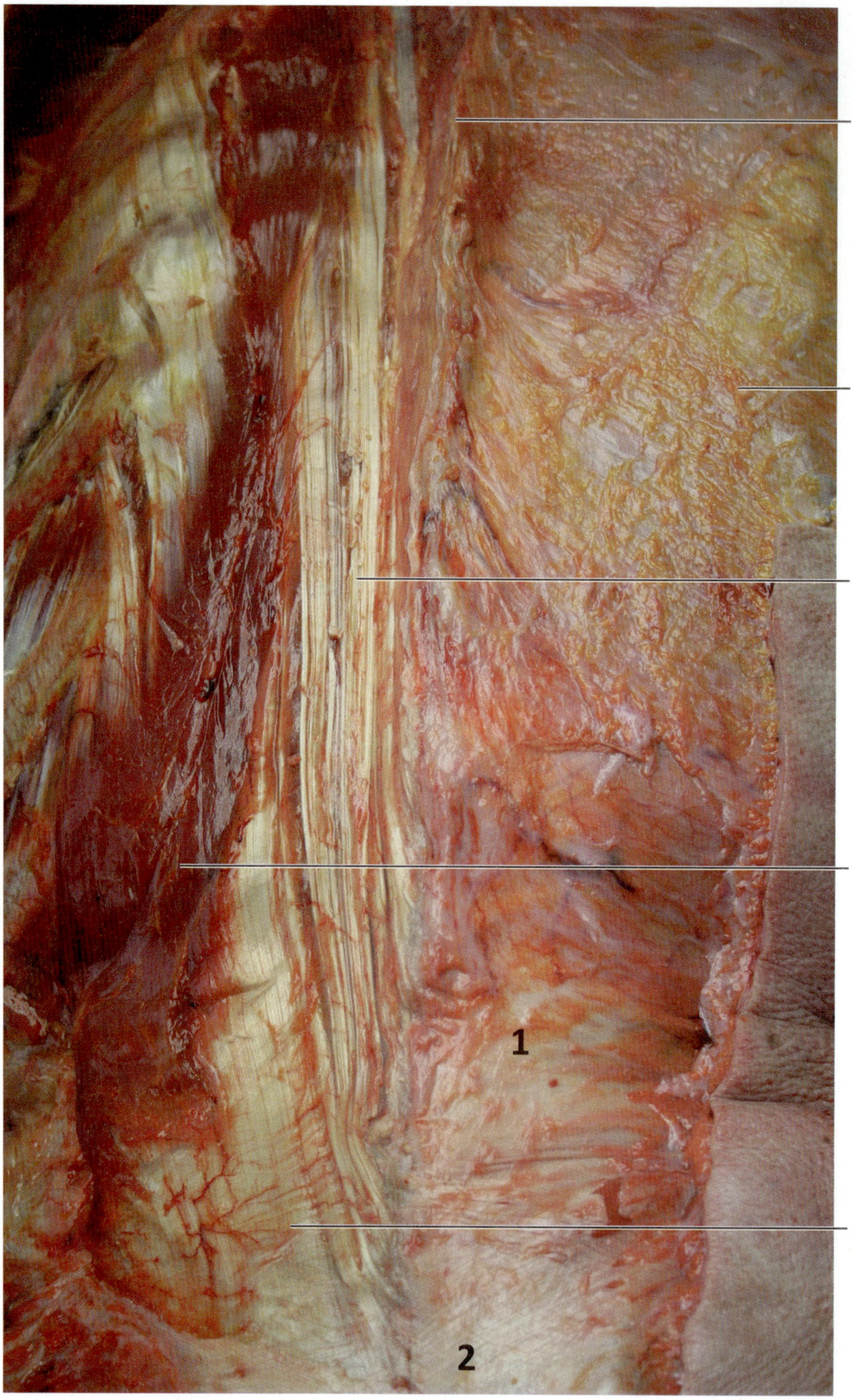

그림 3.29 척추세움근의 공동힘줄. 등허리근막(1)은 엉치뼈를 덮고 있는 척추세움근(2)의 힘줄에 붙어 있다.

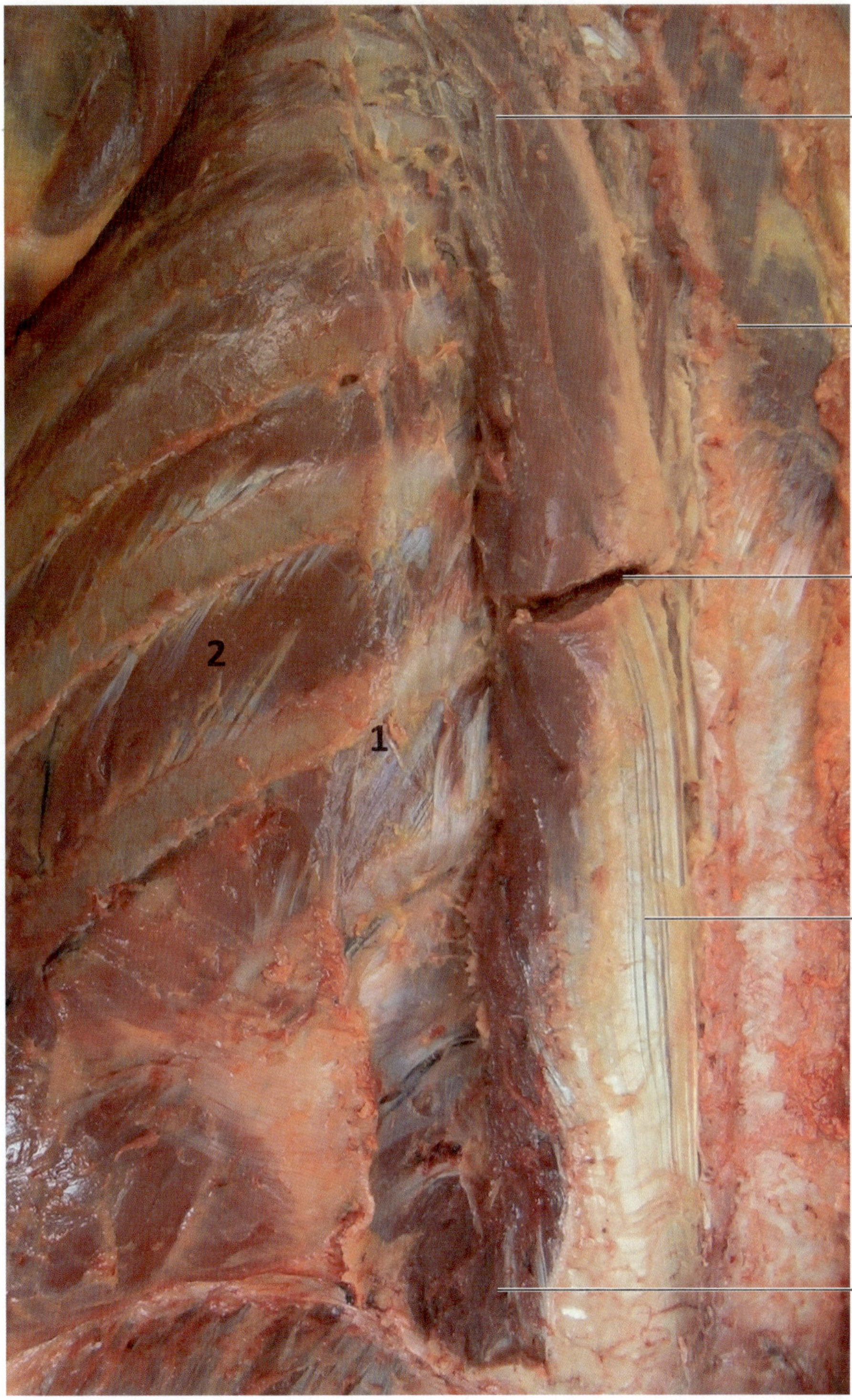
등 가장긴근과 목 가장긴근
등뼈의 가시돌기
가장긴근을 절개하여,
두께를 보여주고 있다.
2
1
세로 콜라겐 섬유는 가장긴근의
견인과 일치한다.
가장긴근을 보여주기 위해
엉덩갈비근을 절개한 후 제거한다.

그림 3.30 허리 가장긴근의 근막 구획. 바깥갈비사이근(2)을 보여 주기 위해, 엉덩갈비근(1)을 절제한다.

몸통의 얕은 영역, mediopulsion 연속된 근막

SUPERFICIAL REGION OF THE TRUNK, MEDIOPULSION SEQUENCE

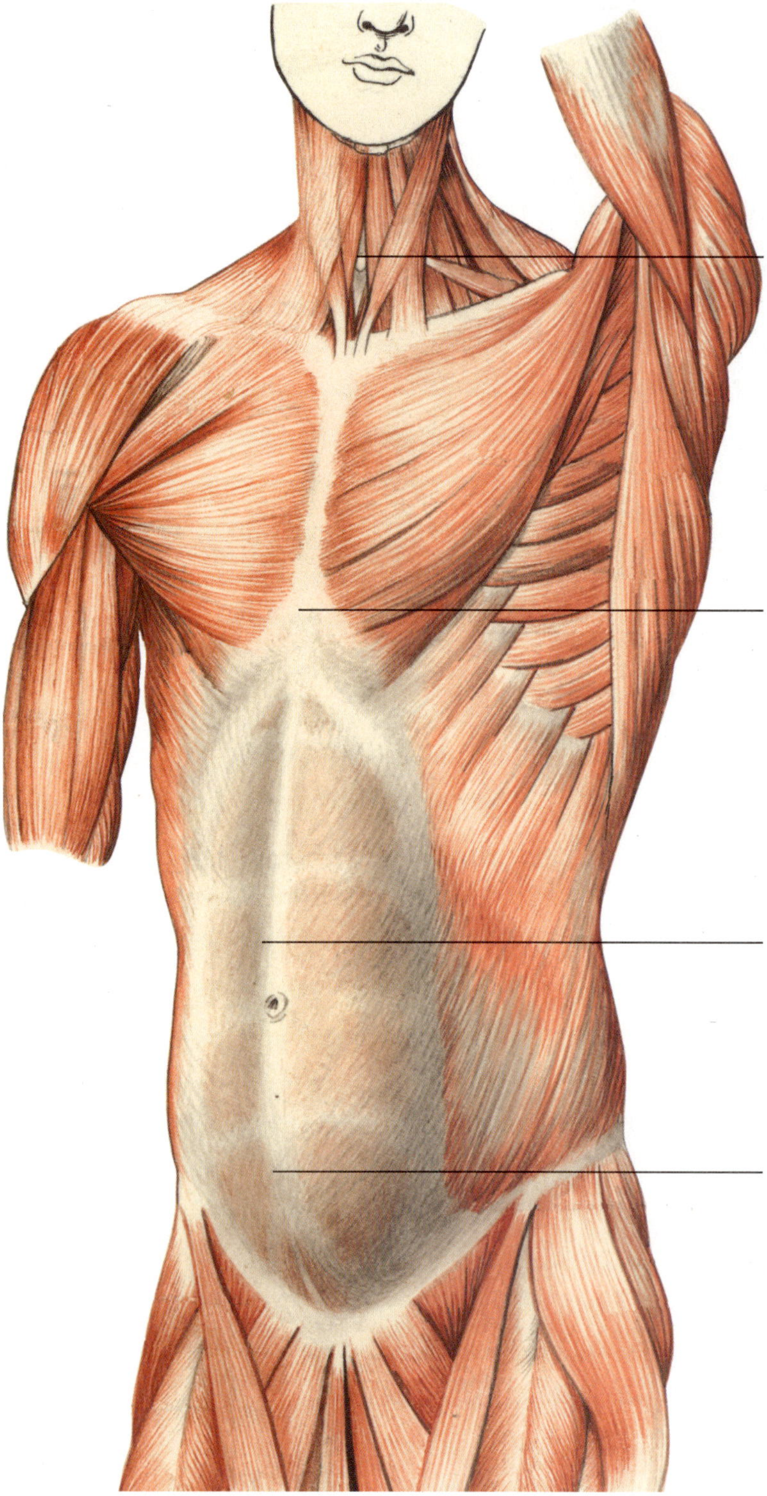

몸통의 mediopulsion 연속된 근막

MEDIOPULSION SEQUENCE OF THE TRUNK

목의 mediopulsion (그림 3.32)
몸통의 mediopulsion 연속된 근막이 근육에 의해 지지되지 않기 때문에, 근막단위라는 용어를 사용하지 않는다. 몸통의 앞쪽 정중선과 뒤쪽의 정중선 위에 있는 세로 콜라겐 섬유는 아래와 같이 작용한다:

- 오른쪽 신체의 근육을 왼쪽 절반의 신체 근육에 연결한다.
- 오른쪽이나 왼쪽으로 옆굽힘한 후 다시 정중선으로 돌아가는 자각을 담당한다.

가슴의 mediopulsion
thorax의 앞쪽 정중선은 좌우 큰가슴근을 연결하는 근막과 복장뼈 위에 있는 세로 콜라겐 섬유에 의해 형성된다.

허리의 mediopulsion
배꼽 위쪽에서는, 3개 배근육의 널힘줄이 배곧은근의 앞쪽과 뒤쪽에 균등하게 분포되어 있다.

골반의 mediopulsion
배꼽 아래쪽에서는, 3개 배근육의 널힘줄이 배곧은근의 앞쪽에서 함께 융합되어 있다. 배곧은근 밑의 Douglas 선 아래쪽 결합조직성 내벽은 벽쪽배막 (parietal peritoneum)에 연결된 배가로근 근막에 의해 형성된다.

그림 3.31 앞쪽 몸통의 얕은 부위
(출처: G. Chiarugi and L. Bucciante, Istituzioni di anatomia dell'uomo. Piccin Nuova Libraria, Padova 1983).

MEDIOPULSION AN의 연속된 근막에 의한 자세의 고유수용성

PROPRIOCEPTION OF THE POSTURE BY THE SEQUENCE OF MEDIOPULSION AN

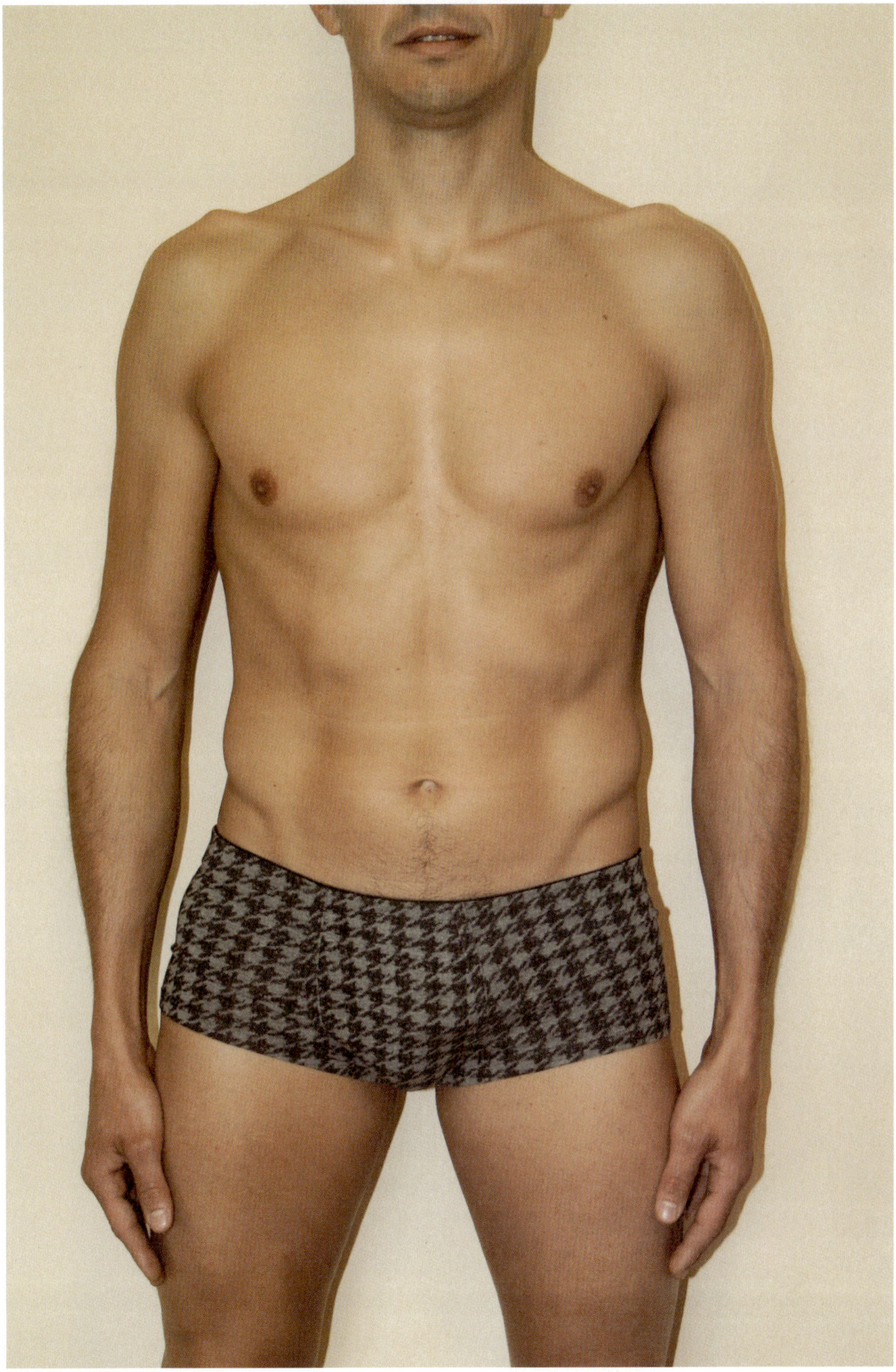

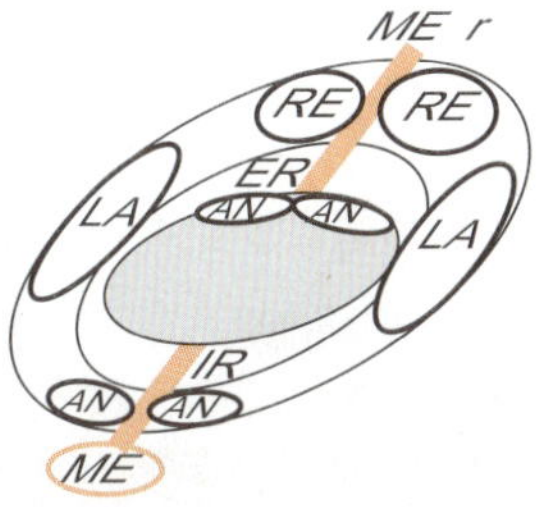

medio-collum

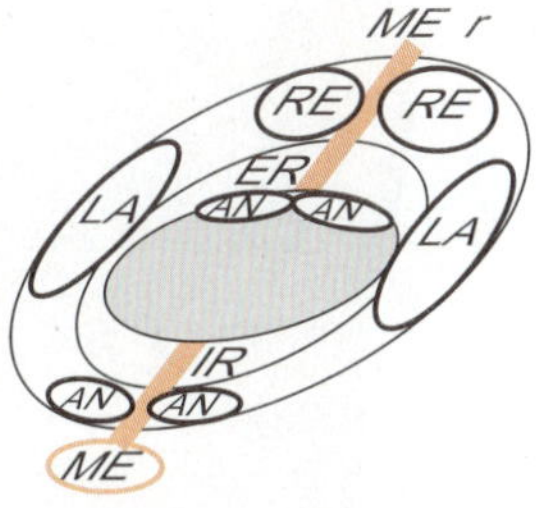

medio-thorax

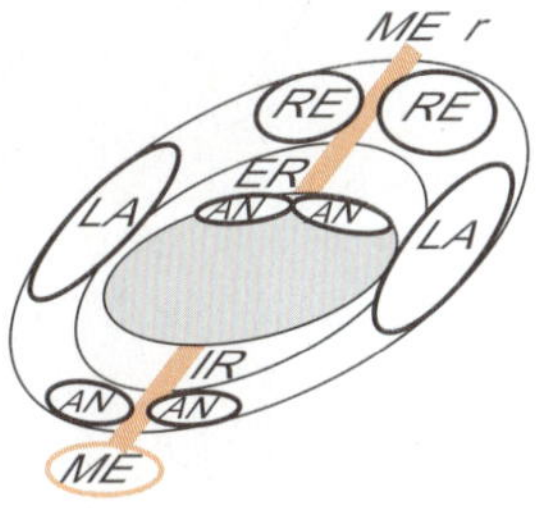

medio-lumbi

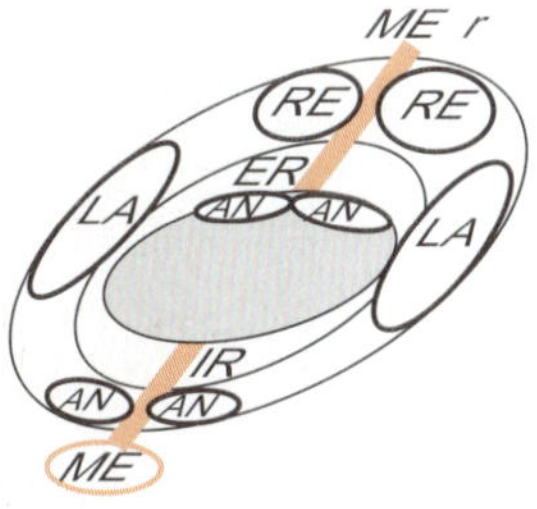

medio-pelvis

그림 3.32 중력중심의 연추선에 해당하는 몸통의 정중선

앞쪽 정중선(ME)은 목의 백색선, 복장뼈 및 배의 백색선에 의해 형성된다. 이런 근막성 사이막은 앞쪽 몸통 근육을 좌우 대칭적으로 나누고 있다. 오른쪽 옆굽힘과 왼쪽 옆굽힘의 힘이 균형을 이룰 때, 이 사이막이 앞쪽 근육의 기준점으로 작용한다. 몸통의 mediopulsion이 특정 근육을 갖지 않기 때문에, collum, thorax, lumbi 및 pelvis 근막 단위를 보여주는 그림을 제시하지 않았다.

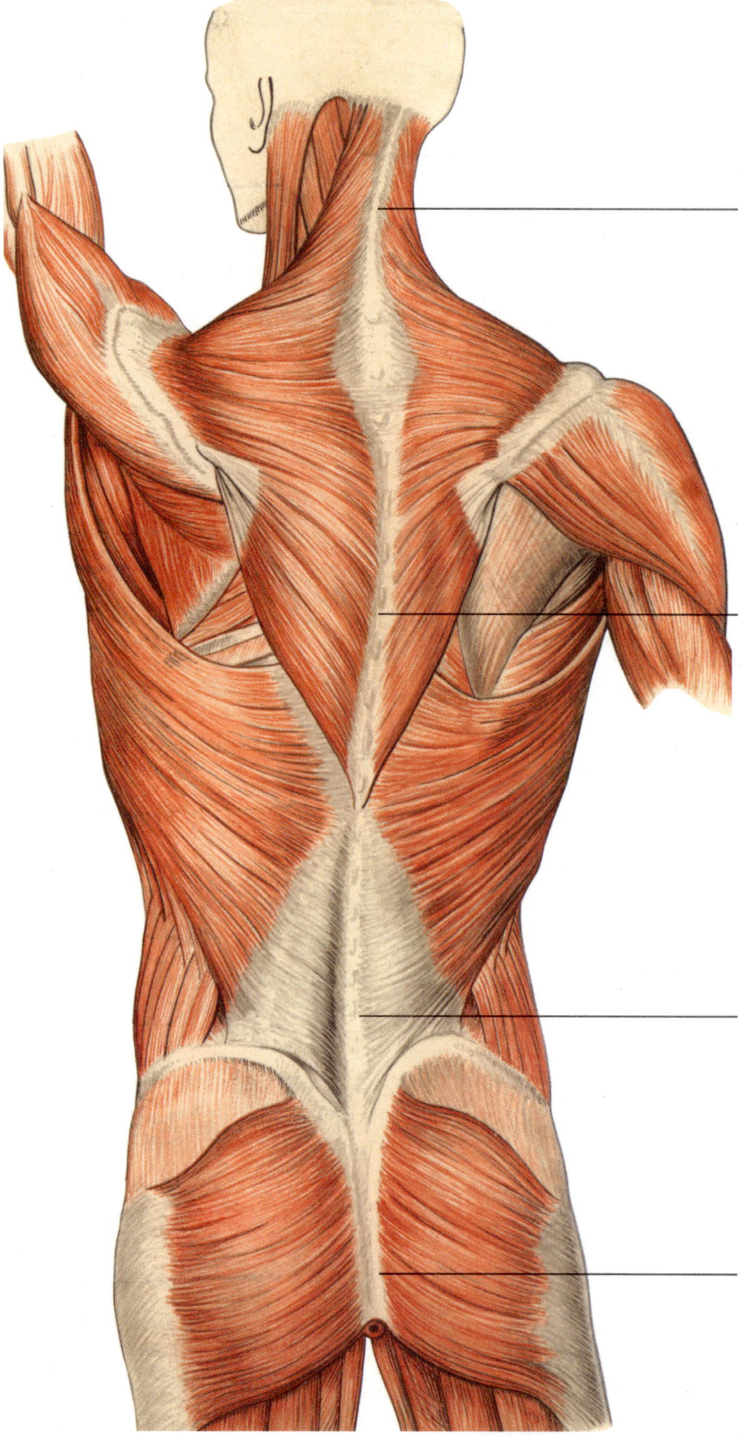

그림 3.33 뒤쪽 몸통의 얕은 부위
(출처: G. Chiarugi and L. Bucciante, Istituzioni di anatomia dell'uomo. Piccin Nuova Libraria, Padova 1983).

몸통 뒤쪽의 MEDIOPULSION (R) 연속된 근막

MEDIOPULSION SEQUENCE OF THE TRUNK RETRO (R)

목의 mediopulsion retro (그림 3.34)
목덜미인대는 medio 연속된 근막(retro)의 시작점이다.

"목덜미인대의 뒤쪽 가장자리는 등세모근의 섬유와 결합되어 있다. 이것의 오른쪽면과 왼쪽면은 무수히 많은 닿는곳을 가진 머리와 목의 근육에 연결되어 있다"(Testut L. 1987).

가슴의 mediopulsion retro
가시위인대는 튼튼한 섬유 띠로서 7번 목뼈에서 엉치뼈까지 이어져 있고, 가시돌기 꼭대기를 고정하고 있다. 가시위인대의 가장 얕은 다발은 3개 또는 4개의 척추뼈 위에 걸쳐 있고, 깊은 다발은 이웃한 척추뼈의 가시돌기에 걸쳐 있다. 그리고 가시위인대는 가시사이인대와 연결되어 있다.

허리의 mediopulsion retro
허리뼈와 엉치뼈의 가시위인대는 연속된 근막의 먼쪽 부위를 형성한다.

"종종 흔한 질환으로 여겨지는 원반병리는 원반과 척추의 기능부전으로 잘못 알려져 있다. 이와 반대로, 전문가들은 많은 환자가 심지어 방사선적으로 뚜렷한 변화를 보일지라도, 아무런 증상이 발생하지 않음을 알고 있다" (Benninghoff H. 1978).

골반의 mediopulsion retro
큰볼기근은 가장 얕은 섬유를 통해 엉치뼈와 꼬리뼈의 가시돌기를 덮는 인대로부터 기시한다.

MEDIOPULSION RE의 연속된 근막에 의한 자세의 고유수용성

PROPRIOCEPTION OF THE POSTURE BY THE SEQUENCE OF MEDIOPULSION RE

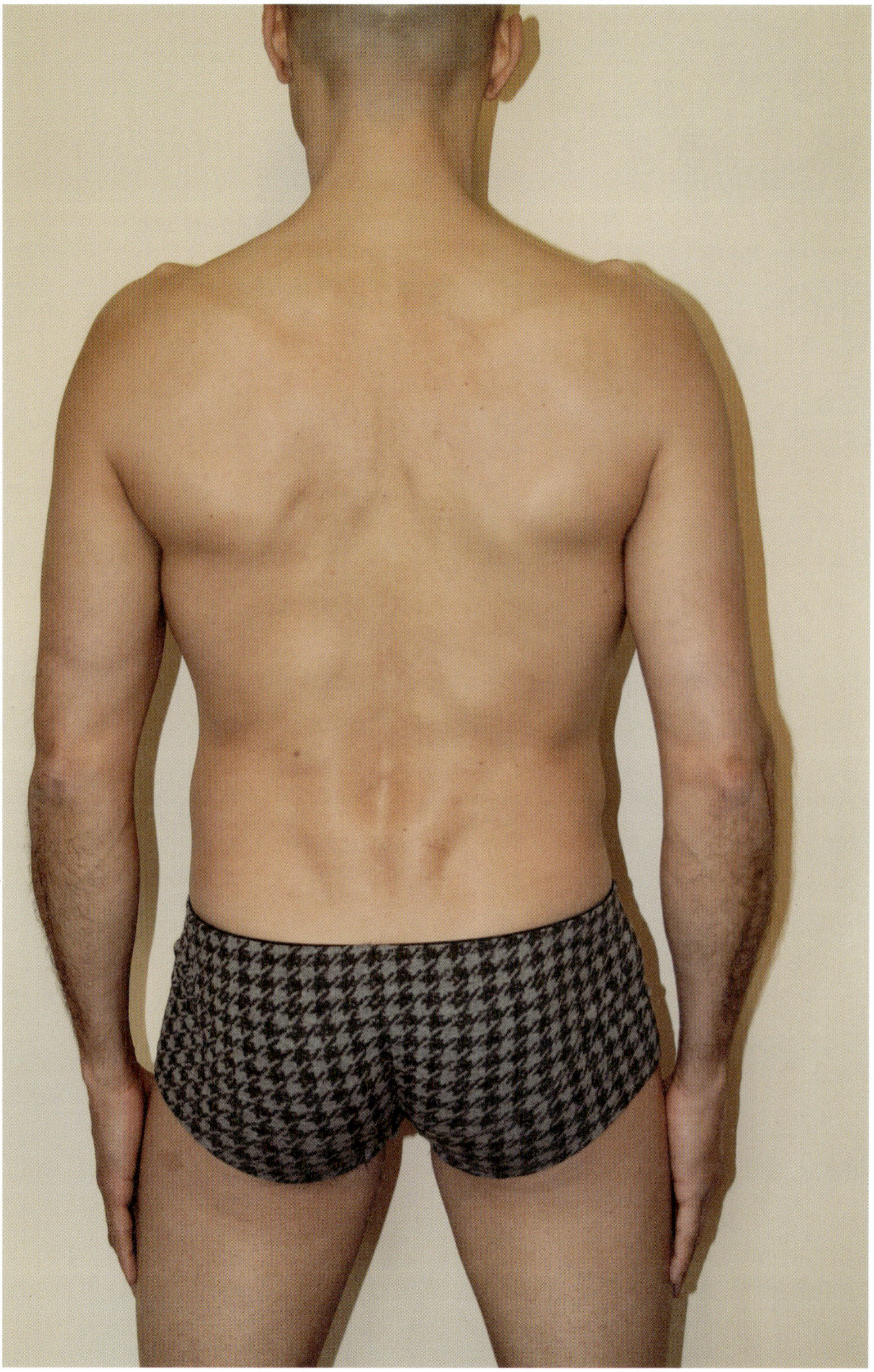

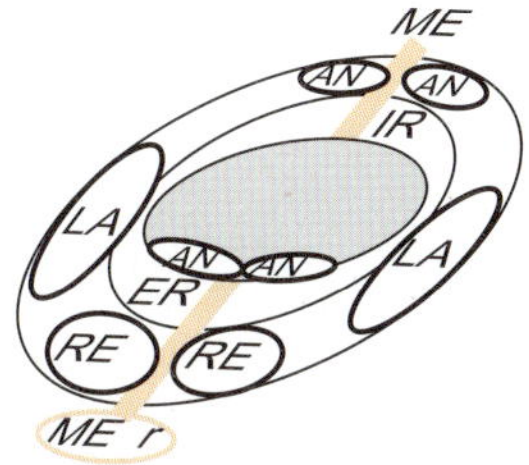

medio-collum retro

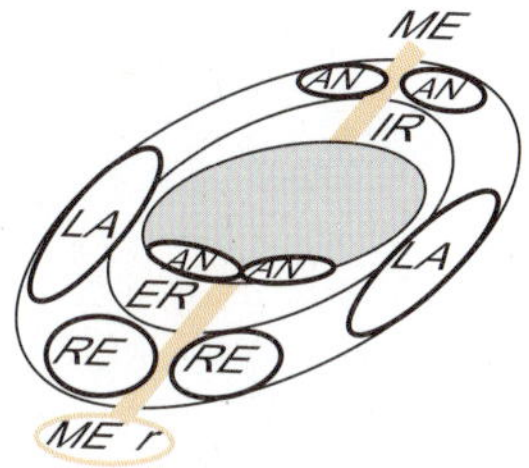

medio-thorax retro

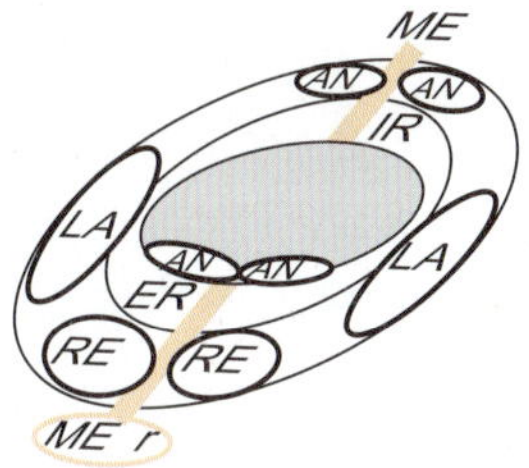

medio-lumbi retro

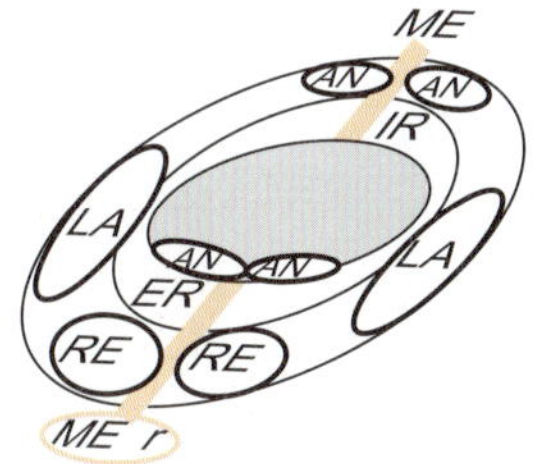

medio-pelvis retro

그림 3.34 중력중심의 연추선에 해당하는 가시위인대

mediopulsion에서는, 운동 방향에 따라 활성화되는 근육이 없기 때문에, 손으로 저항을 주는 사진을 제시하지 않았다. 앞쪽 정중선은 median (ME)로 retro (r) 선으로 나누어진다. 왜냐하면, 내부장기를 가지고 있는 공간이 몸통의 중심에 있기 때문이다.

백색선의 생리학

PHYSIOLOGY OF THE LINEA ALBA

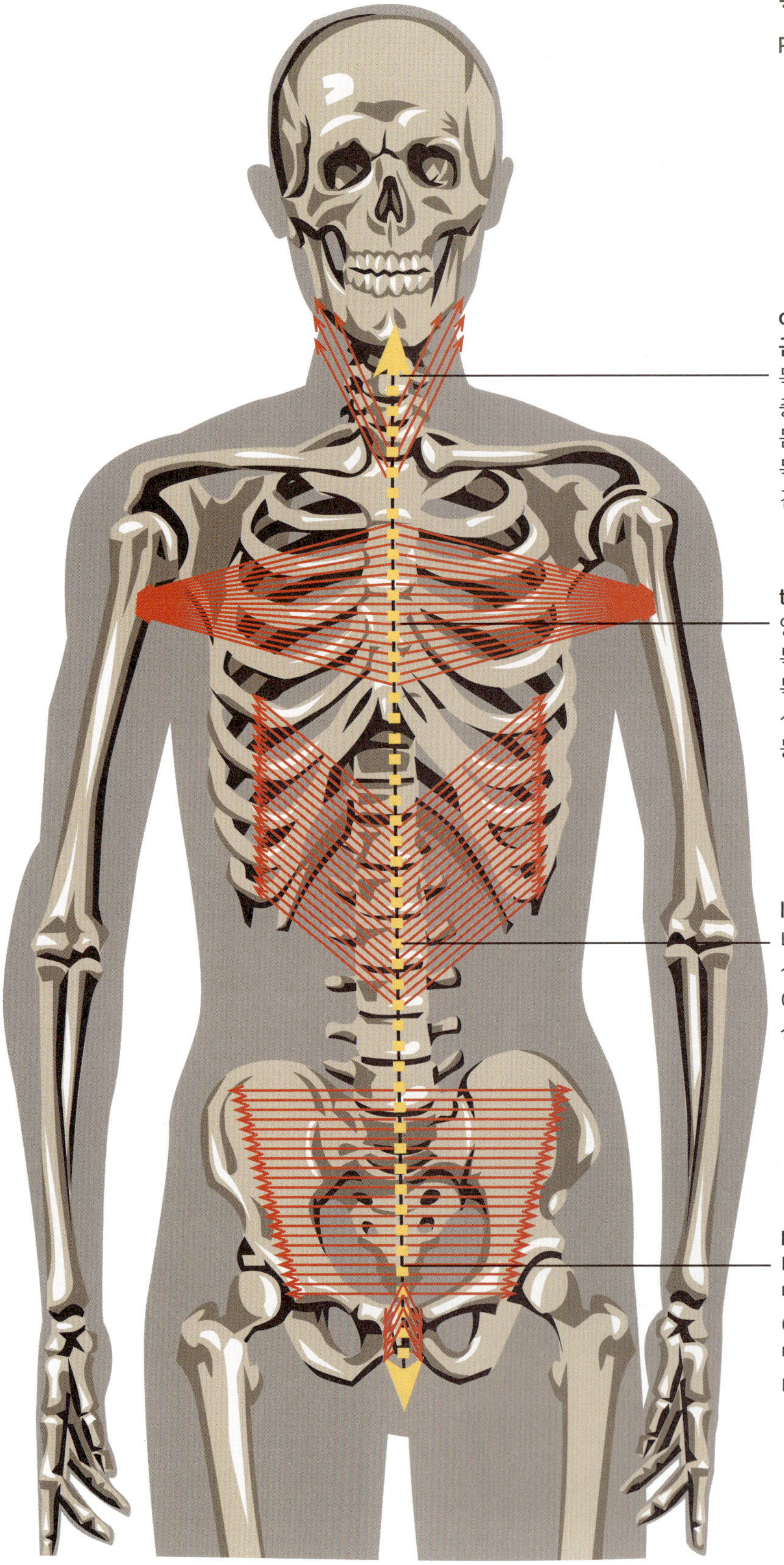

collum mediopulsion을 위한 근막의 닿는곳
목의 백색선은 목의 겉층과 중간층에 속하는 근육 (그림 3.37)에 의해 몸쪽으로 당겨진다. 목 백색선은 목의 lateropulsion 근육에 긴장성 균형을 전달한다.

thorax mediopulsion을 위한 근막의 닿는곳
양쪽 위팔을 모음할 때 큰가슴근의 복장부분이 수축한다. 가슴근의 근막은 복장뼈 (그림 3.38)를 가로지르고, 신장반사를 통해 좌우 가슴근의 힘을 동시에 발생시킨다.

lumbi mediopulsion을 위한 근막의 닿는곳
배꼽 위쪽의 배빗근은 백색선을 따라 섬유성 망을 형성한다. 이것은 이것들 각자의 긴장에 대한 상호 정보를 좌우 신체 쪽으로 허용한다.

pelvis mediopulsion을 위한 근막의 닿는곳
배꼽 아래의 배가로근은 백색선의 정보에 크게 기여한다. 이런 섬유띠는 두덩뼈에서 시작해 백색선에 부착하는 배세모근에 의해 다리쪽으로 당기게 된다.

그림 3.35 큰 앞쪽 근육의 정중앙 수렴

가시위인대의 생리학

PHYSIOLOGY OF THE
SUPRASPINOUS LIGAMENTS

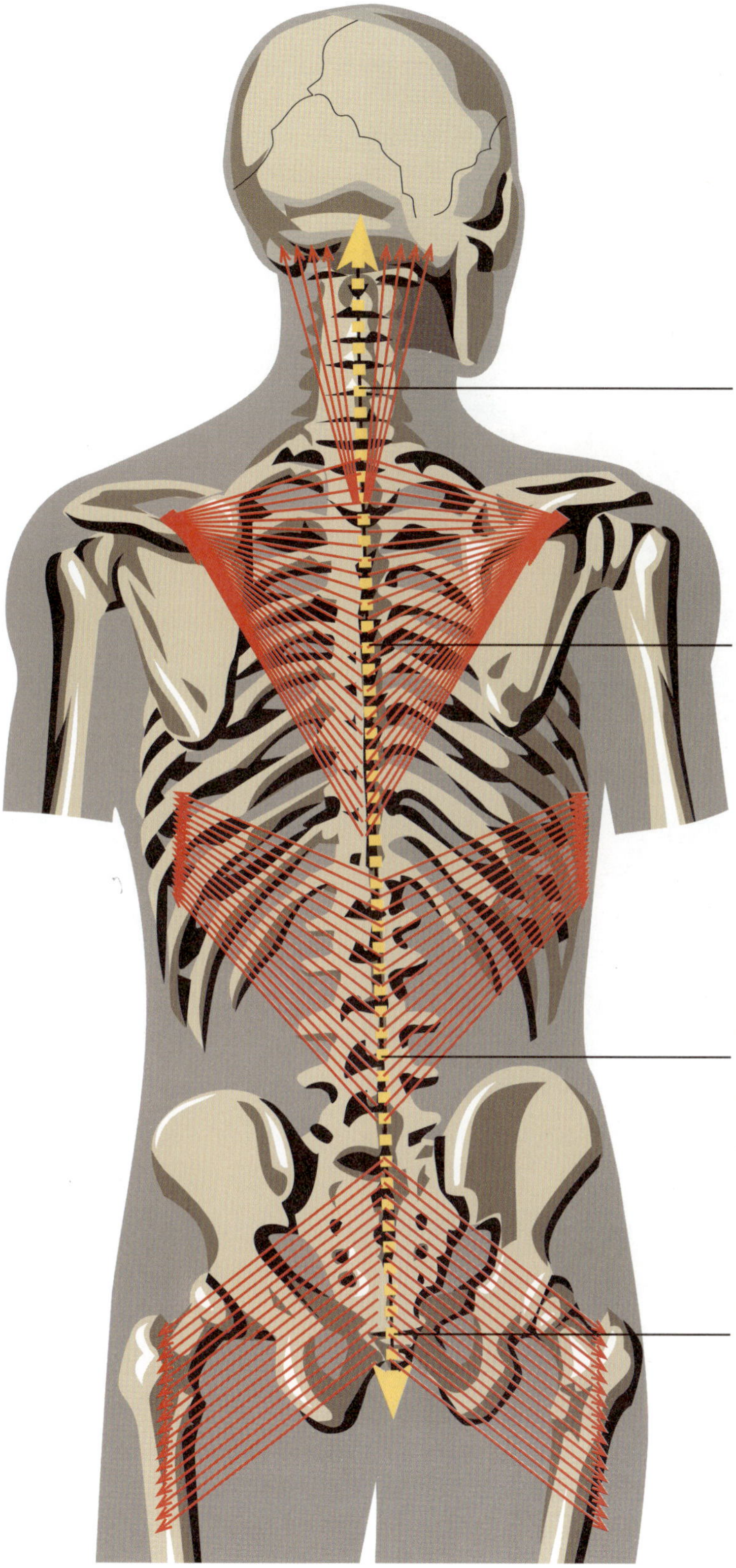

collum mediopulsion을 위한 근막의 닿는곳
머리널판근, 또는 가로가시근은
목덜미인대에서 시작해 위목덜미선에서 종지하고,
관자뼈의 꼭지돌기까지 올라간다.
그래서, 이 근육은 목덜미인대와
가시위인대를 머리쪽으로 당긴다.

thorax mediopulsion을 위한 근막의 닿는곳
등의 모든 근육은 겉층, 중간층 및 깊은 층판 내에서 유지되는 가시사이인대에 연결된다.

"가슴 높이에서 양 손이 서로 멀어지도록
강하게 당길 때처럼, 등세모근의 안쪽가로다발에 의해
어깨뼈가 척추 쪽으로 이동한다" (Benninghoff H. 1978).

lumbi mediopulsion을 위한 근막의 닿는곳
넓은등근은 아래쪽 6개 등뼈와 모든 허리뼈의
가시돌기와 가시사이인대에서 기시한다.
이 근육의 아래쪽 부분은 엉치뼈 위로 내려가는
등허리근막과 함께 융합된다 (그림 3.40).

pelvis mediopulsion을 위한 근막의 닿는곳
큰볼기근의 가장 얕은 섬유의
lateropulsion 견인은 엉치뼈를 덮고 있는
등허리근막으로 수렴한다 (그림 3.39).
이 근육은 가시위인대의 꼬리 긴장근이 된다.

그림 3.36 큰 뒤쪽 근육의 정중앙 수렴

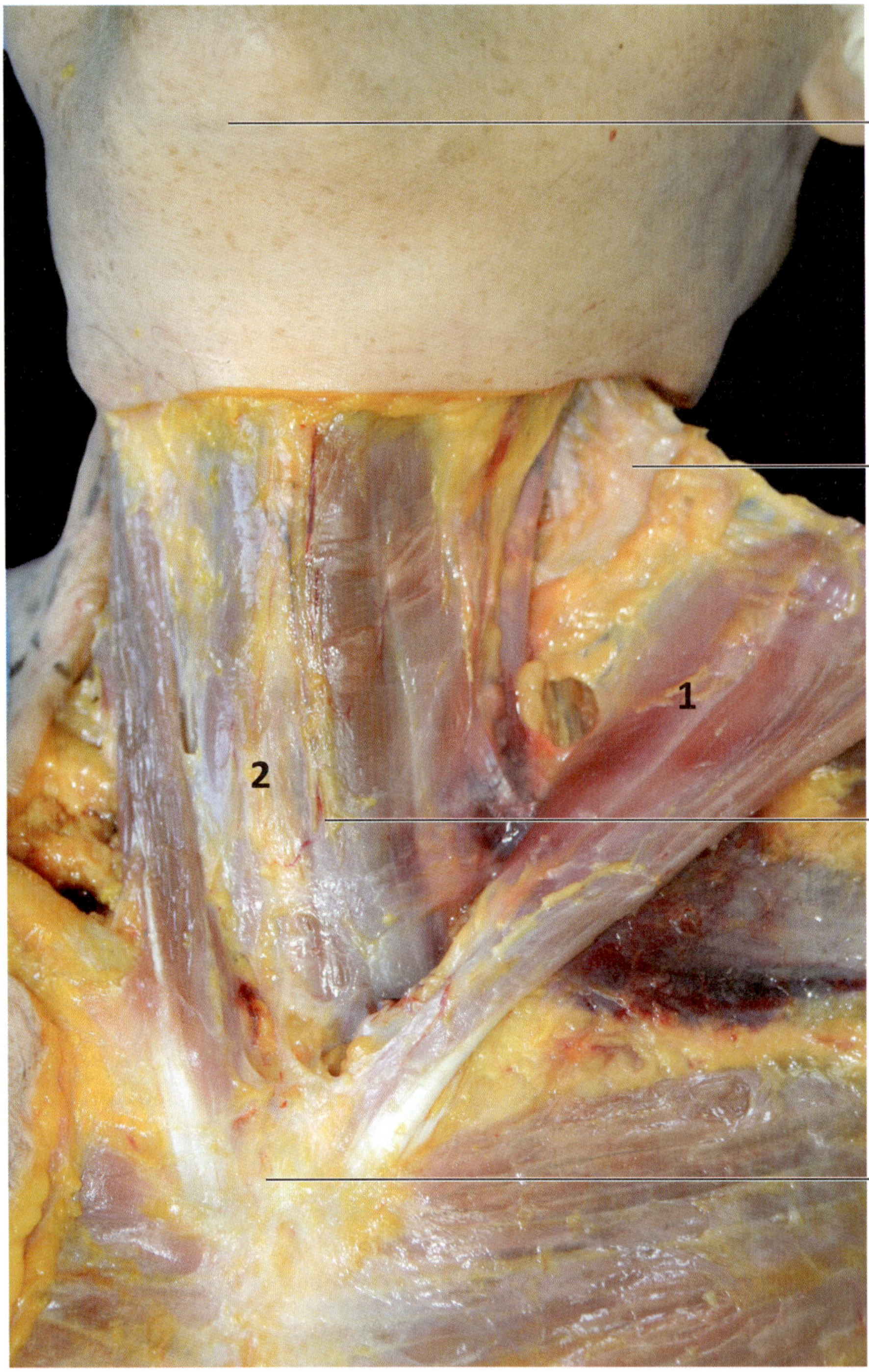

그림 3.37 앞쪽 목 근막, 중간층. 목빗근(1)을 절개한 후 아래쪽으로 들어 올리면, 목의 백색선(2)을 볼 수 있다. 목의 백색선은 가시위인대와 연결되어 있다.

사진의 가로선은 해부학 부위를 의미하고, 숫자 (1,2)는 근막의 생리를 의미한다. 숫자 1은 작용을 의미하고, 2는 이것의 결과를 의미한다.

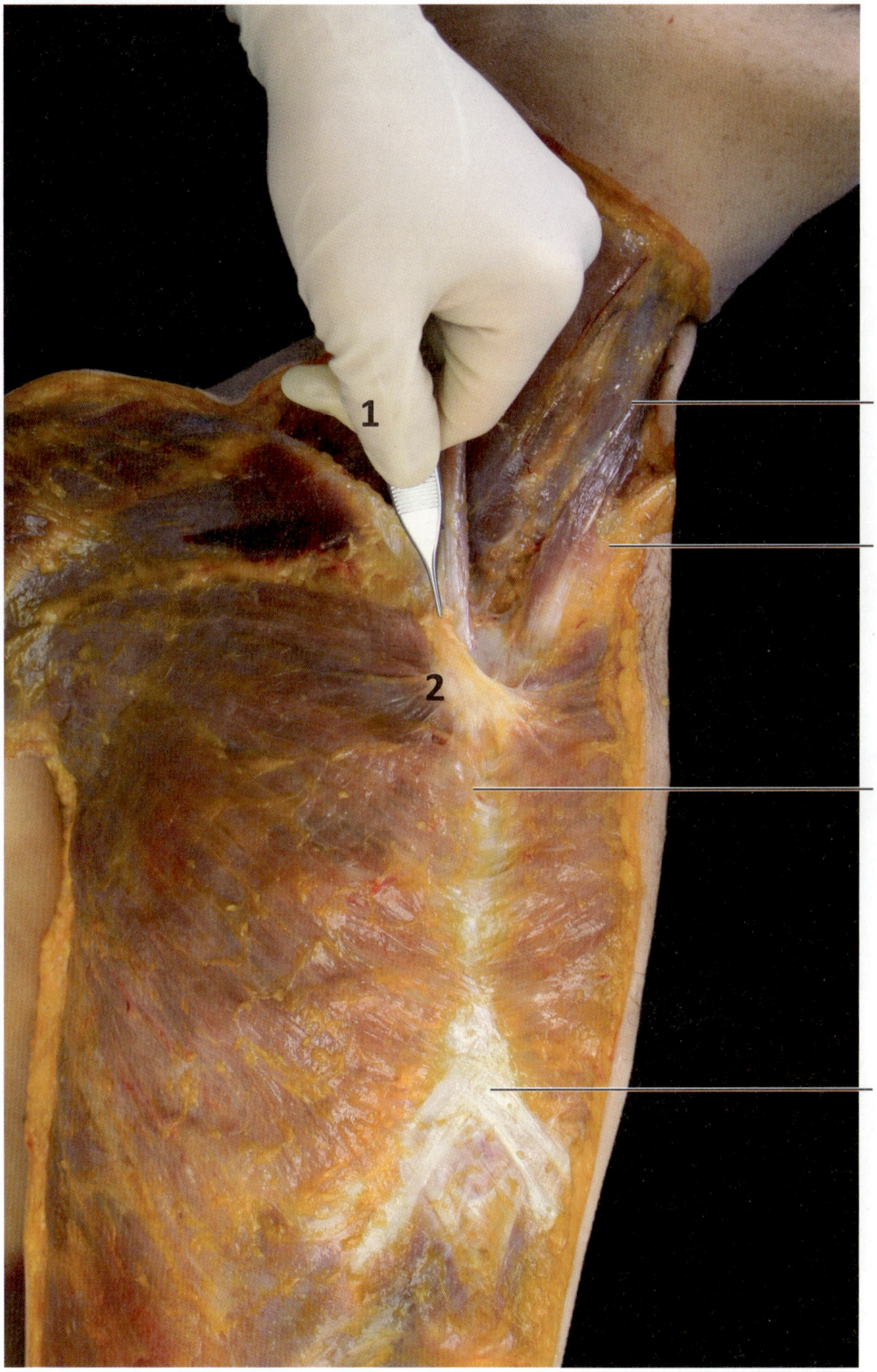

그림 3.38 큰가슴근의 근육바깥막. 얕은 근막을 제거한 후, 포셉(1)으로 큰가슴근 근막의 바깥 층판을 당긴다. 큰가슴근 근막은 복장뼈 위에서 볼 수 있다(2).

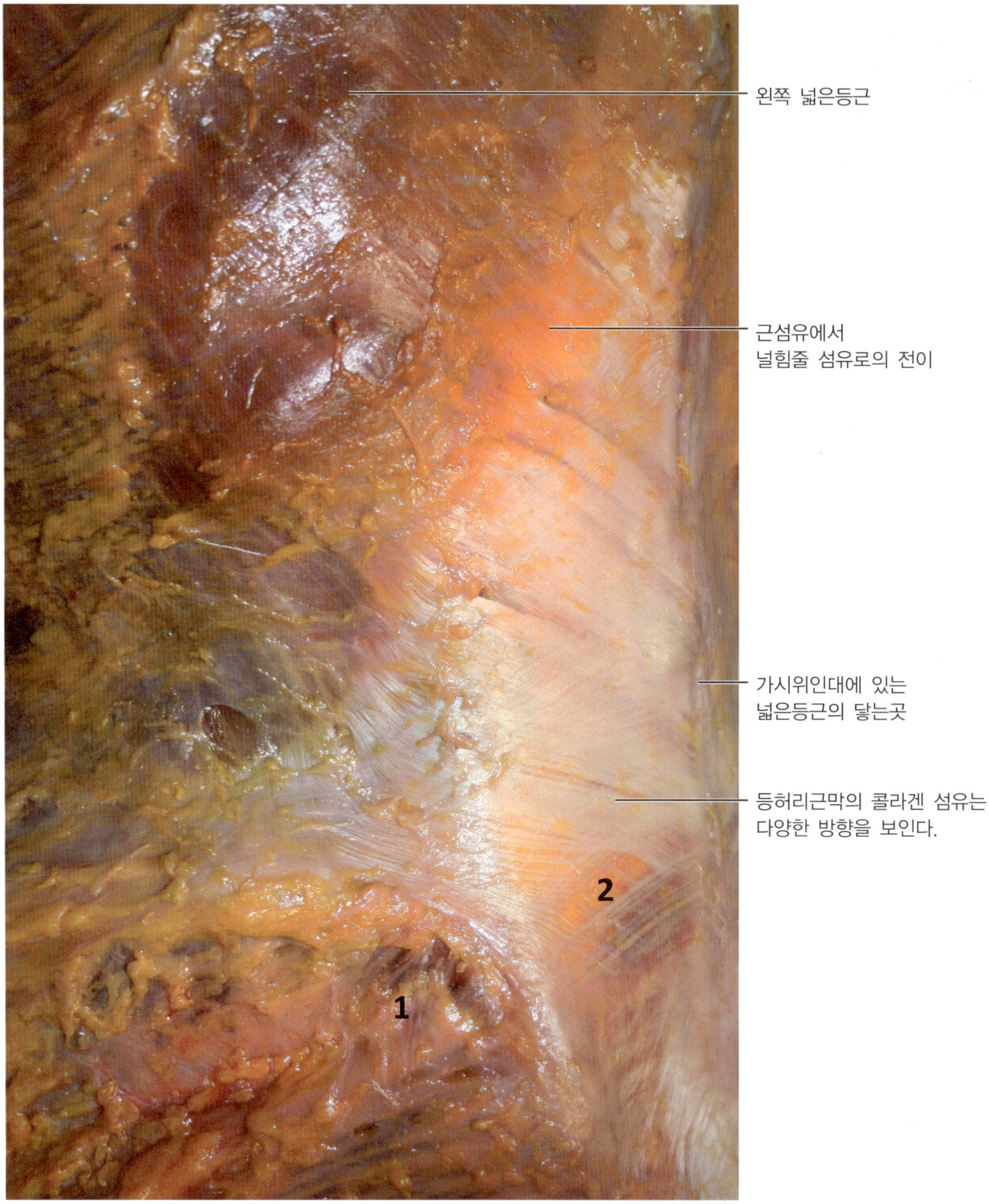

그림 3.39 등허리널힘줄과 가시위인대의 닿는곳. 큰볼기근의 얕은 섬유(1)는 가시위인대의 먼쪽–몸쪽 견인을 발생시킨다(2).

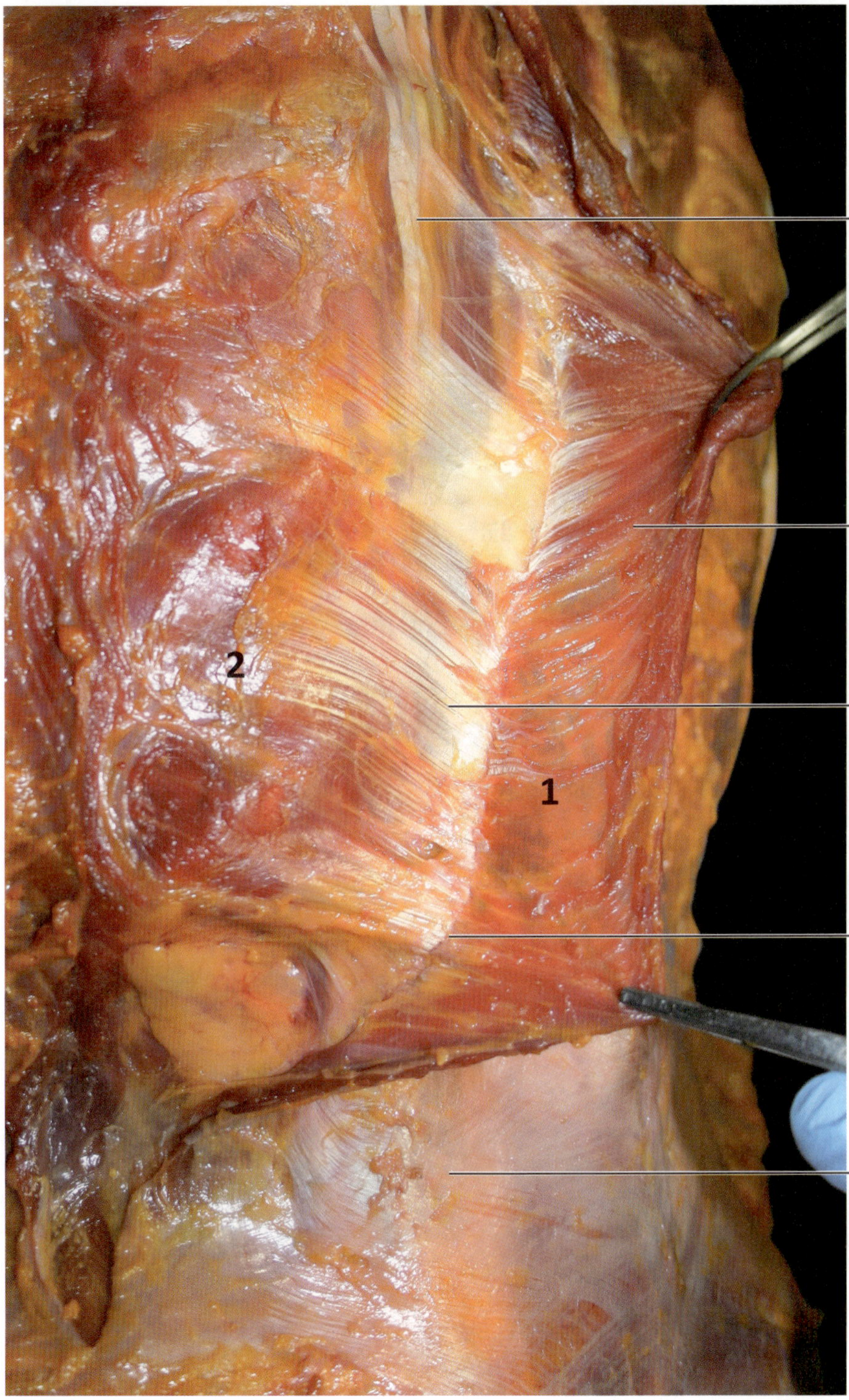

그림 3.40 넓은등근을 절개한 후, 안쪽으로 들어올린다. 등허리근막은 넓은등근(1)과 아래뒤톱니근(2)의 납작한 힘줄 또는 널힘줄에 의해 형성된다. 아래뒤톱니근은 깊은 근막의 중간층에 위치한다.

몸통의 뒤쪽 영역, LATEROPULSION 연속된 근막

POSTERIOR REGION OF THE TRUNK, LATEROPULSION SEQUENCE

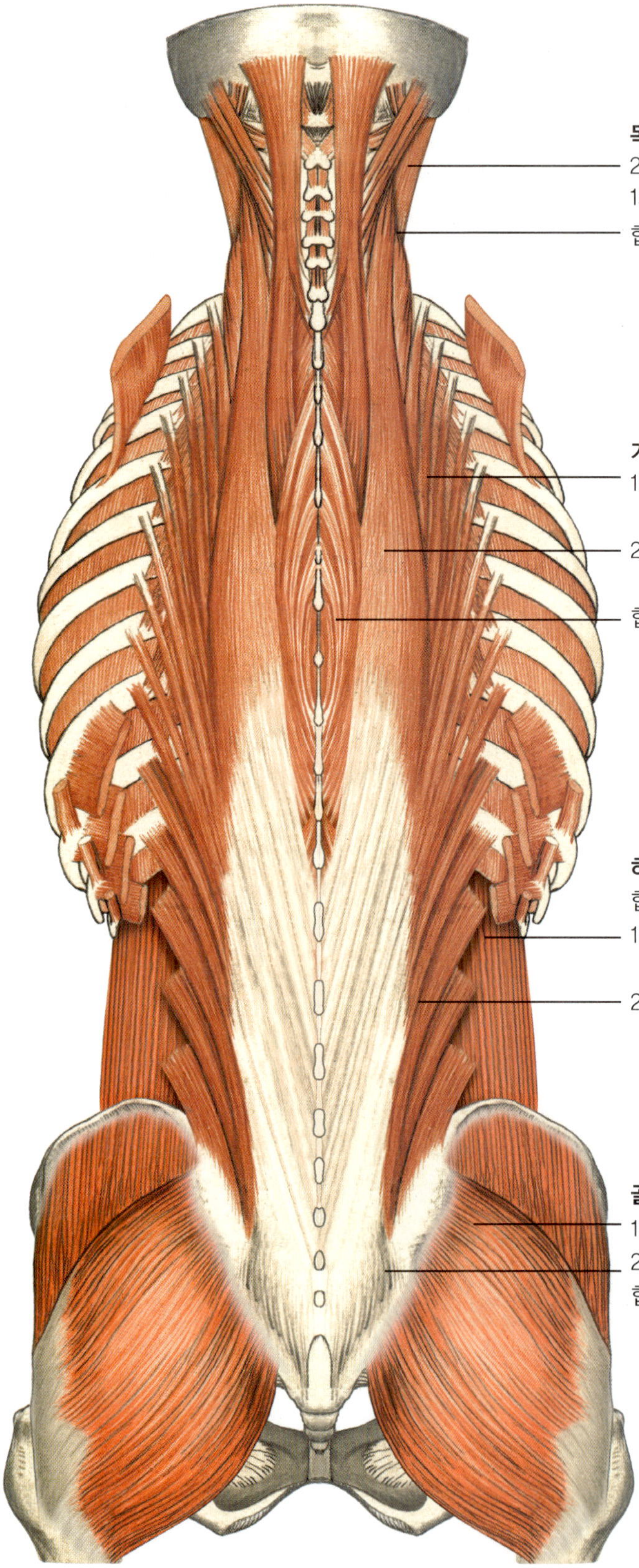

그림 3.41 몸통 뒤쪽 부위, 옆굽힘근
(출처: G. Chiarugi and L. Bucciante, Istituzioni di anatomia dell'uomo. Piccin Nuova Libraria, Padova 1983).

LATEROPULSION 근막 단위에 의해 수행된 분절 운동

SEGMENTARY MOVEMENTS IMPLEMENTED BY THE MF UNITS OF LATEROPULSION

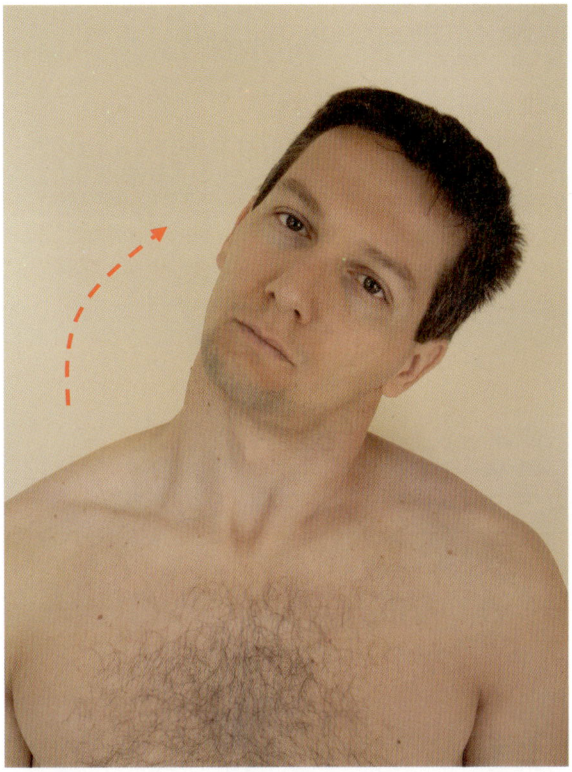

그림 3.42 목의 옆굽힘, latero–collum 근막단위의 범위 내에서 움직인다(오른쪽이 길게 늘어난다).

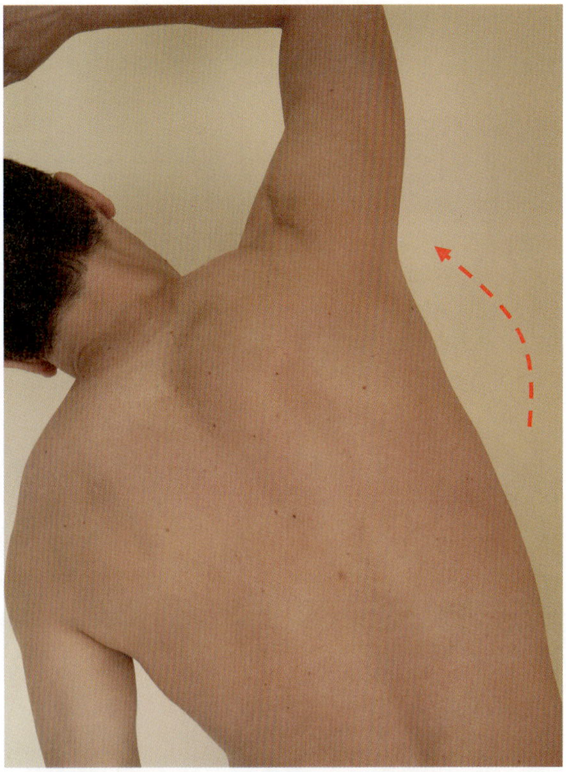

그림 3.43 가슴의 옆굽힘, latero–thorax 근막단위의 범위 내에서 움직인다(오른쪽이 길게 늘어난다).

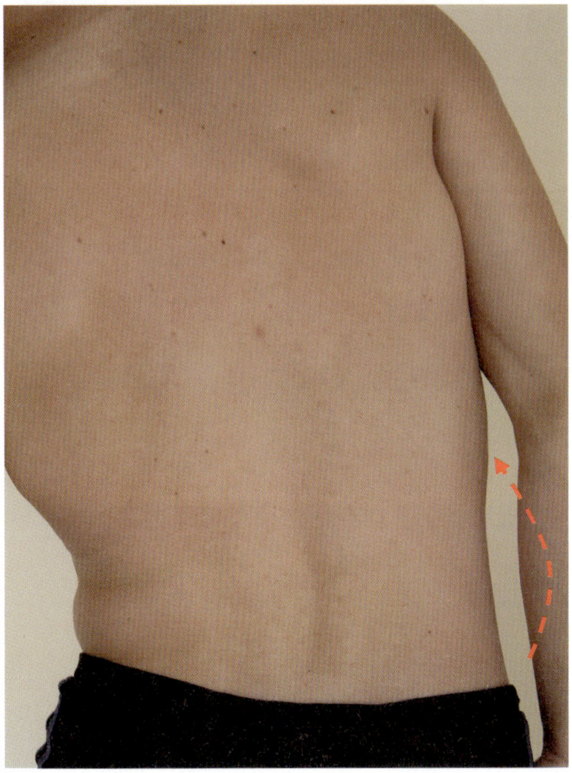

그림 3.44 허리의 옆굽힘은 latero–lumbi 근막단위의 범위 내에서 움직인다(오른쪽이 늘어나거나 원심성 수축을 한다).

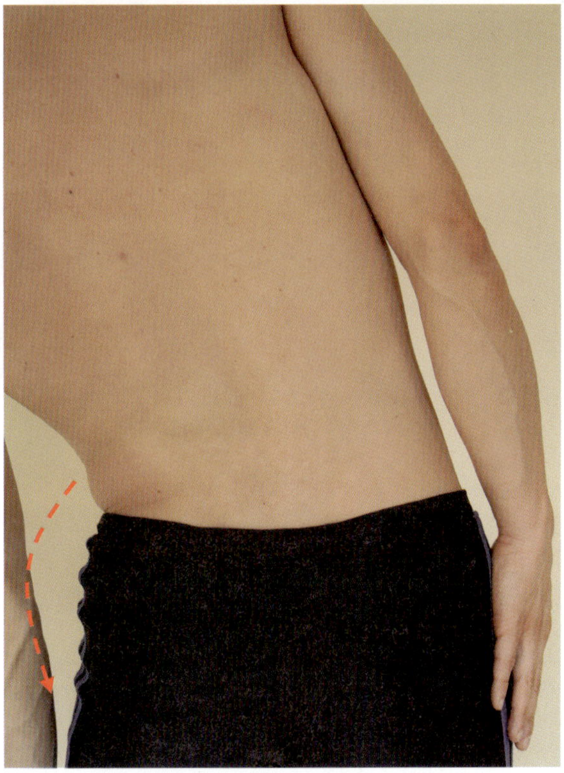

그림 3.45 골반의 옆굽힘은 latero–pelvis 근막단위의 범위 내에서 움직인다(왼쪽으로 체중부하되고, 왼쪽이 짧아진다).

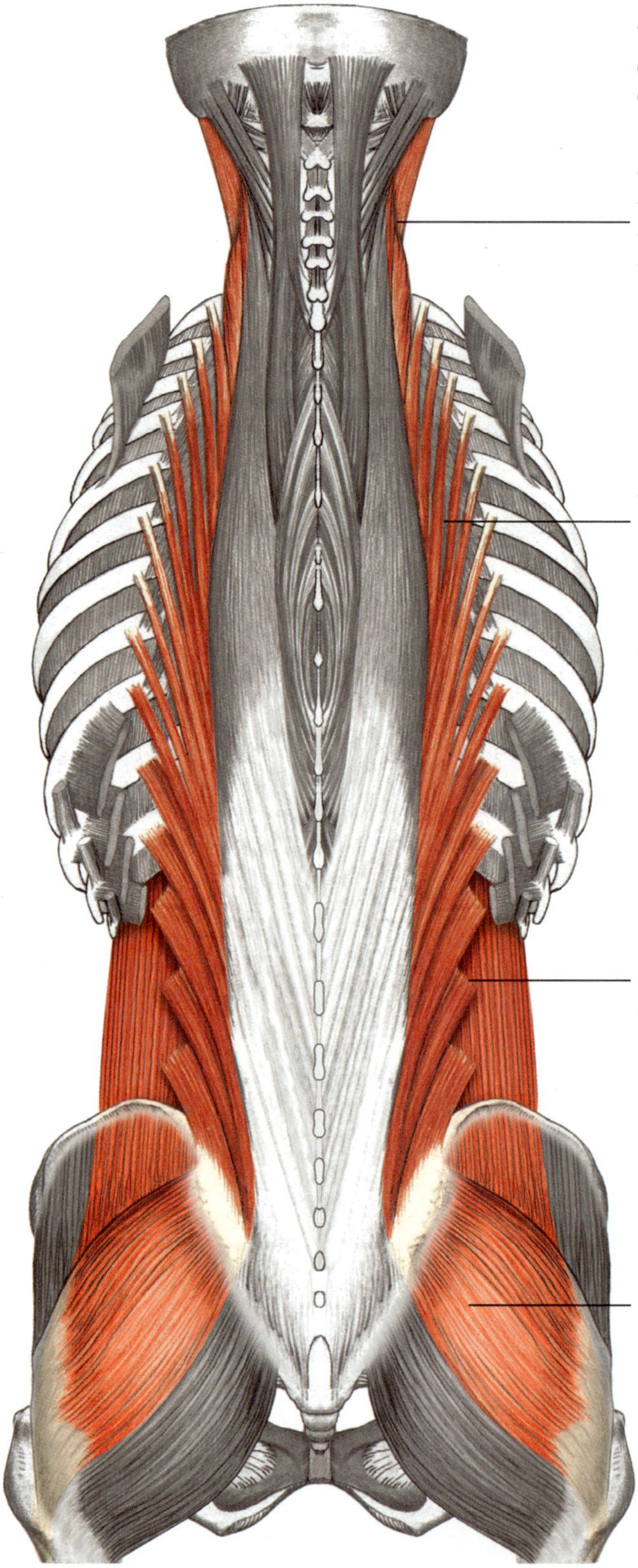

그림 3.46 몸통 lateropulsion 근육의 근막구획
(출처: G. Chiarugi and L. Bucciante, Istituzioni di anatomia dell'uomo. Piccin Nuova Libraria, Padova 1983).

몸통 LATEROPULSION의 근육 구획 (그림 3.47)

COMPARTMENTS FOR THE MUSCLES OF TRUNK LATEROPULSION (Fig. 3.47)

collum의 lateropulsion 근막 구획
목의 lateropulsion을 위한 운동단위는 등세모근, 목빗근 및 목엉덩갈비근에 위치한다. 이 근육들은 근막의 겉층과 깊은 층판에 위치한다.

thorax의 lateropulsion 근막 구획
깊은 척추 옆근육과 엉덩갈비근의 운동단위는 등허리근막의 2개 층판 사이에 위치한다. 이 근육들의 일부 운동단위는 retropulsion에 관여하고, 다른 운동단위는 lateropulsion에 관여한다. 이것들 중 한쪽은 원심성 수축을 하고, 다른 한쪽은 구심성 수축을 한다.

lumbi의 lateropulsion 근막 구획
등허리근막은 2개의 시트를 형성한다: 척추 옆근육을 둘러싸는 얕은 근막과 깊은 근막. 약간 더 가쪽에 위치한 운동단위는 대개 lumbi의 lateropulsion와 관련된다.

pelvis의 lateropulsion 근막 구획
큰볼기근과 중간볼기근의 lateropulsion을 위한 운동단위는 척추세움근과 등허리근막을 통해 넓은등근, 엉덩갈비근과 허리네모근에 연결된다

LATEROPULSION 근막단위에 의해 수행된 전체 운동

GLOBAL MOVEMENT IMPLEMENTED BY THE LATEROPULSION SEQUENCE

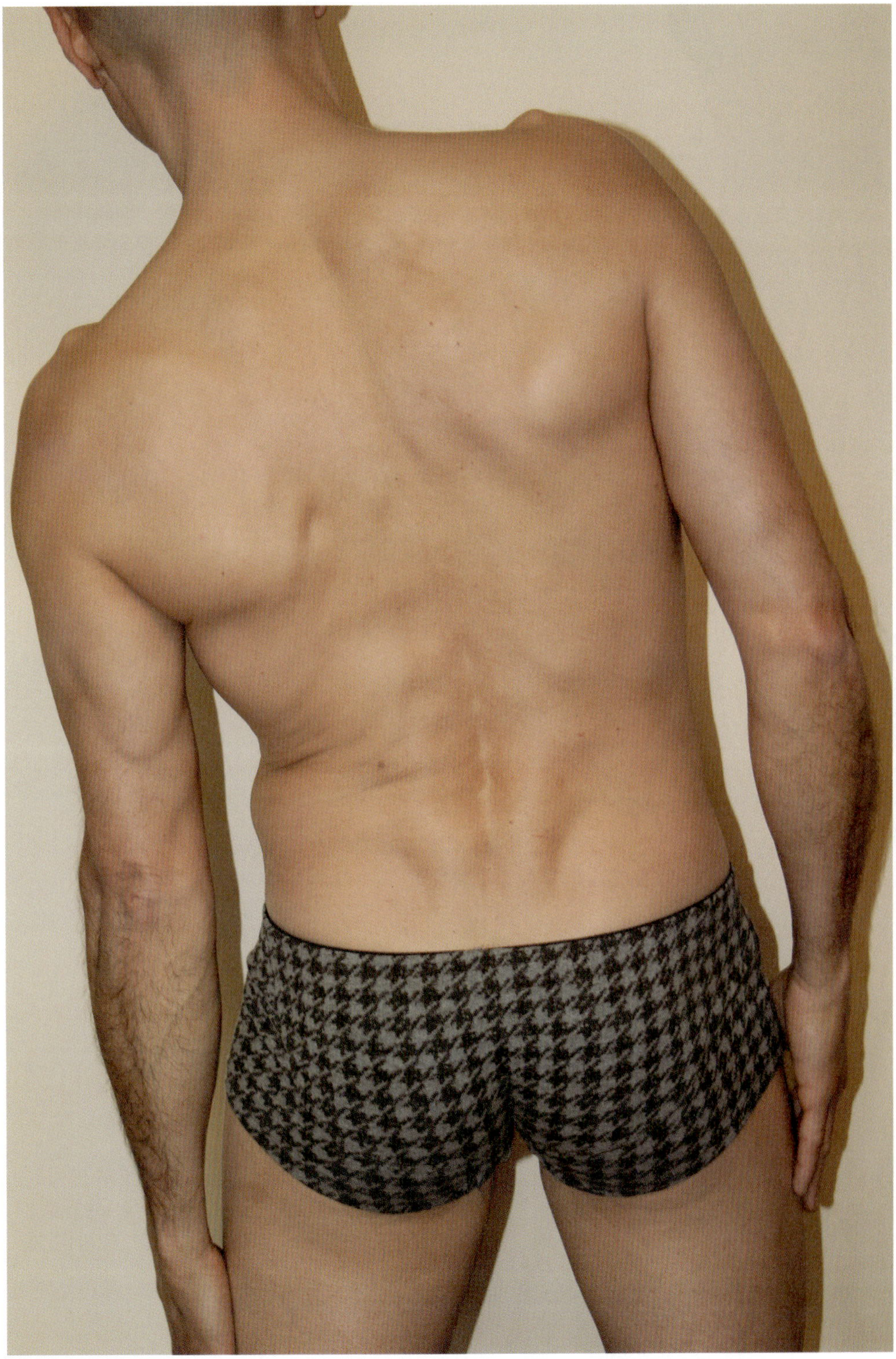

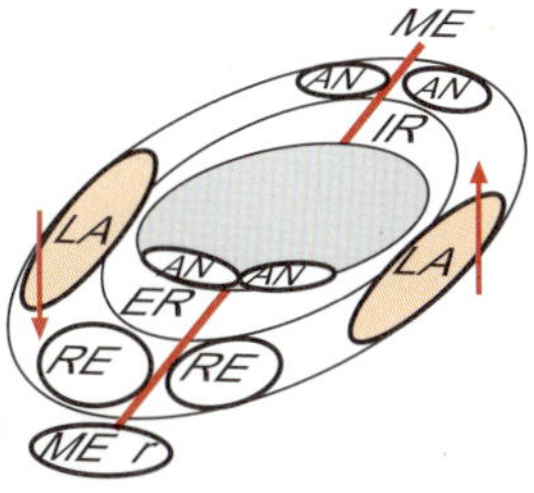

latero-collum

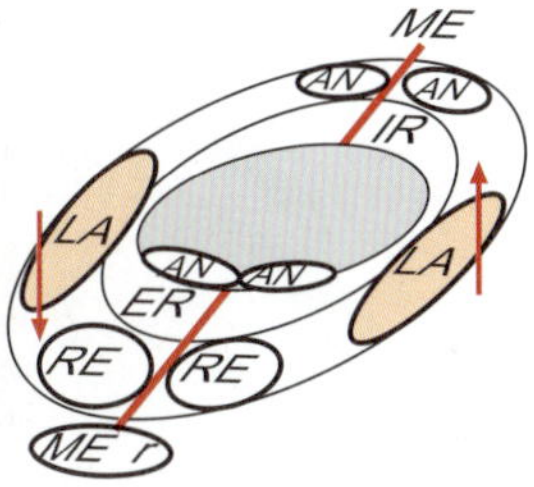

latero-thorax

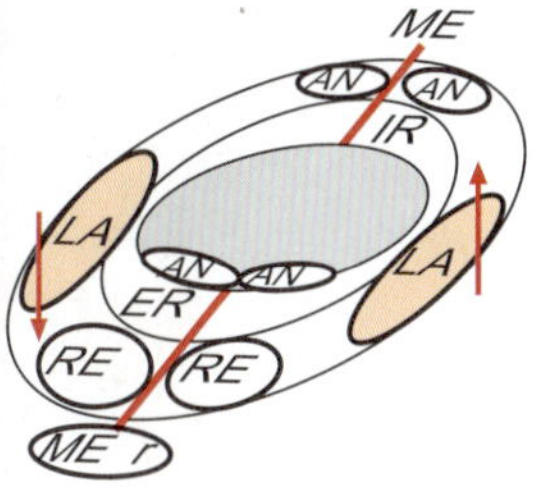

latero-lumbi

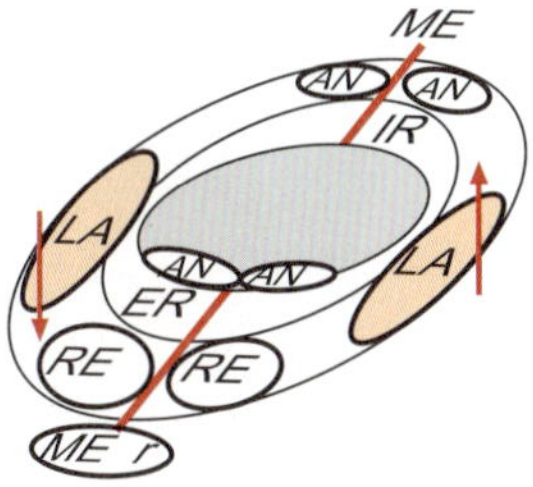

latero-pelvis

그림 3.47 왼쪽 lateropulsion 연속된 근막은 단축 또는 구심성 수축을 하고, 오른쪽 lateropulsion 연속된 근막은 늘어나거나 원심성 수축을 한다.

lateropulsion를 할 때, 몸통의 뒤가쪽 근육과 앞가쪽 근육이 개입한다. 위 사진의 옆쪽에 있는 그림은 이 근육들의 배열을 나타낸다.
본 단락에서도 뒤쪽 근육이 설명되는데, 그 이유는 이것들 대부분이 옆굽힘에 관여하기 때문이고, 반면 앞가쪽 근육은 대각선으로 움직일 때 작용할 것이다.

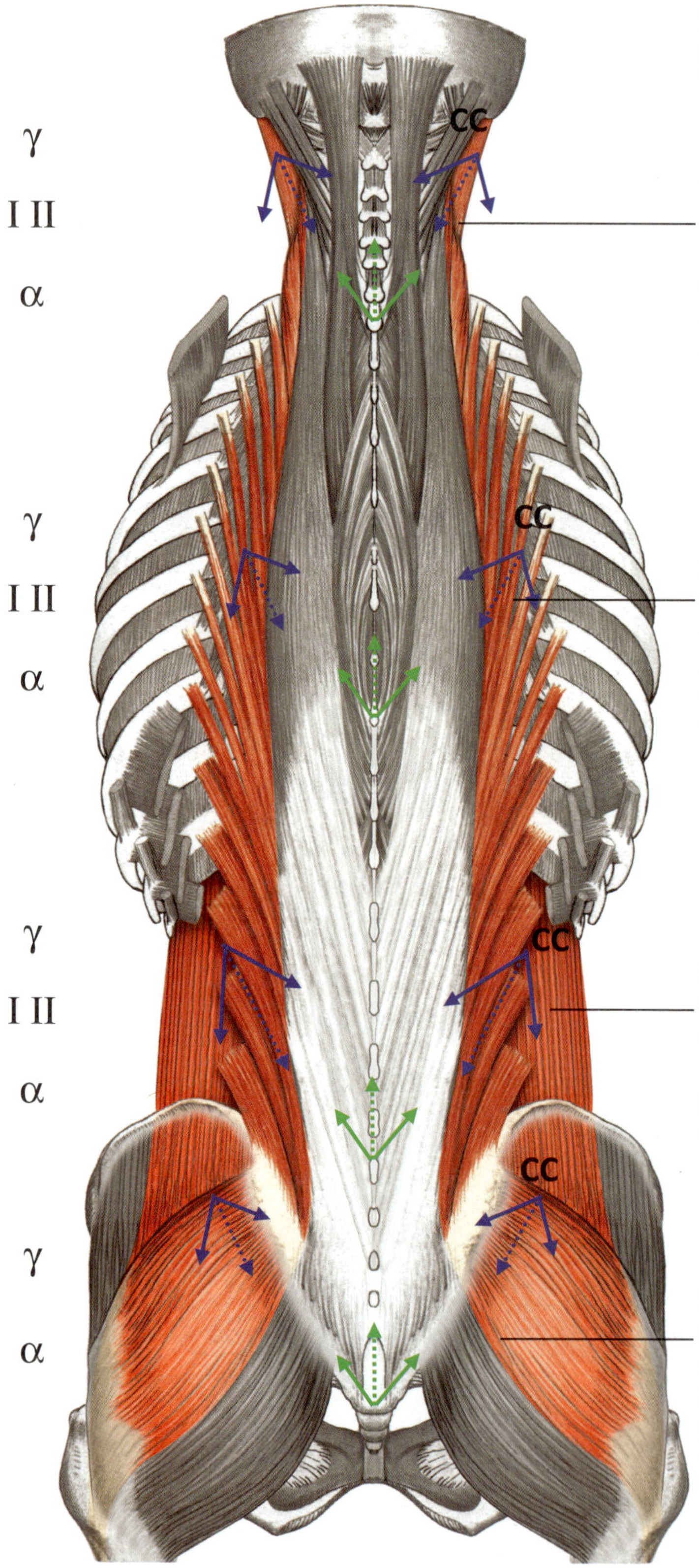

몸통의 LATEROPULSION 근막단위의 생리학

PHYSIOLOGY OF THE MF UNITS, TRUNK LATEROPULSION

latero–collum (la–cl)의 근막단위
감마신경은 목의 한쪽 측면 구획에 위치한 운동단위의 근방추 속 섬유를 자극한다. 신장반사를 통해 반대쪽의 운동단위가 제어 효과로 활성화한다. 목뼈 (me–cl, 녹색 벡터)는 양쪽 la–cl 운동단위 사이의 저울 바늘이다.

latero–thorax (la–th)의 근막단위
감마신경은 등의 가쪽 구획에 위치한 운동단위의 근방추 속 섬유를 자극한다. 근육다발막 (CC)의 순응은 들신경 I, II로 하여금 감마회로를 닫고, la–th 근막단위의 근방추 바깥 섬유를 수축하게 만든다.

latero–lumbi (la–lu)의 근막단위
감마신경은 허리의 가쪽 구획에 위치한 운동단위의 근방추 속 섬유를 자극한다. 근육다발막 (CC)의 순응은 들신경 I, II로 하여금 감마회로를 닫고, la–lu 근막단위의 근방추 바깥 섬유를 수축하게 만든다.

latero–pelvis (la–pv)의 근막단위
중심신경 정보가 감마회로를 통해 골반 (CC)의 가쪽 구획에 위치한 근방추 속 섬유에 도달한다. 근막의 순응은 감마회로를 닫고, 알파신경을 통해 pelvis의 모든 lateropulsion 운동단위를 흥분시킨다.

그림 3.48 감마회로의 정상 기능
(출처: G. Chiarugi and L. Bucciante, Istituzioni di anatomia dell'uomo, Piccin Nuova Libraria, Padova 1983).

몸통 LATEROPULSION 근막단위의 관절문제

ARTICULAR CONFLICTS IN LATEROPULSION OF THE TRUNK

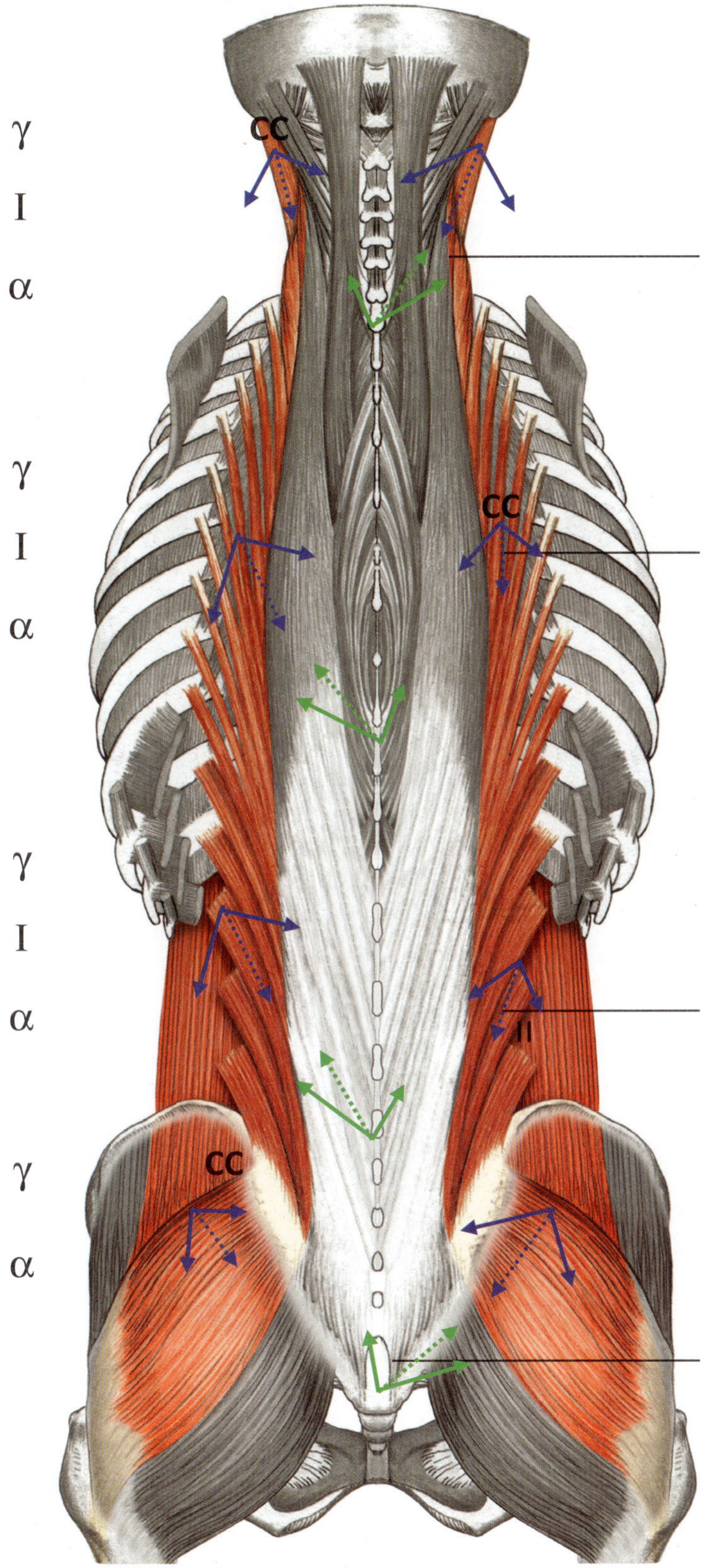

collum이 lateropulsion할 때 통증이 발생한다.
만약 collum이 lateropulsion할 때 좌우 2개의 근막구획 중 하나가 치밀해지면, 근막단위의 감마회로가 운동단위의 생리적 수축을 일으키지 않는다. 이런 결과로 목뼈에 문제가 발생한다.

thorax가 lateropulsion할 때 통증이 발생한다.
만약 thorax가 lateropulsion할 때 좌우 2개의 근막구획 중 하나가 치밀해지면, 근막단위의 감마회로가 운동단위의 생리적 수축을 일으키지 않는다. 이런 결과로 등뼈에 문제가 발생한다.

lumbi가 lateropulsion할 때 통증이 발생한다.
근막의 만성 기능부전이 있으면, 보상작용이 발생할 수 있다. 예를 들어, 왼쪽 pelvis의 보상작용은 오른쪽 lumbi와 오른쪽 collum을 움직일 것이다. 이런 움직임으로 신체의 수직을 유지하려고 한다.

pelvis가 lateropulsion할 때 통증이 발생한다.
만약 pelvis가 lateropulsion할 때 좌우 2개의 근막구획 중 하나가 치밀해지면, 근막단위의 감마회로가 운동단위의 생리적 수축을 일으키지 않는다. 이런 결과로 엉치엉덩관절에 문제가 발생한다.

그림 3.49 감마회로의 기능부전
(출처: G. Chiarugi and L. Bucciante, Istituzioni di anatomia dell'uomo. Piccin Nuova Libraria, Padova 1983).

LATEROPULSION 연속된 근막과 신장반사

TR LATEROPULSION SEQUENCE AND STRETCH REFLEX

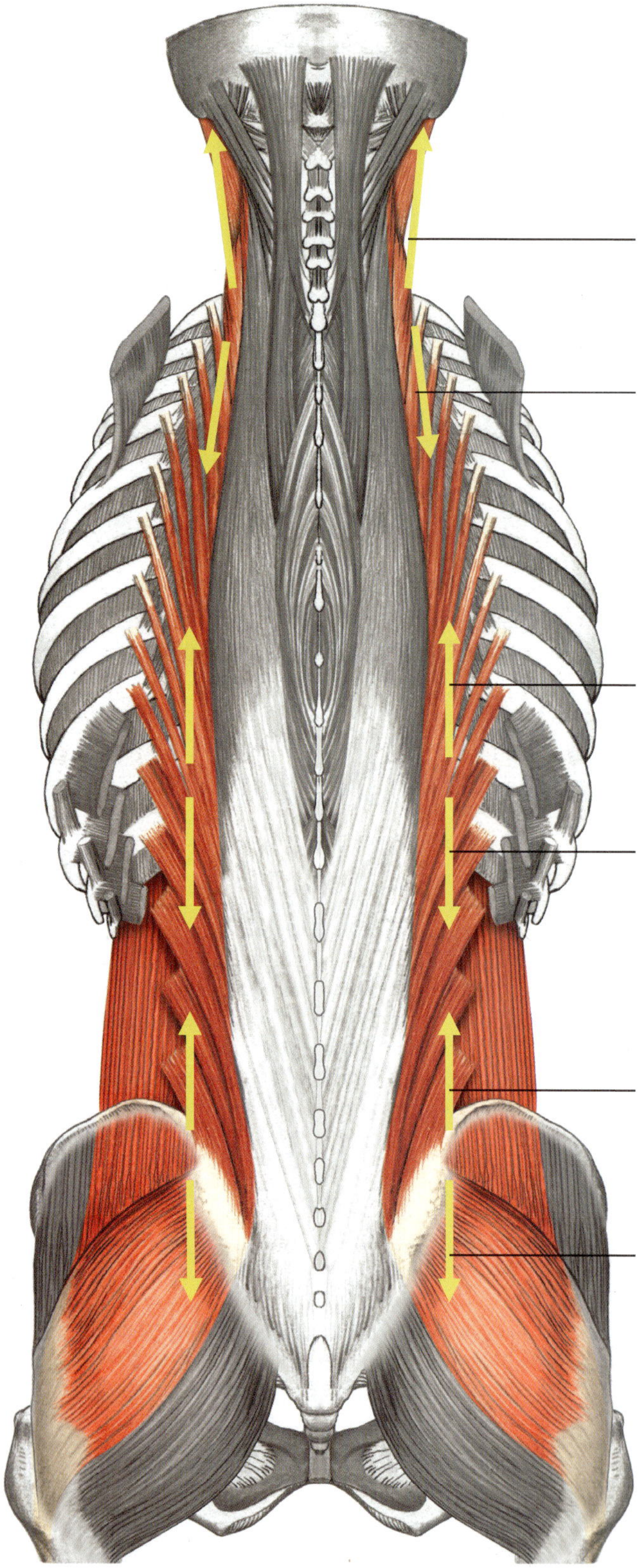

그림 3.50 몸통 lateropulsion 연속된 근막의 협력작용
(출처: G. Chiarugi and L. Bucciante, Instituzioni di anatomia dell'uomo. Piccin Nuova Libraria, Padova 1983).

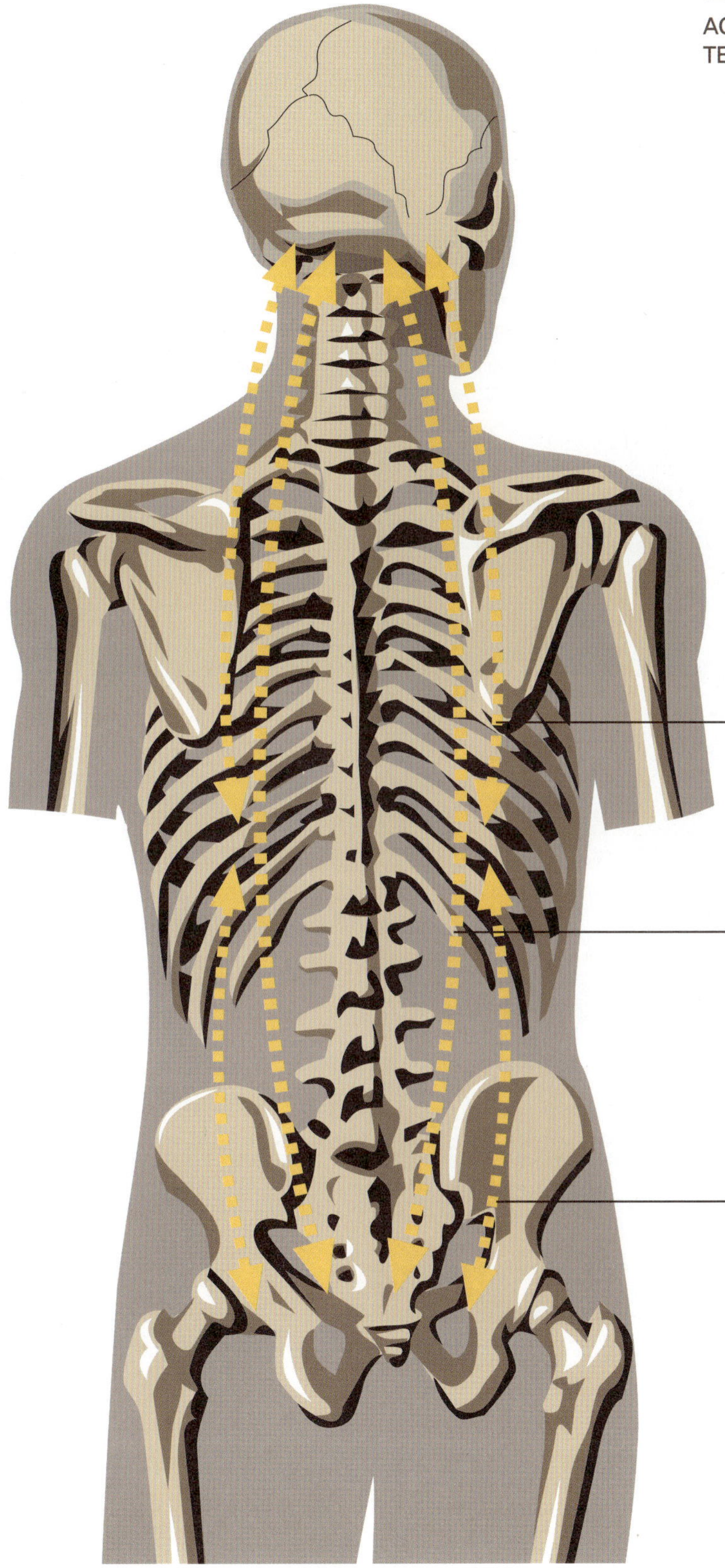

골지힘줄기관의 활성화

ACTIVATION OF THE GOLGI TENDON ORGANS

몸통을 왼쪽으로 옆굽힘할 때, 오른쪽 엉덩갈비근은 몸통이 떨어지는 것을 막기 위해 원심성으로 수축해야 한다. 제어의 힘은 몸통의 굽힘 정도에 따라 달라진다: 옆굽힘이 갈비뼈에 부착된 엉덩갈비근 힘줄을 신장하기 때문에, 신경근육방추의 신장도 증가할 것이다. 근막의 배열은 골지힘줄기관을 통한 힘의 억제와 신경근육방추 (신장반사)를 통한 힘의 자극 사이에 균형을 유지한다.

collum과 thorax 사이의 연결
목빗근과 등세모근 근막의 겉층은 목과 등의 lateropulsion을 동시에 일으킨다.

전체 연속된 근막의 연결
이 사슬은 lateropulsion의 연속된 근막이다. 해부학적 구조물인 허리엉덩갈비근, 등엉덩갈비근 및 목엉덩갈비근이 연속으로 연결된 형태로 발견된다.

lumbi와 pelvis 사이의 연결
이 사슬은 lumbi와 pelvis의 움직임을 고정한다. 이것은 가장 가쪽에 위치한 근육 (허리네모근, 큰볼기근과 중간볼기근)에 의해 형성된다

그림 3.51 몸통의 lateropulsion을 위한 다관절근육

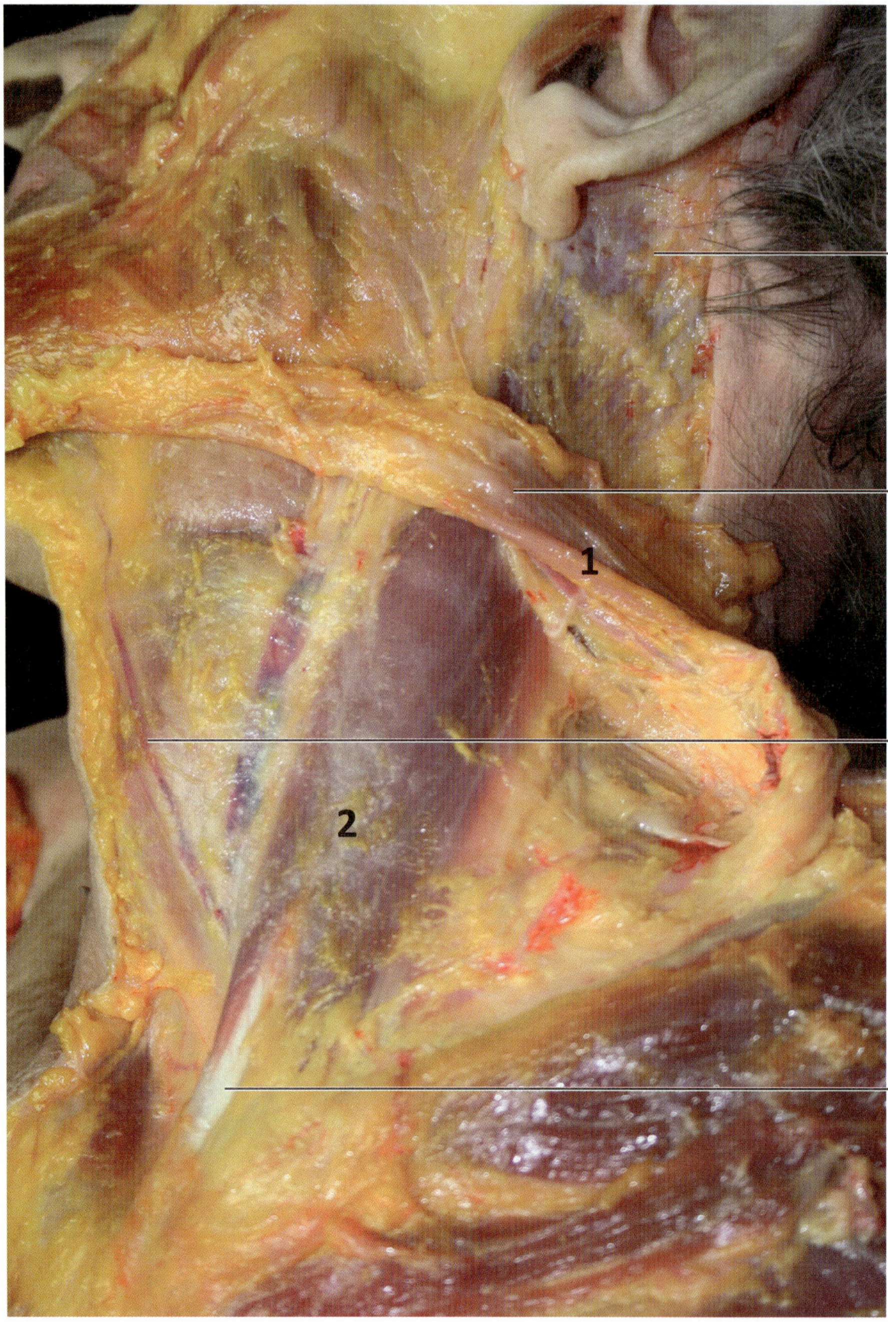

그림 3.52 목빗근. 넓은목근이 속한 얕은 근막을 절개한 후 위쪽으로 들어올리면(1), 목빗근(2)이 포함된 깊은 근막의 겉층이 보인다.

사진의 가로선은 해부학 부위를 의미하고, 숫자 (1,2)는 근막의 생리를 의미한다. 숫자 1은 작용을 의미하고, 2는 이것의 결과를 의미한다.

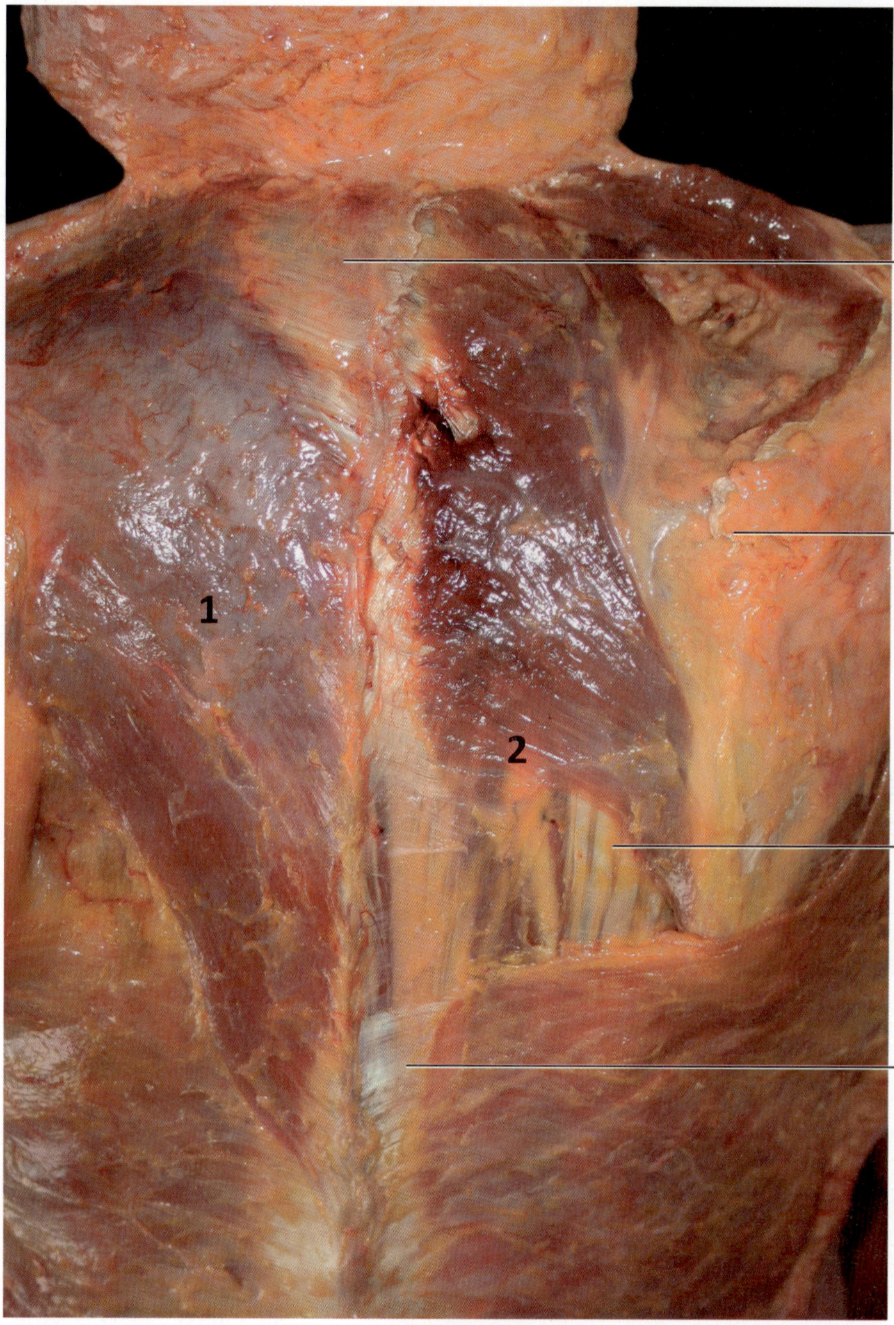

그림 3.53 등 근막의 겉층과 중간층. 왼쪽 (1)의 등세모근은 여전히 제자리에 위치하고, 마름근(2)을 보기 위해 오른쪽 등세모근을 제거했다.

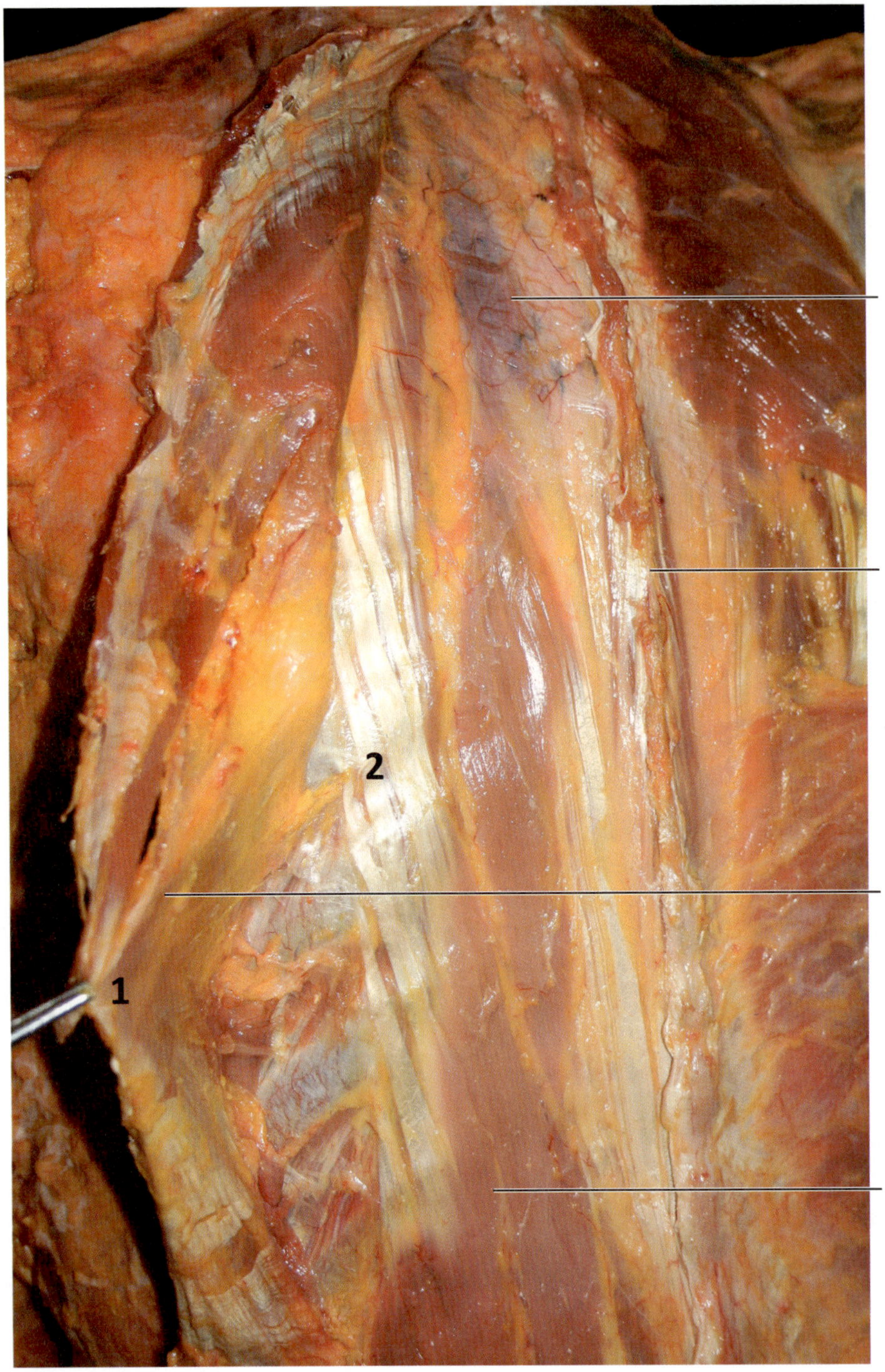

그림 3.54 등엉덩갈비근과 허리엉덩갈비근. 엉덩갈비근(2)의 힘줄 닿는곳을 보기 위해 넓은등근과 톱니근막(1)을 제거했다.

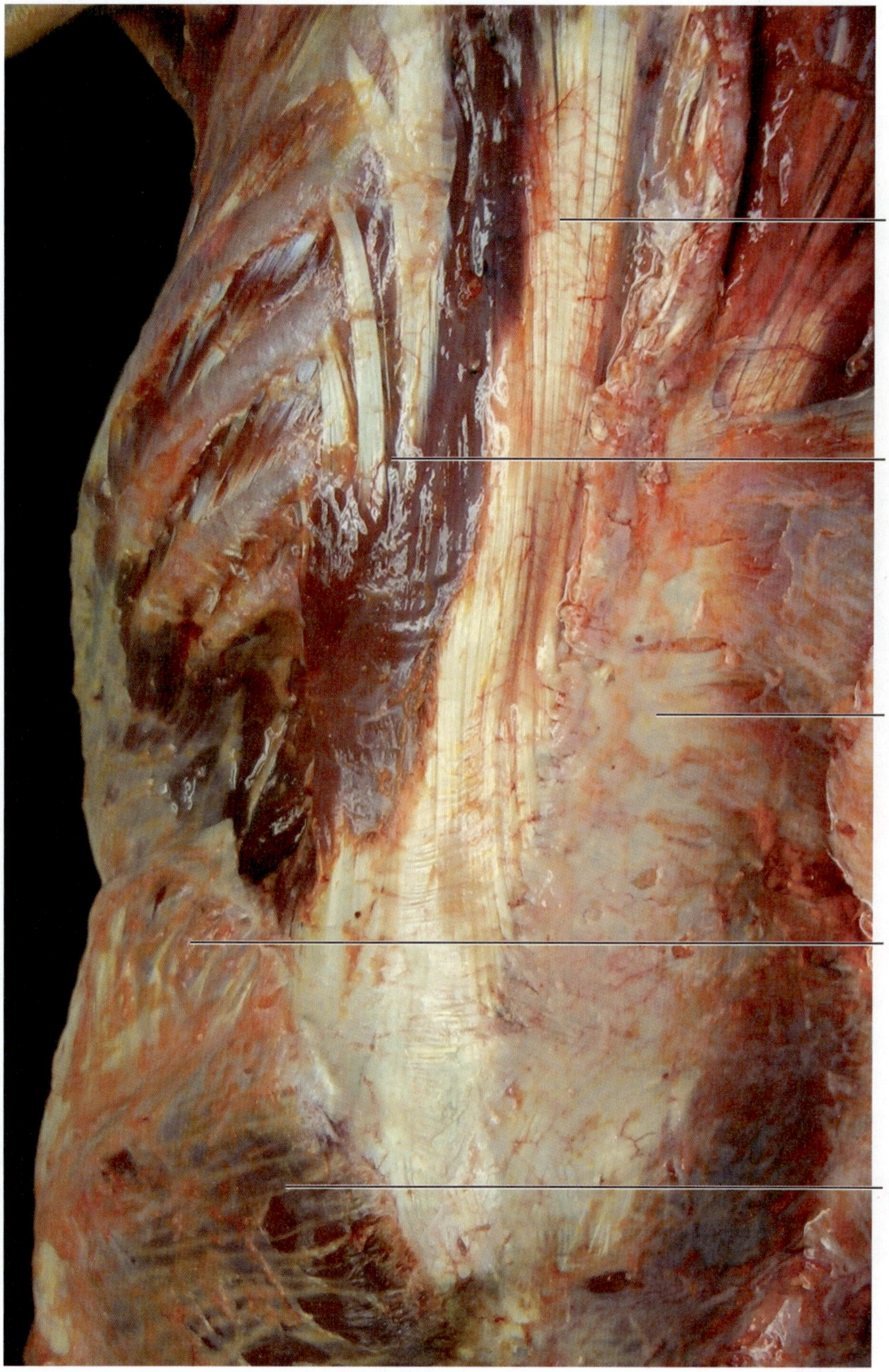

그림 3.55 등허리근막. 이 근막은 배곧은근집처럼, 2가지 기능을 가진다: 이 근막은 이것과 관련된 여러 근육을 조정하고, 근육의 힘을 전달하는 납작한 힘줄이 이것에 붙어 있다.

몸통의 가쪽 얕은 영역, INTRAROTATION 연속된 근막

LATERAL SUPERFICIAL REGION OF THE TRUNK, INTRAROTATION SEQUENCE

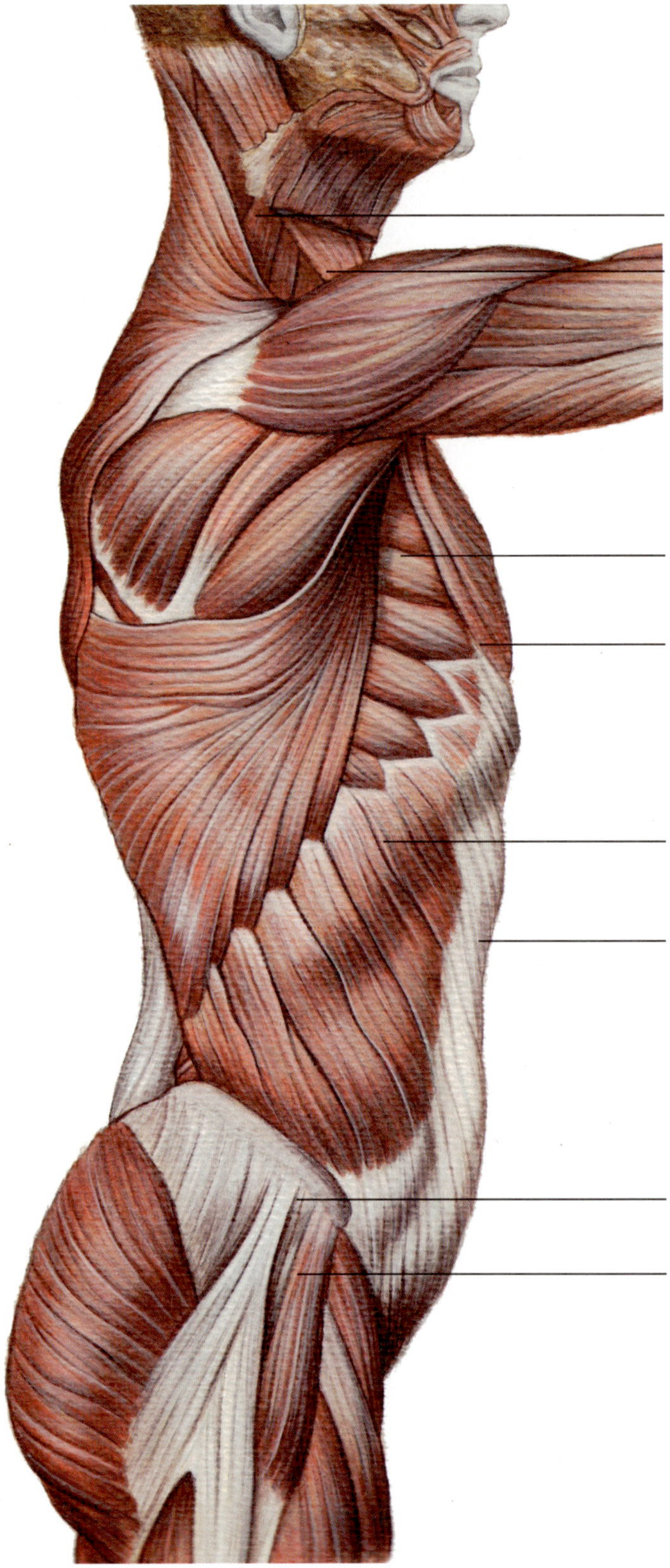

그림 3.56 몸통의 가쪽 얕은 영역

INTRAROTATION 근막 단위에 의해 수행된 분절 운동

SEGMENTARY MOVEMENTS IMPLEMENTED BY THE MF UNITS OF INTRAROTATION

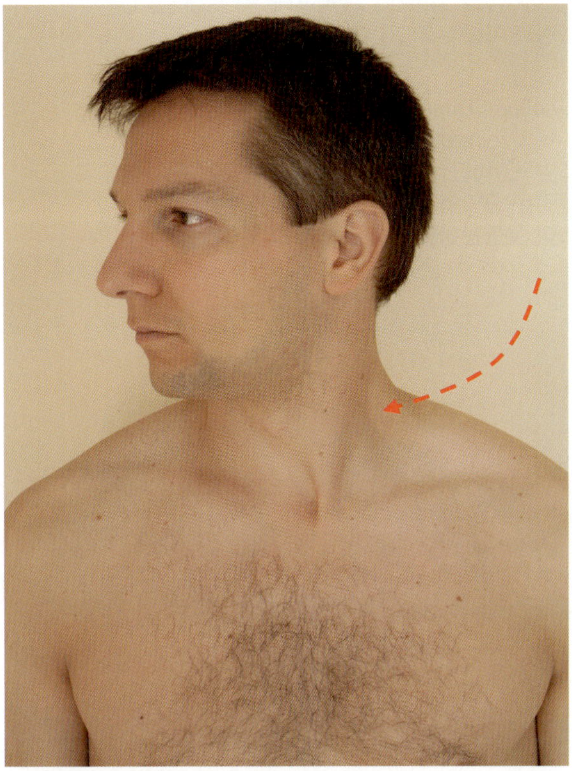

그림 3.57 목의 안쪽돌림은 intra-collum 근막단위에 의해 이루어진다.

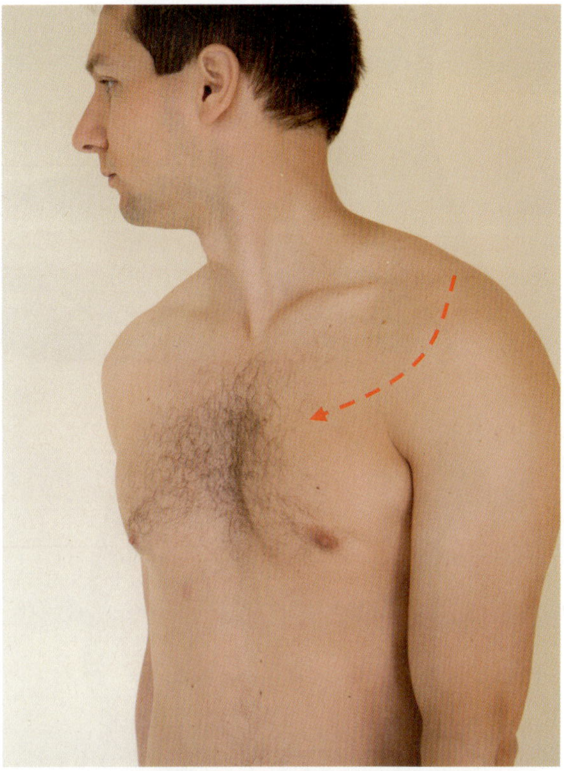

그림 3.58 가슴의 안쪽돌림은 intra-thorax 근막단위에 의해 이루어진다.

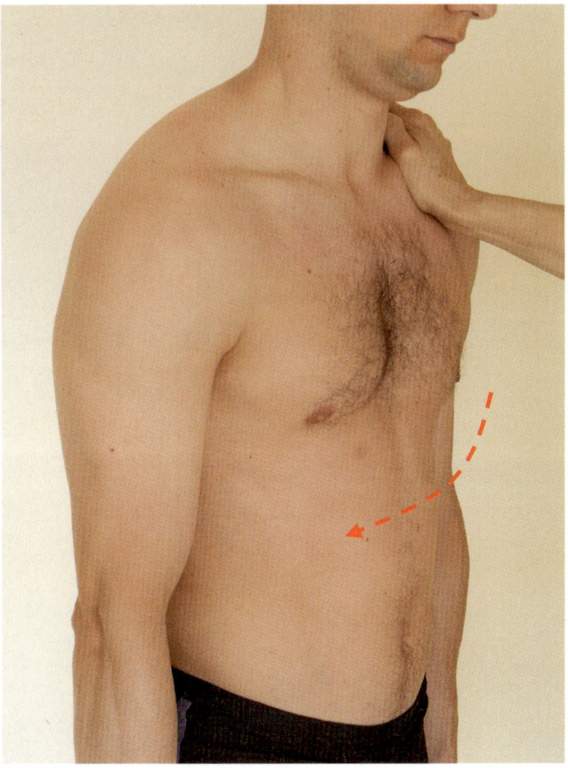

그림 3.59 허리의 안쪽돌림은 intra-lumbi 근막단위에 의해 이루어진다.

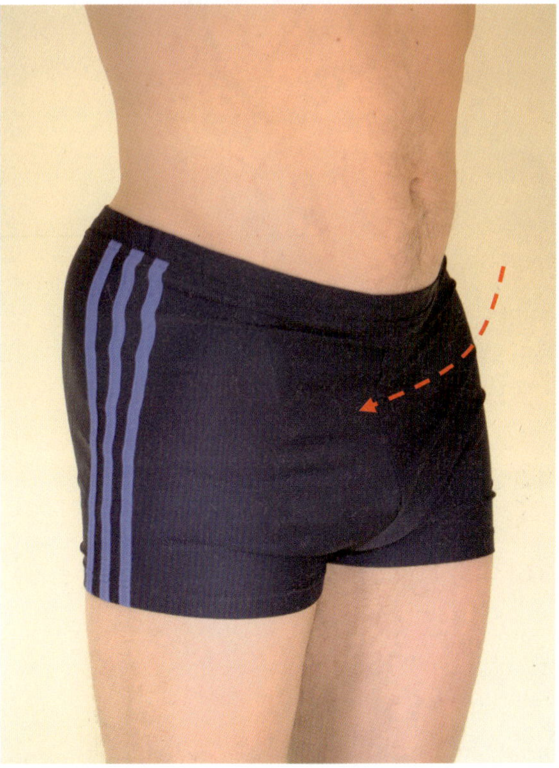

그림 3.60 골반의 안쪽돌림은 intra-pelvis 근막단위에 의해 이루어진다.

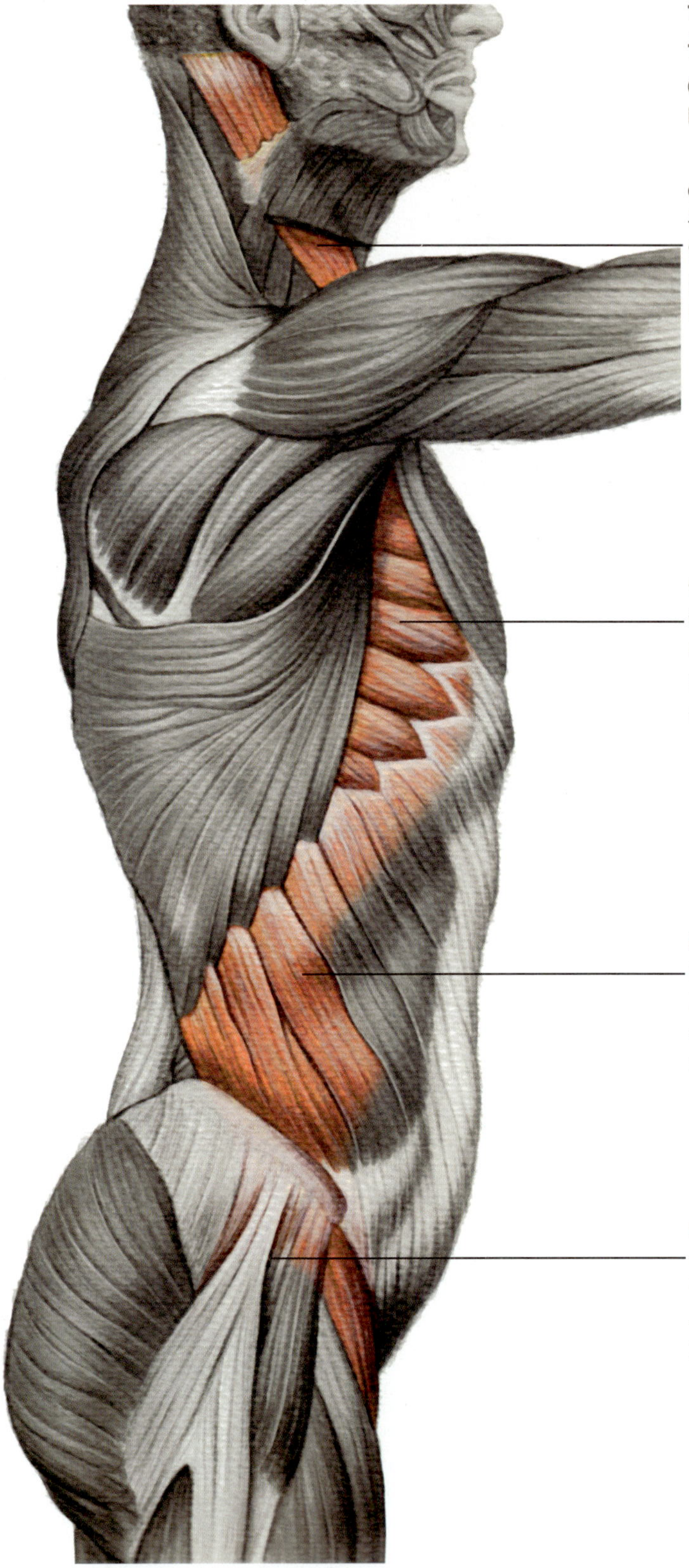

그림 3.61 몸통 intrarotation 근육과 연결된 근막 층판

몸통 INTRAROTATION의 근육 구획 (그림 3.61)

COMPARTMENTS FOR THE MUSCLES OF INTRAROTATION OF THE TRUNK (Fig. 3.61)

collum의 intrarotation 근막 구획

목의 intrarotation을 위한 운동단위는 앞목갈비근, 목빗근 및 어깨목뿔근에 위치한다. 깊은 근막의 중간층은 사이막을 통해 이 운동단위들을 연결하고 있다.

thorax의 intrarotation 근막 구획

thorax의 intrarotation 운동단위는 앞톱니근, 바깥갈비사이근, 가슴근에 위치한다. 깊은 근막의 빗장부리겨드랑 근막은 섬유띠와 사이막을 통해 이 운동단위들을 연결한다.

lumbi의 intrarotation 근막 구획

아래등의 intrarotation 운동단위는 배바깥빗근, 배속빗근, 배가로근 등에 위치한다. 깊은 근막의 중간층은 다양한 사이막을 통해 이 운동단위들을 연결한다.

pelvis의 intrarotation 근막 구획

골반의 intrarotation 운동단위는 작은볼기근, 넙다리근막긴장근, 배빗근 및 넙다리빗근 등에 위치한다. 깊은 근막의 중간층은 다양한 사이막을 통해 이 운동단위들을 연결한다.

INTRAROTATION 근막단위에 의해 수행된 전체 운동

GLOBAL MOVEMENT IMPLEMENTED BY THE MF SEQUENCE OF INTRAROTATION

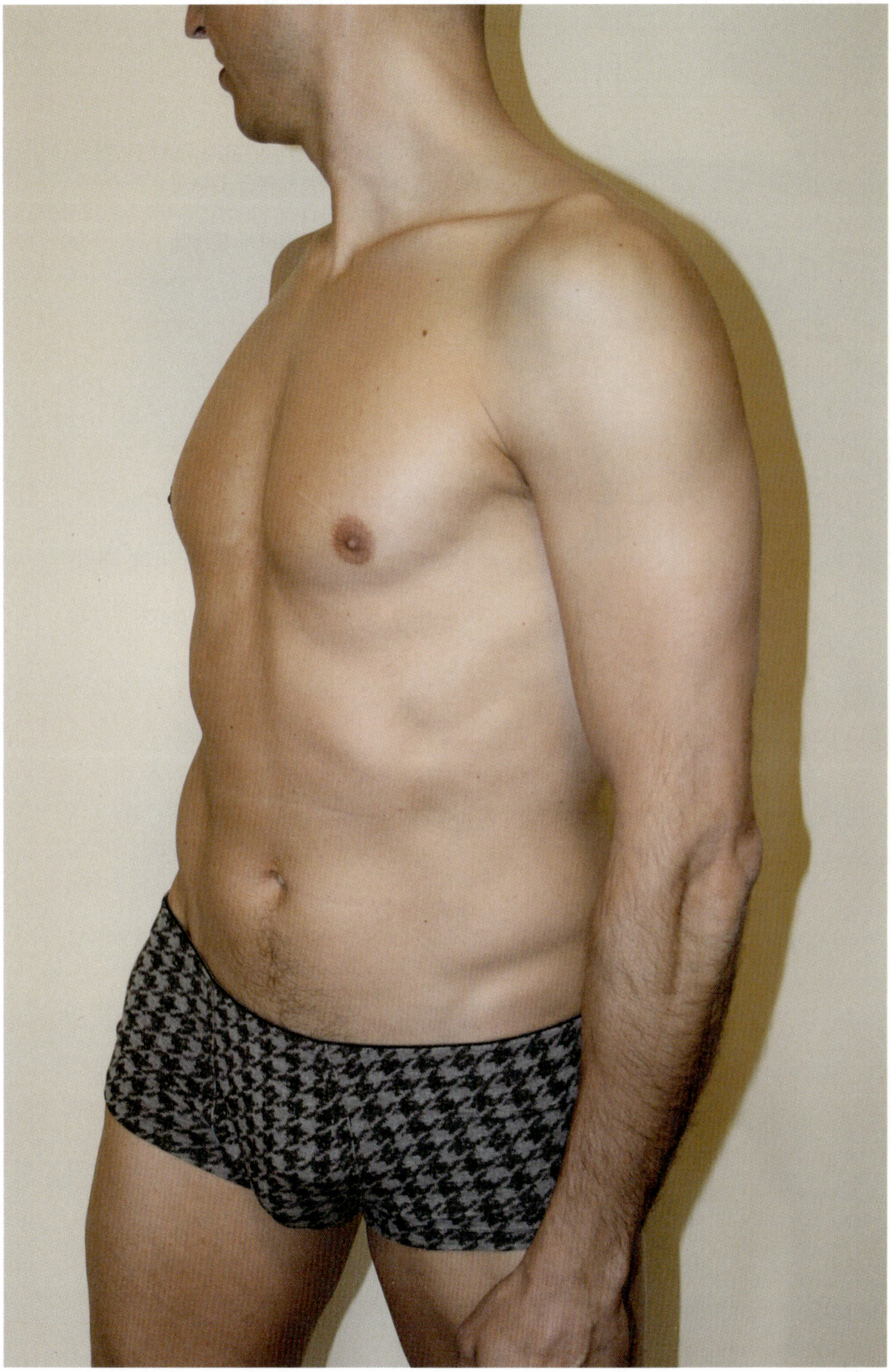

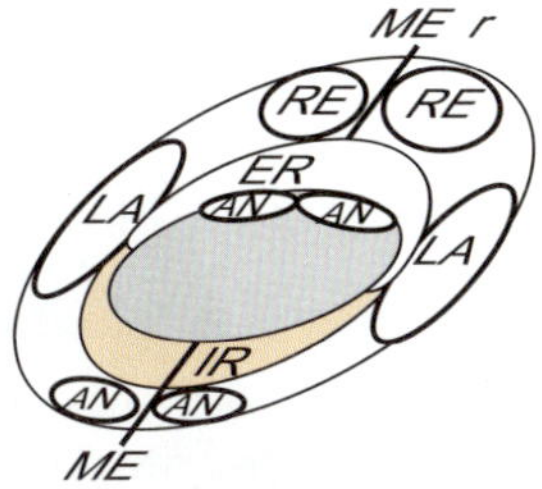

intra-collum

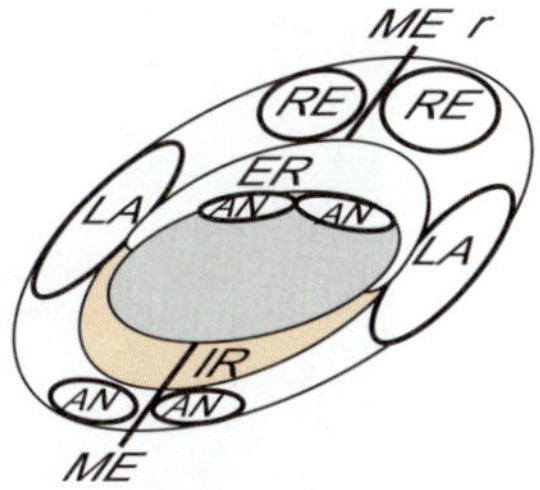

intra-thorax

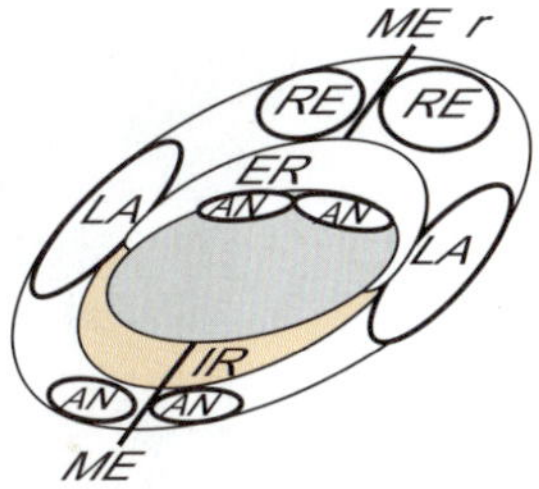

intra-lumbi

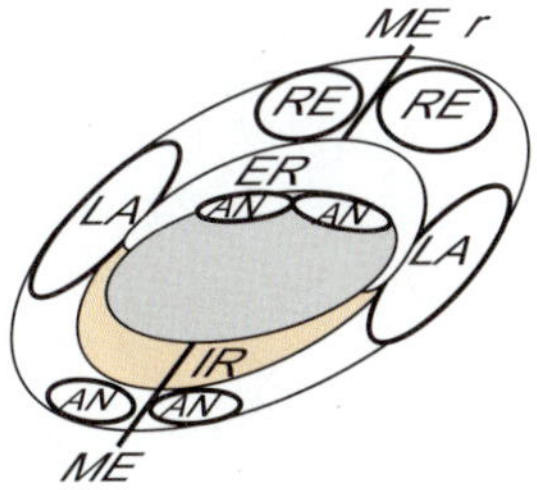

intra-pelvis

그림 3.62 뇌가 신체 절반을 앞쪽으로 움직이도록 프로그래밍할 때 몸통의 intrarotation이 일어나고, 이것은 intrarotation 근막단위의 활성화를 수반한다.

몸통 돌림은 신체 한쪽의 안쪽돌림과 반대쪽의 가쪽돌림에 의해 일어난 결과이다. 왼쪽 신체 절반을 앞쪽으로 가져갈 때, intra–thorax 근막단위를 위한 정보가 프로그래밍되고, 근막 신장에 의해 다른 협력근 근막단위가 동원된다. 돌림을 할 때, 근막의 신장은 사선의 콜라겐 섬유에 연결된 수용기를 활성화시킨다.

몸통의 INTRAROTATION 근막단위의 생리학

PHYSIOLOGY OF THE MF UNITS, TRUNK INTRAROTATION

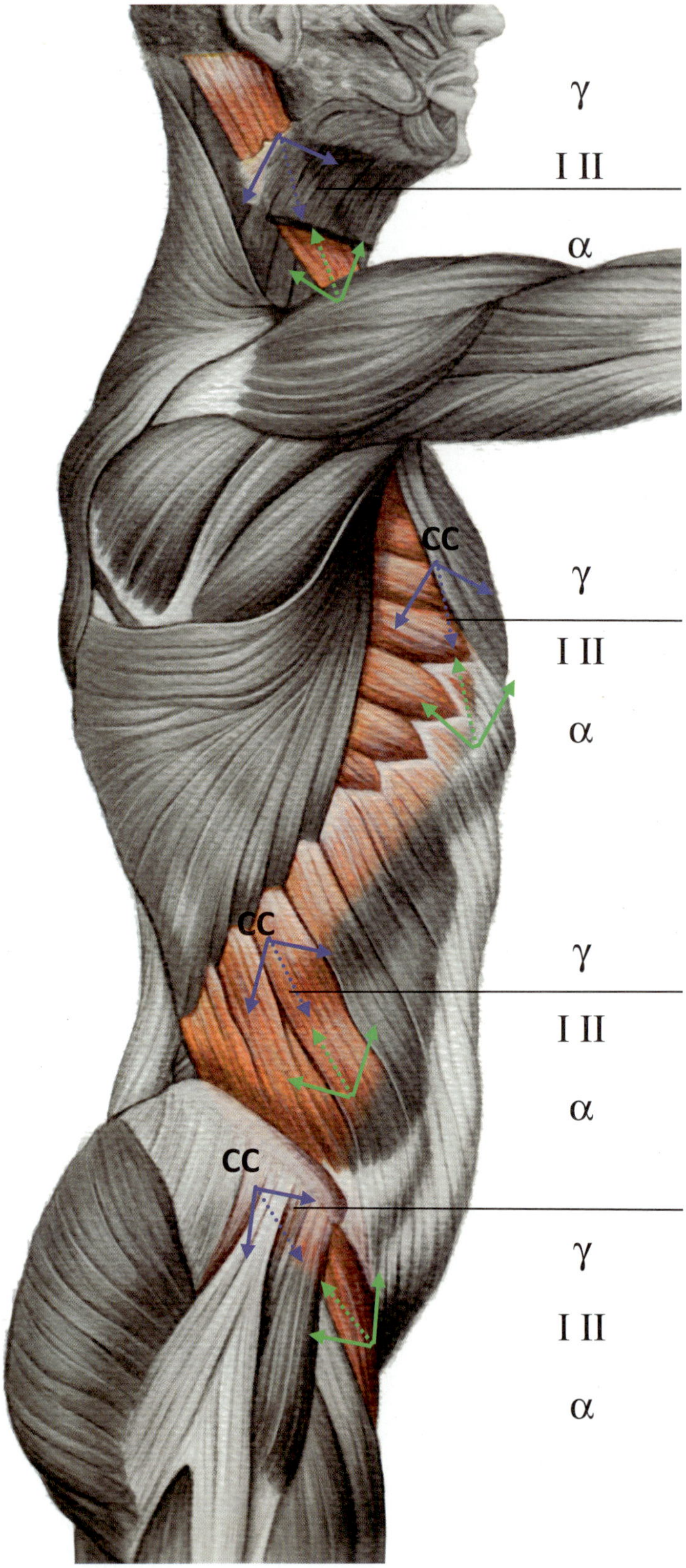

intra-collum (ir-cl)의 근막단위
감마신경은 목의 안쪽 구획에 위치한 운동단위의 근방추 속 섬유를 자극한다. 근육다발막 (CC)의 순응은 들신경 I, II로 하여금 감마회로를 닫고, ir-cl 근막단위의 근방추 바깥 섬유를 수축하게 만든다.

intra-thorax (ir-th)의 근막단위
감마신경은 thorax의 중간 구획에 위치한 운동단위의 근방추 속 섬유를 자극한다. 근육다발막 (CC)의 순응은 들신경 I, II로 하여금 감마회로를 닫고, ir-th 근막단위의 근방추 바깥 섬유 (녹색 벡터)를 수축하게 만든다.

intra-lumbi (ir-lu)의 근막단위
감마신경은 허리의 intrarotation 구획에 위치한 운동단위의 근방추 속 섬유를 자극한다. 근육다발막 (CC)의 순응은 들신경 I, II로 하여금 감마회로를 닫고, ir-lu 근막단위의 근방추 바깥 섬유 (녹색 벡터)를 수축하게 만든다.

intra-pelvis (ir-pv)의 근막단위
감마신경은 pelvis의 intrarotation 구획에 위치한 운동단위의 근방추 속 섬유를 자극한다. 근육다발막 (CC)의 순응은 들신경 I, II로 하여금 감마회로를 닫고, ir-pv 근막단위의 근방추 바깥 섬유 (녹색 벡터)를 수축하게 만든다.

그림 3.63 알파-감마회로의 정상 기능

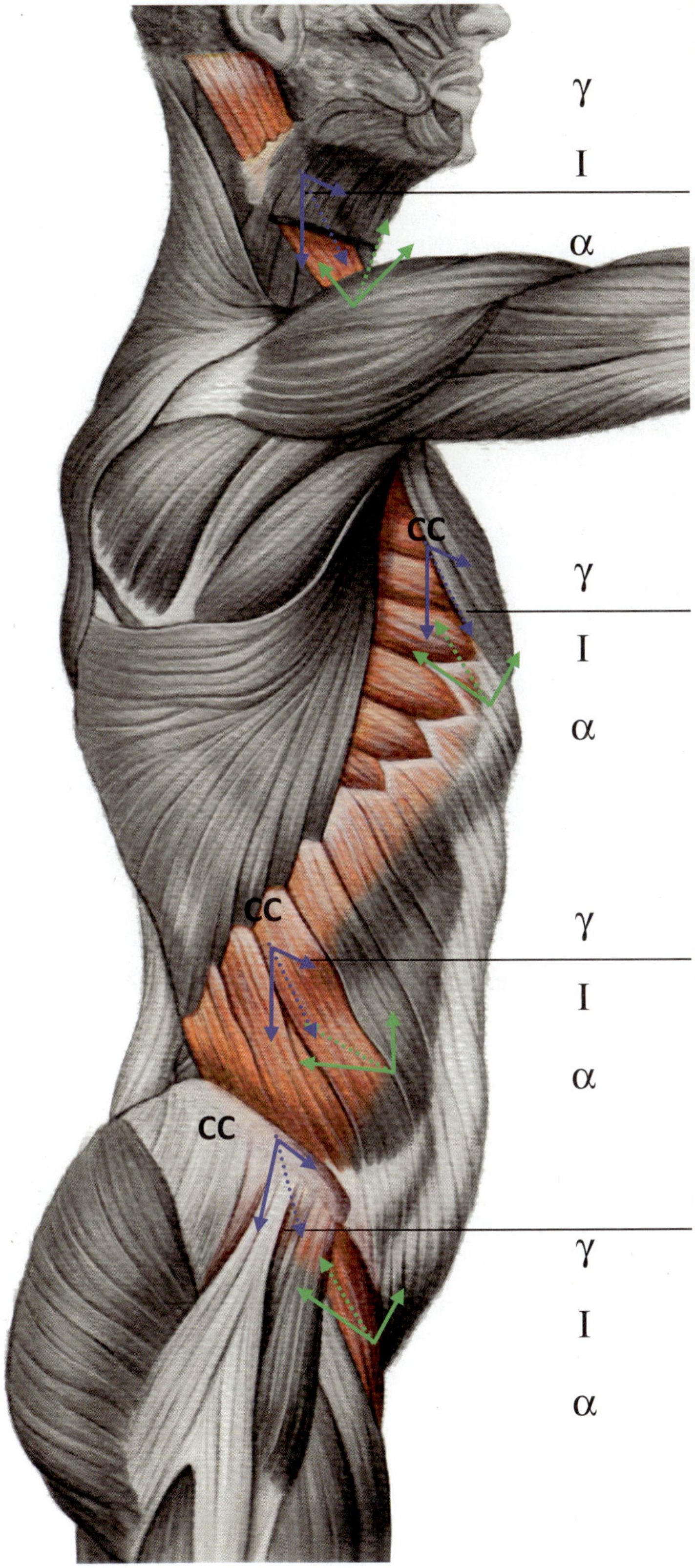

몸통 INTRAROTATION 근막단위의 관절문제

ARTICULAR CONFLICTS IN INTRAROTATION OF THE TRUNK

collum이 intrarotation할 때 통증이 발생한다.
만약 한쪽의 중간 목 근막 (CC)이 치밀해지면, 일부 신경근육방추의 들신경이 흥분하지 않아 알파신경회로를 활성화시키지 않는다. 신체 한쪽의 근육이 우세하면 돌림의 힘이 변화되어 목뼈 문제 (목의 통증)가 발생한다.

thorax가 intrarotation할 때 통증이 발생한다.
만약 한쪽의 빗장부리겨드랑 근막 (CC)이 치밀해지면, 일부 신경근육방추의 들신경이 흥분하지 않아 알파신경회로를 활성화시키지 않는다. 신체 한쪽의 근육이 우세하면 돌림의 힘이 변화되어 갈비사이 문제가 초래된다.

lumbi가 intrarotation할 때 통증이 발생한다.
만약 한쪽의 배빗근막 (CC)이 치밀해지면, 일부 신경근육방추의 들신경이 흥분하지 않아 알파신경회로를 활성화시키지 않는다. 신체 한쪽의 근육이 우세하면 돌림의 힘이 변화되어 허리뼈 문제가 발생한다.

pelvis가 intrarotation할 때 통증이 발생한다.
만약 작은볼기근 (CC)을 덮고 있는 근막이 치밀해지면, 알파–감마회로가 작동하지 않고 엉치엉덩인대가 비생리적 방법으로 신장된다. 엉치엉덩인대 안에 있는 고유수용기에서 유해수용기로 변한다.

그림 3.64 알파–감마회로의 기능부전

INTRAROTATION 연속된 근막과 신장반사

TR INTRAROTATION SEQUENCE AND STRETCH REFLEX

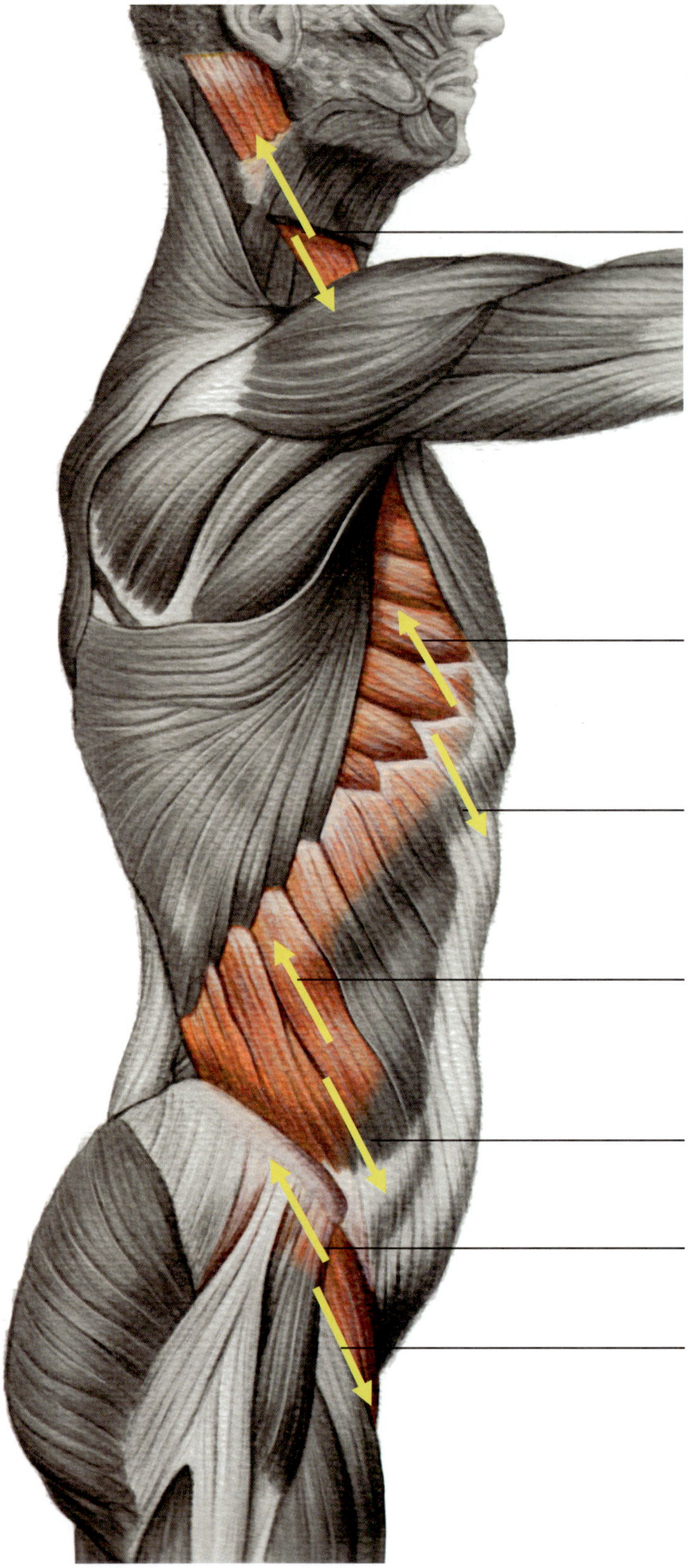

그림 3.65 몸통 intrarotation 연속된 근막의 협력작용

intra–collum와 intra–thorax 사이의 협력작용
목을 안쪽돌림할 때, 목 근막의 얕은층과 중간층 (그림 3.67)은 목빗근에 의해 머리쪽으로 신장되고, 빗장부리겨드랑 근막은 목 근막을 다리쪽으로 신장한다.

intra–thorax와 intra–lumbi 사이의 협력작용
앞톱니근의 갈래 (그림 3.68)들은 배바깥빗근의 갈비뼈 닿는곳과 맞물린다. 앞톱니근의 수축은 근막을 머리쪽으로 신장하는 반면, 배바깥빗근의 수축 (ir–th)은 근막을 다리쪽으로 신장한다. 이런 신장반사는 양쪽 근육의 작용을 동시에 발생시킨다.

intra–lumbi와 intra–pelvis 사이의 협력작용
배꼽 위쪽의 배바깥빗근의 근막 (ir–lu)은 intrarotation 하는 동안 머리쪽으로 당겨지는 반면, 배꼽 아래쪽의 반대쪽 배속빗근 (ir–pv)의 근막은 다리쪽으로 당긴다 (그림 3.69).

intra–pelvis와 intra–cx 사이의 협력작용
작은볼기근의 근막은 넙다리빗근 말이집에 연결된 샅인대 (그림 3.70)쪽으로 계속된다. 이 근육들은 그들 근막의 닿는곳을 가진다. 이런 이유로 그들이 수축할 때 근막 신장이 머리쪽과 다리쪽으로 일어난다.

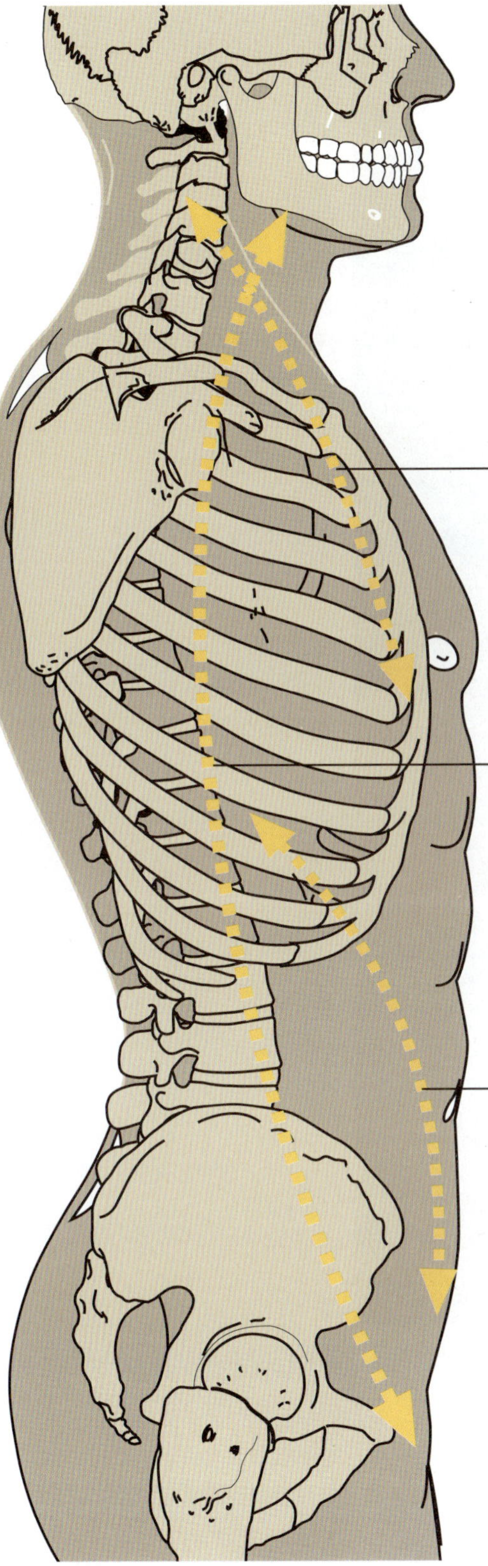

그림 3.66 몸통의 intrarotation을 위한 다관절근육

골지힘줄기관의 활성화

ACTIVATION OF THE GOLGI TENDON ORGANS

단일 근육의 형태임에도 불구하고, 배바깥빗근은 많은 근막에 의해 형성되고, 각 근막들은 하나의 갈비뼈에서 기시하거나 앞톱니근의 특정 갈래에 연결된다. 이런 이유로 배빗근은 골지힘줄기관에 의해 점진적으로 수축하고 조절된다.

collum과 thorax 사이의 연결
머리를 돌릴 때, 목빗근과 앞톱니근에 속하는 운동단위가 활성화된다. 앞톱니근은 바깥갈비사이근에서 파생된 근육이다.

전체 연속된 근막의 연결
배바깥빗근은 thorax, lumbi 및 pelvis를 안쪽돌림시키는 커다란 다관절근육이다. thorax에 있는 배바깥근의 닿는곳은 배바깥빗근을 빗장부리겨드랑 근막에 연결시킨다.

lumbi와 pelvis 사이의 연결
허리의 안쪽돌림은 배속빗근과 반대쪽 배바깥빗근의 수축으로 분리할 수 없다. 그런 이유로, 기능적 연속성도 lumbi와 pelvis 사이의 intrarotation에서 존재한다.

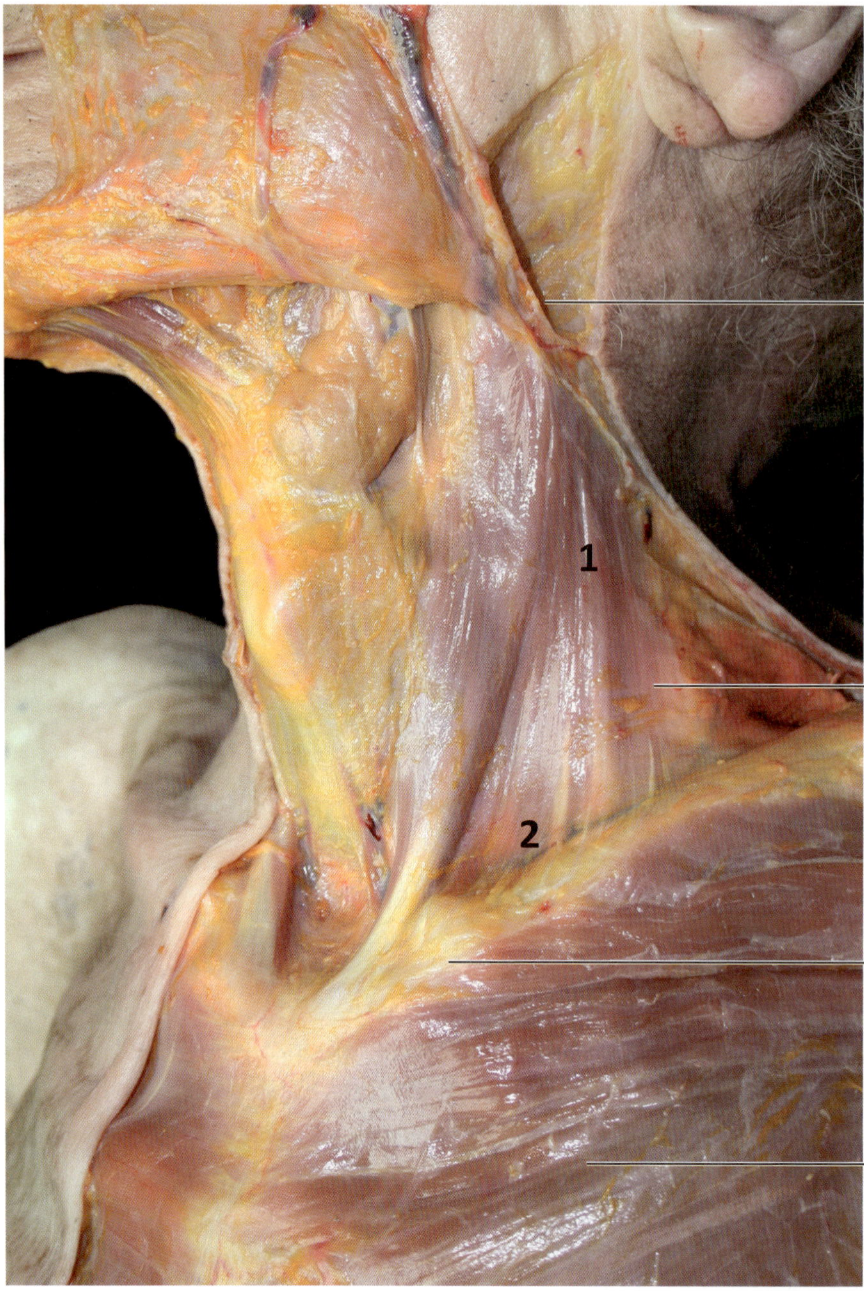

그림 3.67 아래턱의 고리인대. 넓은등근을 절개하고 들어올린다. 목빗근(1)은 목의 intrarotation에 관여하고, 목빗근의 빗장 섬유(2)는 큰가슴근 밑에 위치한 빗장밑근에 연결된다.

선은 해부학 부위를 의미하고, 숫자 (1,2)는 근막의 생리를 의미한다. 숫자 1은 작용을 의미하고, 2는 이것의 결과를 의미한다.

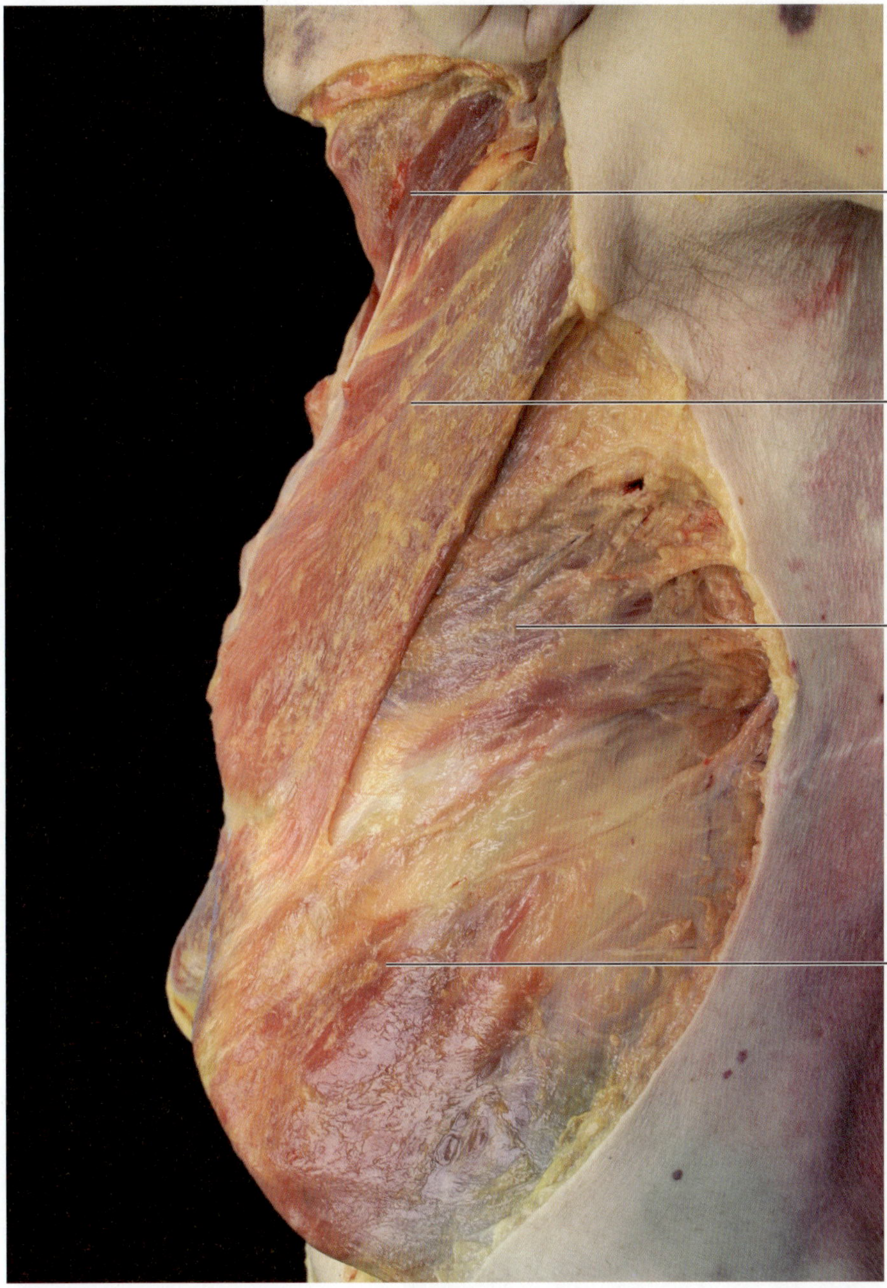

그림 3.68 앞톱니근의 근육바깥막. 몸통의 커다란 모든 근육은 근육바깥막에 해당하는 깊은 근막의 겉층에 속한다.

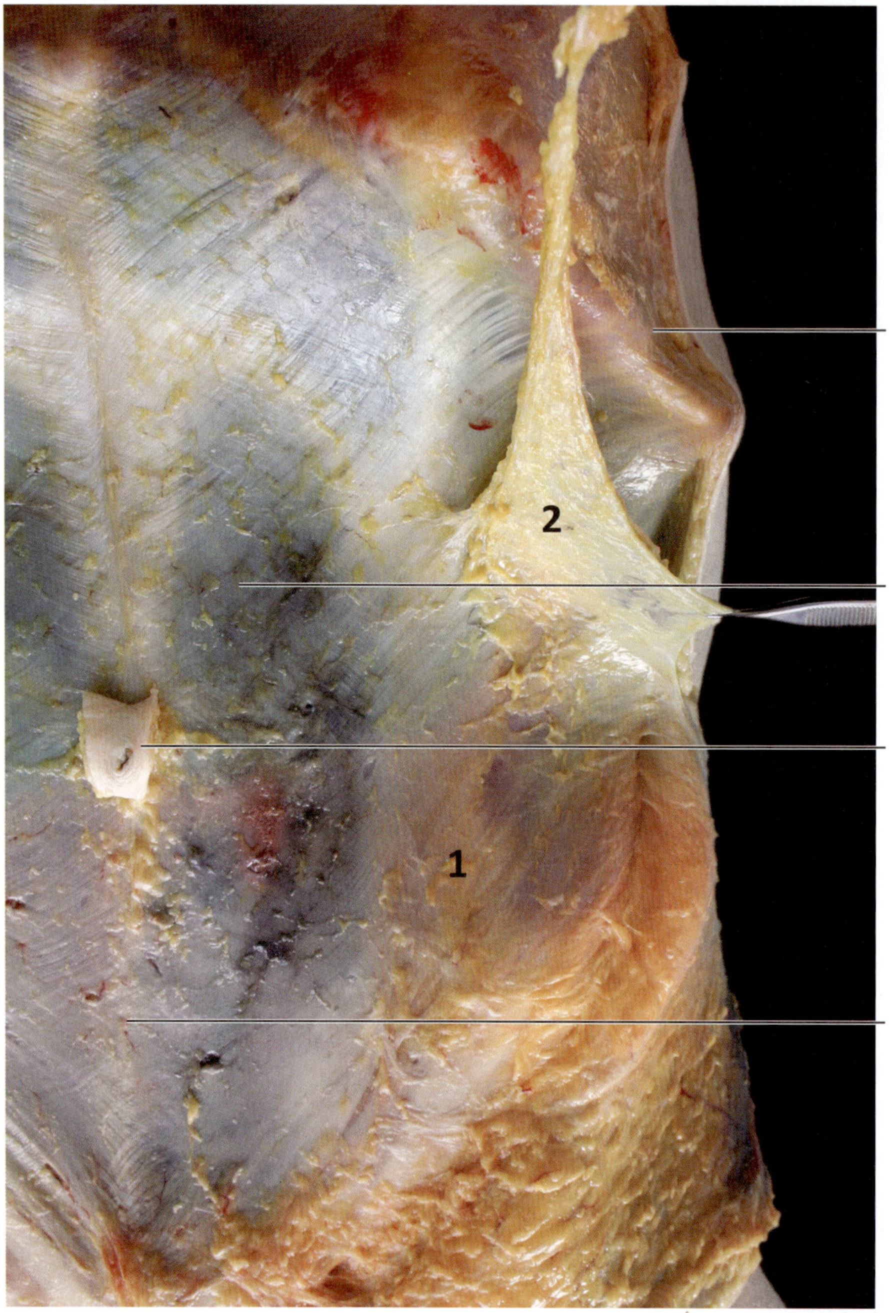

갈비뼈 가장자리

배바깥빗근의 널힘줄

배꼽

배곧은근집의 백색선

그림 3.69 배근막은 배바깥빗근과 병렬로 연결되어 있다. 배근육은 근육바깥막(1)으로만 둘러싸고 있지 않는데, 그 이유는 조심스런 해부를 통해 투명한 층판(2)을 볼 수 있기 때문이다(탄성 상호 근막).

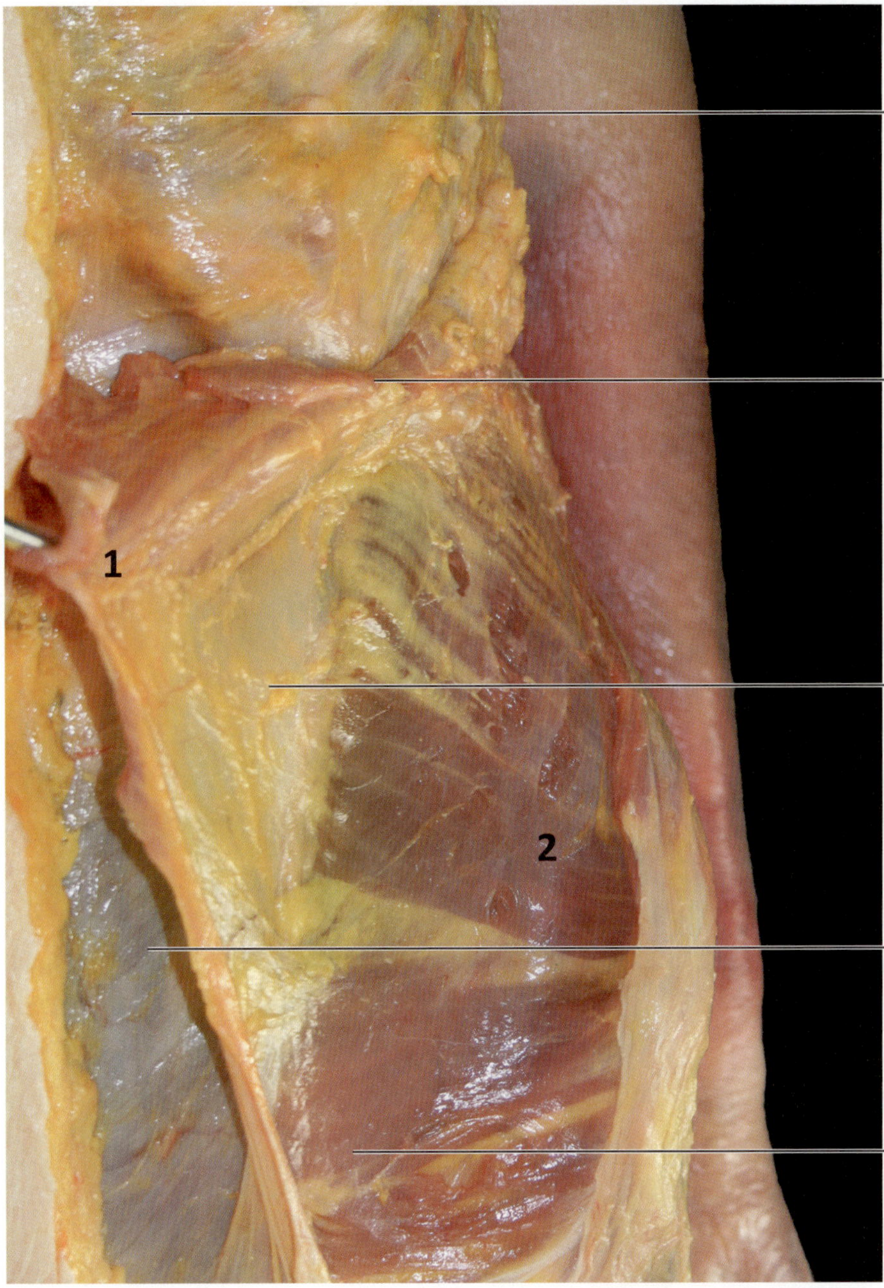

그림 3.70 앞쪽 골반 영역의 배 근막. 배속빗근(2)과 배바깥빗근 널힘줄과의 연결을 보기 위해, 포셉으로 배바깥빗근(1)을 위쪽으로 당긴다.

몸통의 뒤쪽 중간 영역, EXTRAROTATION 연속된 근막

POSTERIOR INTERMEDIATE REGION OF THE TRUNK, EXTRAROTATION SEQUENCE

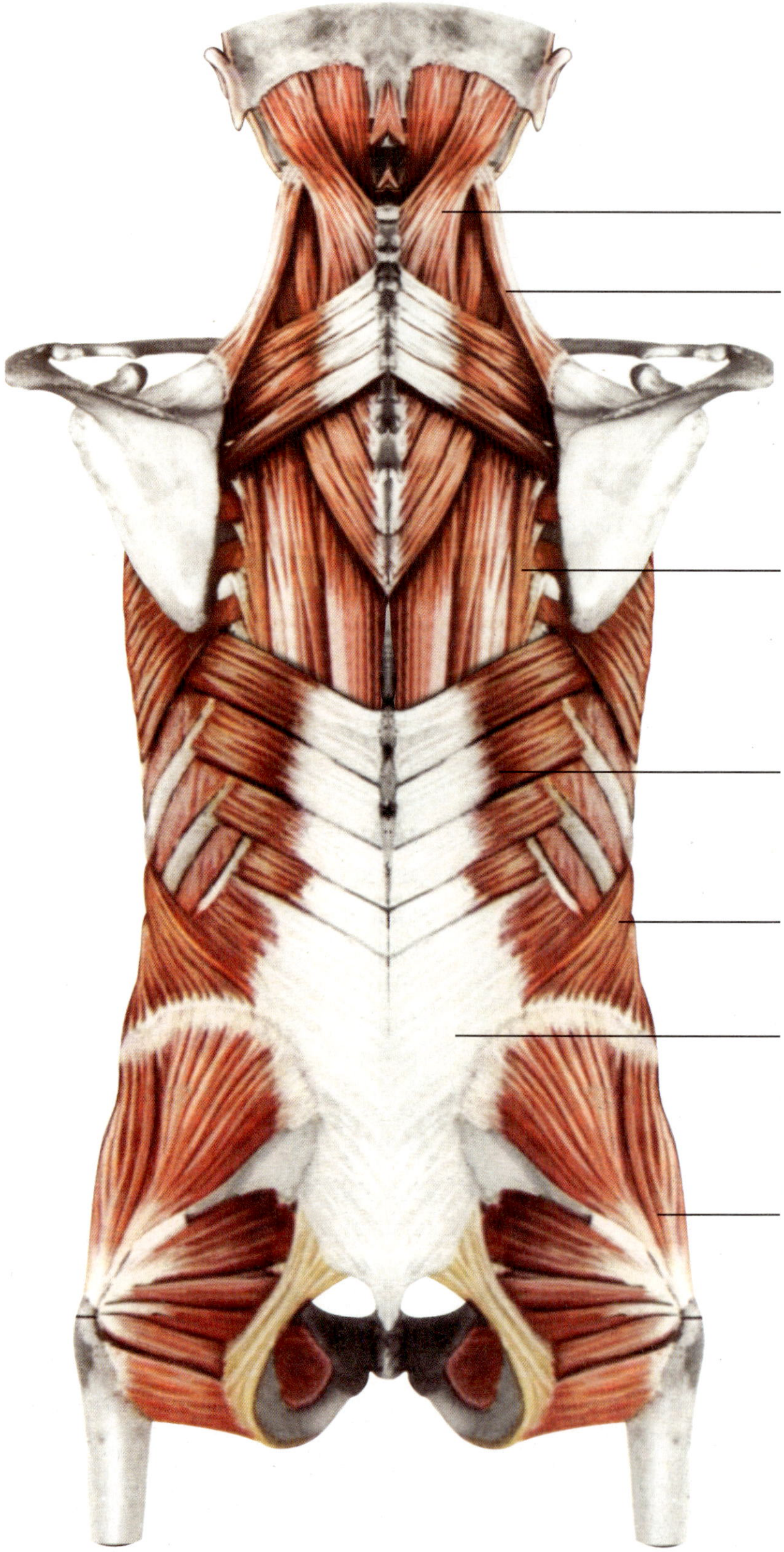

그림 3.71 몸통의 뒤쪽 중간 영역

(출처: G. Chiarugi and L. Bucciante, Istituzioni di anatomia dell'uomo. Piccin Nuova Libraria, Padova 1983).

EXTRAROTATION 근막 단위에 의해 수행된 분절 운동

SEGMENTARY MOVEMENTS IMPLEMENTED BY THE MF UNITS OF EXTRAROTATION

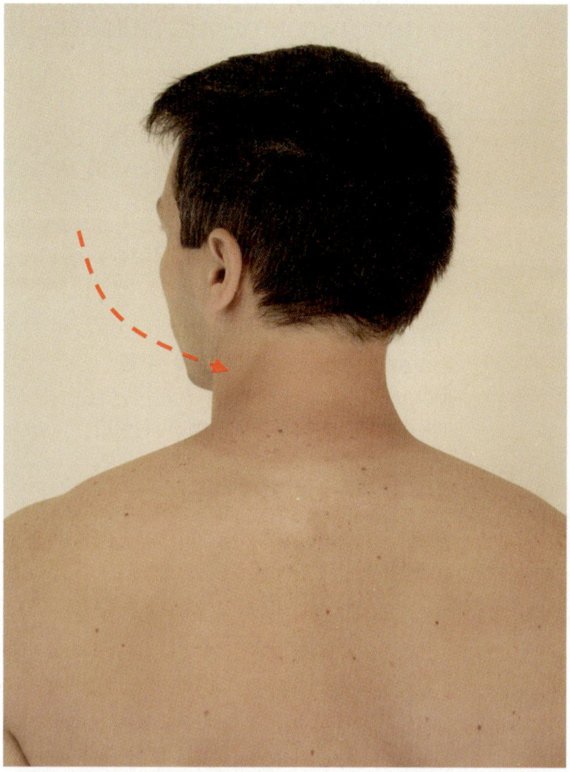

그림 3.72 목의 가쪽돌림은 extra–collum 근막단위에 의해 이루어진다.

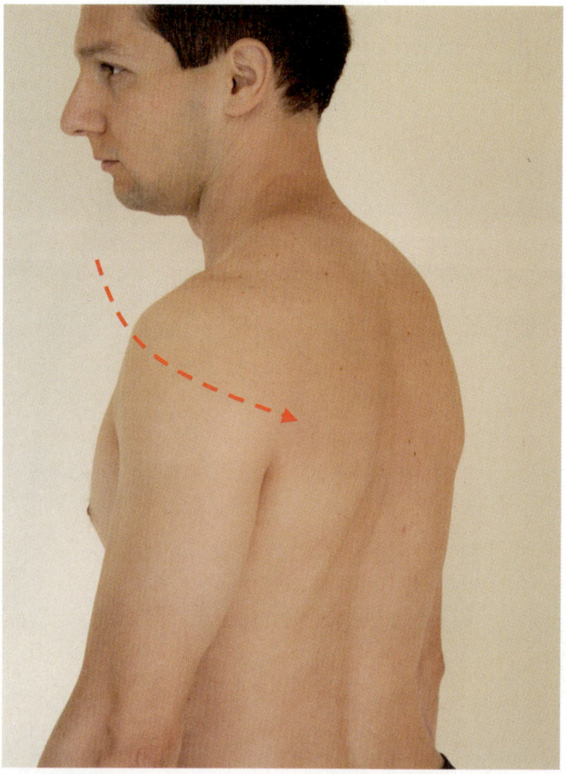

그림 3.73 가슴의 가쪽돌림은 extra–thorax 근막단위에 의해 이루어진다.

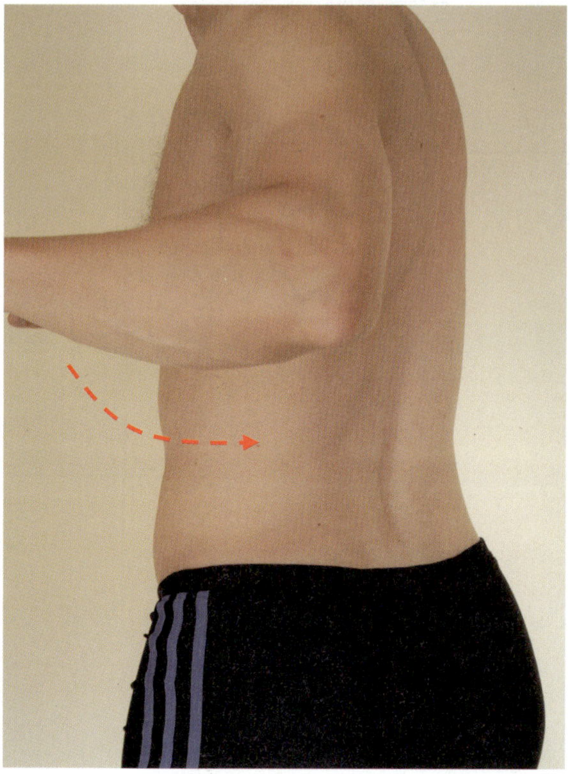

그림 3.74 허리의 가쪽돌림은 extra–lumbi 근막단위에 의해 이루어진다.

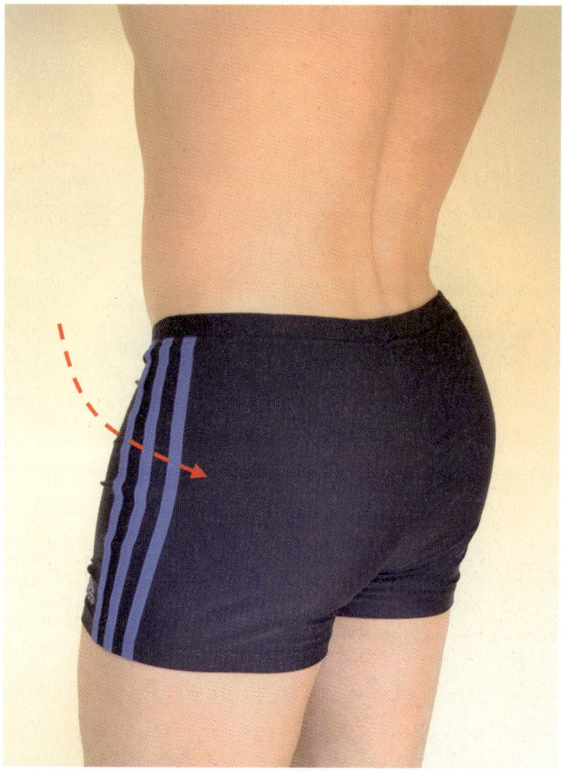

그림 3.75 골반의 가쪽돌림은 extra–pelvis 근막단위에 의해 이루어진다.

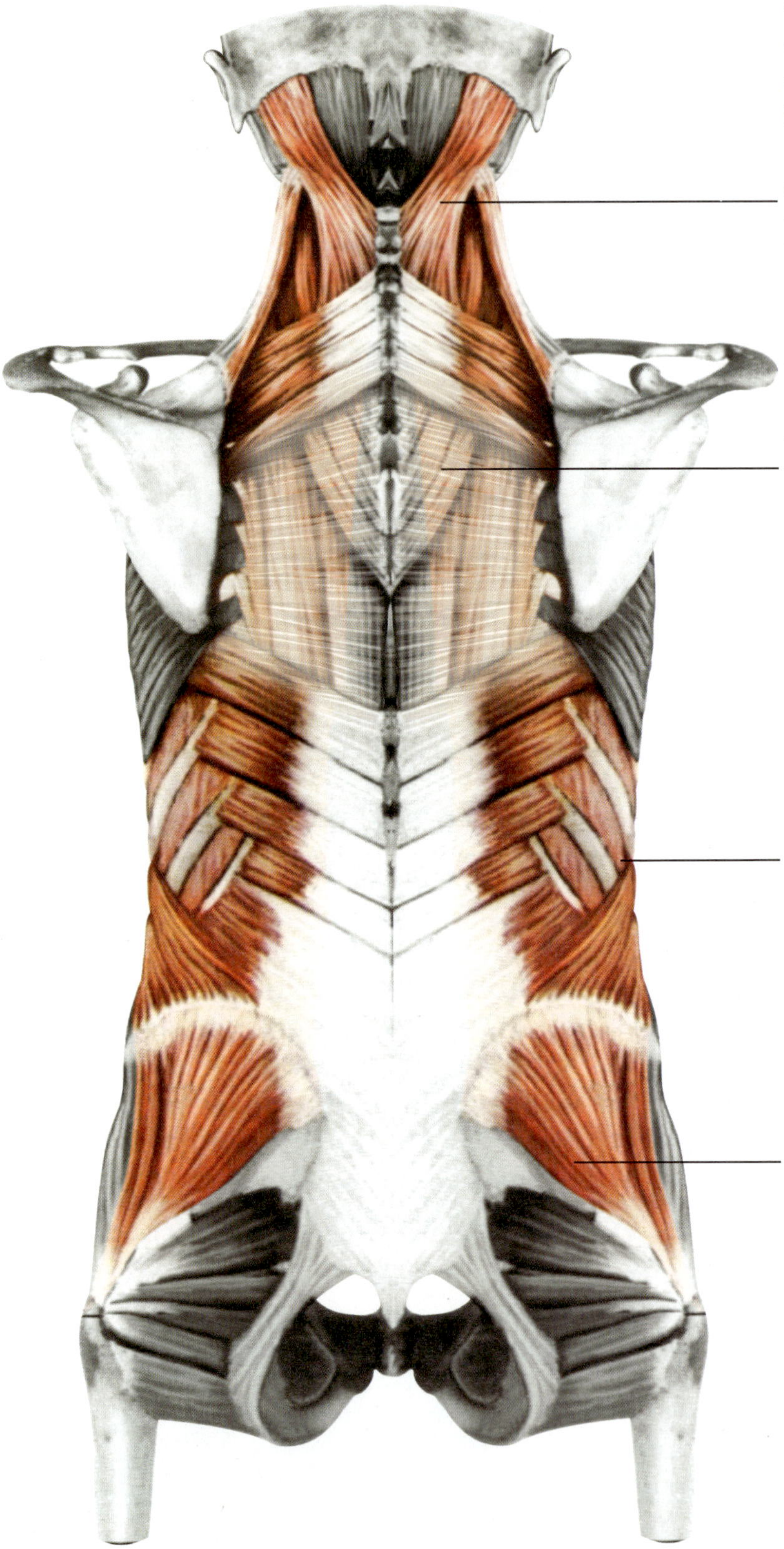

그림 3.76 몸통 extrarotation 근육과 연결된 근막 구획
(출처: G. Chiarugi and L. Bucciante, Istituzioni di anatomia dell'uomo. Piccin Nuova Libraria, Padova 1983).

몸통 EXTRAROTATION의 근육 구획 (그림 3.76)

COMPARTMENTS FOR THE MUSCLES OF EXTRAROTATION OF THE TRUNK (Fig. 3.76)

collum의 extrarotation 근막 구획
목 extrarotation의 주요 운동단위는 어깨올림근, 머리널판근과 목널판근에 위치한다.

"마름근, 어깨올림근, 앞톱니근, 빗장밑근, 어깨목뿔근의 아래갈래 등은 몸통의 근육아세포 군집에서 파생된 그룹을 구성한다" (Chiarugi G. 1975).

thorax의 extrarotation 근막 구획
thorax의 extrarotation 주요 운동단위는 위뒤톱니근과 척추주위근에 위치한다.

"등의 세 번째 근육면은 위뒤톱니근과 아래뒤톱니근을 유지한다. 이 두 근육들은 톱니형 널힘줄로 알려진 저항력이 좋은 섬유성 막에 의해 연결된다" (Testut L. 1987).

lumbi의 extrarotation 근막 구획
배속빗근의 뒤쪽 부분은 lumbi를 동측으로 돌림하고 (가쪽돌림), 반면 배바깥빗근의 수축은 lumbi를 반대측으로 돌림한다 (안쪽돌림). 엉덩갈비근의 일부 운동단위도 이것들이 작용하는 쪽으로 척추를 돌림한다.

pelvis의 extrarotation 근막 구획
골반의 extrarotation 주요 운동단위는 중간볼기근과 작은볼기근에 위치한다.

"중간볼기근은 작은볼기근이나 궁둥구멍근과 어느 정도 정확하게 융합된다. 뒤쪽 다발의 수축은 허벅지의 가쪽돌림에 영향을 준다. 만약 중간볼기근이 넙다리뼈에 대한 고정점을 가지고 있다면, 넙다리뼈에 대해 골반을 폄하고, 굽힘하고 동측으로 돌림한다" (Chiarugi G. 1975).

EXTRAROTATION 근막단위에 의해 수행된 전체 운동

GLOBAL MOVEMENT IMPLEMENTED BY THE MF SEQUENCE OF EXTRAROTATION

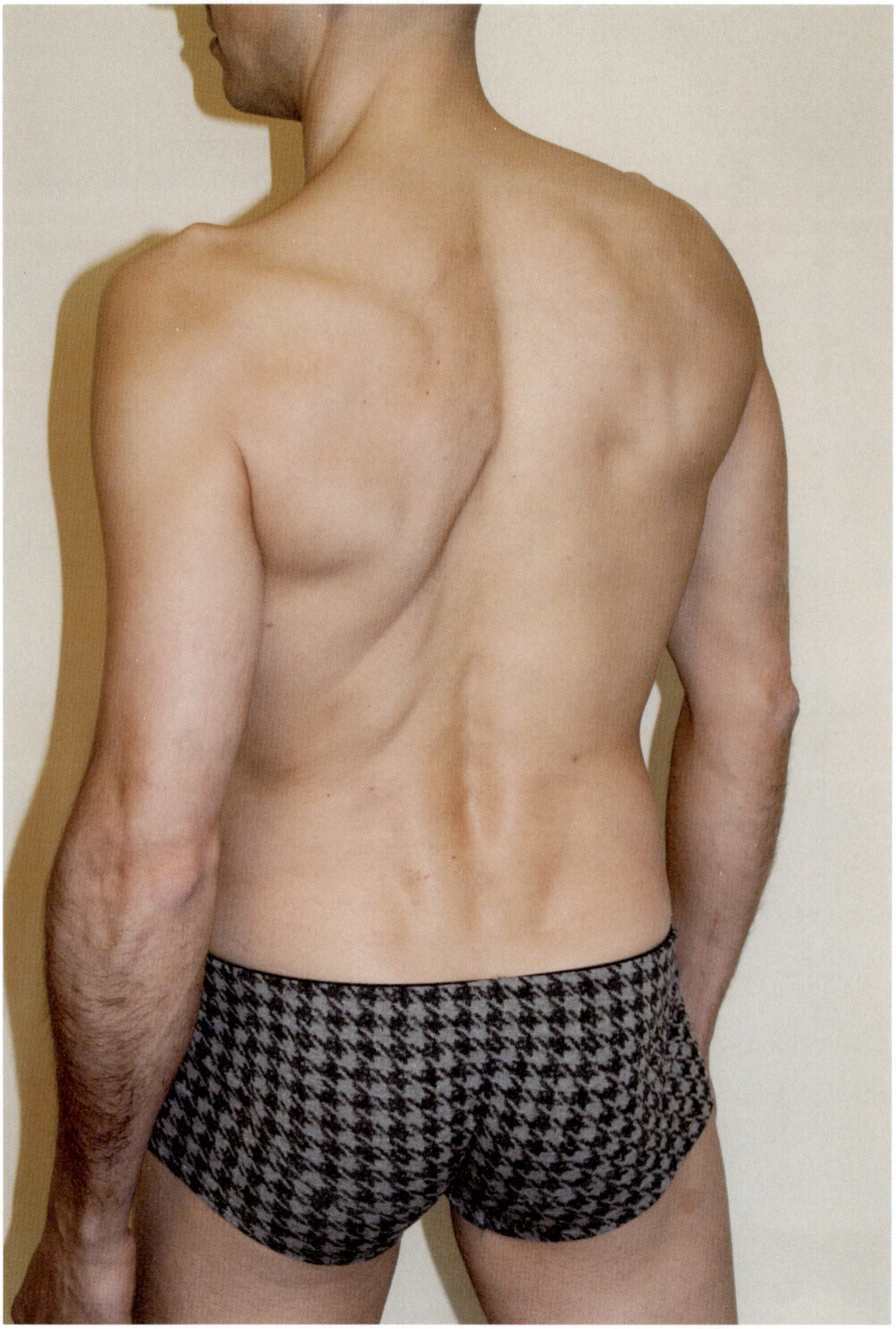

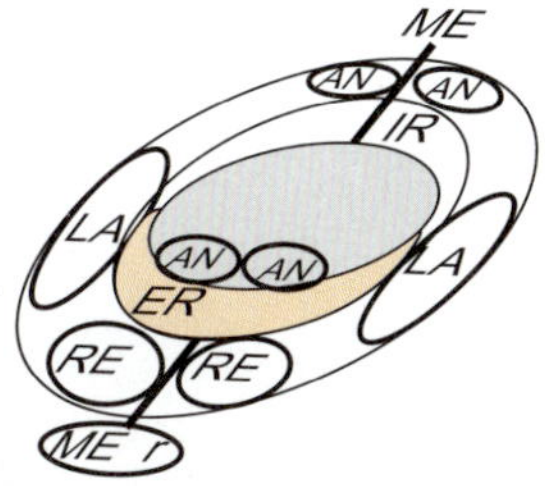

extra-collum

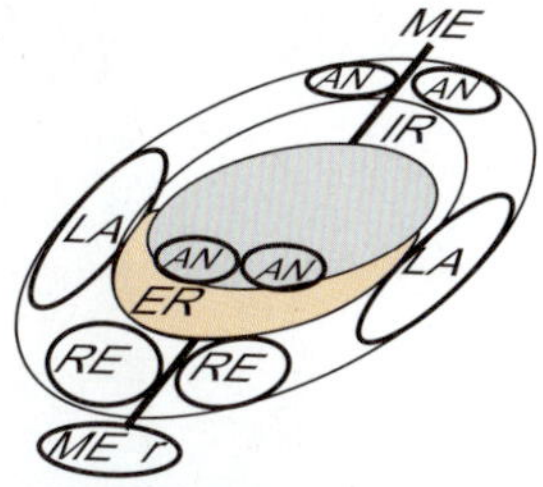

extra-thorax

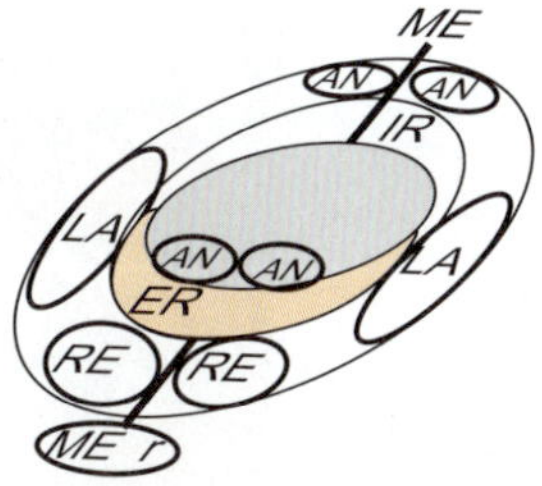

extra-lumbi

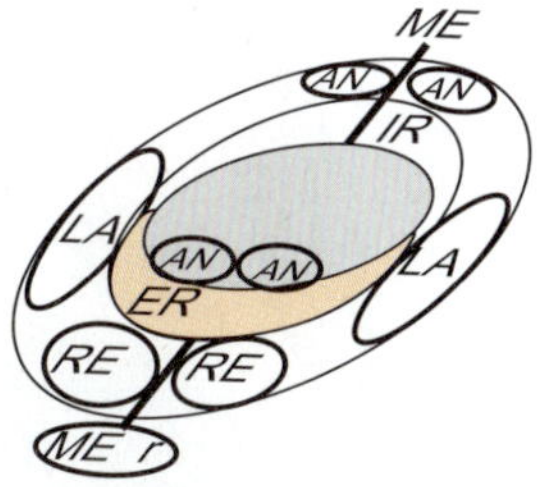

extra-pelvis

그림 3.77 뇌가 신체 절반을 뒤쪽으로 움직이도록 프로그래밍할 때 몸통의 extrarotation이 수행되는데, 이것은 extrarotation 근막단위를 활성화시킨다.

몸통 돌림은 신체 한쪽의 안쪽돌림과 반대쪽의 가쪽돌림에 의해 일어난 결과이다.
뇌는 대항근처럼 보이는 2개의 근막 단위에 정보를 전한다.
움직임이 완성될 때 일어나는 상황은 뇌가 1차 운동단위로 정보를 보내고, 그런 다음 신장반사에 의해 활성화되는 2차 운동단위로 정보를 보낸다.
위의 그림에서, 색깔은 대부분의 돌림이 일어나는 중간 근막을 의미하고, 이 근막은 다른 근육에 분포된 extrarotation 운동단위에 연결된다.

몸통의 EXTRAROTATION 근막단위의 생리학

PHYSIOLOGY OF THE MF UNITS, TRUNK EXTRAROTATION

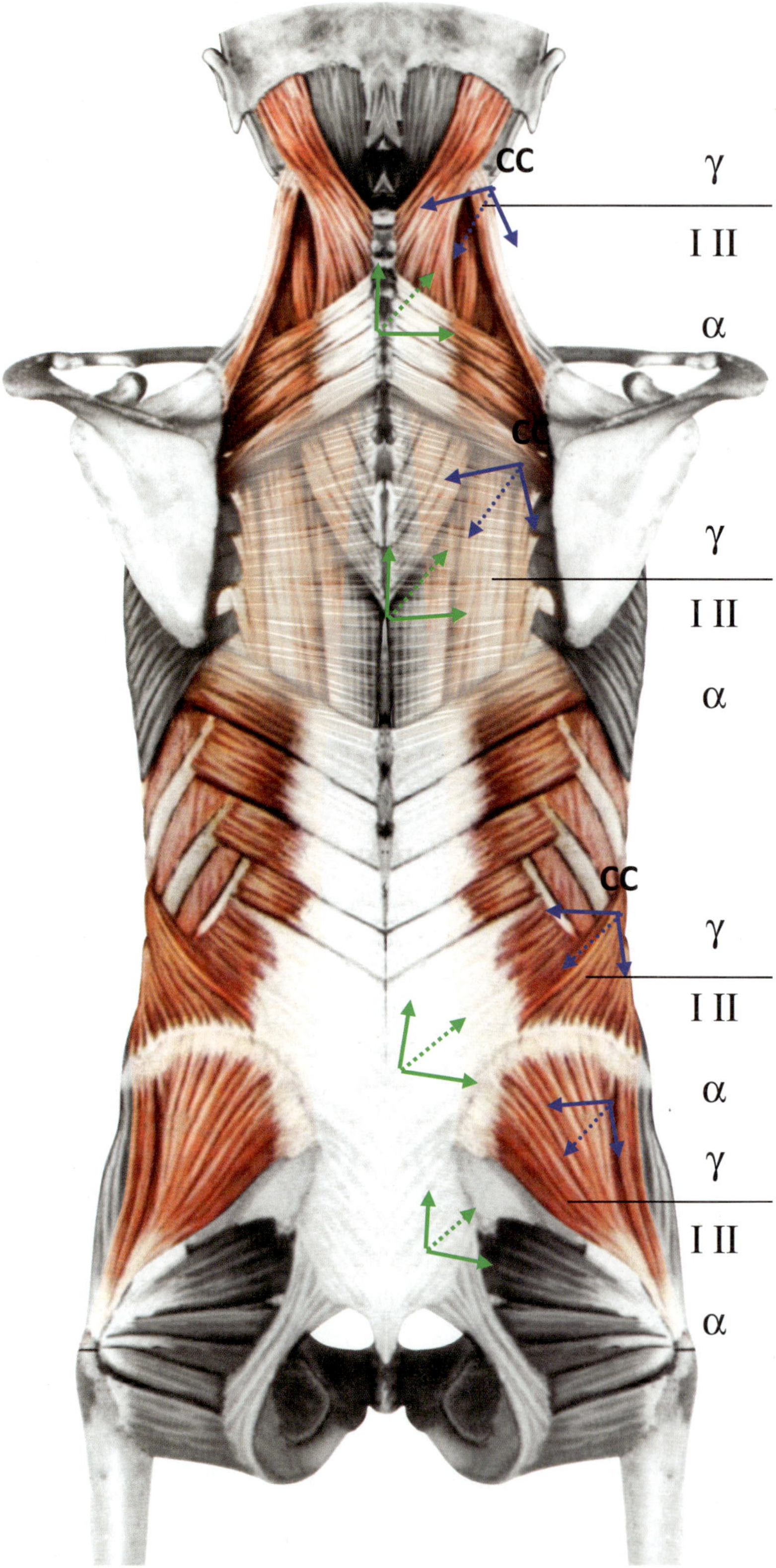

extra-collum (er-cl)의 근막단위
감마신경은 목 가쪽돌림의 운동단위에 위치한 근방추 속 섬유의 운동단위를 자극한다. 근육다발막 (CC)의 순응은 들신경 I, II로 하여금 감마회로를 닫고, 알파신경으로 er-cl 근막단위의 근방추 바깥 섬유를 수축하게 만든다.

extra-thorax (er-th)의 근막단위
감마신경은 thorax 가쪽돌림 운동단위의 근방추 속 섬유를 자극한다. 근육다발막 (CC)의 순응은 들신경 I, II로 하여금 감마회로를 닫고, 알파신경으로 er-th 근막단위의 근방추 바깥 섬유를 수축하게 만든다.

extra-lumbi (er-lu)의 근막단위
감마신경은 허리의 extrarotation 운동단위의 근방추 속 섬유를 자극한다. 근육다발막 (CC)의 순응은 들신경 I, II로 하여금 감마회로를 닫고, 알파신경은 er-lu 근막단위의 근방추 바깥 섬유를 수축하게 만든다.

extra-pelvis (er-pv)의 근막단위
감마신경은 pelvis의 extrarotation 운동단위의 근방추 속 섬유를 자극한다. 근육다발막 (CC)의 순응은 들신경 I, II로 하여금 감마회로를 닫고, 알파신경은 er-pv 근막단위의 근방추 바깥 섬유를 수축하게 만든다.

그림 3.78 알파-감마회로의 정상 기능
(출처: G. Chiarugi and L. Bucciante, Istituzioni di anatomia dell'uomo. Piccin Nuova Libraria, Padova 1983).

몸통 EXTRAROTATION 근막단위의 관절문제

ARTICULAR CONFLICTS IN EXTRAROTATION OF THE TRUNK

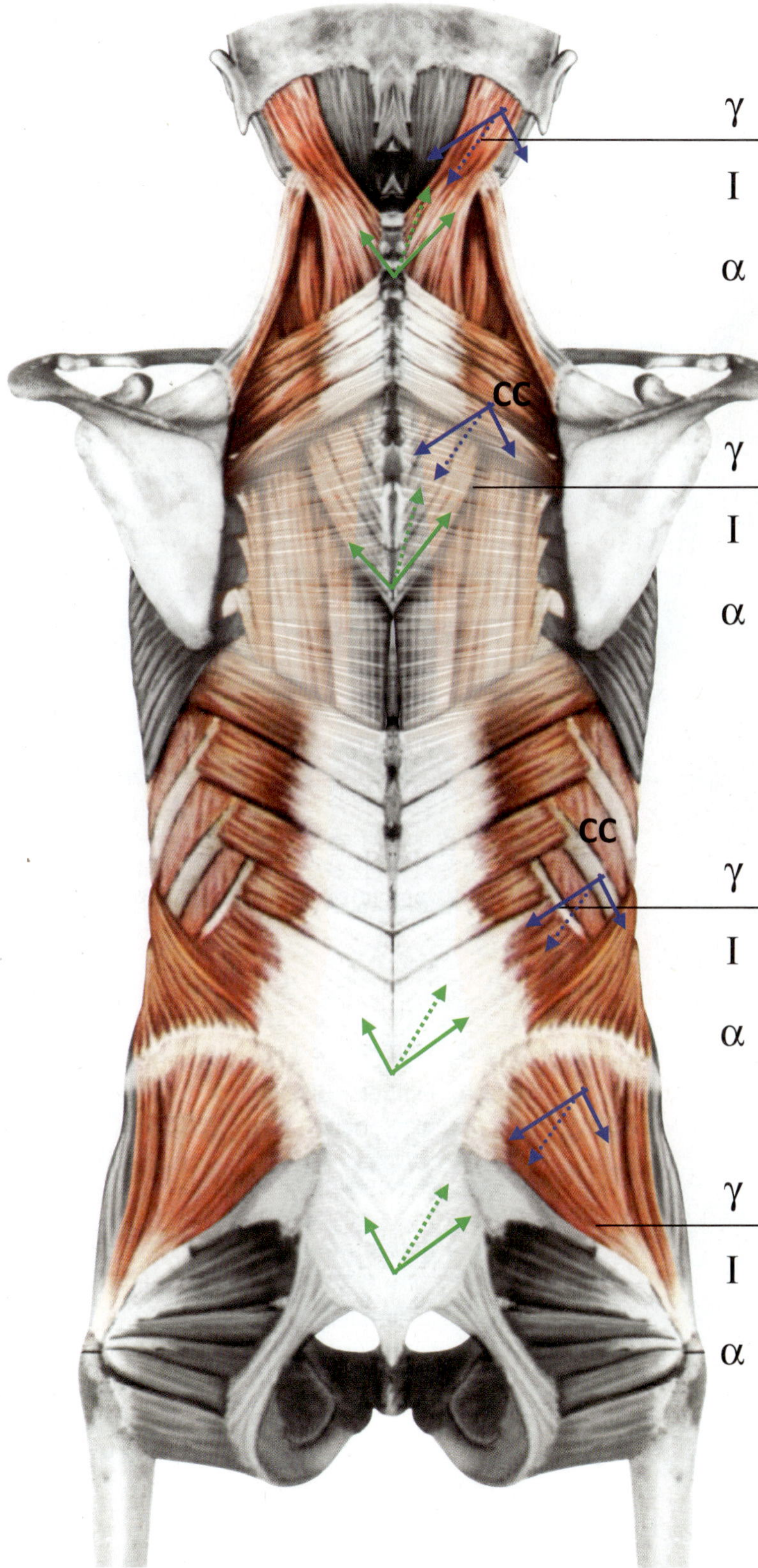

collum이 extrarotation할 때 통증이 발생한다.
만약 er–cl 근막단위가 치밀해지면, 감마회로의 일부 운동단위만이 활성화되는데, 이런 이유로, intrarotation과 extrarotation의 토크 문제가 목뼈의 통증을 발생시킬 수 있다.

thorax가 extrarotation할 때 통증이 발생한다.
만약 er–th 근막단위가 치밀해지면, 감마회로의 일부 운동단위만이 활성화되는데, 이런 이유로, 반대쪽 intrarotation의 힘이 thorax의 통증을 일으킬 수 있다.

lumbi가 extrarotation할 때 통증이 발생한다.
만약 er–lu 근막단위가 치밀해지면, 감마회로의 일부 운동단위만이 활성화되는데, 이런 이유로, 반대쪽 intrarotation의 힘이 허리 관절 문제와 허리 통증을 일으킬 수 있다.

pelvis가 extrarotation할 때 통증이 발생한다.
만약 중간볼기근 (CC)을 덮고 있는 근막이 치밀해지면, 알파–감마회로가 작용되지 않고 엉치엉덩인대가 비생리적인 방법으로 신장된다. 엉치엉덩인대에 있는 고유수용기는 유해수용기로 변한다.

그림 3.79 알파–감마회로의 기능부전
(출처: G. Chiarugi and L. Bucciante, Istituzioni di anatomia dell'uomo. Piccin Nuova Libraria, Padova 1983).

EXTRAROTATION 연속된 근막과 신장반사

TR EXTRAROTATION SEQUENCE AND STRETCH REFLEX

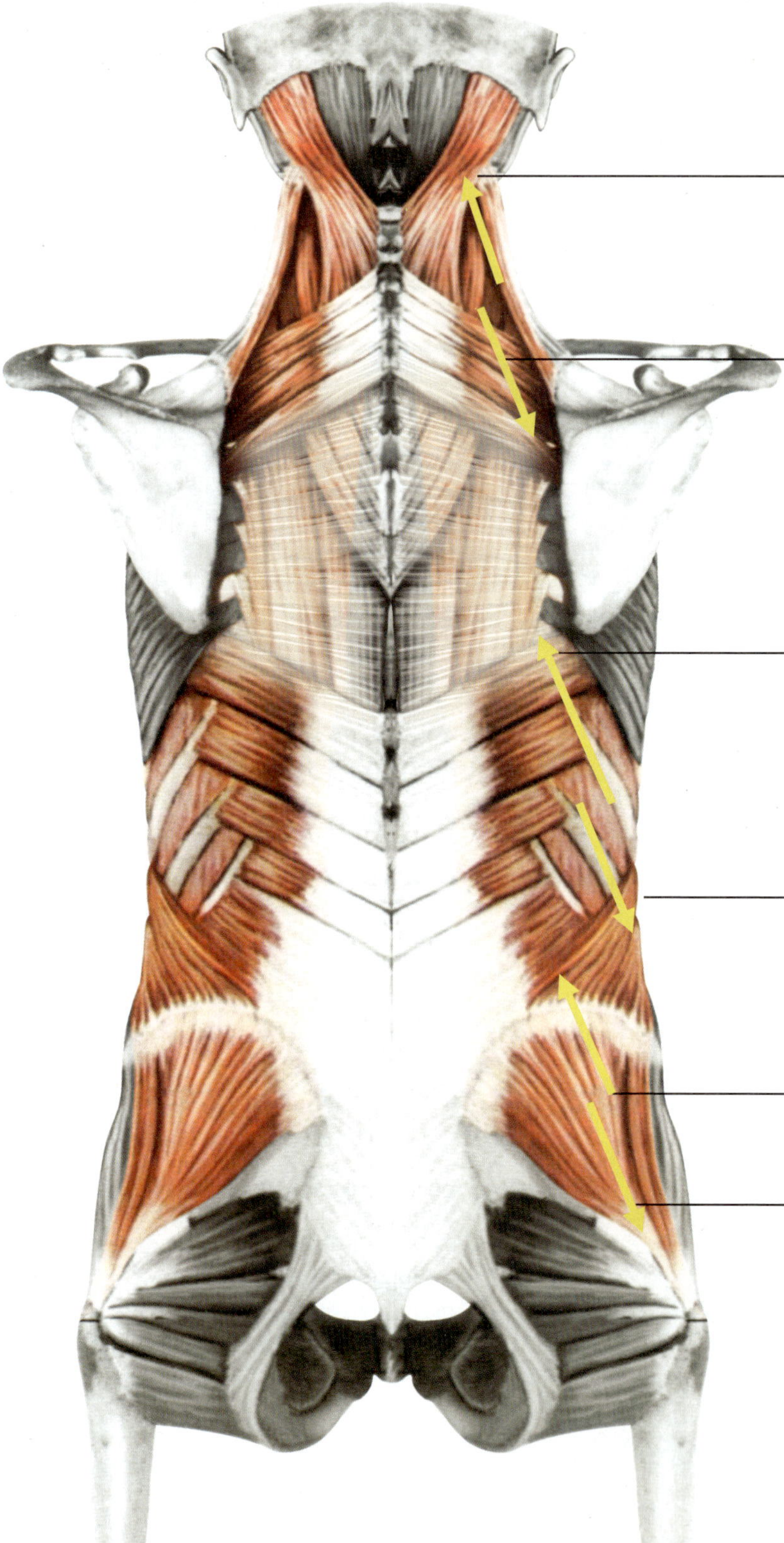

extra-collum와 extra-thorax 사이의 협력작용
목을 가쪽돌림할 때, 어깨올림근과 널판근의 수축은 근막을 머리쪽으로 신장하고 (그림 3.82), 동시에 위뒤톱니근의 수축이 근막을 다리쪽으로 신장한다.

extra-thorax와 extra-lumbi 사이의 협력작용
thorax를 가쪽돌림할 때, 엉덩갈비근과 위뒤톱니근이 수축한다 (그림 3.83). 이 근육들의 수축은 톱니근막을 머리쪽으로 신장한다. lumbi의 extrarotation은 아래뒤톱니근과 배속빗근 (그림 3.84)에 의해 수행되고, 톱니근막의 꼬리쪽 신장을 일으킨다.

extra-lumbi와 extra-pelvis 사이의 협력작용
lumbi를 extrarotation 할 때, 아래뒤톱니근과 동측의 배속빗근이 수축하여 (그림 3.83), 이것들의 근막을 머리쪽으로 신장한다. 골반의 가쪽돌림은 중간볼기근 (그림 3.85)에 의해 이루어지고, 근막을 다리쪽으로 신장시킨다.

그림 3.80 몸통 extrarotation 연속된 근막의 협력작용
(출처: G. Chiarugi and L. Bucciante, Istituzioni di anatomia dell'uomo. Piccin Nuova Libraria, Padova 1983).

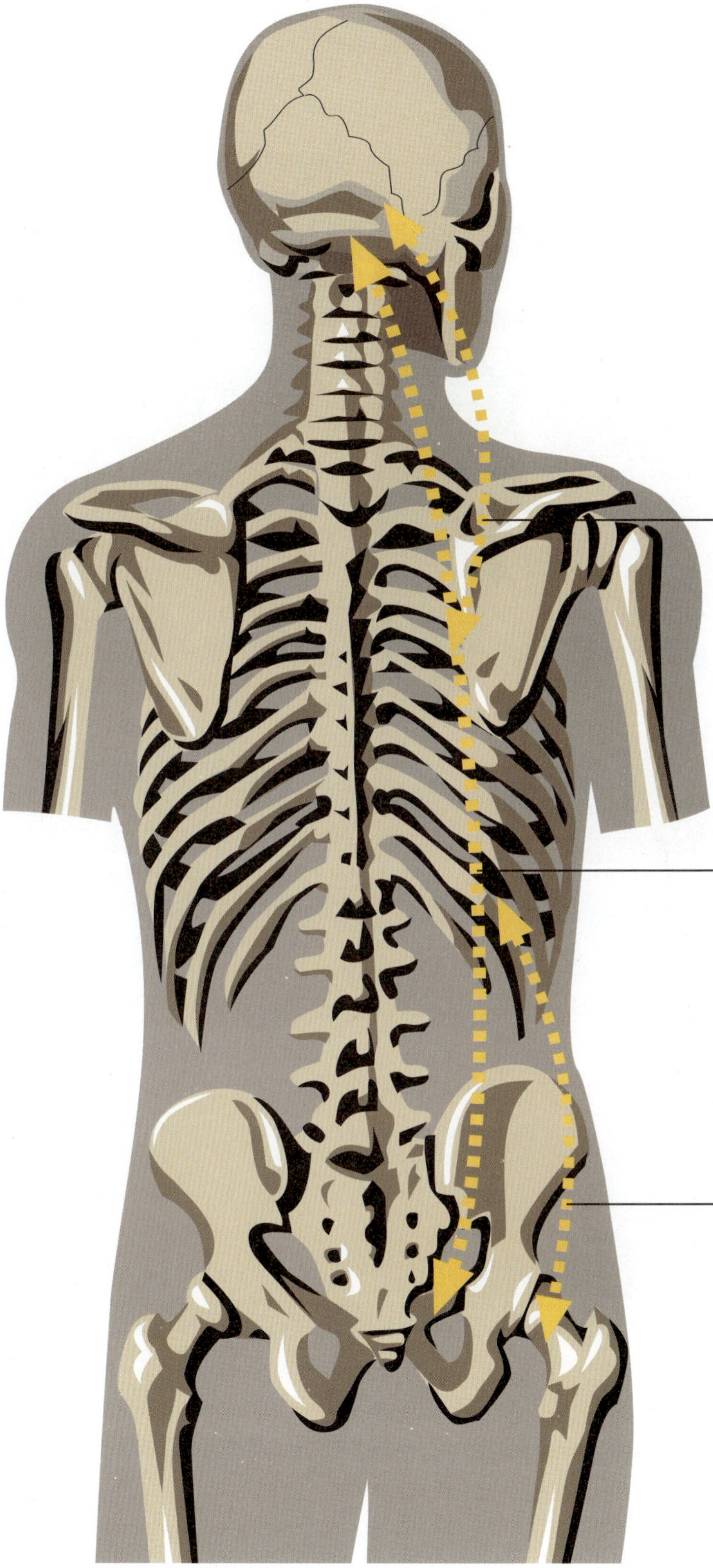

그림 3.81 몸통의 extrarotation을 위한 다관절근육
(출처: G. Chiarugi and L. Bucciante, Istituzioni di anatomia dell'uomo. Piccin Nuova Libraria, Padova 1983).

골지힘줄기관의 활성화

ACTIVATION OF THE GOLGI TENDON ORGANS

collum과 thorax 사이의 연결

목뼈 관절의 움직임은 목의 돌림근과 어깨올림근의 골지힘줄기관에 관련한다.

"어깨올림근의 일부 다발은 위뒤톱니근 근막과 앞톱니근 근막에서 기시하고, 많은 포유류의 어깨올림근은 독특한 근육을 형성한다"(Chiarugi G. 1975).

전체 연속된 근막의 연결

뒤쪽으로 돌림할 때, extrarotation 연속된 근막의 전체 근육이 관여한다.
이런 경우, 어깨올림근, 톱니근, 배속빗근과 볼기근육이 단일의 기능 단위를 형성한다.

lumbi와 pelvis 사이의 연결

lumbi의 돌림이 골반에 영향을 주고, 골반 돌림은 허리근육에 의해 일부 수행된다.

"배속빗근은 허리-등쪽 근막의 재결성된 말이집과 엉덩뼈능선에서 기시한다. 뒤쪽다발은 하위 3개 갈비뼈의 아래쪽 가장자리에 부착하고, 속갈비사이근과 연결된다"(Chiarugi G. 1975).

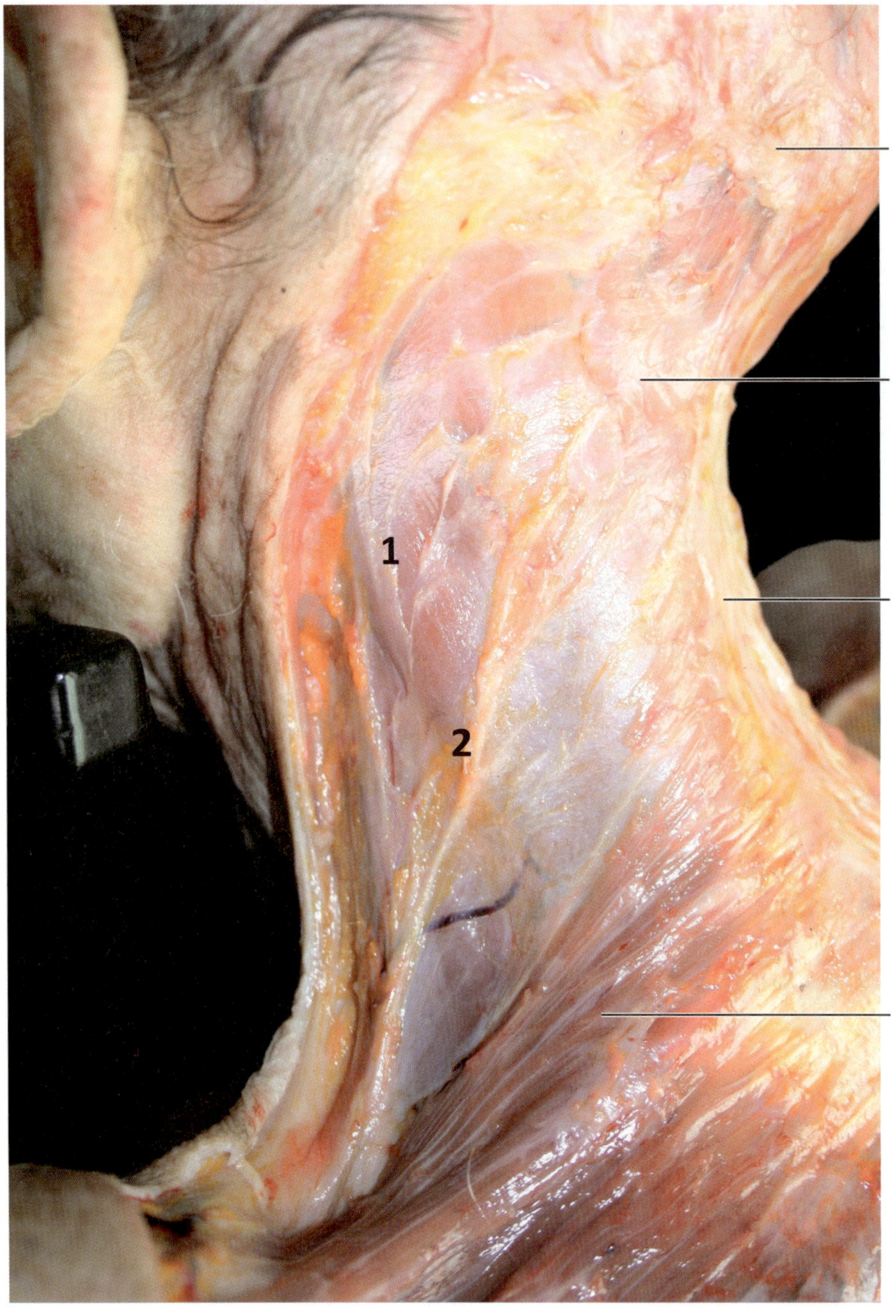

그림 3.82 목 근막 또는 뒤쪽 목 근막의 중간층. 목덜미 근막 밑의 널판근(1)을 볼 수 있고, 작은뒤통수신경(2)이 뚜렷하게 보인다.

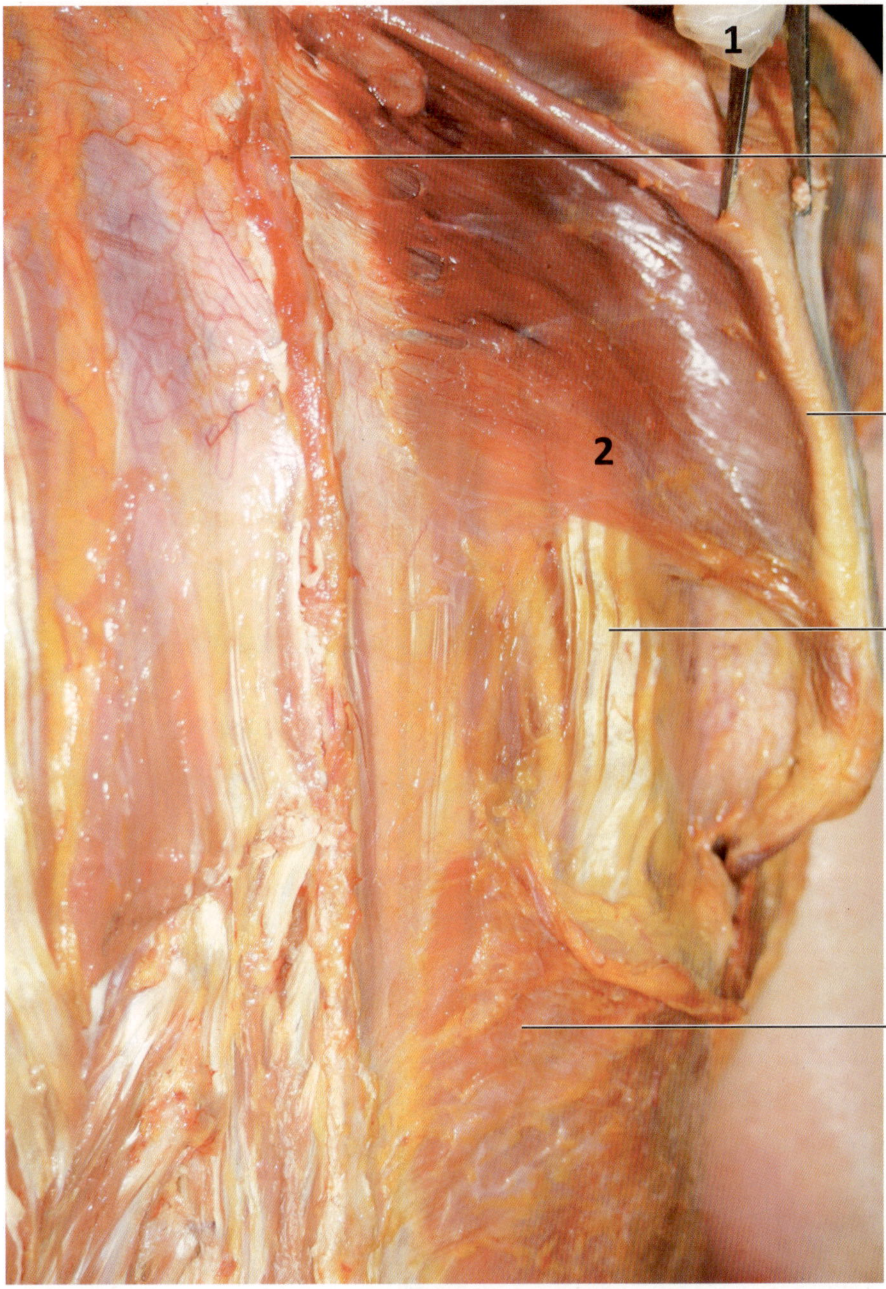

그림 3.83 팔 근육 사이에 끼워져 있는 어깨뼈 또는 골성 지렛대. 가시돌기에서 어깨뼈까지 붙어 있는 얇은 마름근(2)을 보기 위해 포셉(1)으로 어깨뼈를 가쪽으로 움직인다.

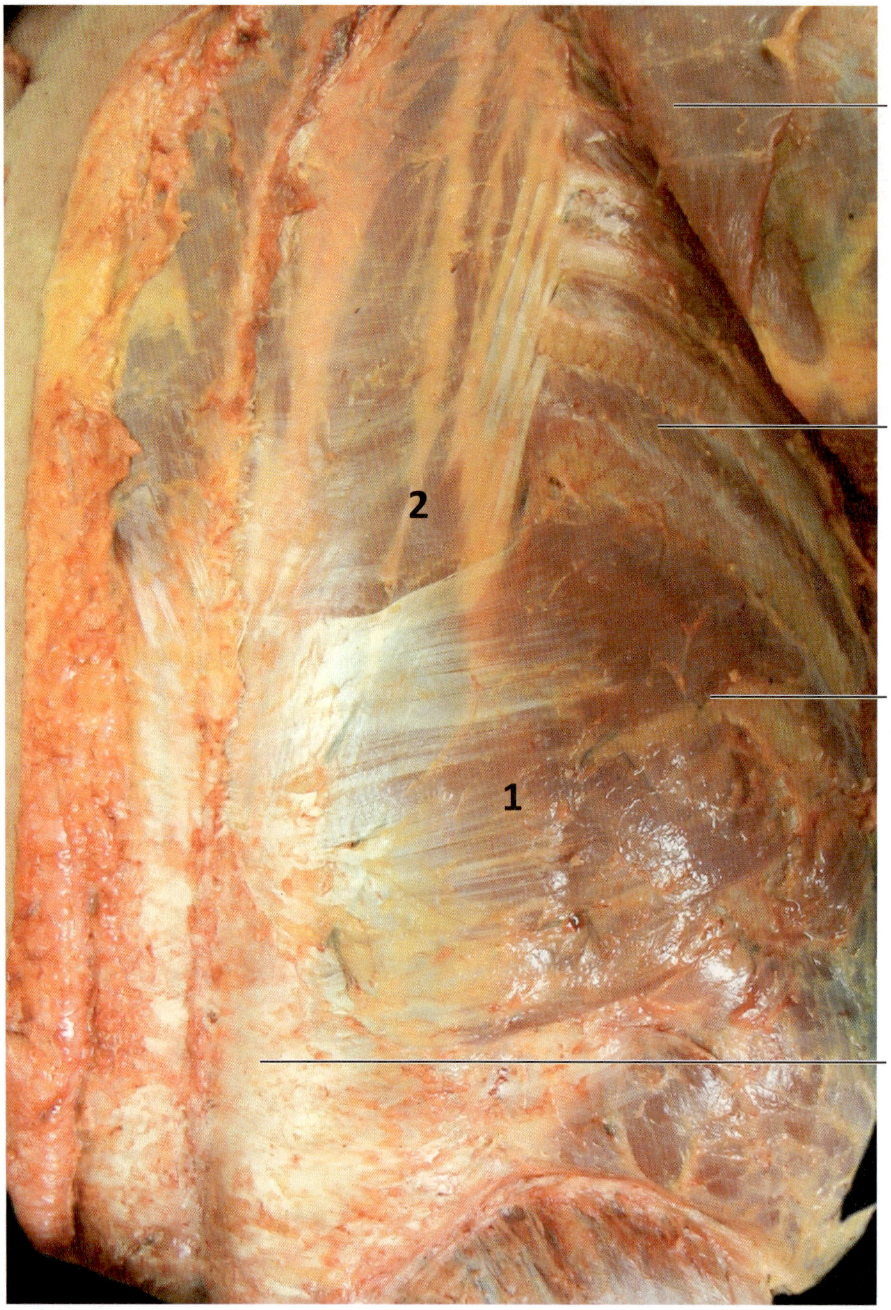

그림 3.84 아래뒤톱니근. 등허리근막은 넓은등근과 함께 첫 번째 층을 형성한다. 톱니근막이 두 번째 층(1)을 형성하고, 척추세움근의 근막이 세 번째 층(2)을 형성한다.

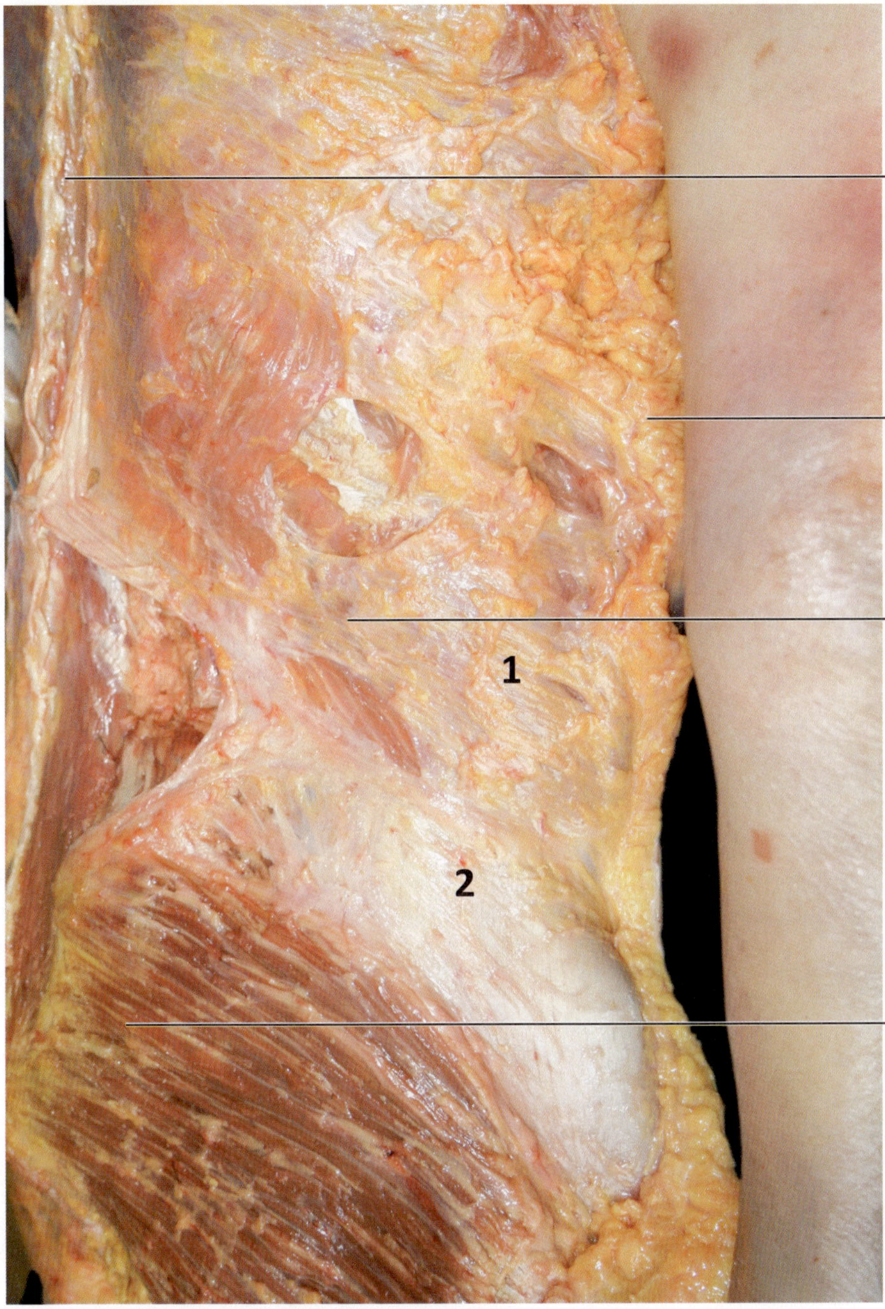

그림 3.85 중간볼기근의 널힘줄성 근막과 큰볼기근의 근육바깥막. 배속빗근(1)과 배바깥빗근을 덮고 있는 근막을 보기 위해, 얕은 근막을 제거했다. 이 근육들의 근막은 중간볼기근(2)의 근막과 연결된다.

4장

다리의 협응중심과 연속된 근막

CENTRES OF COORDINATION AND SEQUENCES OF THE LOWER LIMB

다리(LL)의 근막단위와 단일 방향 운동

MYOFASCIAL UNITS AND UNIDIRECTIONAL MOVEMENTS OF THE LOWER LIMB (LL)

다리는 이동을 위한 주요 부위이며, 똑바른 자세를 취하거나 보행을 할 때 신체를 지지해야 한다.

Chiarugi는 다리 근육들을 엉덩이 근육, 허벅지 근육, 종아리 근육 및 발 근육들로 세분화했고, 팔 근육을 어깨 근육, 위팔 근육, 아래팔 근육 및 손 근육으로 세분화했다. 이런 세분화는 지절 근막단위의 형태와도 일치한다.

7개의 뼈로 구성되어 있고, 3개 공간면에서 일어나는 발의 움직임은 뇌에 의해 각 관절로 분리되어 일어나지 않고, 오히려 운동의 관점에서 볼 때 2개의 독립체로 조직되어 있다: 발앞쪽(forefoot, 발허리뼈와 발가락)과 발뒤쪽(hindfoot, tarus).

손과 마찬가지로, 발도 내재근과 종아리에서 시작되는 근육의 힘줄에 의해 움직인다.

각 손가락은 완벽한 독자적 운동을 가지고 있지만, 발가락의 경우에는 엄지발가락과 새끼발가락만이 부분적인 독자적 운동을 가지고 있고, 나머지 발가락들은 독자적으로 움직이지 못하고, 함께 움직인다.

종아리 근육은 손과는 약간 다른 방식으로 발의 여러 부분에 착지한다. 3개 공간면에서 목말뼈와 발배뼈를 움직이는 근육은 각각의 발가락과 연결되지 않았고, 오히려 다음과 같은 발 부분에 연결되어 있다:

- 긴발가락굽힘근은 발의 중간 구획에 있는 근육(mediopulsion)과 연결된다;
- 짧은종아리근은 발의 위가쪽에 착지한다(extrarotation)[1];
- 종아리세갈래근은 발의 아래가쪽 구획에 착지한다(retropulsion);
- 앞정강근은 긴엄지폄근 근막에 연결되어 있다(antepulsion);
- 뒤정강근은 긴엄지벌림근의 구획에 연결되어 있다(intrarotation);
- 긴발가락폄근은 발의 등쪽근막에 속하는 힘줄들을 가지고 있다(lateropulsion).

몸통과 지절의 연속된 근막은 신체 말단까지 연결되어서, 신체의 가장 먼쪽 지점에서 나오는 들신경이 공간 방향을 따라 완벽하게 뇌까지 전달되도록 한다.

각 근막단위는 독자적으로 작용하지만, 하나의 근막단위가 더 크게 작용하면, 국소 근육의 수축이 몸쪽과 먼쪽으로 퍼져나가게 되는데[2], 이것은 전체 연속된 근막 중 동측 방향 근막단위와 관련된다. 각 근막단위는 자신의 근막 구획에 속하는 운동단위를 조정한다.

뇌는 방향성 움직임을 프로그래밍하고, 근막은 관절가동범위나 근막단위의 동원을 토대로 운동단위의 동원을 조정한다. 다관절근육은 2개 근막단위 사이에서 교각처럼 작용한다: 다관절근육의 골지힘줄기관은 먼쪽 관절에 대한 몸쪽 관절의 가동범위 변화를 토대로 근력을 조절한다. 이런 조정은 근막이 유동적일 때만 수행되고, 만약 바탕질이 치밀해지면(딱딱해지면), 운동 비협응과 관절 문제가 발생한다.

움직임은 1장에서 설명된 3개 공간면을 따라 수행되었고, 이동형태의 발전을 반영한다. 먼저 단일 방향의 움직임이 설명되었고, 그 다음 돌림운동과 관련된 움직임(운동전략)이 설명되었다. 마지막에는 운동 제스처가 설명되었다.

점진적으로 신체 움직임을 조절함으로써 근막의 생리학을 더 잘 이해할 수 있게 될 것이고, 근막의 기능부전을 더 잘 치료할 수 있게 될 것이다.

[1] 짧은종아리근의 부가적인 힘줄이 근조직 자체에서나 이것의 힘줄에서 기시하여, 5번째 발가락이나 4번째 발허리뼈, 심지어 새끼벌림근에 착지한다(Chiarugi G. 1975).

[2] 표면근전도를 통해 확인한 결과, 근육의 저항이 없는 능동 수축은 운동사슬을 활성화시키지 못했다. 한 근육의 수축 증가는 몸쪽과 먼쪽에 위치한 동일한 운동사슬의 다른 근육들을 활성화시켰다(Weissmann M.H.S. 2014).

다리의 앞쪽 영역, ANTEPULSION 연속된 근막

ANTERIOR REGION OF THE LOWER LIMB, ANTEPULSION SEQUENCE

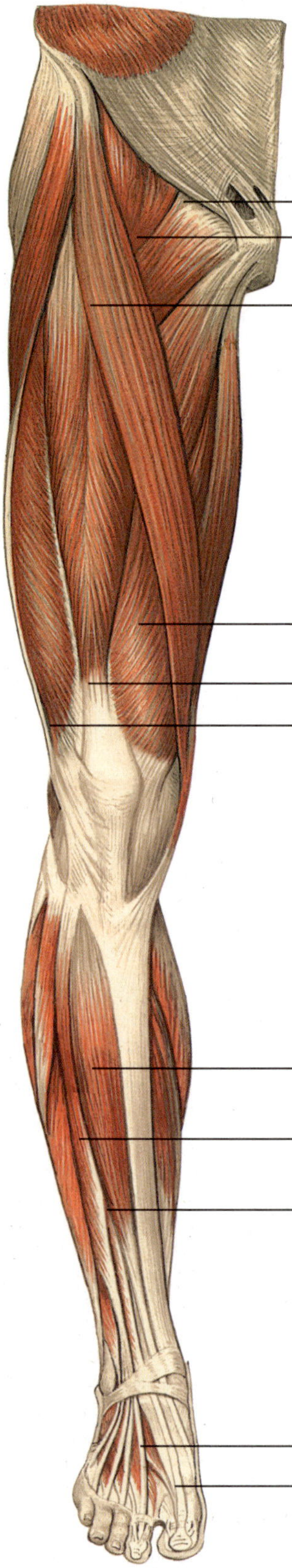

그림 4.1 다리의 앞쪽 영역
(출처: G. Chiarugi and L. Bucciante, Istituzioni di anatomia dell'uomo. Piccin Nuova Libraria, Padova 1983).

ANTEPULSION 근막 단위에 의해 수행된 분절 운동

SEGMENTARY MOVEMENTS IMPLEMENTED BY THE MF UNITS OF ANTEPULSION

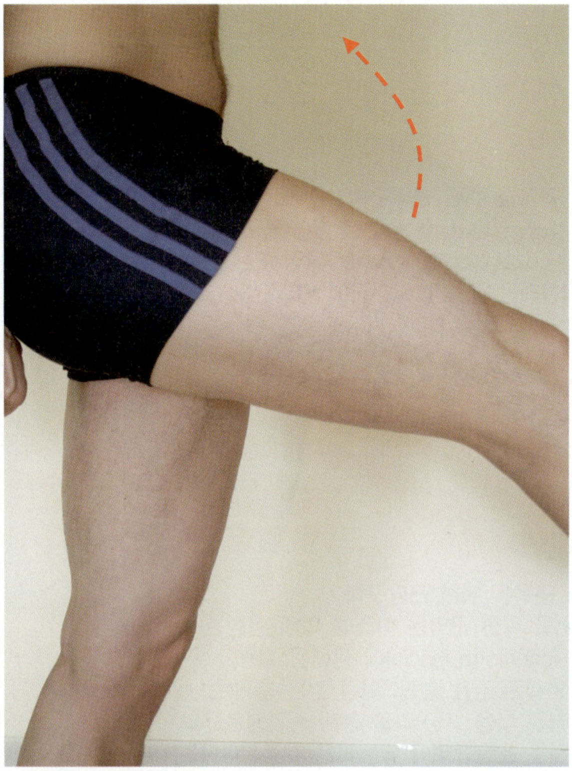

그림 4.2 엉덩관절 굽힘은 ante-coxa 근막단위의 가동범위로 움직인다.

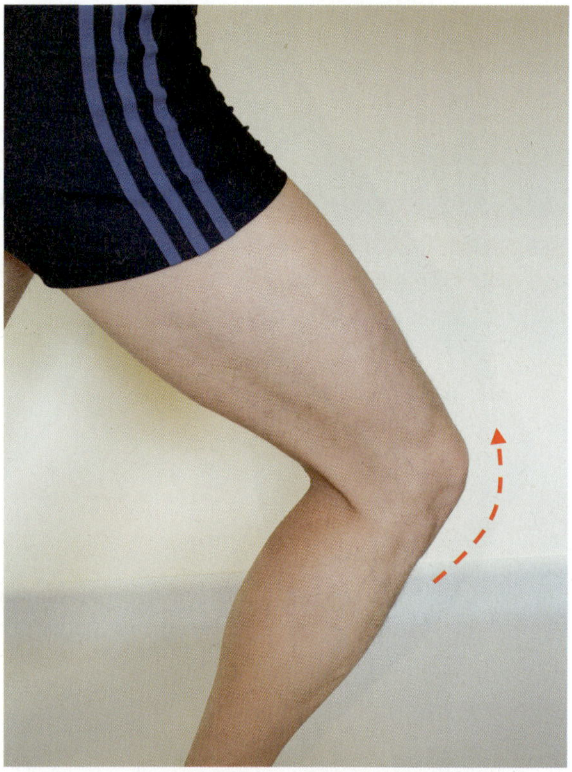

그림 4.3 무릎관절의 폄은 ante-genu 근막단위의 범위 내에서 움직인다.

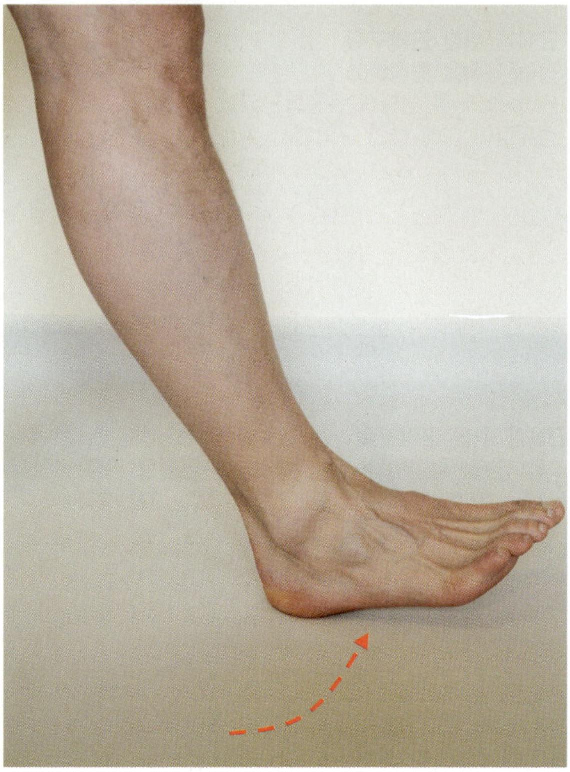

그림 4.4 발목의 발등굽힘은 ante-talus 근막단위의 범위 내에서 움직인다.

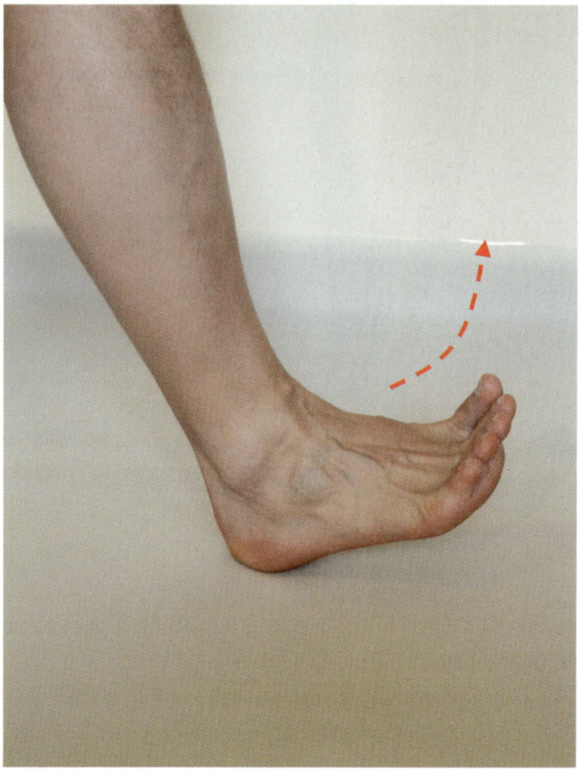

그림 4.5 발가락의 폄은 ante-pes 근막단위의 범위 내에서 움직인다.

다리 ANTEPULSION 근육의 구획 (그림 4.6)

COMPARTMENTS FOR THE MUSCLES OF ANTEPULSION, LOWER LIMB (Fig. 4.6)

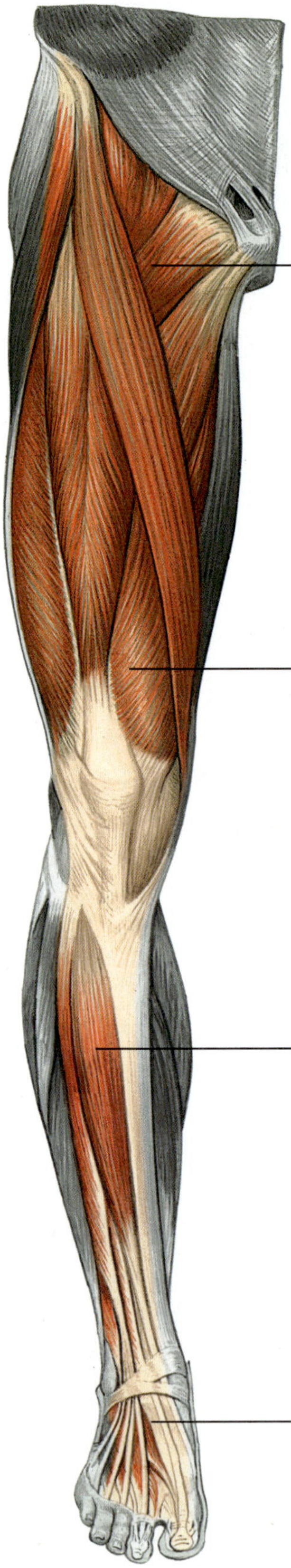

antepulsion coxa 근육을 위한 근막구획
엉덩두덩근막은 허리근, 엉덩근, 두덩근 및 긴모음근을 덮고 있고, 많은 사이막을 통해 coxa의 antepulsion을 담당하는 운동단위에 연결된다. 이 근막은 넙다리네갈래근 중 안쪽넓은근에 연결된다.

antepulsion genu 근육을 위한 근막구획
genu의 antepulsion을 위한 근막은 아래에 의해 형성된다:
- 배근막과 체근막 (cribriform fascia)에 관련된 겉층;
- 엉덩두덩근막에 연결된 깊은 층판; 이런 깊은 층판은 안쪽넓은근과 연결된 다음, 사이막을 통해 중간넓은근과 가쪽넓은근이 속하는 운동단위에 닿는곳을 제공한다.

antepulsion talus 근육을 위한 근막구획
앞쪽 종아리근막은 폄근 구획을 형성하고, 이 구획은 talus의 antepulsion을 담당하는 운동단위를 포함하고 있다. 발가락폄근의 많은 섬유들이 위에 놓인 근막에서 기시한다.

antepulsion pes 근육을 위한 근막구획
발등 위의 근막은 3개의 층을 형성한다: 십자 지지띠에 연결된 겉층, 엄지폄근이 속한 중간층, 그리고 등쪽뼈사이근을 덮고 있는 깊은 층판.

그림 4.6 antepulsion 근육의 근막구획
(출처: G. Chiarugi and L. Bucciante, Istituzioni di anatomia dell'uomo. Piccin Nuova Libraria, Padova 1983).

ANTEPULSION 근막 단위에 의해 수행된 다리 전체 운동

GLOBAL MOVEMENT IMPLEMENTED BY THE ANTEPULSION MF SEQUENCE

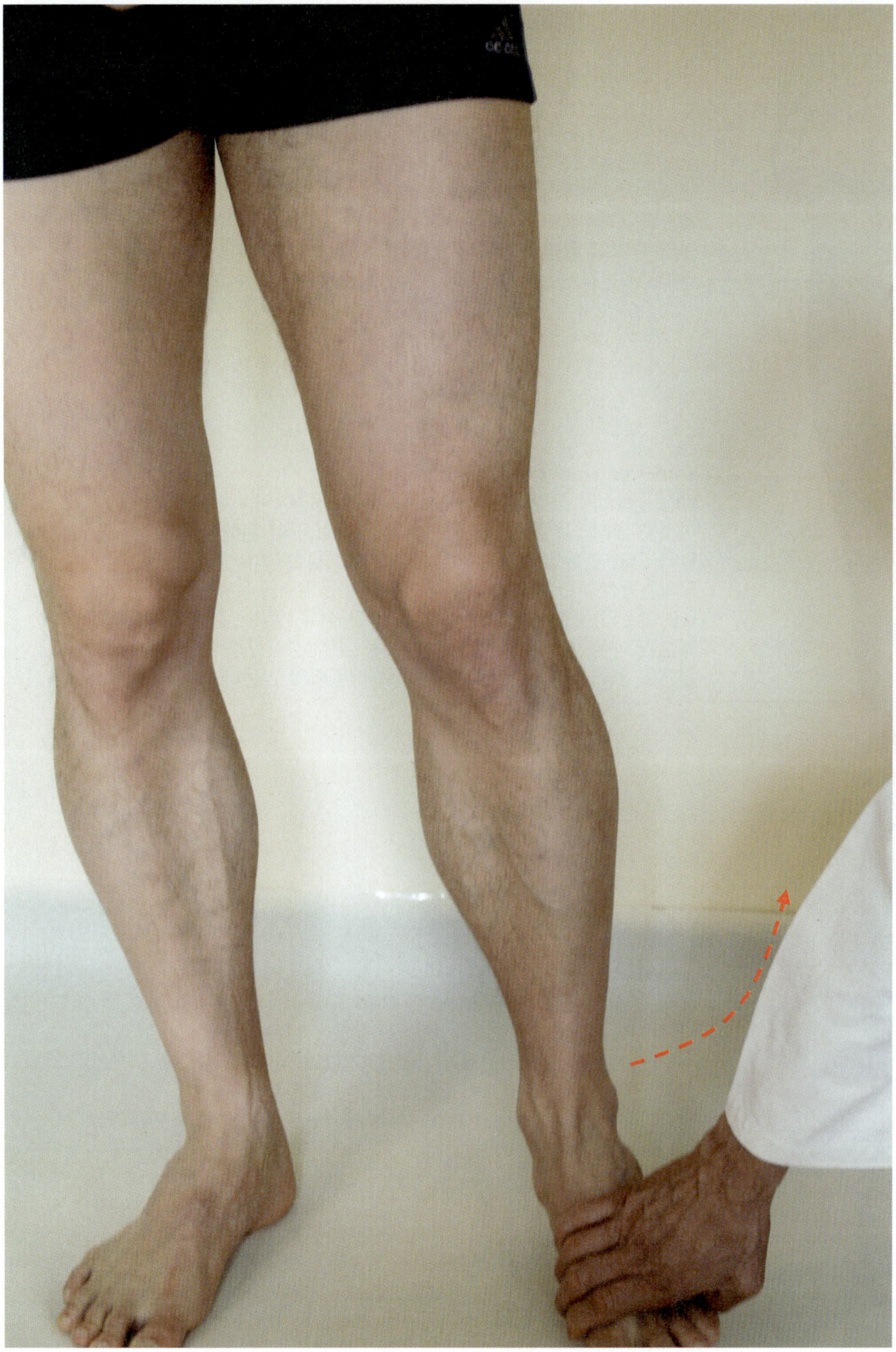

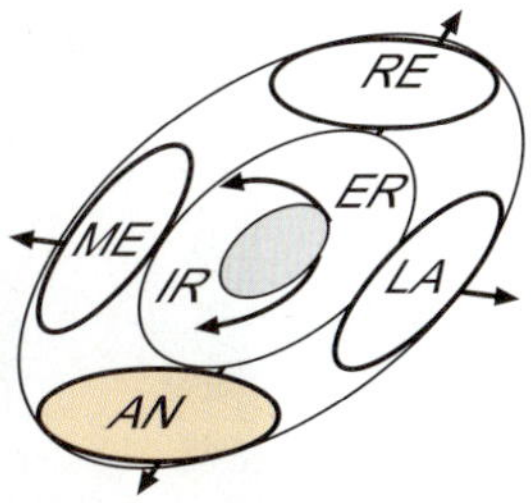

ante-coxa

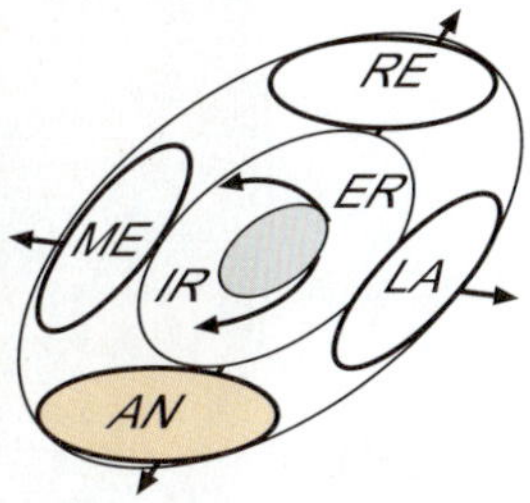

ante-genu

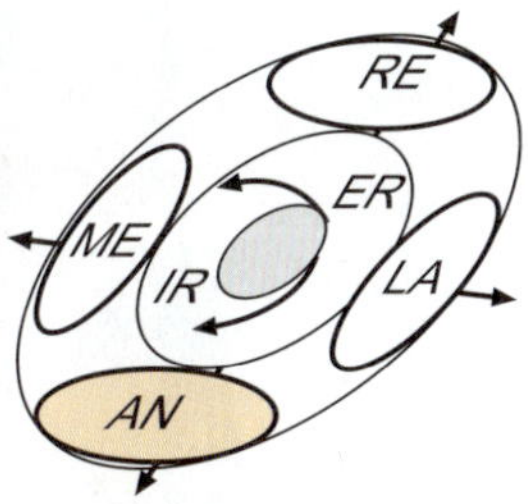

ante-talus

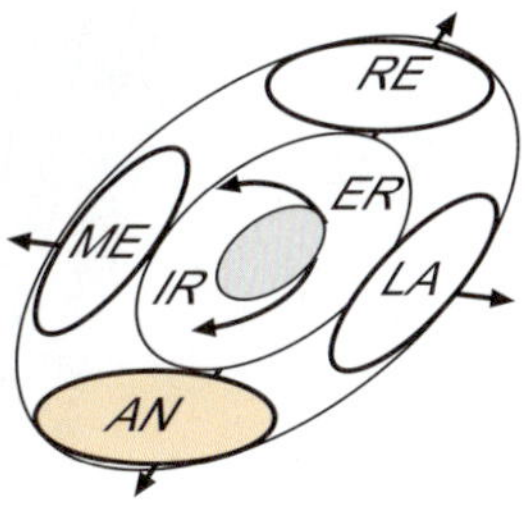

ante-pes

그림 4.7 다리 전체를 앞쪽으로 가져가는 antepulsion 연속된 근막의 수축

뇌가 다리를 앞쪽으로 움직이는 프로그래밍을 했다면, 다리 앞쪽 근막구획에 포함된 동측 운동단위가 활성화된다. 앞쪽근막구획에 포함된 antepulsion 운동단위의 수축은 위에 놓인 근막을 신장하고 고유수용기를 활성화시킬 것이다. antepulsion 연속된 근막의 들신경은 프로그래밍된 방향에 따른 움직임의 발생을 확정하는 뇌로 다시 정보를 보낸다.

다리의 ANTEPULSION 근막단위의 생리학

PHYSIOLOGY OF THE ANTEPULSION MF
UNITS, LOWER LIMB

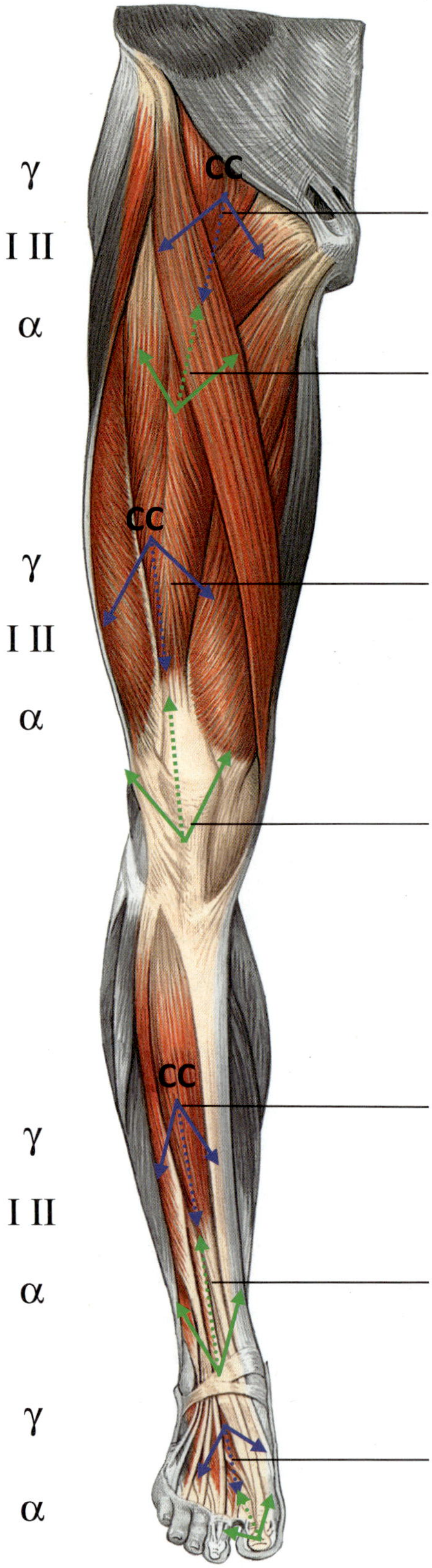

ante-coxa (an-cx)의 근막단위

ante-coxa의 근막단위 (an-cx)를 위한 근방추 속 섬유의 협응중심; 이것은 샅인대의 밑, 체근막 (그림 4.12)의 위와 엉덩두덩근막 (CC)에 위치한다. 만약 근막이 유연하면, 1차 들신경과 2차 들신경이 알파운동신경으로 하여금 ante-coxa 운동단위를 수축하게 만든다.

ante-genu (an-ge)의 근막단위

ante-genu의 근막단위 (an-ge)를 위한 근방추 속 섬유의 협응중심; 이것은 넙다리네갈래근의 중간지점 (넙다리근막) 위에 위치한다 (그림 4.13). 만약 근막이 유연하면, 1차 들신경과 2차 들신경이 알파운동신경으로 하여금 ante-genu 운동단위를 수축하게 만든다. 감마회로의 완전한 기능은 근방추 바깥 섬유 (알파신경 자극)에 의해 형성된 녹색 평행사변형을 근방추 속 섬유 (감마신경 자극)의 벡터에 의해 형성된 평행사변형과 비슷한 형태로 배열되게 만든다.

ante-talus (an-ta)의 근막단위

ante-talus의 근막단위 (an-ta)를 위한 근방추 속 섬유의 협응중심; 이것은 무릎과 발목사이의 중간지점 (앞쪽 종아리근막)에 위치한다 (그림 4.14). 만약 근막이 유연하면, 1차 들신경과 2차 들신경이 알파운동신경으로 하여금 ante-talus 운동단위를 수축하게 만든다.

ante-pes (an-pe)의 근막단위

ante-pes의 근막단위 (an-pe)를 위한 근방추 속 섬유의 협응중심; 이것은 짧은엄지폄근의 힘살 (긴엄지폄근 힘줄의 가쪽) 위에 위치한다 (그림 4.15).

그림 4.8 감마회로의 정상 기능
(출처: G. Chiarugi and L. Bucciante, Istituzioni di anatomia dell'uomo, Piccin Nuova Libraria, Padova 1983).

다리의 ANTEPULSION 근막단위의 관절문제

ARTICULAR CONFLICTS IN THE
ANTEPULSION UNITS, LOWER LIMB

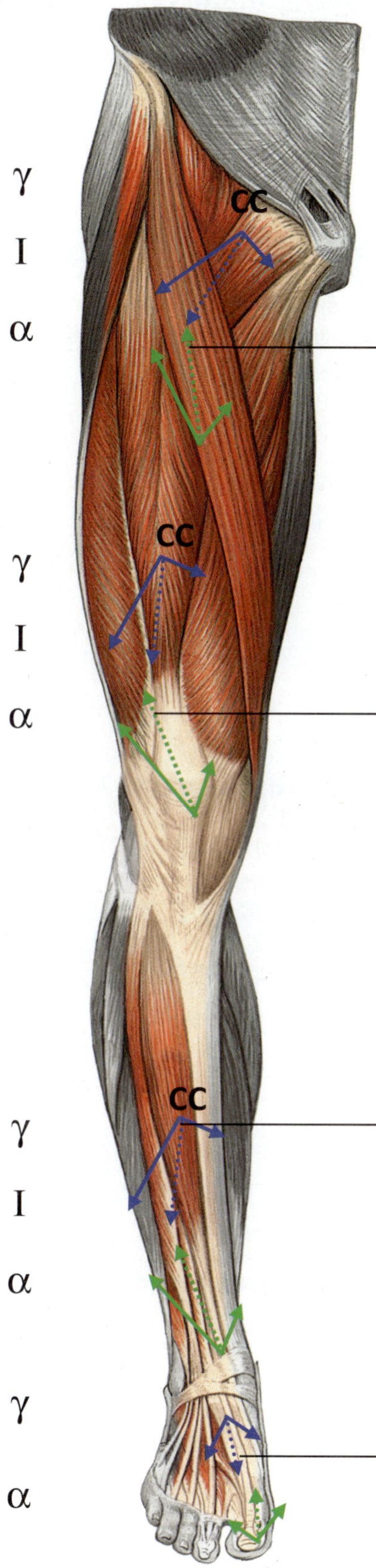

coxa가 antepulsion할 때 통증이 발생한다.
만약 엉덩두덩근막이 치밀해지면,
일부 근방추 속 섬유가 수축하지 않고,
모든 an-cx 근막단위의 근방추 바깥 섬유를 활성화시키지 못한다.
예를 들어, 엉덩허리근의 가쪽섬유만이 활성화되면,
엉덩관절의 문제와 샅고랑 통증이 발생한다.

genu가 antepulsion할 때 통증이 발생한다.
만약 CC에 해당하는 근막이 치밀해지면, 일부 근방추 속 섬유가
수축하지 않고, 모든 an-ge 근막단위의 근방추 바깥 섬유를
활성화시키지 못한다. 예를 들어, 넙다리네갈래근의
가쪽섬유가 우세하면 무릎뼈의 가쪽 아탈구와
무릎넙다리관절의 문제가 발생할 수 있다. 근막의 치밀화가
감마회로의 차단에 영향을 주지 못하지만, 감마회로의
기능부전에는 영향을 준다. 양쪽 평행사변형이 동일한 지점을 갖지만,
이것들의 합성힘은 관절축과 더 이상 일치되지 않는다.

talus가 antepulsion할 때 통증이 발생한다.
만약 앞쪽 종아리근막이 치밀해지면,
일부 근방추 속 섬유가 수축하지 않아,
모든 an-ta 근막단위의 근방추 바깥 섬유를 활성화시키지 못한다.
예를 들어, 발가락폄근의 섬유만 활성화되면,
발목뼈관절에 문제가 발생하고 힘줄병증과 통증이 일어난다.

pes가 antepulsion할 때 통증이 발생한다.
만약 짧은엄지폄근의 근막이 치밀해지면, 일부 근방추 속 섬유가 수축하지
않고, 모든 an-pe 근막단위의 근방추 바깥 섬유를 활성화시키지 못한다.
이것은 엄지발가락과 첫 번째 발허리뼈의 통증을 초래한다.

그림 4.9 감마회로의 기능부전
(출처: G. Chiarugi and L. Bucciante, Istituzioni di anatomia dell'uomo. Piccin Nuova Libraria, Padova 1983).

ANTEPULSION 연속된 근막과 신장반사

ANTEPULSION SEQUENCE AND STRETCH REFLEX

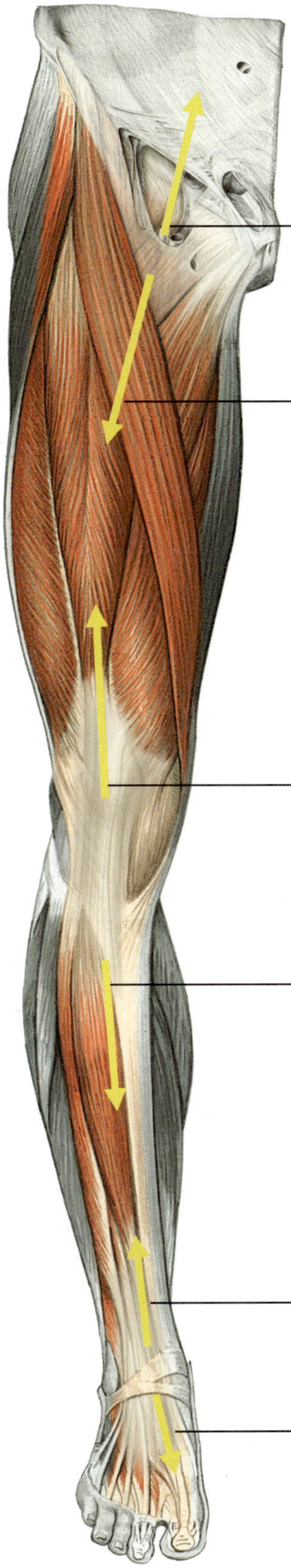

ante-coxa 근막단위와
ante-genu 근막단위의 협력작용

Scarpa 삼각 (그림 4.12) 위에 위치한 얇은 층의 체근막은 배빗근 (an-pv)에 의해 몸쪽으로 신장되고, 넙다리빗근 (an-cx)에 의해 먼쪽으로 신장된다. 깊은 곳에 있는 작은허리근은 엉덩두덩인대 (an-cx)를 몸쪽으로 신장하고, 안쪽넓은근 (an-ge)은 먼쪽으로 견인한다.

ante-genu 근막단위와 ante-talus 근막단위의 협력작용

넙다리곧은근의 먼쪽 힘줄은 무릎힘줄과 넙다리네갈래근 연장부 (앞쪽 종아리근막까지 이르는)를 형성하기 위해 무릎을 지나간다. 무릎의 antepulsion 동안, 넙다리네갈래근 연장부는 종아리근막을 몸쪽으로 당긴다. talus의 발등굽힘근이 종아리근막 몸쪽의 안쪽에서 기시한다. 발등굽힘근의 수축은 종아리근막을 먼쪽으로 신장한다 (그림 4.14)

ante-talus 근막단위와 ante-pes 근막단위의 협력작용

폄근지지띠는 antepulsion 근막의 연속성과는 관련이 없다. 폄근지지띠는 발목의 antepulsion과 발의 antepulsion을 동시에 일으키는 종아리근육의 힘줄이 부착하는 발 근육들의 닿는곳이다. 벌레근은 폄근힘줄이 위치한 발의 등쪽널힘줄에서 착지된다.

그림 4.10 다리의 antepulsion 연속된 근막의 협력작용
(출처: G. Chiarugi and L. Bucciante, Istituzioni di anatomia dell'uomo. Piccin Nuova Libraria, Padova 1983).

골지힘줄기관의 활성화

ACTIVATION OF THE GOLGI TENDON ORGANS

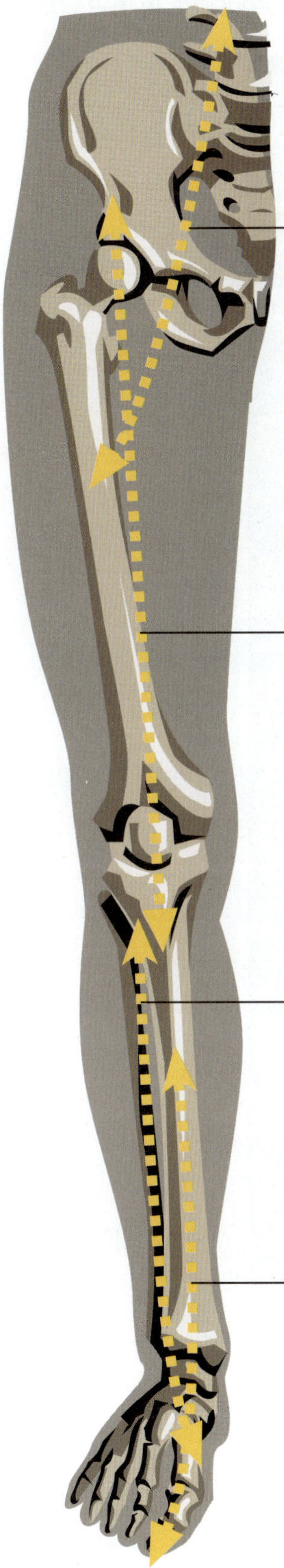

pelvis와 coxa의 연결

엉덩허리근은 다관절근육으로서, coxa가 닫힌사슬 상태일 때, pelvis의 antepulsion에 개입한다; 반대로 coxa가 자유롭게 움직일 때는 허벅지를 antepulsion하는데 개입한다. pelvis와 coxa는 하나의 기능 단위를 형성한다; 엉덩근과 허리근은 pelvis와 coxa를 굽힘한다.

coxa와 genu의 연결

다관절근육인 넙다리네갈래근의 골지힘줄기관은 coxa와 genu가 동시에 antepulsion할 때 이것들의 가동범위에 영향을 준다.

"넙다리곧은근의 먼쪽힘줄은 무릎인대를 형성하기 위해 무릎뼈를 지나서 정강뼈거친면까지에 이른다" (Chiarugi G. 1975).

genu와 talus의 연결

다관절근육인 앞정강근의 골지힘줄기관은 genu와 talus가 동시에 antepulsion할 때 이것들의 가동범위에 영향을 준다.

"앞정강근의 먼쪽힘줄은 정강뼈 가쪽융기와 이것을 덮고 있는 근막에서 기시한다. 넙다리네갈래근의 무릎힘줄 연장부와 넙다리두갈래근이 이 근막에서 착지한다" (Chiarugi G. 1975).

talus와 pes의 연결

다관절근육인 긴엄지폄근의 골지힘줄기관은 talus와 pes가 동시에 antepulsion할 때 이것들의 가동범위에 영향을 준다. 발목의 십자 지지띠 밑을 지나가는 힘줄의 반사각 (입사각과 같은)이 골지힘줄기관을 자극한다.

그림 4.11 다리의 antepulsion을 위한 다관절근육

다리의 ANTEPULSION 연속된 근막 FASCIAE OF THE ANTEPULSION SEQUENCE IN THE LOWER LIMB

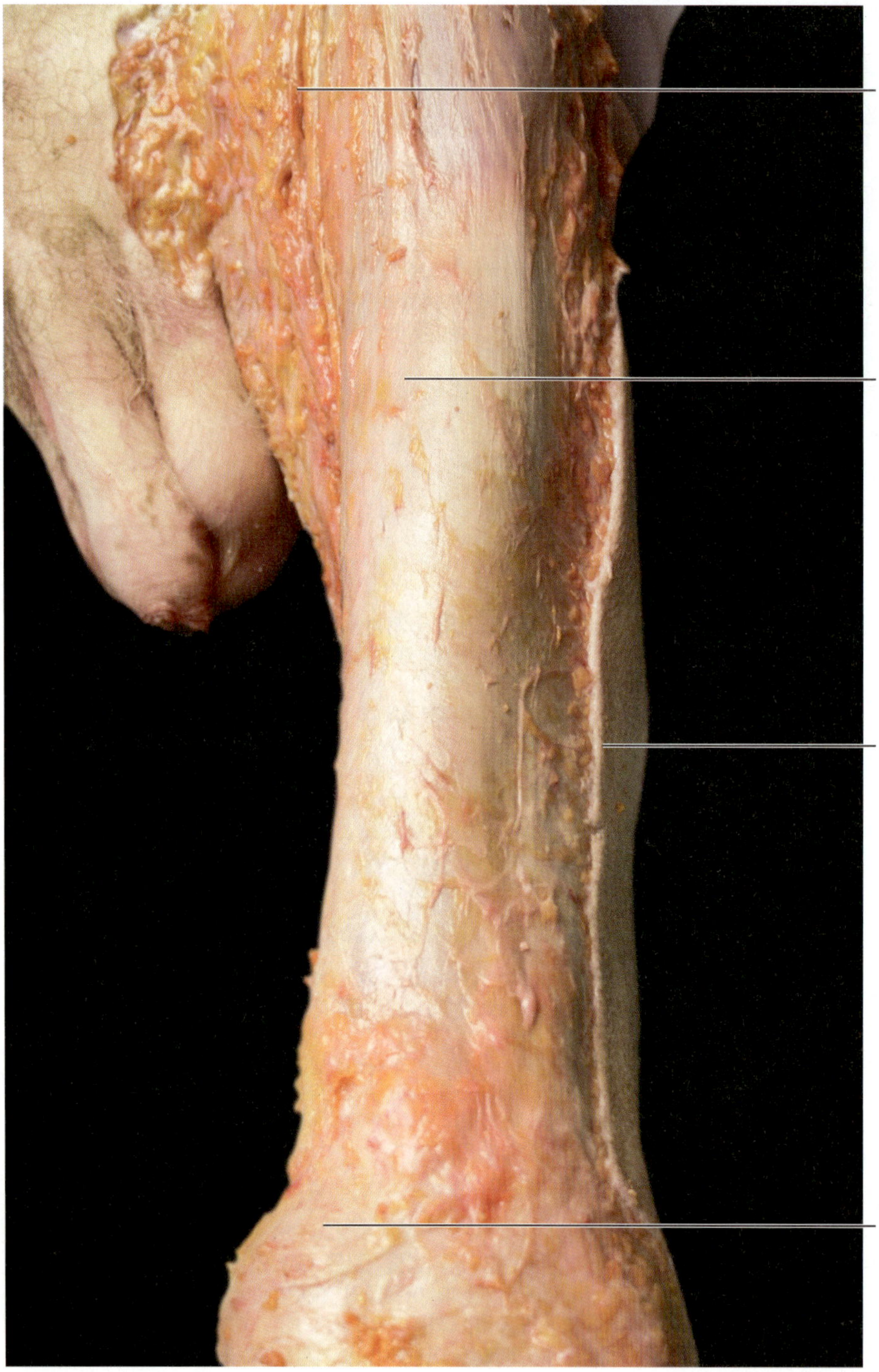

그림 4.12 허벅지 앞쪽에 있는 넙다리근막. 넙다리근막은 아래쪽의 근육 위에서 부분적으로 활주한다.

선은 해부학 부위를 설명하고, 숫자 (1,2)는 근막의 생리를 나타낸다. 숫자 1은 작용을 의미하고, 2는 이것의 결과를 의미한다.

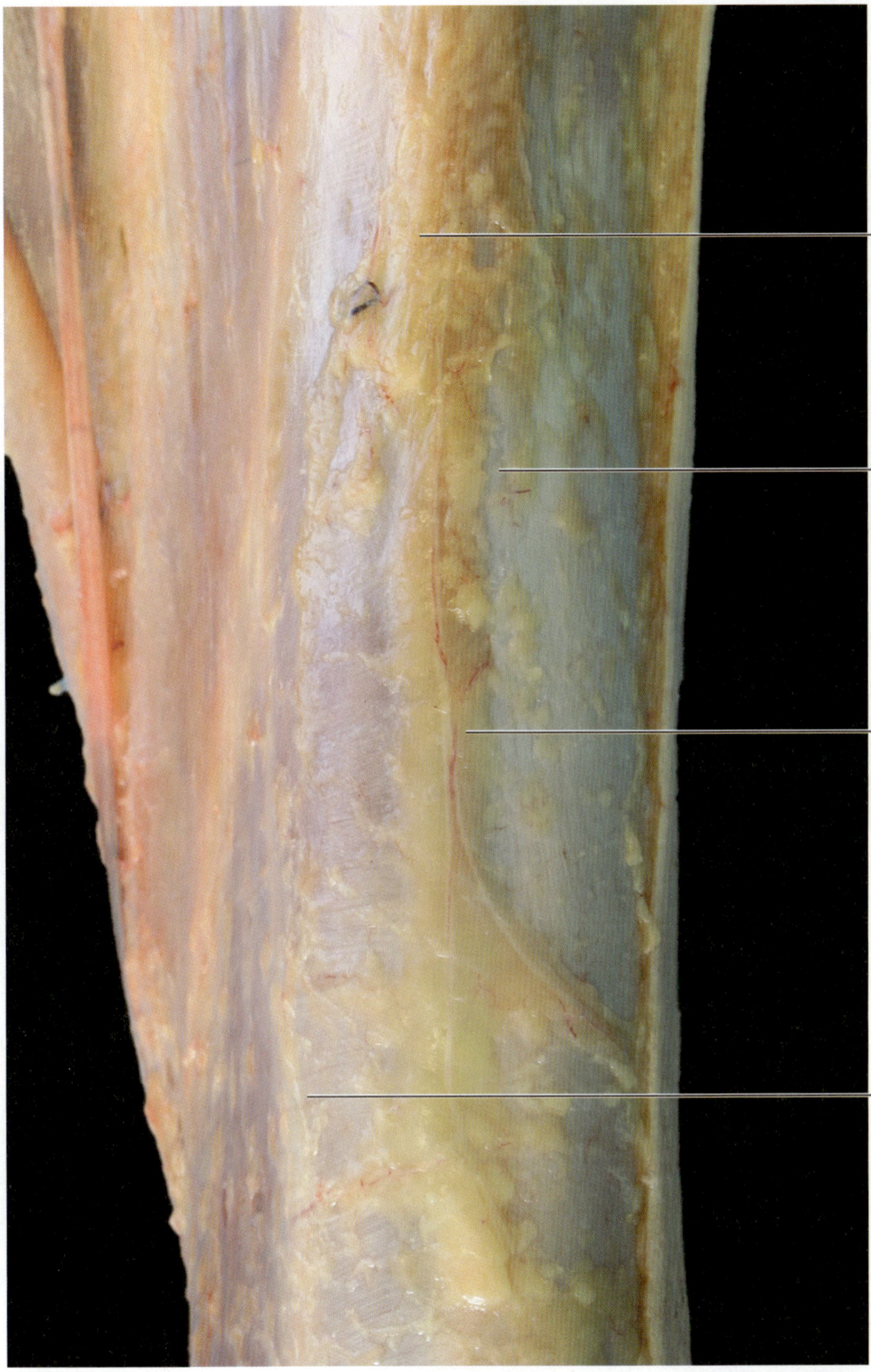

그림 4.13 무릎 몸쪽 영역의 넙다리근막. 안쪽 사이막과 가쪽 사이막 사이에 위치한 넙다리근막은 antepulsion 동안 넙다리네갈래근의 개입을 조정하기 위해 넙다리네갈래근의 네갈래를 재통합한다.

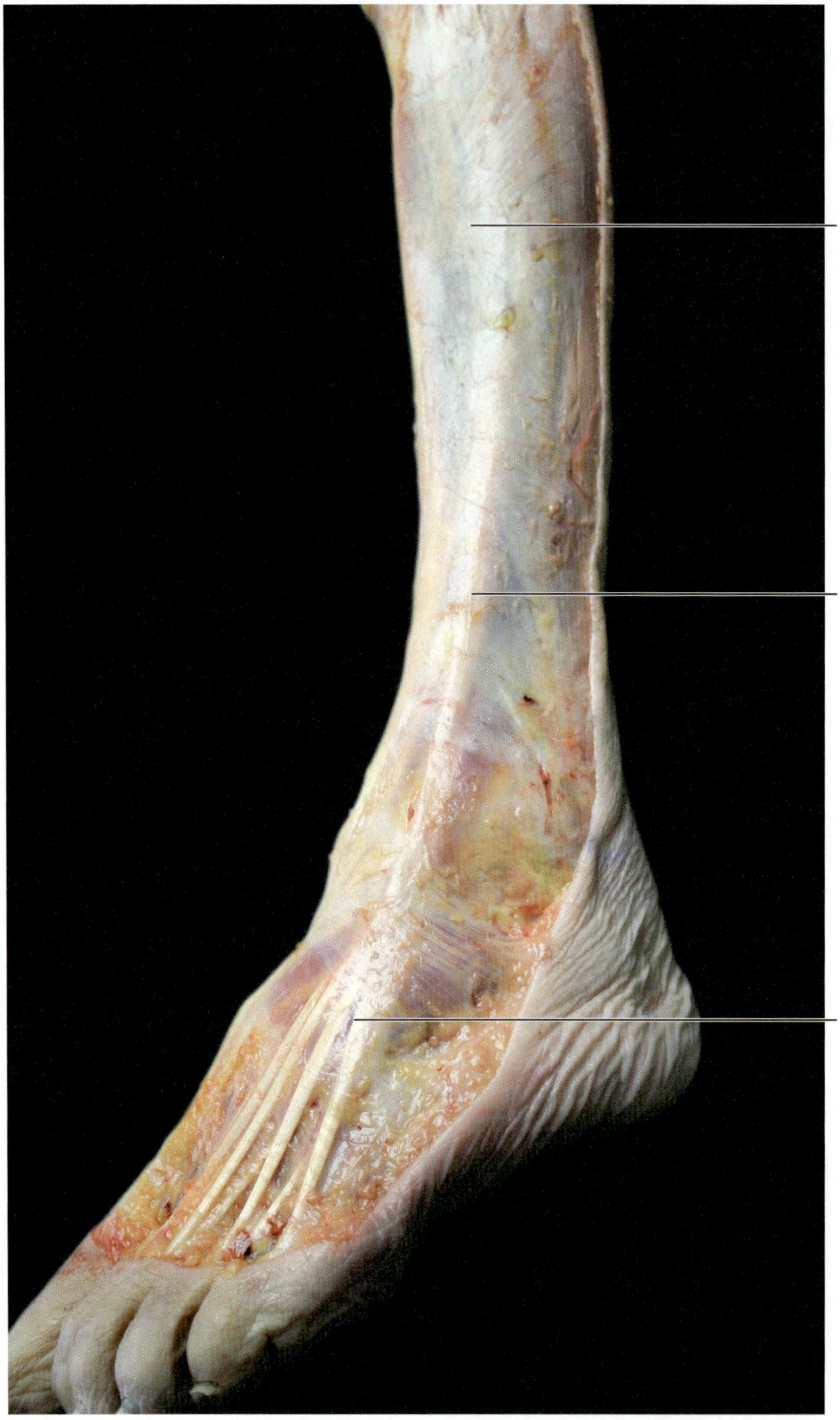

그림 4.14 앞쪽 종아리와 발 영역의 널힘줄성 근막. 종아리근막은 앞쪽 발 근막으로 연결된다.

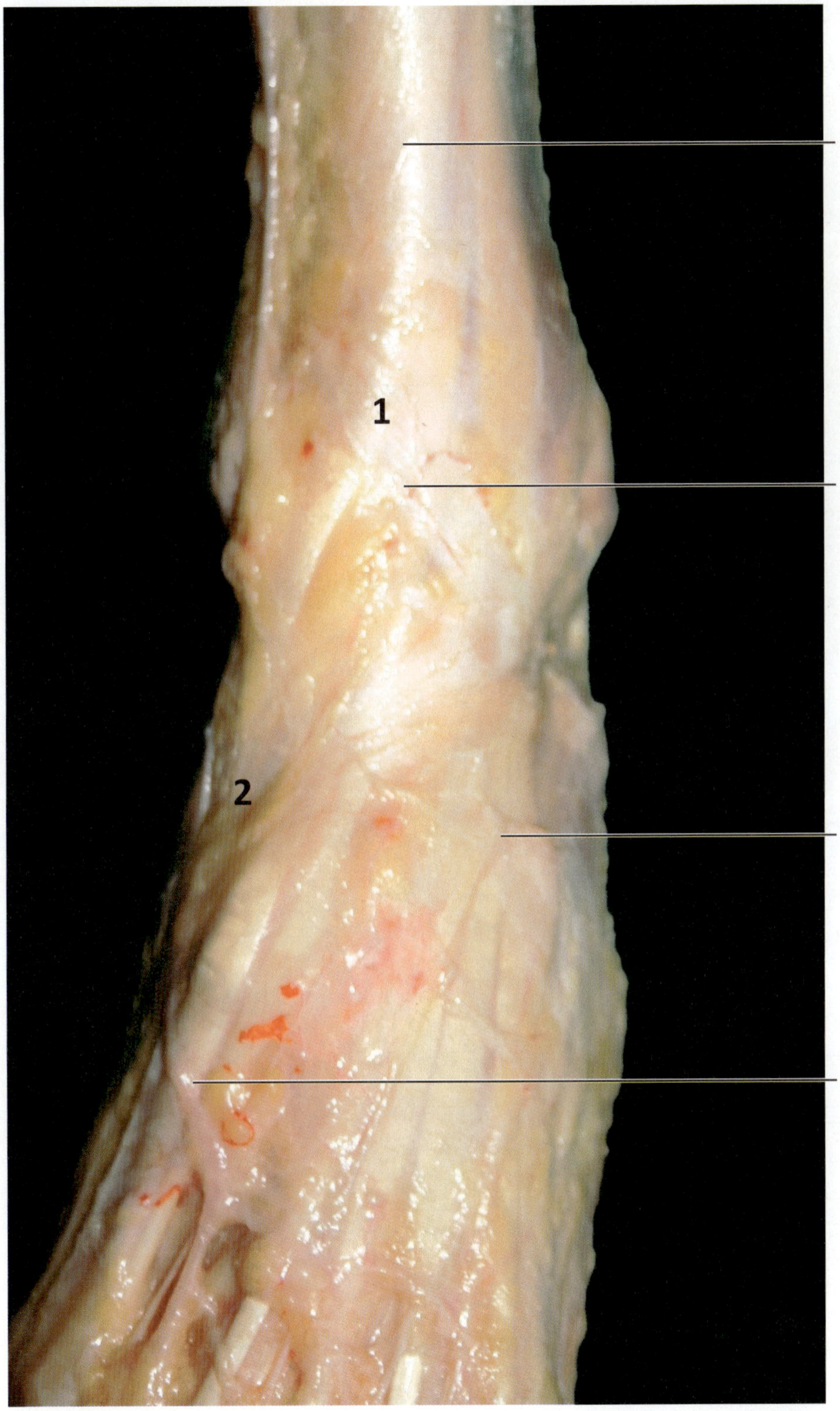

그림 4.15 발등의 깊은 근막(겉층). 피부밑조직을 절개하면, 십자 지지띠(1)를 볼 수 있다. 십자 지지띠는 다른 나선형 콜라겐 섬유(2)와 아래쪽에서 연결된다.

다리의 뒤쪽 영역, RETROPULSION 연속된 근막

POSTERIOR REGION OF THE LOWER LIMB, RETROPULSION SEQUENCE

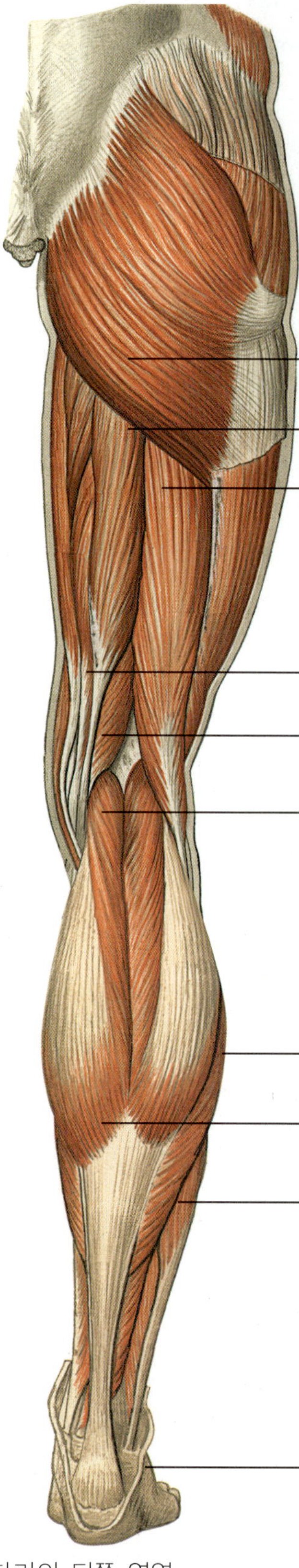

그림 4.16 다리의 뒤쪽 영역
(출처: G. Chiarugi and L. Bucciretro, Istituzioni di anatomia dell'uomo, Piccin Nuova Libraria, Padova 1983).

RETROPULSION 근막 단위에 의해 수행된 분절 운동

SEGMENTARY MOVEMENTS IMPLEMENTED BY THE MF UNITS OF RETROPULSION

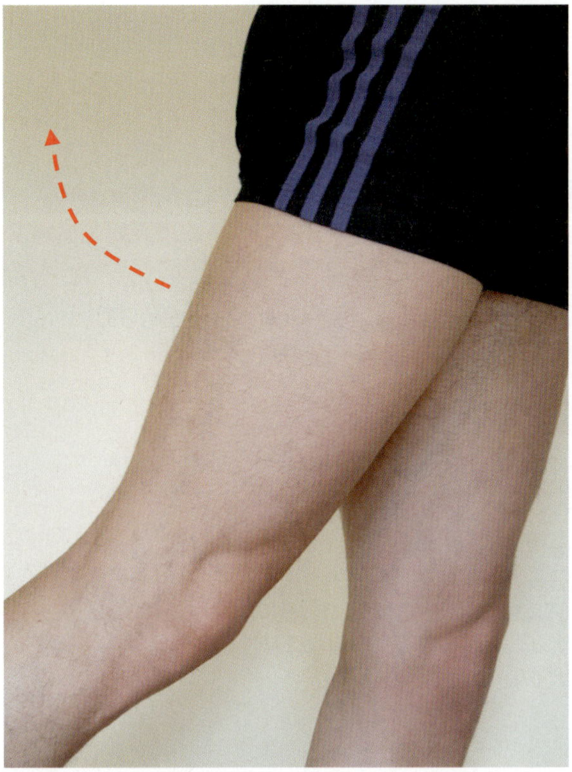

그림 4.17 엉덩관절 폄은 retro-coxa 근막단위의 범위 내에서 움직인다.

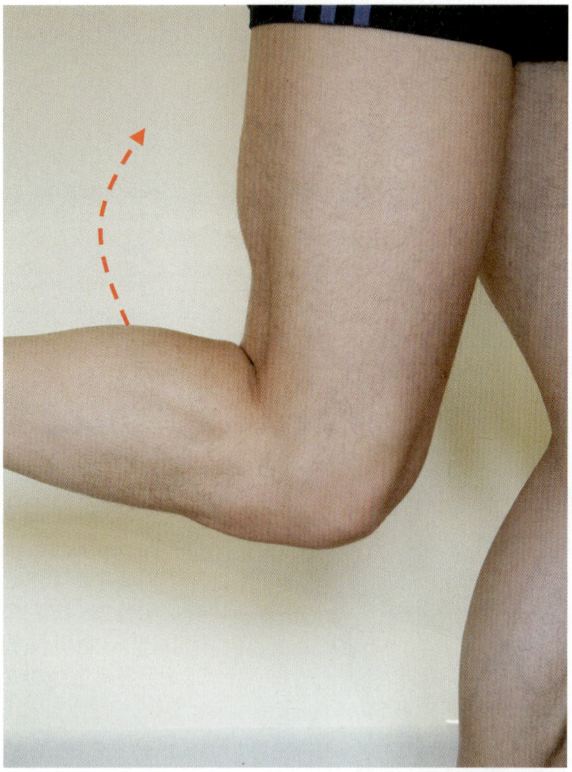

그림 4.18 무릎관절의 굽힘은 retro-genu 근막단위에 의해 움직임이 발생된다.

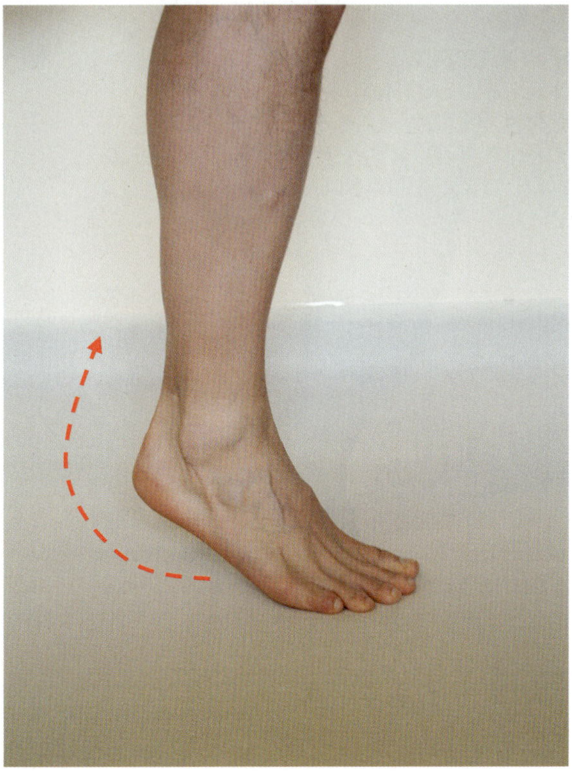

그림 4.19 발목의 발바닥굽힘은 retro-talus 근막단위에 의해 움직임이 발생된다.

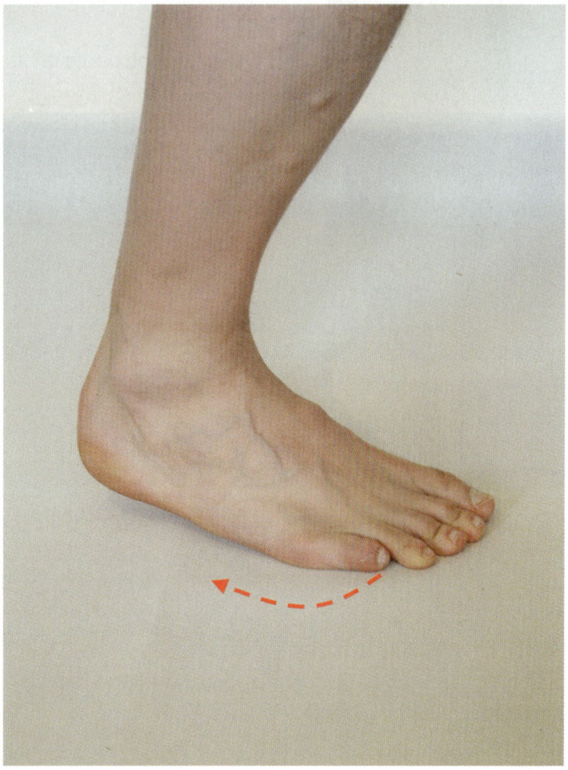

그림 4.20 발뒤쪽의 발바닥 밀기는 retro-pes 근막단위에 의해 움직임이 발생된다.

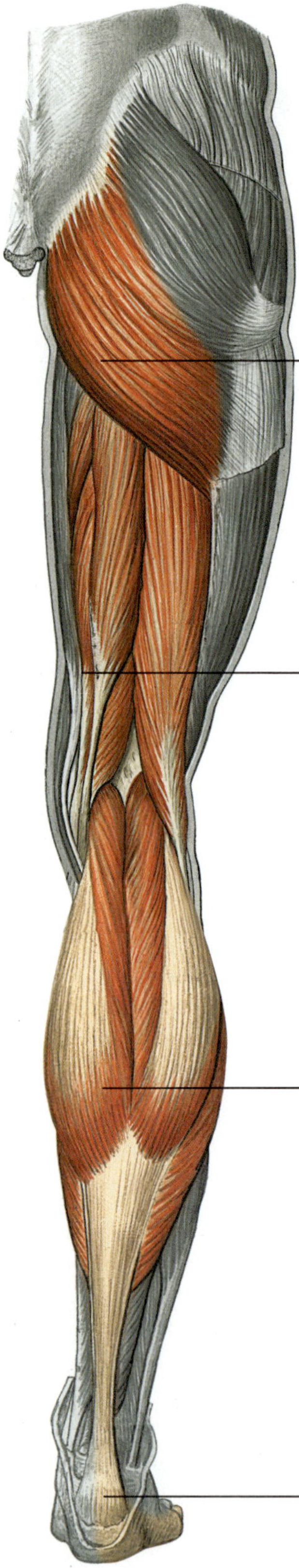

다리 RETROPULSION 근육의 구획 (그림 4.21)

COMPARTMENTS FOR THE MUSCLES OF RETROPULSION, LOWER LIMB (Fig. 4.21)

retropulsion coxa 근육을 위한 근막구획

어깨세모근과 같이, 큰볼기근의 근막도 근섬유 사이에 많은 사이막을 가진다. 이들 근섬유는 다음의 다발을 형성한다: 몸쪽 섬유 (lateropulsion 운동단위), 얕은 섬유 (등허리근막과 연결되는, scheme unit)), 중간볼기근 근막와 연결되는 섬유 (extrarotation 운동단위), 그리고 깊은 섬유(엉치결절인대와 연결되는) (retropulsion 운동단위).

retropulsion genu 근육을 위한 근막구획

가쪽근육사이막에서 안쪽근육사이막까지 펼쳐 있는 뒤쪽 넙다리근막은 뒤넙다리근이 속하는 구획을 형성한다. 넙다리근막의 일부는 뒤넙다리근을 덮고 있고, 결합조직성 사이막을 통해 무릎의 retropulsion 운동단위에 연결된다.

retropulsion talus 근육을 위한 근막구획

뒤쪽 종아리근막은 talus의 retropulsion을 담당하는 운동단위가 속하는 구획을 형성한다 (그림 4.27). 모든 근막 구획과 같이, 일부 근섬유가 근막에서 기시하고, 다른 섬유는 견인이 벡터중심 쪽으로 수렴할 수 있도록 근막 밑에서 자유롭게 활주한다.

retropulsion pes 근육을 위한 근막구획

발바닥에 있는 근막은 3개의 구획을 형성한다: 가쪽구획에는 새끼발가락 근육 (새끼벌림근과 짧은새끼굽힘근)이 포함된다; 중간구획에는 짧은발가락굽힘근이 속한다; 안쪽구획은 짧은엄지굽힘근과 짧은엄지벌림근을 가진다. 깊은 곳에는 바닥쪽뼈사이근의 구획이 있다.

그림 4.21 retropulsion 근육의 근막구획

(출처: G. Chiarugi and L. Bucciretro, Istituzioni di anatomia dell'uomo. Piccin Nuova Libraria, Padova 1983).

RETROPULSION 근막 단위에 의해 수행된 다리 전체 운동

GLOBAL MOVEMENT IMPLEMENTED BY THE RETROPULSION MF SEQUENCE

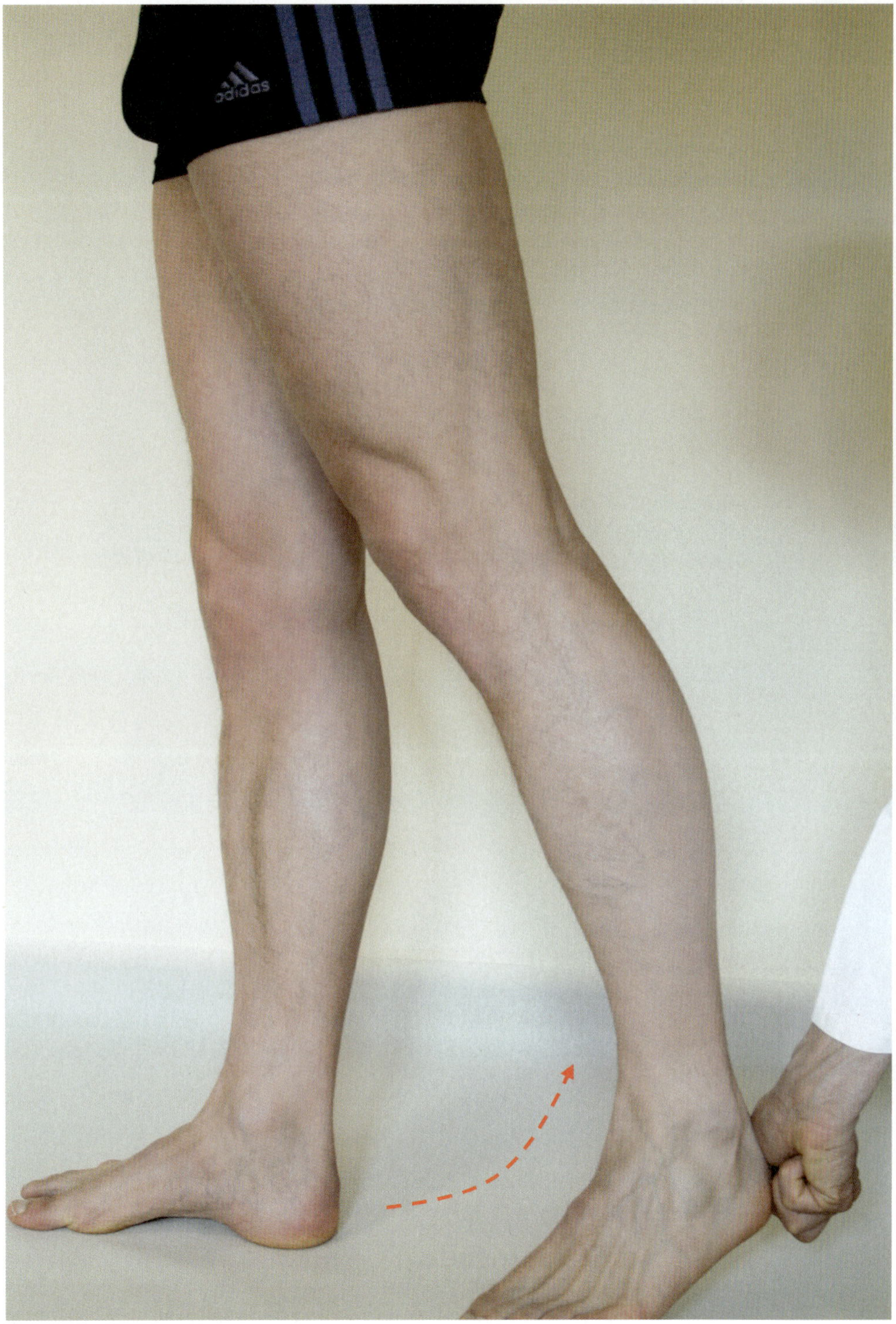

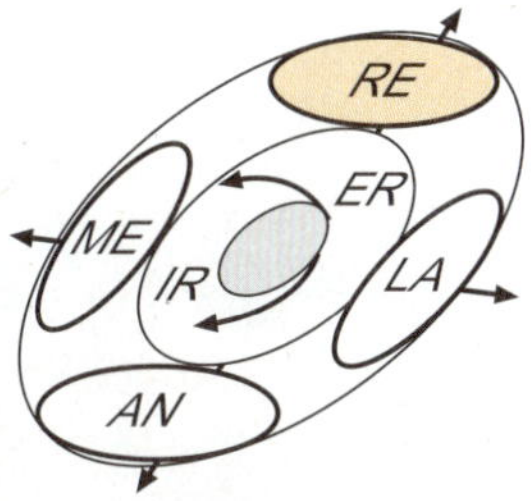

retro-coxa

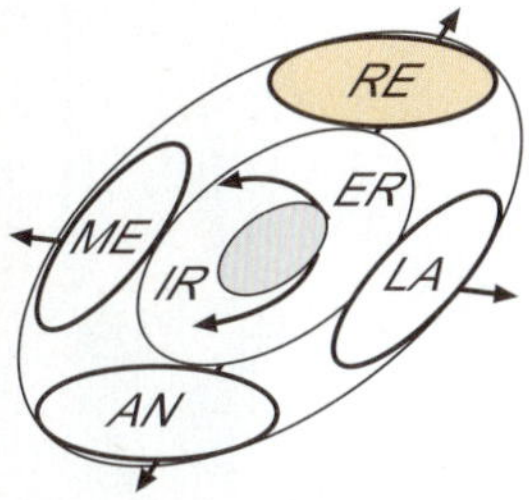

retro-genu

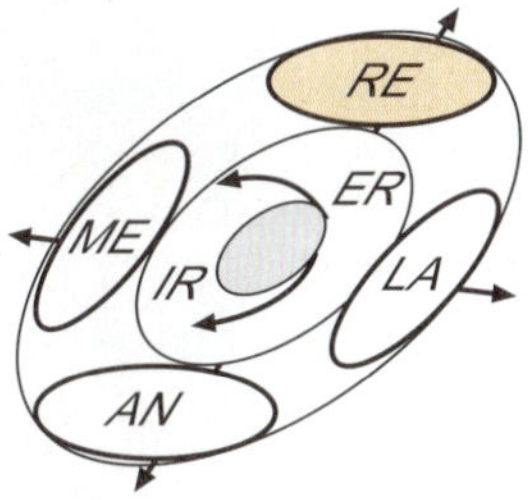

retro-talus

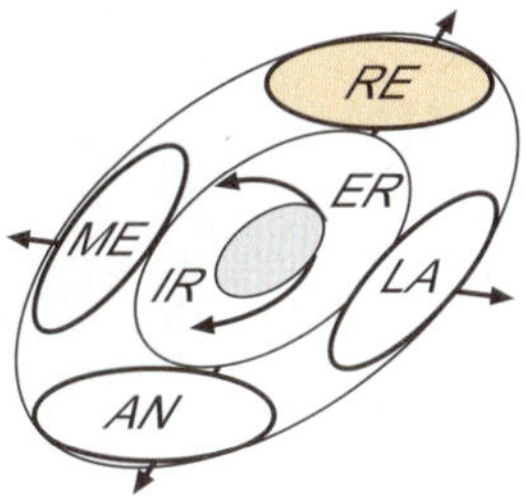

retro-pes

그림 4.22 다리 전체를 뒤쪽으로 가져가는 retropulsion 연속된 근막의 수축

뇌가 다리를 뒤쪽으로 움직이는 프로그래밍을 했다면, 다리 뒤쪽 근막구획에 포함된 동측 운동단위가 활성화된다. 뒤쪽 근막구획에 포함된 retropulsion 운동단위의 수축은 위에 놓인 근막을 신장하고 고유수용기를 활성화시킬 것이다. 이런 이유로, 들신경의 정보는 특정 움직임 방향에 따라 뇌에 도달한다.

다리의 RETROPULSION 근막단위의 생리학

PHYSIOLOGY OF THE RETROPULSION MF UNITS, LOWER LIMB

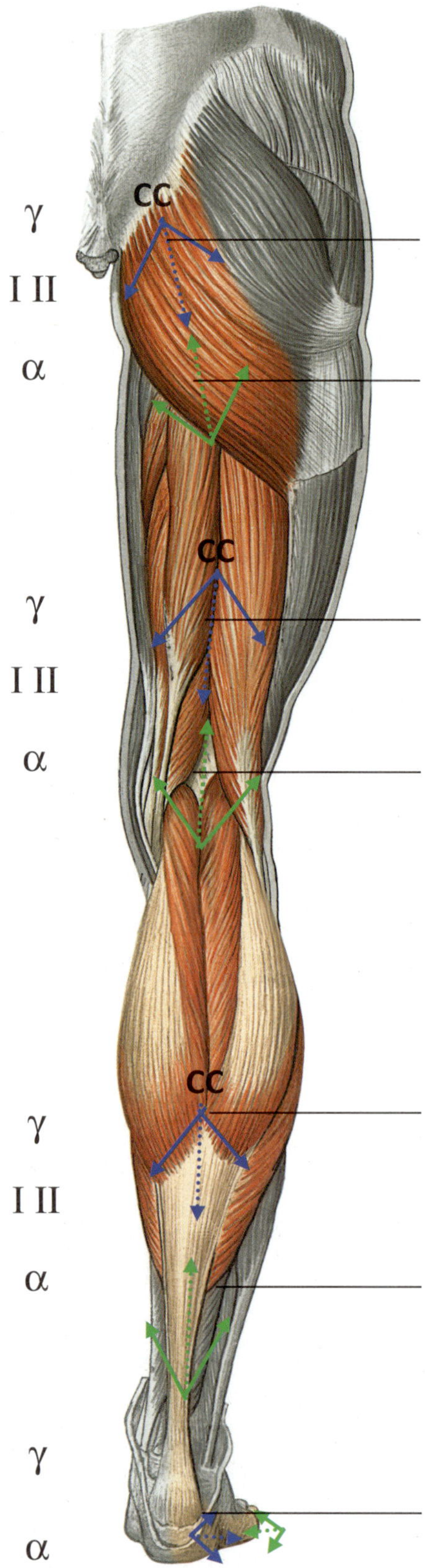

retro-coxa (re-cx)의 근막단위
retro-coxa의 근막단위 (re-cx)를 위한 근방추 속 섬유의 협응중심; 이것은 엉치결절인대와 볼기근막 (CC)에 위치한다.
만약 근막이 유연하면, 1차 들신경과 2차 들신경이 알파운동신경으로 하여금 retro-coxa 운동단위를 수축하게 만든다.

retro-genu (re-ge)의 근막단위
retro-genu의 근막단위 (re-ge)를 위한 근방추 속 섬유의 협응중심; 이것은 엉덩관절과 무릎관절의 중간지점 (뒤쪽 허벅지의 넙다리근막) 위에 위치한다. 만약 근막이 유연하면, 1차 들신경과 2차 들신경이 알파운동신경으로 하여금 retro-genu 운동단위를 수축하게 만든다.

"오금근막은 힘줄에서 근막까지 주행하는 많은 섬유다발에 의해 강화된다" (Testut L. 1987).

retro-talus (re-ta)의 근막단위
retro-talus의 근막단위 (re-ta)를 위한 근방추 속 섬유의 협응중심; 이것은 무릎과 발목사이의 중간지점 (뒤쪽 종아리근막)에 위치한다 (그림 4.27). 만약 근막이 유연하면, 1차 들신경과 2차 들신경이 알파운동신경으로 하여금 retro-talus 운동단위를 수축하게 만든다.

retro-pes (re-pe)의 근막단위
retro-pes의 근막단위 (re-pe)를 위한 근방추 속 섬유의 협응중심; 이것은 새끼벌림근의 근막 구획에 위치한다.

그림 4.23 감마회로의 정상 기능
(출처: G. Chiarugi and L. Bucciretro, Istituzioni di anatomia dell'uomo. Piccin Nuova Libraria, Padova 1983).

다리의 RETROPULSION 근막단위의 관절문제

ARTICULAR CONFLICTS IN THE RETROPULSION UNITS, LOWER LIMB

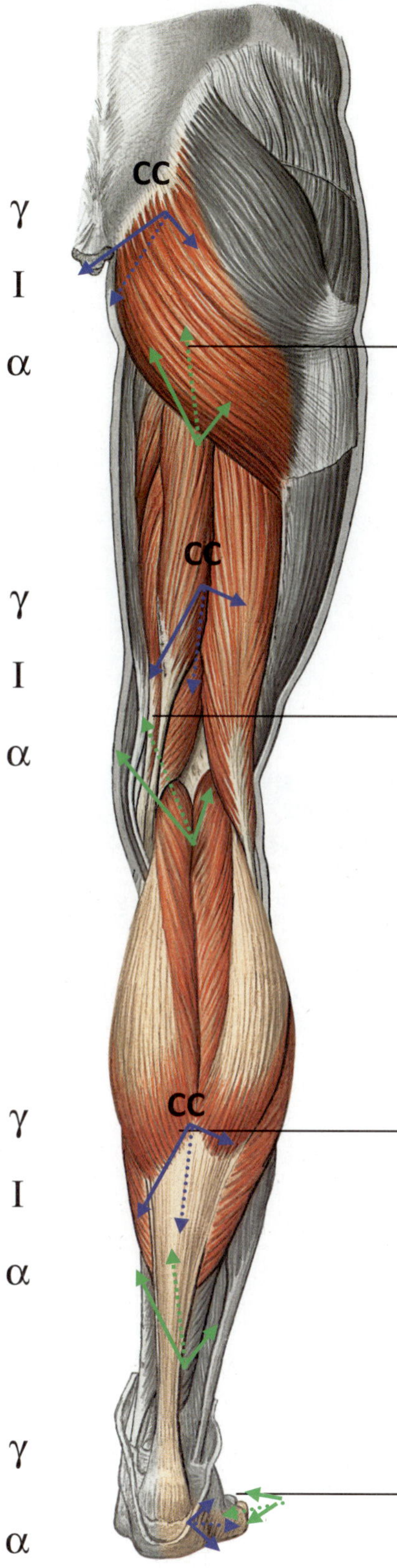

coxa가 retropulsion할 때 통증이 발생한다.
만약 큰볼기근의 근막이 치밀해지면, 일부 근방추 속 섬유가 수축하지 않고, 모든 re–cx 근막단위의 근방추 바깥 섬유를 활성화시키지 못한다. 일부 근섬유만 활성화되면 엉덩관절의 문제와 볼기영역의 통증을 발생시킨다.

genu가 retropulsion할 때 통증이 발생한다.
만약 뒤쪽 근막이 치밀해지면, 일부 근방추 속 섬유가 수축하지 않아서, 1차 들신경과 2차 들신경의 피드백이 부족해진다. re–ge 근막단위의 일부만 활성화되면 무릎관절의 문제와 통증을 일으킨다.

talus가 retropulsion할 때 통증이 발생한다.
만약 뒤쪽 종아리근막이 치밀해지면, 일부 근방추 속 섬유가 수축하지 않아서, 1차 들신경과 2차 들신경의 피드백이 부족해진다. re–ta 근막단위의 일부만 활성화되면 아킬레스힘줄의 축을 벗어나서 견인을 하게 되고, 이로 인해 힘줄에 병변이 발생된다.

pes가 retropulsion할 때 통증이 발생한다.
만약 발의 가쪽 구획이 치밀해지면, 일부 근방추 속 섬유가 수축하지 않아서, 1차 들신경과 2차 들신경의 피드백이 부족해진다. re–pe 근막단위의 일부만 활성화되면 5번째 발가락의 문제를 일으킨다 (발앞쪽 retropulsion를 위해 발가락을 활주한다).

그림 4.24 감마회로의 기능부전
(출처: G. Chiarugi and L. Bucciretro, Istituzioni di anatomia dell'uomo. Piccin Nuova Libraria, Padova 1983).

RETROPULSION 연속된 근막과 신장반사

RETROPULSION SEQUENCE AND STRETCH REFLEX

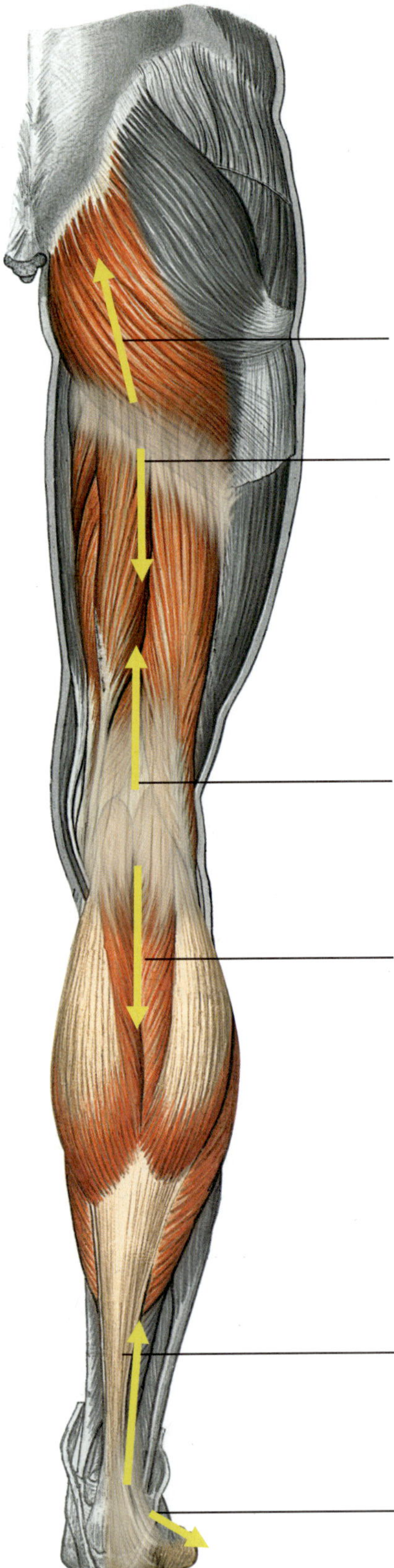

retro-genu 근막단위의 협력작용

엉치결절인대와 볼기주름의 깊은 섬유를 통해 착지되는 큰볼기근은 이 근막을 몸쪽으로 견인한다. 궁둥뼈와 엉치결절인대에서 기시하는 뒤넙다리근은 근막을 먼쪽으로 견인한다.

retro-genu 근막단위와 retro-talus 근막단위의 협력작용

반막모양근의 먼쪽 힘줄은 깊은 거위발을 형성한다.
사실, 이것은 세부분으로 나누어진다: 첫 번째는 정강뼈의 안쪽융기에 도달하고, 두 번째는 오금근막에 붙고, 세 번째는 관절주머니 (빗오금인대)에 붙는다.
이 근육의 수축은 오금근막을 몸쪽으로 견인하고, 장딴지근은 부착점을 통해 오금근막을 먼쪽으로 견인한다.

"장딴지근의 일부 다발은 오금근과 관절주머니의 섬유층에서 직접 기시한다; 이것들은 넙다리두갈래근과 반힘줄모양근로부터 부가적인 섬유다발을 받을 수 있다" (Chiarugi G. 1975).

retro-talus 근막단위와 retro-pes 근막단위의 협력작용

짧은종아리근은 몸쪽으로 가쪽구획을 당기고, 새끼벌림근은 가쪽구획에 붙은 섬유를 통해 먼쪽으로 견인한다.

"종종 부가적인 힘줄이 짧은종아리근의 근조직이나 힘줄에서 기시하여, 새끼발가락이나 새끼벌림근에 부착한다" (Chiarugi G. 1975).

그림 4.25 다리의 retropulsion 연속된 근막의 협력작용
(출처: G. Chiarugi and L. Bucciretro, Istituzioni di anatomia dell'uomo. Piccin Nuova Libraria, Padova 1983).

골지힘줄기관의 활성화

ACTIVATION OF THE GOLGI TENDON ORGANS

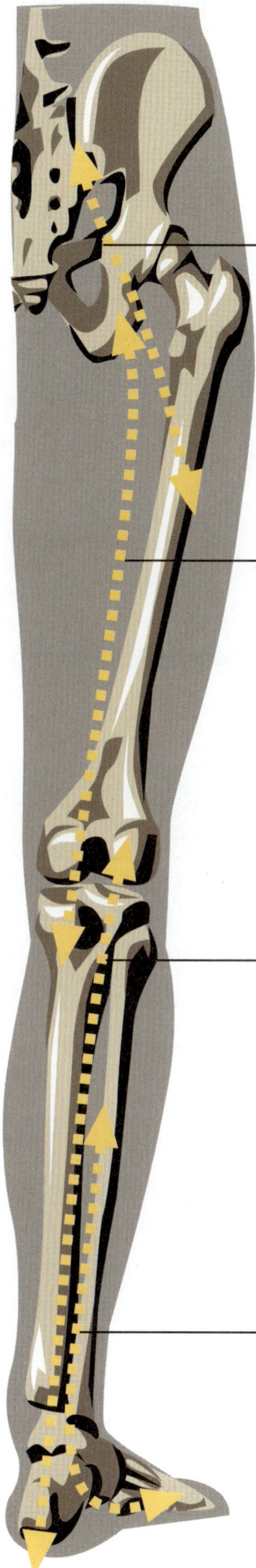

그림 4.26 다리의 retropulsion을 위한 다관절근육

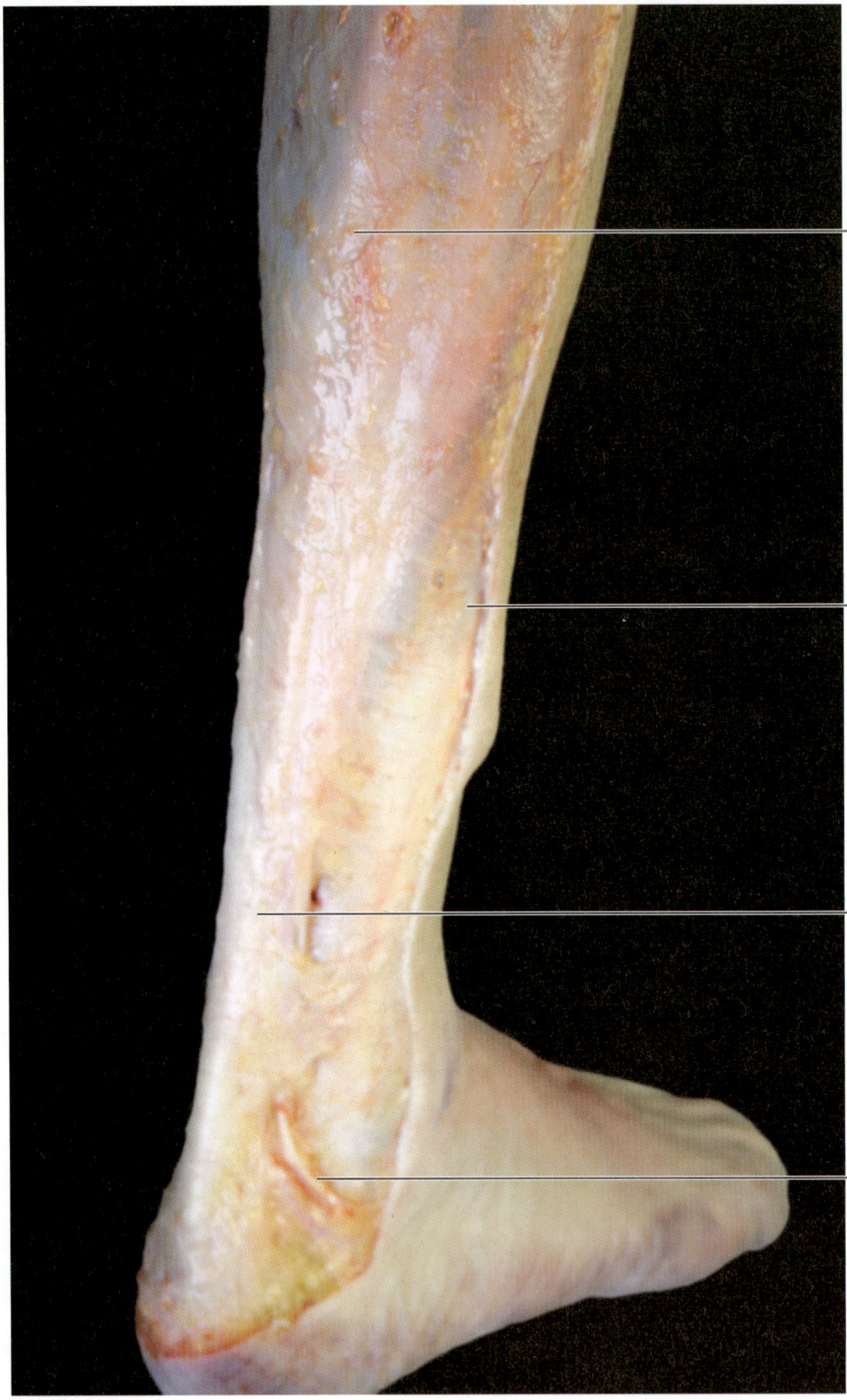

그림 4.27 종아리 뒤쪽에 있는 널힘줄성 근막(느슨한 결합조직과 겉층을 제거한 상태)

이 그림에서는 다리의 네분절의 특징적인 이미지를 보여주는 것은 아니지만, 하퇴의 뒤쪽 깊은 종아리근막의 여러 층을 볼 수 있다.

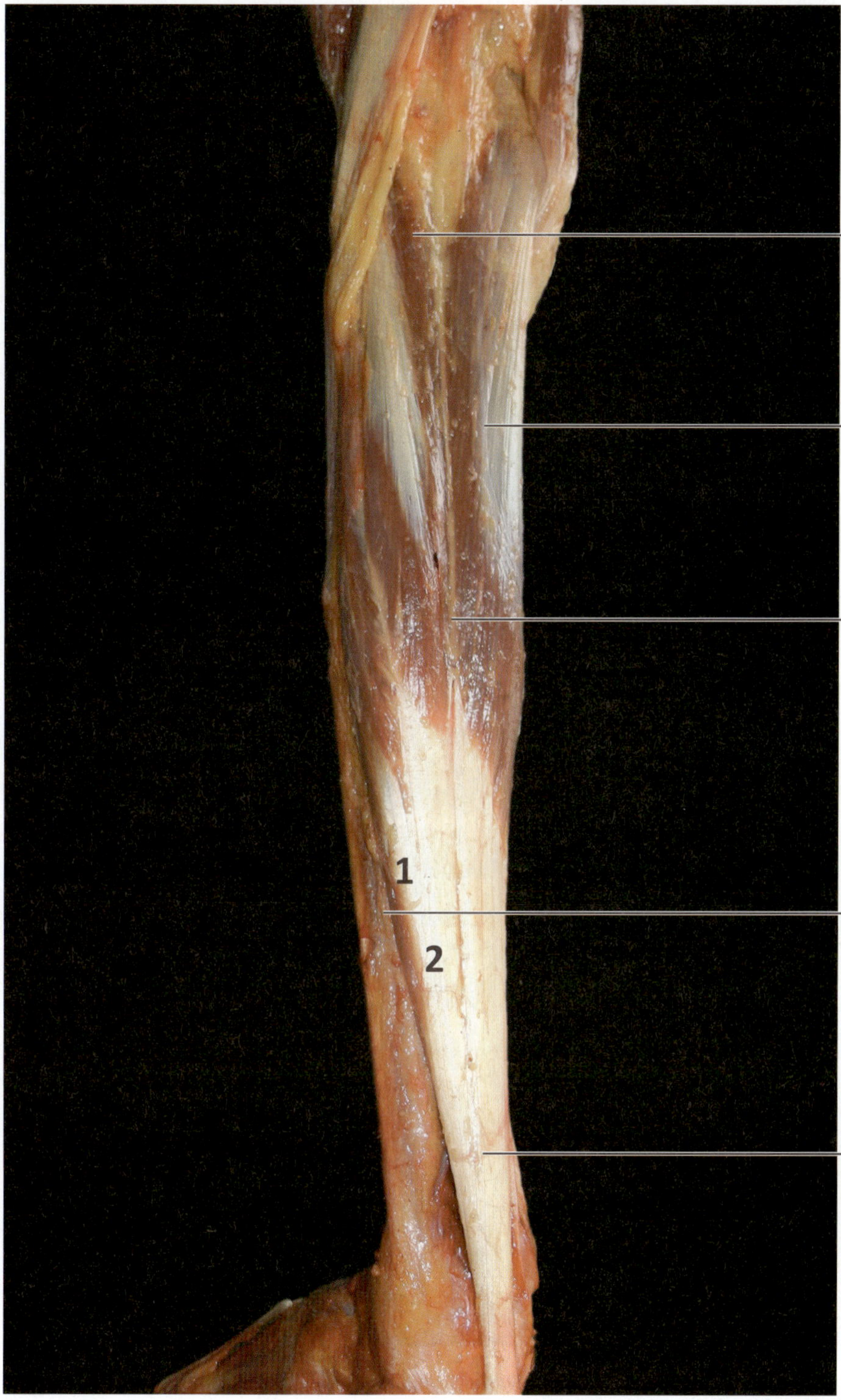

그림 4.28 뒤쪽 종아리 영역의 근육바깥막. 널힘줄성 근막을 절개하여 제거하면, 근육바깥막을 볼 수 있다; 그리고 가자미근(1)이 아킬레스힘줄(2)과 어떻게 통합되는지를 확인할 수 있다.

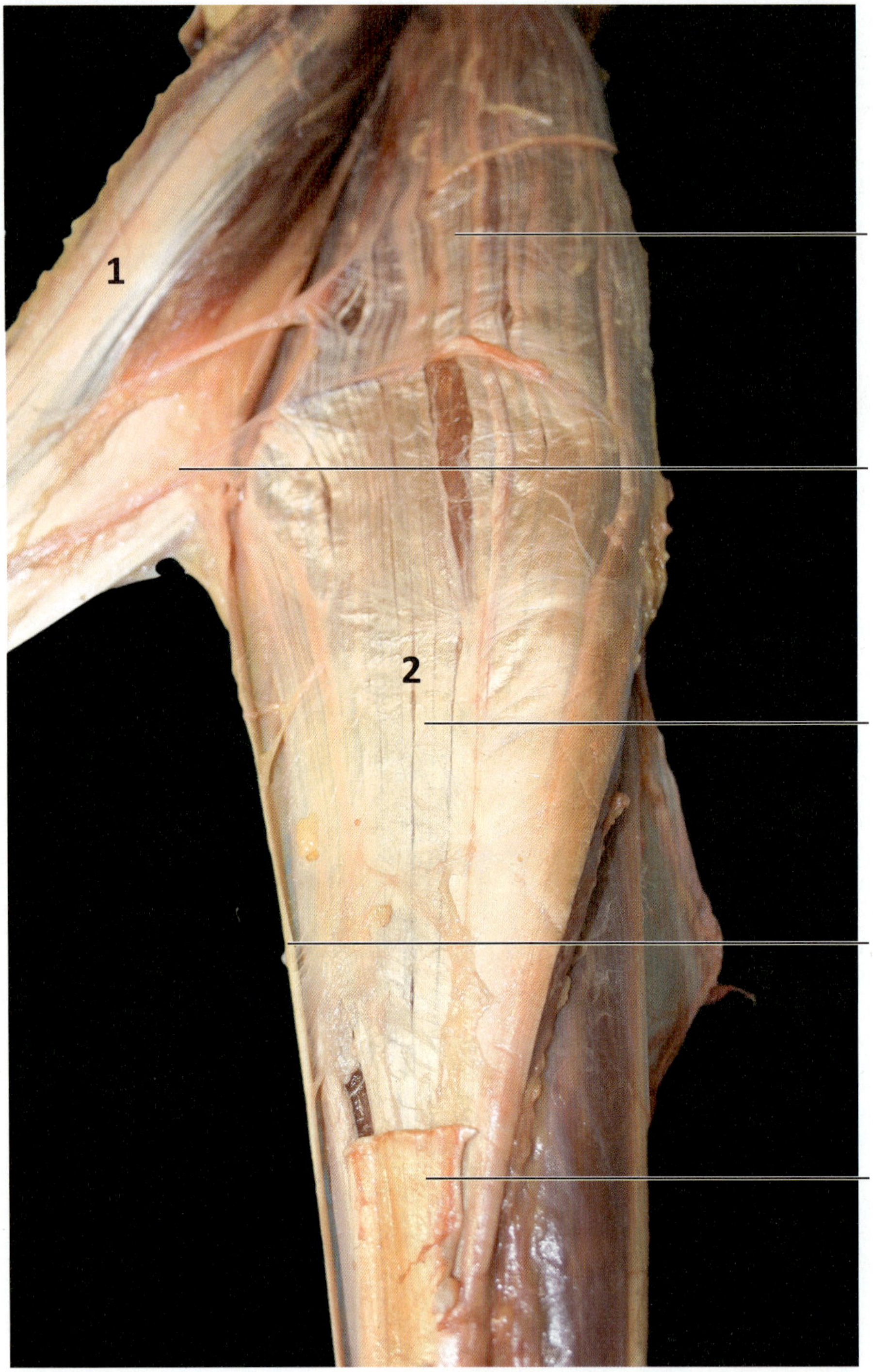

그림 4.29 가자미근을 덮고 있는 널힘줄성 근막. 장딴지근의 먼쪽 힘줄을 절개한 후 가쪽으로 들어올리면(1), 가자미근 힘살을 볼 수 있고, 가자미근은 널힘줄성 근막(2)에 의해 덮여 있다.

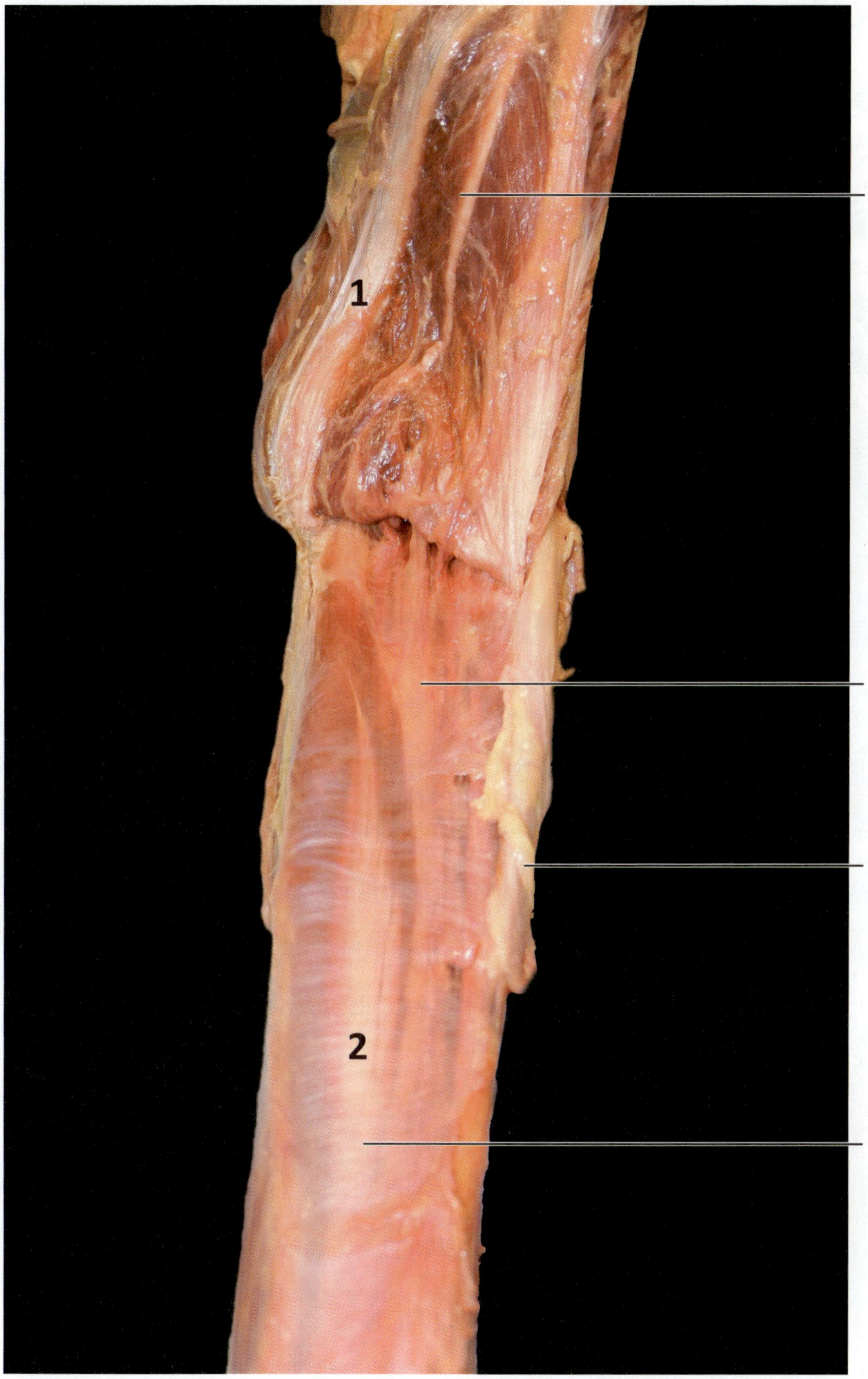

그림 4.30 종아리의 깊은 근막(깊은 층판). 종아리세갈래근을 절개하고, 가자미근(1)을 위쪽으로 들어올리면, 뒤쪽 종아리에 있는 깊은 근육의 근막 층판을 볼 수 있고, 여기에는 사선의 콜라겐 섬유(2)가 풍부하다.

다리의 안쪽 영역, MEDIOPULSION 연속된 근막

MEDIAL REGION OF THE LOWER LIMB MEDIOPULSION SEQUENCE

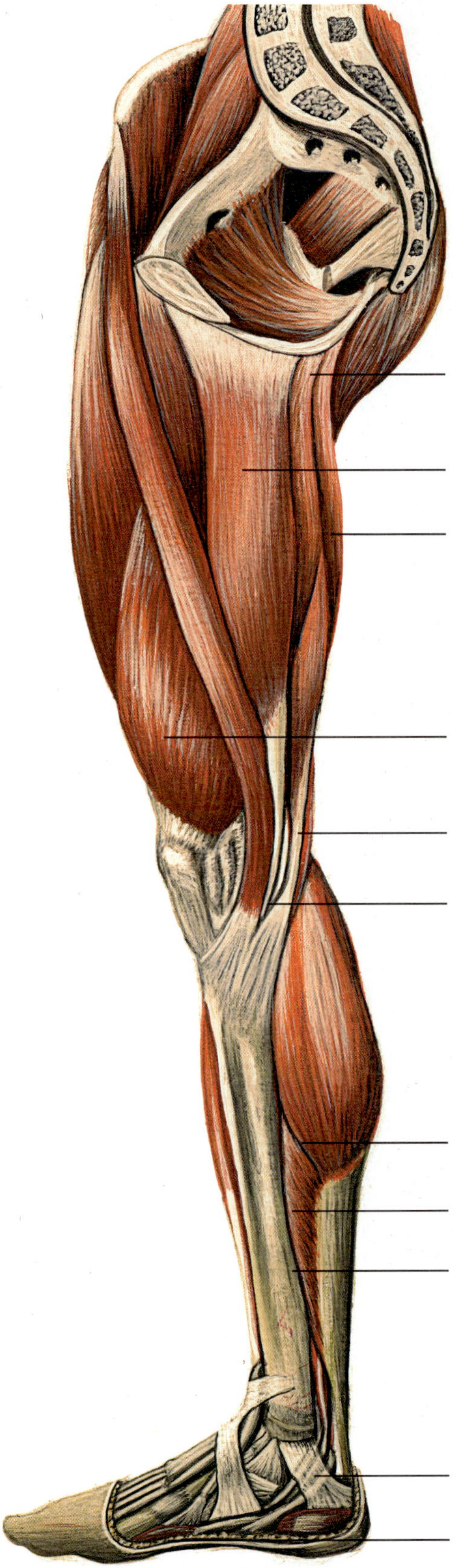

그림 4.31 다리의 안쪽 영역

MEDIOPULSION 근막 단위에 의해 수행된 분절 운동

SEGMENTARY MOVEMENTS IMPLEMENTED BY THE MF UNITS OF MEDIOPULSION

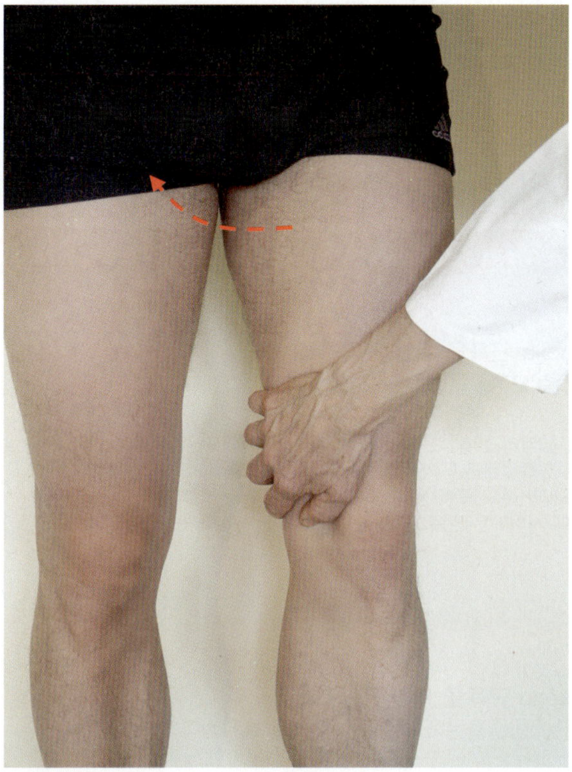

그림 4.32 허벅지의 모음은 medio-coxa 근막단위에 저항을 가할 때 잘 나타난다.

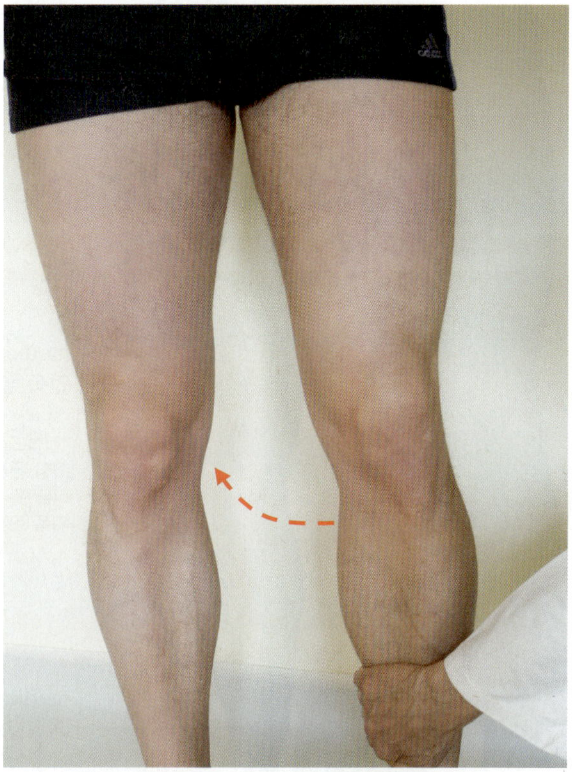

그림 4.33 안쪽무릎관절의 안정화는 medio-genu 근막단위에 저항을 가할 때 잘 나타난다.

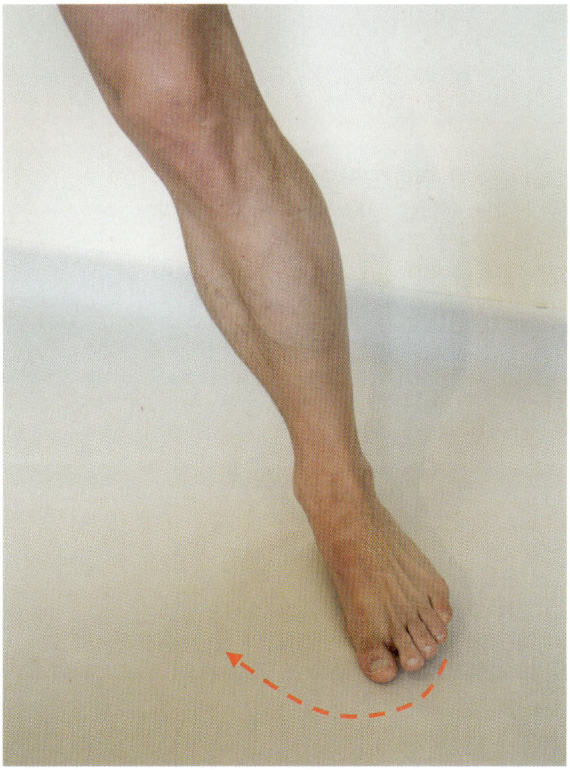

그림 4.34 안쪽 발목 안정화는 medio-talus 근막단위로 지면을 밀 때 잘 나타난다.

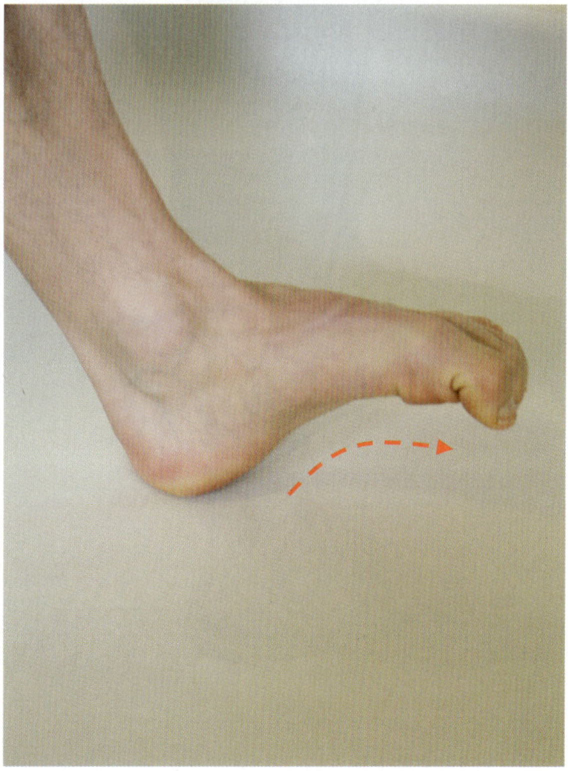

그림 4.35 발 모음근의 수축은 medio-pes 근막단위에 의해 이루어진다.

다리 MEDIOPULSION 근육의 구획 (그림 4.36)

COMPARTMENTS FOR THE MUSCLES OF MEDIOPULSION, LOWER LIMB (Fig. 4.36)

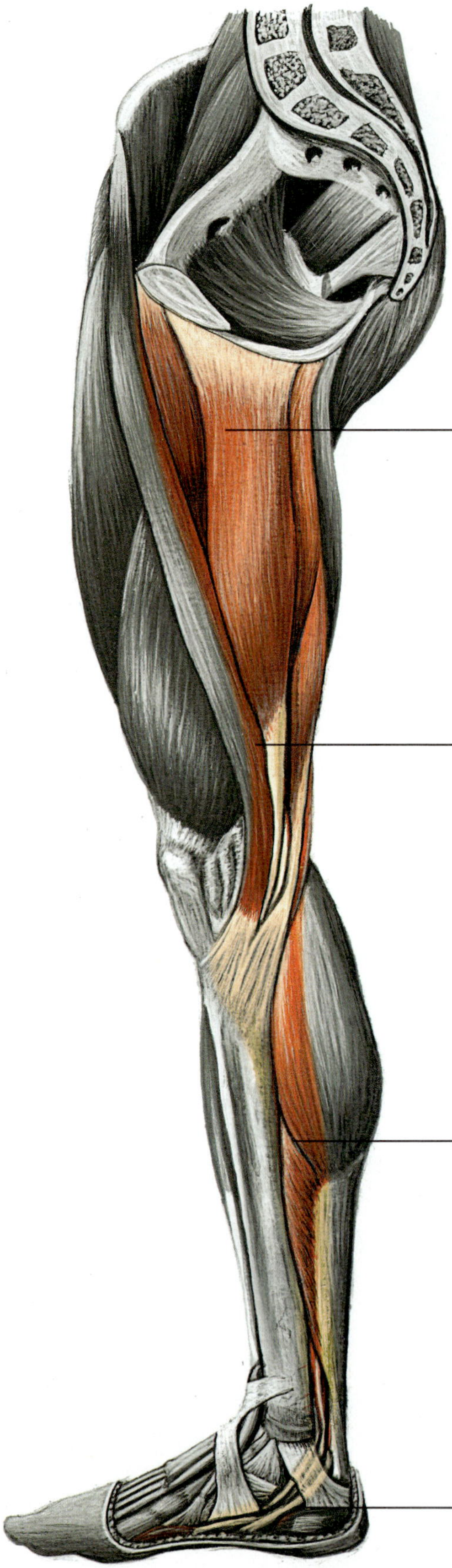

mediopulsion coxa 근육을 위한 근막구획
안쪽 넙다리근막은 모음근을 위한 구획을 형성한다.

"결합조직성 층판은 넙다리근막과 분리되어 있고, 여러 근육군과 연결되어 있다. 가장 튼튼한 층판은 안쪽넓은근과 가쪽넓은근의 뒤에서 합병되고, 거친선에 착지한다. 이들 두 사이막은 2개의 주요 구획(앞쪽 구획과 뒤쪽 구획)을 의미한다. 뒤쪽 구획에서 2번째 사이막은 안쪽 근육과 뒤쪽 구획을 나눈다" (Chiarugi G. 1975).

mediopulsion genu 근육을 위한 근막구획
거위발로 수렴하는 힘줄들은 안쪽 무릎을 안정화시킨다.

"거위발은 2개의 면으로 구성된다: 얕은 면은 넙다리빗근 힘줄에 의해 이루어지고, 폭넓게 퍼져 근막과 융합된다. 깊은 면은 두덩정강근 힘줄과 반힘줄모양근 힘줄에 의해 형성되고, 안쪽곁인대에 이르는 넙다리네갈래근 연장부의 널힘줄 층판과 통합된다" (Testut L. 1987).

mediopulsion talus 근육을 위한 근막구획
종아리의 근막에는 3개의 구획을 형성하는 사이막이 있다: 앞쪽 구획, 가쪽 구획과 뒤쪽 구획.
종아리 먼쪽에 있는 뒤쪽 구획은 3개의 층으로 형성된다; 얕은 층은 장딴지근, 안쪽 층은 가자미근, 그리고 깊은 층은 발목과 발의 굽힘근과 모음근에 의해 이루어진다.

mediopulsion pes 근육을 위한 근막구획
굽힘근지지띠 또는 톱니형인대 (laciniate ligament)는 2개의 시트로 나누어진다: 얕은 시트는 종아리의 얕은 층과 연결되고, 깊은 시트는 뒤쪽 종아리근막의 깊은 층판과 연결된다.

그림 4.36 mediopulsion 근육의 근막구획

MEDIOPULSION 근막 단위에 의해 수행된 다리 전체 운동

GLOBAL MOVEMENT IMPLEMENTED BY THE MEDIOPULSION MF SEQUENCE

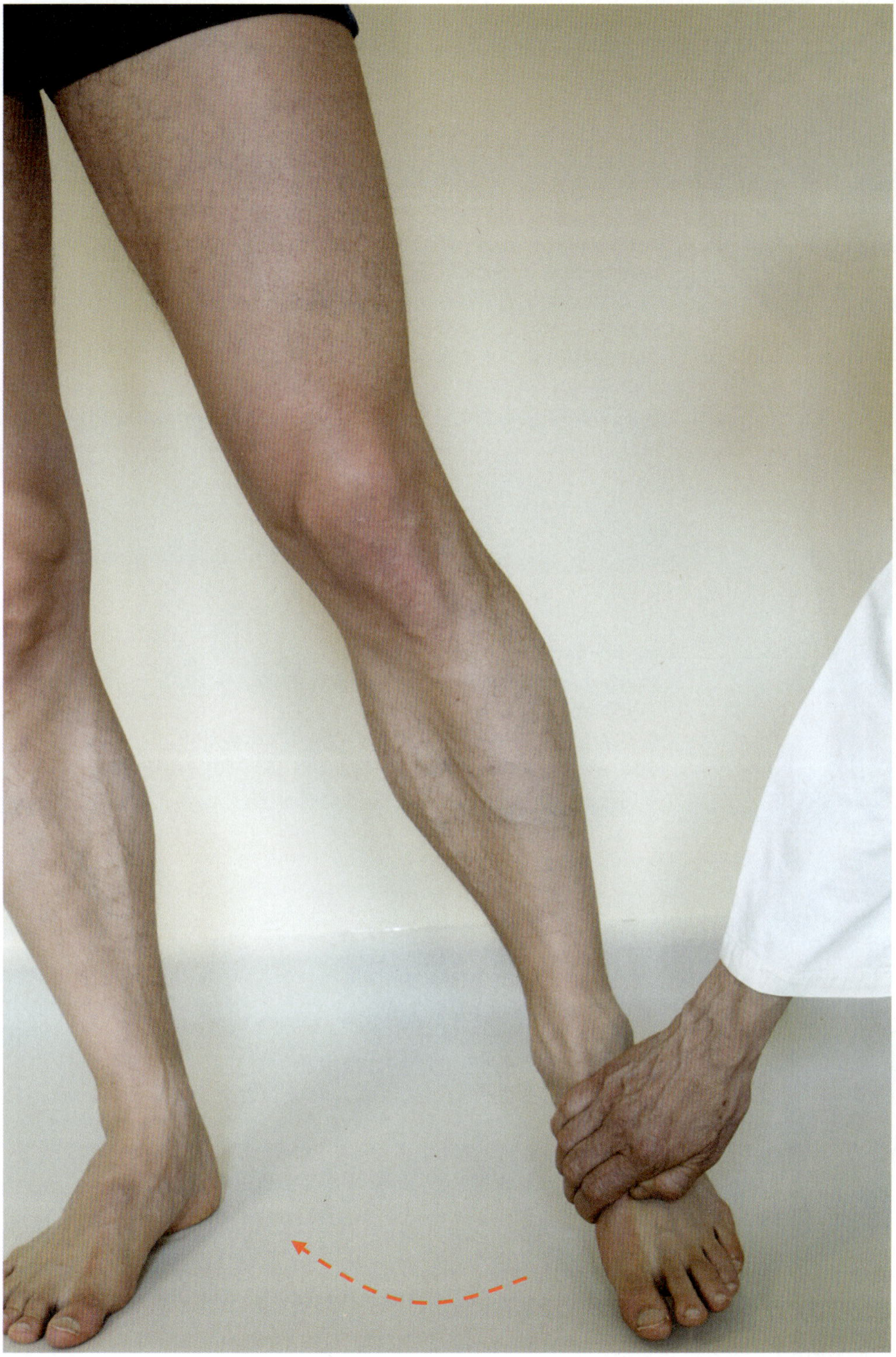

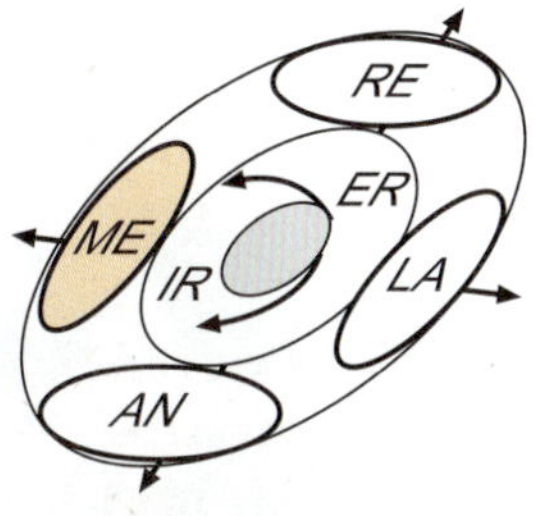

medio-coxa

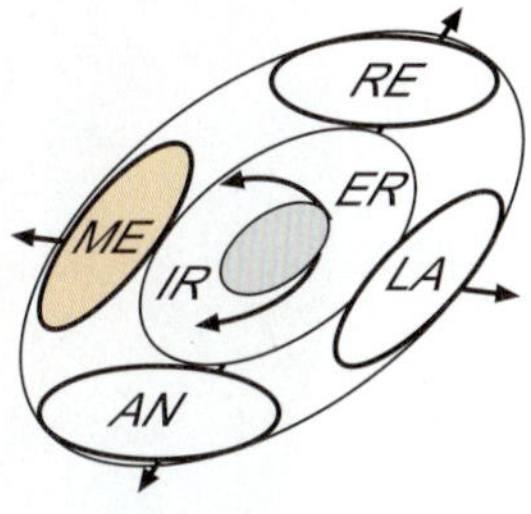

medio-genu

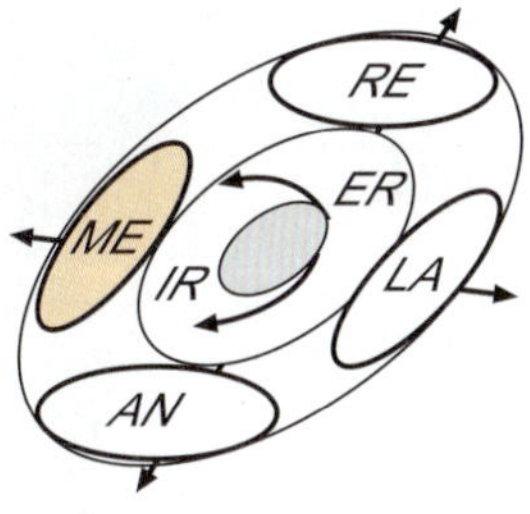

medio-talus

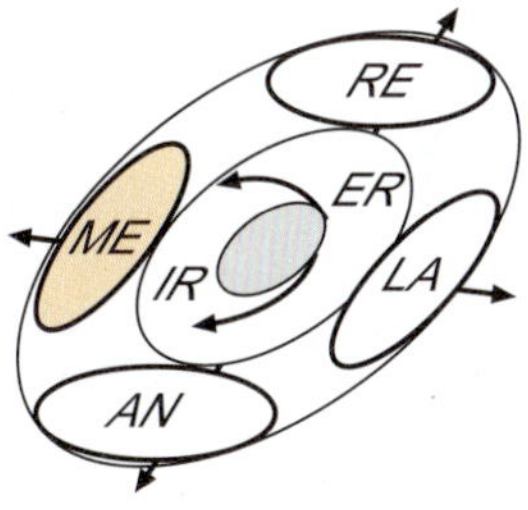

medio-pes

그림 4.37 다리 전체를 안쪽으로 가져가는 mediopulsion 연속된 근막의 수축

뇌가 다리를 정중선 쪽으로 움직이도록 프로그래밍을 했다면, 다리 안쪽의 근막구획에 포함된 동측 방향의 운동단위가 활성화된다.
안쪽 근막 구획에 속하는 mediopulsion 운동단위가 저항을 이겨내고 수축하면, 위에 놓인 근막이 신장되고 고유수용기가 활성될 것이다. 들신경 피드백이 방향성 맵핑을 생성한다: mediopulsion.

다리의 MEDIOPULSION 근막단위의 생리학

PHYSIOLOGY OF THE MEDIOPULSION MF UNITS, LOWER LIMB

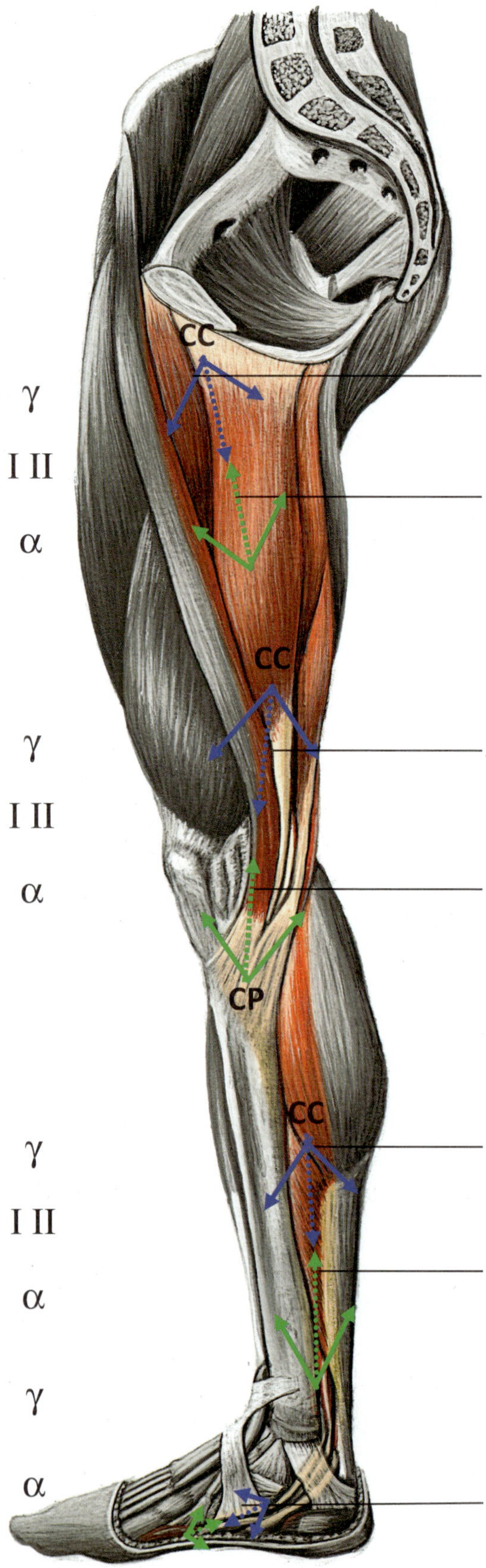

medio-coxa (me-cx)의 근막단위

medio-coxa의 근막단위 (me-cx)를 위한 근방추 속 섬유의 협응중심; 이것은 몸쪽 두덩정강근과 기타 모음근 (CC)이 속하는 근막 위에 위치한다.
만약 근막이 유연하면, 1차 들신경과 2차 들신경이 알파운동신경으로 하여금 medio-coxa 운동단위를 수축하게 만든다.

medio-genu (me-ge)의 근막단위

medio-genu의 근막단위 (me-ge)를 위한 근방추 속 섬유의 협응중심;
이것은 두덩정강근 말이집 (CC)의 먼쪽 1/3에 위치한다.
만약 근막이 유연하면, 1차 들신경과 2차 들신경이 알파운동신경으로 하여금 medio-genu 운동단위를 수축하게 만든다.

medio-talus (me-ta)의 근막단위

medio-talus의 근막단위 (me-ta)를 위한 근방추 속 섬유의 협응중심; 이것은 종아리 (안쪽 종아리근막) 위에 위치한다.
만약 근막이 유연하면, 1차 들신경과 2차 들신경이 알파운동신경으로 하여금 medio-talus 운동단위를 수축하게 만든다.

medio-pes (me-pe)의 근막단위

medio-pes의 근막단위(me-pe)를 위한 근방추 속 섬유의 협응중심; 이것은 세로발활(그림 4.45)의 몸쪽 부분에 위치한다.

그림 4.38 감마회로의 정상 기능

다리의 MEDIOPULSION 근막단위의 관절문제

ARTICULAR CONFLICTS IN THE MEDIOPULSION UNITS, LOWER LIMB

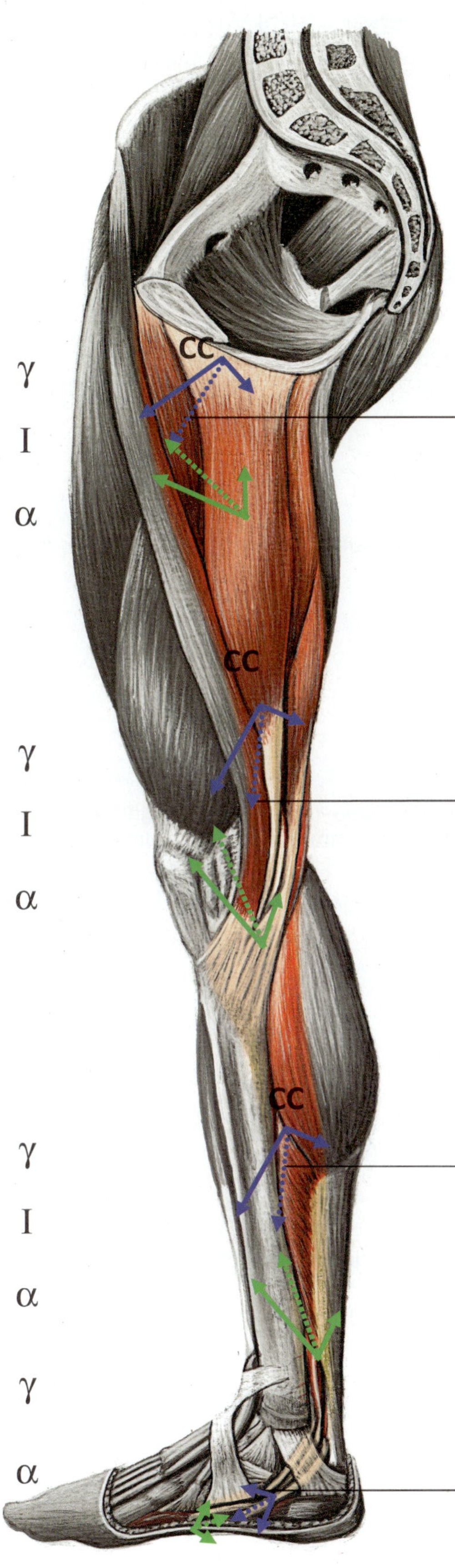

coxa가 mediopulsion할 때 통증이 발생한다.
만약 모음근이 치밀해지면, 일부 근방추 속 섬유가 수축하지 않고, 모든 me-cx 근막단위의 근방추 바깥 섬유를 활성화시키지 못한다. 일부 근막단위만 활성화되면 힘줄 닿는곳의 비정상 신장을 초래하고, 염증 (힘줄병변과 부착점병변)을 일으킬 수 있다.

genu가 mediopulsion할 때 통증이 발생한다.
만약 무릎 안정화 근육의 근막이 치밀해지면, 일부 근방추 속 섬유가 수축하지 않고, 모든 me-ge 근막단위의 근방추 바깥 섬유를 활성화시키지 못한다. 일부 근막단위만 활성화되면 거위발의 비정상 신장을 초래하고, 염증 (힘줄병변과 부착점병변, 무릎 통증)을 일으킬 수 있다.

talus가 mediopulsion할 때 통증이 발생한다.
만약 깊은 종아리근막이 치밀해지면, 일부 근방추 속 섬유가 수축하지 않고, 모든 me-ta 근막단위의 근방추 바깥 섬유를 활성화시키지 못한다. 일부 근막단위만 활성화되면 힘줄 닿는곳의 비정상 신장을 초래하고, 염증 (발꿈치 통증, 발바닥근막염)을 일으킬 수 있다.

pes가 mediopulsion할 때 통증이 발생한다.
만약 작은 근육 (발)의 근방추 속 섬유 사이에 협응이 없으면, me-pe 근막단위의 근방추 바깥 섬유의 견인이 관절 부조화를 초래할 것이다.

그림 4.39 감마회로의 기능부전

MEDIOPULSION 연속된 근막과 신장반사

MEDIOPULSION SEQUENCE AND STRETCH REFLEX

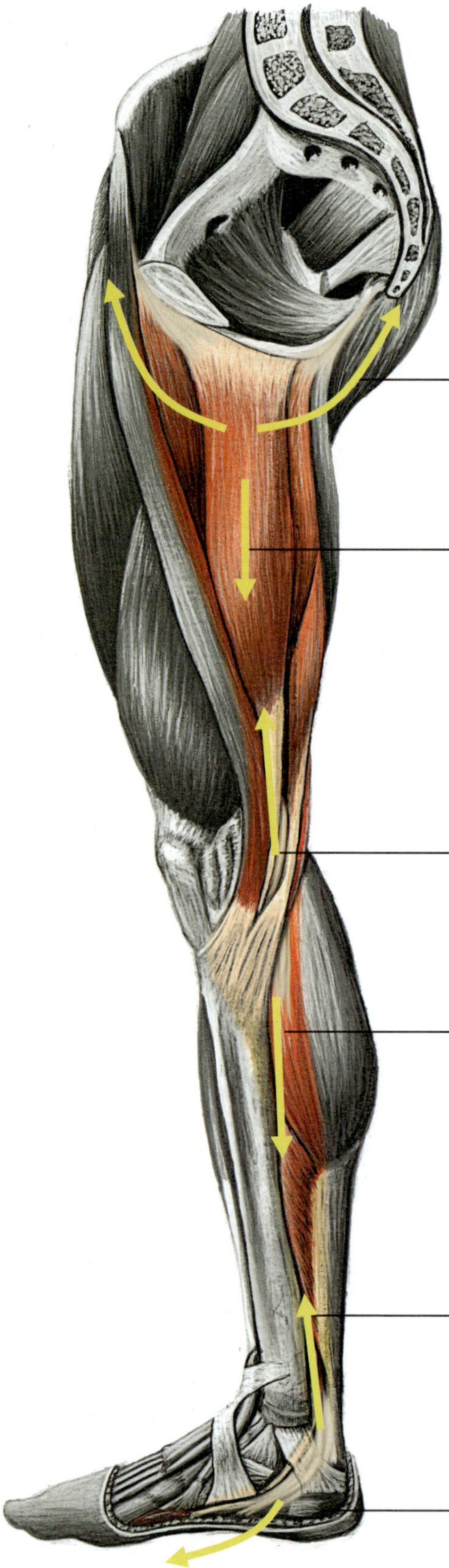

그림 4.40 다리의 mediopulsion 연속된 근막의 협력작용

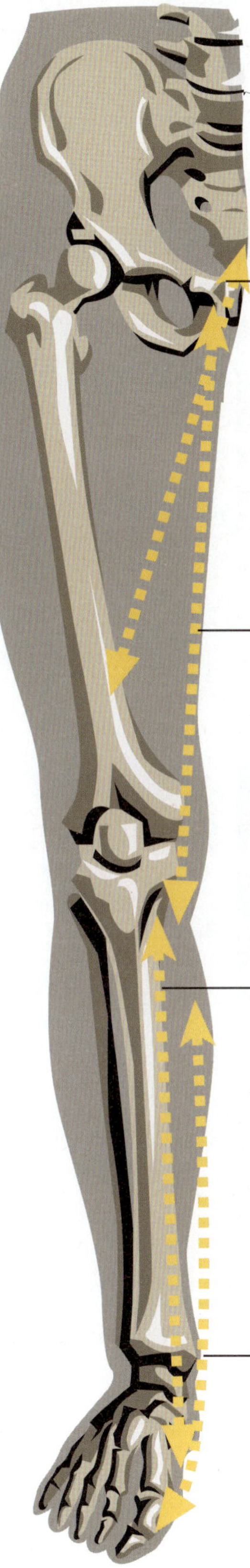

골지힘줄기관의 활성화

ACTIVATION OF THE GOLGI TENDON ORGANS

pelvis와 coxa의 연결

배곧은근집에서 긴모음근집까지 주행하는
콜라겐 섬유는 골반과 엉덩관절을 연결한다.

"긴모음근의 힘줄 섬유는 앞두덩 섬유복합체(prepubic fibrous complex)를 형성하는 배곧은근과 배바깥빗근의 힘줄 섬유와 연결한다. 긴모음근의 근육 몸통은 안쪽근육사이막에 종지한다. 골반이 고정되었을 때는, 긴모음근은 모음근으로 작용하지만, 넙다리뼈가 고정되었을 때는 골반 움직임에 관여한다" (Chiarugi G. 1975)

coxa와 genu의 연결

두덩정강근은 엉덩관절과 무릎관절의 모음근이다.
큰모음근의 먼쪽 힘줄은 무릎의 안쪽곁인대에 연결되는
안쪽사이막에서 종지한다. 골지힘줄기관도 안쪽곁인대에 존재한다.

genu와 talus의 연결

두덩정강근은 거위발과 종아리의 깊은 근막에 착지한다.
깊은 종아리근막은 가자미근과 발가락굽힘근에 관련된다.
이 근육들은 발목과 발의 mediopulsion을 일으킬 때 함께 작용한다.
발꿈치뼈의 안쪽면을 따라 주행하는 발가락굽힘근의 힘줄은
톱니형인대 (laciniate ligament)의 깊은 층을 통해 뼈대에 붙는다.

talus와 pes의 연결

긴발가락굽힘근은 발목의 움직임과 발의 움직임을 연결한다.

"긴발가락굽힘근과 같이, 긴엄지굽힘근도 장딴지근막(sural fascia)에서 시작하는 부가적인 섬유다발을 가지고 있다. 긴엄지굽힘근의 힘줄은 톱니형인대의 깊은 층에 의해 제자리에 유지되고, 엄지발가락의 두 번째 마디뼈바닥에 착지한다; 긴엄지굽힘근은 두 번째 발가락과 세 번째 발가락의 힘줄로 향하는 일부분(Strip)을 형성한다" (Chiarugi G. 1975).

그림 4.41 다리의 mediopulsion을 위한 다관절근육

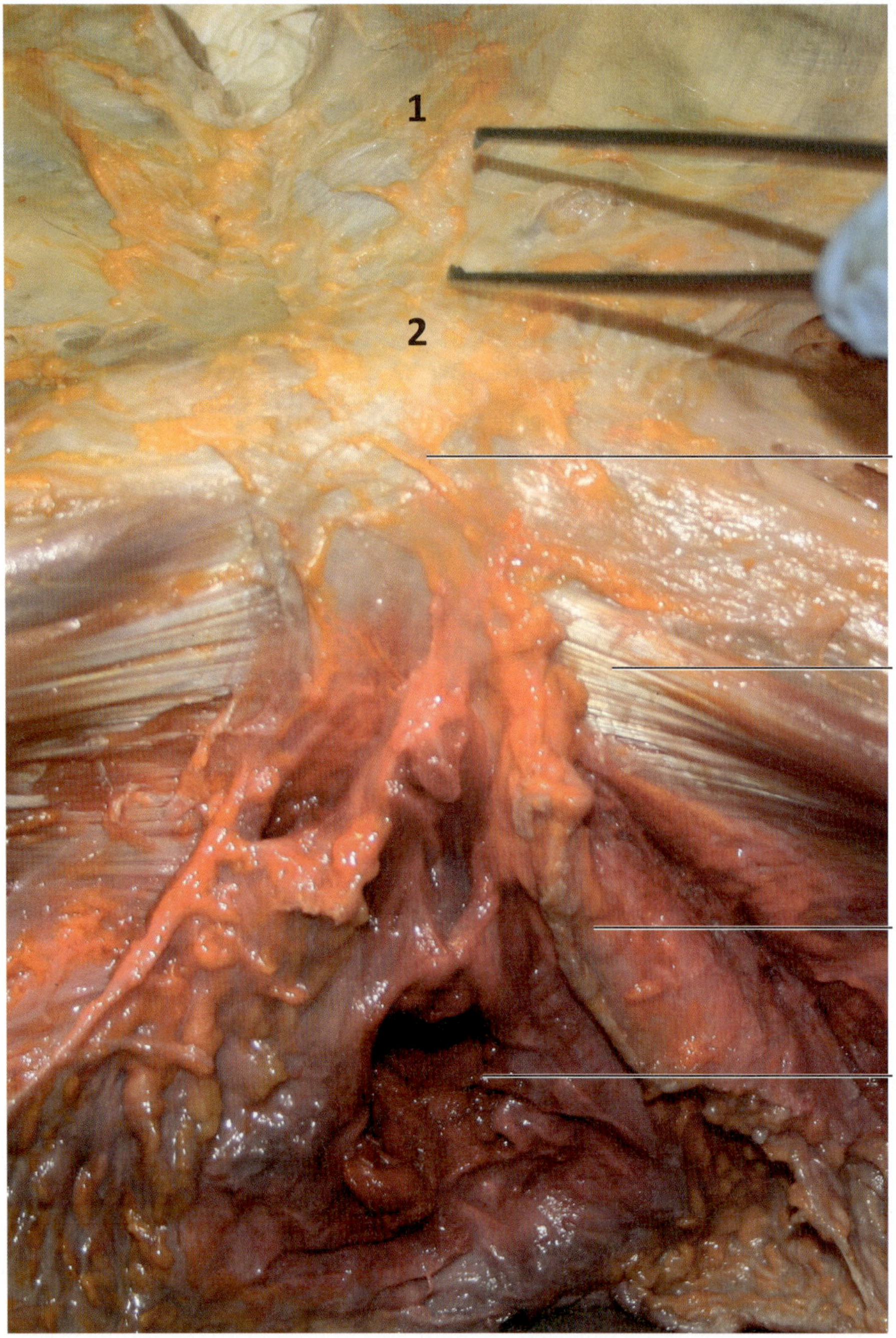

그림 4.42 배근막과 모음근 근막. 포셉의 위쪽 끝은 백색선(1)을 가르키고 아래쪽 끝은 두덩뼈 위(2)의 음부(mons veneris)를 가르킨다.

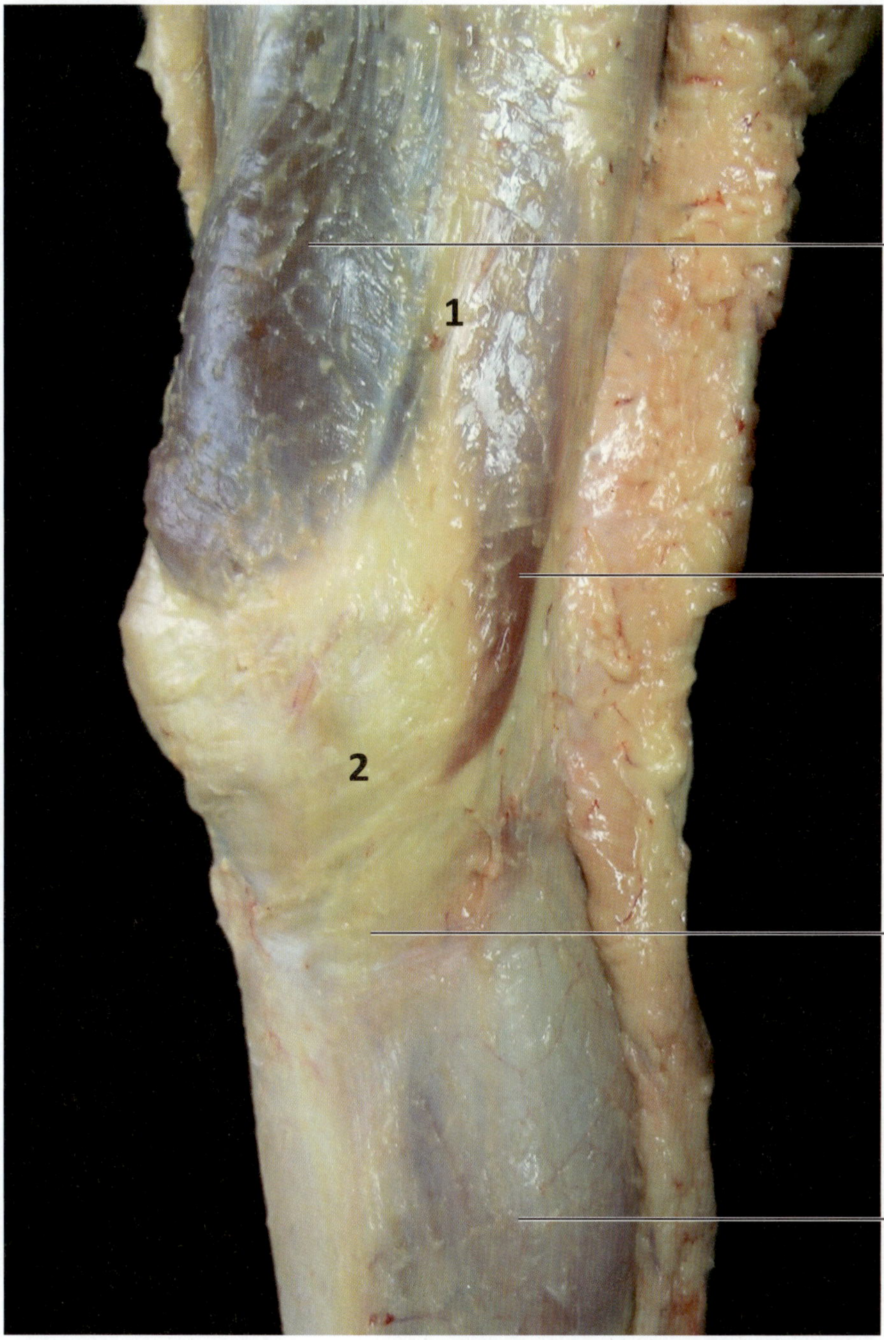

그림 4.43 넙다리근막과 무릎 안쪽 영역의 근막. 안쪽근육사이막(1)은 무릎의 안쪽곁인대(2)로 이어진다.

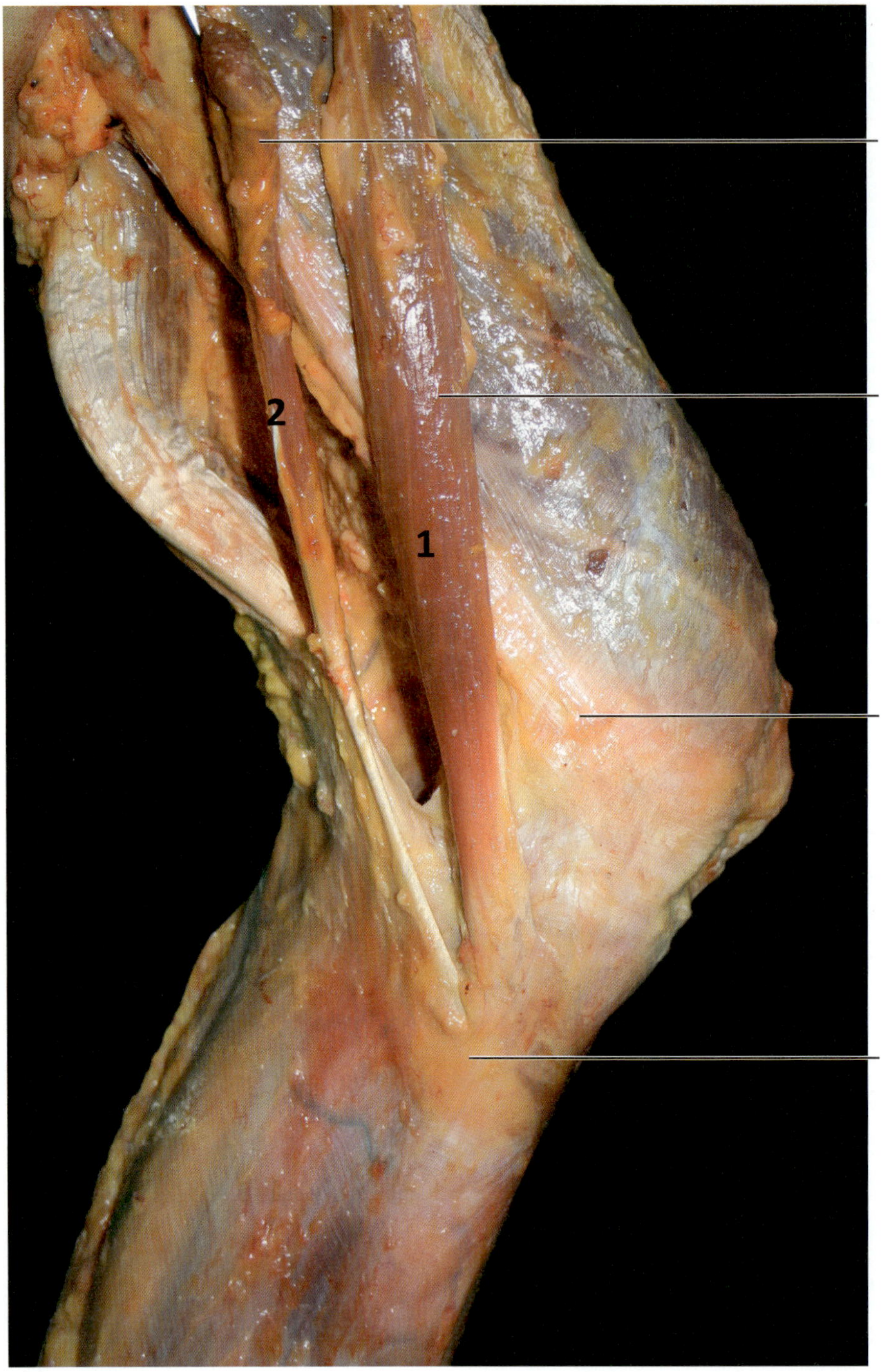

그림 4.44 안쪽 무릎 영역의 거위발. 넙다리빗근(1)과 두덩정강근(2)의 말이집을 제거하여, 안쪽 종아리근막의 닿는 곳을 보여준다. 넙다리빗근은 널힘줄성 근막에 부착하고, 두덩정강근은 종아리근막의 깊은 층판에 부착한다(mediopulsion 연속된 근막).

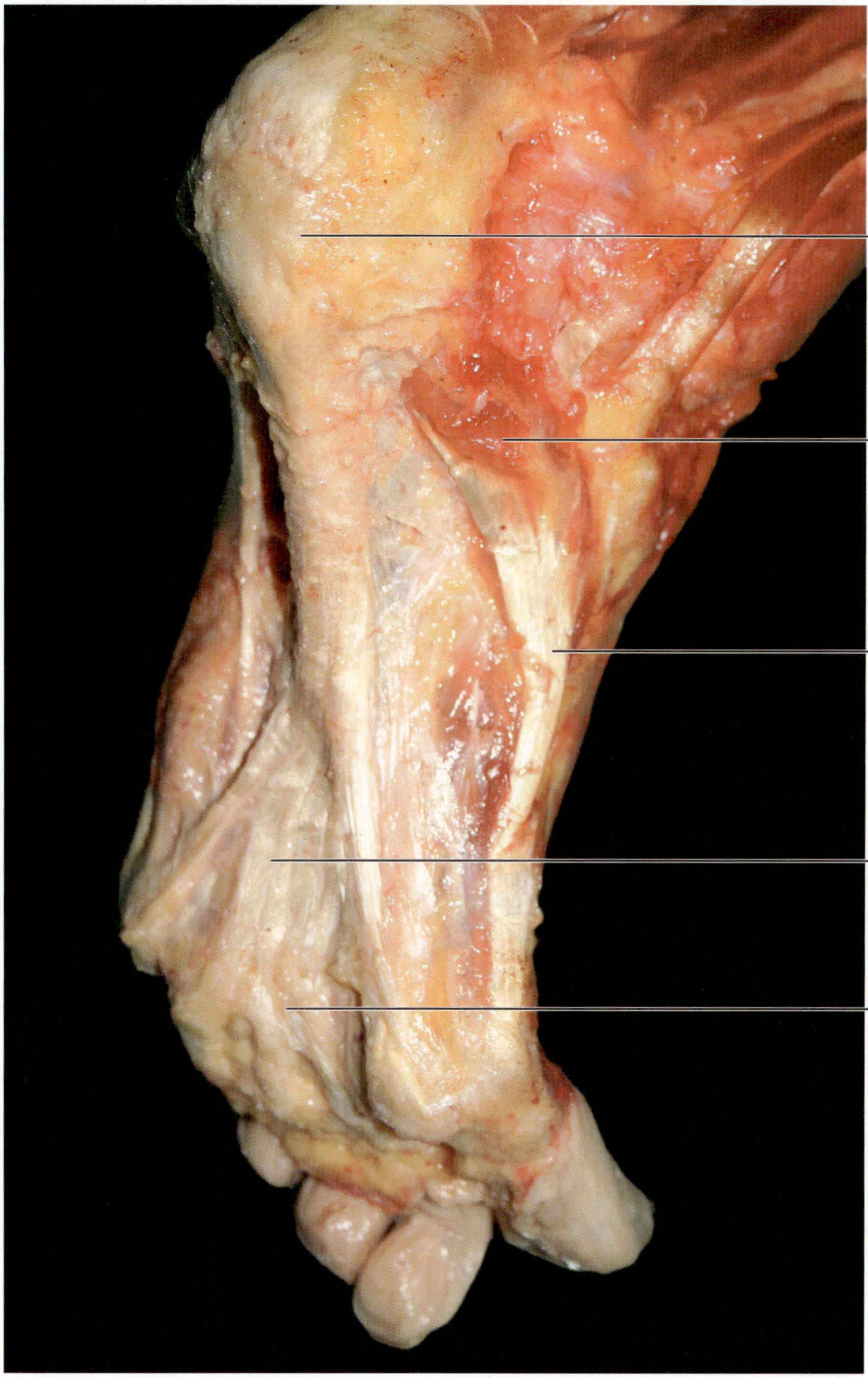

그림 4.45 발바닥의 널힘줄성 근막. 이 근막은 발꿈치뼈거친면에서 시작하여 발가락 힘줄까지 퍼져 가는 세로 콜라겐 섬유의 다발에 의해 형성된다.

다리의 가쪽 영역, LATEROPULSION 연속된 근막

LATERAL REGION OF THE LOWER LIMB, LATEROPULSION SEQUENCE

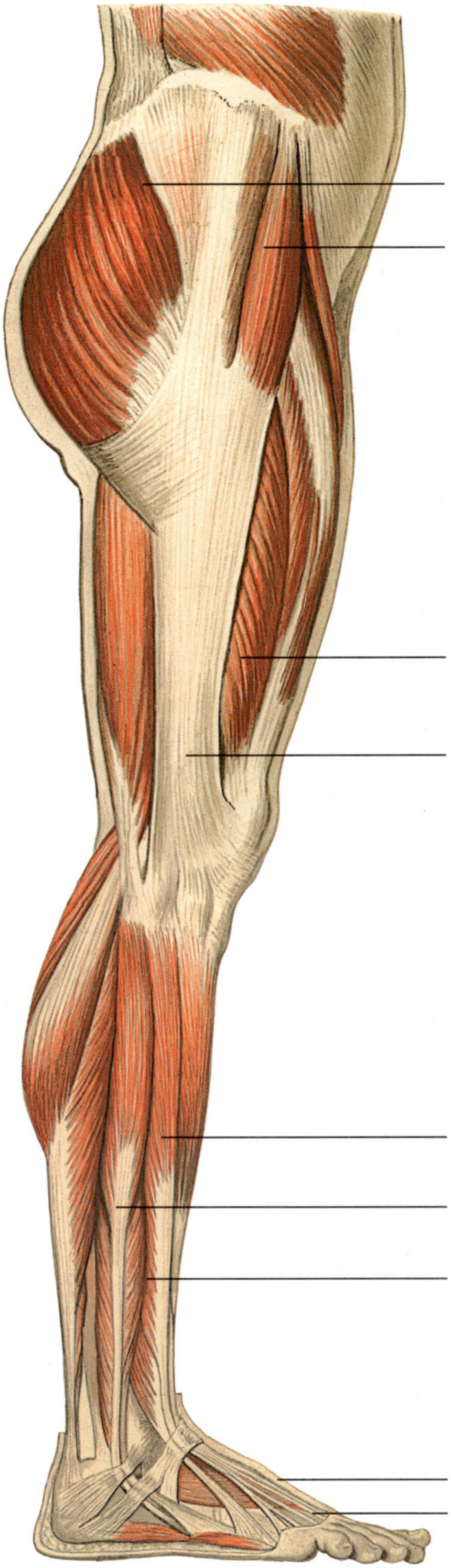

엉덩관절 벌림 (그림 4.47)
1차 근육 또는 단일관절근육: 볼기근육의 섬유

2차 근육 또는 다관절근육: 넙다리근막긴장근

협력근 또는 전략 근육: 궁둥구멍근, 속폐쇄근

무릎관절의 가쪽 안정화 (그림 4.48)
1차 근육 또는 단일관절근육: 가쪽넓은근과 무릎 지지띠

2차 근육 또는 다관절근육: 넙다리근막긴장근

협력근 또는 전략 근육: 넙다리뼈가쪽융기에서
정강뼈고평부까지 이르는 오금근

발 가쪽가장자리의 올림 (그림 4.49)
1차 근육 또는 단일관절근육: 긴발가락폄근

2차 근육 또는 다관절근육: 긴종아리근과 짧은종아리근

협력근 또는 전략 근육: 셋째종아리근

발가락 벌림 (그림 4.50)
1차 근육 또는 단일관절근육: 등쪽뼈사이근
2차 근육 또는 다관절근육: 긴발가락폄근

그림 4.46 다리의 가쪽 영역
(출처: G. Chiarugi and L. Buccilatero, Istituzioni di anatomia dell'uomo. Piccin Nuova Libraria, Padova 1983).

LATEROPULSION 근막 단위에 의해 수행된 분절 운동

SEGMENTARY MOVEMENTS IMPLEMENTED BY THE MF UNITS OF LATEROPULSION

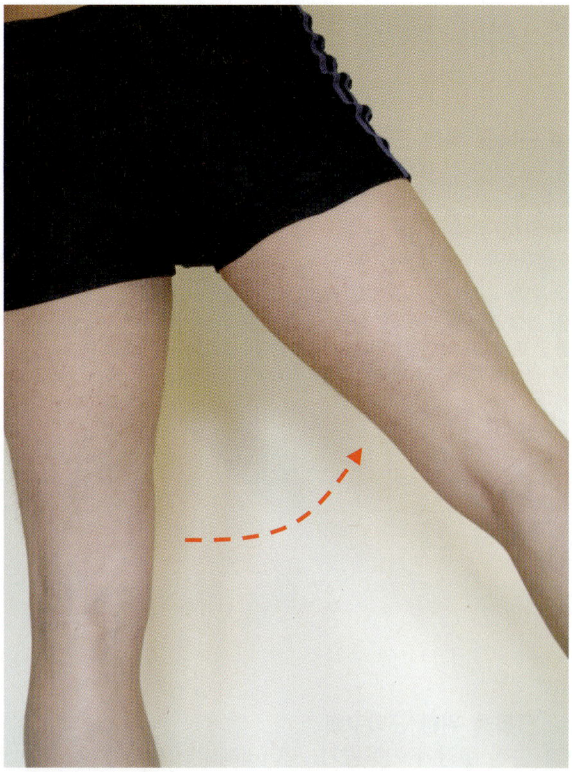

그림 4.47 엉덩관절 벌림은 latero-coxa 근막단위에 의해 움직임이 발생된다.

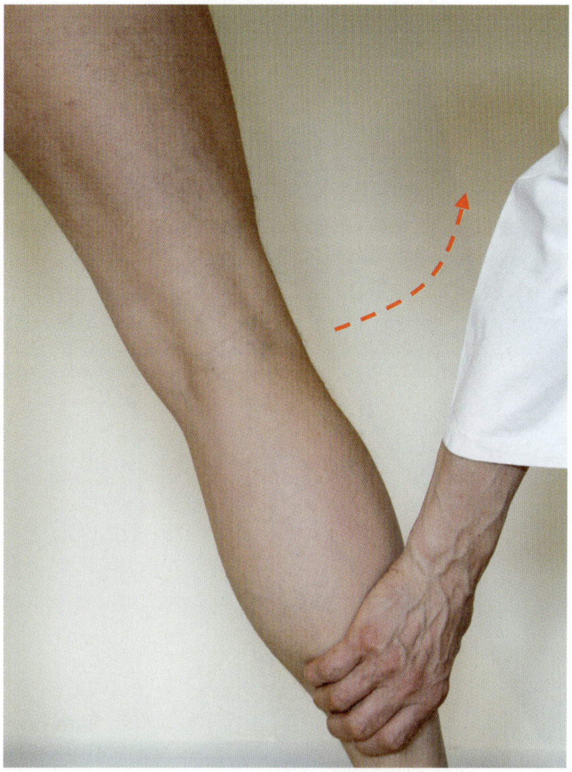

그림 4.48 무릎관절의 가쪽 안정화는 latero-genu 근막단위에 의해 움직임이 발생된다.

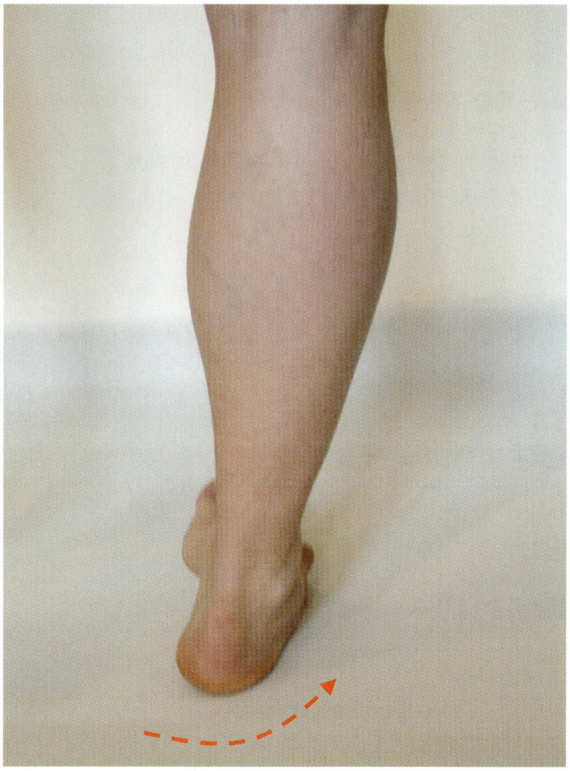

그림 4.49 발목의 가쪽 안정화는 latero-talus 근막단위에 의해 움직임이 발생된다.

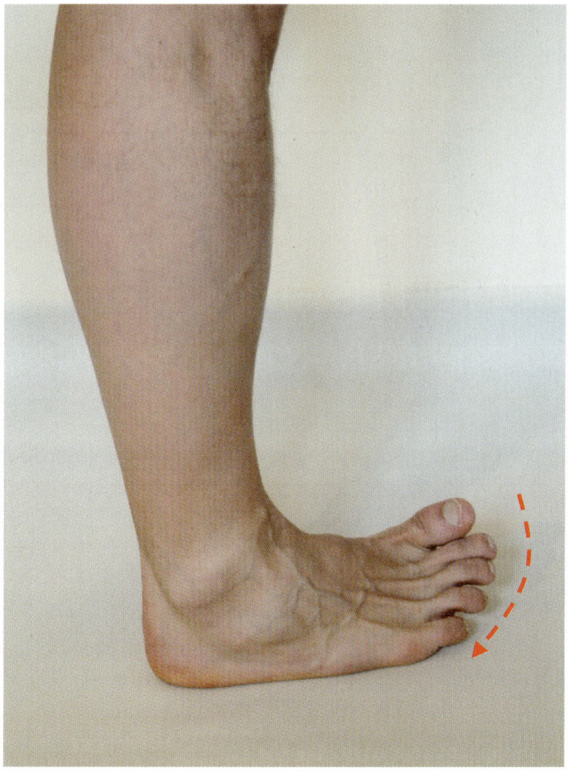

그림 4.50 발가락의 벌림은 latero-pes 근막단위의 범위 내에서 움직인다.

다리 LATEROPULSION 근육의 구획 (그림 4.51)

COMPARTMENTS FOR THE MUSCLES OF LATEROPULSION, LOWER LIMB (Fig. 4.51)

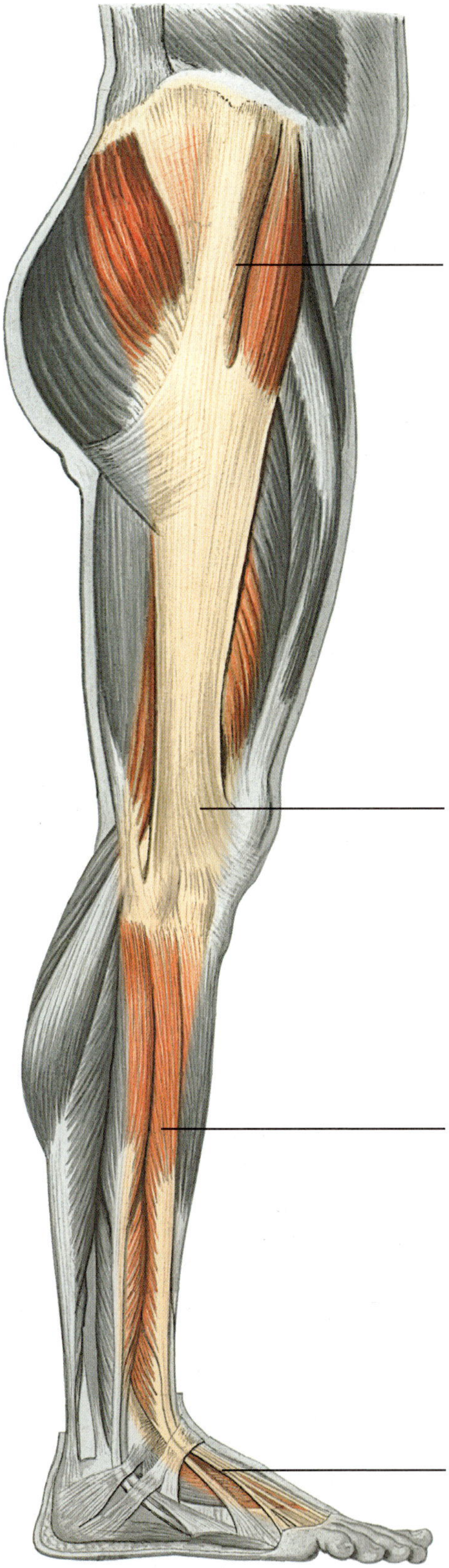

lateropulsion coxa 근육을 위한 근막구획

넙다리근막긴장근을 둘러싸는 근막은 중간볼기근과 큰볼기근의 근막과 연결된다 (그림 4.57). 엉덩정강띠는 중간볼기근과 큰볼기근의 많은 힘줄 섬유에 도달된다.

"볼기근막이 큰볼기근의 위쪽 가장자리에 도달할 때, 3개의 시트로 나누어진다: 얕은 시트는 큰볼기근의 가쪽면을 덮고 있고, 중간 시트는 큰볼기근의 깊은쪽면을 덮고 있고, 엉치결절인대와 결합된다. 그리고 깊은 시트는 중간볼기근을 덮기 위해 궁둥구멍근까지 이어져 있다" (Testut L. 1987).

lateropulsion genu 근육을 위한 근막구획

엉덩정강띠는 근막과 함께 정강뼈 가쪽융기, 종아리뼈머리 및 무릎을 가쪽으로 고정하는 인대까지 뻗는다.

"가쪽곁인대의 몸쪽 부위는 오금근 힘줄을 덮고 있고, 먼쪽 부위는 넙다리두갈래근의 힘줄에 의해 싸여 있다" (Testut L. 1987).

lateropulsion talus 근육을 위한 근막구획

짧은종아리근과 긴종아리근으로부터 발가락폄근을 분리하는 사이막은 발목을 가쪽으로 움직이는 모든 운동단위에 닿는곳을 제공하는 근막 구조물이다.

lateropulsion pes 근육을 위한 근막구획

등쪽뼈사이근을 덮는 근막은 먼쪽인 긴발가락폄근 힘줄까지 연결되어 있다. 등쪽뼈사이근은 발의 정중선 쪽으로부터 멀어지는 벌림을 한다.

그림 4.51 lateropulsion 근육의 근막구획
(출처: G. Chiarugi and L. Buccilatero, Istituzioni di anatomia dell'uomo. Piccin Nuova Libraria, Padova 1983).

LATEROPULSION 근막 단위에 의해 수행된 다리 전체 운동

GLOBAL MOVEMENT IMPLEMENTED BY THE LATEROPULSION MF SEQUENCE

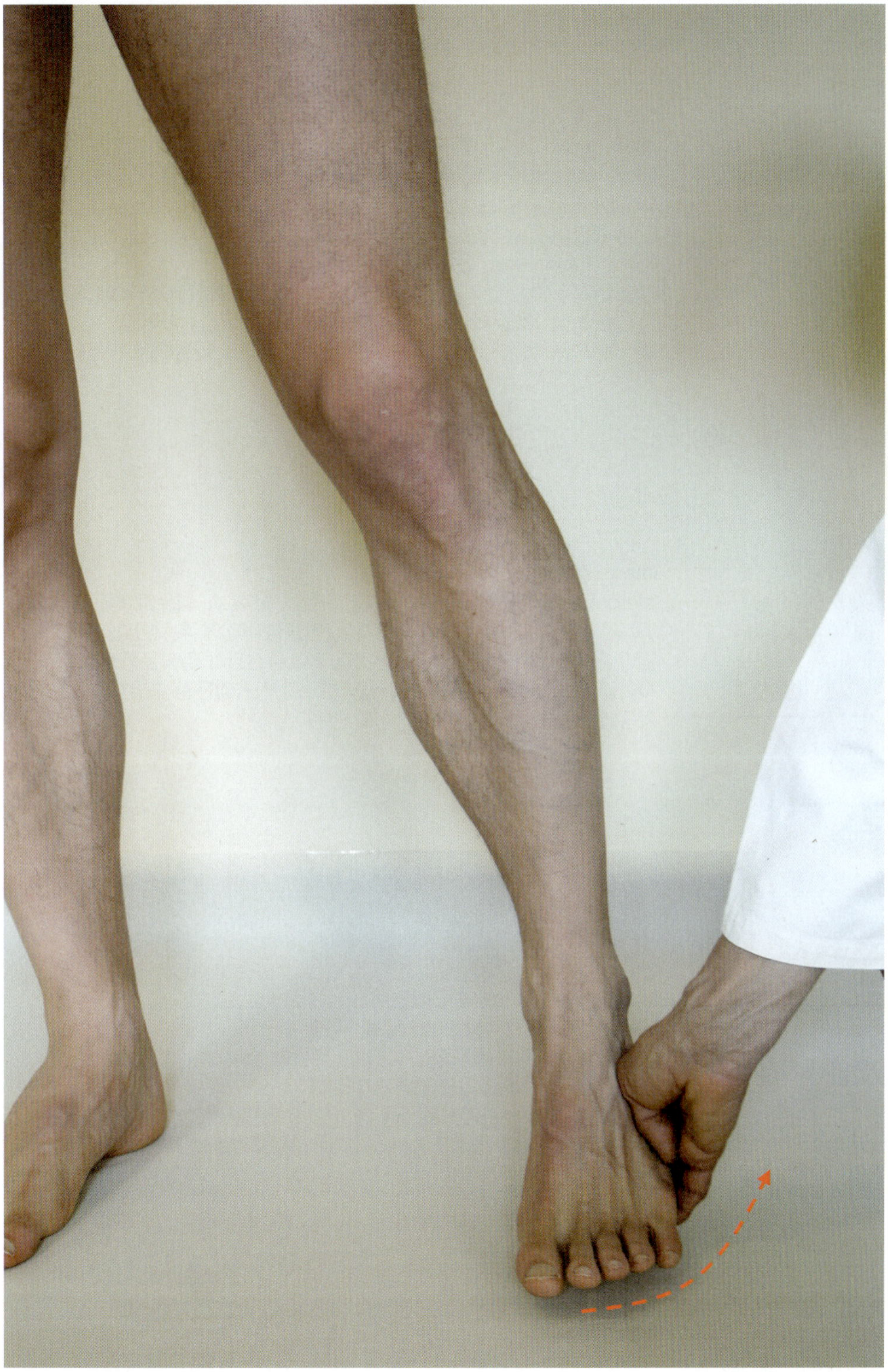

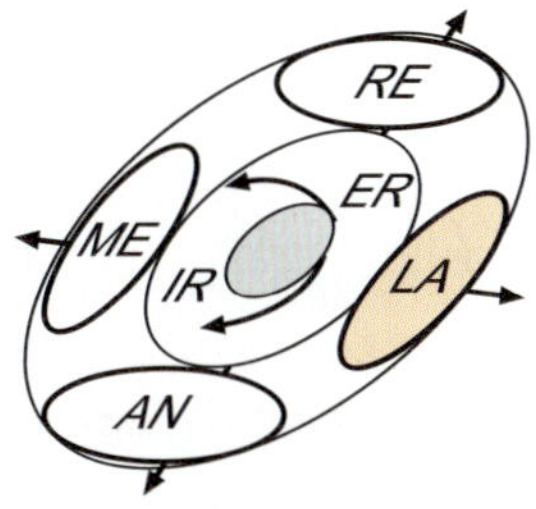

latero-coxa

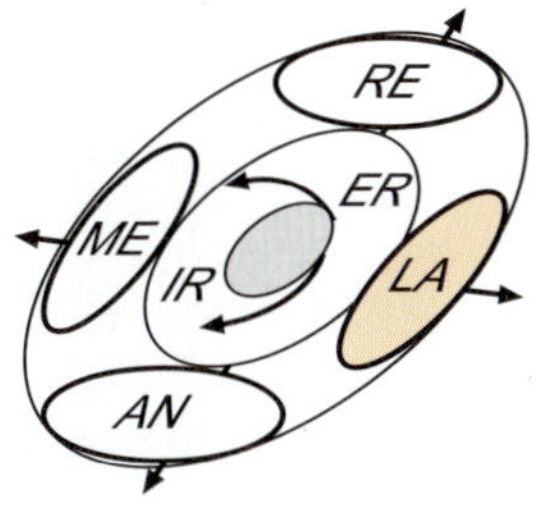

latero-genu

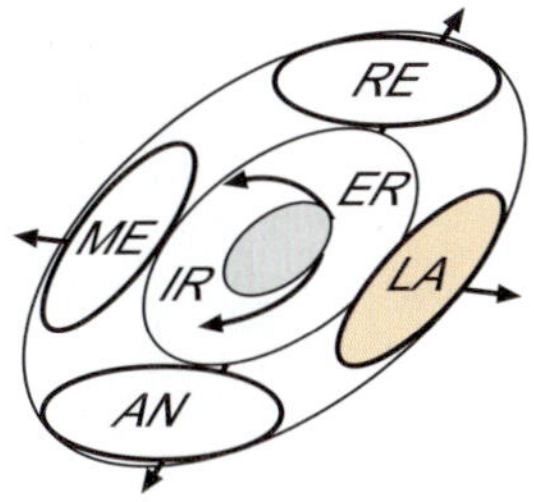

latero-talus

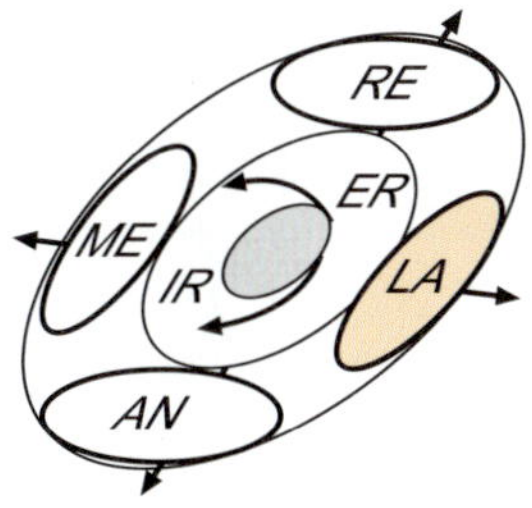

latero-pes

그림 4.52 다리 전체를 가쪽으로 가져가는 lateropulsion 연속된 근막의 수축

전체 lateropulsion 연속된 근막 내에서, latero-talus 근막단위가 가장 빈번하게 염좌 손상을 당하는 부위이다. latero-talus 근막단위의 안정성을 검사할 때, talus의 체조식 벌림은 크게 중요하지 않지만, 발의 가쪽 가장자리로 걷는 것은 매우 중요하다(그림 4.49). 염좌가 발생했었다면, 이 운동은 외상 후 몇 달이 지나서도 잠재적인 통증을 즉각 느낄 수 있다.

다리의 LATEROPULSION 근막단위의 생리학

PHYSIOLOGY OF THE LATEROPULSION
MF UNITS, LOWER LIMB

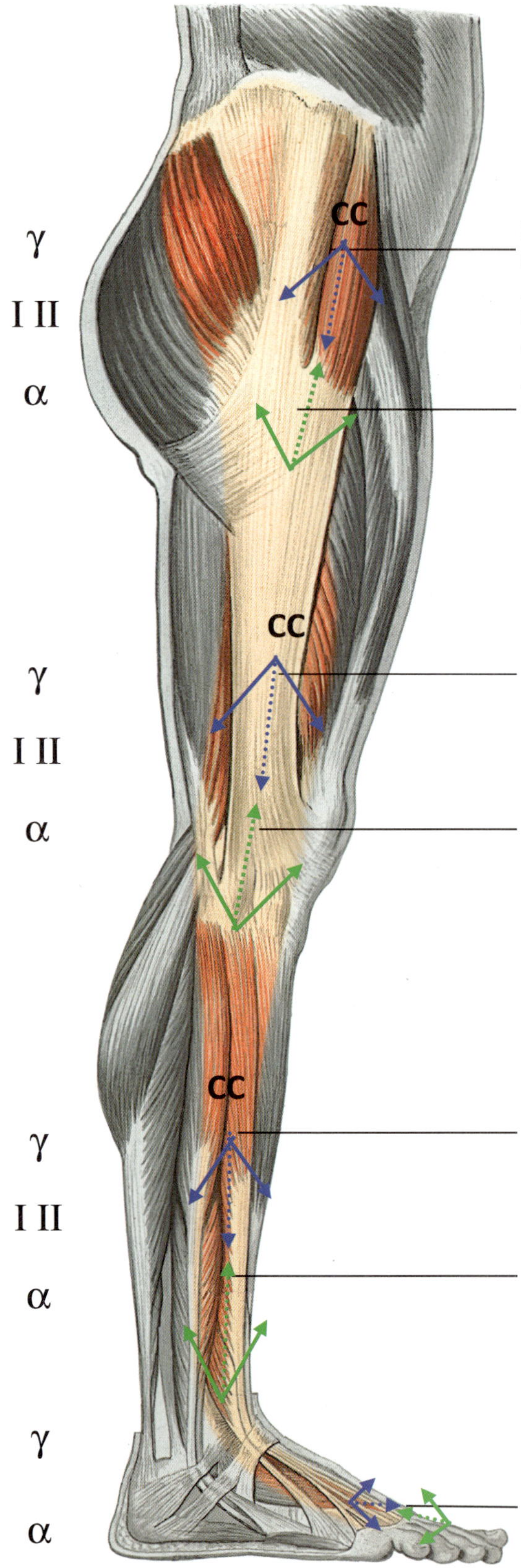

latero-coxa (la-cx)의 근막단위

latero-coxa의 근막단위 (la-cx)를 위한 근방추 속 섬유의 협응중심; 이것은 넙다리근막긴장근의 힘살 (CC)에 위치한다. 만약 근막이 유연하면, 1차 들신경과 2차 들신경이 알파운동신경으로 하여금 latero-coxa 운동단위를 수축하게 만든다. 감마회로의 완전한 기능은 근방추 바깥 섬유 (알파신경 자극)에 의해 형성된 녹색 평행사변형을 근방추 속 섬유 (감마신경 자극)의 벡터에 의해 형성된 평행사변형과 비슷한 형태로 배열되게 만든다.

latero-genu (la-ge)의 근막단위

latero-genu의 근막단위 (la-ge)를 위한 근방추 속 섬유의 협응중심; 이것은 무릎과 엉덩관절의 중간지점 (엉덩정강띠)에 위치한다. 만약 근막이 유연하면, 1차 들신경과 2차 들신경이 알파운동신경으로 하여금 latero-genu 운동단위 (넙다리두갈래근 짧은갈래와 가쪽넓은근이 속하는)를 수축하게 만든다.

latero-talus (la-ta)의 근막단위

latero-talus의 근막단위 (la-ta)를 위한 근방추 속 섬유의 협응중심; 이것은 무릎과 발목사이의 중간지점 (가쪽 종아리근막)에 위치한다. 만약 근막이 유연하면, 1차 들신경과 2차 들신경이 알파운동신경으로 하여금 latero-talus 운동단위를 수축하게 만든다.

latero-pes (la-pe)의 근막단위

latero-pes의 근막단위 (la-pe)를 위한 근방추 속 섬유의 협응중심; 이것은 두 번째와 세 번째 등쪽뼈사이근의 힘살 위에 위치한다.

그림 4.53 감마회로의 정상 기능
(출처: G. Chiarugi and L. Buccilatero, Istituzioni di anatomia dell'uomo. Piccin Nuova Libraria, Padova 1983).

다리의 LATEROPULSION 근막단위의 관절문제

ARTICULAR CONFLICTS IN THE LATEROPULSION UNITS, LOWER LIMB

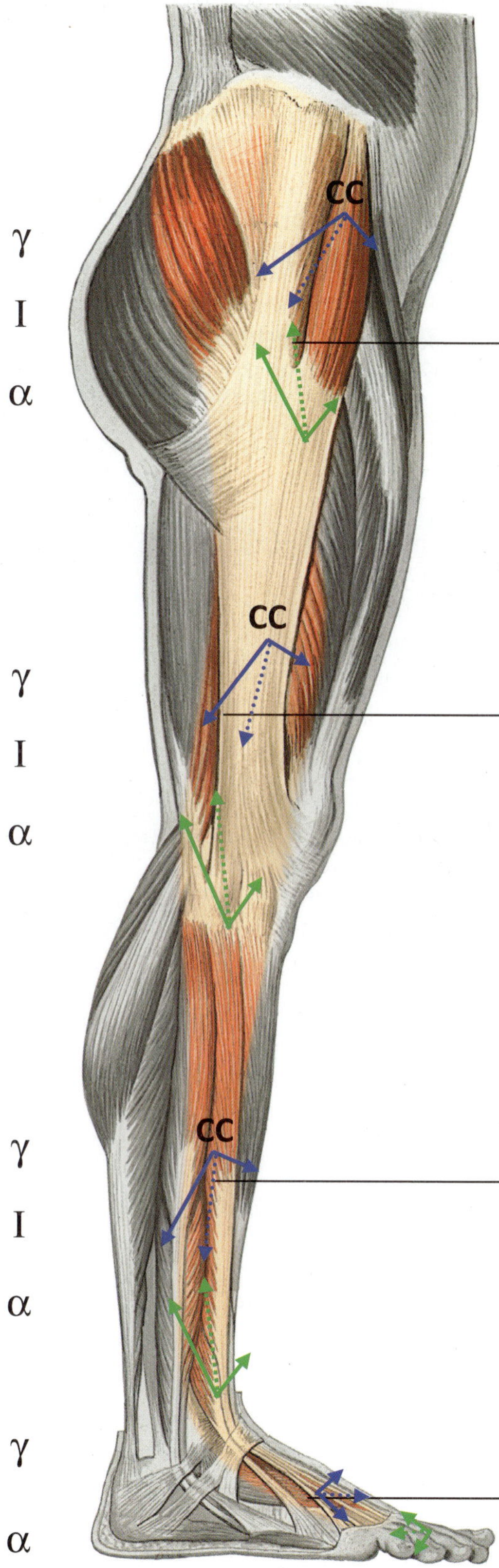

coxa가 lateropulsion할 때 통증이 발생한다.
만약 넙다리근막긴장근의 근막이 치밀해지면, 일부 근방추 속 섬유가 수축하지 않고, 모든 la-cx 근막단위의 근방추 바깥 섬유를 활성화시키지 못한다. 이것의 기능부전은 벌림을 할 때 쥐가 나는 비정상적인 근막 신장을 일으킨다. 근막의 치밀화가 감마회로의 차단에 영향을 주지 못하지만, 감마회로의 기능부전에는 영향을 준다. 양쪽 평행사변형이 여전히 마주보고 있지만, 이것들의 합성힘은 관절축과 더 이상 일치되지 않는다.

genu가 lateropulsion할 때 통증이 발생한다.
만약 엉덩정강띠가 치밀해지면, 일부 근방추 속 섬유가 수축하지 않고, 모든 la-ge 근막단위의 근방추 바깥 섬유를 활성화시키지 못한다. 이것의 기능부전은 무릎의 가쪽 영역에서 발생하는 타는 듯한 느낌을 발생시키는 비정상의 엉덩정강띠 신장을 일으킨다.

talus가 lateropulsion할 때 통증이 발생한다.
만약 종아리의 가쪽근육사이막이 치밀해지면, 일부 근방추 속 섬유가 수축하지 않고, 모든 la-ta 근막단위의 근방추 바깥 섬유를 활성화시키지 못한다. 이것의 기능부전은 발목 가쪽의 부종과 통증을 동반한 관절 말이집의 비정상 신장을 일으킨다.

pes가 lateropulsion할 때 통증이 발생한다.
만약 latero-pes 근막단위 (la-pe)의 근방추 바깥 섬유의 견인 중심이 치밀해지면, 신경 스트레스 (Morton 신경종)로 인해 2번째와 3번째 발가락 밑에서 통증이 발생할 수 있다.

그림 4.54 감마회로의 기능부전
(출처: G. Chiarugi and L. Buccilatero, Istituzioni di anatomia dell'uomo. Piccin Nuova Libraria, Padova 1983).

LATEROPULSION 연속된 근막과 신장반사

LATEROPULSION SEQUENCE AND STRETCH REFLEX

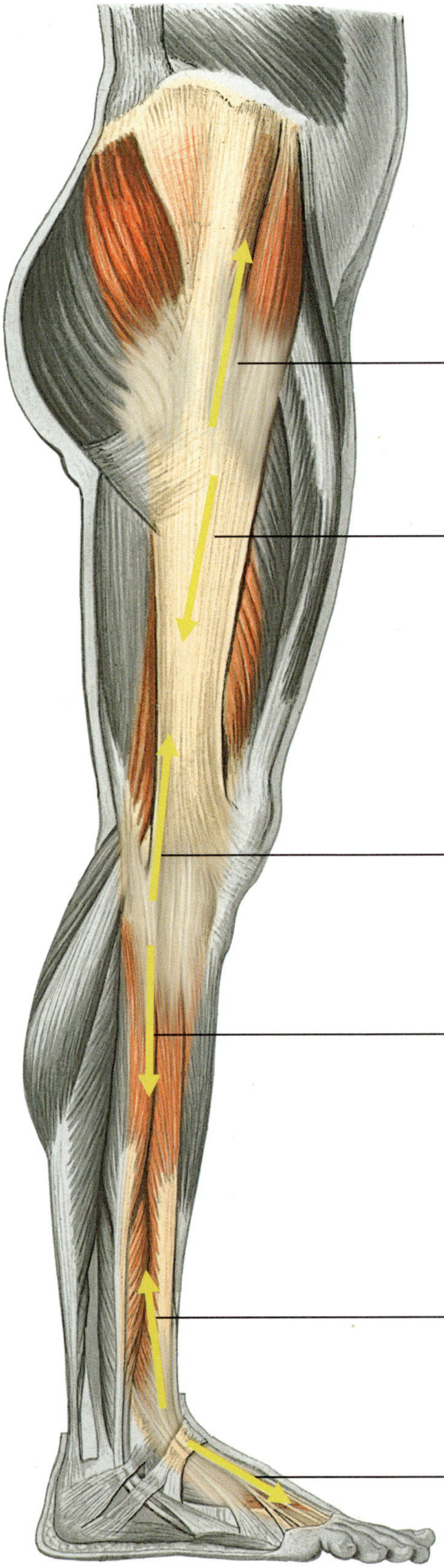

latero-coxa 근막단위와 latero-genu 근막단위의 공동작용
넙다리근막긴장근, 중간볼기근 및 큰볼기근에 의해 엉덩정강띠가 몸쪽으로 견인된다.

엉덩정강띠와 가쪽사이막의 먼쪽 견인은 넙다리두갈래근의 짧은갈래, 가쪽넓은근에 의해 일어난다.

latero-genu 근막단위와 latero-talus 근막단위의 공동작용
엉덩정강띠의 몸쪽 견인은 큰볼기근과 넙다리근막긴장근에 의해 일어난다 (그림 4.58).

엉덩정강띠 연장부의 먼쪽 견인은 긴발가락폄근과 긴종아리근에 의해 일어난다. 이 근육들은 이것들을 나누는 사이막에 연결되어 있다 (그림 4.60).

latero-talus 근막단위와 latero-pes 근막단위의 공동작용
발등 근막의 몸쪽 견인은 셋째종아리근과 긴발가락폄근에 의해 일어난다 (그림 4.59).

발등 근막의 먼쪽 견인은 짧은발가락폄근 (겉층)과 등쪽뼈사이근 (깊은 층판)에 의해 일어난다.

그림 4.55 다리의 lateropulsion 연속된 근막의 협력작용
(출처: G. Chiarugi and L. Buccilatero, Istituzioni di anatomia dell'uomo. Piccin Nuova Libraria, Padova 1983).

골지힘줄기관의 활성화

ACTIVATION OF THE GOLGI TENDON ORGANS

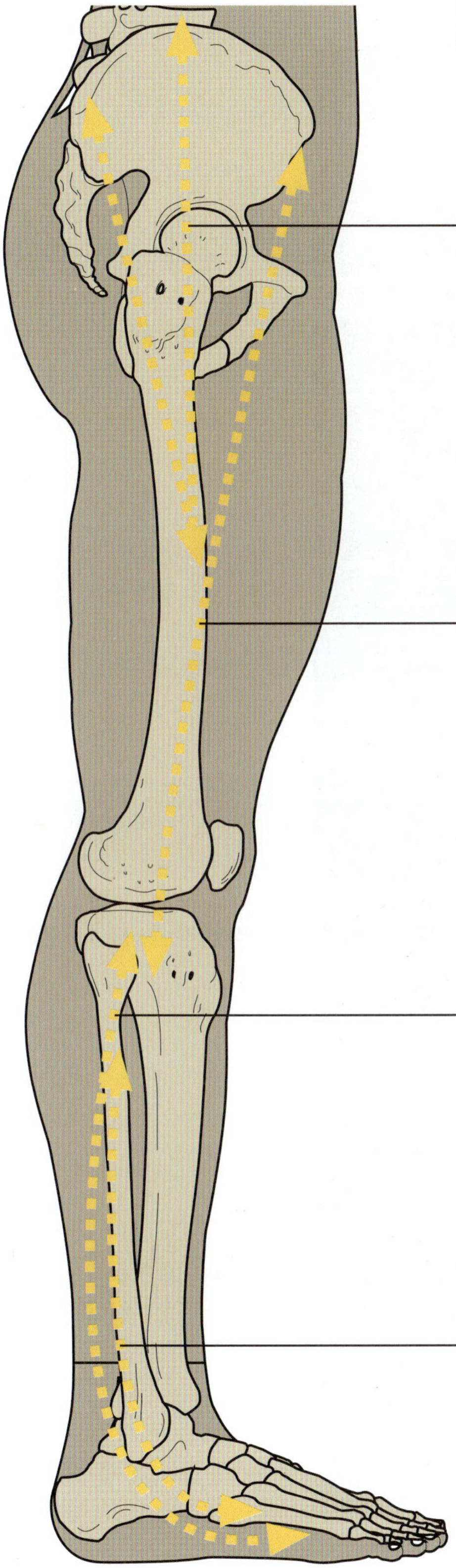

pelvis와 coxa의 연결

볼기근육과 넙다리근막긴장근은 골반을 안정화시키고, 허벅지를 벌림한다.

"엉덩정강띠의 몸쪽은 3개 요소의 수렴에 의해 형성된다: 앞쪽 요소는 넙다리근막긴장근의 말단힘줄 다발로 이루어져 있고, 뒤쪽 요소는 큰볼기근의 말단힘줄 다발로 이루어져 있으며, 중간 요소는 중간볼기근을 덮고 있는 근막으로 이루어져 있다" (Chiarugi G. 1975).

coxa와 genu의 연결

넙다리근막긴장근의 힘살은 엉덩관절 높이에 위치하고, 이것의 힘줄 (엉덩정강띠)은 무릎 높이에 위치한다. 이런 사실 때문에, 넙다리근막긴장근은 엉덩관절을 가쪽으로 움직이고, 또 무릎에서는 가쪽 안정화를 일으킨다.

genu와 talus의 연결

긴종아리근도 엉덩정강띠의 연장부에서 기시한다.

"무릎 근막은 넙다리근막긴장근의 섬유에 의해 강화되고, 이것들은 함께 엉덩정강인대 또는 Maissiat 띠를 형성한다. 이 힘줄 섬유들은 2개의 그룹으로 나누어진다: 종아리뼈머리와 정강뼈의 가쪽융기에 고정된 뒤쪽 섬유와, 무릎뼈와 무릎의 안쪽면에 부착된 앞쪽 섬유" (Testut L.1987).

talus와 pes의 연결

긴발가락폄근은 발목을 가쪽으로 움직이게 (talus lateropulsion)하고 발을 위가쪽으로 움직인다. 긴발가락폄근은 latero–talus 근막단위 (셋째종아리근)의 작용과 latero–pes 근막단위 (긴발가락폄근의 먼쪽 힘줄과 연결된 등쪽뼈사이근)의 작용을 동시에 일으킨다.

그림 4.56 다리의 lateropulsion을 위한 다관절근육

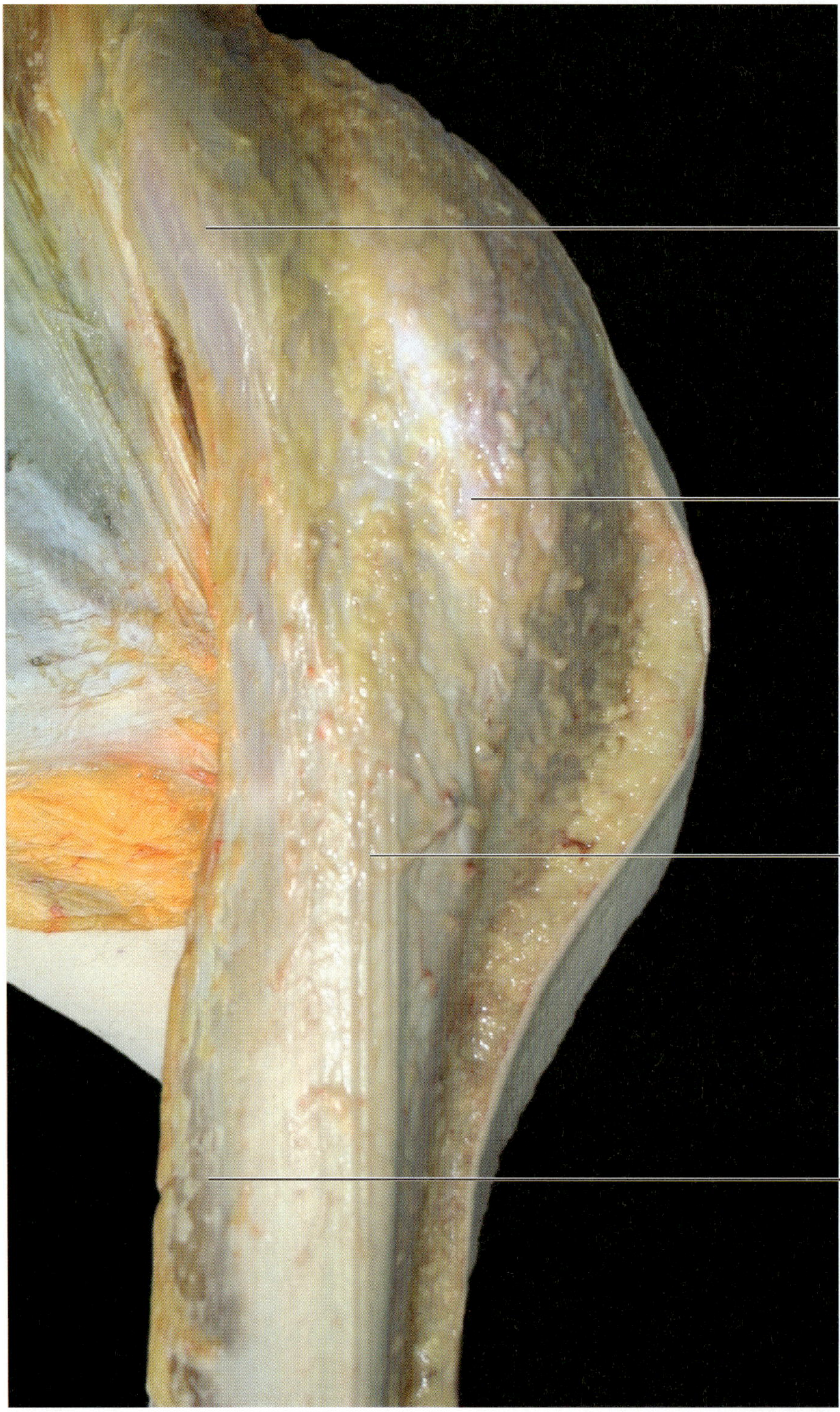

그림 4.57 몸쪽 뒤가쪽 넙다리근막. 넙다리근막이 압박스타킹처럼 생겼지만, 이것의 내벽은 사이막과 근육바깥막, 근육다발막에 연결되어 있다.

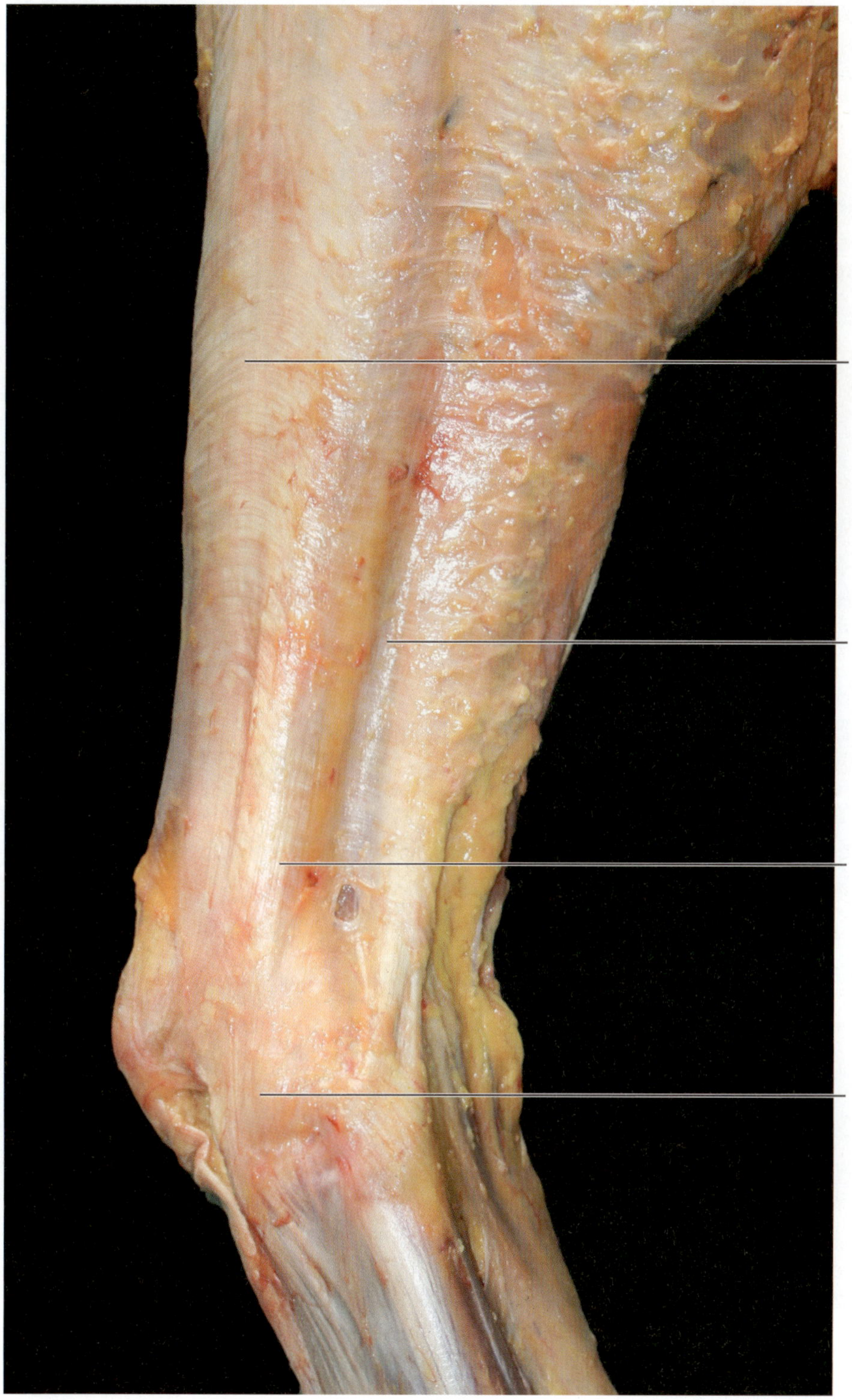

그림 4.58 먼쪽 뒤가쪽 넙다리근막. 무릎 부위의 넙다리근막은 두꺼운 편인데, 그 이유는 넙다리근막이 관절주변 구조물, 무릎뼈 지지띠, 관절주머니의 외벽 등과 연결되어 있기 때문이다.

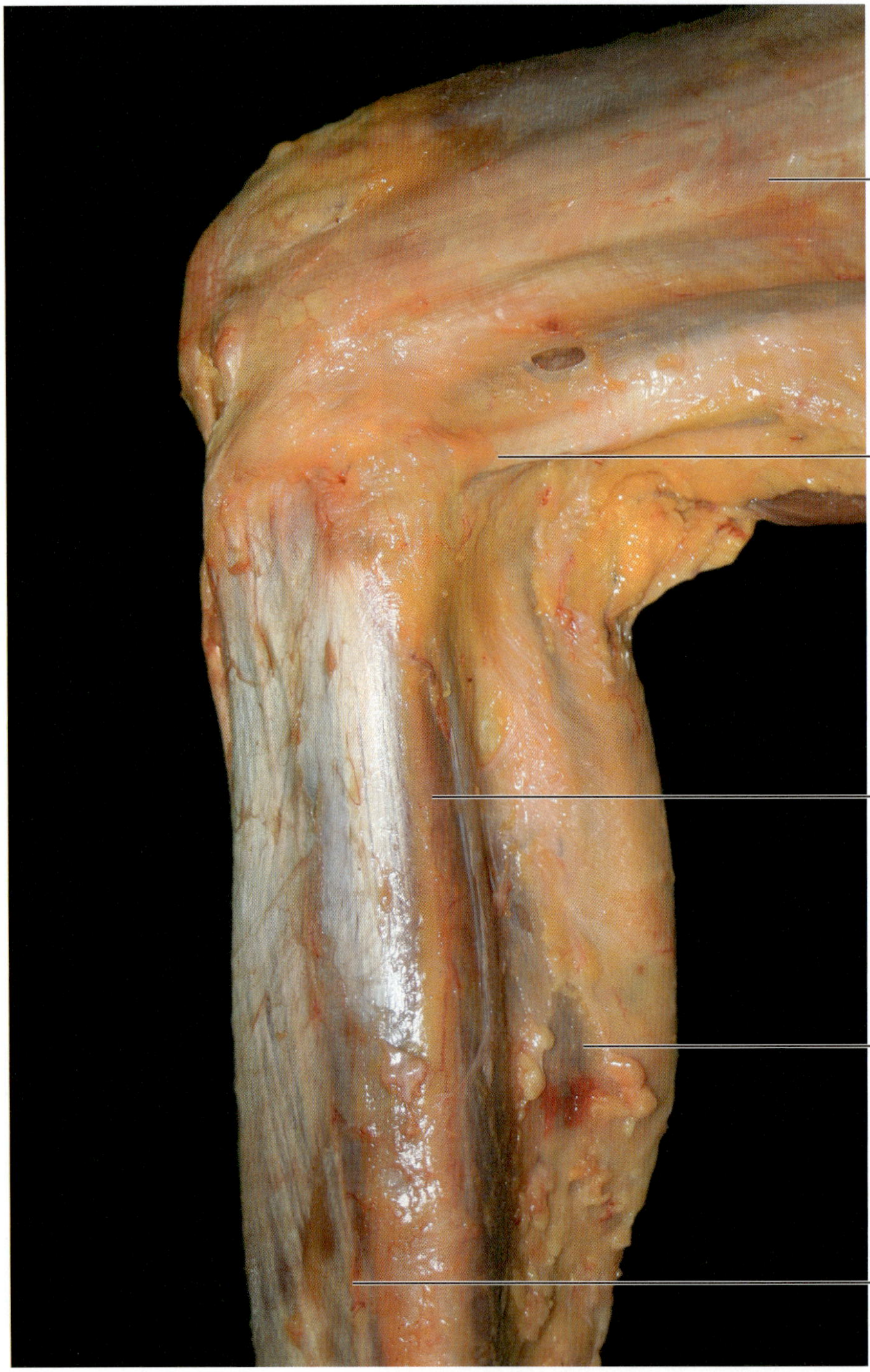

그림 4.59 종아리 근육의 근막 구획. 종아리의 깊은 근막은 근육사이막, 뼈 및 뼈사이막을 통해 여러 구획을 형성한다.

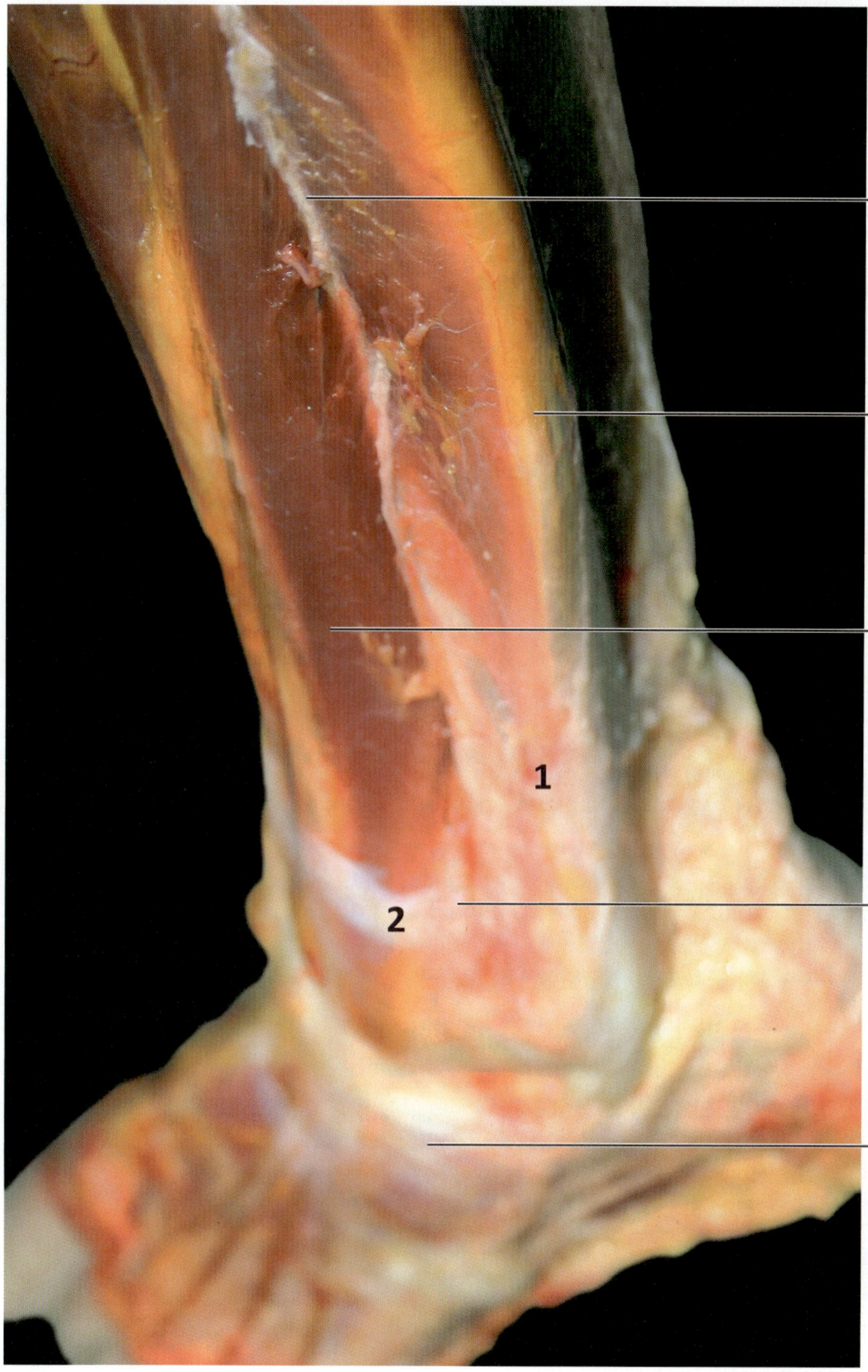

그림 4.60 종아리의 가쪽근육사이막. 긴발가락폄근은 종아리뼈에 부착하여 가쪽복사뼈(1)까지 주행하기 때문에 긴발가락폄근의 닿는곳이 수축 때 지지띠(2)의 이동이 아닌 힘줄의 이동을 막아준다.

다리의 뒤쪽 깊은 영역, INTRAROTATION 연속된 근막

POSTERIOR DEEP REGION OF THE LOWER LIMB, INTRAROTATION SEQUENCE

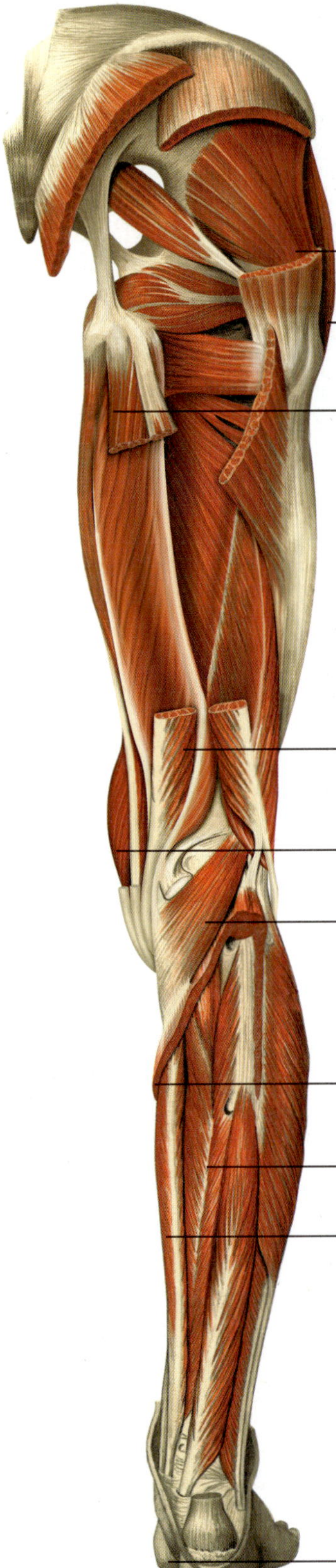

그림 4.61 다리의 뒤쪽 깊은 영역
(출처: G. Chiarugi and L. Bucciintra, Istituzioni di anatomia dell'uomo. Piccin Nuova Libraria, Padova 1983).

INTRAROTATION 근막 단위에 의해 수행된 분절 운동

SEGMENTARY MOVEMENTS IMPLEMENTED BY THE MF UNITS OF INTRAROTATION

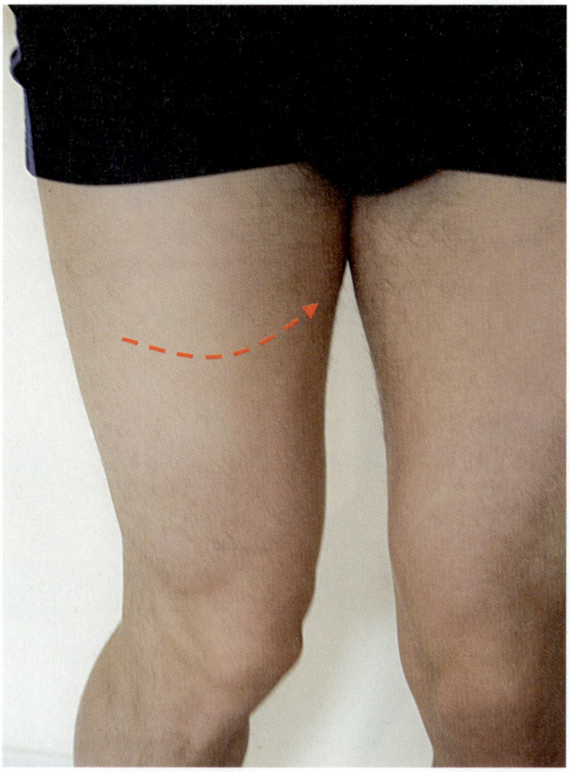

그림 4.62 엉덩관절 안쪽돌림은 intra-coxa 근막단위에 의해 조정된다.

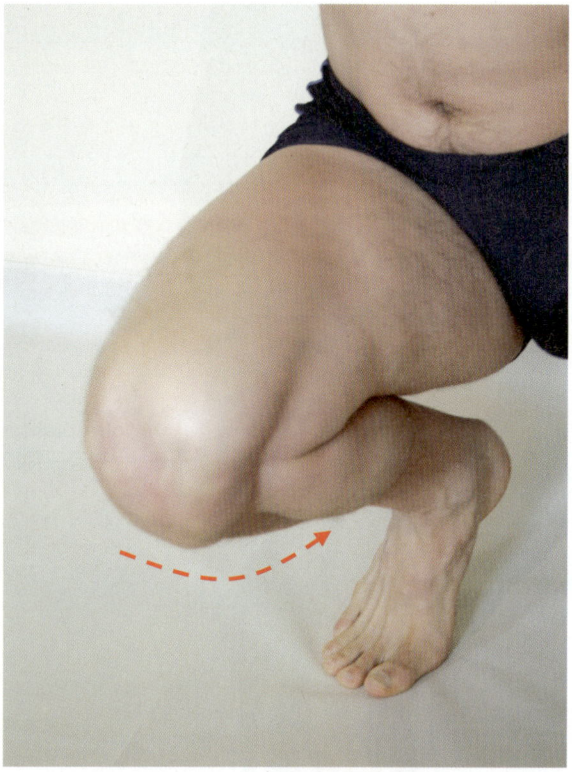

그림 4.63 무릎관절의 안쪽돌림은 intra-genu 근막단위에 의해 이루어진다.

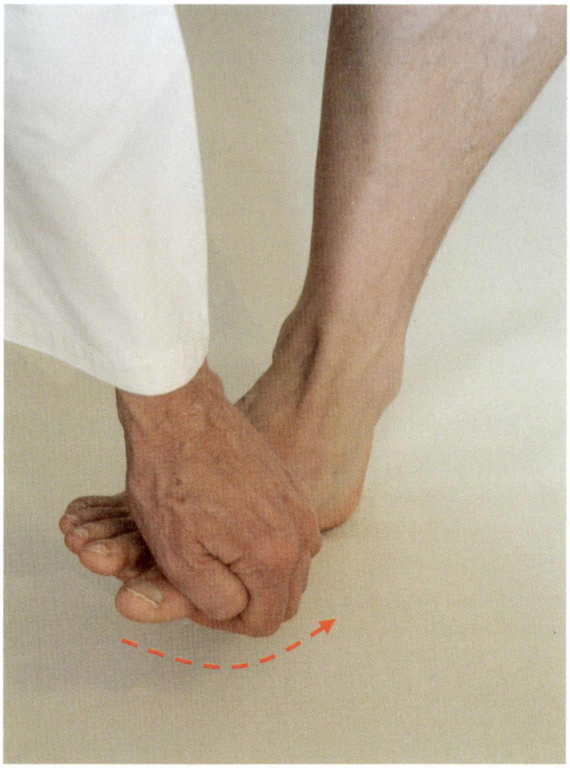

그림 4.64 발목의 안쪽돌림은 intra-talus 근막단위에 의해 이루어진다.

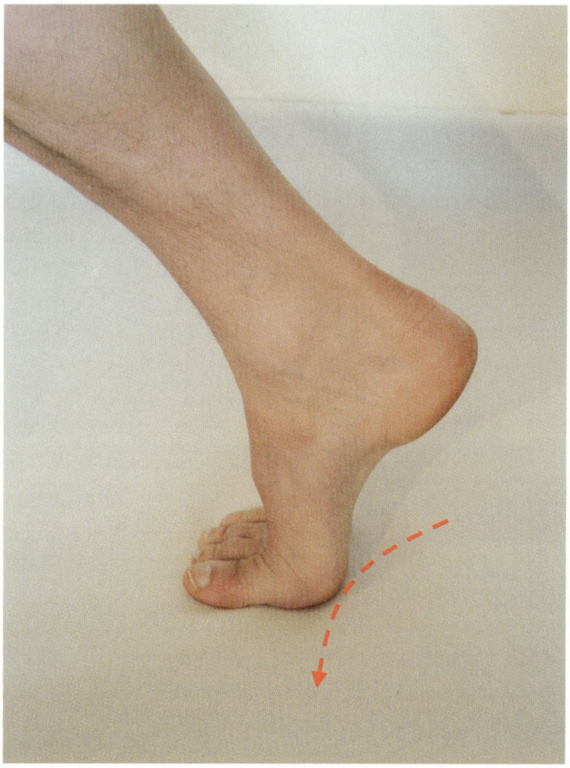

그림 4.65 발앞쪽의 안쪽 밀기는 intra-pes 근막단위에 의해 이루어진다.

다리 INTRAROTATION 근육의 구획 (그림 4.66)

COMPARTMENTS FOR THE MUSCLES OF INTRAROTATION, LOWER LIMB (Fig. 4.66)

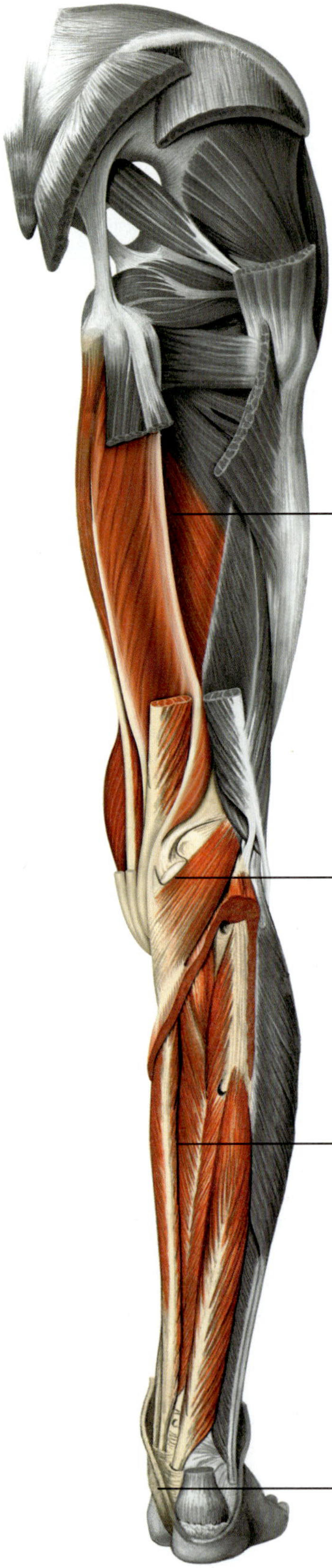

intrarotation coxa 근육을 위한 근막구획

큰모음근은 엉덩관절을 안쪽돌림시키는 허벅지 안쪽면의 근육이다.

"섬유성 층판은 큰모음근의 앞벽과 떨어져 있고, 안쪽넓은근과 붙어 있어 Hunter의 모음근 터널을 형성한다. 큰모음근의 먼쪽 힘줄은 안쪽근육사이막과 붙어 있다. 큰모음근은 부리위팔근와 매우 유사하다" (Chiarugi G. 1975).

intrarotation genu 근육을 위한 근막구획

오금근 근막은 많은 근육에 분포된 무릎의 intrarotation 운동단위를 조정한다.

"무릎관절의 안쪽돌림은 약 10°이다. 가장 강력한 안쪽돌림근은 반막모양근이고, 안쪽돌림에 기여도가 가장 작은 근육은 반힘줄모양근, 두덩정강근, 넙다리빗근 및 오금근 등이다. 장딴지근의 양쪽 갈래도 동측으로 약간 돌림할 수 있다" (Chiarugi G. 1975).

intrarotation talus 근육을 위한 근막구획

종아리의 근막은 4개 구획을 형성하는 사이막을 가진다: 앞쪽, 가쪽, 뒤쪽 얕은 및 뒤쪽 깊은 구획. 뒤쪽 깊은 구획은 talus intrarotation을 담당하는 근육을 포함한다.

intrarotation pes 근육을 위한 근막구획

엄지벌림근은 톱니형 인대 또는 굽힘근지지띠로부터 기시하고, 수축을 통해 발앞쪽을 안쪽으로 가져간다.

그림 4.66 intrarotation 근육의 근막구획

(출처: G. Chiarugi and L. Bucciante, Istituzioni di anatomia dell'uomo. Piccin Nuova Libraria, Padova 1983).

INTRAROTATION 근막 단위에 의해 수행된 다리 전체 운동

GLOBAL MOVEMENT IMPLEMENTED BY THE INTRAROTATION MF SEQUENCE

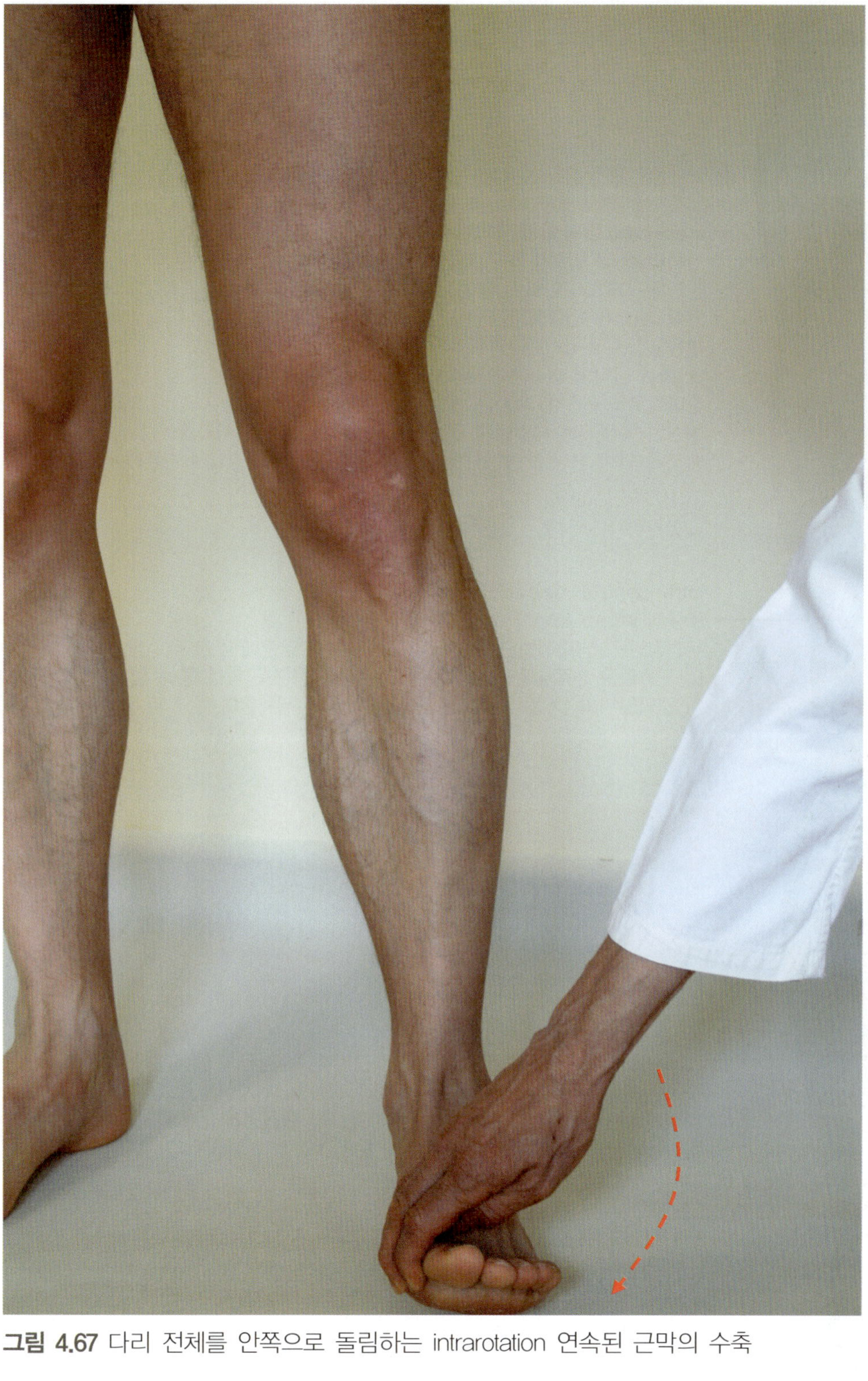

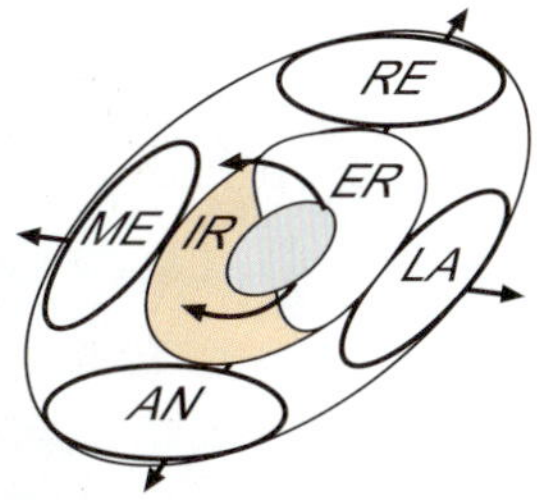

intra-coxa

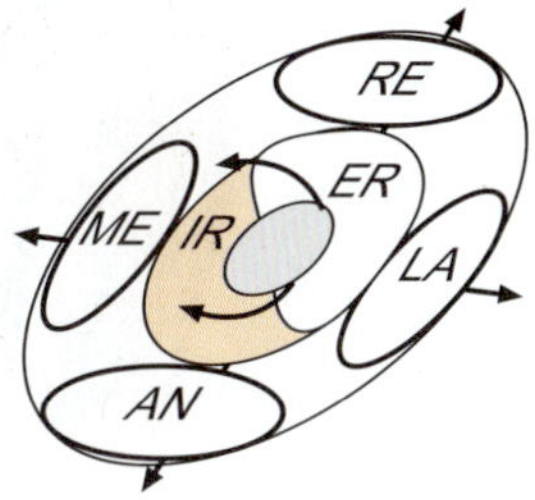

intra-genu

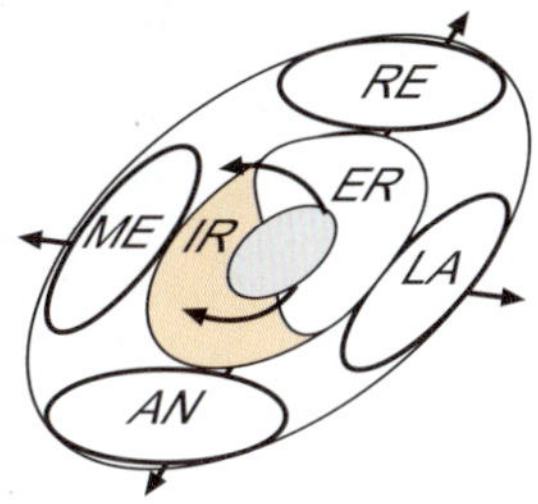

intra-talus

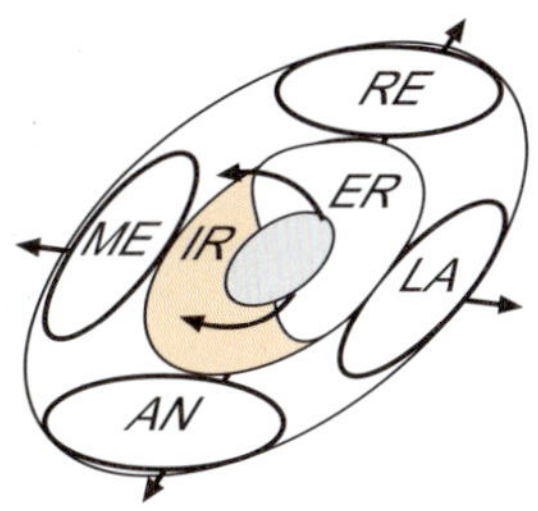

intra-pes

그림 4.67 다리 전체를 안쪽으로 돌림하는 intrarotation 연속된 근막의 수축

다리의 안쪽돌림과 가쪽돌림은 거의 불수의적으로 일어나는 2가지 움직임이고, 다른 운동전략이나 나선형 움직임과 관련된다. 이 움직임들에 기능부전이 생기면, 지절이 조금만 돌아가도 심한 통증이 발생할 수 있다.

다리의 INTRAROTATION 근막단위의 생리학

PHYSIOLOGY OF THE INTRAROTATION MF UNITS, LOWER LIMB

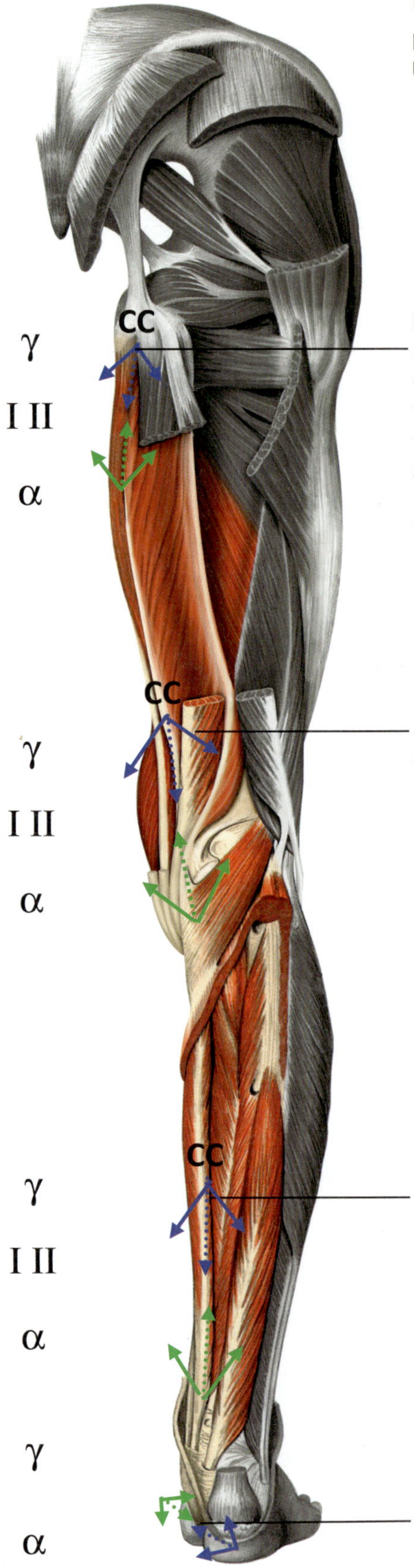

intra-coxa (ir-cx)의 근막단위
가쪽의 coxa 안쪽돌림근 (작은볼기근과 넙다리근막긴장근)은
샅인대 (그림 4.72)와 엉덩정강띠를 통해
안쪽의 coxa 안쪽돌림근 (큰모음근과 두덩근)에 연결된다.
협응중심은 ir-cx 근막단위의 운동단위를 위해
Scarpa 삼각의 아래면에 위치한다.
감마회로의 완전한 기능은 근방추 바깥 섬유 (알파신경 자극)에 의해
형성된 녹색 평행사변형을 근방추 속 섬유 (감마신경 자극)의
벡터에 의해 형성된 평행사변형과 비슷한 형태로 배열되게 만든다.

intra-genu (ir-ge)의 근막단위
무릎의 intrarotation을 수행하는 운동단위는
두덩정강근, 넙다리빗근, 반막모양근, 반힘줄모양근에 주로 위치한다.
이 근육들은 안쪽넓은근에 위치한 넓은근-모음근 근막을 통해 연결된다.
이 근막단위의 CC는 안쪽넓은근의 근막 위에 위치한다.

intra-talus (ir-ta)의 근막단위
intra-talus의 근막단위 (ir-ta)를 위한 근방추 속 섬유의 협응중심;
이것은 종아리의 중간지점 (정강뼈 바로 뒤쪽)에 위치한다 (그림 4.74).
만약 종아리근막 (깊은 층판)이 유연하면, 1차 들신경과 2차 들신경이
알파운동신경으로 하여금 intra-talus 운동단위를 수축하게 만든다.

intra-pes (ir-pe)의 근막단위
intra-pes의 근막단위 (ir-pe)를 위한 근방추 속 섬유의 협응중심;
이것은 엄지벌림근의 힘살 위에 위치한다.

그림 4.68 감마회로의 정상 기능
(출처: G. Chiarugi and L. Bucciante, Istituzioni di anatomia dell'uomo. Piccin Nuova Libraria, Padova 1983).

다리의 INTRAROTATION 근막단위의 관절문제

ARTICULAR CONFLICTS IN THE
INTRAROTATION UNITS, LOWER LIMB

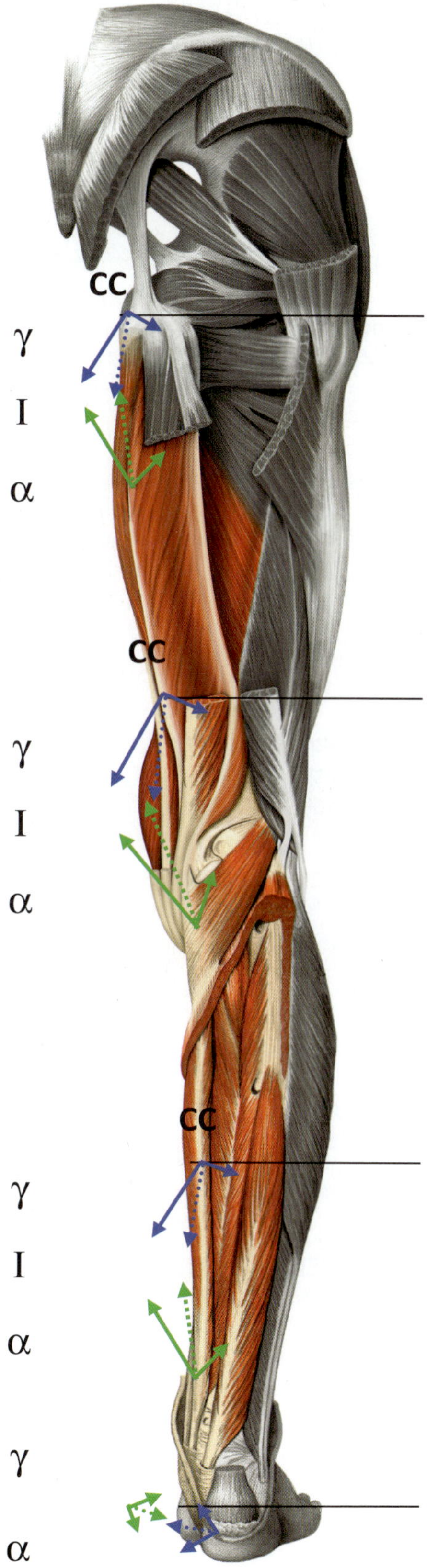

coxa가 intrarotation할 때 통증이 발생한다.
만약 두덩근막이 치밀해지면, ir–cx 근막단위의
근방추 속 섬유의 견인에 두덩근막이 잘 적응하지 못한다;
이것은 들신경(II)과 그와 관련된 알파운동신경을 활성화시키지 못한다.
결과적으로, 근방추 바깥 섬유의 일부만이
엉덩관절 관절주머니에 대한 영향으로 수축할 것이다.
양쪽 평행사변형은 여전히 마주보고 있지만,
이것들의 합성힘은 관절축과 더 이상 일치되지 않는다.

genu가 intrarotation할 때 통증이 발생한다.
만약 안쪽넓은근 위의 넙다리근막이 치밀해지면,
ir–ge 근막단위의 근방추 속 섬유의 견인에 잘 적응하지 못한다;
이것은 들신경(II)과 이와 관련된 알파운동신경을 활성화시키지 못한다.
결과적으로, 근방추 바깥 섬유의 일부만이
무릎관절 관절주머니에 대한 영향으로 수축할 것이다.

talus가 intrarotation할 때 통증이 발생한다.
만약 종아리근막의 깊은 층판이 치밀해지면,
ir–ta 근막단위의 근방추 속 섬유의 견인에 잘 적응하지 못한다;
이것은 들신경(II)과 이와 관련된 알파운동신경을 활성화시키지 못한다.
결과적으로, 근방추 바깥 섬유의 일부만이
발목관절 관절주머니에 대한 영향으로 수축할 것이다.

pes가 intrarotation할 때 통증이 발생한다.
intra–pes 근막단위(ir–pe)의 벡터중심과 지각중심;
이것들은 정상 상황일 때는 발앞쪽의 안쪽돌림을 자각하고,
비정상 상황에서는 관절문제를 자각한다.

그림 4.69 감마회로의 기능부전
(출처: G. Chiarugi and L. Bucciante, Istituzioni di anatomia dell'uomo. Piccin Nuova Libraria, Padova 1983).

INTRAROTATION 연속된 근막과 신장반사

INTRAROTATION SEQUENCE AND STRETCH REFLEX

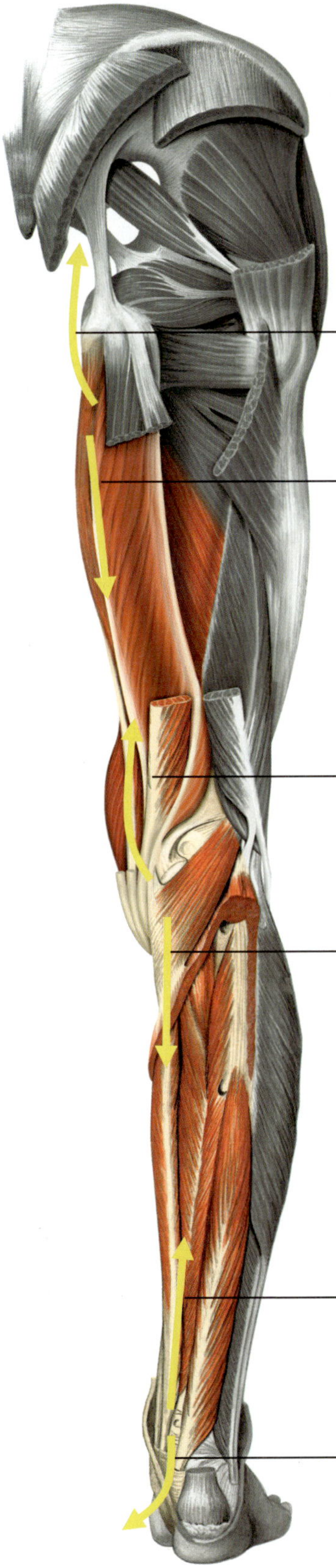

그림 4.70 다리의 intrarotation 연속된 근막의 협력작용
(출처: G. Chiarugi and L. Bucciante, Istituzioni di anatomia dell'uomo. Piccin Nuova Libraria, Padova 1983).

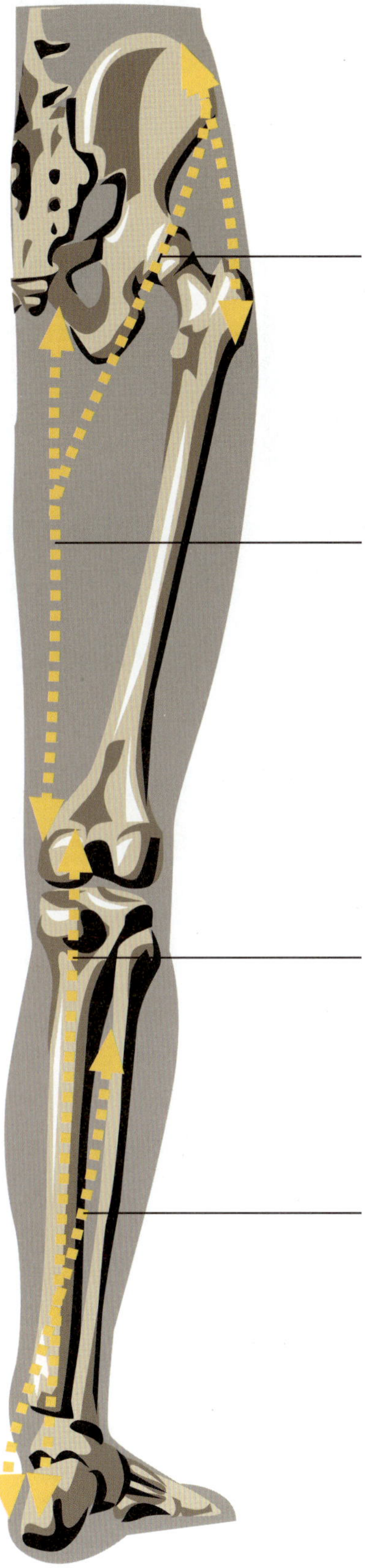

골지힘줄기관의 활성화

ACTIVATION OF THE GOLGI TENDON ORGANS

pelvis와 coxa의 연결

작은볼기근과 넙다리근막긴장근의 앞쪽섬유는 샅인대를 통해 큰모음근과 넙다리빗근을 둘러싸는 허벅지 근막에 연결되어 있다.

coxa와 genu의 연결

큰모음근은 엉덩관절을 안쪽돌림과 폄하고, 안쪽곁인대를 통해 거위발 (무릎의 intrarotation 힘과 연결된다)까지 이른다.

genu와 talus의 연결

안쪽장딴지근은 genu와 talus를 안쪽돌림시킨다.

"장딴지근은 넙다리두갈래근, 반힘줄모양근, 큰모음근 등으로부터 부가적인 섬유다발을 받을 수 있다. 장딴지근의 일부 섬유는 무릎의 관절주머니에서 기시한다. 안쪽장딴지근은 부분적으로 무릎의 안쪽돌림에 관여하고, 발의 안쪽 비틀림에 관여한다. 이런 이유로, 안쪽장딴지근이 뒤침근으로 작용한다" (Chiarugi G. 1975).

talus와 pes의 연결

긴엄지굽힘근은 발목과 발의 안쪽돌림에 작용한다.

"긴엄지굽힘근은 종아리뼈, 종아리뼈를 덮고 있는 근막, 뒤쪽 종아리 근육사이막(종아리근과 분리하는)으로부터 기시한다. talus의 뒤쪽 벽(톱니형 인대의 깊은층에 의해 제자리에 유지되는)을 따라 주행한 후, 발바닥에 도달한 후 첫 번째와 두 번째의 마디뼈바닥에 착지한다. 긴엄지굽힘근은 엄지발가락의 굽힘근과 발의 폄근일 뿐만 아니라 발의 모음근과 뒤침근이다" (Chiarugi G. 1975).

그림 4.71 다리의 intrarotation을 위한 다관절근육

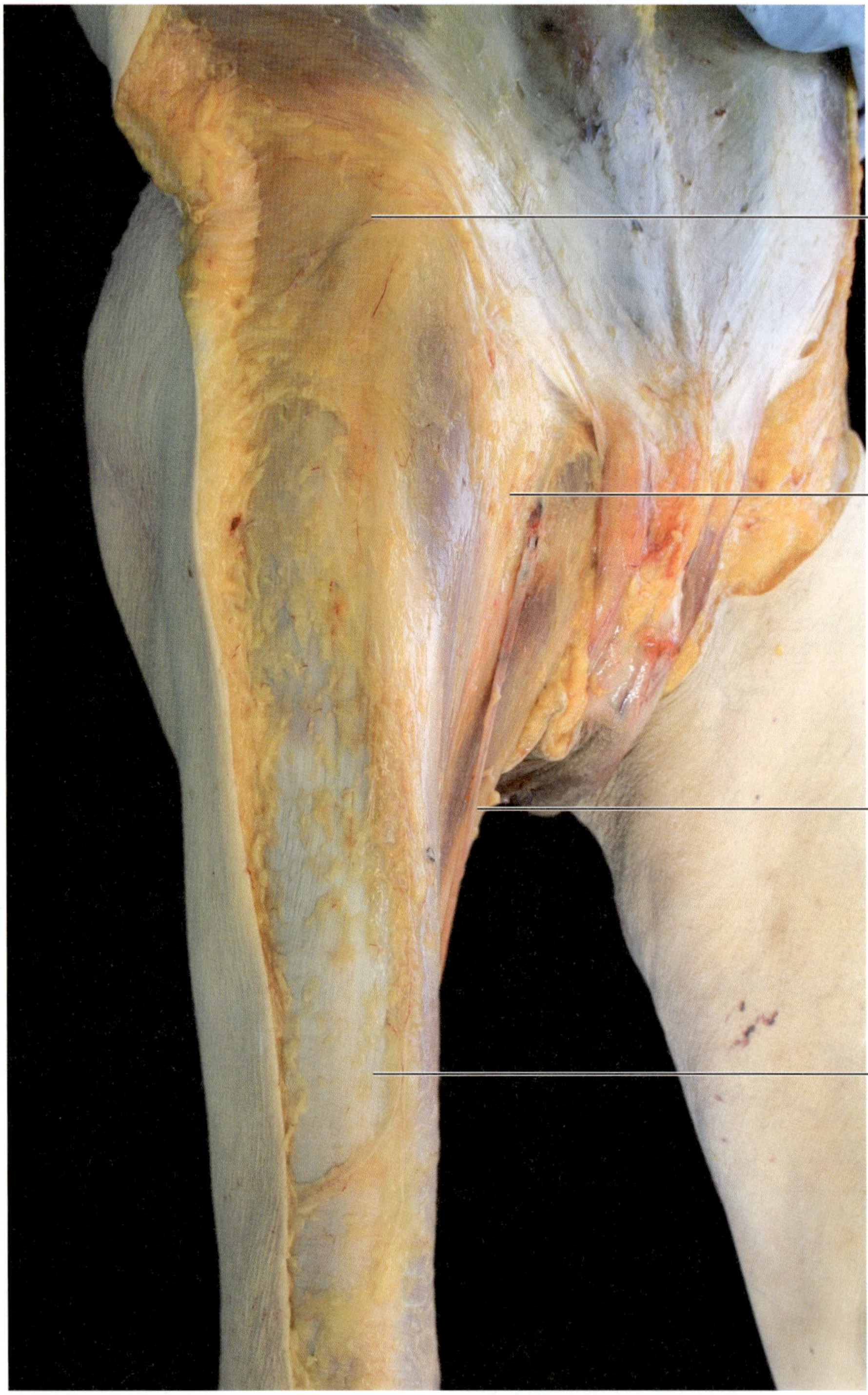

그림 4.72 넙다리근막은 볼기근막과 배근막에 연결되어 있다. 샅인대는 작은볼기근 근막을 Scarpa 삼각에 속한 근육의 근막에 연결시킨다.

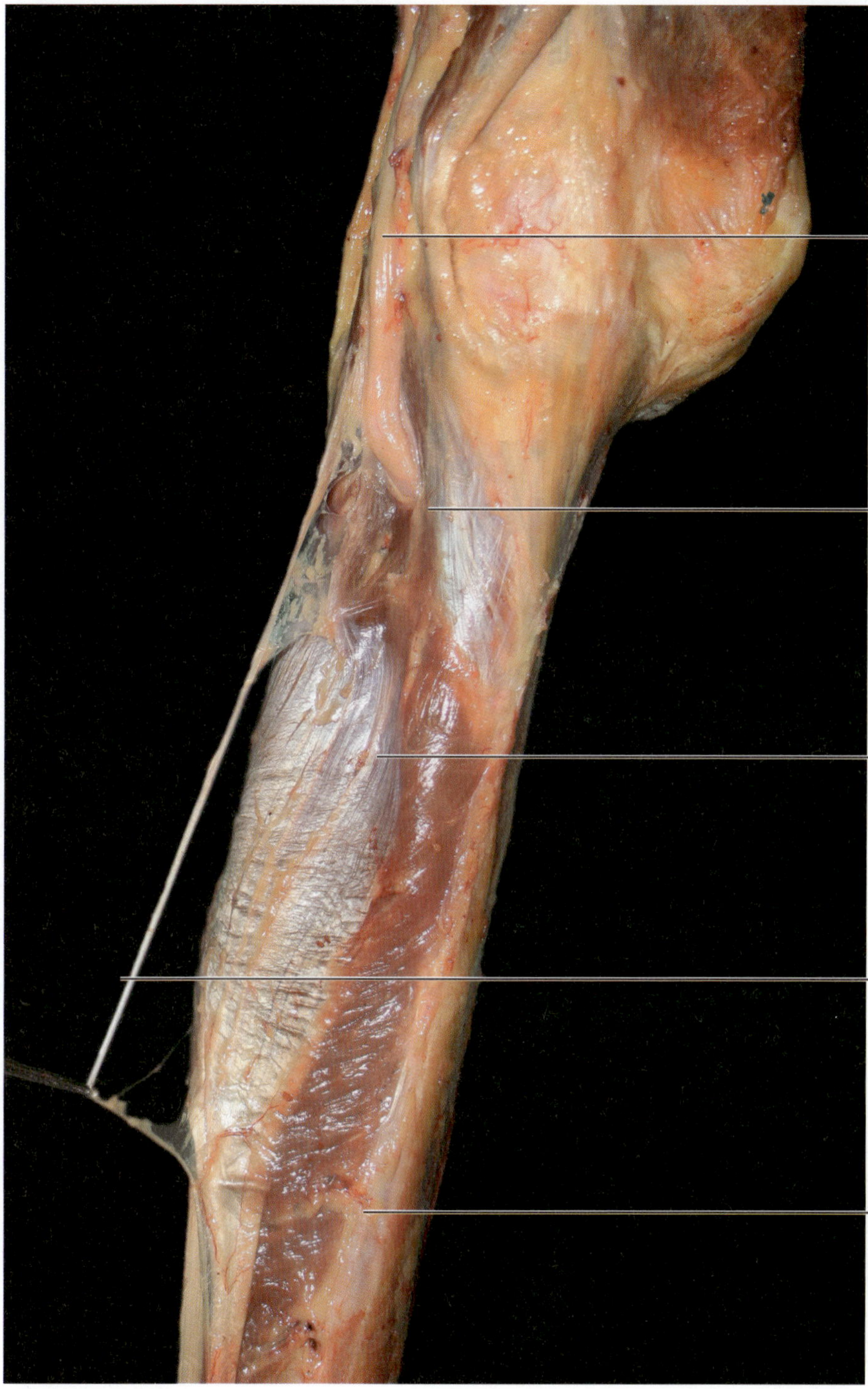

그림 4.73 장딴지근을 제거하면 가자미근을 볼 수 있다. 거위발에 부착된 근육을 제거하면, 반막모양근 힘줄과 오금근/가자미근의 근막사이의 연결을 잘 볼 수 있다.

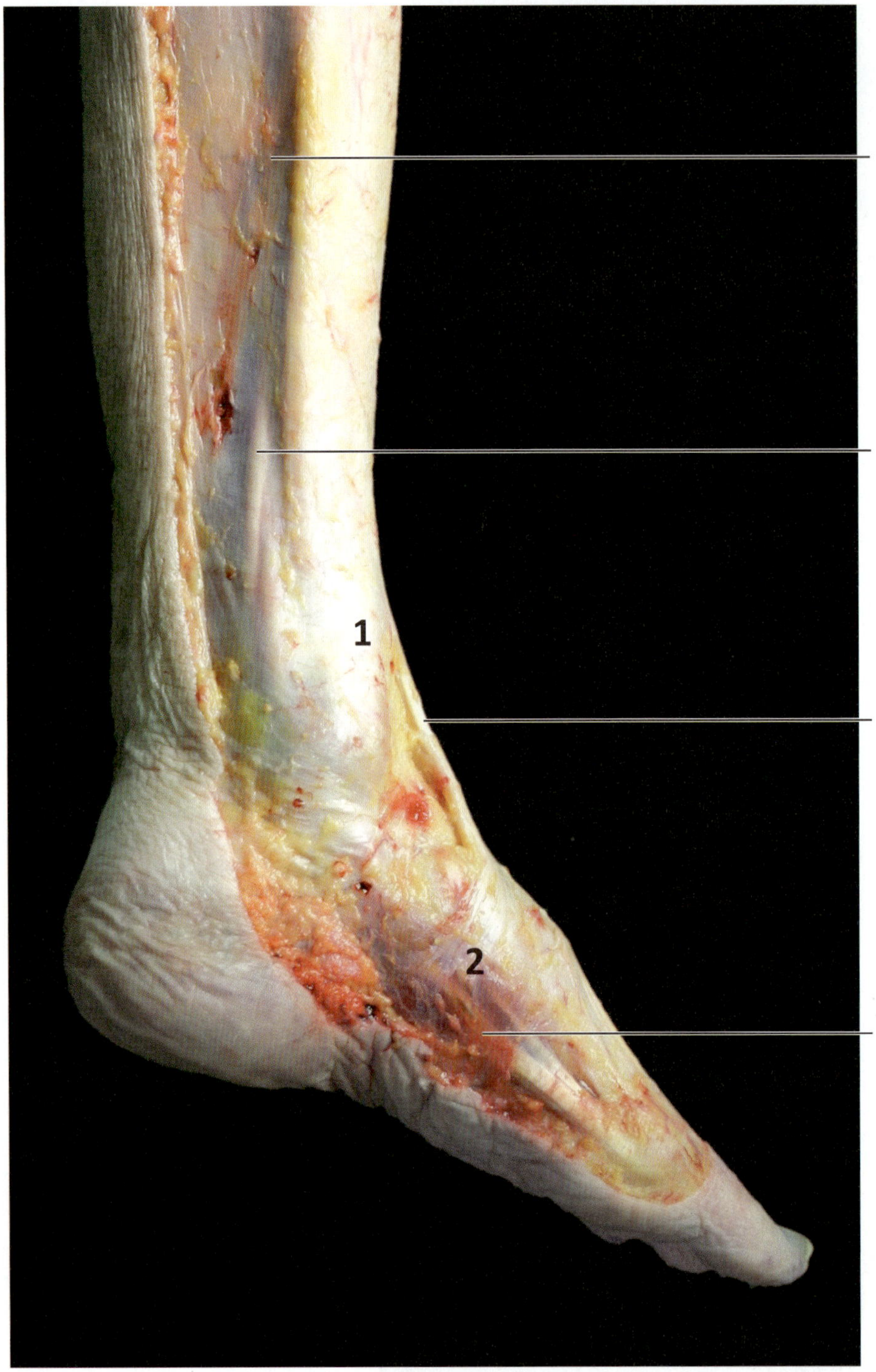

그림 4.74 종아리와 발이 안쪽 근막(겉층). 폄근지지띠(1)를 제거해도, 이는곳과 닿는곳(2) 때문에, 앞정강근이 제자리에 잘 유지된다.

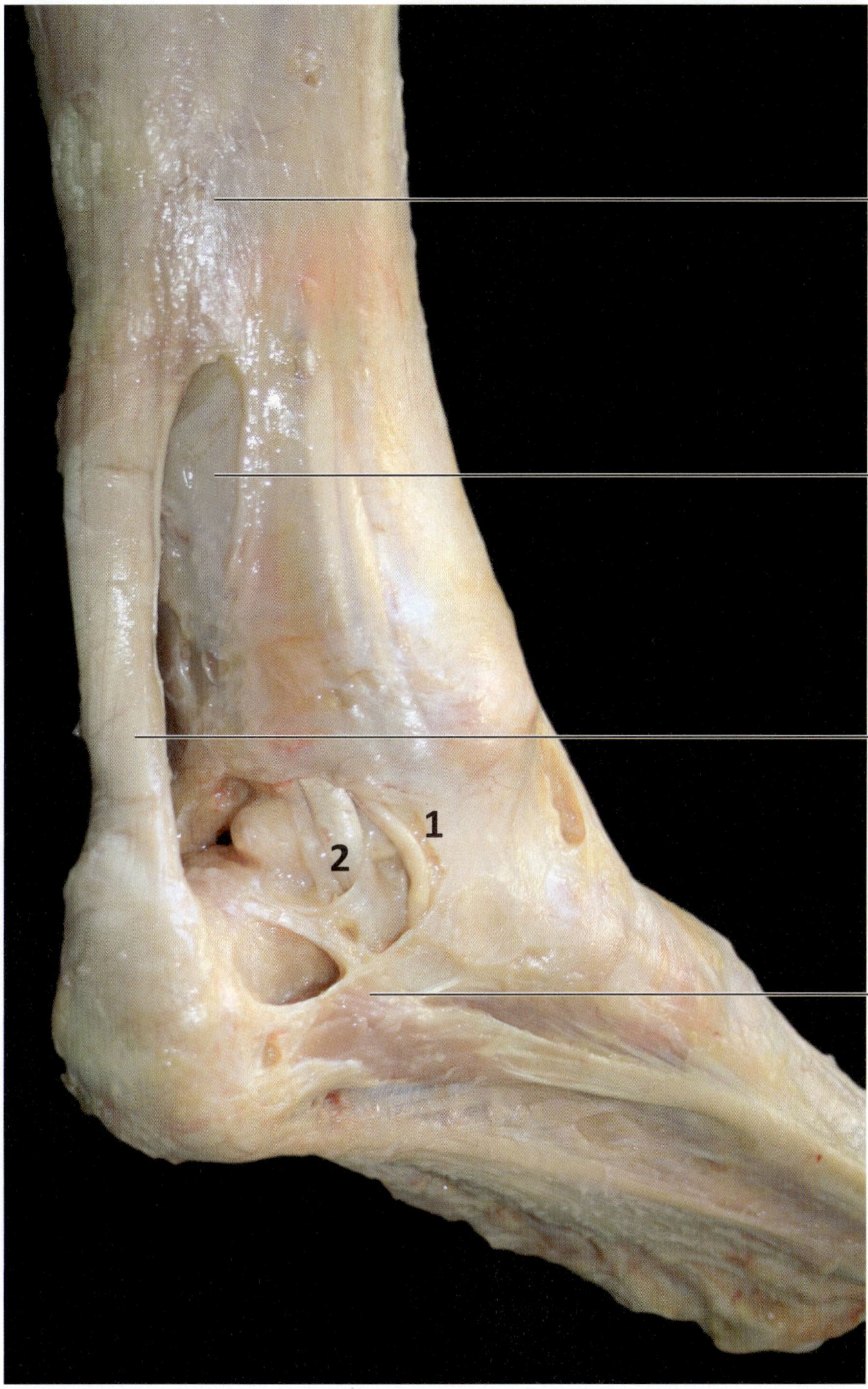

그림 4.75 종아리와 발의 안쪽 근막. 깊은 근막(1)의 여러 층판을 제거하면, 복사뼈 뒤쪽에서 2개의 힘줄을 볼 수 있다: 긴발가락굽힘근(2)의 힘줄과 뒤정강근 힘줄.

다리의 뒤쪽 깊은 영역, EXTRAROTATION 연속된 근막

POSTERIOR DEEP REGION OF THE LOWER LIMB, EXTRAROTATION SEQUENCE

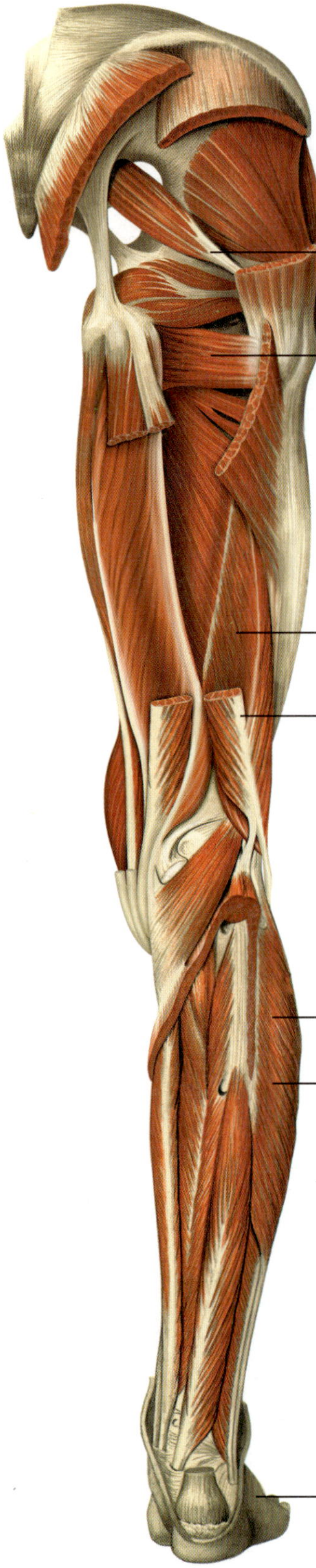

그림 4.76 다리의 뒤쪽 깊은 영역
(출처: G. Chiarugi and L. Bucciante, Istituzioni di anatomia dell'uomo. Piccin Nuova Libraria, Padova 1983).

EXTRAROTATION 근막 단위에 의해 수행된 분절 운동

SEGMENTARY MOVEMENTS IMPLEMENTED BY THE MF UNITS OF EXTRAROTATION

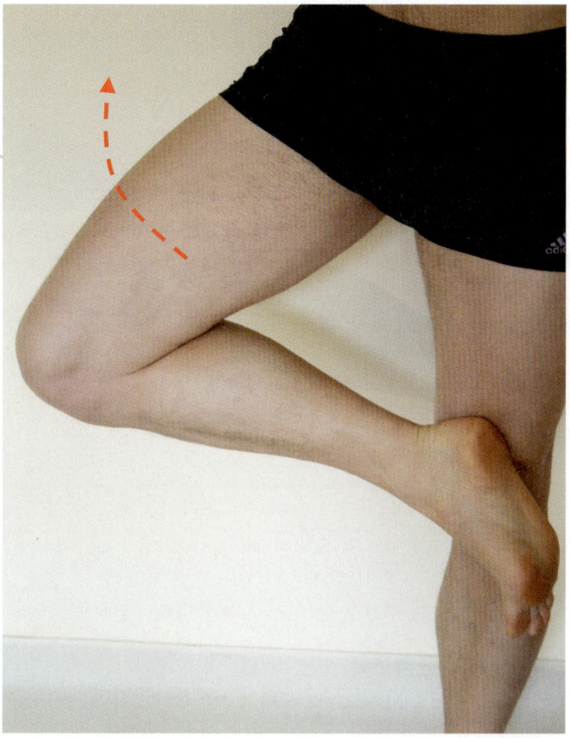

그림 4.77 엉덩관절 가쪽돌림은 extra-coxa 근막단위에 의해 움직임이 발생된다.

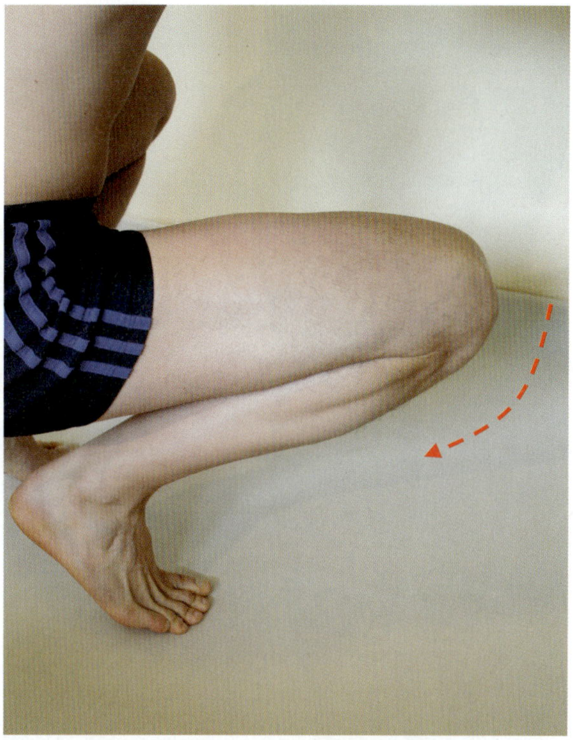

그림 4.78 무릎관절의 가쪽돌림은 extra-genu 근막단위의 최대 굽힘에서 이루어진다.

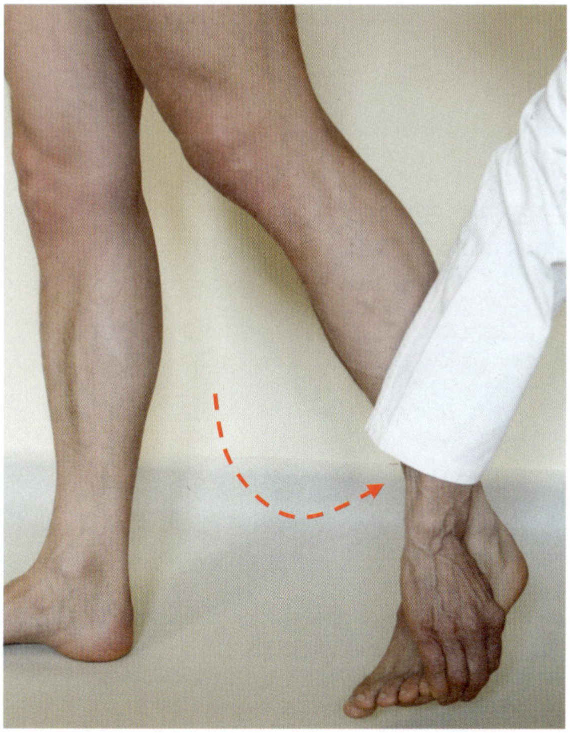

그림 4.79 발목의 가쪽돌림은 extra-talus 근막단위에 의해 조정된다.

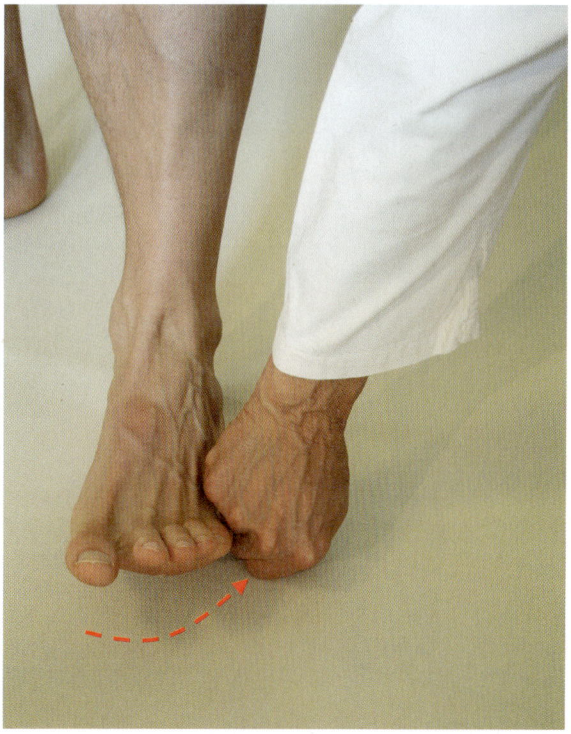

그림 4.80 발안쪽 가쪽번짐은 extra-pes 근막단위에 의해 이루어진다.

검사자는 손을 이용해 화살표가 나타내는 움직임에 저항을 적용한다.

다리 EXTRAROTATION 근육의 구획 (그림 4.81)

COMPARTMENTS FOR THE MUSCLES OF EXTRAROTATION, LOWER LIMB (Fig. 4.81)

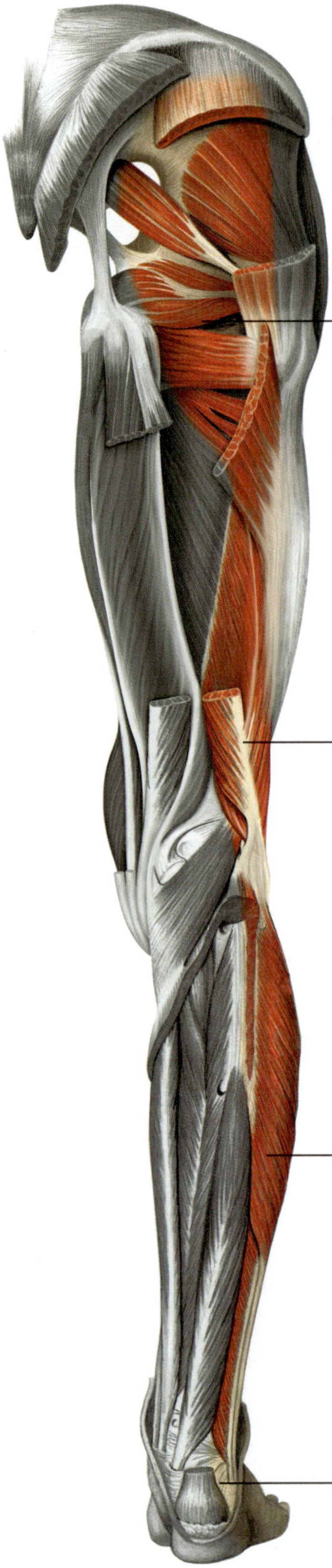

extrarotation coxa 근육을 위한 근막구획

적어도 15개의 근육이 coxa의 extrarotation에 기여한다. 만약 이 모든 힘들의 작용이 이것들을 결합하는 근막에 의해 조정되지 않으면, 많은 말들이 날뛰는 것과 같을 것이다.

"가쪽돌림은 다음의 근육들에 의해 이루어진다: 큰볼기근, 넙다리네모근, 속폐쇄근, 중간볼기근, 작은볼기근(등쪽 섬유), 엉덩허리근, 궁둥구멍근, 넙다리빗근, 두덩근과 두덩정강근을 제외한 모든 기능적 모음근 등" (Platzer W. 1979).

extrarotation genu 근육을 위한 근막구획

넙다리두갈래근을 둘러싸는 근막은 가자미근 근막과 종아리근 근막에 연결되어 있다. 근막의 긴장이 이들 돌림의 힘을 조화롭게 조정한다.

extrarotation talus 근육을 위한 근막구획

종아리근에는, talus의 extrarotation을 위한 특정 운동단위가 있다.

"종아리근막의 가쪽에는 종아리근의 앞쪽과 뒤쪽에 각각 하나씩 사이막을 가지고 있다: 앞쪽 종아리근육사이막과 뒤쪽 종아리근육사이막. 이 사이막들은 종아리뼈를 고정시켜, 종아리근의 닿는곳에 도움을 준다" (Chiarugi G. 1975).

extrarotation pes 근육을 위한 근막구획

짧은발가락폄근은 발을 가쪽으로 움직인다.

"4번째 종아리근은 거의 존재하지 않지만, 종아리뼈에서 기시하고, 5번째 발가락에 작은 힘줄을 보낸다" (Platzer W. 1979).

그림 4.81 extrarotation 근육의 근막구획
(출처: G. Chiarugi and L. Bucciante, Istituzioni di anatomia dell'uomo, Piccin Nuova Libraria, Padova 1983).

EXTRAROTATION 근막 단위에 의해 수행된 다리 전체 운동

GLOBAL MOVEMENT IMPLEMENTED BY THE EXTRAROTATION MF SEQUENCE

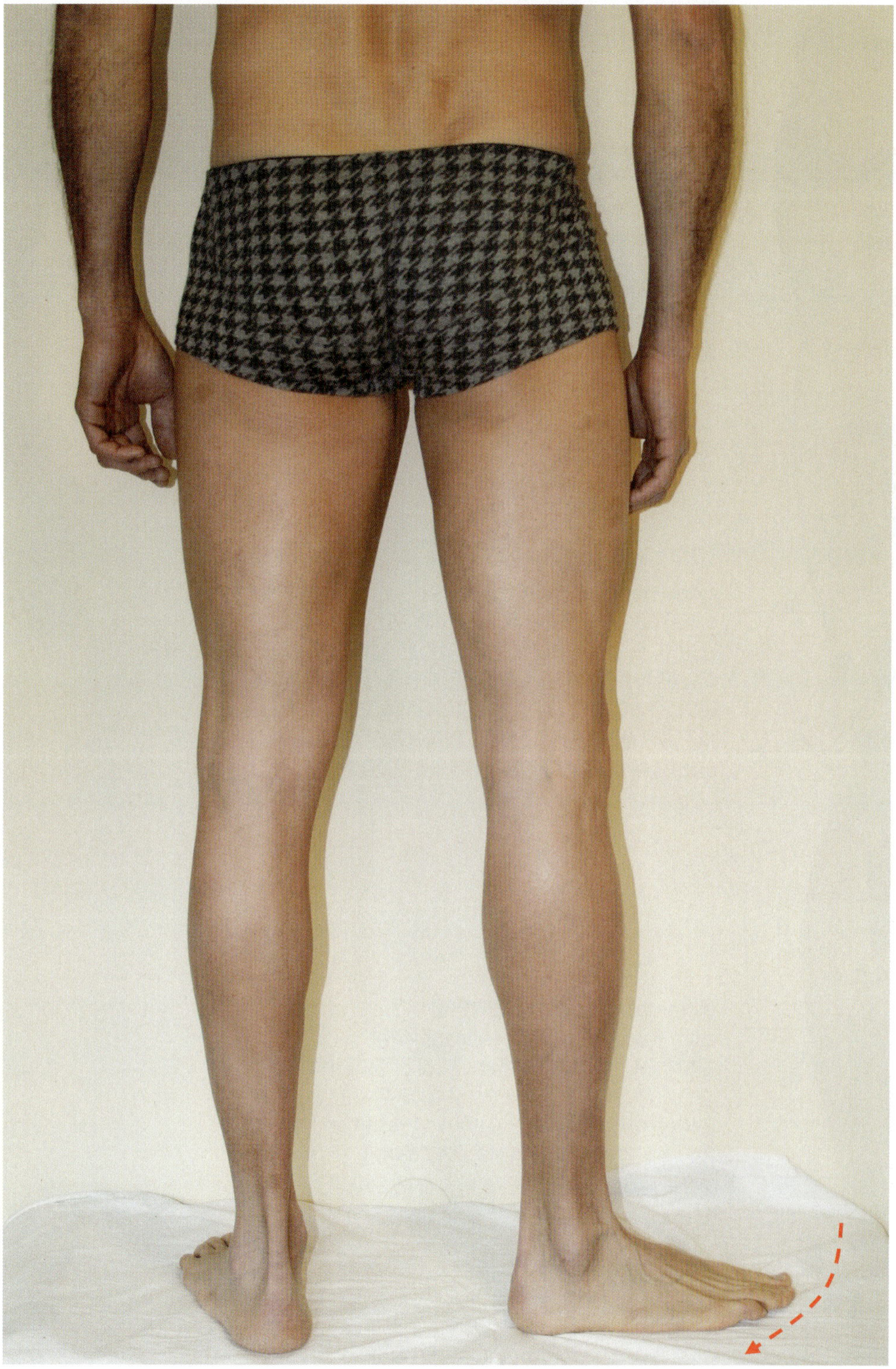

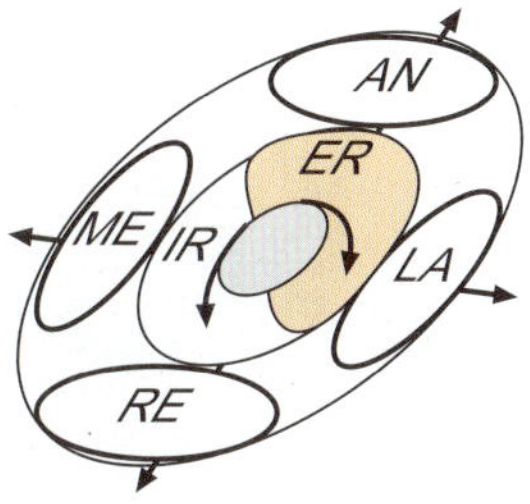

extra-coxa

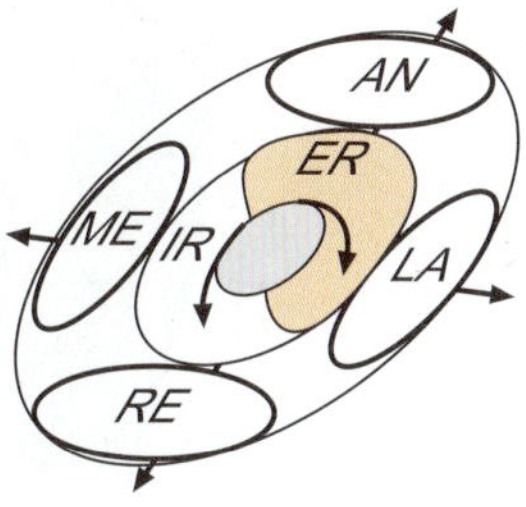

extra-genu

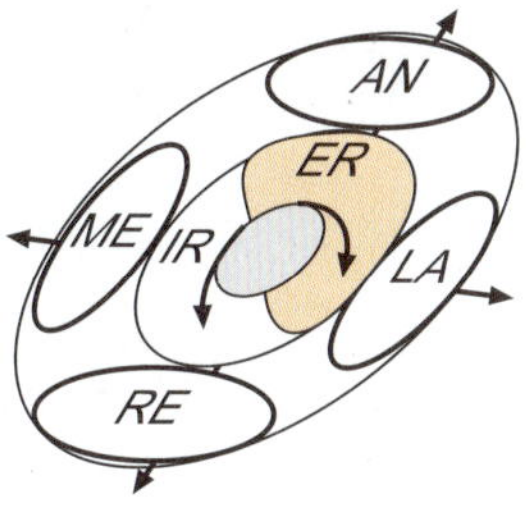

extra-talus

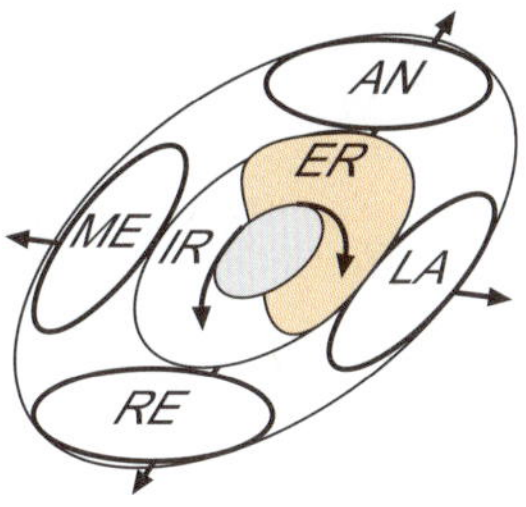

extra-pes

그림 4.82 다리 전체를 가쪽으로 돌림하는 extrarotation 연속된 근막의 수축

지절의 intrarotation 연속된 근막과 extrarotation 연속된 근막은 몸통과는 달리, 토크의 힘을 생성하지 않고, 오히려 서로에 대해 대항근으로 작용을 한다. 발이 지면에 고정된 상태에서 다리를 가쪽돌림한다고 생각할 때, extra coxa, extra genu, extra talus, extra pes 등의 근막 단위가 활성화된다. extrarotation 근육과 연결된 깊은 근막이 신장되면, 이 운동 방향과 관련된 특정의 들신경 정보가 다시 뇌로 전달된다.

다리의 EXTRAROTATION 근막단위의 생리학

PHYSIOLOGY OF THE EXTRAROTATION MF UNITS, LOWER LIMB

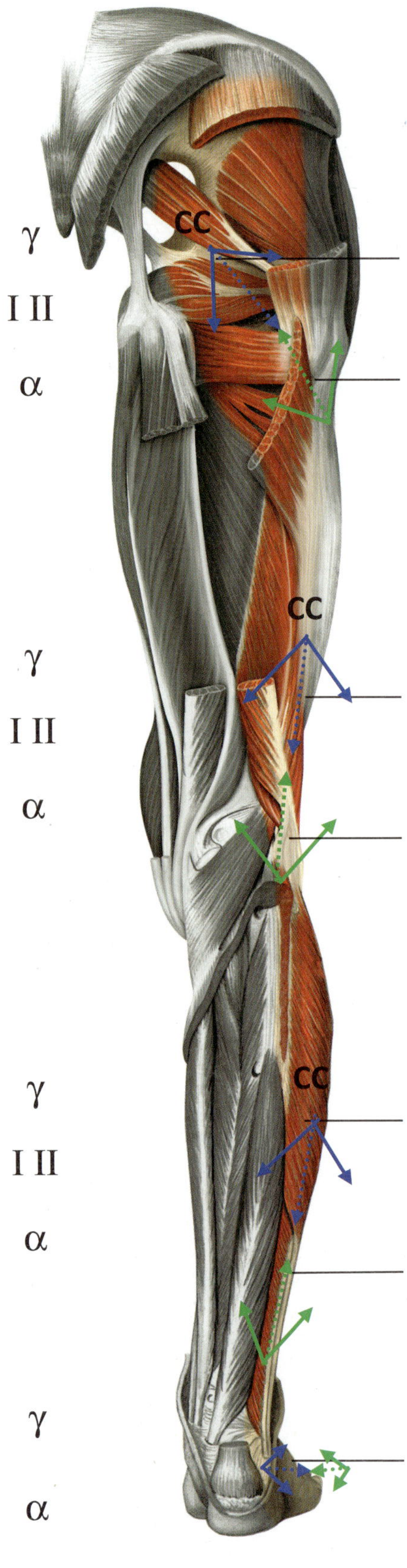

extra-coxa (er-cx)의 근막단위

coxa의 가쪽돌림근 (중간볼기근과 궁둥구멍근)은 이것들을 덮고 있는 근막에 의해 함께 연결된다. er-cx 운동단위는 이 근육들에 분포되어 있고, 이 운동단위들의 CC는 궁둥구멍근 위에 위치한다. 감마회로의 완전한 기능은 근방추 바깥 섬유 (알파신경 자극)에 의해 형성된 녹색 평행사변형 (힘줄의 수렴)을 근방추 속 섬유 (감마신경 자극)의 벡터에 의해 형성된 평행사변형과 비슷한 형태로 배열되게 만든다.

extra-genu (er-ge)의 근막단위

extra-genu의 근막단위 (er-ta)를 위한 근방추 속 섬유의 협응중심; 이것은 넙다리두갈래근 짧은갈래의 이는곳 (가쪽사이막) 위의 중간지점에 위치한다 (그림 4.88). 만약 종아리근막 (깊은 층판)이 유연하면, 1차 들신경과 2차 들신경이 알파운동신경으로 하여금 extra-genu 운동단위를 수축하게 만든다.

extra-talus (er-ta)의 근막단위

extra-talus의 근막단위 (er-ta)를 위한 근방추 속 섬유의 협응중심; 이것은 종아리의 중간지점 (종아리근의 근막 구획)에 위치한다. 만약 종아리근막 (깊은 층판)이 유연하면, 1차 들신경과 2차 들신경이 알파운동신경으로 하여금 extra-talus 운동단위를 수축하게 만든다.

extra-pes (er-pe)의 근막단위

extra-pes의 근막단위 (er-pe)를 위한 근방추 속 섬유의 협응중심; 이것은 발의 가쪽번짐 운동단위에 속하는 짧은발가락폄근의 힘살 위에 위치한다.

그림 4.83 감마회로의 정상 기능
(출처: G. Chiarugi and L. Bucciante, Istituzioni di anatomia dell'uomo. Piccin Nuova Libraria, Padova 1983).

다리의 EXTRAROTATION 근막단위의 관절문제

ARTICULAR CONFLICTS IN THE
EXTRAROTATION UNITS, LOWER LIMB

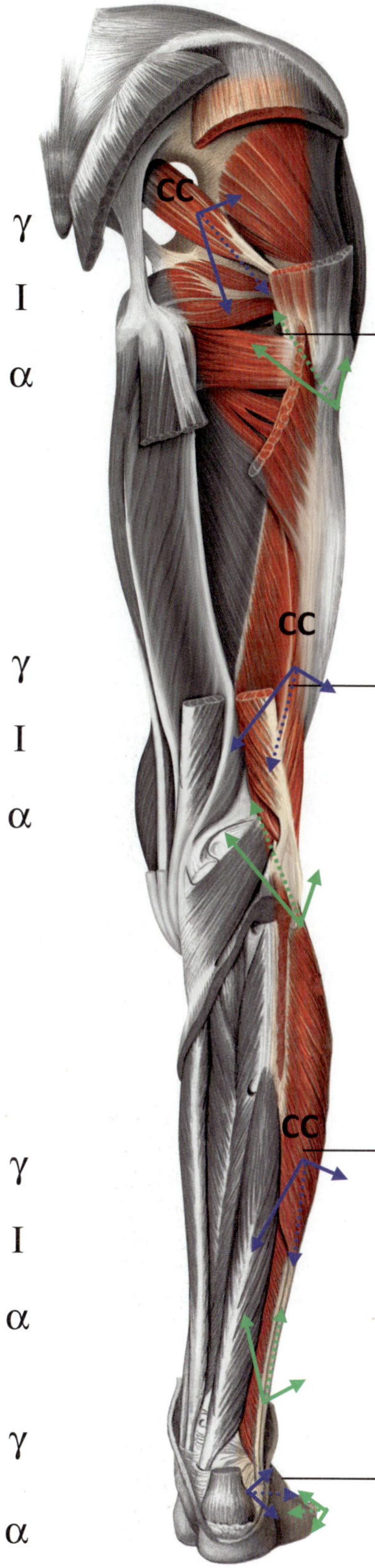

coxa가 extrarotation할 때 통증이 발생한다.
만약 궁둥구멍근의 근막이 치밀해지면, er–cx 근막단위의 근방추 속 섬유의 견인에 잘 적응하지 못한다; 이것은 들신경 (II)과 이와 관련된 알파운동신경을 활성화시키지 못한다. 결과적으로, 일부 근방추 바깥 섬유의 수축은 엉덩관절을 불안정하게 만든다. 양쪽 평행사변형은 여전히 마주보고 있지만, 이것들의 합성힘은 관절축과 더 이상 일치되지 않는다

genu가 extrarotation할 때 통증이 발생한다.
만약 넙다리근막의 측면뒤쪽이 치밀해지면, 일부 근방추 속 섬유는 er–ge 근막단위와 관계된 근방추 바깥 섬유의 수축과 활성을 시키지 못한다; 넙다리두갈래근의 과도하거나 불충분한 수축은 결과적으로 무릎관절낭에 비정상적인 신장과 함께 무릎 관절에 충돌을 발생시키고 그로인한 통증이 발생한다.

talus가 extrarotation할 때 통증이 발생한다.
만약 종아리근막의 후외측이 치밀해지면, 일부 근방추 속 섬유는 er–ta 근막단위와 관계된 모든근방추 바깥 섬유의 수축과 활성을 시키지 못한다. 대신 긴종아리근의 근섬유만 수축하고 짧은종아리근의 수축이 일어나지 않게 되면 발목관절에 불균형한 움직임이 발생한다.

pes가 extrarotation할 때 통증이 발생한다.
만약 extra–pes 근막단위의 근방추 바깥 섬유의 벡터중심이 치밀해지면, 발가락근육의 과도하거나 불충분한 견인이 결과적으로 변형을 만들어낸다.

그림 4.84 감마회로의 기능부전
(출처: G. Chiarugi and L. Bucciante, Istituzioni di anatomia dell'uomo. Piccin Nuova Libraria, Padova 1983).

EXTRAROTATION 연속된 근막과 신장반사
EXTRAROTATION SEQUENCE AND STRETCH REFLEX

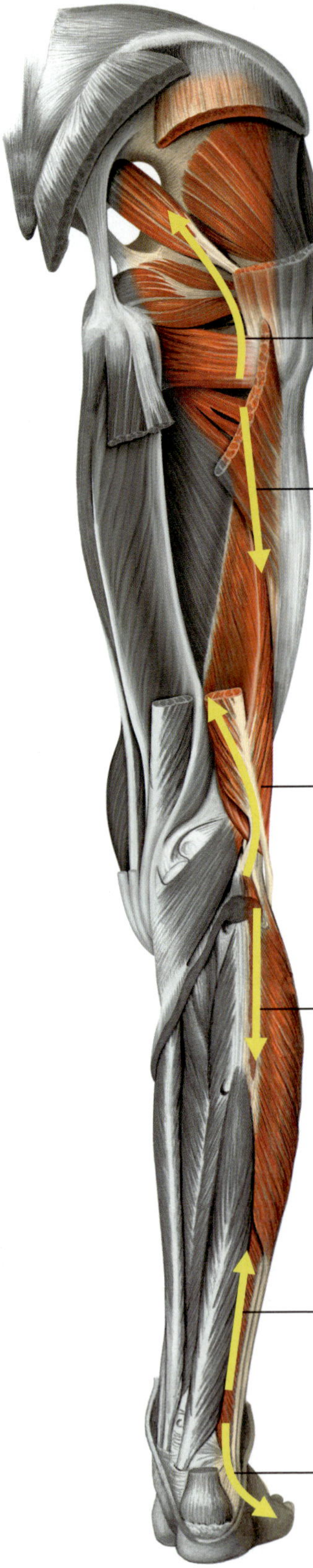

extra-coxa 근막단위와 extra-genu 근막단위의 협력작용
가쪽근육사이막의 몸쪽 견인은 큰볼기근, 궁둥구멍근과 기타 가쪽돌림근에 의해 이루어진다(그림 4.87).

가쪽근육사이막의 먼쪽 견인은 넙다리두갈래근 짧은갈래의 닿는곳에 의해 작동된다.

extra-genu 근막단위와 extra-talus 근막단위의 협력작용
가쪽 무릎근막 (깊은 종아리근막까지 뻗어 있는)의 몸쪽 견인은 넙다리두갈래근에 의해 이루어진다.

"넙다리두갈래근힘줄의 먼쪽 팽창부는 종아리근막으로 연결된다." (Chiarugi G. 1975).

깊은 종아리근막의 먼쪽 견인은 긴종아리근과 짧은종아리근(그림 4.88)에 의해 일어난다.

extra-talus 근막단위와 extra-pes 근막단위의 협력작용
발등 근막의 몸쪽 견인은 짧은종아리근에 의해 이루어진다 (그림 4.89).

발등 근막과 폄근지지띠의 먼쪽 견인은 짧은발가락폄근에 의해 이루어진다 (그림 4.90).

그림 4.85 다리의 extrarotation 연속된 근막의 협력작용
(출처: G. Chiarugi and L. Bucciante, Istituzioni di anatomia dell' uomo. Piccin Nuova Libraria, Padova 1983).

골지힘줄기관의 활성화

ACTIVATION OF THE GOLGI TENDON ORGANS

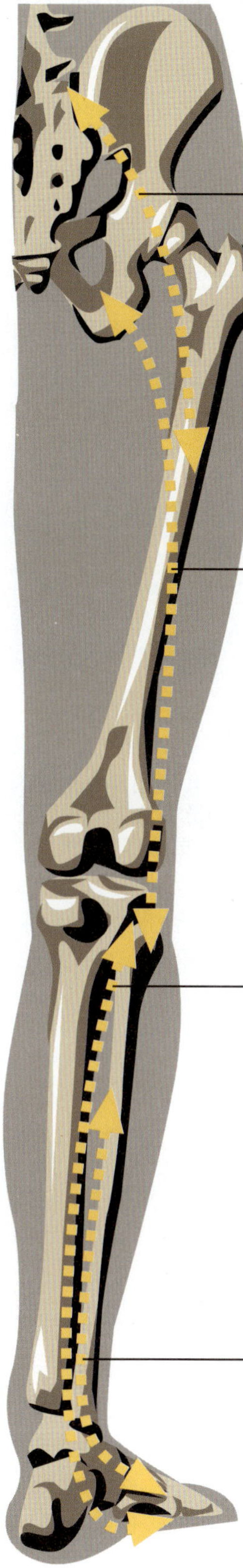

pelvis와 coxa의 연결

coxa의 extrarotation은 큰볼기근과 중간볼기근 (등쪽 섬유)에 의해 수행된다. 이 양쪽 근육들은 다관절근육이고, 양쪽 관절에 대한 이것들의 작용은 지렛대 (pelvis 또는 coxa)에 작용하는 고정 지점에 의해 제공된다.

coxa와 genu의 연결

궁둥구멍근은 엉치뼈의 골반벽, 궁둥뼈패임, 엉치결절인대 (넙다리두갈래근의 일부 섬유가 이는곳을 제공하는)에서 기시한다. 넙다리두갈래근은 종아리뼈머리에서 착지하여 무릎의 가쪽돌림근으로 작용한다.

"넙다리두갈래근의 먼쪽 힘줄은 종아리뼈머리에 고정되고, 앞쪽방향으로 큰 섬유다발(종아리쪽곁인대를 포함한)를 보낸다. 그리고 이것의 연장부는 종아리 근막에 연결된다" (Chiarugi G. 1975).

genu와 talus의 연결

긴종아리근은 종아리뼈머리 (넙다리두갈래근의 힘줄이 부착되는)에서 기시하고, 또 넙다리두갈래근의 힘줄 연장부중에 하나가 붙는 근막에서 기시한다. 긴종아리근의 먼쪽 힘줄은 가쪽복사뼈 뒤를 지나간 후, 발바닥을 가로질러 1번 발허리뼈거친면에서 착지한다. 이 근육은 발에 가쪽 비틀림 움직임을 제공한다.

talus와 pes의 연결

짧은종아리근 내에는 3개의 운동단위를 포함한 3개의 근막 구획이 있다: 첫 번째 구획은 발목과 발의 extrarotation을 위한 구획이고, 두 번째 구획은 발목과 발의 폄을 위한 구획이고, 세 번째 구획은 발목과 발의 옆굽힘을 위한 구획이다.

그림 4.86 다리의 extrarotation을 위한 다관절근육

다리의 EXTRAROTATION 연속된 근막 FASCIAE OF THE EXTRAROTATION SEQUENCE IN THE LOWER LIMB

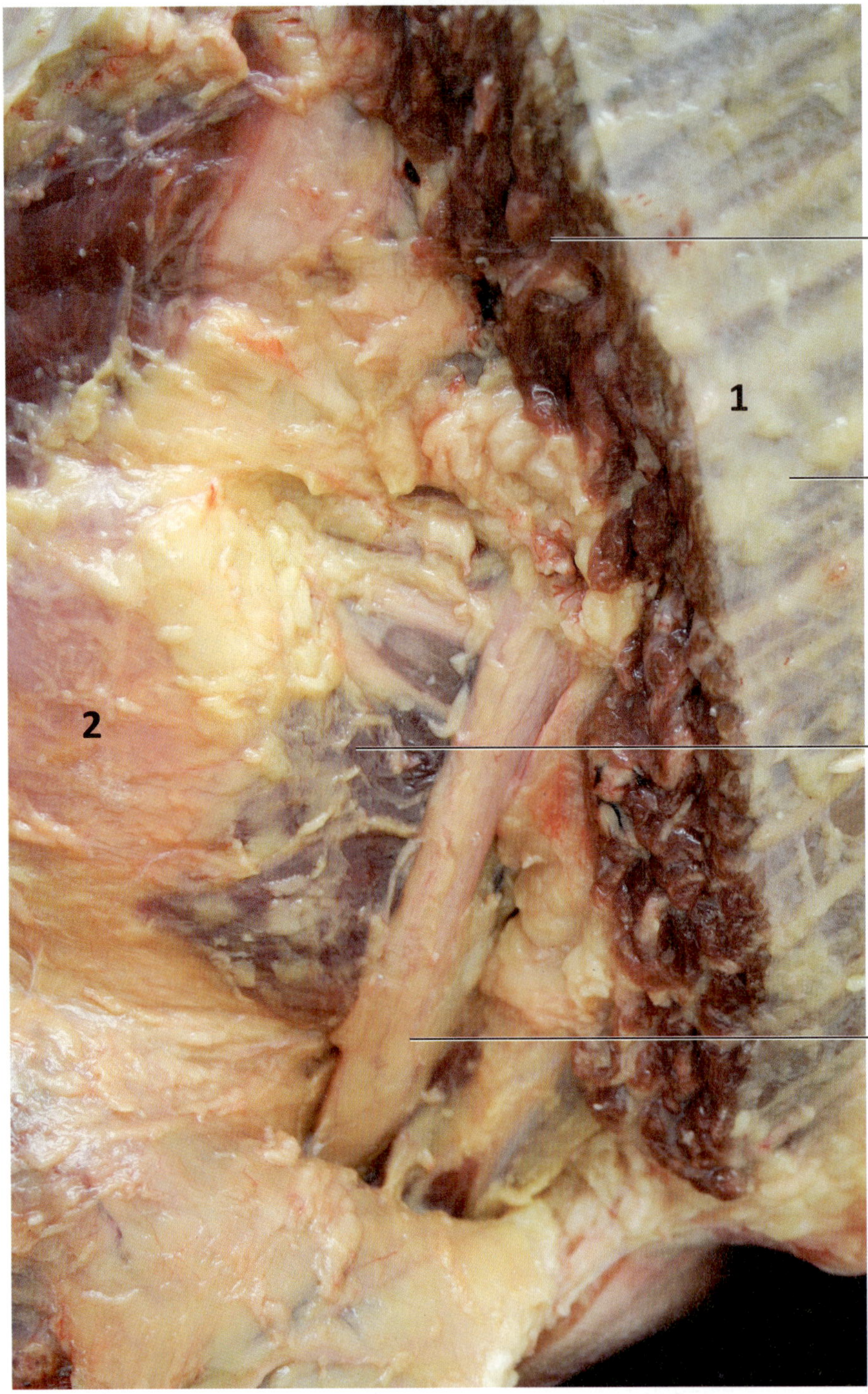

그림 4.87 왼쪽 큰볼기근. 볼기근막을 제거(겉층)하고(1), 힘줄과 느슨한 결합조직(2)을 가쪽으로 들어올린다. 궁둥신경을 확인하고, 궁둥신경 밑에 있는 기타 엉덩관절 가쪽돌림근을 덮고 있는 볼기근막(깊은 층판)을 확인한다.

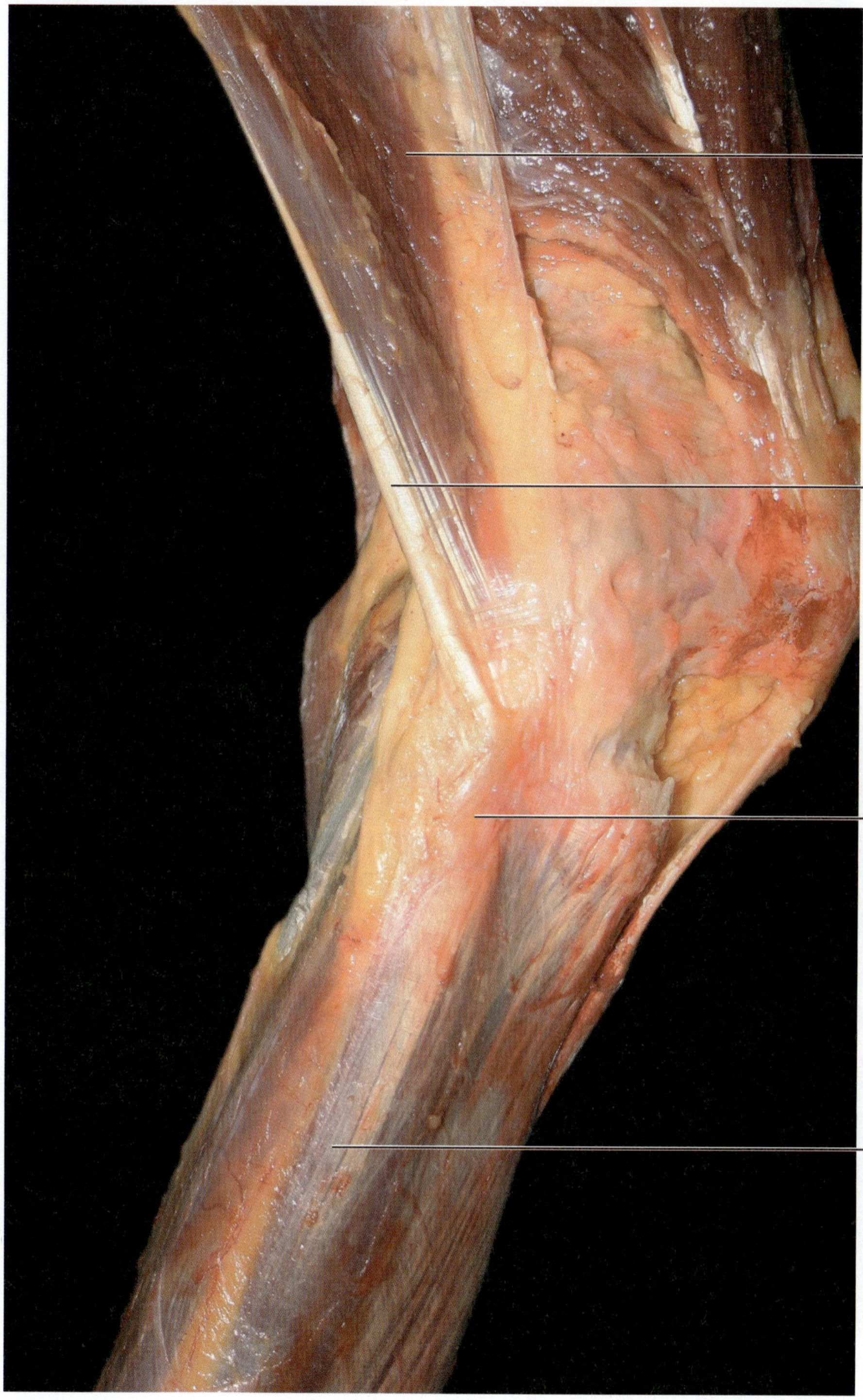

그림 4.88 넙다리두갈래근의 힘줄. 이 사진을 그림 4.73과 대조해 볼 때, 무릎의 안쪽돌림근과 가쪽돌림근(넙다리두갈래근)의 거울상 배치를 볼 수 있다.

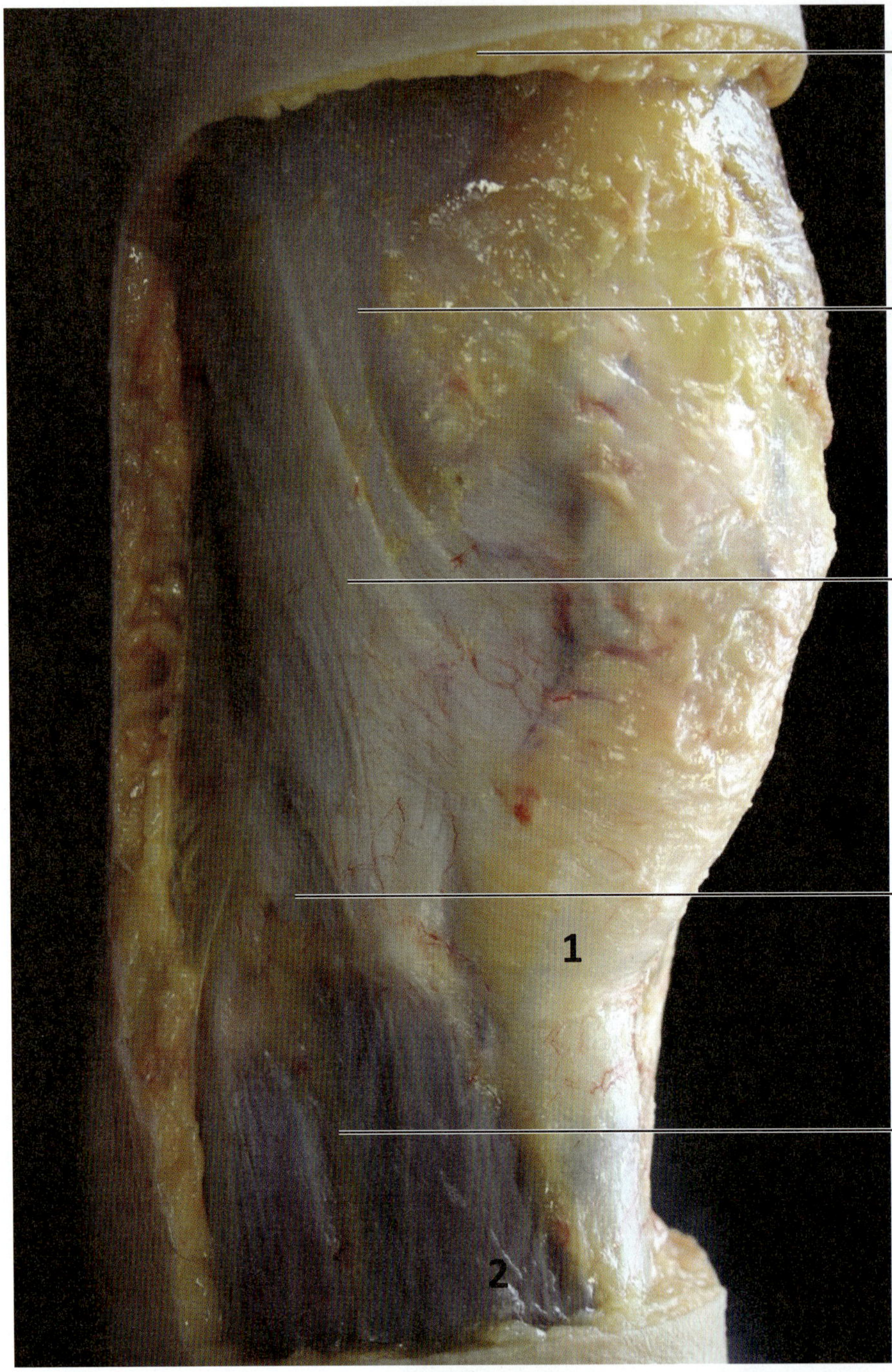

그림 4.89 무릎 가쪽 영역의 근막. 넙다리네갈래근(1)의 힘줄은 세로 콜라겐 섬유(2)의 앞쪽 종아리 근막으로 연장부를 보낸다. 가쪽에 있는 콜라겐 섬유는 엉덩정강띠로 연결된다. 사이막 뒤쪽에 있는 콜라겐 섬유는 넙다리두갈래근과 연결된다.

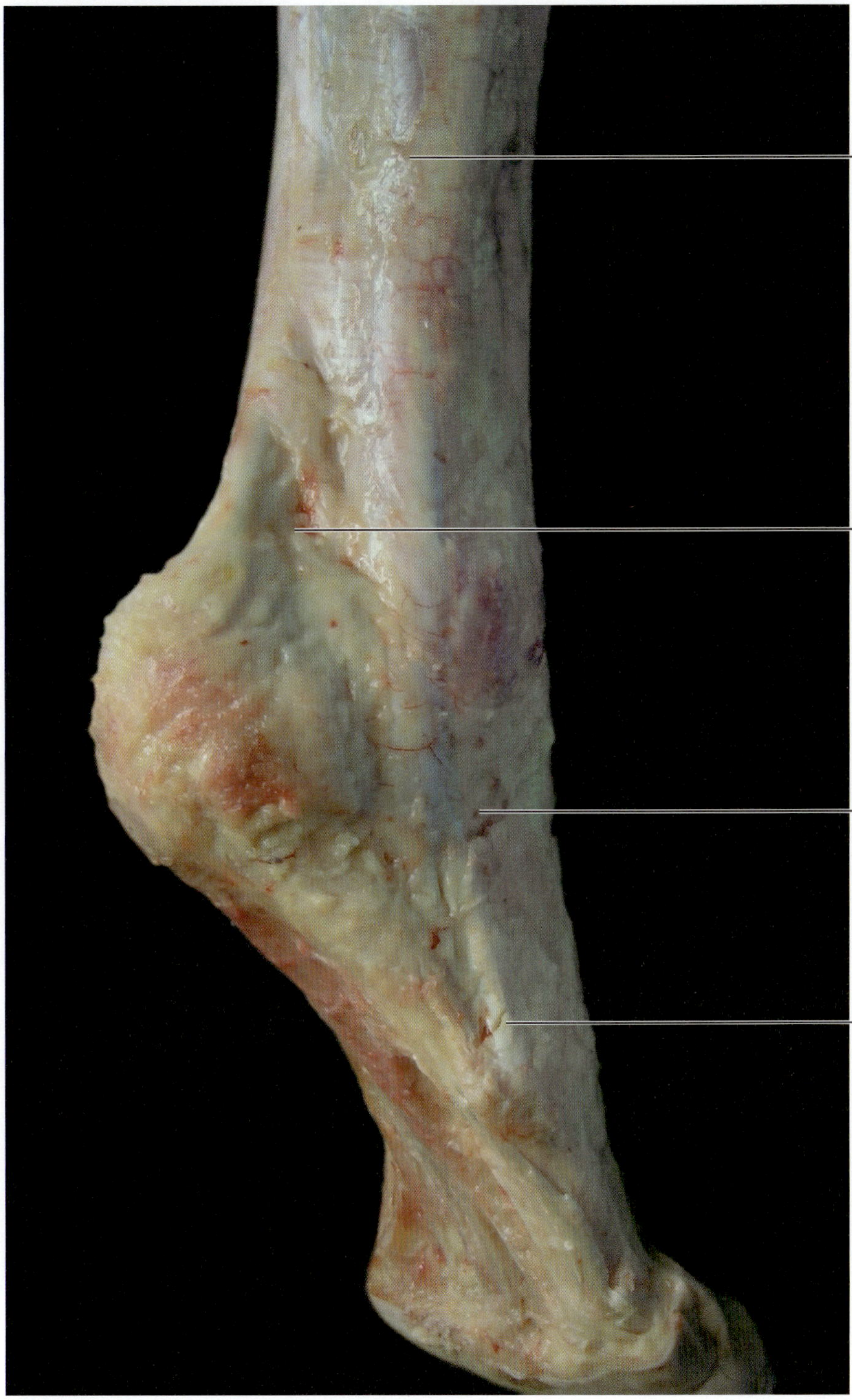

그림 4.90 발 뒤가쪽 영역의 근막. "종아리근의 힘줄들이 가쪽복사뼈(도르래의 장점을 가진) 뒤를 주행하기 때문에, 반사각을 가지고, 발을 폄을 하고, 벌림하고, 엎침시킨다"(Chiarugi G. 1975).

5장

융합중심과 대각선 근막

CENTRES OF FUSION AND DIAGONALS

운동전략과 양방향 운동

MOTOR SCHEMES AND BIDIRECTIONAL MOVEMENTS

본 장에서는, 단일 분절의 융합중심(CF)과 운동전략은 물론, 전체 지절의 전신 운동전략도 함께 설명할 것이다.

만약 움직임이 공간면 만을 따라 발생한다면, 협응중심(CC) 만으로도 충분하겠지만, 움직임이 공간면과 공간면 사이에서 일어날 때는 융합중심(CF)이 필요할 것이다. CC는 동측 방향의 운동단위에서 형성된 벡터를 조정하고, CF는 3개의 근막단위에서 형성된 벡터를 조정한다. CC는 근힘살 위의 근육바깥막에 위치하는 반면, CF는 운동을 수행하는 근육 힘줄 위의 널힘줄성 근막에 위치한다: 예를 들어, 굽힘, 모음 및 안쪽돌림(ante-medio-intra 운동전략).

이 힘줄들 위의 근막은 힘줄의 개입(말의 날뜀)을 관리하는 마부처럼 작용한다. 여러 근육에 의해 운동전략이 수행되기 때문에, 근육들에 연결된 근막은 근육들의 작용들을 융합해야 한다(융합중심 또는 CF).

지절의 CC 벡터는 몸쪽–먼쪽 방향을 가지는 반면, CF 벡터는 먼쪽–몸쪽 방향을 가지는데, 그 이유는 이것이 몸쪽 분절에 위치하는 2개 근막단위를 조정해야 하기 때문이다. 예외가 있는데, 이것은 손과 발의 CF이다. 그 이유는 이것들이 먼쪽 근육의 긴장을 자각하여, 이것들을 몸쪽 대각선 근막으로 전달해야 하기 때문이다. 몸통의 연속된 근막과 대각선 근막의 벡터는 머리에서부터 시작하는데, 그 이유는 머리가 신체 움직임을 조정하는 조타장치이기 때문이다.

2개 공간면 사이에서 일어나는 운동전략은 주로 어깨관절과 엉덩관절에서 수행될 수 있다. 예를 들어, 어깨관절은 공간면사이의 모든 중간 지점을 통과함으로써, antepulsion 위치에서 retropulsion 위치로 이동될 수 있는데, 그 이유는 위치 이동이 큰가슴근과 어깨세모근에 의해 이루어지기 때문이다. 이 근육들은 연속적으로 활성화되는 근섬유 다발을 가지고 있어 가감장치[2]처럼 작용한다. 엉덩관절을 움직이는 3개의 볼기 근육에 의해서도 똑같은 기능이 일어난다[2].

중간 범위로 일어나는 움직임은 안쪽돌림과 가쪽돌림의 이점을 항상 가진다.

대각선 근막의 먼쪽 부분은 carpus-digiti와 talus-pes의 중간 움직임을 인지한다.

팔꿈치와 무릎은 해당되는 중간 대각선 근막의 정적 안정화를 수행한다.

어깨관절과 엉덩관절은 팔다리의 운동전략에 따라 모든 중간 지점으로 움직인다(그림 5.2).

전통 서양의학은 이 운동전략들을 대뇌의 운동패턴과 척수내 반사회로에 연결하지만, 이것이 말초 근막 조직화를 의미하는 것은 아니다. 모든 수의적 운동에는 3개의 조직화가 개입된다: 첫째, 마음은 손이나 발이 실현해야 하는 움직임을 생각한다; 둘째, 척수내 반사회로가 알파–감마 회로를 관리한다; 셋째, 근막 신장이 한 공간면에서 다른 공간면으로의 전이나 관절가동범위의 변화를 기반으로 여러 근막단위를 동시에 활성화 한다.

신경회로는 항상 같은 방식(all or none)으로 활성화되는데, 그 이유는 중추신경계에서 나온 자극이 말초신경의 형태와 조화를 이루어야 하기 때문이다. 해부학 구조물은 이런 조직화의 존재를 확증한다. 예를 들어, 위팔두갈래근은 두 부분으로 나누어진다: 긴갈래는 ante-latero-humerus와 ante-latero-cubitus의 운동전략에 관여하는 반면, 짧은갈래는 ante-medio-humerus와 ante-medio-cubitus의 운동전략에 관여한다. 똑같은 경우가 위팔세갈래근, 종아리세갈래근, 넙다리네갈래근 등에서도 발견된다. 이 근육들의 모든 영역에 분포된 운동단위들이 활성화되면, 움직임은 CC에 의해 관리된다. 한편, 이 근육들의 한 영역에만 속하는 운동단위들이 활성화되면, 움직임은 CF에 의해 관리된다.

[1] 넓은 신체를 덮고 층판 형태의 모든 납작한 근육(예, 배벽 근육)들은 자연스런 움직임을 할 때 활성화되지만, 어떤 근육들은 근육 복합체의 섬유다발을 형성하는 반면, 다른 일부 다발은 수축에 의해 활성화되는 근육사슬에 착지한다(Benninghoff G. 1986).

[2] 어깨세모근과 마찬가지로, 큰볼기근의 다발도 결합조직 사이막에 의해 쉽게 개별화되고 분리된다: 큰볼기근의 섬유다발들은 가쪽으로 연장되어 넙다리근막의 엉덩정강띠에 연결된다(Chiarugi G.1975).

팔의 융합중심과 대각선 근막

CENTRES OF FUSION AND DIAGONALS OF THE UPPER LIMB

모든 근육은 여러 움직임에 관여하는데, 그 이유는 다방향 운동단위의 결합체이기 때문이다. 어깨세모근을 하나의 예로 보면, 앞쪽 부분은 antepulsion을 담당하는 운동단위이고, 가쪽 부분은 lateropulsion을 담당하는 운동단위이고, 뒤쪽 부분은 retropulsion을 담당하는 운동단위이고, 깊은 부분은 돌림에 작용한다. 이렇게 되는 이유는, 어깨세모근이 어깨세모근 근막에서 시작된 사이막에 의해 분리된 근섬유들로 구성되었기 때문이다. 이 근막은 신경근육방추와 골지힘줄기관에 연결되고, 이런 연결 때문에, 근막이 어깨의 여러 관절 위치를 조정한다. 예를 들어, antepulsion 위치에서 lateropulsion 위치로 바뀔 때 약간의 돌림이 일어날 수 있다. 어깨세모근 힘줄의 근막에 위치한 CF ante-latero-humerus 만이 어깨를 움직일 때 한 근막단위의 힘을 감소시키고, 또 다른 근막단위의 힘을 증가시킨다.

이러한 힘줄이 모이는 부위에 위치하고, 반면 an-me-ca(ante-medio-carpus)의 융합중심은 같은 근육의 먼쪽 힘줄에서 발견된다. 불행하게도, 많은 근육의 해부학적 이름들에 오해의 소지가 있다. 예를 들어, 노쪽손목굽힘근의 이름은 손목관절에서 일어나는 작용만을 내포하고 있지만, 이 근육은 팔꿉관절을 굽힘시키는 작용도 한다. 이런 이유로 노쪽손목굽힘근은 양쪽 관절(손목과 팔꿉관절)의 운동전략에 관여한다.

2개 근막단위에 의해 생성된 2개의 벡터 또는 힘은 융합중심으로 수렴하기 때문에, 융합중심은 두 벡터의 합성힘이 된다. 대각선은 직렬로 배치된 융합중심의 벡터 합성을 연결한다: carpus, cubitus, humerus의 벡터; 대각선은 각 CF의 개입을 합성힘으로 통합한다.

digiti 수준의 벡터 방향(몸쪽-먼쪽)은 몸쪽 분절의 벡터 방향과 반대로 향하는데, 그 이유는 손과 발의

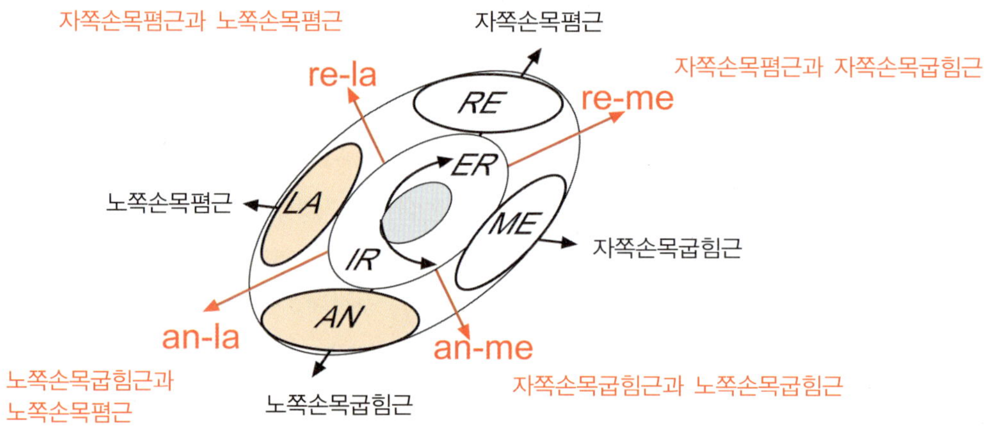

그림 5.1 2개 근막단위의 연합이나 2개 나선방향에 의해 형성된 융합중심(CF). 이 그림은 아래팔 근육을 예로 사용했다.

지절을 따라 내려갈 때 다른 융합중심들이 발견되는데, 이들 CF는 운동전략을 수행할 때 2개 또는 3개의 근막단위의 개입을 조정한다. 단일 근육은 1개 근막단위의 CC와 일치하는 반면, CF는 2개 또는 3개 힘줄이 모이는 곳과 일치한다(그림 5.1). 예를 들어, 위도르래(epitrochlea)위에서, 노쪽손목굽힘근 힘줄(antepulsion 벡터), 원엎침근 힘줄(intrarotation 벡터)과 자쪽손목굽힘근 힘줄(mediopulsion 벡터) 등이 발견된다. an-me-cu(ante-medio-cubitus)의 융합중심은

융합중심은 손목에 위치하기 때문이다. 손목에서는 손의 작은 근육과 강력한 아래팔 근육 힘줄 사이에서 상호작용이 일어난다.

몸쪽 근막단위[3]의 동원은 손의 활동 동안에 일어난다.

[3] 저항은 근육, 힘줄 및 관절의 긴장 결과로서 융합중심의 흥분을 증가시킨다. 그러나 최대 저항이 가해지면, 하나의 근육만 수축하지 않고, 방사(irradiation)를 통해 다른 근육의 수축으로 퍼져 나간다. 손을 이용한 최대 저항이 모든 PNF 기법의 근간이다"(Kabat H. 1954).

대각선 패턴에 따라 수행된 팔의 운동전략

MOTOR SCHEMES OF THE UPPER LIMB IMPLEMENTED ACCORDING TO DIAGONAL PATTERNS

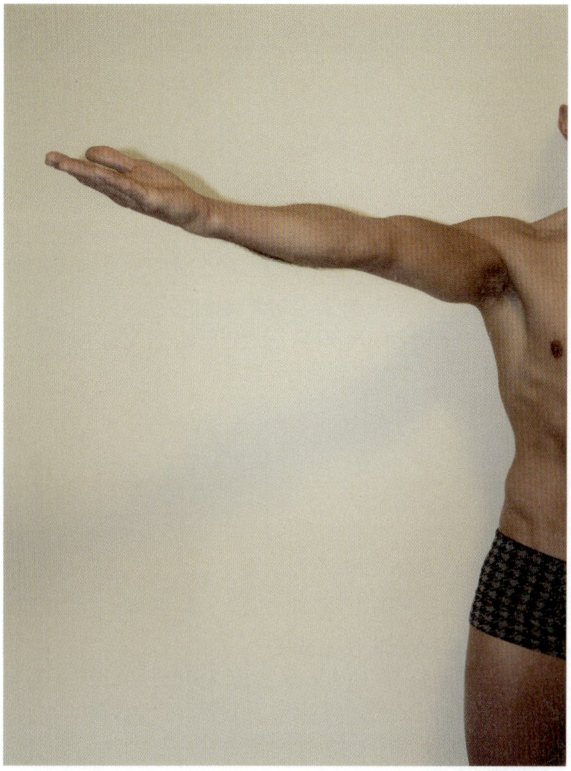

그림 5.2 an–la 패턴에 따른 팔 전체의 ante–latero 대각선 운동

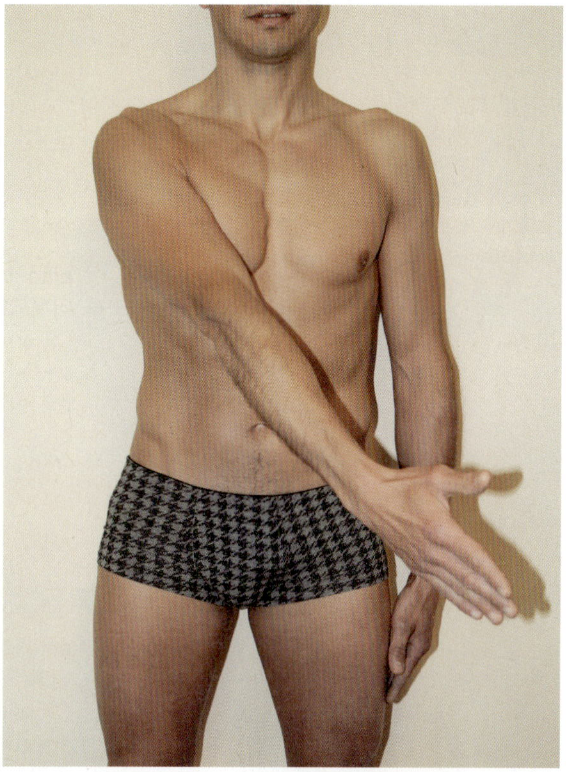

그림 5.3 an–me 패턴에 따른 팔 전체의 ante–medio 대각선 운동

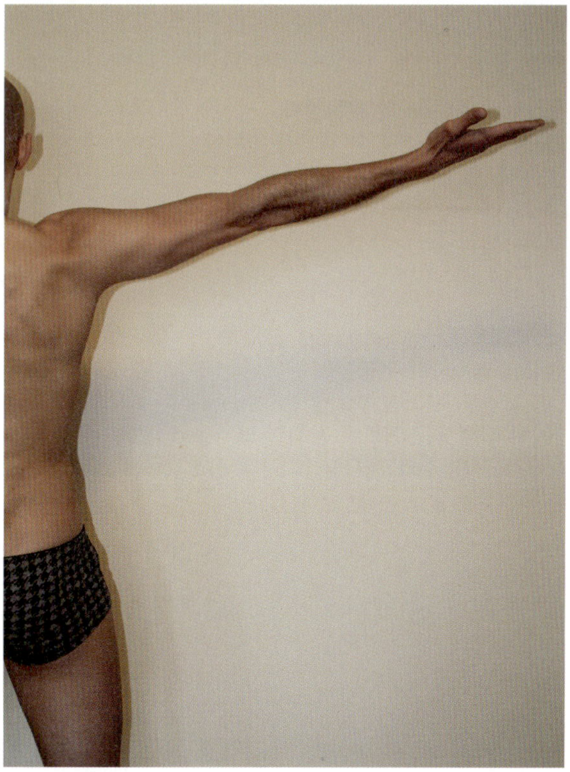

그림 5.4 re–la 패턴에 따른 팔 전체의 retro–latero 대각선 운동

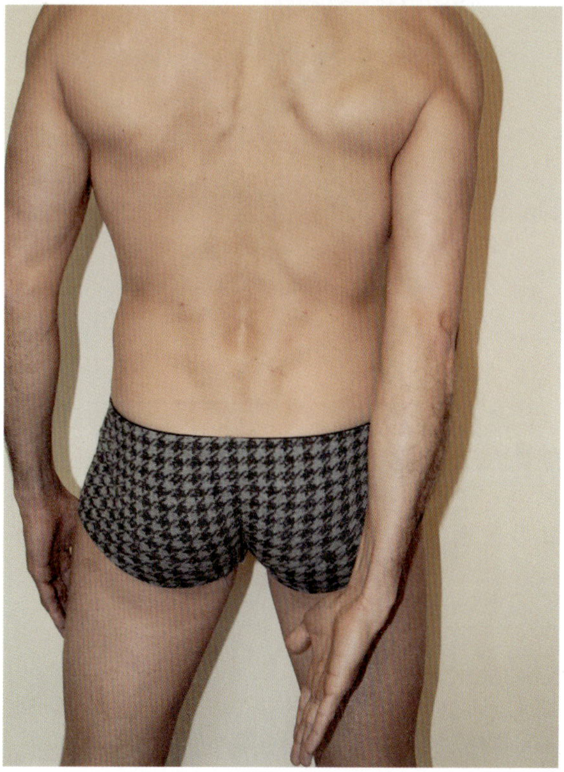

그림 5.5 re–me 패턴에 따른 팔 전체의 retro–medio 대각선 운동

팔의 ANTE-LATERO CF (융합중심)

ANTE-LATERO CENTRES OF FUSION, UPPER LIMB

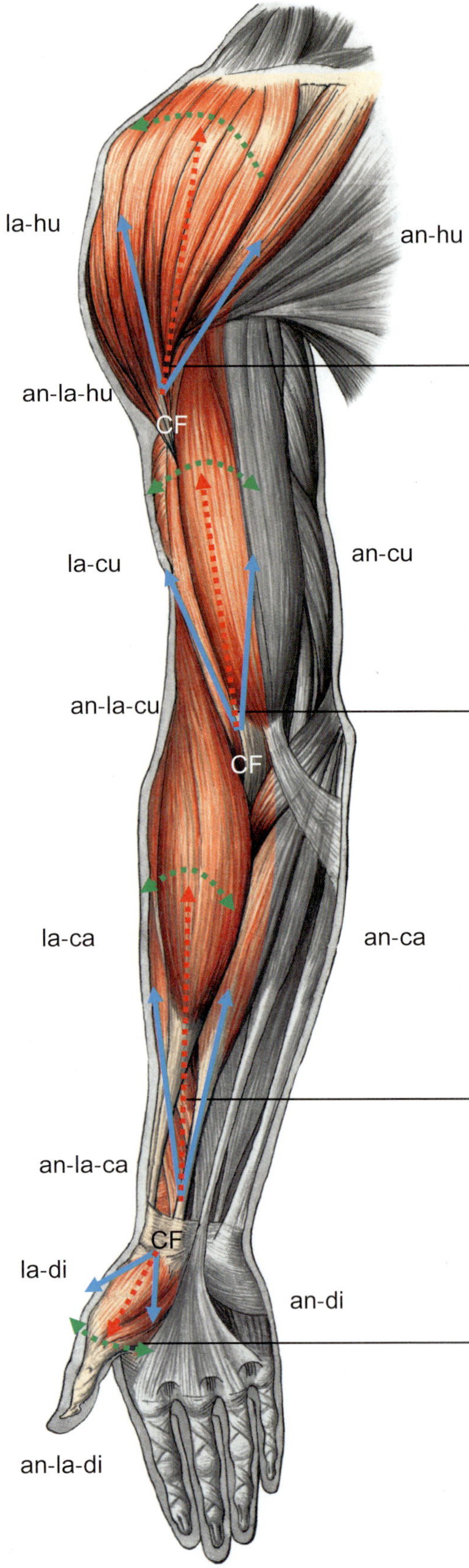

ante-latero-humerus (an-la-hu)의 운동전략
어깨세모근의 굽힘근 힘줄과 벌림근 힘줄 사이에 위치한 CF an-la-hu는 위팔을 한 공간면에서 다른 공간면으로 움직일 때 an-hu 근막단위와 la-hu 근막단위의 신경근육방추와 골지힘줄기관과 상호작용한다.

ante-latero-cubitus (an-la-cu)의 운동전략
위팔두갈래근 힘줄, 위팔근 힘줄 및 위팔노근 힘줄 사이에 위치한 CF an-la-cu는 팔꿈치를 한 공간면에서 다른 공간면으로 움직일 때 an-cu 근막단위와 la-cu 근막단위의 신경근육방추와 골지힘줄기관과 상호작용한다.
CC an-cu는 위팔두갈래근 힘살에 분포된 운동단위를 조정하고, CF an-la-cu는 위팔두갈래근 긴갈래 (가쪽 부위에 위치한)의 운동단위에 작용한다 (그림 5.6, 5.14).

ante-latero-carpus (an-la-ca)의 운동전략
위팔노근 힘줄과 노쪽손목굽힘근 힘줄 사이에 위치한 CF an-la-ca는 손목을 한 공간면에서 다른 공간면으로 움직일 때 an-ca 근막단위와 la-ca 근막단위의 신경근육방추와 골지힘줄기관과 상호작용한다.

ante-latero-digit (an-la-di)의 운동전략
엄지두덩의 몸쪽 힘줄 섬유 사이에 위치한 CF an-la-di는 엄지를 한 공간면에서 다른 공간면으로 움직일 때 an-di 근막단위와 la-di 근막단위의 신경근육방추와 골지힘줄기관과 상호작용한다.

그림 5.6 ante-latero CF (팔)
(출처: G. Chiarugi and L. Bucciante, Istituzioni di anatomia dell'uomo. Piccin Nuova Libraria, Padova 1983).

팔의 ANTE-LATERO 대각선 근막(그림 5.7)

ANTE-LATERO DIAGONAL, UPPER LIMB (Fig. 5.7)

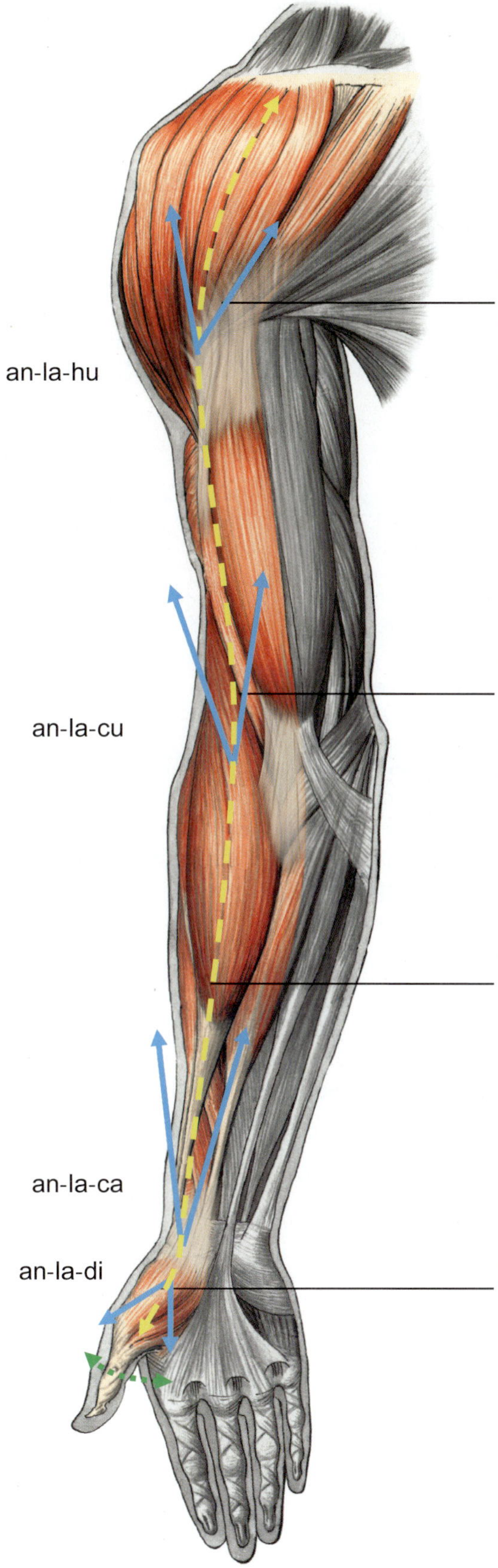

an-la-hu 근막과 전체 운동전략의 협력작용

ante-latero 대각선 근막의 몸쪽 부분은 엄지 맞섬의 운동 패턴과 CF an-la-hu의 작용을 동시에 일으킨다. CF의 세로 관리는 연속된 근막에 의한 CC의 관리와 비슷하다. 연속된 근막에서, 근막단위의 동원은 몸쪽-먼쪽으로 일어나는 반면, 대각선 근막에서의 CF의 협력 동원은 주로 먼쪽-몸쪽 방향으로 일어난다.

an-la-cu 근막과 전체 운동전략의 협력작용

ante-latero 대각선 근막의 안쪽 부분은 엄지 맞섬의 운동 패턴과 ante에서 latero로 움직이는 어깨의 이동과 CF an-la-cu의 작용을 동시에 일으킨다. CF의 협력동원은 몸쪽-먼쪽 방향과 먼쪽-몸쪽 방향이다.

an-la-ca 근막과 전체 운동전략의 협력작용

ante-latero 대각선 근막의 먼쪽 부분은 엄지 맞섬의 운동 패턴과 CF an-la-ca의 작용을 동시에 일으킨다. CF의 협력동원은 몸쪽-먼쪽 방향이 더 우세하게 나타난다.

an-la-di 근막과 전체 운동전략의 협력작용

엄지맞섬의 움직임은 엄지두덩과 긴엄지굽힘근에 의해 수행된다. 이 근육들의 수축이 점진적으로 증가함에 따라, 지지띠의 적응과 신장이 일어난다. 그래서 신장반사를 통해 몸쪽 CF의 동원이 일어난다.

그림 5.7 Ante-latero 대각선 근막(팔)
(출처: G. Chiarugi and L. Bucciante, Istituzioni di anatomia dell'uomo. Piccin Nuova Libraria, Padova 1983).

팔의 ANTE–MEDIO CF (융합중심)

ANTE–MEDIO CENTRES OF FUSION, UPPER LIMB

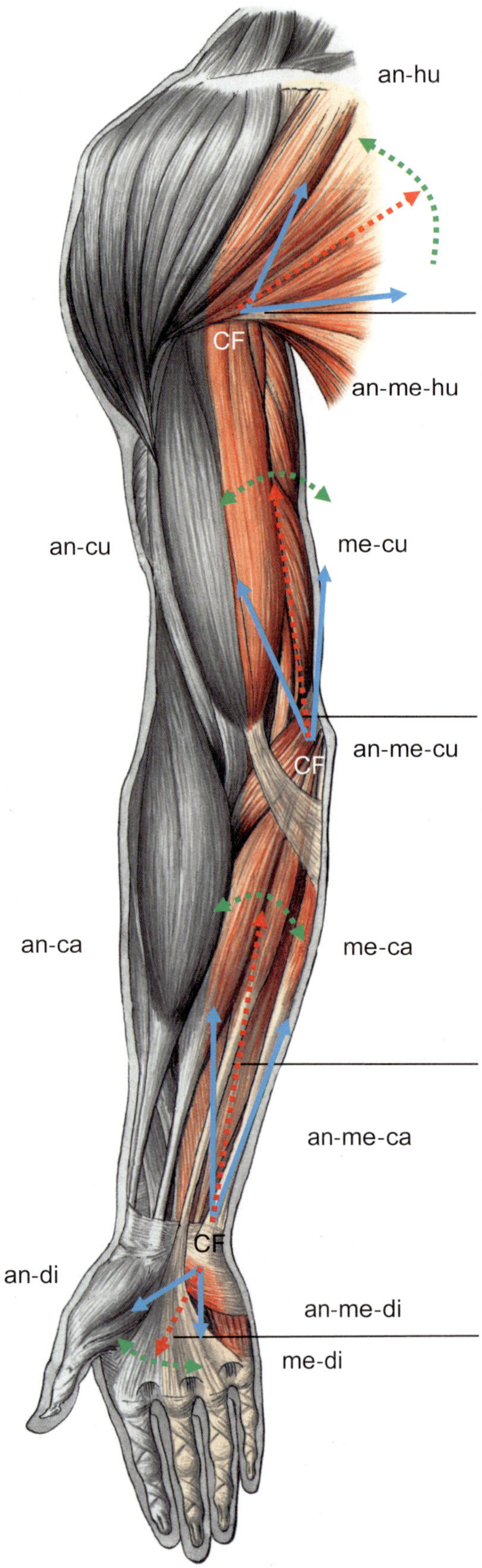

ante–medio–humerus (an–me–hu)의 운동전략

큰가슴근의 힘줄 섬유들 사이에 위치한 CF an–me–hu는 위팔을 한 공간면에서 다른 공간면으로 움직일 때 an–hu 근막단위와 me–hu 근막단위의 신경근육방추와 골지힘줄기관과 상호작용한다.

ante–medio–cubitus (an–me–cu)의 운동전략

위팔두갈래근 안쪽힘줄, 자쪽손목굽힘근 힘줄과 원엎침근 힘줄 사이에 위치한 CF an–me–cu는 팔꿈치를 공간면들 사이의 중간 지점으로 움직일 때 an–cu 근막단위, ir–cu 근막단위와 me–cu 근막단위의 신경근육방추와 골지힘줄기관과 상호작용한다 (그림 5.15).
CC an–cu는 위팔두갈래근의 힘살에 분포된 운동단위를 조정하고, CF an–me–cu는 위팔두갈래근 짧은갈래와 기타 위도르래 부위 근육의 운동단위에 작용한다.

ante–medio–carpus (an–me–ca)의 운동전략

긴손바닥근과 자쪽손목굽힘근 힘줄 사이에 위치한 CF an–me–ca는 손목을 한 공간면에서 다른 공간면으로 움직일 때 an–ca 근막단위와 me–ca 근막단위의 신경근육방추와 골지힘줄기관과 상호작용한다.
단일 CC는 손목의 굽힘이나 모음 동안 신경근육방추와 상호작용한다.

ante–medio–digit(an–me–di)의 운동전략

새끼두덩의 힘줄 섬유 사이에 위치한 CF an–me–di는 새끼손가락을 한 공간면에서 다른 공간면으로 움직일 때 an–di 근막단위와 me–di 근막단위의 신경근육방추와 골지힘줄기관과 상호작용한다.

그림 5.8 ante–medio CF (팔)
(출처: G. Chiarugi and L. Bucciante, Istituzioni di anatomia dell'uomo. Piccin Nuova Libraria, Padova 1983).

팔의 ANTE-MEDIO 대각선 근막 (그림 5.9)
ANTE-MEDIO DIAGONAL, UPPER LIMB (Fig. 5.9)

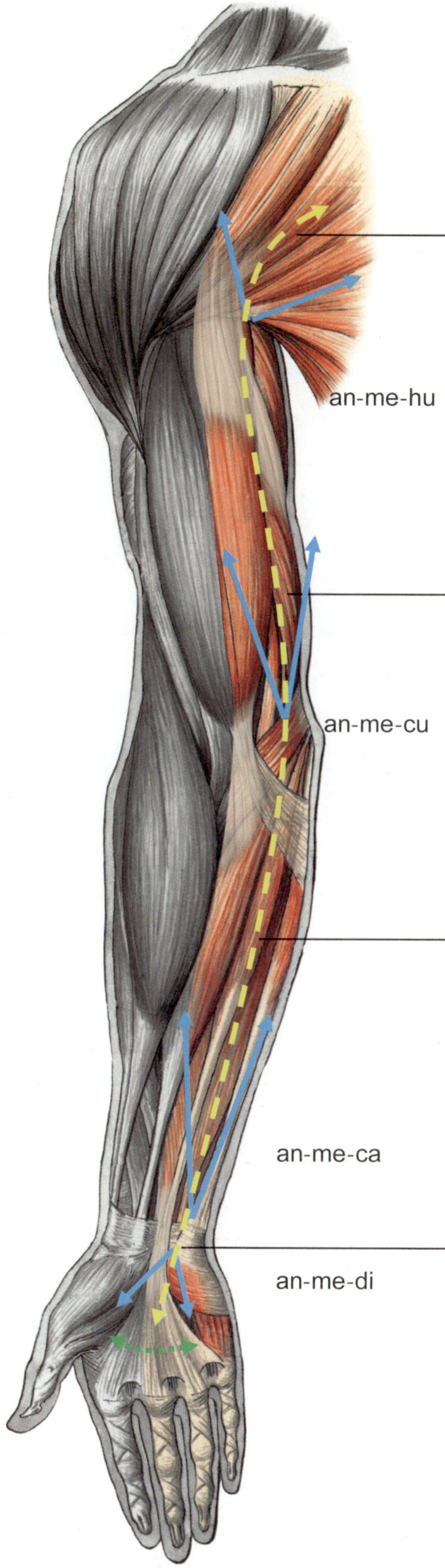

an-me-hu 근막과 전체 운동전략의 협력작용
ante-medio 대각선 근막의 몸쪽 부분은 새끼손가락 맞섬의 운동 패턴과 CF an-me-hu의 작용을 동시에 일으킨다. 큰가슴근에서 위팔두갈래근의 안쪽갈래에 이르는 힘줄 연장부는 다른 CF ante-medio와 교각을 형성한다.

an-me-cu 근막과 전체 운동전략의 협력작용
ante-medio 대각선 근막의 안쪽 부분은 새끼손가락 맞섬의 운동 패턴과 CF an-me-cu의 작용을 동시에 일으킨다. 위팔두갈래근에서 안쪽 아래팔근막에 이르는 힘줄 연장부는 다른 CF의 작용과 CF ante-medio-cubitus의 작용을 동시에 일으킨다.

an-me-ca 근막과 전체 운동전략의 협력작용
ante-medio 대각선 근막의 먼쪽 부분은 새끼손가락 맞섬의 운동 패턴과 CF an-me-ca의 작용을 동시에 일으킨다. 자쪽손목굽힘근에서 새끼두덩에 이르는 힘줄 연장부는 다른 CF의 작용과 CF ante-medio-carpus의 작용을 동시에 일으킨다.

an-me-di 근막과 전체 운동전략의 협력작용
새끼손가락이 ante-medio-digiti 운동전략을 수행할 때, 새끼두덩 근육은 고정을 위해 아래팔의 협력근에 의해 제공되는 지렛대를 적용한다. ante-medio 대각선 근막은 몸쪽 CF의 개입을 동시에 일으키는 힘의 선이다.

그림 5.9 Ante-medio 대각선 근막 (팔)
(출처: G. Chiarugi and L. Bucciante, Istituzioni di anatomia dell'uomo. Piccin Nuova Libraria, Padova 1983).

팔의 RETRO-LATERO CF (융합중심)

RETRO-LATERO CENTRES OF FUSION, UPPER LIMB

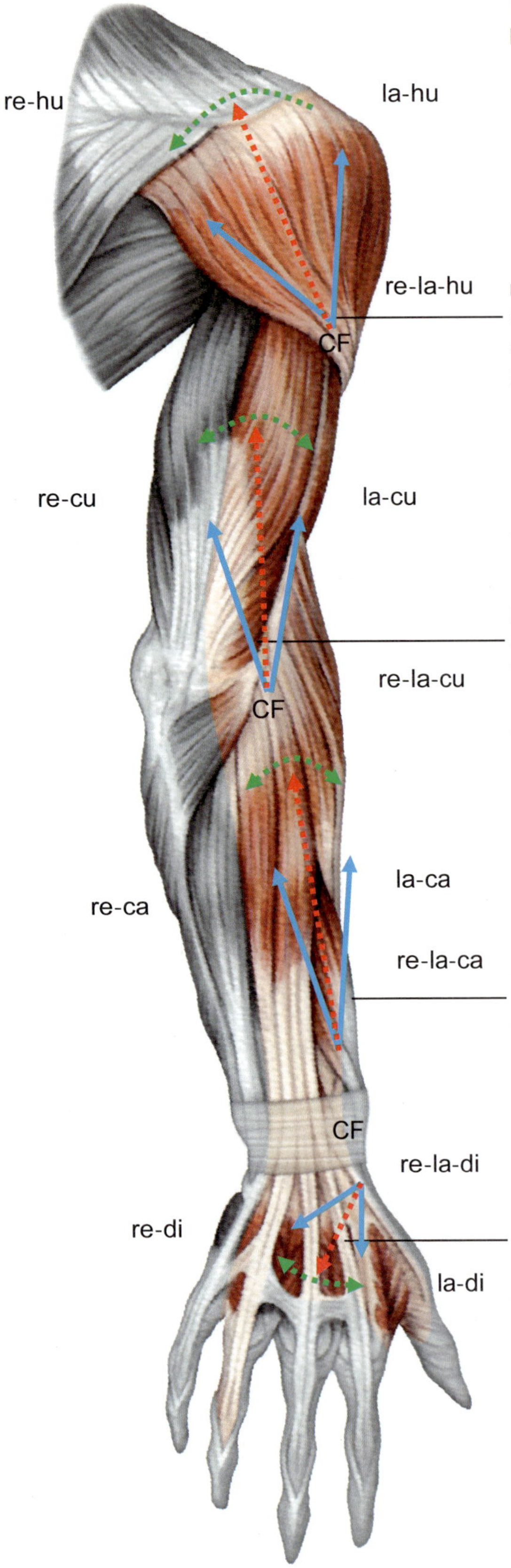

retro-latero-humerus (re-la-hu)의 운동전략

어깨세모근의 뒤쪽 섬유사이에 위치한 CF re-la-hu는 위팔을 한 공간면에서 다른 공간면으로 움직일 때 re-hu 근막단위와 la-hu 근막단위의 신경근육방추와 골지힘줄기관과 상호작용한다.

retro-latero-cubitus (re-la-cu)의 운동전략

위팔세갈래근 가쪽갈래, 팔꿈치근, 노쪽손목폄근과 뒤침근의 힘줄 섬유 사이에 위치한 CF re-la-cu는 팔꿈치를 한 공간면에서 다른 공간면으로 움직일 때 re-cu 근막단위와 la-cu 근막단위의 신경근육방추와 골지힘줄기관과 상호작용한다 (그림 5.16). 위팔세갈래근 중앙에 위치한 CC re-cu는 팔꿈치를 펴하는 동안 위팔세갈래근의 3 갈래에 있는 신경근육방추와 상호작용한다.

retro-latero-carpus (re-la-ca)의 운동전략

엄지벌림근과 엄지폄근의 힘줄 사이에 위치한 CF re-la-ca는 손목을 한 공간면에서 다른 공간면으로 움직일 때 re-ca 근막단위와 la-ca 근막단위의 신경근육방추와 골지힘줄기관과 상호작용한다.

retro-latero-digit (re-la-di)의 운동전략

CF re-la-di는 긴엄지폄근과 짧은엄지폄근의 힘줄 사이에 위치한다. 이것은 엄지를 한 공간면에서 다른 공간면으로 움직일 때 re-di 근막단위와 la-di 근막단위의 신경근육방추와 골지힘줄기관과 상호작용한다

그림 5.10 retro-latero CF (팔)

팔의 RETRO-LATERO 대각선 근막 (그림 5.11)

RETRO-LATERO DIAGONAL, UPPER LIMB (Fig. 5.11)

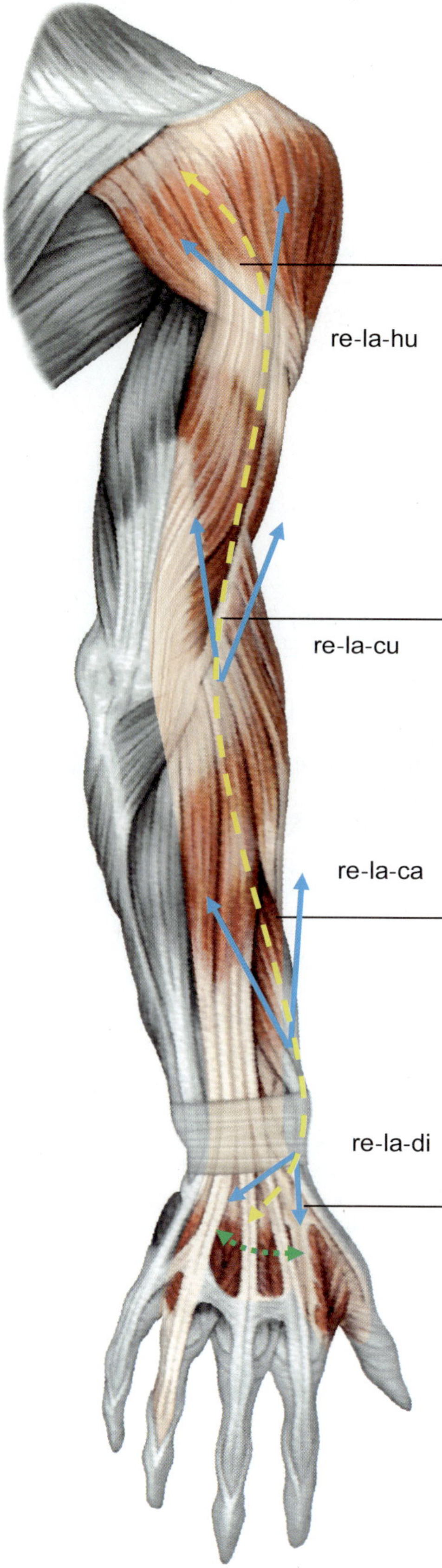

그림 5.11 Retro-latero 대각선 근막 (팔)

retro-latero-humerus (re-la-hu)의 운동전략
어깨세모근의 뒤쪽 섬유사이에 위치한 CF re-la-hu는 위팔을 한 공간면에서 다른 공간면으로 움직일 때 re-hu 근막단위와 la-hu 근막단위의 신경근육방추와 골지힘줄기관과 상호작용한다.

re-la-cu 근막과 전체 운동전략의 협력작용
retro-latero 대각선 근막의 안쪽 부분은 엄지와 집게손가락 벌림의 운동 패턴과 CF re-la-cu의 작용을 동시에 일으킨다. 위팔세갈래근에서 가쪽 아래팔근막에 이르는 힘줄 연장부는 동측 방향의 다른 CF의 작용과 CF retro-latero-cubitus의 작용을 동시에 일으킨다.

re-la-ca 근막과 전체 운동전략의 협력작용
retro-latero 대각선 근막의 먼쪽 부분은 엄지와 집게손가락 벌림의 운동 패턴과 CF re-la-ca의 작용을 동시에 일으킨다. 노쪽손목폄근에서 뼈사이 근막에 이르는 힘줄 연장부는 CF digiti의 작용과 CF retro-latero-carpus의 작용을 동시에 일으킨다.

re-la-di 근막과 전체 운동전략의 협력작용
엄지가 CF retro-latero-digiti 운동전략을 수행할 때, 뼈사이근은 아래팔 근육의 근막에 대한 지렛대로 작용한다. retro-latero 대각선 근막은 동측 방향의 몸쪽 CF의 개입을 동시에 일으키는 힘의 선이다.

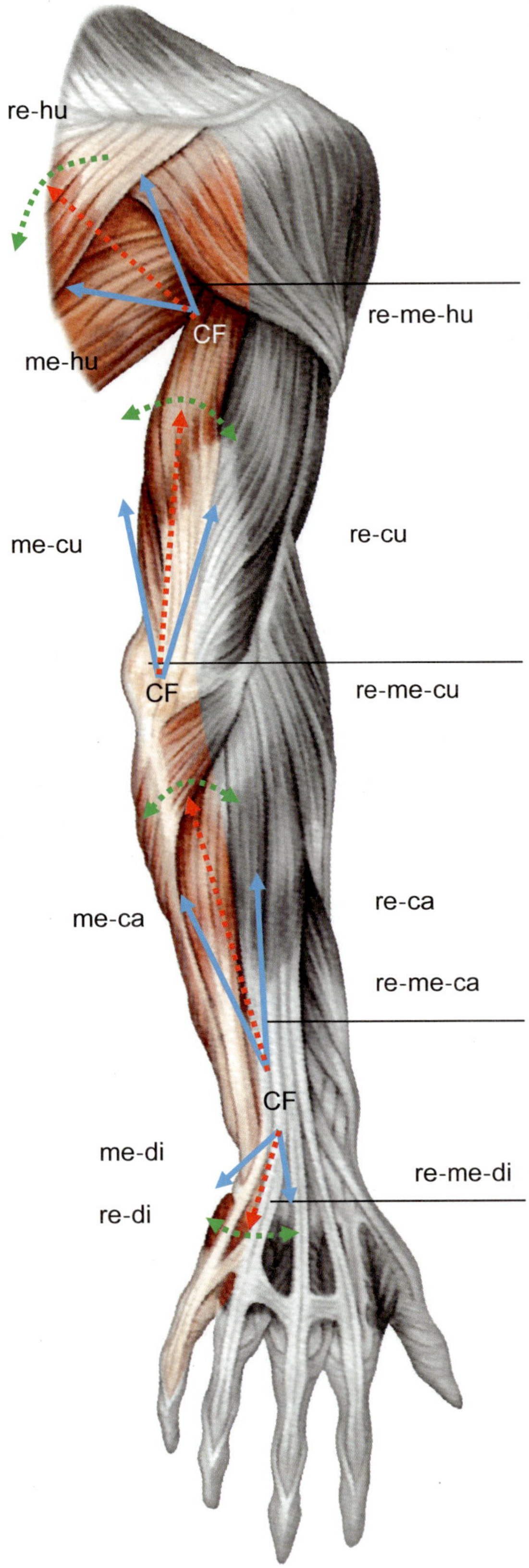

그림 5.12 retro-medio CF (팔)

팔의 RETRO-MEDIO CF (융합중심)

RETRO-MEDIO CENTRES OF FUSION, UPPER LIMB

retro-medio-humerus(re-me-hu)의 운동전략

위팔세갈래근의 긴갈래와 넓은등근의 힘줄 섬유 사이에 위치한 CF re-me-hu는 어깨를 한 공간면에서 다른 공간면으로 움직일 때 re-hu 근막단위와 me-hu 근막단위의 신경근육방추와 골지힘줄기관과 상호작용한다.

retro-medio-cubitus (re-me-cu)의 운동전략

위팔세갈래근 힘줄과 위도르래 부위 근육 힘줄 사이에 위치한 CF re-me-cu는 팔꿈치를 공간면들 사이의 중간지점을 따라 움직일 때 re-cu 근막단위와 me-cu 근막단위의 신경근육방추와 골지힘줄기관과 상호작용한다.
CC re-cu는 위팔세갈래근 힘살에 위치하여, 안쪽갈래와 가쪽갈래 위에 분포된 운동단위를 조정하는 반면, CF re-me-cu는 위팔세갈래근의 안쪽갈래의 운동단위만을 조정한다 (그림 5.17).

retro-medio-carpus (re-me-ca)의 운동전략

자쪽손목폄근 힘줄과 새끼폄근 힘줄 사이에 위치한 CF re-me-ca는 손목을 한 공간면에서 다른 공간면으로 움직일 때 re-ca 근막단위와 me-ca 근막단위의 신경근육방추와 골지힘줄기관과 상호작용한다.

retro-medio-digiti (re-me-di)의 운동전략

CF re-me-di는 폄근지지띠에 있는 새끼벌림근의 닿는곳에 위치한다. 이것은 retropulsion에서 mediopulsion으로 움직이는 4번째와 5번째 손가락의 전이를 조정한다.

팔의 RETRO–MEDIO 대각선 근막 (그림 5.13)

RETRO–MEDIO DIAGONAL, UPPER LIMB (Fig. 5.13)

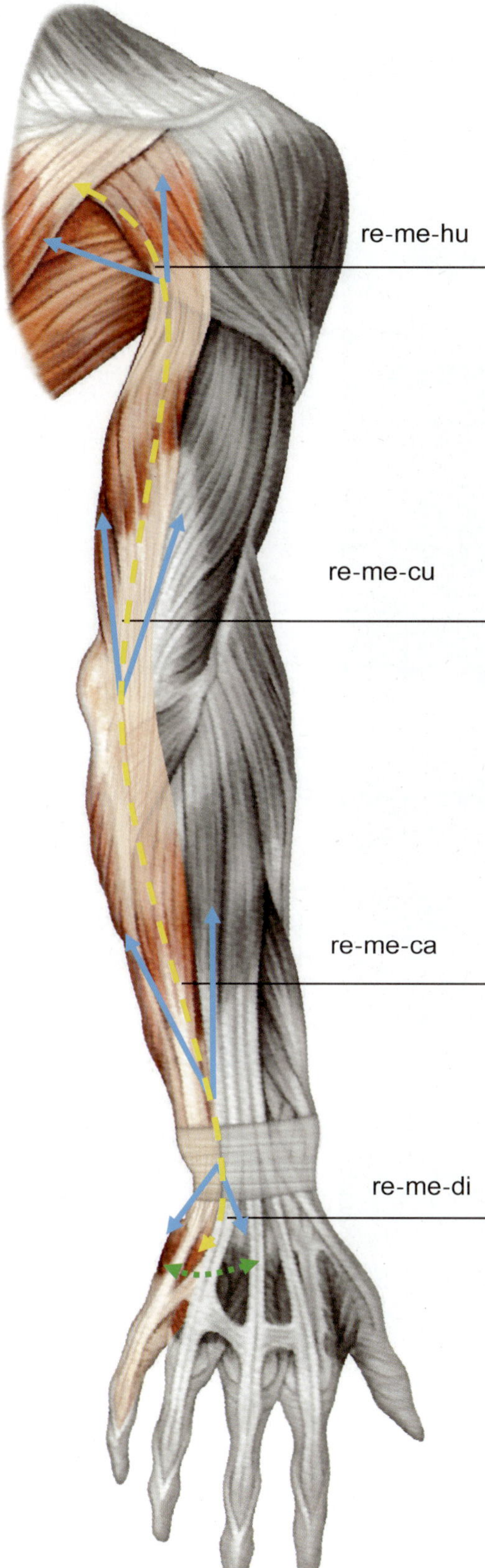

re–me–hu 근막과 전체 운동전략의 협력작용
retro–medio 대각선 근막의 몸쪽 부분은 새끼손가락의 retropulsion 운동 패턴과 CF re–me–hu의 작용을 동시에 일으킨다. 어깨세모근 가시부분에서 위팔세갈래근 안쪽갈래에 이르는 힘줄 연장부는 다른 CF retro–medio와 교각을 형성한다.

re–me–cu 근막과 전체 운동전략의 협력작용
retro–medio 대각선 근막의 안쪽 부분은 새끼손가락의 retropulsion 운동 패턴과 CF re–me–cu의 작용을 동시에 일으킨다. 위팔세갈래근에서 안쪽 아래팔근막에 이르는 힘줄 연장부는 동측 방향의 다른 CF의 작용과 CF retro–medio–cubitus의 작용을 동시에 일으킨다.

re–me–ca 근막과 전체 운동전략의 협력작용
retro–medio 대각선 근막의 먼쪽 부분은 새끼손가락의 retro–mediopulsion 운동 패턴과 CF re–me–ca의 작용을 동시에 일으킨다. 자쪽손목굽힘근에서 새끼벌림근 근막에 이르는 힘줄 연장부는 동측 방향의 다른 CF의 작용과 CF ante–medio–carpus의 작용을 동시에 일으킨다.

re–me–di 근막과 전체 운동전략의 협력작용
새끼손가락이 retro–medio–digiti 운동전략을 수행할 때, 새끼벌림근은 자쪽손목폄근에 의해 제공되는 안정성을 위한 지렛대로 작용한다. retro–medio 대각선 근막은 동측 방향의 몸쪽 CF의 개입을 동시에 일으키는 힘의 선이다.

그림 5.13 Retro–medio 대각선 근막(팔)

CF ANTE-LATERO-CUBITUS의 위치 확인 LOCALISATION OF THE CF ANTE-LATERO-CUBITUS

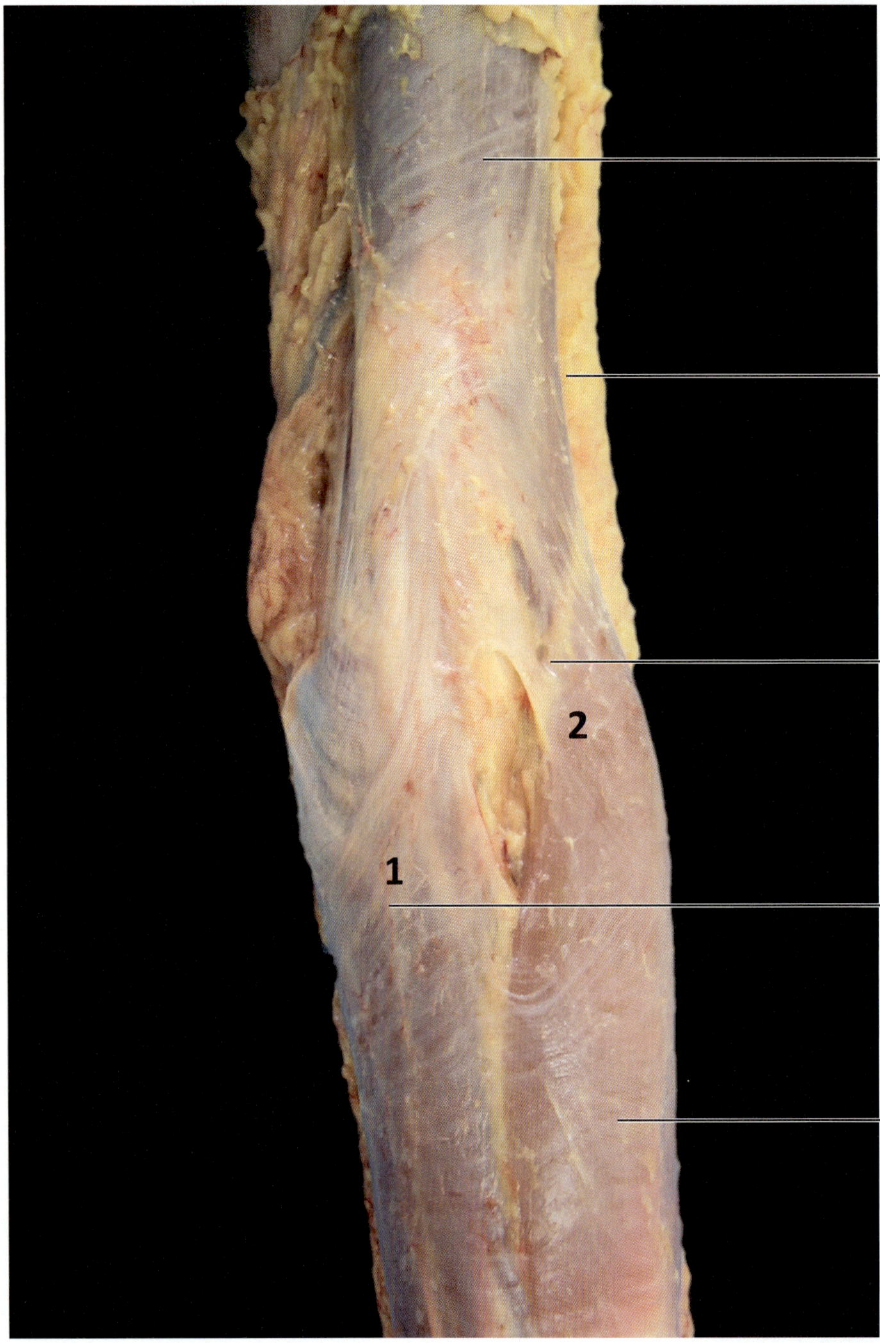

그림 5.14 위팔근막과 아래팔근막 (팔꿈치). 위팔두갈래근의 lacertus fibrosus는 ante-latero 대각선 근막 (1)쪽으로 가는 안쪽 부위로 표현된다. 가쪽 근막-힘줄 부위(2)도 ante-latero-cubitus 대각선 근막 쪽으로 주행한다.

CF ANTE-MEDIO-CUBITUS의 위치 확인 LOCALISATION OF THE CF ANTE-MEDIO-CUBITUS

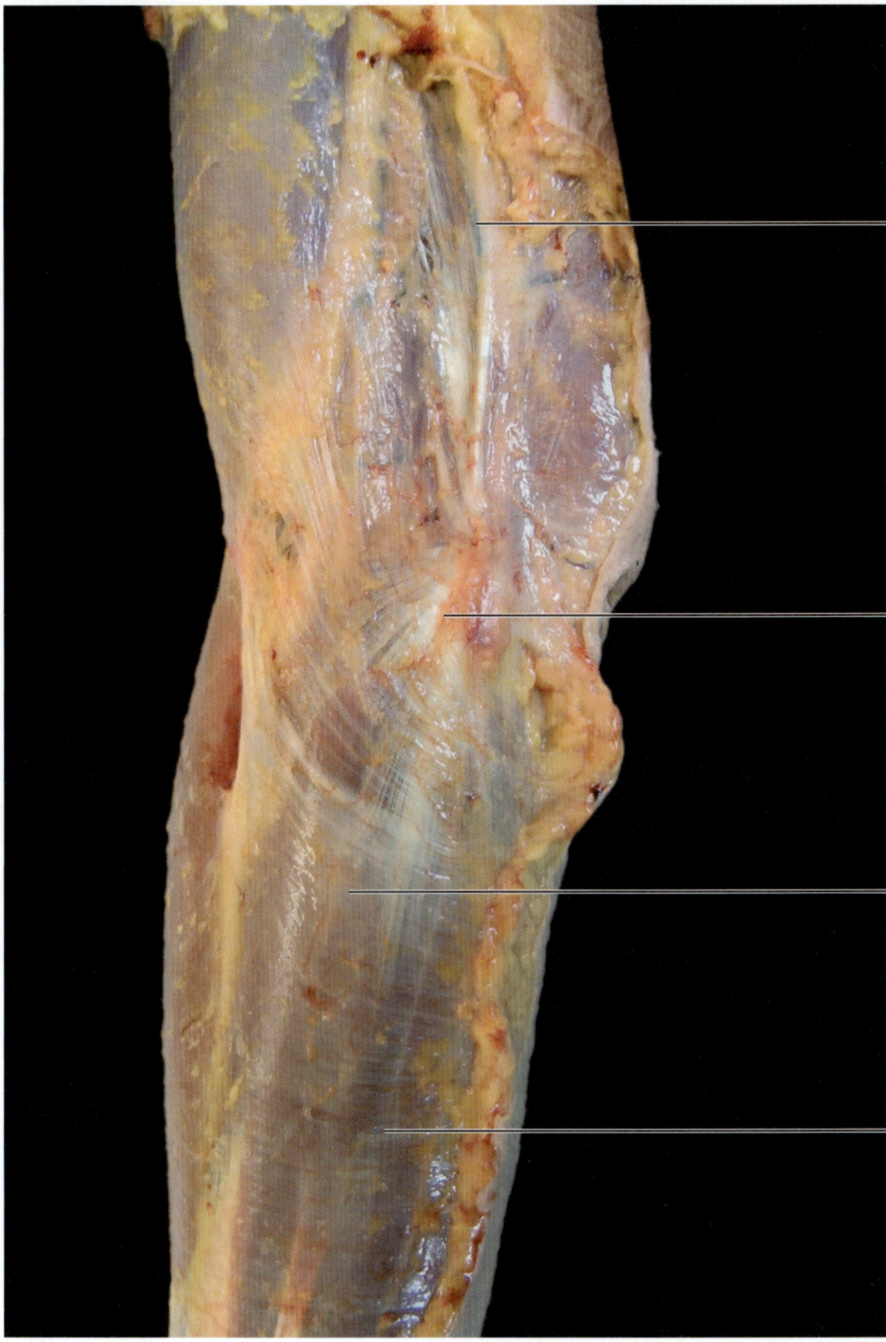

그림 5.15 위팔근막과 아래팔근막 (위도르래 부위). lacertus fibrosus는 위팔두갈래근 힘줄에서 CF ante-medio-cubitus으로 펼쳐지는 콜라겐 섬유의 한 부분이다.

CF RETRO-LATERO-CUBITUS의 위치 확인 LOCALISATION OF THE CF RETRO-LATERO-CUBITUS

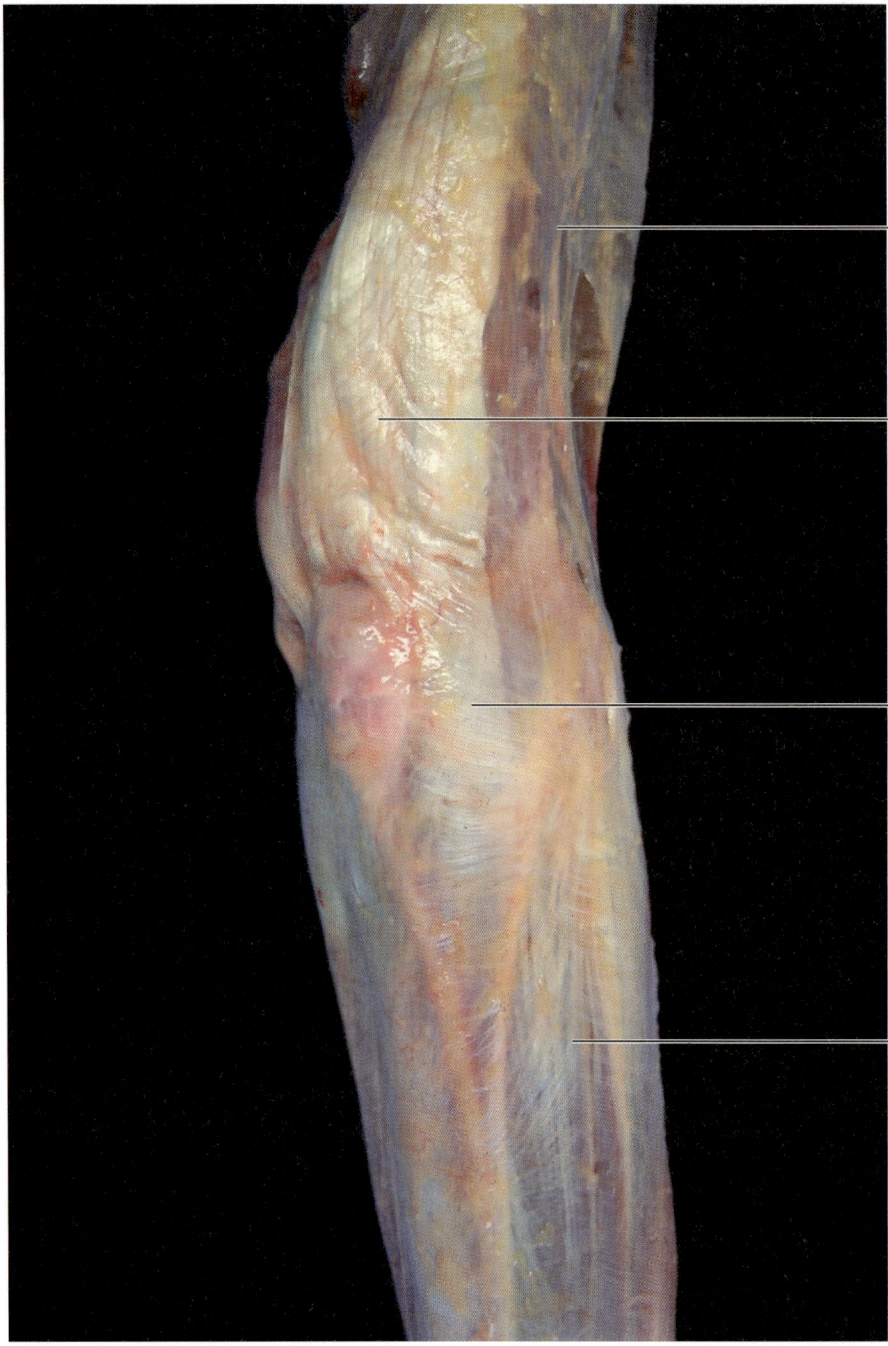

그림 5.16 위팔근막과 아래팔근막 (retro-latero cubitus). 팔꿈치의 위팔세갈래근 힘줄은 3 부분으로 나누어진다: 핵심 부분은 팔꿈치머리돌기에 착지하고, 두 번째 부위는 자쪽손목굽힘근에 연결되고, 세 번째 부분은 retro-latero-cubitus CF와 결합된다.

CF RETRO-MEDIO-CUBITUS의 위치 확인 LOCALISATION OF THE CF RETRO-MEDIO-CUBITUS

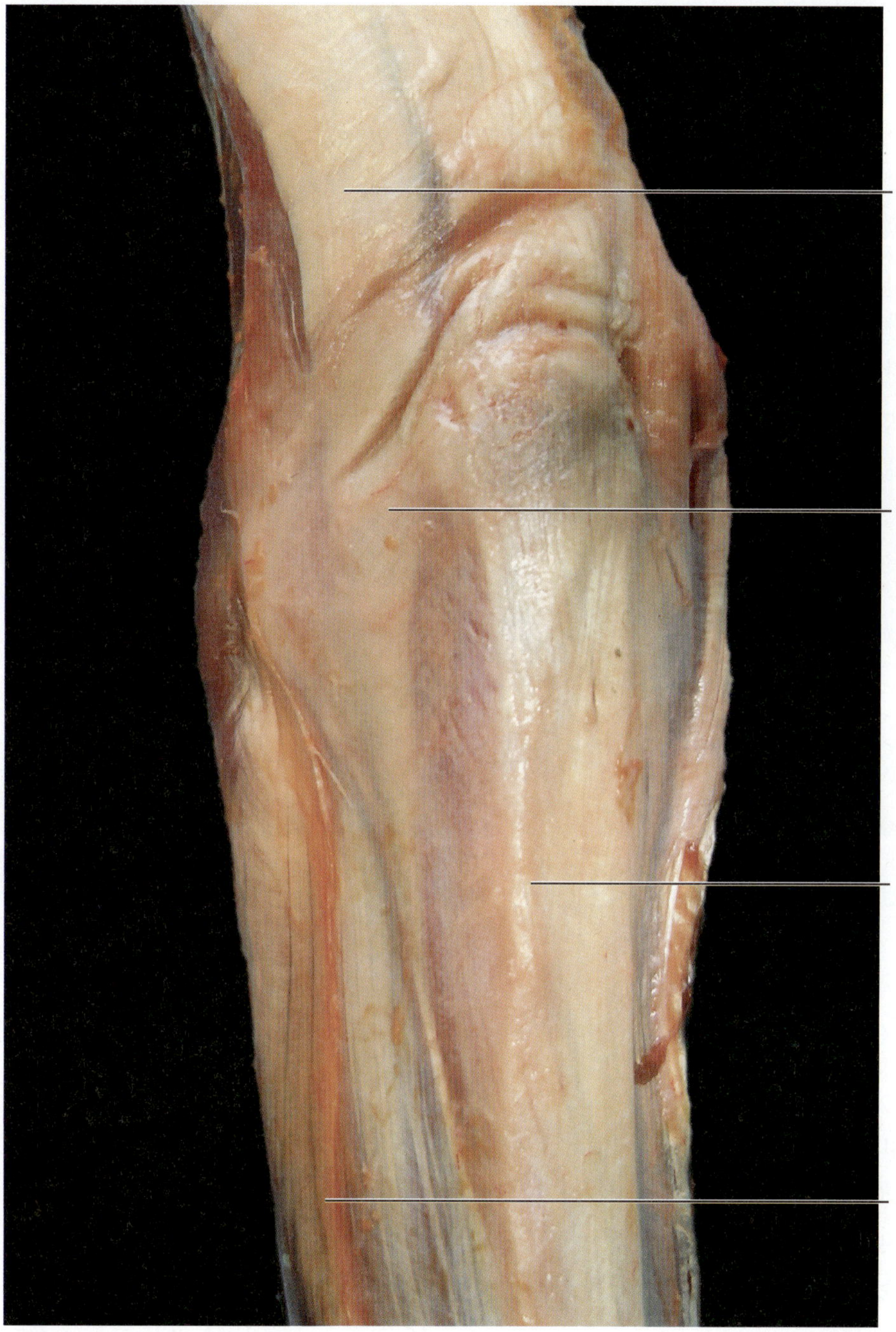

그림 5.17 위팔근막과 아래팔근막(retro-medio 팔꿈치). retro-medio-cubitus의 CF는 팔꿈치머리돌기와 안쪽관절융기 사이에 위치한다. 자쪽손목굽힘근의 힘과 위팔세갈래근 안쪽갈래의 힘이 이 지점(CF)에서 모인다.

몸통의 융합중심과 대각선 근막

CENTRES OF FUSION AND DIAGONALS OF THE TRUNK

4개의 대각선이 있는 지절과는 달리, 신체 좌우 절반에 각각 4개의 대각선이 있어 몸통에는 총 8개의 대각선이 있다(그림 5.18). 지절과 마찬가지로, 몸통에서도 한 공간면에서 다른 공간면으로 움직일 때, 약간의 안쪽돌림이나 가쪽돌림이 일어난다.

왼쪽 ante-latero 대각선은 동측의 ante 연속된 근막과 latero 연속된 근막 사이의 중간 방향 대각선이다(그림 5.18, 그림 5.19); retro-latero 대각선은 retropulsion 연속된 근막과 lateropulsion 연속된 근막의 중간 방향이다.

척추세움근 말이집의 가쪽에는, ante-latero 대각선 근막을 형성하는 커다란 배근육[4] 널힘줄의 융합이 있다. 백색선 근처에는, ante-medio 대각선 근막을 형성하는 배근육 널힘줄의 두 번째 융합이 있다(그림 5.32).

척추세움근의 가쪽인 몸통의 뒤쪽 면에는, 가시위인대 근처에서 retro-latero 대각선 근막과 retro-medio 대각선 근막을 형성하는 양쪽 허리등근막 층판 사이에 융합이 있다(그림 5.34).

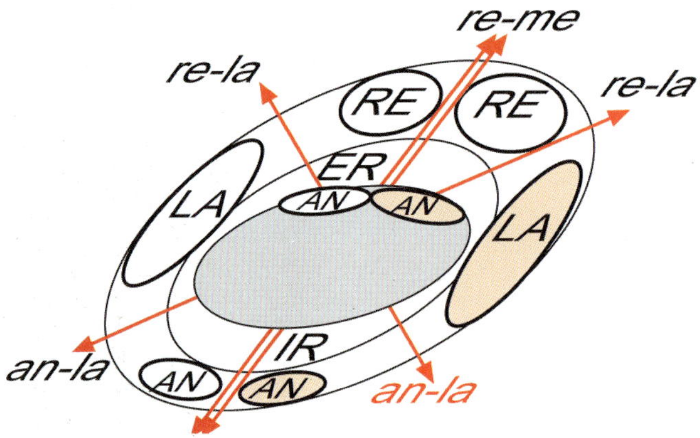

그림 5.18 몸통의 융합중심 (CF)과 대각선 근막

ante-medio 대각선은 antepulsion 연속된 근막과 mediopulsion 연속된 근막 사이에 위치한다(그림 5.20); 양쪽 대각선은 가시위인대(mediopulsion retro 연속된 근막)와 척추세움근의 양쪽 덩어리(retropulsion 연속된 근막) 사이에 위치한다(그림 5.22).

몸통의 CC는 쌍으로 작용한다. 즉, 몸통을 곧게 펼 때 좌우 양쪽의 retro-lumbi의 CC가 함께 개입한다; 반면 CF는 개별적으로 작용한다. 옆굽힘 자세에서 곧은 자세로 되돌아올 때, 동측의 retro-latero-lumbi CF가 개입한다.

지절의 근육사이막은 종종 대각선 근막의 사이막과 나란하게 주행한다. 근육사이막들은 움직임을 2개 공간면에서 수행하는 근육에 닿는곳을 제공한다.

해부학적 관점에서 볼 때, 몸통에는 대각선 근막의 경로에 해당하는 사이막과 비슷한 융합의 선이 있다. 몸통의 널힘줄 융합의 선은 단일 면처럼 작용할 수 있는 많은 근육들의 개입을 동시에 일으킨다.

각각의 대각선 근막은 몸통의 얕은 근육과 깊은 근육에 의해 형성된다. 이런 이유 때문에, 해부학 그림은 모든 운동전략과 관련되는 돌림 요소를 가진 깊은 근육과 얕은 근육을 보여주고 있다.

[4] 배속빗근의 널힘줄은 배곧은근의 가쪽 가장자리를 만졌을 때 2개의 시트로 나누어진다. 앞쪽 시트는 근육의 앞쪽을 지나서 배속빗근의 널힘줄과 융합되고, 뒤쪽 시트는 배가로근의 널힘줄과 융합된다. 아랫배 부위에서는, 배곧은근의 앞쪽에 있는 모든 널힘줄과 뒤쪽 구획은 얇은 섬유성 시트에 의해 닫혀 있다. 배가로근을 둘러싸는 근막의 뒤쪽 시트도 배가로근 근막으로 불린다.(Testut L. 1987)

대각선 패턴에 따라 수행된 몸통의 운동전략

MOTOR SCHEMES OF THE TRUNK IMPLEMENTED ACCORDING TO DIAGONAL PATTERNS

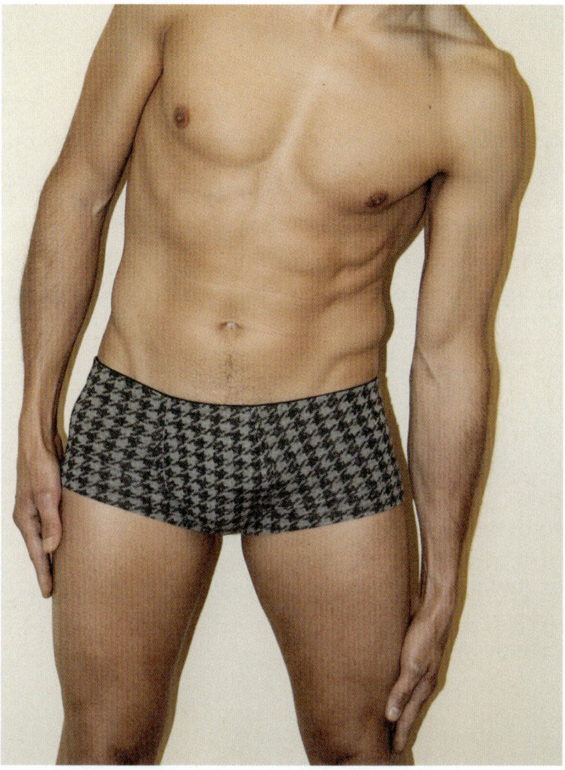

그림 5.19 ante–latero 대각선; 왼쪽 an–la 패턴에 따라 일어나는 몸통 전체의 움직임

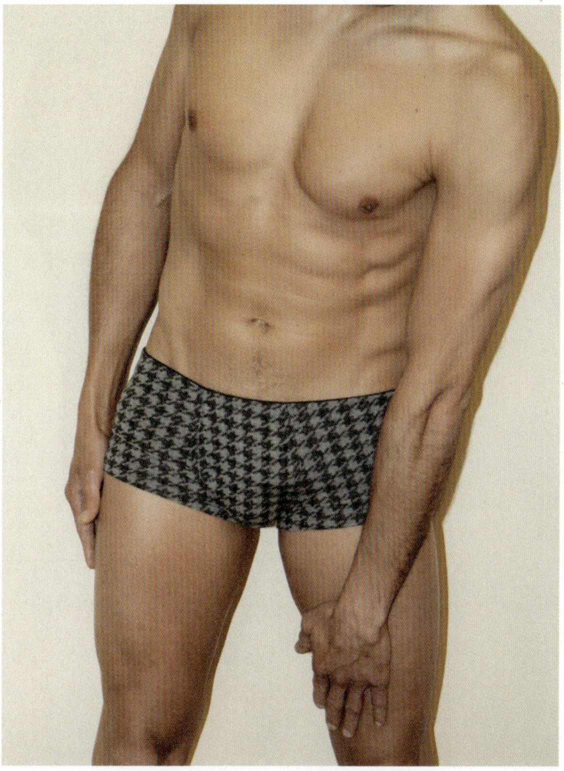

그림 5.20 ante–medio 대각선; 왼쪽 an–me 패턴에 따라 일어나는 몸통 전체의 움직임

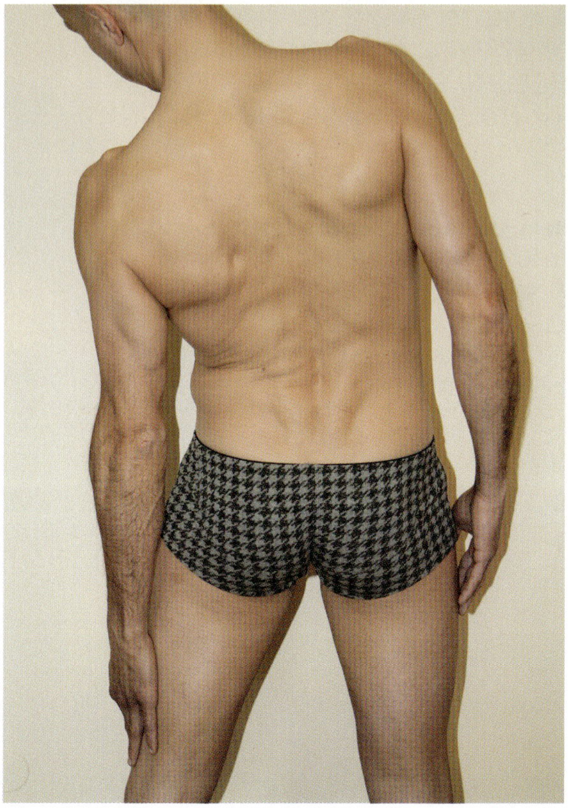

그림 5.21 retro–latero 대각선; re–la 패턴에 따라 일어나는 몸통 전체의 움직임

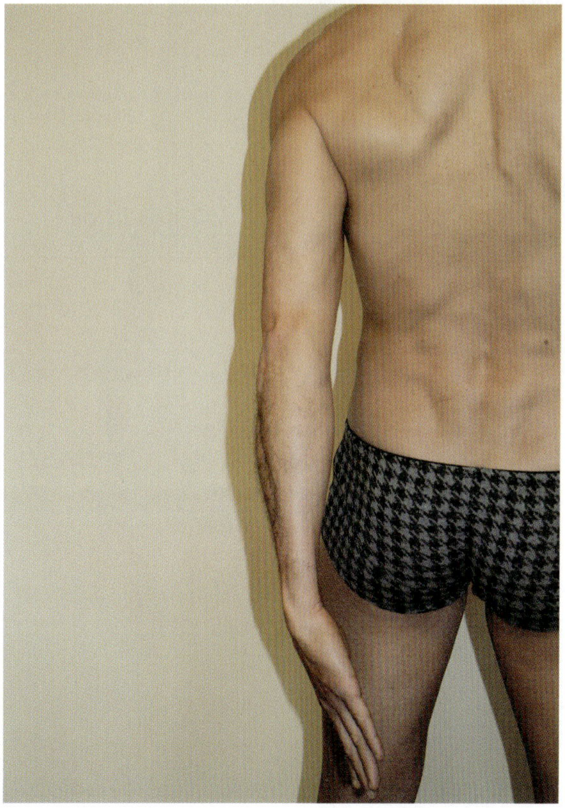

그림 5.22 retro–medio 대각선; re–me 패턴에 따라 일어나는 몸통 전체의 움직임

몸통의 ANTE–LATERO CF (융합중심)

ANTE–LATERO CENTRES OF FUSION, TRUNK

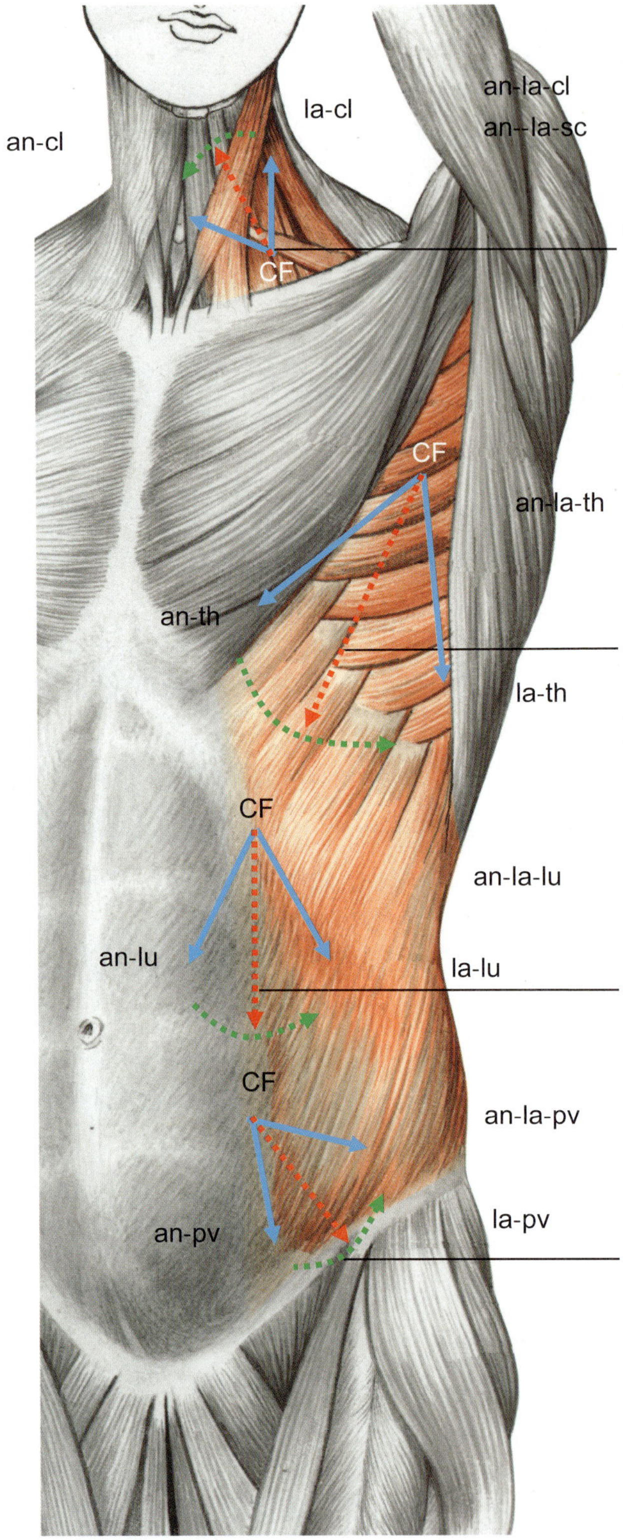

그림 5.23 ante–latero CF (몸통)

(출처: G. Chiarugi and L. Bucciante, Istituzioni pv anatomia dell'uomo. Piccin Nuova Libraria, Padova 1983).

ante–latero–collum(an–la–cl, sc)의 운동전략

CF an–la–cl는 아래턱의 각인대 (angular ligament) 위에 위치한다. 이것은 돌림근 (어깨목뿔근) 가까이에 위치한 CF an–la–sc과 협력한다. 이들 CF는 한 공간면에서 다른 공간면으로 움직일 때 an–cl 근막단위와 la–cl 근막단위의 신경근육방추와 골지힘줄기관과 상호작용한다.

ante–latero–thorax (an–la–th)의 운동전략

CF an–la–th는 앞톱니근 힘살을 덮는 근막 위에 위치한다. 이것은 한 공간면에서 다른 공간면으로 움직일 때 an–th 근막단위와 la–th 근막단위의 신경근육방추와 골지힘줄기관과 상호작용한다.

ante–latero–lumbi (an–la–lu)의 운동전략

CF an–la–lu는 배곧은근의 가쪽에 위치하는 배빗근과 배가로근의 융합선을 따라 위치한다. 이것은 한 공간면에서 다른 공간면으로 움직일 때 an–lu (배곧은근집) 근막단위와 la–lu (배가로근의 근막) 근막단위의 신경근육방추와 골지힘줄기관과 상호작용한다.

ante–latero–pelvis (an–la–pv)의 운동전략

CF an–la–pv는 배근육의 융합선 (배꼽에서 샅인대까지 이르는)을 따라 위치한다. 이것은 한 공간면에서 다른 공간면으로 움직일 때 an–pv 근막단위와 la–pv 근막단위의 신경근육방추와 골지힘줄기관과 상호작용한다.

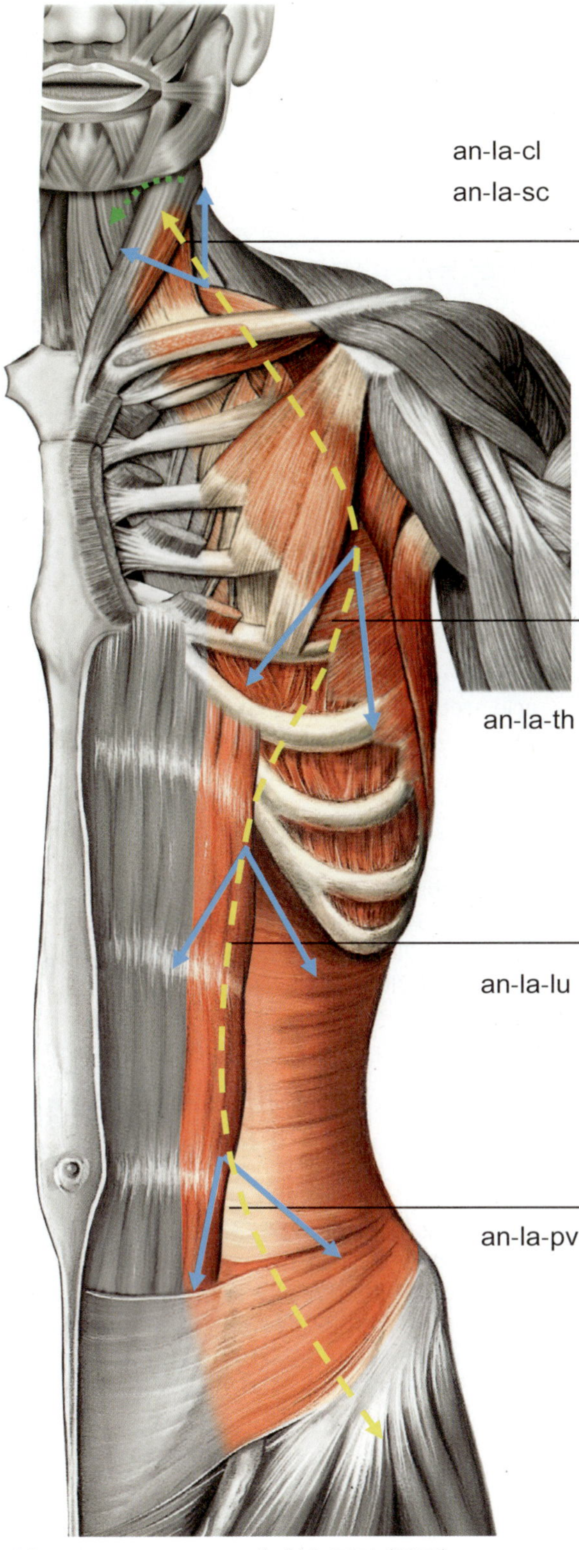

그림 5.24 Ante-latero 대각선 근막 (몸통)

몸통의 ANTE-LATERO 대각선 근막 (그림 5.24)

ANTE-LATERO DIAGONAL, TRUNK (Fig.5.24)

CF an-la-cl와 scapula로부터 요구되는 협력작용

지절의 대각선 근막은 손과 발로 집중된다. 반면, 몸통의 대각선 근막은 목으로 집중된다. ante-latero-collum 전략을 수행하는 근육(목빗근, 목갈비근, 어깨목뿔근 등)도 어깨뼈에 작용한다.

an-la-th 근막과 전체 운동전략의 협력작용

ante-latero 대각선 근막의 몸쪽 부분은 목갈비근 (an-la-cl)의 작용과 갈비사이근과 앞톱니근 (an-la-th)의 작용을 동시에 일으킨다. 어깨뼈는 목과 팔 사이의 축일 뿐만 아니라 목과 가슴우리 사이의 축이기도 하다.

an-la-lu 근막과 전체 운동전략의 협력작용

ante-latero 대각선 근막의 안쪽 부분은 배바깥빗근 근막을 통해 CF an-la-th를 배꼽 밑의 배곧은근집(an-la-pv)에 연결한다.

an-la-pv 근막과 전체 운동전략의 협력작용

ante-latero 대각선 근막의 먼쪽 부분은 배근육 근막을 통해 pelvis를 샅인대와 ante-latero-coxa 운동전략 (넙다리근막긴장근)에 연결한다.

몸통의 ANTE–MEDIO CF (융합중심)

ANTE–MEDIO CENTRES OF FUSION, TRUNK

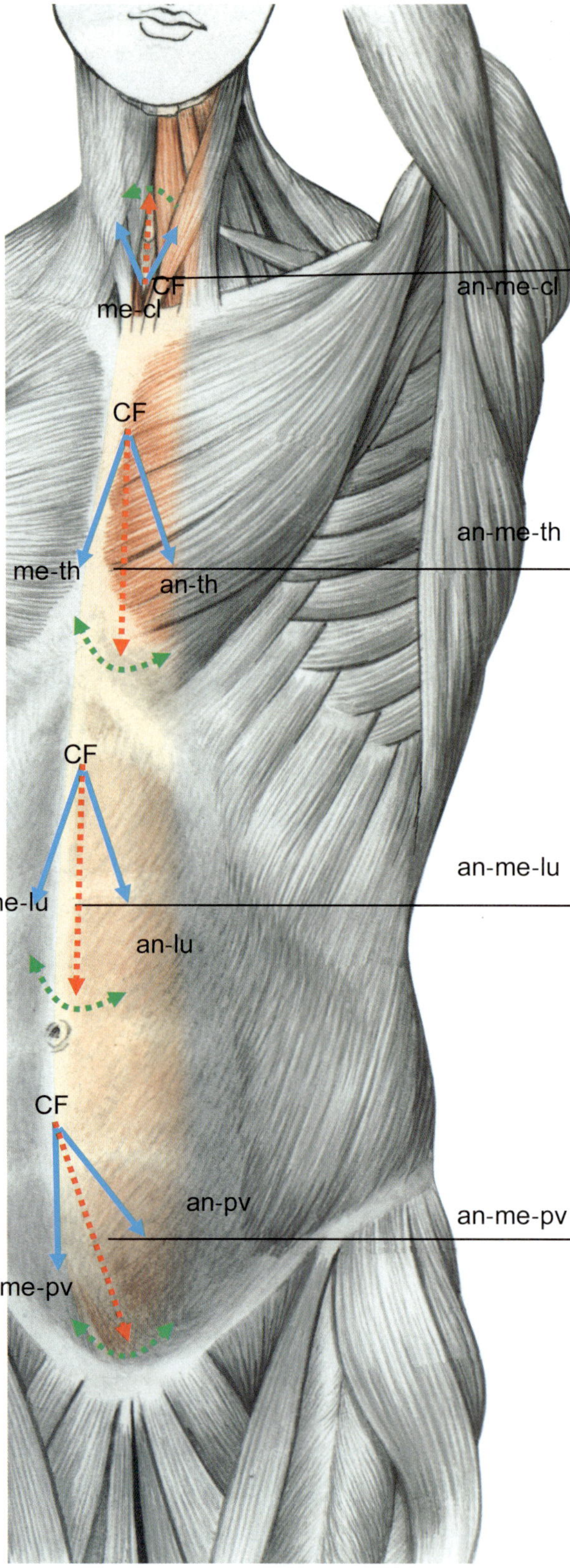

그림 5.25 ante–medio CF (몸통)

(출처: G. Chiarugi and L. Bucciante, Istituzioni pv anatomia dell'uomo. Piccin Nuova Libraria, Padova 1983).

ante–medio–collum (an–me–cl)의 운동전략

CF an–la–cl는 목빗근의 복장갈래에 위치한다. 목을 ante–medio에서 움직일 때, 먼저 머리가 정중선에서 멀어지고 (medio) 앞쪽으로 움직인 다음, ante–latero에서 끝난다. 이런 이유로 ante–medio 운동전략은 ante–latero에서 완성된 시작 운동이다.

ante–medio–thorax (an–me–th)의 운동전략

복장옆인대 위에 위치한 CF an–me–th는 an–th 근막단위의 힘을 증가시키고, 또 me–th 근막단위의 힘을 감소시킨다 (가감장치로 작용하는 배곧은근의 세로섬유) (그림 5.31). thorax를 앞쪽과 한쪽으로 움직일 때, 중력중심은 정중선을 벗어나, ante–medio–thorax 운동전략을 활성화시킨다.

ante–medio–lumbi (an–me–lu)의 운동전략

백색선과 배곧은근 힘살 사이에 위치하는 CF an–me–lu는 선 자세 (me–lu)에서 시작할 때 한쪽의 an–lu 근막단위의 힘을 증가시킨다.

ante–medio–pelvis (an–me–pv)의 운동전략

백색선의 가쪽에 위치한 CF an–me–pv는 오직 한쪽의 an–pv 근막단위의 힘을 증가시키고, 그 다음 동측 an–me–pv로 조절을 내어준다 (그림 5.32). 몸통의 mediopulsion 근막단위는 자신의 운동단위를 가지지 않지만, 이것은 자각 기능을 가진 콜라겐 구조물인 백색선에 해당된다.

몸통의 ANTE-MEDIO 대각선 근막 (그림 5.26)

ANTE-MEDIO DIAGONAL, TRUNK (Fig. 5.26)

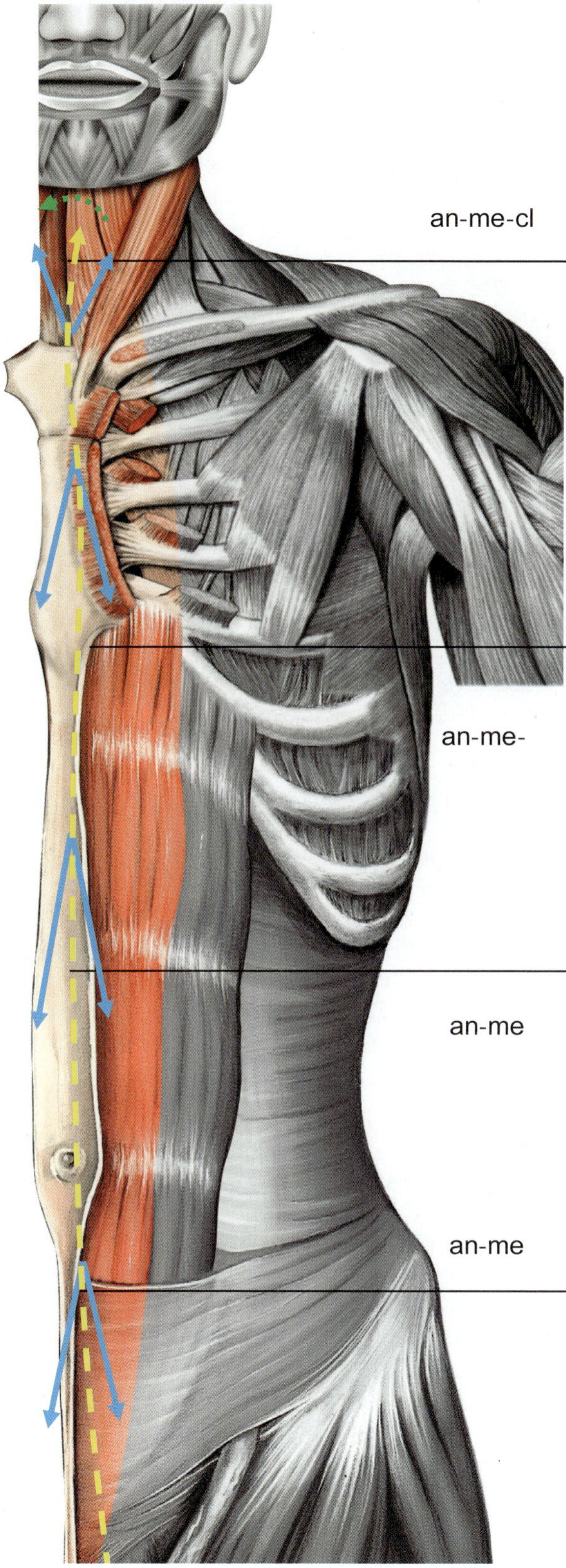

그림 5.26 Ante-medio 대각선 근막(몸통)

ante-medio-collum (an-me-cl)의 운동전략

CF an-me-cl와 scapula로부터 요구되는 협력작용 ante-medio-collum 운동전략을 수행하는 근육(목빗근, 목갈비근, 어깨목뿔근 등)은 복장뼈와 빗장뼈에 있는 근막에 부착한다. 그리고 CF ante-medio-scapula와 CF ante-medio-thorax을 위한 근막이 부착하는 지점도 복장뼈와 빗장뼈이다. collum과 thorax 사이를 직접 연결하는 근육들이 많지 않아서 가슴우리로부터 목을 분리해서 움직일 수 있다. 빗장뼈는 목의 근막과 빗장부리겨드랑 근막(an-me-sc)을 나누는 분할선이다.

an-me-th 근막과 전체 운동전략의 협력작용

ante-medio 대각선 근막의 몸쪽 부분은 목빗근의 복장갈래(an-me-cl)를 배곧은근집(an-me-lu)에 연결하는 복장위인대에 해당한다. 큰가슴근과 작은가슴근의 근막도 CF ante-medio-scapula가 위치하는 복장뼈에 붙는다.

an-me-lu 근막과 전체 운동전략의 협력작용

ante-medio 대각선 근막의 안쪽 부분은 배곧은근집을 통해, CF an-me-th를 한쪽의 골반(an-me-pv)에 연결한다. ante-medio-lumbi 대각선 근막은 칼돌기에서 배꼽까지 뻗는다.

an-me-pv 근막과 전체 운동전략의 협력작용

ante-medio 대각선 근막의 먼쪽 부분은 배근육 근막을 통해 pelvis를 두덩뼈와 한쪽의 ante-medio-coxa 운동전략에 연결한다. 반면, 한쪽의 antepulsion 연속된 근막은 항상 반대쪽의 antepulsion 연속된 근막과 함께 쌍으로 작용한다.

몸통의 RETRO-LATERO CF (융합중심)

RETRO-LATERO CENTRES OF FUSION, TRUNK

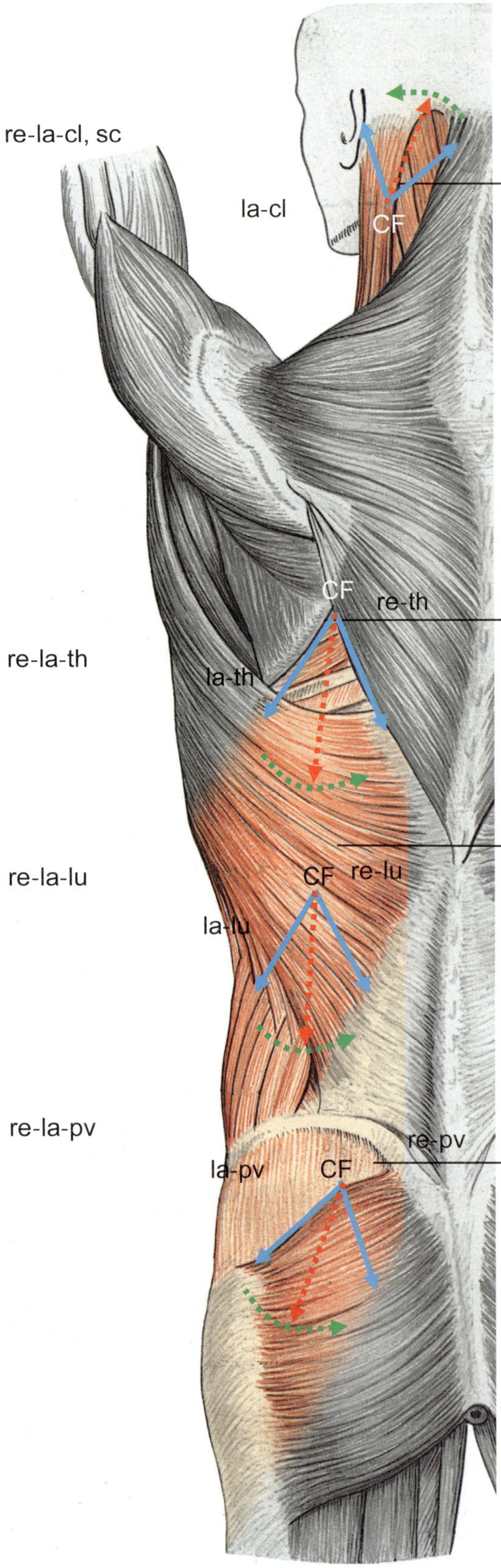

retro-latero-collum (re-la-cl)의 운동전략

CF re-la-cl는 머리널판근 위에 위치하고, la-cl 근막단위의 힘을 증가시키는 동시에 re-cl 근막단위의 힘을 감소시킨다. 얕은 근육의 그림은 CF의 지점을 확인하는데 도움을 주지만, 대각선 근막과 관련된 대부분의 근육은 깊은층 근육이다.

retro-latero-thorax (re-la-th)의 운동전략

thorax를 폄과 옆굽힘하는 초기에는, 척추옆근의 안쪽 운동단위가 우세하게 작용한다. thorax를 폄과 옆굽힘하는 말기에는 척추옆근의 가쪽 운동단위가 우세하게 작용한다 (그림 5.33). CF re-la-th는 등엉덩허리근에 위치하며, la-th 근막단위의 힘을 증가시키는 동시에 re-th 근막단위의 힘을 감소시킨다.

retro-latero-lumbi (re-la-lu)의 운동전략

lumbi를 폄과 옆굽힘하는 초기에는, 척추옆근의 안쪽 운동단위가 우세하게 작용하는 반면, 움직임의 말기로 갈 때는 척추옆근의 가쪽 운동단위가 우세하게 작용한다. CF re-la-lu는 허리네모근의 갈비부분에 위치하며, la-lu 근막단위의 힘을 증가시키는 동시에 re-lu 근막단위의 힘을 감소시킨다.

retro-latero-pelvis (re-la-pv)의 운동전략

pelvis를 폄과 옆굽힘하는 초기에는, 척추세움근의 운동단위가 우세하게 작용하는 반면, 움직임의 말기로 갈 때는 볼기근육 가쪽섬유의 가쪽 운동단위가 우세하게 작용한다 (그림 5.34). CF re-la-pv는 허리네모근의 갈비부분에 위치하며, la-pv 근막단위의 힘을 증가시키는 동시에 re-pv 근막단위의 힘을 감소시킨다.

그림 5.27 retro-latero CF (몸통)
(출처: G. Chiarugi and L. Bucciante, Istituzioni pv anatomia dell'uomo. Piccin Nuova Libraria, Padova 1983).

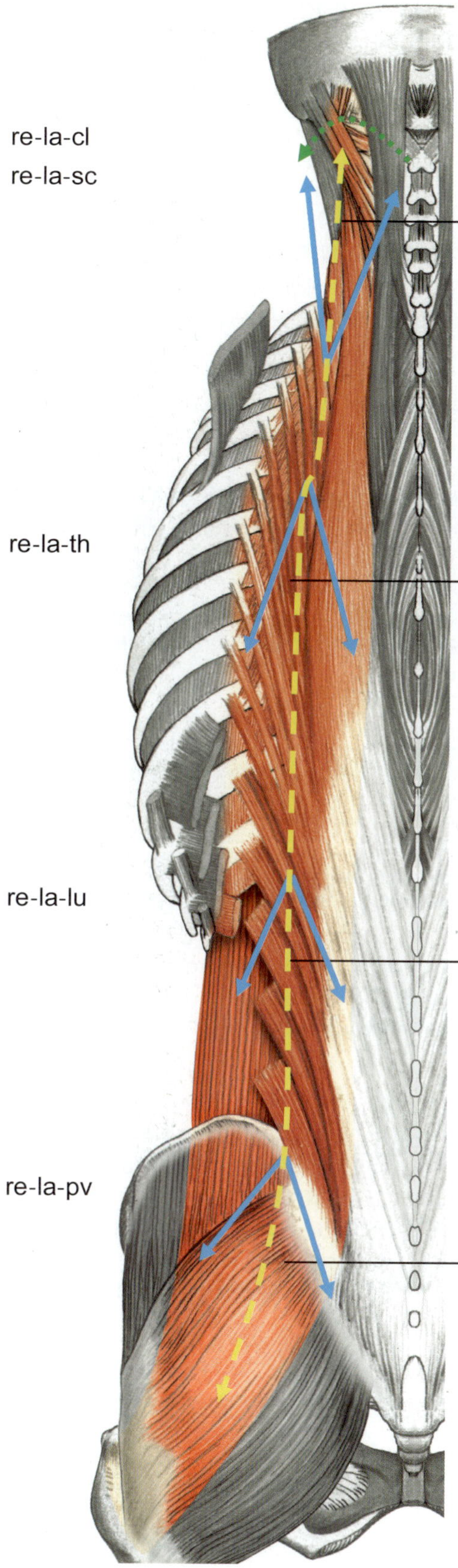

그림 5.28 Retro–latero 대각선 근막 (몸통)
(출처: G. Chiarugi and L. Bucciante, Istituzioni pv anatomia dell'uomo. Piccin Nuova Libraria, Padova 1983).

몸통의 RETRO–LATERO 대각선 근막 (그림 5.28)

RETRO–LATERO DIAGONAL, TRUNK (Fig. 5.28)

CF re–la–cl와 scapula로부터 요구되는 협력작용
머리널판근과 목널판근은 목을 펴하고 옆굽힘한다.
이 근육들은 어깨올림근과 함께 re–la–sc 운동전략의 수행에 관여한다. 몸통의 앞쪽 영역에는 목과 가슴우리를 직접 연결하는 근육이 많지 않기 때문에, 독자적인 목의 움직임을 갖지만, 뒤쪽 영역에는 목과 가슴우리의 근육 연속성이 뚜렷하다.

re–la–th 근막과 전체 운동전략의 협력작용
retro–latero 대각선 근막의 몸쪽 부분은 목과 가슴우리를 연결하는 널판근에 해당한다. 사실, 머리널판근과 목널판근은 함께 융합하여 5번 등뼈까지 내려간다 (re–la–th).
엉덩갈비근의 근막은 CF re–la–th와 CF re–la–lu를 연결한다.
등뼈 수준에서의 대각선 근막은 등가장긴근과 등엉덩갈비근을 분리하는 사이막에 해당한다.

re–la–lu 근막과 전체 운동전략의 협력작용
retro–latero 대각선 근막의 안쪽 부분은 엉덩갈비근집을 통해 CF re–la–th를 허리와 골반에 연결한다 (CF re–la–pv).
re–la 대각선 근막은 한쪽만 작용하는 반면, 한쪽 retropulsion 연속된 근막은 반대쪽 retropulsion 연속된 근막과 함께 쌍으로 작용하고, 또 latero 연속된 근막은 앞쪽 근육과 함께 작용한다 (la–lu + la–lu).

re–la–pv 근막과 전체 운동전략의 협력작용
retro–latero 대각선 근막의 먼쪽 부분은 큰볼기근 근막을 통해 pelvis를 뒤넙다리근 (넙다리두갈래근)에 연결한 후, retro–latero–coxa 운동전략에 연결한다.

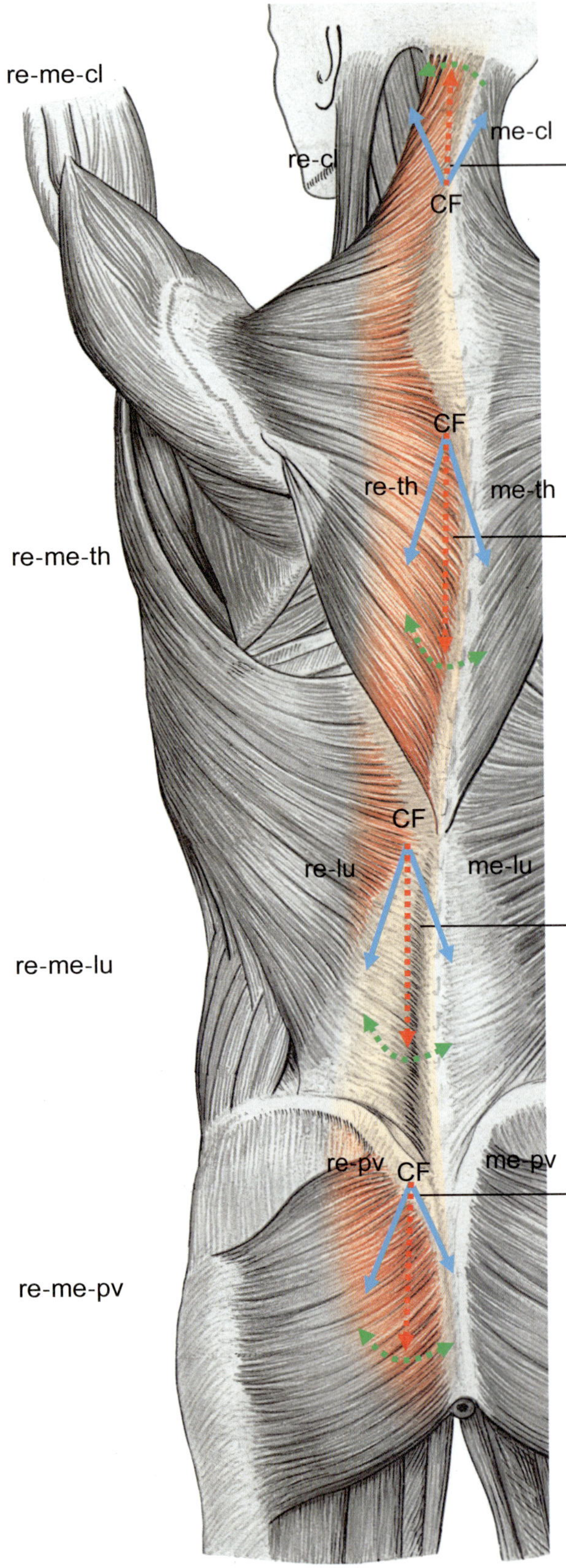

그림 5.29 Retro–medio CF (몸통)
(출처: G. Chiarugi and L. Bucciante, Istituzioni pv anatomia dell'uomo. Piccin Nuova Libraria, Padova 1983).

몸통의 RETRO–MEDIO CF (융합중심)

RETRO–MEDIO CENTRES OF FUSION, TRUNK

retro–medio–collum (re–me–cl)의 운동전략
retro–latero에서 목을 움직일 때, 먼저 머리가 정중선에서 멀어지고 (medio) 뒤쪽으로 움직인 다음, retro–latero에서 끝난다. 이런 이유로 retro–medio에서 시작되는 운동전략은 retro–latero에서 완성된다. CF re–me–cl는 목덜미인대에 위치한다.

retro–medio–thorax (re–me–th)의 운동전략
retro–latero에서 thorax를 움직일 때, 먼저 가슴우리가 정중선에서 멀어지고 (medio) 뒤쪽으로 움직인 다음, retro–latero에서 끝난다. 이런 이유로 retro–medio에서 시작되는 운동전략은 re–la–th에서 완성된다. CF re–me–th는 가시위인대와 척추세움근 덩어리 사이에 위치한다.

retro–medio–lumbi (re–me–lu)의 운동전략
retro–latero에서 허리를 움직일 때, 먼저 몸통이 정중선에서 멀어지고 (medio) 뒤쪽으로 움직인 다음, retro–latero에서 끝난다. 이런 이유로 retro–medio에서 시작되는 운동전략은 re–la–lu에서 완성된다. CF re–me–lu는 가시위인대와 척추세움근 덩어리 사이에 위치한다.

retro–medio–pelvis (re–me–pv)의 운동전략
retro–latero에서 골반을 움직일 때, 먼저 골반이 정중선에서 멀어지고 (medio) 뒤쪽으로 움직인 다음, retro–latero에서 끝난다. 이런 이유로 retro–medio에서 시작되는 운동전략은 re–la–pv에서 완성된다. CF re–me–pv는 엉치부위 가시위인대와 척추세움근 사이에 위치한다.

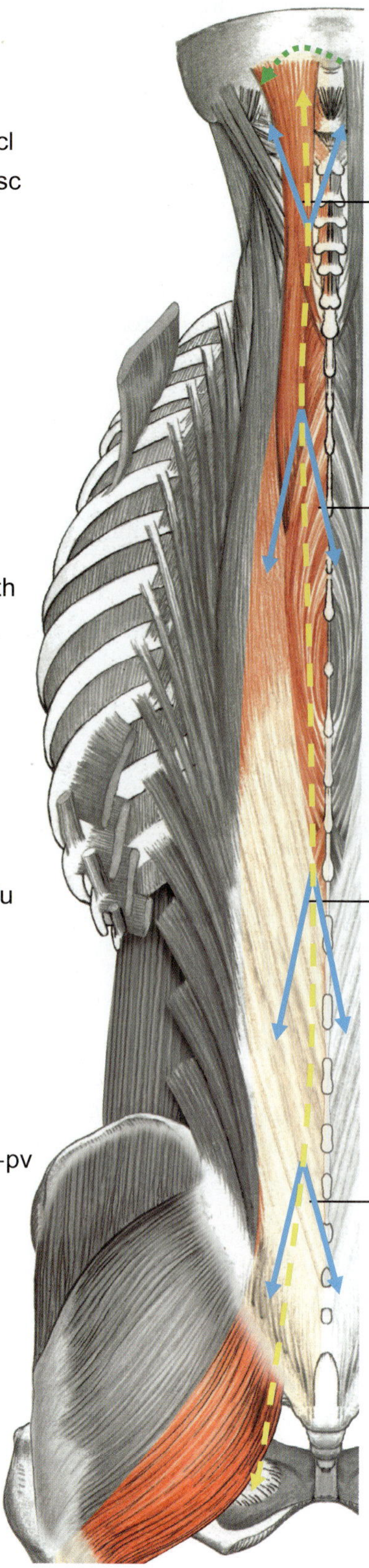

그림 5.30 Retro–medio 대각선 근막 (몸통)
(출처: G. Chiarugi and L. Bucciante, Istituzioni pv anatomia dell'uomo. Piccin Nuova Libraria, Padova 1983).

몸통의 RETRO–MEDIO 대각선 근막 (그림 5.30)

RETRO–MEDIO DIAGONAL, TRUNK (Fig. 5.30)

CF re–me–cl와 CF re–me–sc 사이의 협력작용
목의 한쪽 측면에 부착된 머리가장긴근과 목가장긴근은 척추를 펴하고 약간 치우침시킨다. 하위 2개의 목뼈와 첫 번째 등뼈에 닿는곳을 가진 가장긴근은 마름근에 연결되어, re–me–sc 운동전략을 수행한다.

re–me–th 근막과 전체 운동전략의 협력작용
retro–medio–latero 대각선 근막의 몸쪽 부분은 목과 가슴우리 (re–me–th)를 연결하는 목가장긴근과 등가장긴근에 해당한다. 가장긴근의 근막은 허리까지 이어지고, 등 근육과 목과 머리의 운동을 협응한다.

re–me–lu 근막과 전체 운동전략의 협력작용
retro–medio–latero 대각선 근막의 안쪽 부분은 가장긴근 말이집을 통해 CF re–me–th를 lumbi와 pelvis (re–me–pv)에 연결한다. 가장긴근 (re–me)은 근육사이막에 의해 엉덩갈비근 (re–la)과 분리된다.

re–me–pv 근막과 전체 운동전략의 협력작용
척추세움근을 덮고 있는 등허리근막은 큰볼기근의 근막까지 이어진다. retro–medio 대각선 근막의 먼쪽 부분은 큰볼기근 근막을 통해, pelvis를 뒤넙다리근 (반힘줄모양근)과 retro–medio–coxa 운동전략에 연결한다.

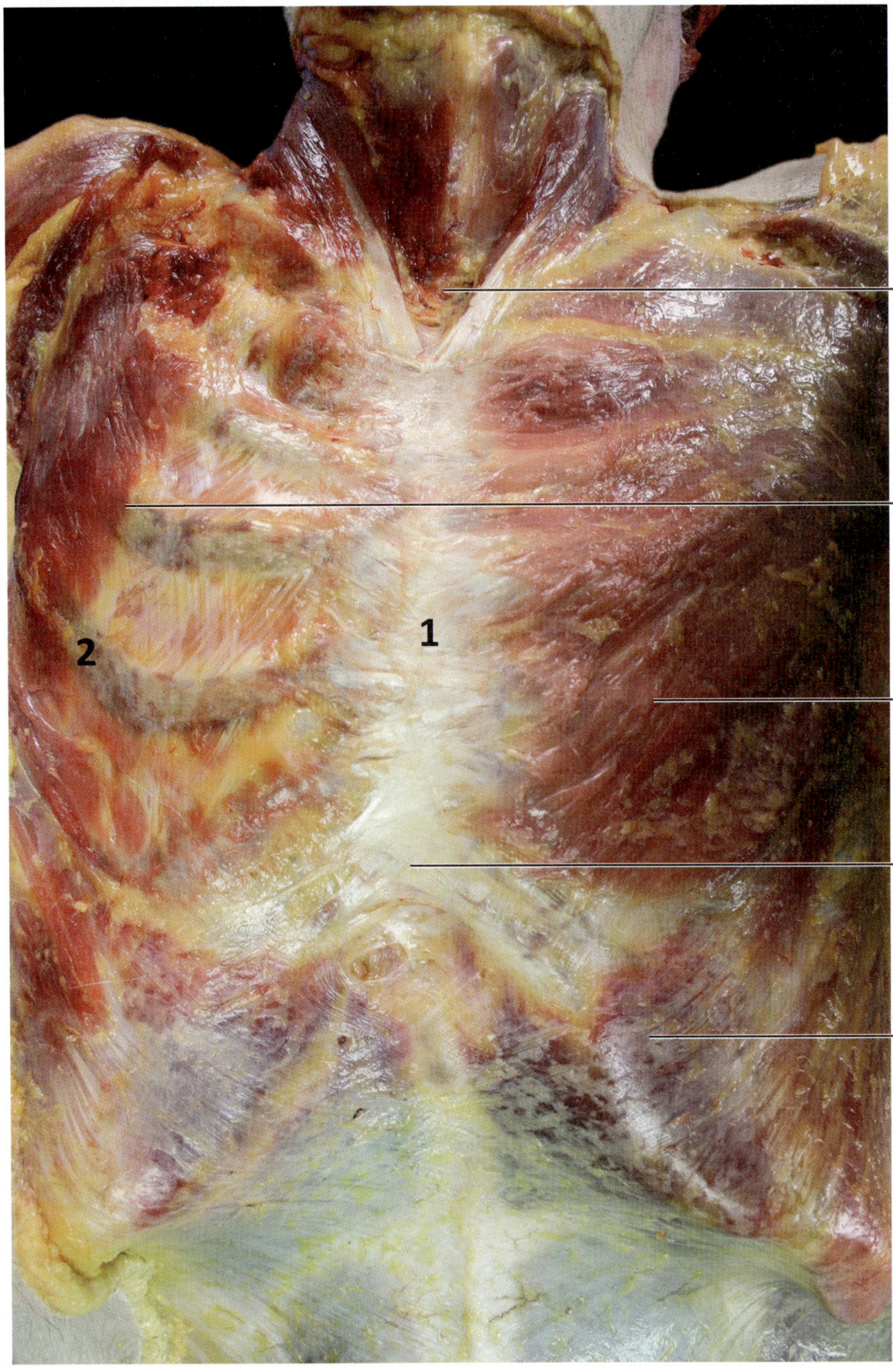

그림 5.31 복장갈비인대. 오른쪽과 왼쪽 큰가슴근의 근막(1)은 복장뼈 위에서 융합한다. 위쪽의 목빗근 복장 힘줄과 아래쪽의 백색선이 복장뼈에서 모인다. 작은가슴근과 앞톱니근(2)의 닿는곳이 일치하는 것을 볼 수 있다.

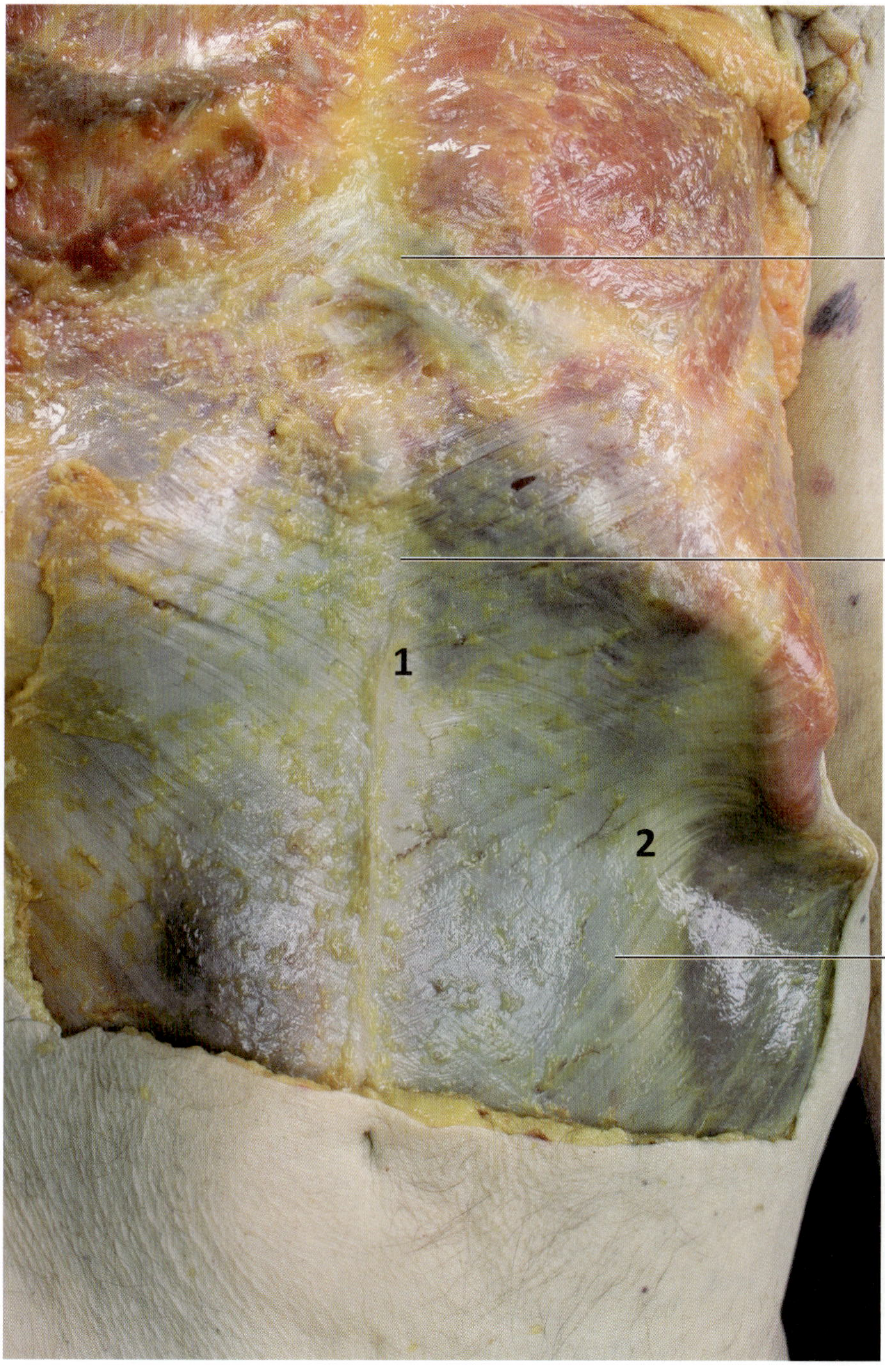

그림 5.32 배 백색선과 배곧은근집의 가쪽 융합선. ante-medio-lumbi의 융합선은 배곧은근 내의 백색선(1) 가쪽에 위치하고, ante-latero-lumbi의 융합선(2)은 배곧은근집의 가쪽에 위치한다.

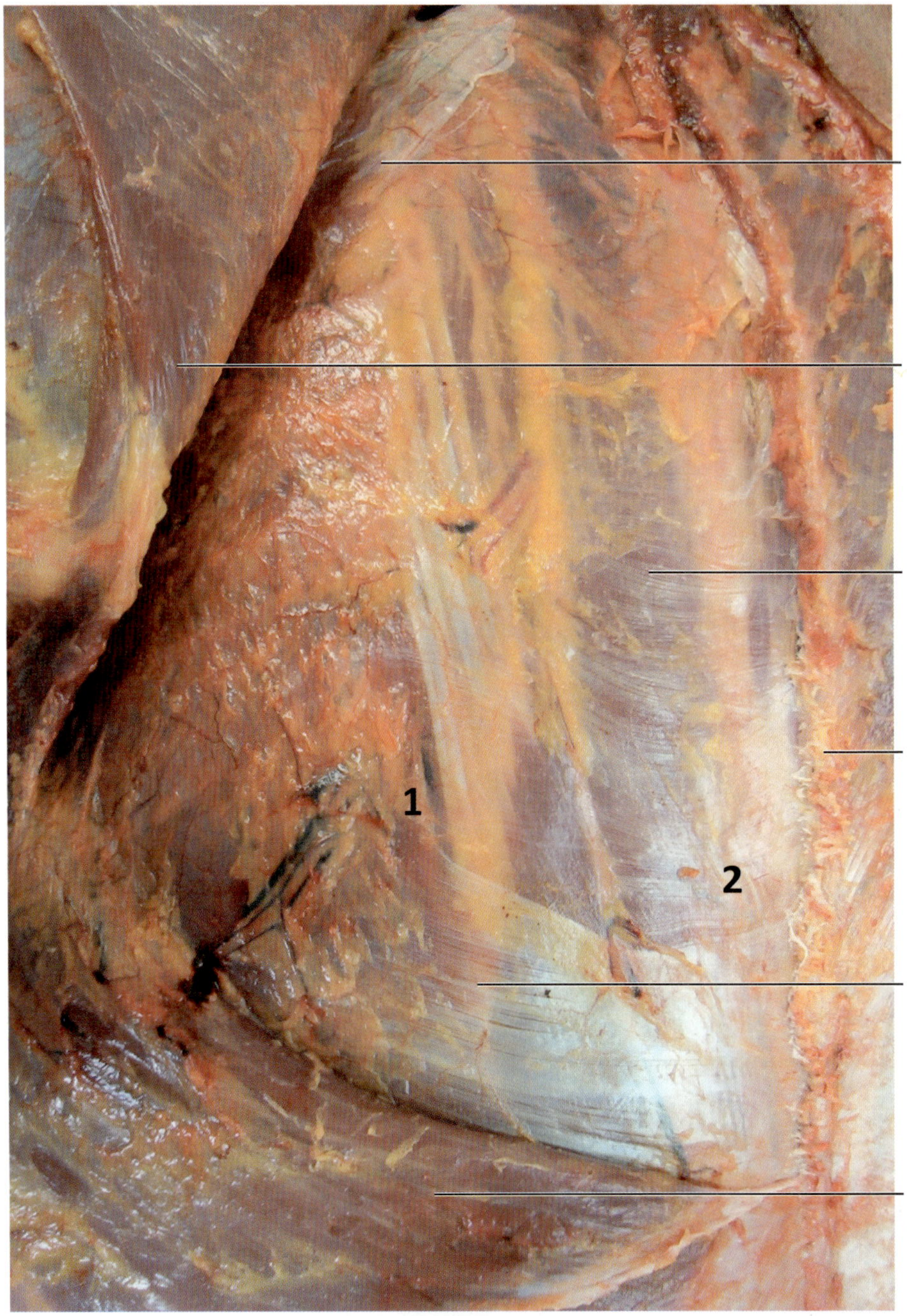

그림 5.33 톱니근막. 엉덩갈비근의 가쪽에 있는 톱니근막은 retro–latero–lumbi(1)의 융합선을 형성한다. 가시위인대의 가쪽에 있는 톱니근막은 넓은등근 근막과 결합되어, retro–medio–thorax와 retro–medio–lumbi(2)을 형성한다.

뒤쪽 몸통의 융합선 CONTINUITY OF THE LINES OF FUSION IN THE POSTERIOR TRUNK

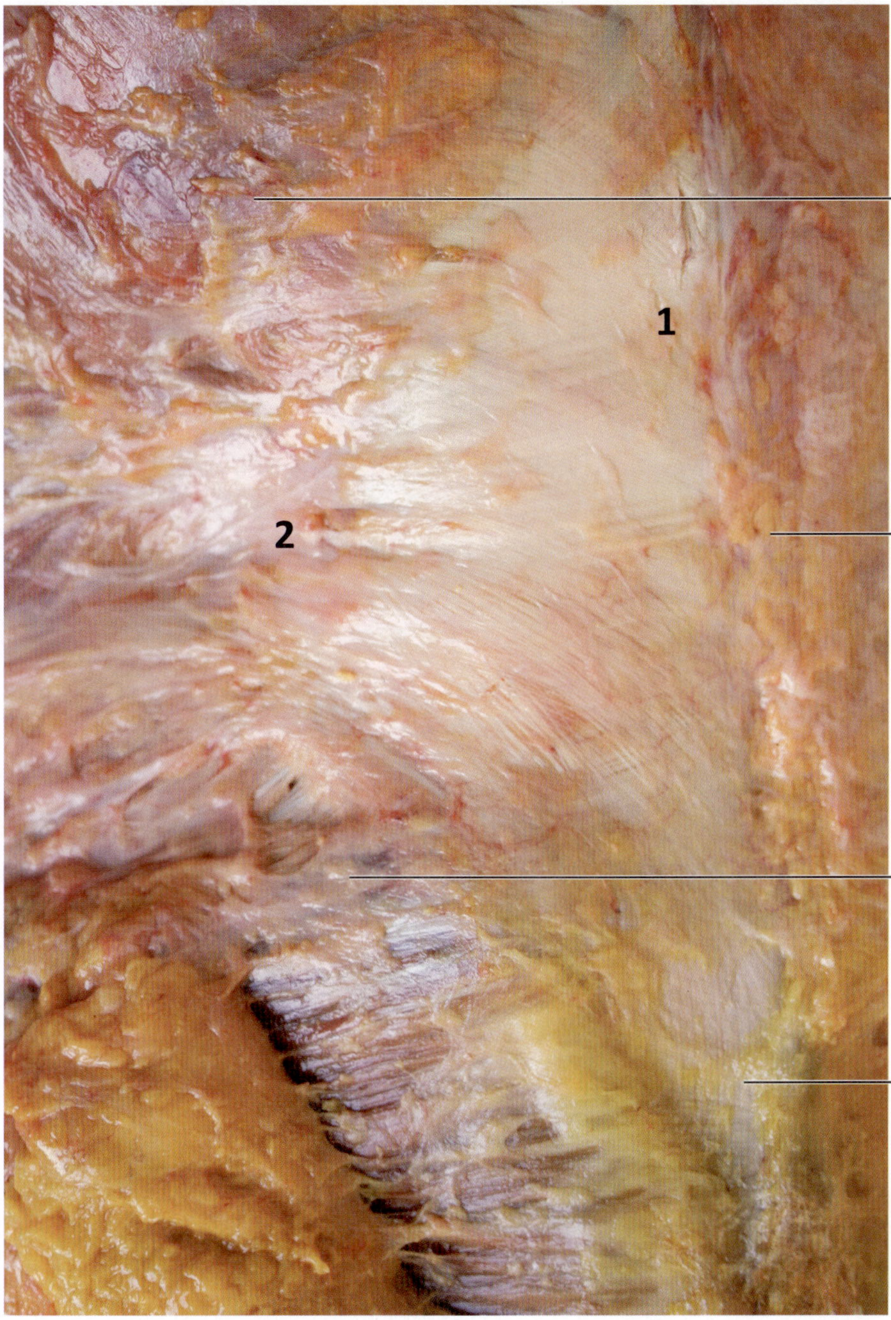

그림 5.34 등허리근막(허리뼈와 엉치뼈 부위). 안쪽근막(1)의 융합선은 허리뼈 가시돌기의 가쪽에 위치한다. 등허리근막의 깊은 층판과 겉층의 결합은 retro-latero-lumbi(2)의 융합선을 형성한다.

다리의 융합중심과 대각선 근막

CENTRES OF FUSION AND DIAGONALS OF THE LOWER LIMB

팔에서 관찰된 근막의 형태가 다리에서도 확인될 수 있다. 허벅지와 종아리의 ante 연속된 근막은 ante-medio와 ante-latero 운동전략 사이에 위치한다. retro 연속된 근막은 retro-medio 운동전략과 retro-latero 운동전략 사이에 위치한다(그림 5.35). 어깨관절과 엉덩관절은 공간면 사이의 중간 영역을 통과해 ante에서 retro로 움직일 수 있기 때문에, 그 부위에 납작한 근육(큰가슴근, 어깨세모근, 큰볼기근)을 가진다. 팔꿉관절과 무릎관절은 굽힘-폄의 움직임만을 가지는데도 불구하고 ante-latero(그림 5.36), ante-medio(그림 5.37), retro-latero(그림 5.38), retro-medio(그림 5.39) 등의 대각선 근막의 연속성을 보장하는 인대와 사이막을 가진다. 근육사이막의 긴장은 각각의 특정 운동전략에 대한 협응과 들신경에 영향을 준다.

증강시키는 방법으로 정의될 수 있다. 고유수용기가 근막에 존재하기 때문에, 근막 조직이 재활의 주요 대상이 되었다.

말초신경 병변(신경얼기 병변이나 말총병변)의 경우는 흥분의 역치가 매우 높기 때문에, 작은 반응을 얻을 때도 큰 자극이 필요할 것이다. 연차적 자극(시간적 가중)과 동시다발적 자극(공간적 가중)을 촉진할 수 있도록 들신경 입력으로 뒤쪽 들신경 가지를 강하게 자극하는데 있어, 근막 치료 방법이 크게 도움을 줄 것이다.

신경근육재활을 위해 Kabat이 제시한 전략은 근육을 신장상태로 만들어 가장 효율적인 근 파워를 일으키는 수축을 유발하는 방법이고, PNF의 움직임은 잘 짜여진 전략(대각선 방향과 나선 방향)으로서 대단위

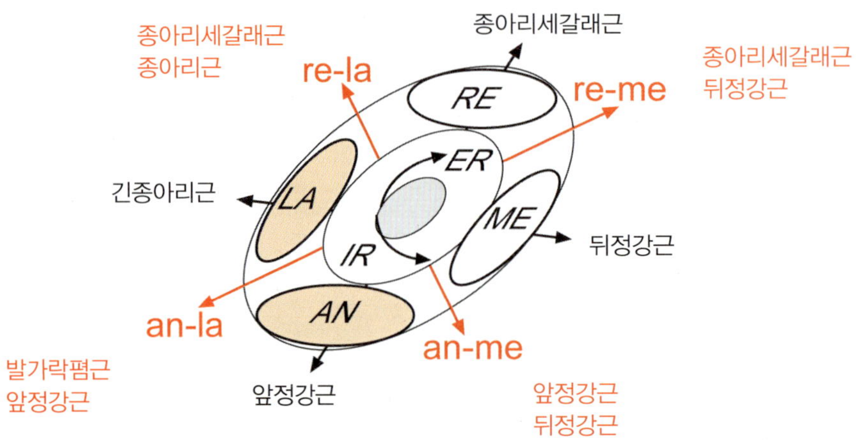

그림 5.35 2개의 주요 운동 방향의 합성힘으로 형성된 운동전략과 융합중심(CF). 이 그림은 종아리근육만을 고려하고 있다.

발목과 발은 운동전략의 순차적 활성화와 단일 방향으로 움직이는 2개 이상 근육의 동시 수축에 의해 돌림을 할 수 있다(그림 5.35). 그림은 근육의 운동단위 동원이 단일 방향 움직임과 어떻게 달라지는지를 보여주고 있다. 예를 들어, 가감장치처럼 종아리세갈래근의 운동단위를 먼저 동원하고 그 다음 뒤정강근의 운동단위를 동원하는 CF re-me-ta에 비해, CC re-ta는 종아리세갈래근의 운동단위를 동시에 동원한다.

Kabat의 "PNF" 기법(Kabat H. 1954)은 고유수용기의 자극을 통해 신경근육 기전의 반응을 일으키고

패턴의 움직임을 갖는다. 대각선 운동은 지절에 의해 일어나고, 나선 운동은 폄에서 삼중 굽힘으로 또는 삼중 굽힘에서 폄으로 수행된다. 나선 운동은 미리 결정된 근육의 감기(winding)와 풀기(unwinding)를 위한 섬유-탄성 구조물의 이점을 갖는다.

신경계 병변에서의 운동 협응은 제일 먼저 분절 운동(근막단위)에 의해 촉진될 필요가 있고, 그 다음 순으로 연속된 근막에 따른 자극(자세)에 의해, 대각선 운동(운동전략)에 의해, 그리고 마지막으로 나선 운동(섬세한 운동)에 의해 촉진될 필요가 있다.

대각선 패턴에 따라 수행된 다리의 운동전략

MOTOR SCHEMES OF THE LOWER LIMB IMPLEMENTED ACCORDING TO DIAGONAL PATTERNS

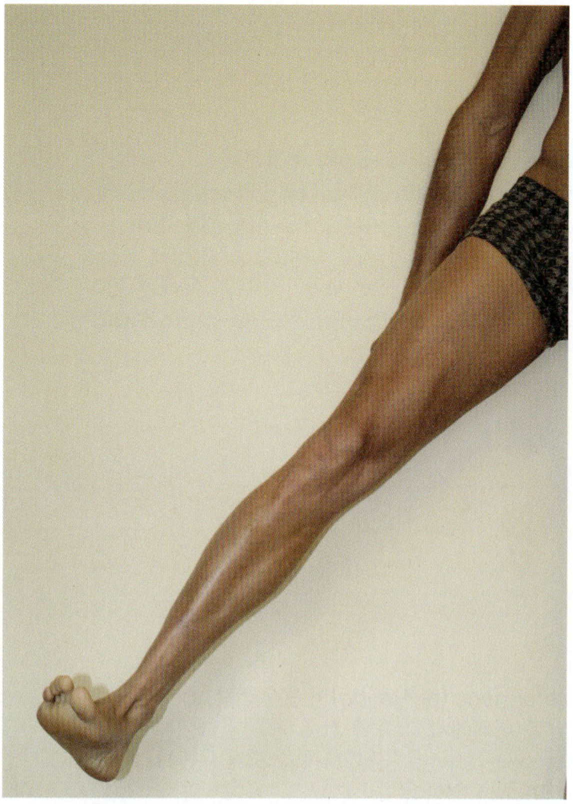

그림 5.36 an–la 패턴에 따른 다리 전체의 ante–latero 대각선 운동

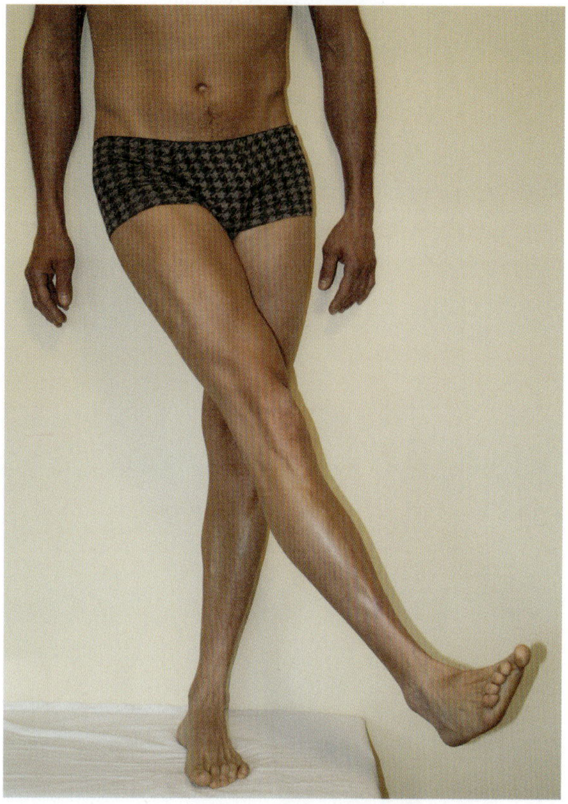

그림 5.37 an–me 패턴에 따른 다리 전체의 ante–medio 대각선 운동

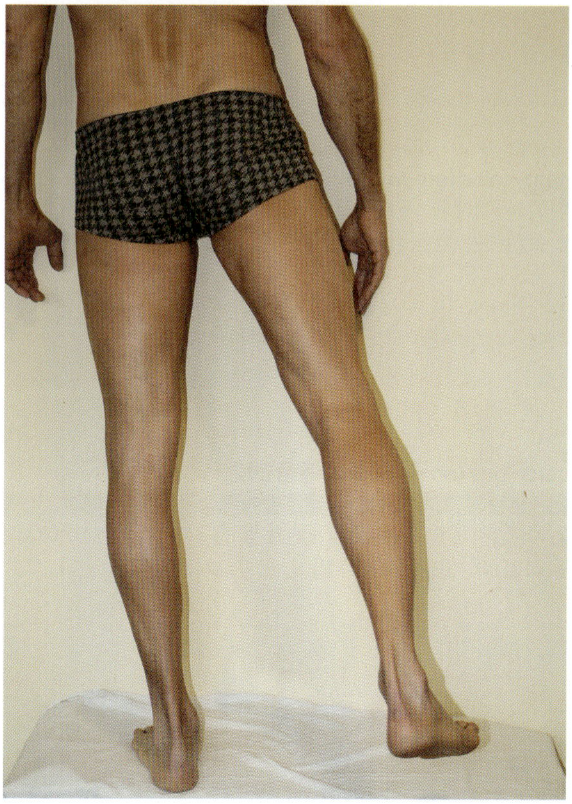

그림 5.38 re–la 패턴에 따른 다리 전체의 retro–latero 대각선 운동

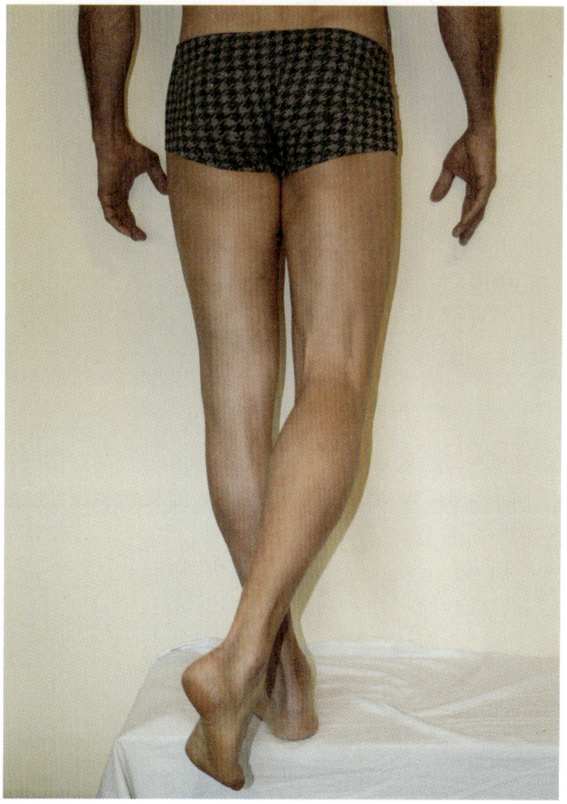

그림 5.39 re–me 패턴에 따른 다리 전체의 retro–medio 대각선 운동

다리의 ANTE-LATERO CF (융합중심)

ANTE-LATERO CENTRES OF FUSION, LOWER LIMB

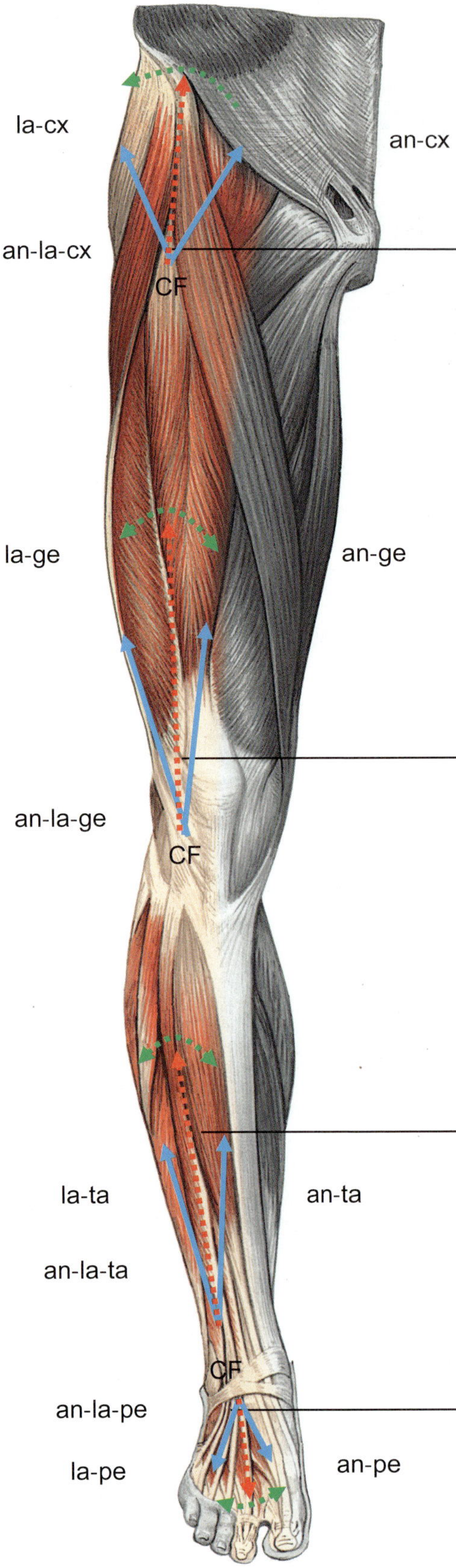

ante-latero-coxa (an-la-cx)의 운동전략

CF an-la-cx는 넙다리빗근와 넙다리근막긴장근 사이의 넙다리곧은근 몸쪽 힘줄 위에 위치한다 (두덩뼈 아래가지). 엉덩관절이 앞쪽 위치에서 가쪽 위치로 움직일 때, 움직임의 초기에는 허리근 (an-cx)의 섬유가 우세한 편이고, 움직임의 말기에서는 넙다리근막긴장근 (la-cx)이 우세해진다.

ante-latero-genu (an-la-ge)의 운동전략

무릎이 앞쪽 위치에서 가쪽 위치로 움직일 때, CF an-la-ge는 an-ge 근막단위 (넙다리곧은근)와 la-ge 근막단위 (가쪽넓은근)의 신경근육방추와 골지힘줄기관과 상호작용한다(그림 5.48). CF an-la-ge는 무릎의 가쪽지지띠에 위치하고, 가쪽넓은근의 힘줄 연장부에 의해 형성된다.

ante-latero-talus (an-la-ta)의 운동전략

발목이 앞쪽 위치에서 가쪽 위치로 움직일 때, 움직임의 초기에는 앞정강근과 발가락폄근 (an-ta)의 섬유가 우세하고, 움직임의 말기 쪽으로 갈 때는 긴종아리근과 셋째종아리근(la-ta)이 우세해진다. CF an-la-ta는 긴발가락폄근과 셋째종아리근 사이에 위치한다.

ante-latero-pes (an-la-pe)의 운동전략

CF an-la-pe는 십자 지지띠의 짧은발가락폄근 닿는곳에 위치한다. 이것은 발이 ante에서 latero로 움직이거나 latero에서 ante로 움직일 때 신경근육방추와 골지힘줄기관을 조정한다.

그림 5.40 ante-latero CF (다리)
(출처: G. Chiarugi and L. Bucciante, Istituzioni pe anatomia dell'uomo. Piccin Nuova Libraria, Padova 1983).

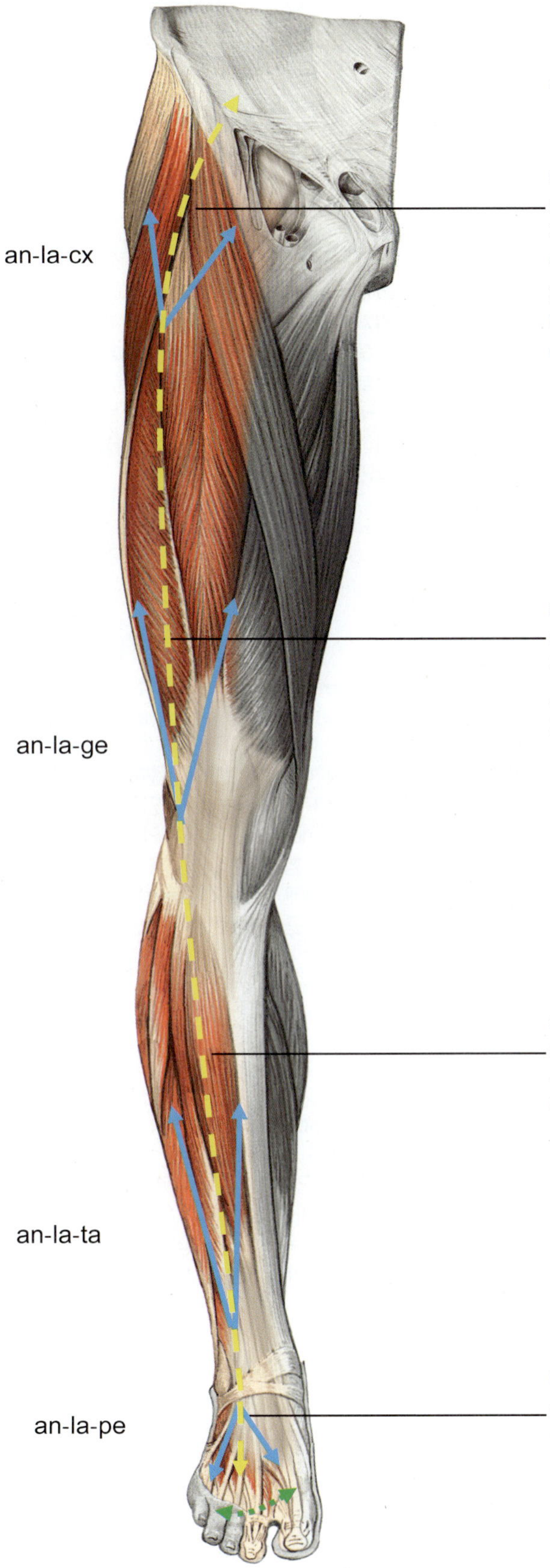

다리의 ANTE-LATERO 대각선 근막(그림 5.41)

ANTE-LATERO DIAGONAL, LOWER LIMB (Fig. 5.41)

an-la-cx 근막과 전체 운동전략의 협력작용

ante-latero 대각선 근막의 몸쪽 부분은 CF an-la-cx의 작용과 발 운동 패턴을 동시에 일으킨다. CF의 세로 관리는 연속된 근막에 의한 CC의 관리와 비슷하다.

지절 연속된 근막은 몸통 자세가 원하는 대로 이용할 수 있는 반면, 지절의 대각선 근막이나 나선 근막은 발이 원하는 대로 이용할 수 있다는 점에서 다르다.

an-la-ge 근막과 전체 운동전략의 협력작용

ante-latero 대각선 근막의 안쪽 부분은 CF an-la-ge의 작용과 발 운동 패턴을 동시에 일으키고, 엉덩관절로 정보를 보낸다. 대각선 근막은 가쪽넓은근 위로 주행하고, 가쪽으로 넙다리곧은근까지 주행한다.

an-la-ta 근막과 전체 운동전략의 협력작용

an-la-ta의 운동전략과 an-la-pe의 운동전략은 큰 종아리 근육을 이용한다. 이런 이유 때문에, CF an-la-ta는 발목과 발에 동시에 작용하는 근육의 개입을 조정한다.

CF an-la-pe에 의해 요구되는 협력작용

ante-latero-pes 전략에 전념하는 작은 근육이 활성화될 때, 이것들의 긴장은 앞쪽 종아리 구획 (앞정강근, 발가락폄근, 긴엄지폄근)의 근막으로 전달된다.

그림 5.41 Ante-latero 대각선 근막(다리)
(출처: G. Chiarugi and L. Bucciante, Istituzioni pe anatomia dell'uomo. Piccin Nuova Libraria, Padova 1983).

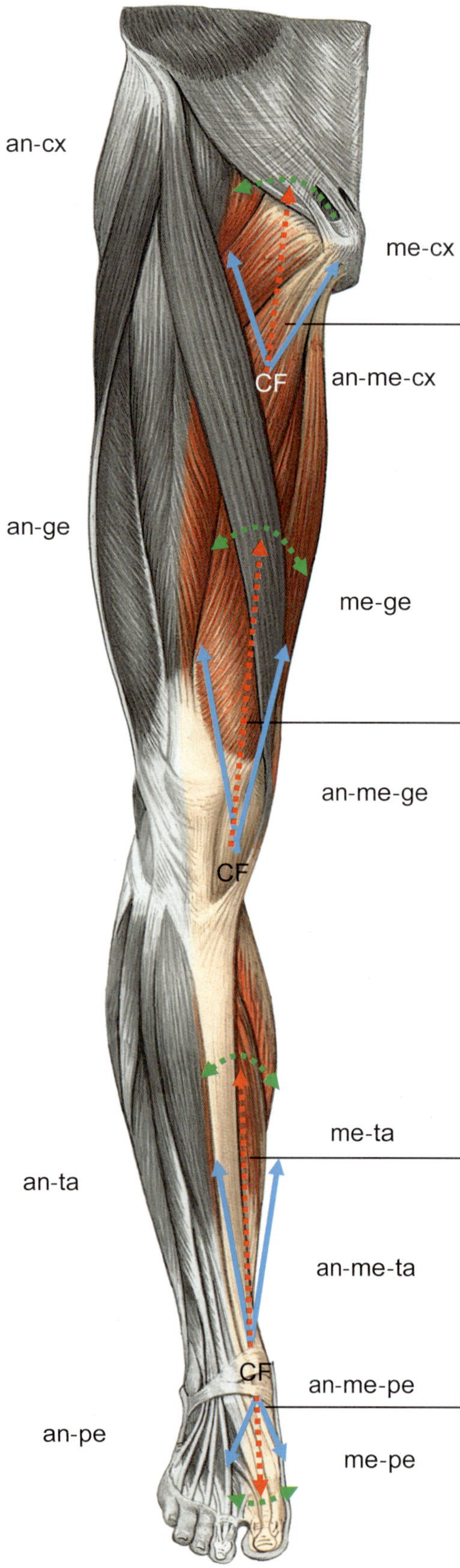

그림 5.42 ante–medio CF (다리)
(출처: G. Chiarugi and L. Bucciante, Istituzioni pe anatomia dell'uomo. Piccin Nuova Libraria, Padova 1983).

다리의 ANTE–MEDIO CF (융합중심)

ANTE–MEDIO CENTRES OF FUSION, LOWER LIMB

ante–medio–coxa (an–me–cx)의 운동전략

엉덩관절이 앞쪽 위치에서 안쪽 위치로 움직일 때, 움직임의 초기에는 허리근의 섬유가 우세한 편이고, 움직임의 말기 쪽으로 갈 때는 모음근에 속하는 섬유가 우세해진다. CF an–me–cx는 두덩뼈에 종지하는 모음근 힘줄에 위치하고, me–cx 근막단위의 힘을 증가시키는 동시에 an–cx 근막단위의 힘을 감소시킨다.

ante–medio–genu (an–me–ge)의 운동전략

무릎이 앞쪽 위치(an–ge)에서 안쪽 위치(me–ge)로 움직일 때, 넙다리네갈래근의 안정화 섬유가 움직임의 초기에서 우세하다가, 움직임의 말기 쪽으로 갈 때는 거위발에 종지하는 섬유가 우세해진다(그림 5.49). CF an–me–ge는 안쪽넓은근과 거위발 사이에 위치하고, me–ge 근막단위의 힘을 증가시키는 동시에 an–ge 근막단위의 힘을 감소시킨다. an–ge 근막단위의 CC가 넙다리네갈래근 전체에 분포된 운동단위를 조정하는 반면, CF an–me–ge는 안쪽넓은근에 위치한 운동단위를 조정한다.

ante–medio–talus (an–me–ta)의 운동전략

발목이 앞쪽 위치에서 안쪽 위치로 움직일 때, 움직임의 초기에는 앞정강근의 섬유가 우세하고, 움직임의 말기 쪽으로 갈 때는 가자미근의 섬유가 우세해진다. CF an–me–ta는 정강뼈 뒤쪽 가장자리의 먼쪽 1/3에 위치하며, me–ta 근막단위의 힘을 증가시키는 동시에 an–ta 근막단위의 힘을 감소시킨다.

ante–medio–pes (an–me–pe)의 운동전략

CF an–me–pe는 폄근지지띠와 앞정강근 힘줄에 위치한다. 이것은 발이 ante에서 medio로 움직이도록 조정하고, 발목의 힘과 발의 힘이 균형을 이루도록 만든다.

다리의 ANTE-MEDIO 대각선 근막 (그림 5.43)

ANTE-MEDIO DIAGONAL, LOWER LIMB (Fig. 5.43)

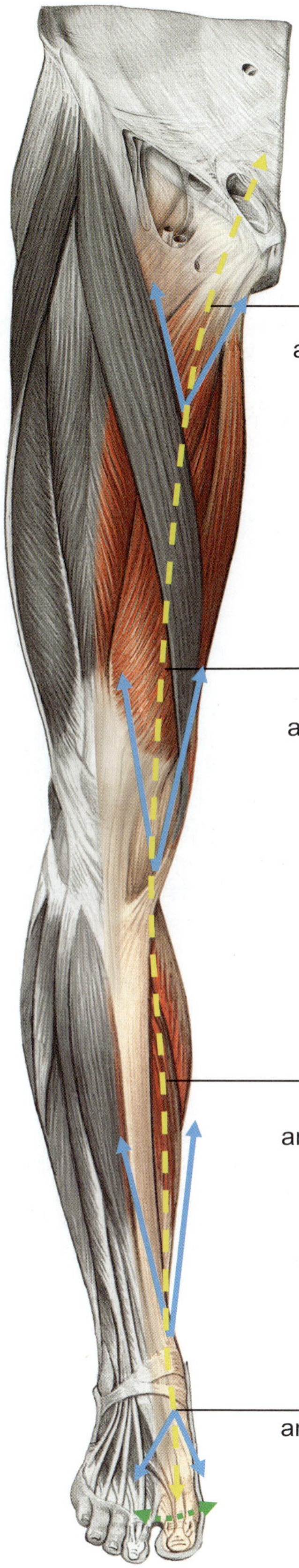

an-me-cx 근막과 전체 운동전략의 협력작용

ante-medio 대각선 근막의 몸쪽 부분은 CF an-me-cx의 작용과 발 운동 패턴을 동시에 일으킨다. 연속된 근막에서, CC의 동원은 자세를 조절하는 반면, 대각선 근막에서, CF의 동원은 먼쪽분절의 움직임을 조정한다.

an-me-ge 근막과 전체 운동전략의 협력작용

ante-medio 대각선 근막의 안쪽 부분은 안쪽에 위치한 섬유에서 넙다리곧은근을 나누는 사이막까지 이용하고, 또 허벅지의 ante-medio 사분원에 포함된 운동단위를 이용한다. 대각선 근막 넙다리빗근의 밑을 지나간다. 이때 넙다리빗근의 대부분은 전체 운동 제스처에 관여한다(나선 근막).

an-me-ta 근막과 전체 운동전략의 협력작용

ante-medio 대각선 근막의 먼쪽 부분은 발과 직접 상호작용한다. 사실, 이것은 발목에도 작용하지만 주로 발에 작용하는 큰 근육에 의해 형성된다.

CF an-me-pe에 의해 요구되는 협력작용

ante-medio-pes 전략에 전념하는 작은 근육이 활성화될 때, 이것들의 긴장은 종아리의 ante-medio 구획(뒤정강근과 앞정강근, 안쪽가자미근)으로 전달된다.

그림 5.43 Ante-medio 대각선 근막(다리)
(출처: G. Chiarugi and L. Bucciante, Istituzioni pe anatomia dell'uomo. Piccin Nuova Libraria, Padova 1983).

다리의 RETRO-LATERO CF (융합중심)

RETRO-LATERO CENTRES OF FUSION, LOWER LIMB

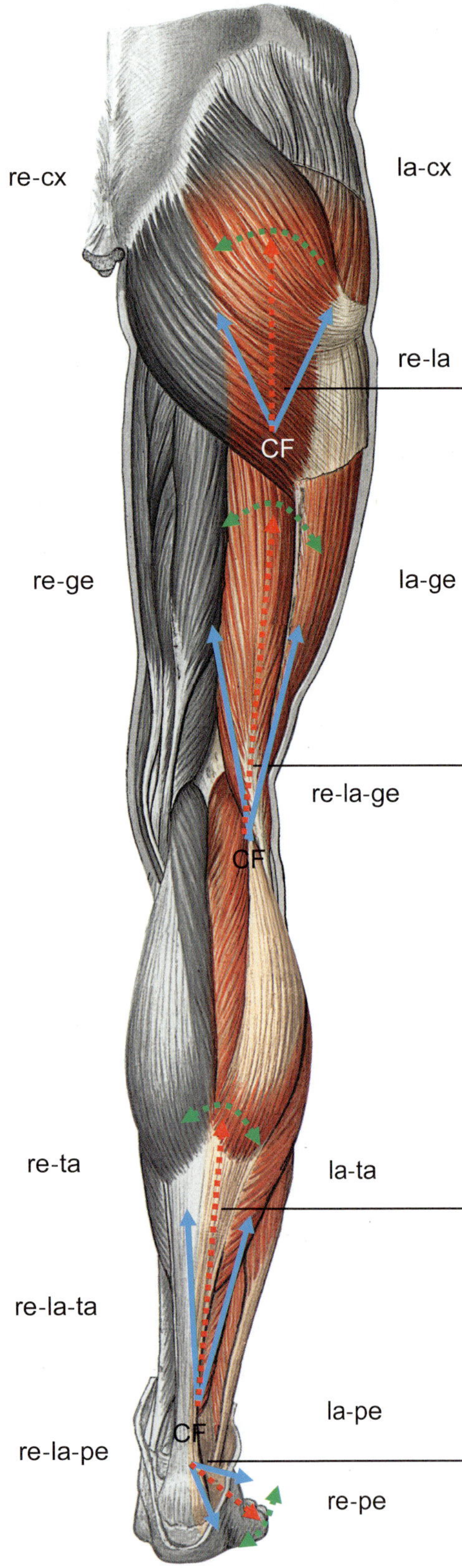

그림 5.44 retro-latero CF(다리)
(출처: G. Chiarugi and L. Bucciante, Istituzioni di anatomia dell'uomo. Piccin Nuova Libraria, Padova 1983).

retro-latero-coxa (re-la-cx)의 운동전략
엉덩관절이 뒤쪽 위치에서 가쪽 위치로 움직일 때, 움직임의 초기에는 큰볼기근의 뒤쪽 섬유가 우세한 편이고, 움직임의 말기에서는 큰볼기근의 가쪽섬유와 넙다리근막긴장근이 우세해진다. CF re-la-cx는 큰볼기근의 중간 지점(궁둥뼈거친면의 가쪽)에 위치한다.

retro-latero-genu (re-la-ge)의 운동전략
무릎의 retro-latero 안정화는 CF re-la-ge에 의해 보장된다. CF re-la-ge는 re-ge 근막단위와 la-ge 근막단위의 신경근육방추와 골지힘줄기관과 상호작용한다(그림 5.50). CC re-ge는 모든 뒤넙다리근 섬유의 운동단위를 관리하는 반면, CF re-la-ge는 넙다리두갈래근에 속하는 운동단위만을 관리한다. 동일한 현상이 발목관절에서도 일어난다.

retro-latero-talus (re-la-ta)의 운동전략
발목이 뒤쪽 위치에서 가쪽 위치로 움직일 때, 움직임의 초기에는 종아리세갈래근의 섬유가 우세하고, 움직임의 말기 쪽으로 갈 때는 종아리근의 섬유가 우세해진다. CF re-la-ta는 긴발가락폄근과 짧은 종아리근을 덮고 있는 종아리세갈래근 힘줄의 가쪽에 위치한다. 이것은 la-ta 근막단위의 힘을 증가시키는 동시에, re-ta 근막단위의 힘을 감소시킨다.

retro-latero-pes (re-la-pe)의 운동전략
CF re-la-pe는 종아리근의 위쪽 지지띠와 아래쪽 지지띠에 위치하며, 이것은 발과 retro-latero 대각선 근막의 상호작용을 조정한다.

다리의 RETRO-LATERO 대각선 근막 (그림 5.45)

RETRO-LATERO DIAGONAL, LOWER LIMB (Fig. 5.45)

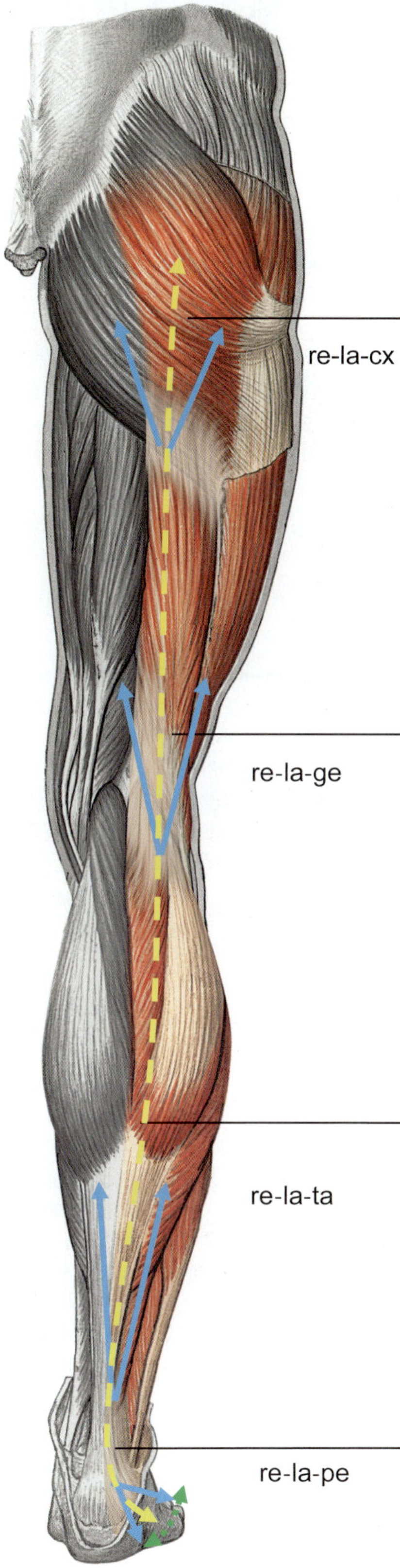

re-la-cx 근막과 전체 운동전략의 협력작용

retro-latero 대각선 근막의 몸쪽 부분은 CF re-la-cx의 작용과 동측 방향의 발 운동 패턴을 동시에 일으킨다.

re-la-cx의 양쪽 벡터는 re-la-pv의 양쪽 벡터와 아주 비슷한데, 그 이유는 움직임이 똑같기 때문이다. 지렛대의 지점은 열린 운동사슬인지 아니면 닫힌운동사슬인지에 따라 달라진다.

re-la-ge 근막과 전체 운동전략의 협력작용

retro-latero 대각선 근막의 안쪽 부분은 넙다리두갈래근과 넙다리근막긴장근의 위를 주행한다. 그림에서, 이 운동전략이 안쪽 근육 (retro-medio-genu 전략을 수행하는)에 비해 독자적인 측면이 있음을 확인할 수 있다.

re-la-ta 근막과 전체 운동전략의 협력작용

re-la-ta의 운동전략은 가쪽장딴지근, 긴종아리근과 짧은종아리근의 개입을 조정한다. 다른 근육에 의해 형성된 특성이 다른 운동전략을 수행하게 됨을 표현하기 위해 빨간색으로 이 근육들을 강조할 필요가 있었다.

CF re-la-pe에 의해 요구되는 협력작용

retro-latero-pes 전략에 전념하는 작은 근육이 활성화될 때, 이것들의 긴장은 종아리근막으로 전달된다. 대각선의 연속으로 인해 다리의 움직임이 발의 움직임으로 종속된다.

그림 5.45 retro-latero 대각선 근막 (다리)
(출처: G. Chiarugi and L. Bucciante, Istituzioni di anatomia dell'uomo. Piccin Nuova Libraria, Padova 1983).

다리의 RETRO-MEDIO CF (융합중심)

RETRO-MEDIO CENTRES OF FUSION, LOWER LIMB

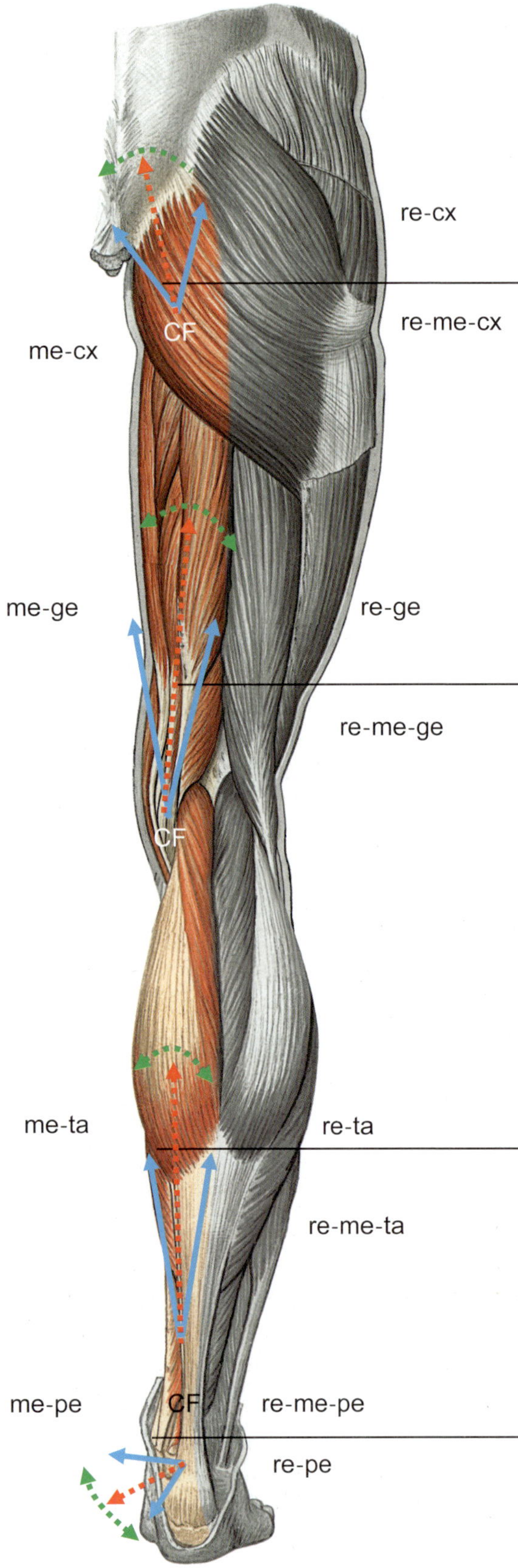

retro-medio-coxa (re-me-cx)의 운동전략
엉덩관절이 뒤쪽 위치에서 안쪽 위치로 움직일 때, 움직임의 초기에는 큰볼기근의 뒤쪽 섬유가 우세하다가, 움직임의 말기 쪽으로 갈 때는 큰모음근의 섬유가 우세해진다. 그리고 움직임의 중간지점에서는 양쪽의 힘이 같아진다. CF re-me-cx는 엉치꼬리관절의 가쪽 지점인 큰볼기근 위에 위치한다.

retro-medio-genu (re-me-ge)의 운동전략
CF re-me-ge는 반막모양근과 안쪽장딴지근 사이에 위치하는데, 그 이유는 이런 운동전략을 수행하기 위해 이 양쪽 근육들의 힘을 조정해야 하기 때문이다(그림 5.51). CC re-ge는 모든 뒤넙다리근에 분포된 운동단위를 조정하는 반면, CF re-me-ge는 반힘줄모양근과 반막모양근에 속하는 운동단위를 조정한다.

retro-medio-talus (re-me-ta)의 운동전략
발목이 뒤쪽 위치에서 안쪽 위치로 움직일 때, 움직임의 초기에는 안쪽장딴지근이 우세하다가 움직임의 말기 쪽으로 갈 때는 긴발가락폄근의 섬유가 우세해진다. CC re-ta는 전체 종아리세갈래근에 퍼져 있는 운동단위를 조정하는 반면, CF re-me-ta는 안쪽장딴지근과 긴발가락굽힘근에 속하는 운동단위를 조정한다.

retro-medio-pes (re-me-pe)의 운동전략
CF re-me-pe는 깊은근막 안에 있는 굽힘근지지띠에 위치하며, 발의 움직임을 위해 발목의 움직임을 조절한다.

그림 5.46 retro-latero CF (다리)
(출처: G. Chiarugi and L. Bucciante, Istituzioni di anatomia dell'uomo. Piccin Nuova Libraria, Padova 1983).

다리의 RETRO-MEDIO 대각선 근막 (그림 5.47)

RETRO-MEDIO DIAGONAL, LOWER LIMB (Fig. 5.47)

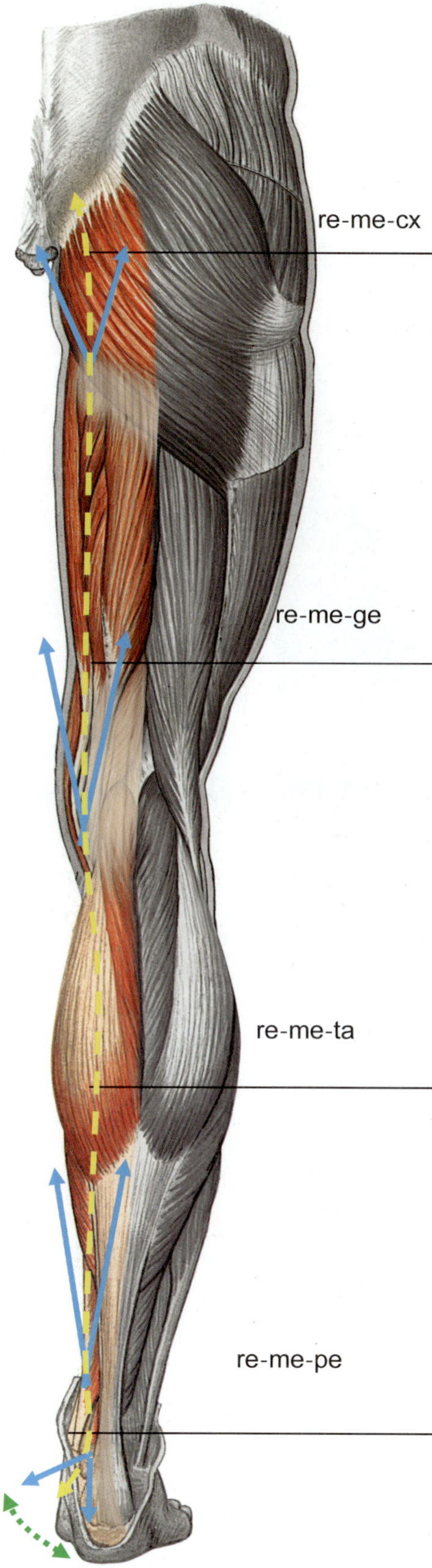

re-me-cx 근막과 전체 운동전략의 협력작용
저항을 이겨내고 전체 다리가 retro-medio 전략을 수행할 때, CF re-me-cx는 그의 힘과 전체 대각선의 힘을 동시에 일으킨다; CF의 동원은 주로 먼쪽-몸쪽 방향으로 이루어진다.

re-me-ge 근막과 전체 운동전략의 협력작용
retro-medio 대각선 근막의 안쪽 부분에서, 무릎과 발목 사이의 연속은 근육의 연결에 의해 증명된다. 사실, 무릎 re-me는 허벅지 근육(반힘줄모양근과 반막모양근) 뿐만 아니라, 발목 근육(장딴지근)에 의해 제공된다.

re-me-ta 근막과 전체 운동전략의 협력작용
CF re-me-ta는 종아리세갈래근과 긴발가락굽힘근 사이에 위치한다. re-me 대각선의 먼쪽 부분에서, 발목과 발의 연결은 발목과 발의 뒤침에 작용하는 근육(뒤정강근과 발가락굽힘근)의 연결에 의해 증명된다.

CF re-me-pe에 의해 요구되는 협력작용
retro-medio-pes 운동전략에 전념하는 근육이 활성화될 때, 이것의 긴장은 종아리근막으로 전달된다. 발의 근막단위는 종아리근막에서 기시하는 여러 근육을 가지기 때문에, 먼쪽-몸쪽 방향의 근막 긴장에 분명한 영향을 준다.

그림 5.47 retro-medio 대각선 근막 (다리)
(출처: G. Chiarugi and L. Bucciante, Istituzioni di anatomia dell'uomo, Piccin Nuova Libraria, Padova 1983).

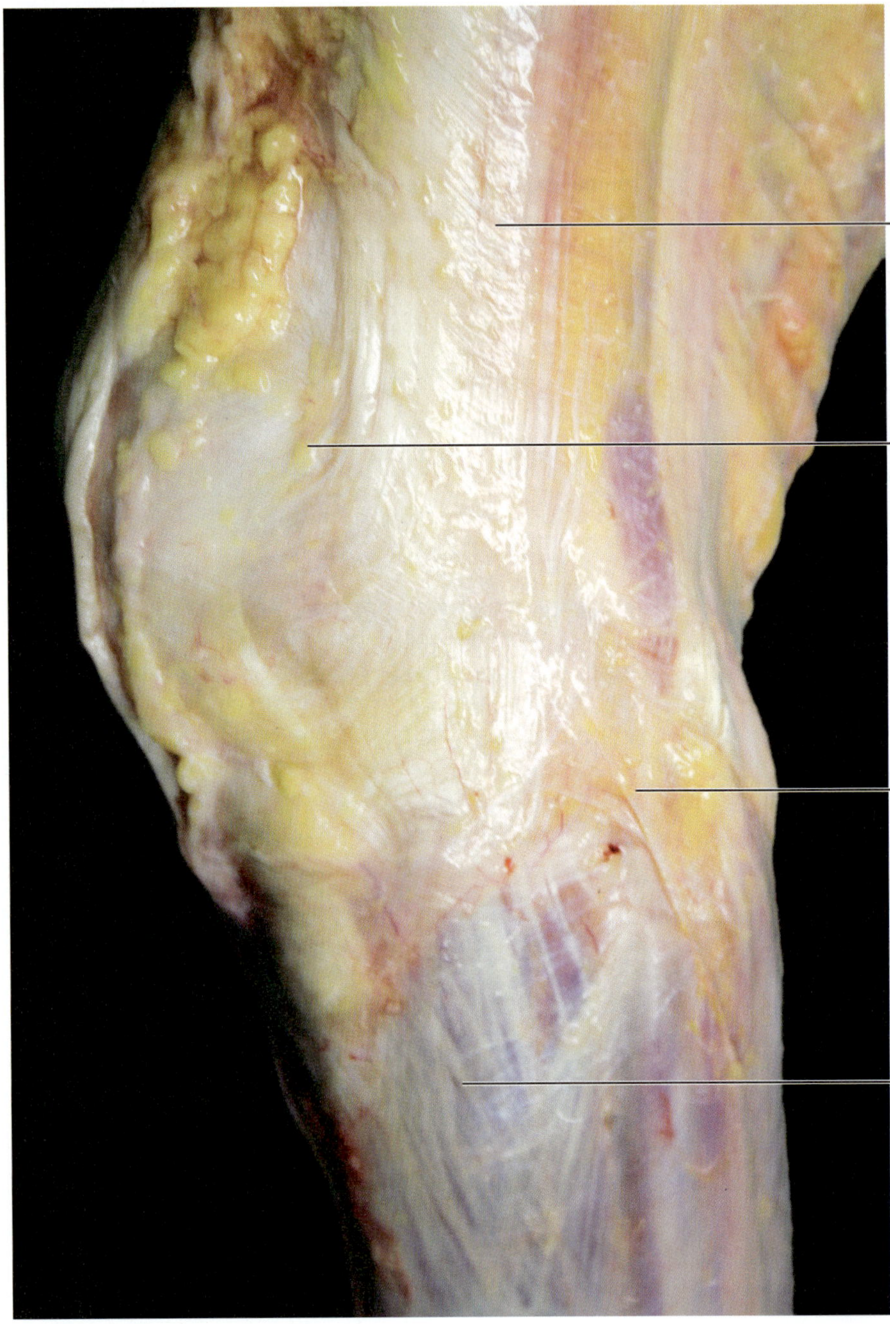

그림 5.48 무릎 ante-latero 부위의 널힘줄성 근막. 무릎의 가쪽곁인대를 따라, 엉덩정강띠와 앞쪽 종아리 구획 사이의 결합선을 형성하는 콜라겐 섬유들이 있다.

CF ANTE-MEDIO-GENU의 위치 확인 LOCALISATION OF THE CF ANTE-MEDIO-GENU

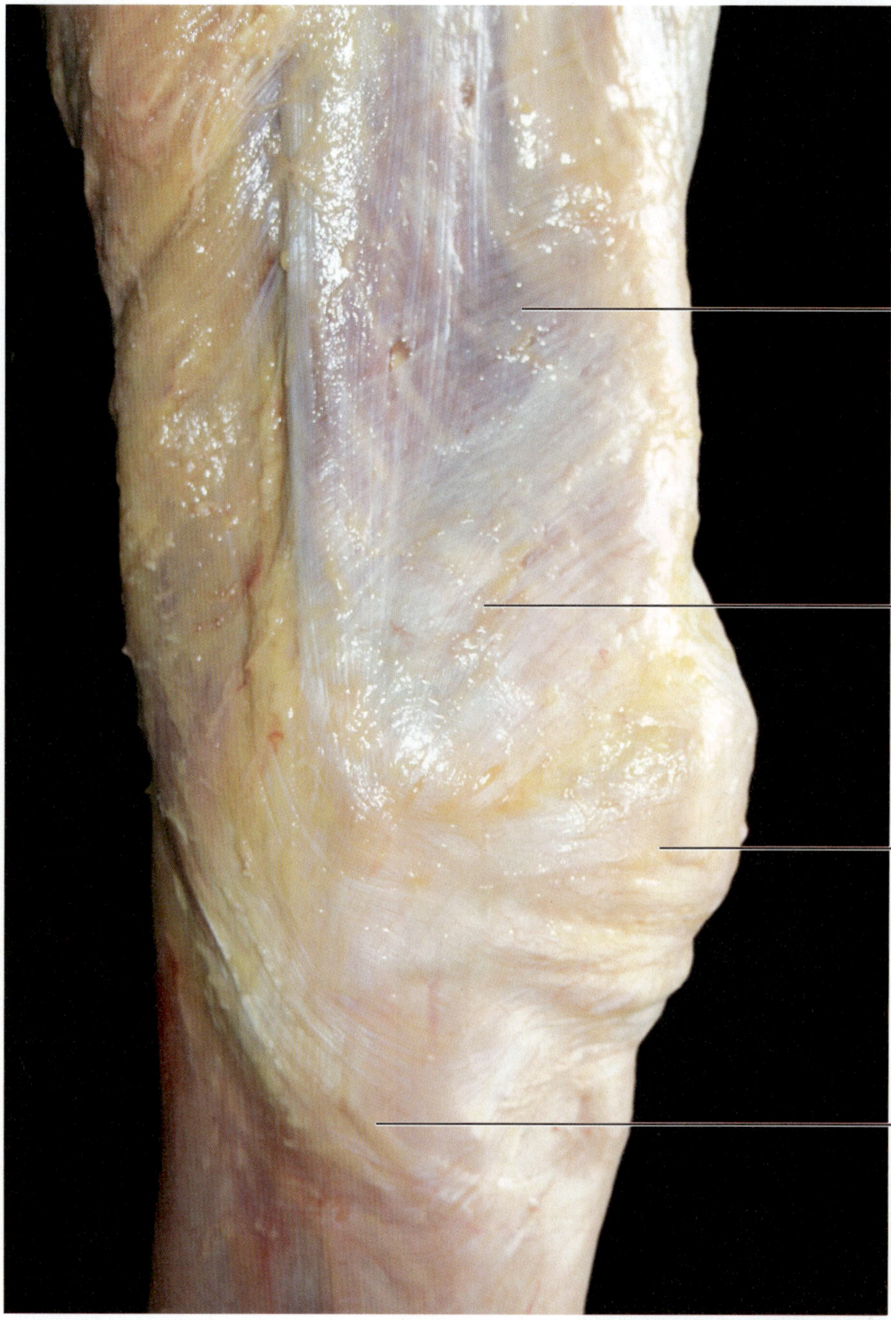

그림 5.49 무릎 ante-medio 부위의 널힘줄성 근막. 앞쪽 거위발은 융합선인데, 그 이유는 두덩정강근 힘줄(medio), 넙다리빗근 힘줄(ante), 가쪽넓은근 지지띠가 모이기 때문이다.

CF RETRO-LATERO-GENU의 위치 확인 LOCALISATION OF THE CF RETRO-LATERO-GENU

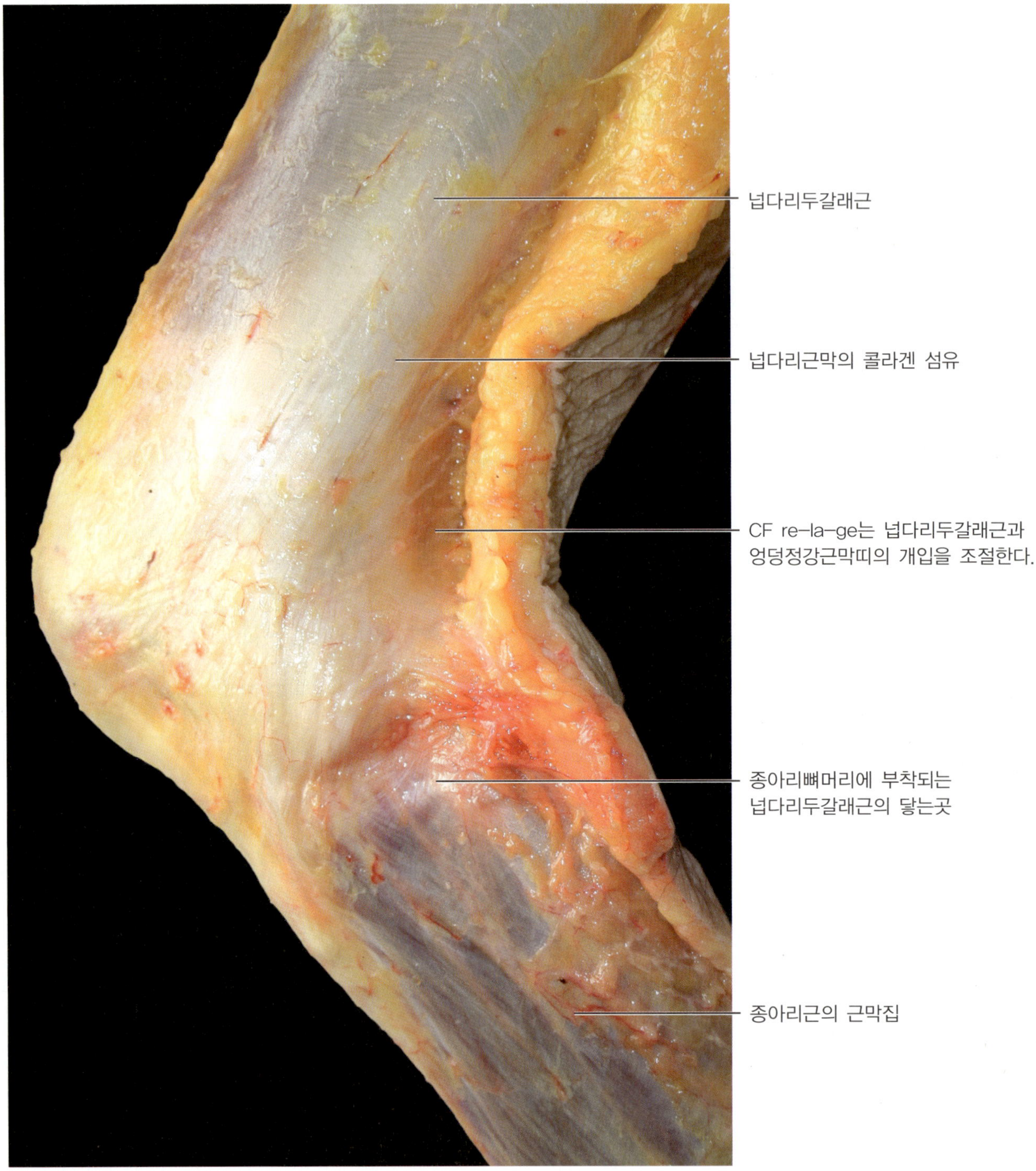

그림 5.50 무릎 retro-latero 부위의 널힘줄성 근막. 넙다리두갈래근 힘줄은 3개의 닿는곳을 통해, 융합선을 형성하는데, 융합선이 무릎의 굽힘, 가쪽돌림 및 가쪽안정화에 작용하기 때문이다.

CF RETRO-MEDIO-GENU 위치 확인 LOCALISATION OF THE CF RETRO-MEDIO-GENU

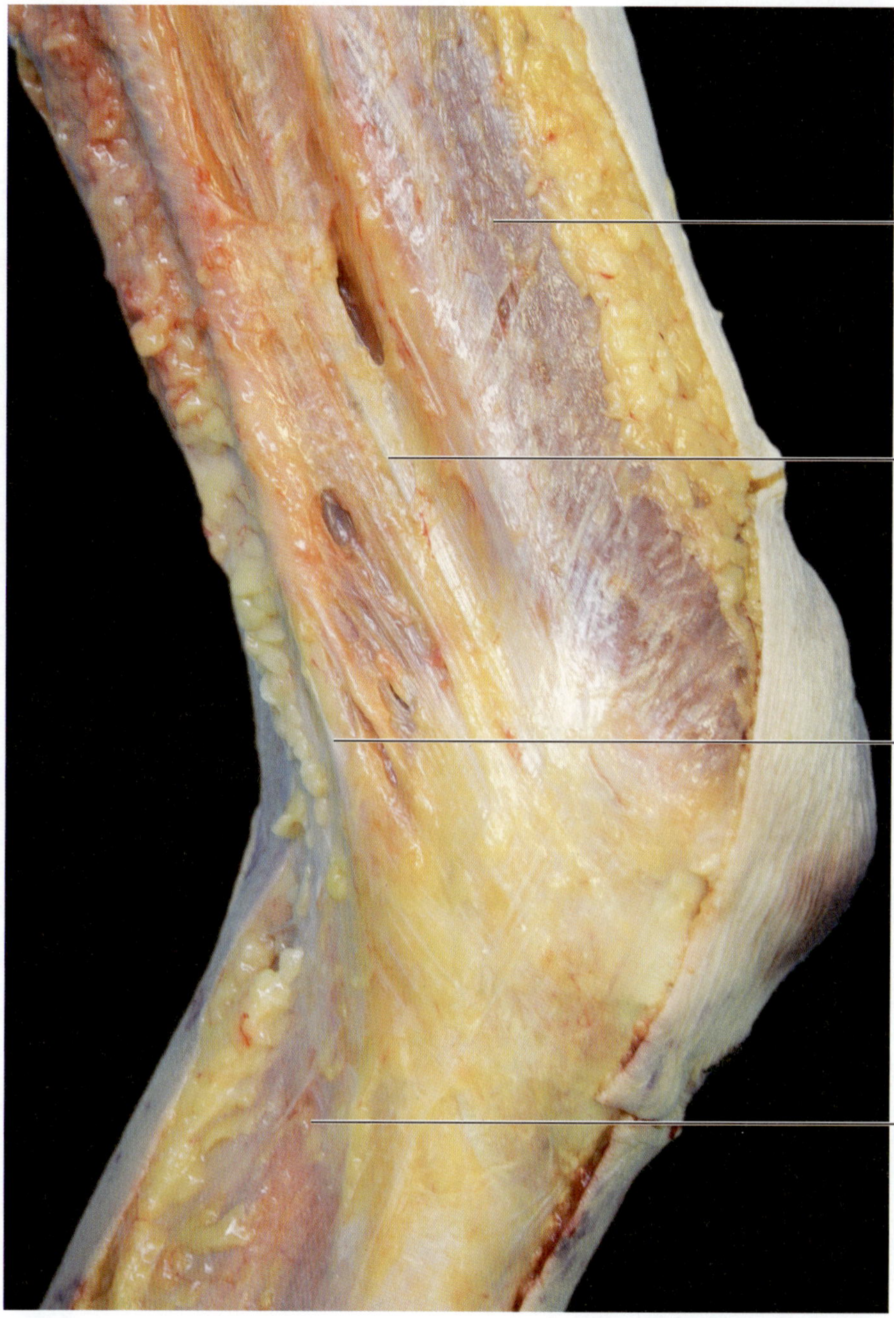

그림 5.51 무릎 retro-medio 부위의 널힘줄성 근막. 뒤쪽 거위발은 retro-genu(반힘줄모양근)와 retro-talus(안쪽장딴지근) 사이의 융합선 또는 이음부이고, 또 medio-genu(두덩정강근)와 medio-talus(가자미근) 사이의 융합선 또는 이음부이다.

6장

융합중심과 나선 근막

CENTRES OF FUSION AND SPIRALS

운동 제스처와 다방향 운동

MOTOR GESTURES AND MULTIDIRECTION MOVEMENTS

운동 제스처는 핸들링, 점핑, 던지기 및 잡기 등 사람의 일반적인 활동이다. 이 활동들은 스포츠 활동과 작업 활동에서 배우게 되는 미래의 모든 운동을 향상시키는 근본적인 움직임이다. 이 활동들이 가능한 이유는 근막이 모든 활동의 조직화와 말초 운동 기억화를 촉진하는 구조물이기 때문이다.

신생아의 경우에는 근막 콜라겐 섬유의 배열이 올바르게 조직화되지 않지만, 운동 제스처의 반복을 통해, 이들 콜라겐 섬유는 직선으로, 대각선으로, 나선으로 배열되고, 이것들은 운동 기억으로서 작용한다. 예를 들어, 선 자세를 유지하기 위해, 초기에 아동은 기저면을 증가시키기 위해 양 다리를 넓게 벌리고, 그 후 다리를 앞쪽으로 움직이기 위해 손을 이용한 도움을 받고, 마지막으로는 삼중 굽힘(triple flexion) 없이 다리를 움직인다. 이런 운동 제스처의 반복은 두발 보행에 영향을 주었다. 즉, 콜라겐에 가해지는 자극에 따라 콜라겐 섬유의 조직화가 촉진된다. 발의 작은 근육과 발목 지지띠에서 시작되는 나선 콜라겐 섬유가 잘 조직될 때, 보행, 점핑 그리고 킥킹 등이 이루어질 수 있다.

콜라겐 섬유의 조직화와 기억화가 손의 운동 제스처인 두 번째 시기에서도 똑같이 일어난다. 예를 들어, 쓰기(writing)는 6세쯤에 학습되고, 피아노 연주자는 악보 연주를 수없이 반복을 함으로써 손의 제스처를 수행한다.

손목, 발목 및 머리에 있는 관절주위 지지띠는 깊은 근막에 속하고, 손(그림 6.1), 발(그림 6.29) 및 머리(그림 6.20)의 작은 근육에 연결된다. 지지띠의 신장은 이들과 같은 말단 부위[1]에서 시작하고, 기계변환 또는 압전 효과를 통해 기계적으로 나선 근막까지 전파된다. 그리고 나선 근막은 전체 지절과 몸통의 조절에 영향을 준다.

운동 제스처는 먼쪽 분절(발과 손)의 나선형(helicoidal) 움직임과 지절과 몸통을 따른 나선(spiral) 움직임으로 고려된다. 헬릭스(helix)는 3개 공간면[2]에서 움직임을 허용하는 나선 근막이다.

가장 빈번한 나선형(helicoidal) 움직임은 보행 시, 발에서 일어난다: 정강뼈는 안쪽으로 돌림되는 반면, 목말뼈는 가쪽으로 돌림하고, 또 발꿈치뼈는 안쪽으로 돌림한다. 수의적인 이 움직임들의 시도는 거의 불가능한데, 이것은 이런 움직임이 뇌에 의해 조직화되는 것이 아니라, 오히려 근막의 말초 신장에 의해 일어남을 보여주는 것이다. 운동 제스처를 수행하기 위해 머리는 먼쪽 분절의 움직임을 프로그래밍하고, 먼쪽 분절의 움직임들은 손목과 발목의 지지띠와의 연결을 통해 몸쪽 근육의 조절을 일으킨다. 예를 들어, 로프를 당길 때(그림 6.2), 양손에만 집중하고, 신체는 팔, 몸통 및 다리에서 일어나는 일련의 움직임을 수행한다.

축구선수가 공을 찰 때 발에만 집중하여도, 다리와 몸통의 전체 근육이 이런 제스처에 스스로 적용한다.

널힘줄성 근막에서 파생된 말이집의 특정 근육 배열은 나선의 조직화가 어떻게 작용하는지를 보여준다. 예를 들어, 넙다리근막에서 파생된 말이집으로 둘러싸인 넙다리빗근은 몸쪽 힘줄을 통해 허벅지의 antepulsion과 extrarotation에 관여하는 반면, 먼쪽 힘줄을 통해 무릎의 retropulsion과 intrarotation에도 관여한다. 넙다리빗근과 마찬가지로, 목빗근은 복장 섬유를 통해 목의 굽힘, 안쪽돌림 및 모음의 수행에 개입하고, 반면 꼭지돌기에 붙어 있는 섬유를 통해 목의 폄, 가쪽돌림 및 벌림의 수행에 개입한다.

많은 경우, 나선 근막의 CF는 신장이나 기계변화를 통해 근막사이 콜라겐 섬유에 의해 활성화된다. 이들 콜라겐 섬유가 신경근육방추와 골지힘줄기관과 어떻게 상호작용하는지를 확인할 연구가 필요하다.

[1] "보행할 때 다리의 수의적 폄은 양성 위치 반사(placing reflex)에 의해 촉진될 수 있는데, 위치 반사는 발바닥의 압박자극에 의해 유도되는 폄근 반사이다: 이 자극은 보행을 촉진한다."(Kabat H. 1954).

[2] 경험은 방사의 대각선 전략과 나선 전략이 더 효율적임을 보여 왔다. 나선 전략은 단일 움직임을 포함한 수의적 운동전략이고, 동시에 3가지 요소를 가지고 있다: 굽힘 또는 폄, 벌림 또는 모음, 그리고 안쪽돌림이나 가쪽돌림(Kabat H. 1954).

팔의 융합중심과 나선 근막

CENTRES OF FUSION AND SPIRALS IN THE UPPER LIMB

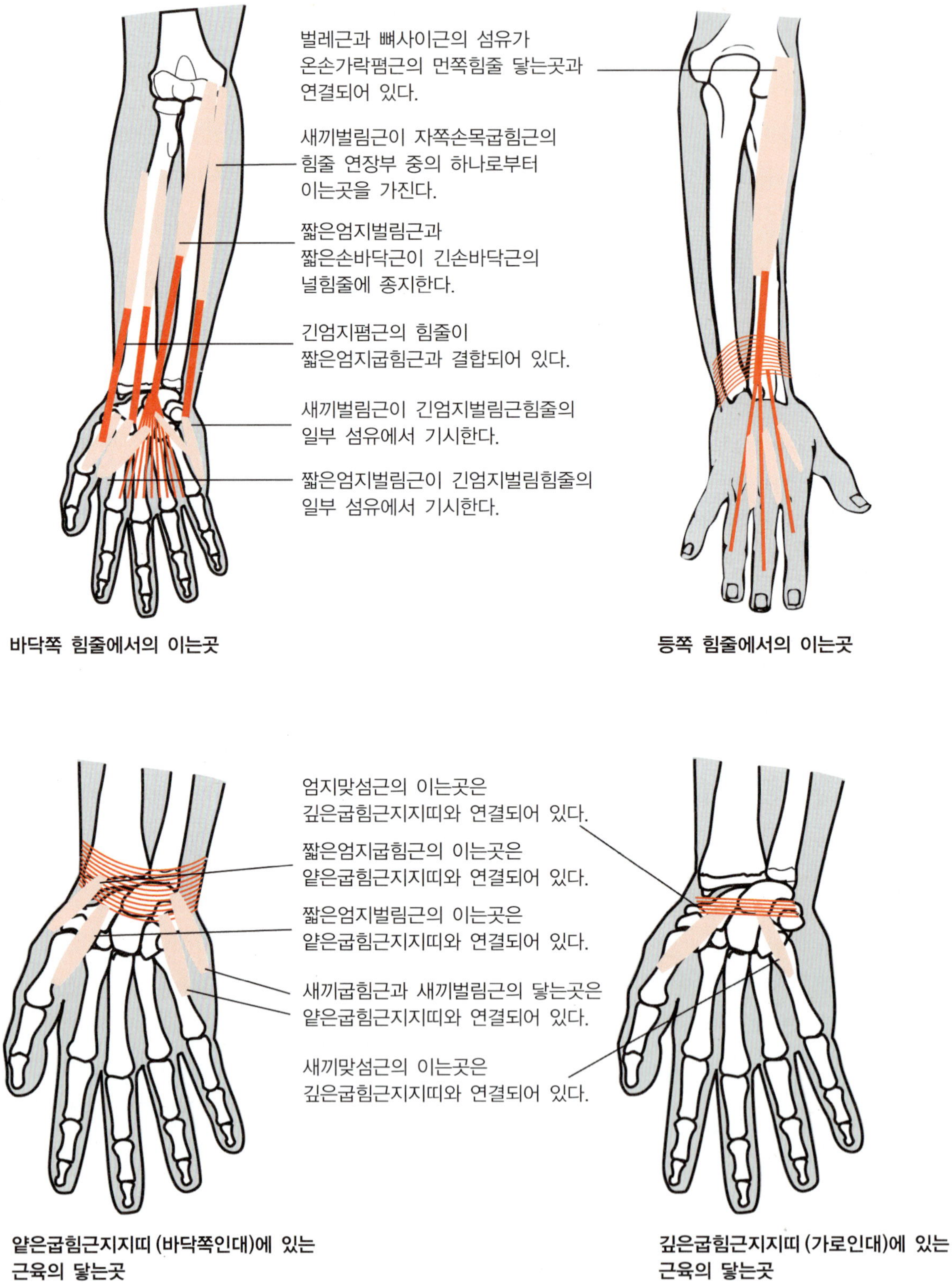

그림 6.1 지지띠, 인대 및 힘줄에 붙은 손 근육의 닿는곳. 이것들은 아래팔 근육에 속한 신경근육방추의 활성화로 먼쪽–몸쪽 신장에 영향을 준다.

대각선 패턴에 따라 수행된 팔의 운동전략

MOTOR GESTURE OF THE UPPER LIMB IMPLEMENTED BY THE AN–ME–DI SPIRAL

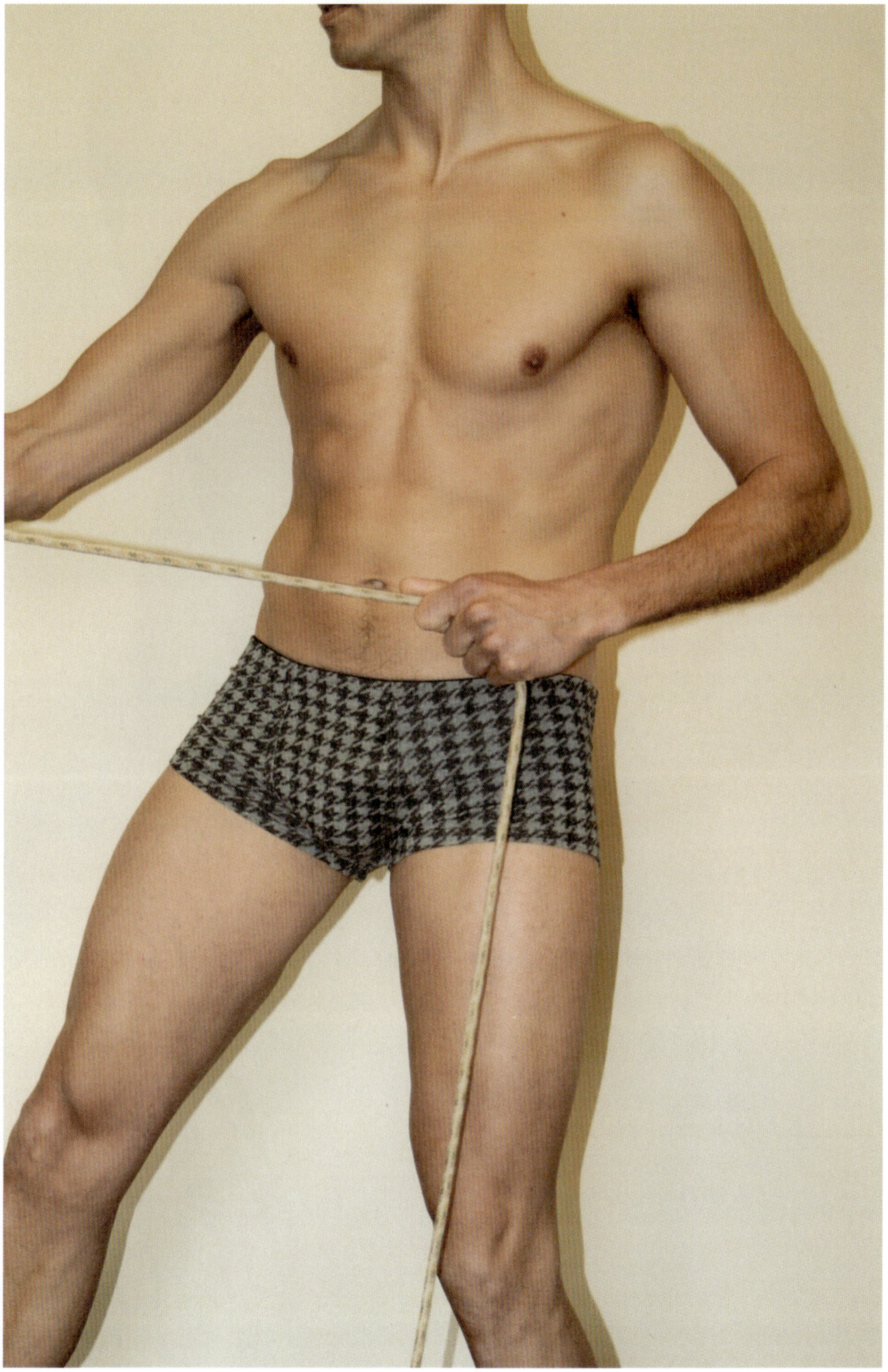

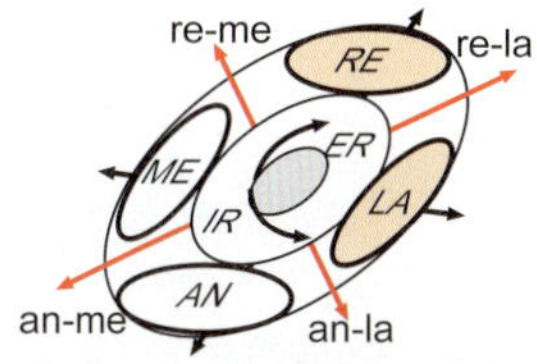

retro-latero-humerus

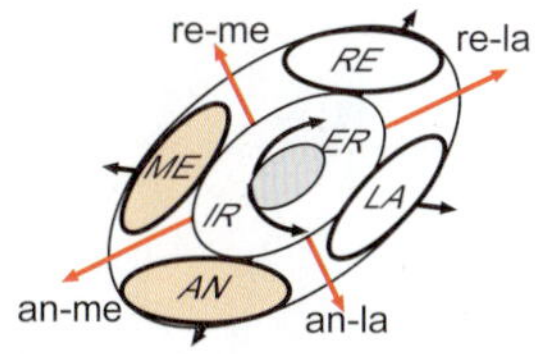

ante-medio-cubitus

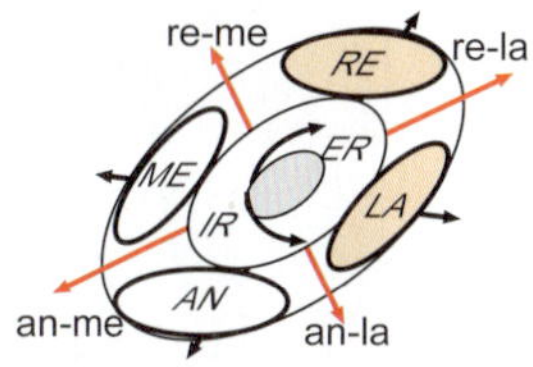

retro-latero-carpus

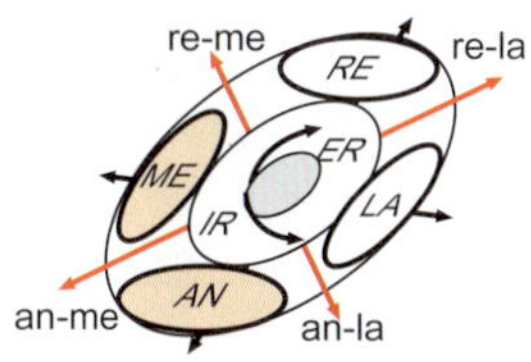

ante-medio-digiti

그림 6.2 로프를 당기는 운동 제스처 동안 나선 근막이 어떻게 조직되어 있는지를 설명해 준다.

나선 근막은 이웃한 두 관절이 서로 반대 방향으로 움직이는 운동 제스처를 조정한다. 로프를 당길 때, 손가락은 ante–medio 자세에서, 손목은 retro–latero 자세에서, 팔꿈치는 ante–medio 자세에서, 그리고 어깨는 retro–latero 자세에서 힘을 발휘한다. 그리고 ante–latero–digiti, retro–medio–carpus, ante–latero–cubitus, 그리고 retro–medio–humerus가 동시에 활성화된다. 다른 운동 제스처에서는, retro–medio–digiti 나선 근막과 retro–latero–digiti 나선 근막이 동시에 활성화된다.

AN-LA-DI 나선 근막

AN-LA-DI SPIRAL

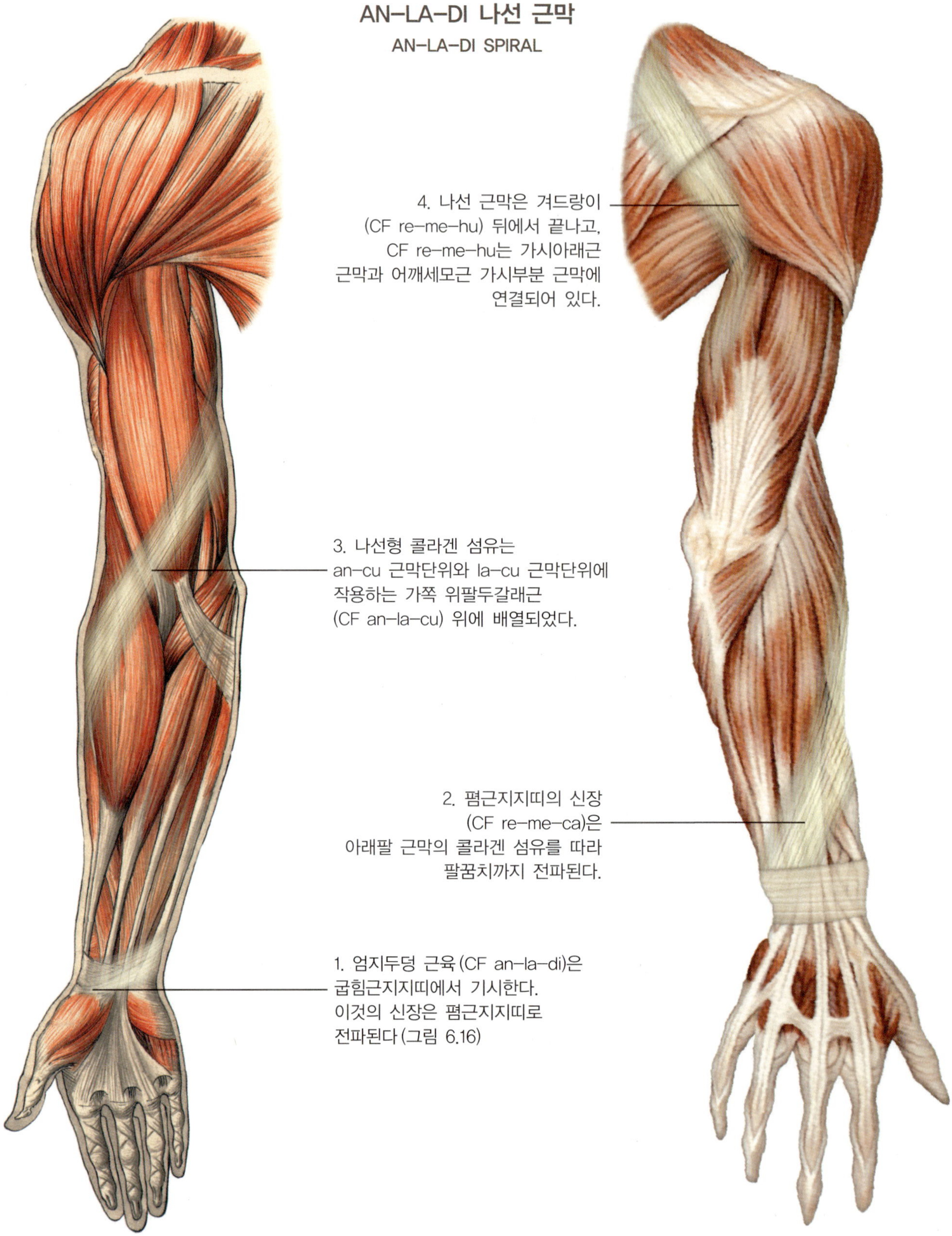

그림 6.3 an-la-di 나선 근막의 앞쪽 경로
(출처: G. Chiarugi and L. Bucciante, Istituzioni di anatomia dell'uomo. Piccin Nuova Libraria, Padova 1983).

그림 6.4 an-la-di 나선 근막의 뒤쪽 경로

노트: 운동 제스처를 더 잘 이해하려면, 그림 6.3과 그림 6.4에 있는 아래쪽의 숫자 1부터 읽는 것을 추천한다. 왜냐하면, 손 근육의 긴장이 팔의 몸쪽 근육 활성화에 영향을 주기 때문이다.

AN–ME–DI 나선 근막

AN–ME–DI SPIRAL

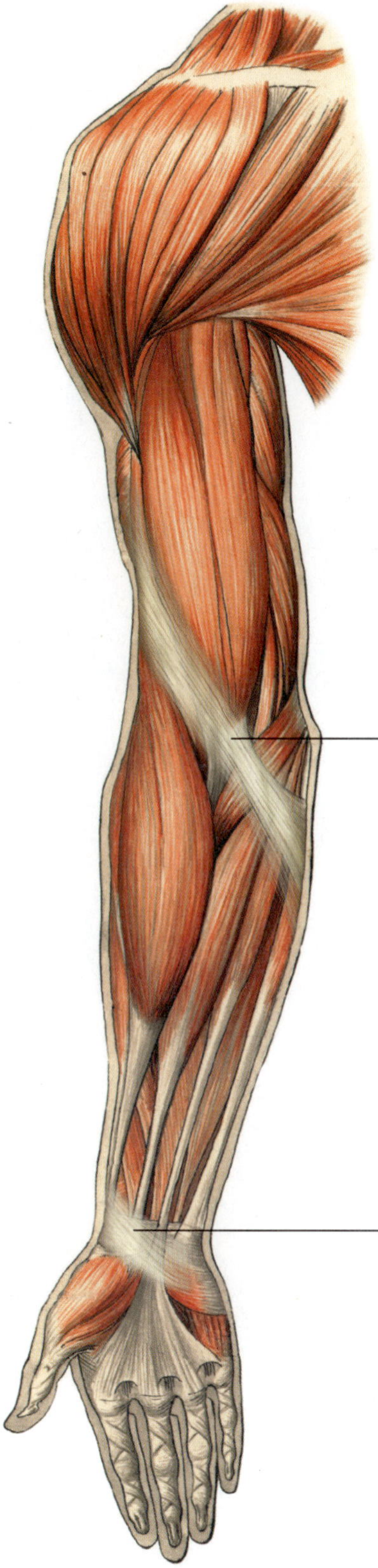

그림 6.5 an–me–di 나선 근막의 앞쪽 경로
(출처: G. Chiarugi and L. Bucciante, Istituzioni di anatomia dell'uomo. Piccin Nuova Libraria, Padova 1983).

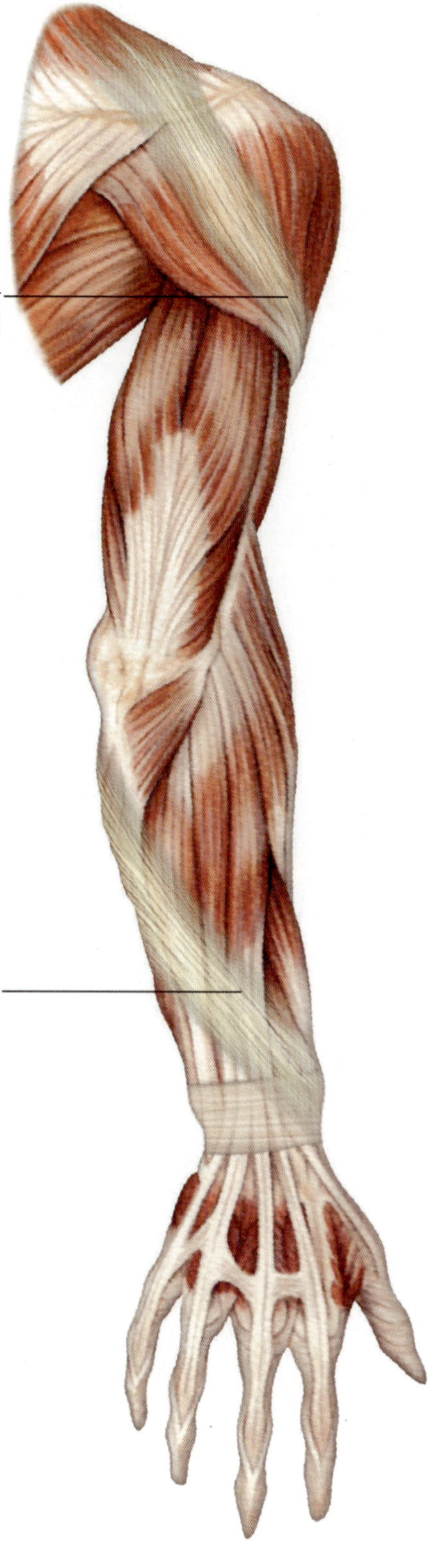

그림 6.6 an–me–di 나선 근막의 뒤쪽 경로

RE-LA-DI 나선 근막

RE-LA-DI SPIRAL

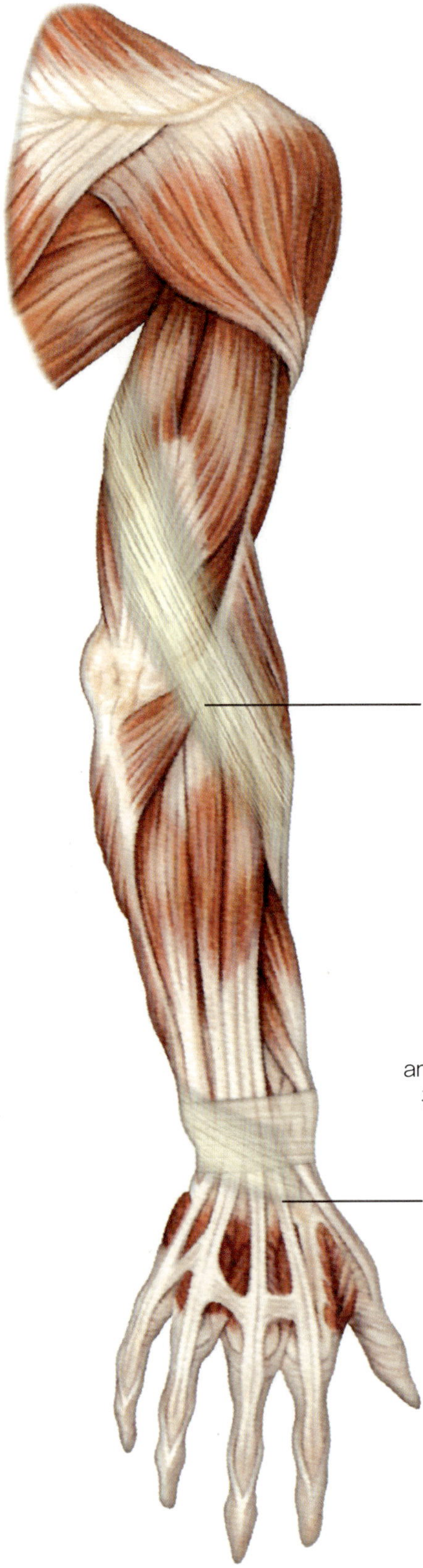

그림 6.7 re-la-di 나선 근막의 뒤쪽 경로

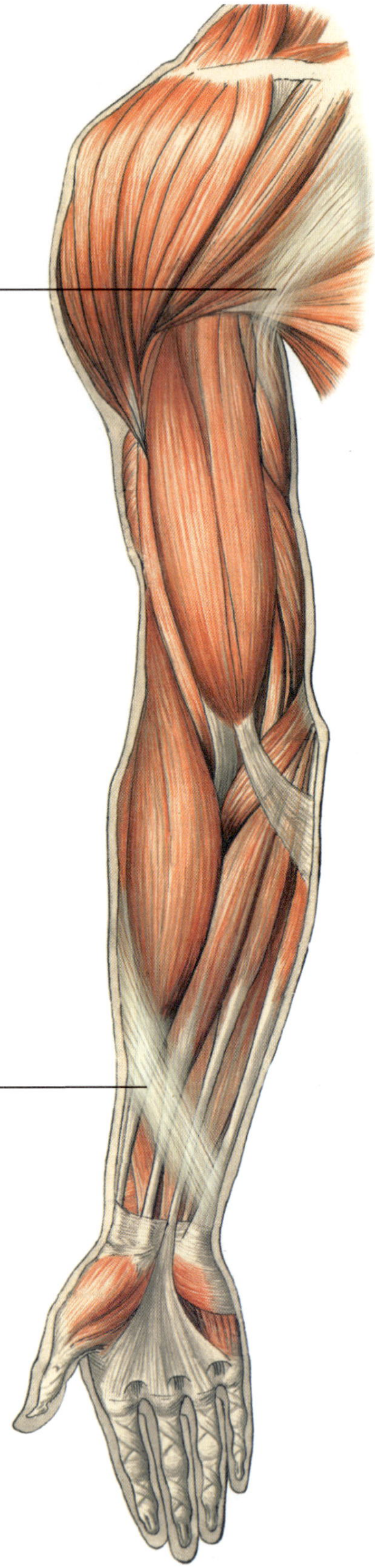

그림 6.8 re-la-di 나선 근막의 앞쪽 경로
(출처: G. Chiarugi and L. Bucciante, Istituzioni di anatomia dell'uomo. Piccin Nuova Libraria, Padova 1983).

RE–ME–DI 나선 근막

RE–ME–DI SPIRAL

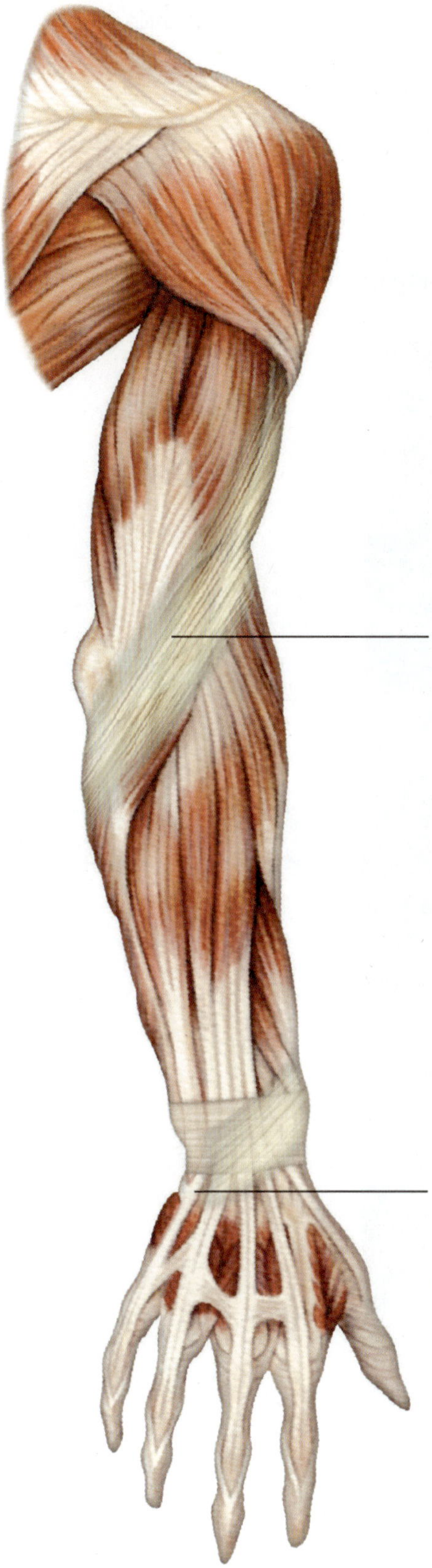

그림 6.9 re–me–di 나선 근막의 뒤쪽 경로

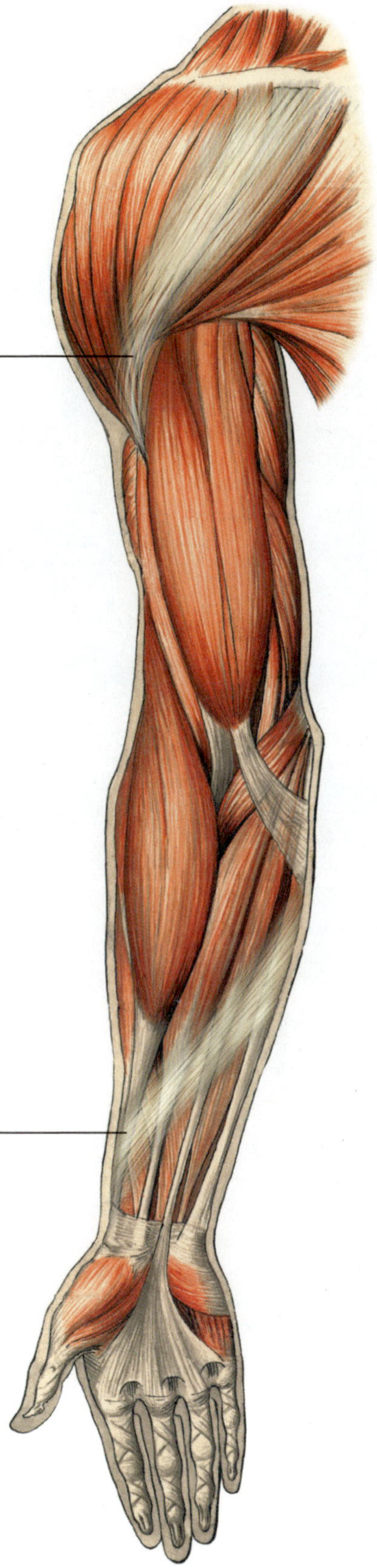

그림 6.10 re–me–di 나선 근막의 앞쪽 경로
(출처: G. Chiarugi and L. Bucciante, Istituzioni di anatomia dell'uomo. Piccin Nuova Libraria, Padova 1983).

뒤쪽 손과 손목의 나선 콜라겐 섬유 SPIRAL COLLAGEN FIBRES OF THE POSTERIOR HAND AND WRIST

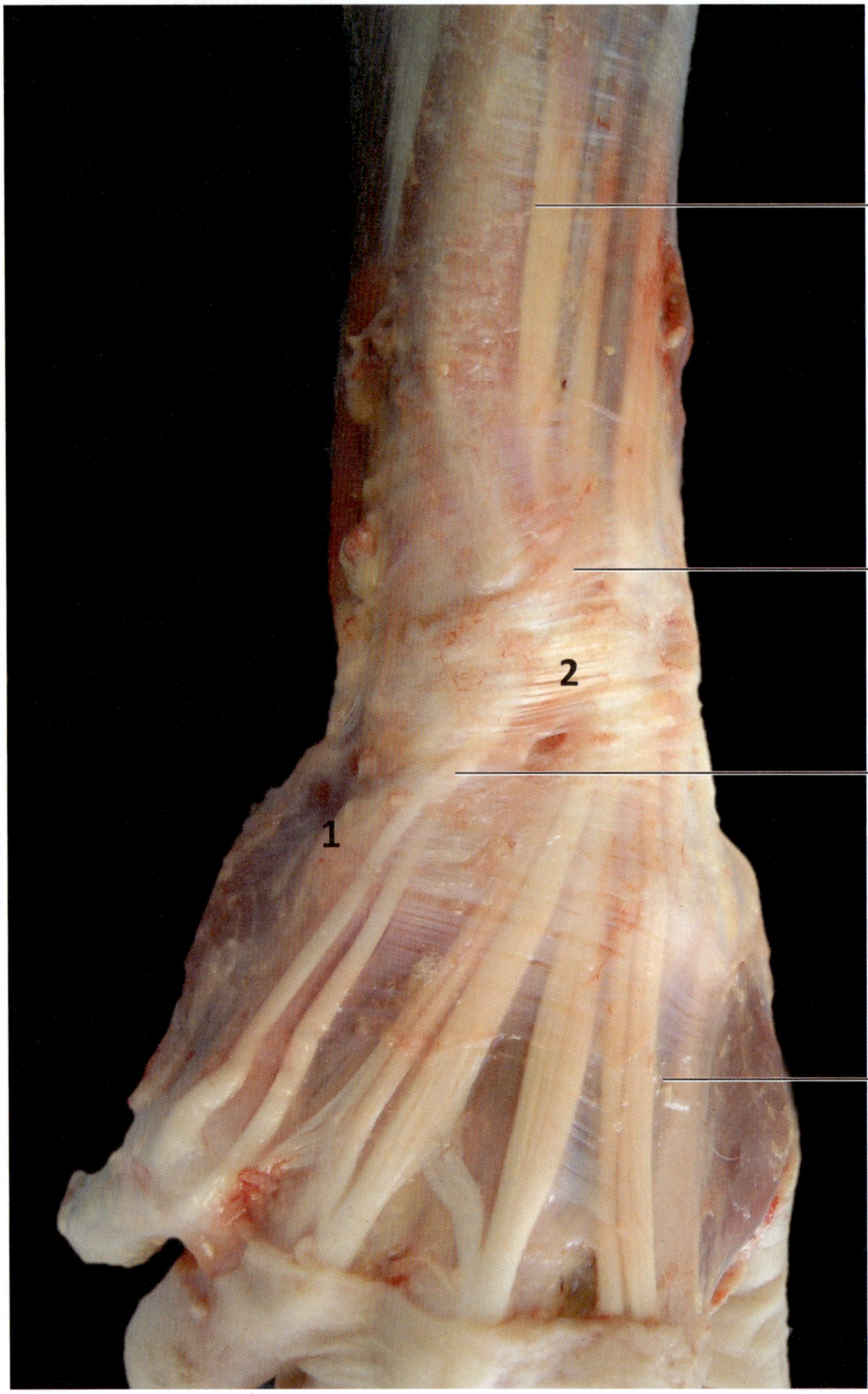

그림 6.11 손등근막의 나선형 콜라겐 섬유. 많은 콜라겐 섬유는 새끼두덩(1)에서 기시하고, 펌근지지띠 (2)를 형성한다. 엄지–집게 맞교차로부터, 다른 콜라겐 섬유가 종종 기시하고, 굽힘근지지띠와 연결된다.

앞쪽 손과 손목의 나선 콜라겐 섬유 SPIRAL COLLAGEN FIBRES OF THE ANTERIOR HAND AND WRIST

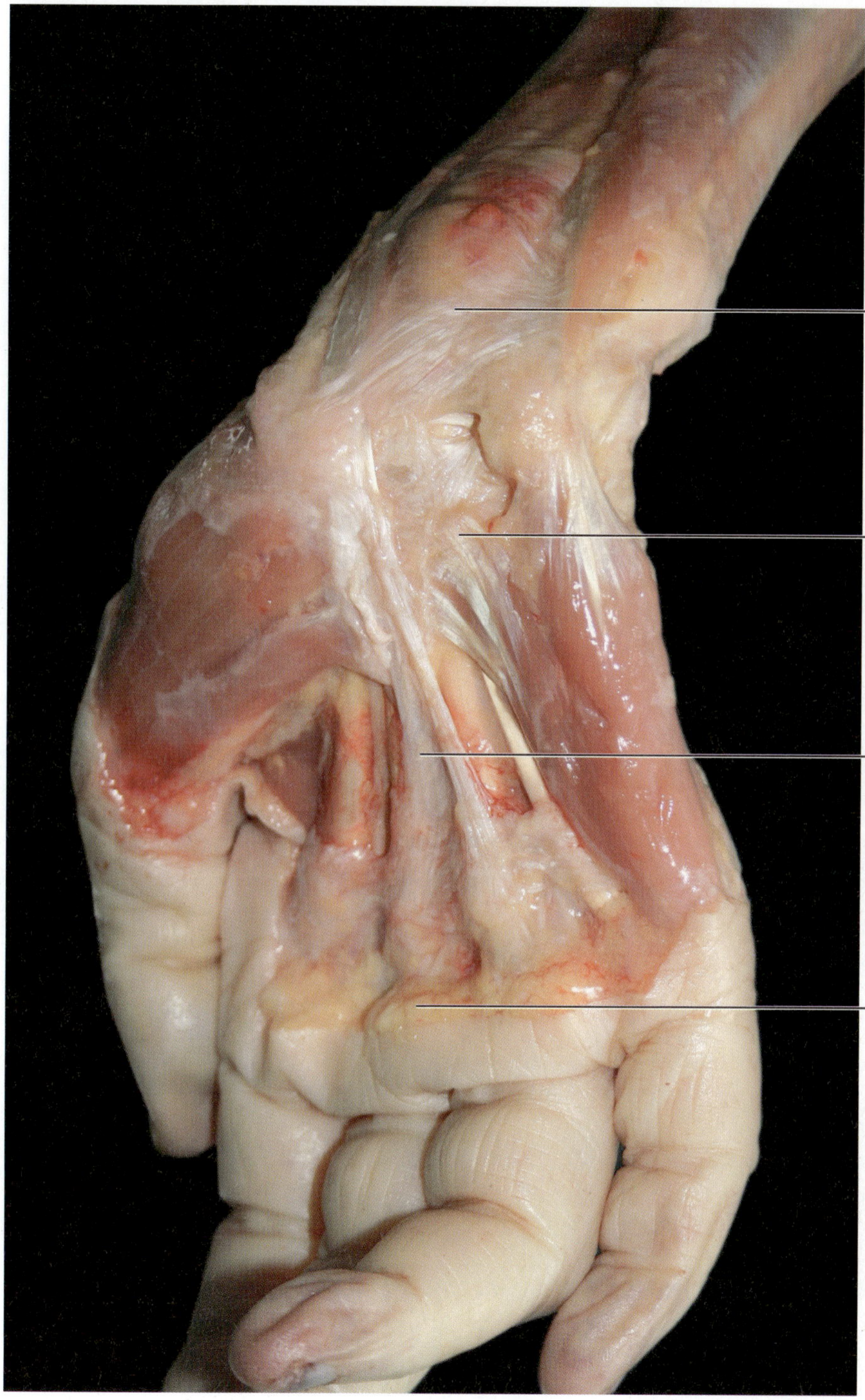

그림 6.12 바닥의 나선형 콜라겐 섬유. 손목에서는 엄지의 견인이 얕은 지지띠에서 우세하고, 새끼손가락의 견인은 깊은 지지띠에서 우세하다.

해부학 책에 따라 굽힘근지지띠와 폄근지지띠의 주행이 다르게 제시되고 있다. 해부학자들은 지지띠를 항상 힘줄을 둘러싸는 근막으로 표현했기 때문이다.

뒤쪽 팔꿈치의 나선 콜라겐 섬유 SPIRAL COLLAGEN FIBRES OF THE POSTERIOR ELBOW

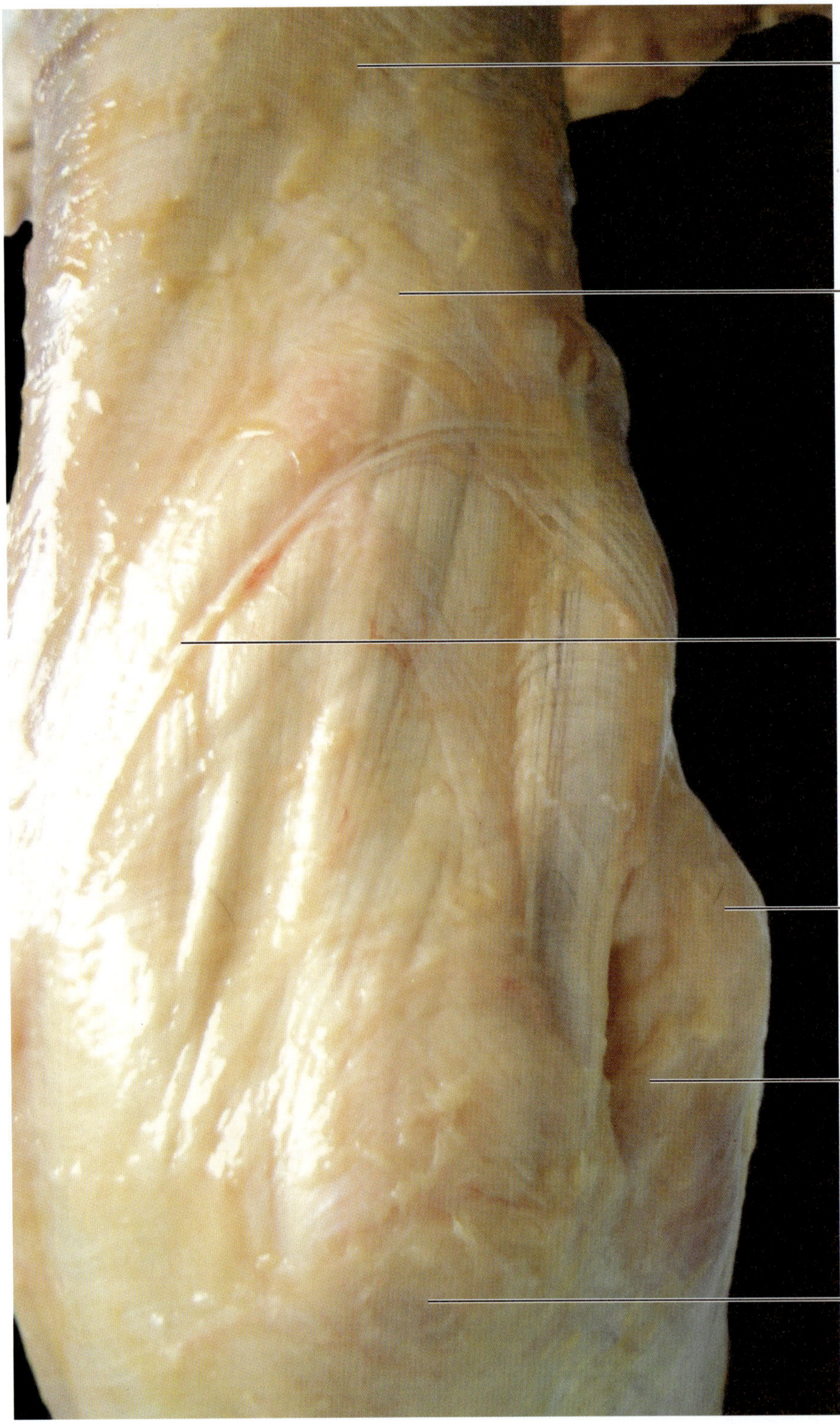

그림 6.13 뒤쪽 위팔의 나선형 콜라겐 섬유. 콜라겐 섬유는 위관절융기에서 겨드랑이로 주행하고, 위도르래에서 어깨세모근으로 주행한다. 섬유의 이런 교차는 지지띠를 형성한다. 지지띠는 힘줄을 보유하는 기능을 하지 않고, 팔꿈치에서 어깨쪽으로 운동의 힘을 전달하는 그물망(mesh)처럼 작용한다.

뒤쪽 팔꿈치의 나선 콜라겐 섬유 SPIRAL COLLAGEN FIBRES OF THE POSTERIOR ELBOW

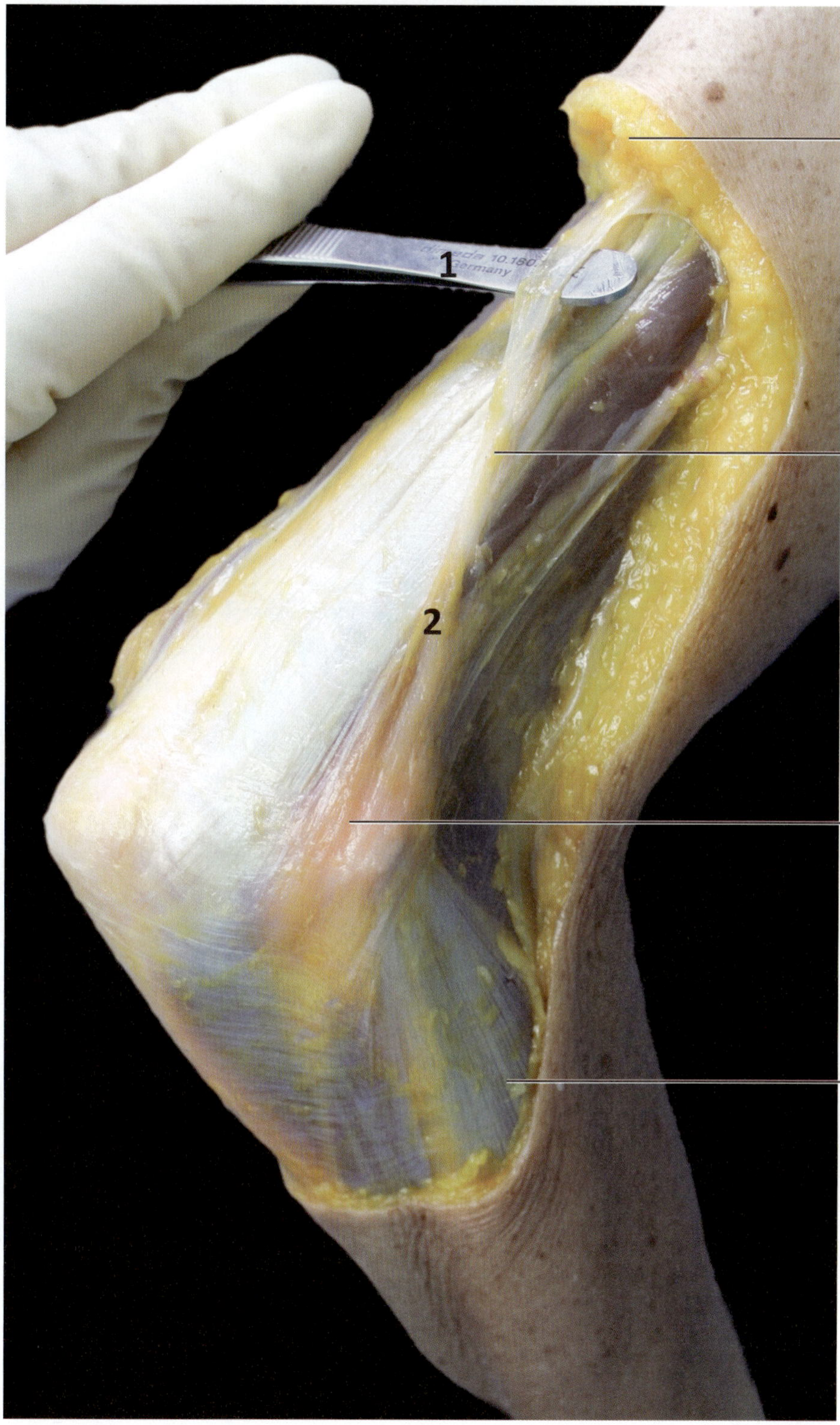

그림 6.14 깊은 근막과 분리된 나선형 콜라겐 섬유. 몇몇 콜라겐 섬유를 분리한 후 깊은 근막(1)으로부터 들어 올리면, CF retro–latero–cubitus(2)와 CF ante–medio–humerus 사이에서 교각이 형성된 것을 볼 수 있다.

가쪽 팔꿈치의 나선 콜라겐 섬유 SPIRAL COLLAGEN FIBRES OF THE LATERAL ELBOW

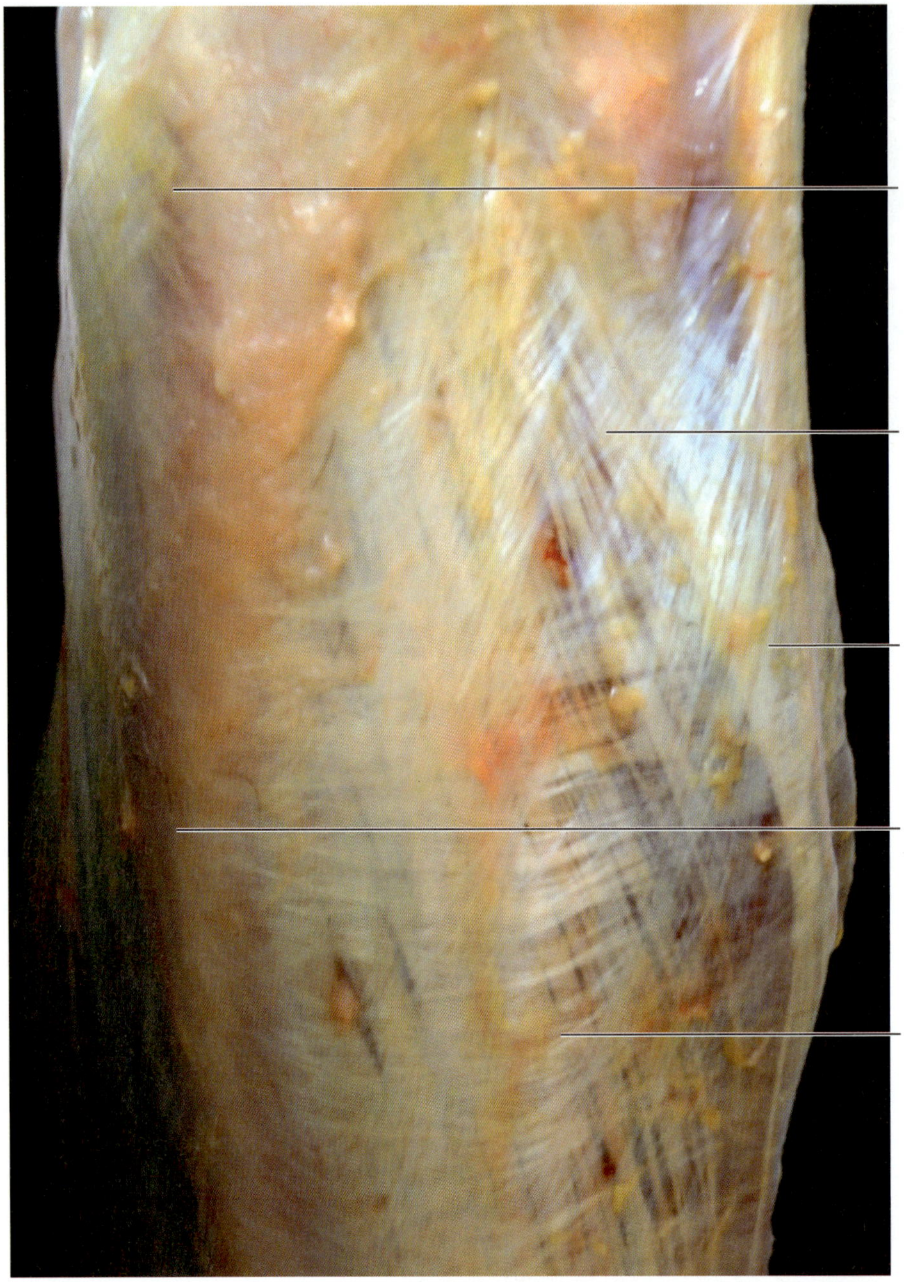

그림 6.15 뒤가쪽 아래팔근막의 나선형 콜라겐 섬유. 콜라겐 섬유의 각 층은 느슨한 결합조직에 의해 아래쪽 층과 분리되어 활주가 잘 일어난다. 나선 근막과 연결된 사선 콜라겐 섬유는 다른 나선 근막과 독자적으로 작용한다.

안쪽 팔꿈치의 나선 콜라겐 섬유 SPIRAL COLLAGEN FIBRES OF THE MEDIAL ELBOW

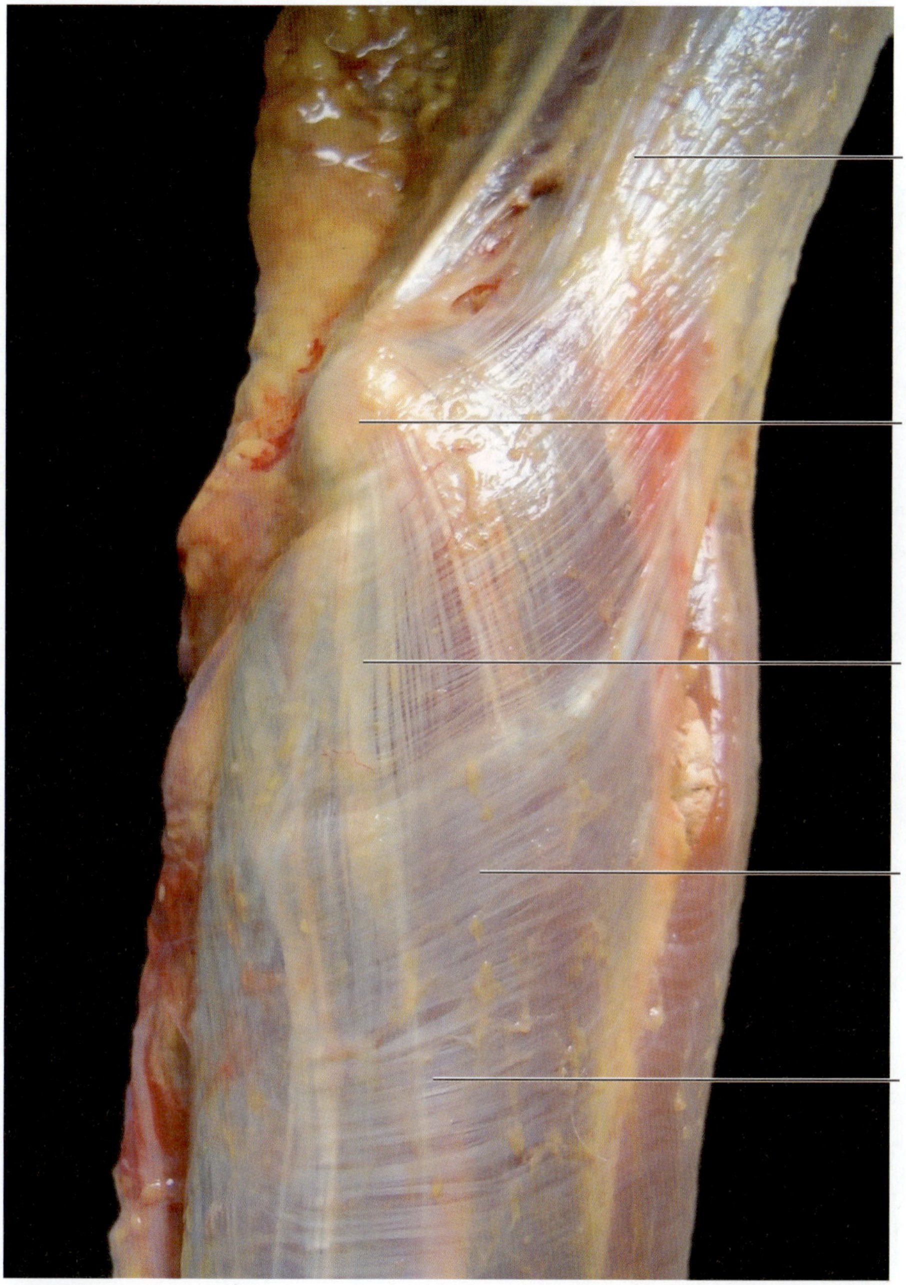

그림 6.16 앞가쪽 아래팔근막의 나선형 콜라겐 섬유. 콜라겐 섬유의 각 층은 특정의 장력에 해당한다. lacertus fibrosus가 ante–medio–digit에서 기시한 나선형 콜라겐 섬유에 어떻게 종지하는지를 확인한다.

머리와 몸통의 융합중심과 나선 근막

CENTRES OF FUSION AND SPIRALS OF THE HEAD AND TRUNK

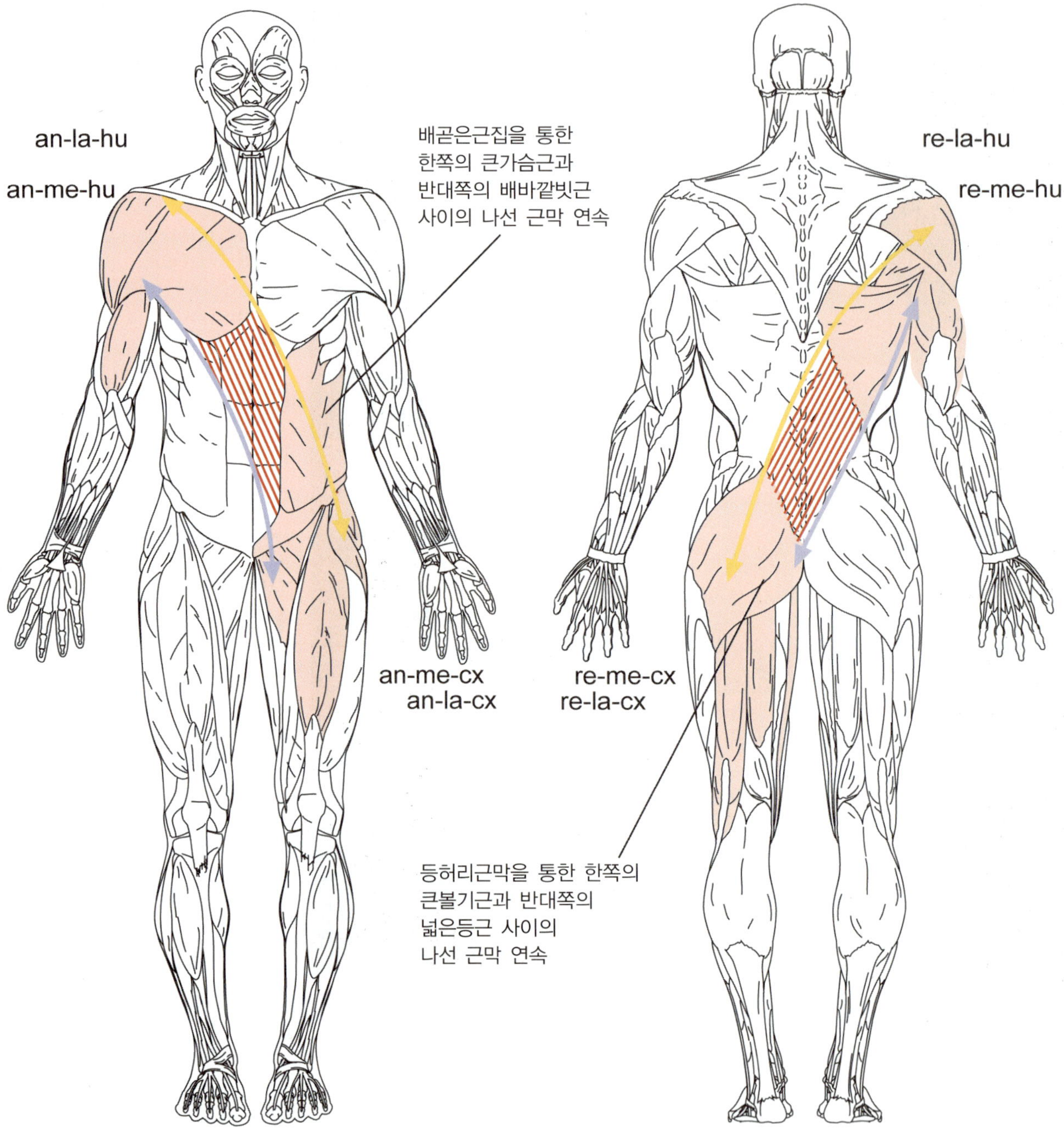

그림 6.17 앞쪽 몸통과 뒤쪽 몸통의 짧은 나선형 콜라겐 섬유. 보행 동안, 몸통의 짧은 나선이 활성화되고, 보행은 한쪽 다리와 반대쪽 팔의 동기화를 필요로 한다. 팔을 앞쪽으로 가져갈 때 초기에는 ante–medio–intra–cox의 근막 단위가 활성화되고, 제스처의 말기 쪽으로 갈 때는 ante–latero–extra–coxa가 활성화된다. 다리 근막의 이런 점진적 관여는 나선을 통해 반대쪽 팔로 전달된다.

몸통 벽의 얇은 근육(부속 근육)은 4개 지절 사이의 교차 보행 패턴의 협응 요소로서 작용한다. 이 근육들은 네발 동물에서도 나타난다. 보행 동안 양쪽 짧은 나선근막은 팔이음뼈와 다리이음뼈를 연결한다.

AN–ME 나선 근막과 AN–LA 나선 근막에 의해 수행된 몸통의 운동 제스처

MOTOR GESTURE OF THE TRUNK MANAGED BY THE AN–ME AND AN–LA SPIRALS

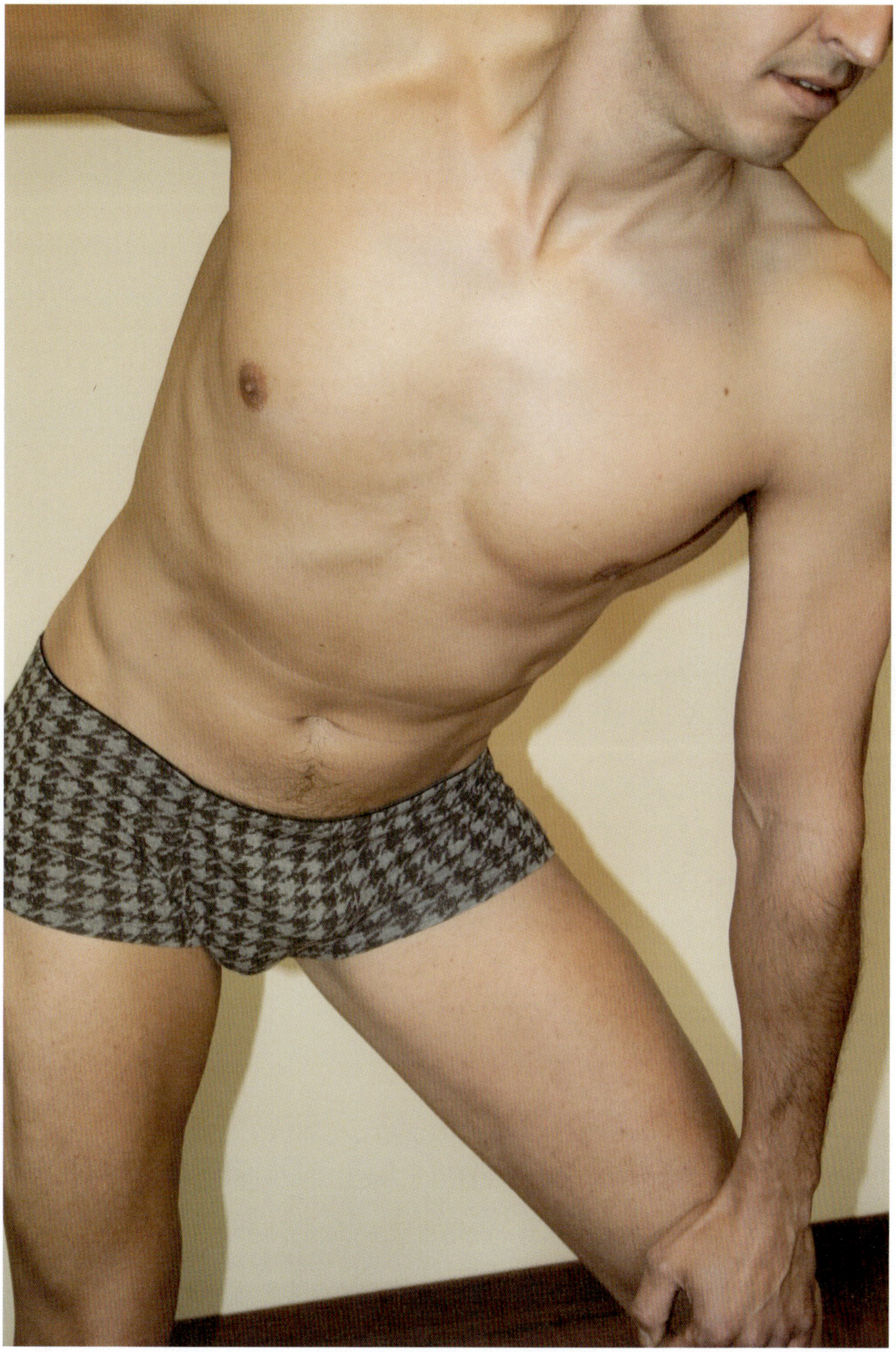

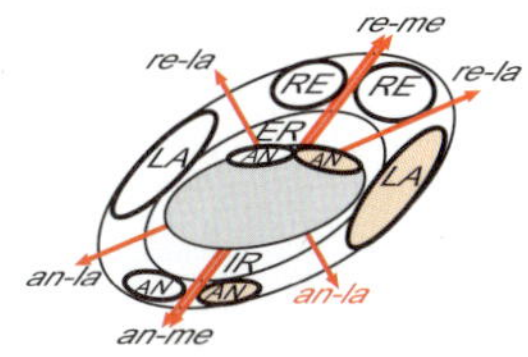

ante-latero-collum

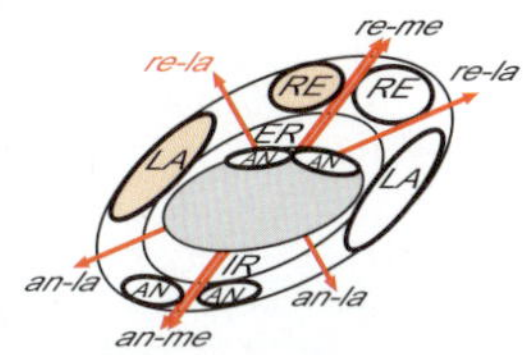

retro-latero-thorax

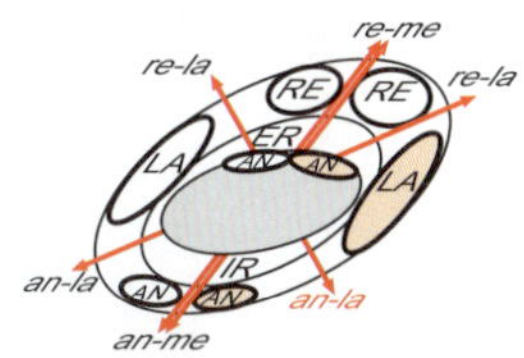

ante-latero-lumbi

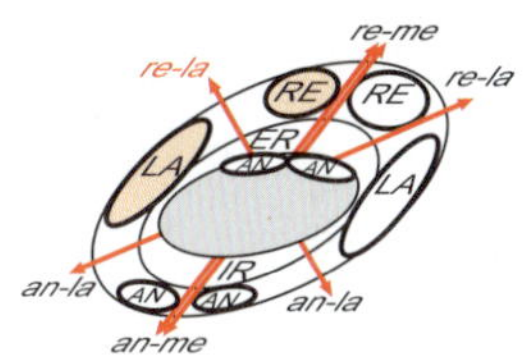

retro-latero-pelvis

그림 6.18 원반 던지기의 운동 제스처. 전신 운동 제스처 동안, 몸통의 긴 나선 근막이 활성화된다. 이들은 몸통의 나선과 목의 나선을 조직화한다. 예를 들어, 원반을 던질 때, 목은 왼쪽의 ante–latero로 움직이는 반면, 팔과 오른쪽 몸통은 retro–latero로 움직인다. 왼쪽 허리는 ante–latero로 돌림하고, 동시에 오른쪽 골반은 retro–latero로 위치한다. 게다가 긴 나선은 다른 방법으로 지절의 나선과 연결한다.

전신 운동 제스처 동안, 한쪽 나선은 짧아지고, 반대쪽 나선은 길어지거나 신장된다. 나선형 콜라겐 섬유의 신장은 연결된 근육이 수축할 때 에너지를 저장한다.

목과 머리의 얕은 근막에 포함된 나선 근막

SPIRALS INCLUDED IN THE
SUPERFICIAL FASCIA OF THE NECK AND HEAD

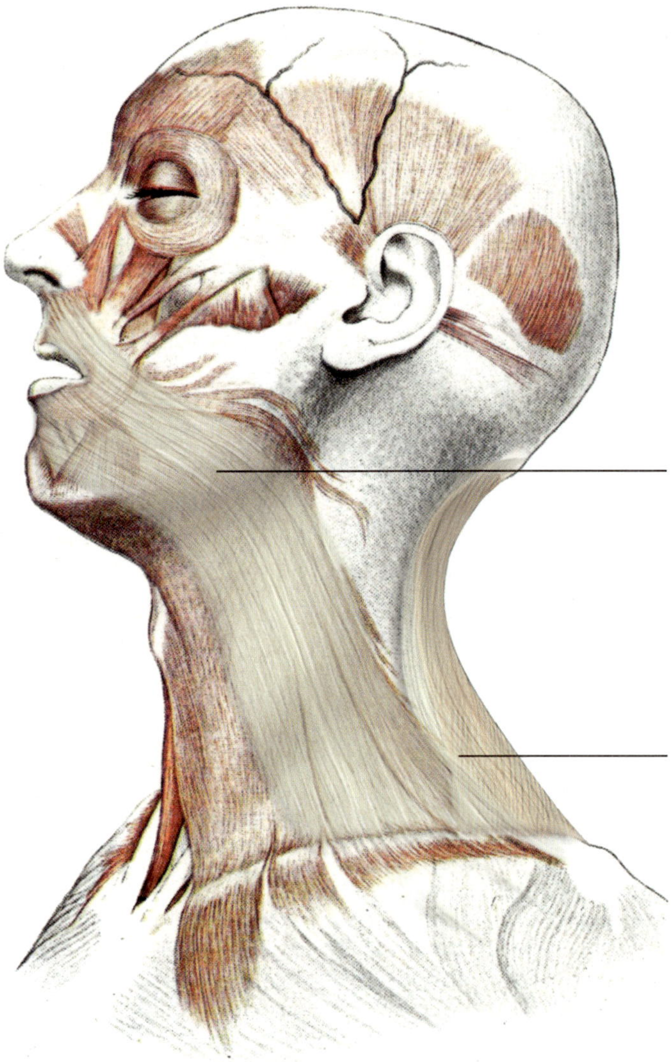

넓은목근은 얕은 근막에 포함된다 (그림 6.23); 넓은목근의 몸쪽 섬유는 입둘레근과 연결된다 (CF an–me–cp, an–la–cp). 빗장뼈 부위의 넓은목근은 CF an–la–sc과 an–me–sc에 속하는 근막과 연결된다.

등세모근은 짧은 널힘줄 (위쪽 널힘줄)을 통해 뒤통수뼈(CF re–me–cp, re–la–cp)에서 기시한다. 이것은 아래쪽으로 내려가서 어깨뼈의 위가쪽면에 종지한다 (CF re–la–sc와 re–me–sc); 이런 연결은 나선을 따르지 않고 대각선을 따라 CF와 결합한다. 목빗근은 실제 나선 작용을 수행한다.

그림 6.19 얼굴 표정을 관리하는 얕은 나선 근막
(출처: G. Chiarugi and L. Bucciante, Istituzioni di anatomia dell'uomo. Piccin Nuova Libraria, Padova 1983).

목에는 나선으로 배열된 근육들이 있다: 얕은 근막과 깊은 근막의 층판(등세모근, 목빗근, 목뿔근). 넓은목근은 얕은 근막에 속하고, 표정 근육 또는 피부 근육으로 정의되는데, 그 이유는 넓은목근은 목과 얼굴의 피부 움직임에 관여하기 때문이다. 넓은목근은 반대쪽 얼굴과 연결(나선)되는 많은 얼굴 근육에서 이는곳과 닿는곳을 가진다. 작은 피부근육은 씹는 동작, 발음, 호흡에 관여한다. 이 움직임들은 방향성 요소(직선과 대각선)와 나선 조직화(복잡한 운동 제스처)를 가진다. "피부 표정 근육"은 수의적 조절이 가능하기 때문에, 이것들은 깊은 근막에 속한 다른 모든 근육과 같은 얼굴 협응과 자각에 필수적이다. 광대근과 턱근은 얼굴의 얕은 근막에 비해 깊은 면에 위치하고, 넓은목근과 결합한다.

목과 머리의 깊은 근막에 포함된 나선 근막

SPIRAL INCLUDED IN THE DEEP FASCIA OF THE HEAD AND NECK

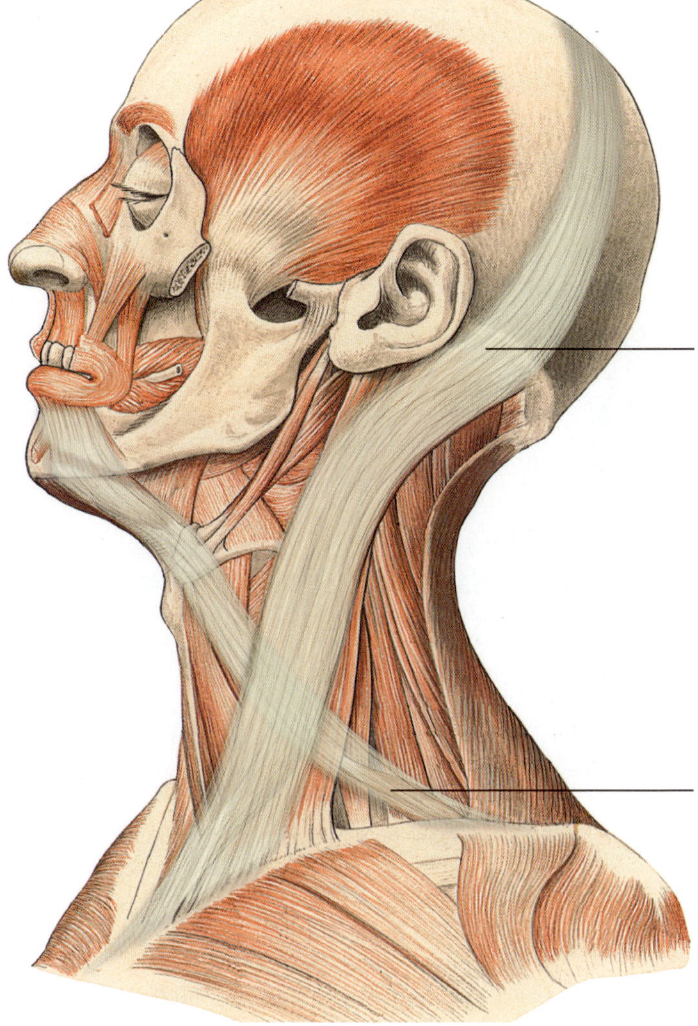

목빗근 (SCM)은 꼭지돌기에서 기시한다. 꼭지돌기는 머리덮개널힘줄 밑에 위치하는 위머리근막이 부착하는 지점이다. 목빗근의 앞쪽갈래는 CF an–me–cl이 위치하는 복장뼈에 종지한다. 넙다리빗근과 마찬가지로 이런 나선은 나란하게 배치된 근섬유와 나선 콜라겐 섬유를 가진다.

아래입술내림근 근막 (CF an–me–cp)은 두힘살근 앞쪽힘살로 연결된다. 이 근육의 중간 힘줄은 목뿔근에 고정된다. 어깨뼈에서 기시하는 어깨목뿔근 (CF re–la–sc)이 목뿔뼈에서 종지한다.

그림 6.20 목의 움직임을 관리하는 깊은 나선 근막
(출처: G. Chiarugi and L. Bucciante, Istituzioni di anatomia dell'uomo. Piccin Nuova Libraria, Padova 1983).

intrarotation과 extrarotation의 연속된 근막과 달리, 나선 근막은 신체 한쪽 절반에 대한 개입을 허용하지 않고, 오히려 한쪽 절반에서 반대쪽 절반으로 연결된다. 예를 들어, 머리뼈의 뒤쪽면에 있는 한쪽 목빗근의 일부 힘줄은 반대쪽 머리근막의 콜라겐 섬유로 연결된다. 이런 연결은 오른쪽 목 근막의 압박으로 왜 왼쪽 눈에서 통증이 발생하는지를 설명해 준다.

어깨목뿔근, 턱목뿔근 및 뒤힘살근 앞쪽 부분은 중간 목 근막 층판에 위치한다.

이들 근육은 목빗근과 반대되는 나선 배열을 가진다.

반대쪽의 복장목뿔과 연결되는 붓목뿔근은 중간 목근막보다 더 깊은 근막에 위치한다. 목 분절의 운동 복잡성은 이런 근섬유 그물망에 의해 이루어질 수 있다. 이런 그물망은 커다란 지지띠를 형성하고 서로 섞여 있는 3개의 근막 층판으로 구성된다.

앞쪽 몸통의 짧은 나선 근막 AN-ME와 AN-LA

SHORT SPIRALS OF THE ANTERIOR TRUNK: AN-ME AND AN-LA

배곧은근집은 ante-medio 나선과 ante-latero 나선이 순차적으로 활성화되는 커다란 나선을 형성한다.

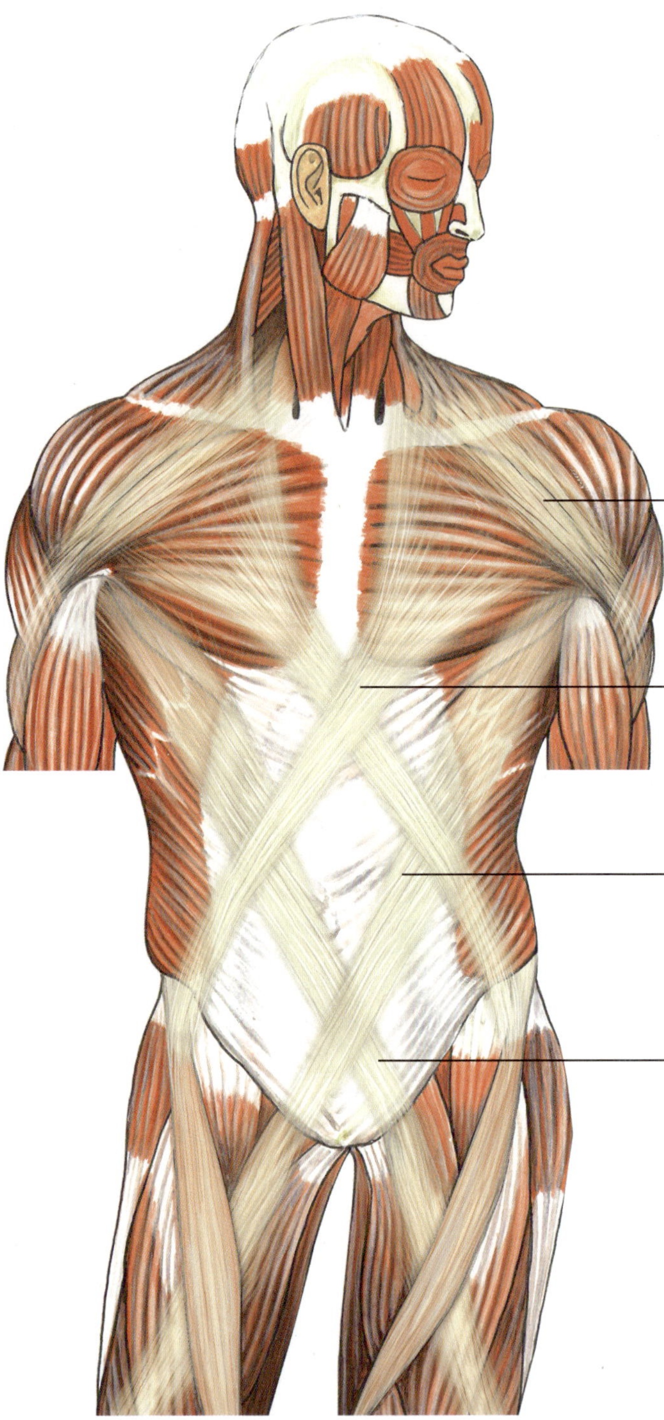

어깨세모근은 CF ante-latero-humerus를 포함하고, 이 근막은 나중에 반대쪽 배곧은근집과 연결되는 가슴 근막에 연결된다. (그림 6.24, 6.25)

모든 나선 근막과 마찬가지로, 몸통의 짧은 나선은 한 분절에서 다음 분절로 통과할 때 역할이 바뀐다. 칼돌기 밑에서, an-la-pv 나선이 반대쪽 CF an-me-lu 나선과 함께 형성한다.

큰가슴근의 아래쪽 근막은 CF an-me-lu를 포함하고, 이것은 다시 CF an-la-th에 연결되고, CF an-la-lu는 배바깥빗근을 통해 CF an-me-pv에 연결된다.

두덩뼈 위에는, 한쪽의 배바깥빗근 근막 (CF an-me-pv)과 반대쪽 모음근 근막 (CF an-me-cx)을 연결하는 지지띠가 있다.

그림 6.21a 몸통의 ante-medio 나선 근막 주행과 ante-latero 나선 근막 주행

보행 동안 다리를 앞쪽으로 가져갈 때, ante-medio-coxa의 견인이 초기에 활성화되고, CF ante-medio-humerus로 전달된다. 그리고 보행이 끝날 때쯤에는 CF ante-latero-coxa가 활성화되고, 이것은 CF an-la-hu에 연결된다.

뒤쪽 몸통의 짧은 나선 근막 RE-ME와 RE-LA

SHORT SPIRALS OF THE POSTERIOR TRUNK: RE-ME AND RE-LA

등허리근막은 retro-medio 나선과 retro-latero 나선이 순차적으로 활성화되는 커다란 나선을 형성한다.

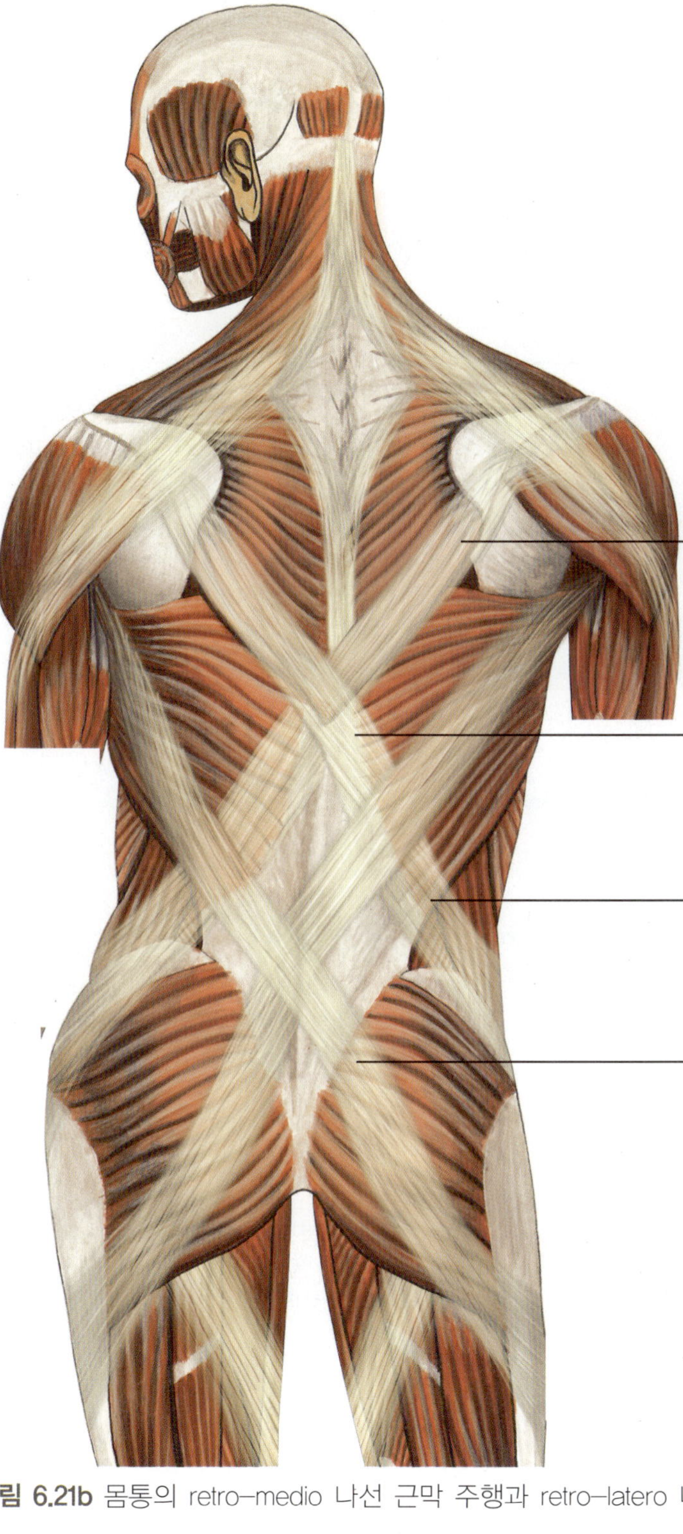

그림 6.21b 몸통의 retro-medio 나선 근막 주행과 retro-latero 나선 근막 주행

보행 동안 다리를 뒤쪽으로 밀 때, retro-medio-coxa의 견인이 초기에 활성화되고, 이것은 CF retro-medio-humerus로 전달된다. 그리고 보행이 끝날 때쯤에는 CF re-la-cx 활성화되고, 이것은 CF re-la-hu에 연결된다.

왼쪽 COXA에서 기시한 긴 나선 근막 AN-LA와 RE-LA

LONG SPIRALS STARTING FROM THE LEFT COXA: AN-LA AND RE-LA

intrarotation과 extrarotation 연속된 근막과 나선 근막 사이의 차이점: 연속된 근막은 동일 측면을 따라 주행하는 반면, 나선 근막은 앞쪽에서 뒤쪽으로, 그리고 한 측면에서 다른 쪽 측면으로 이동한다.

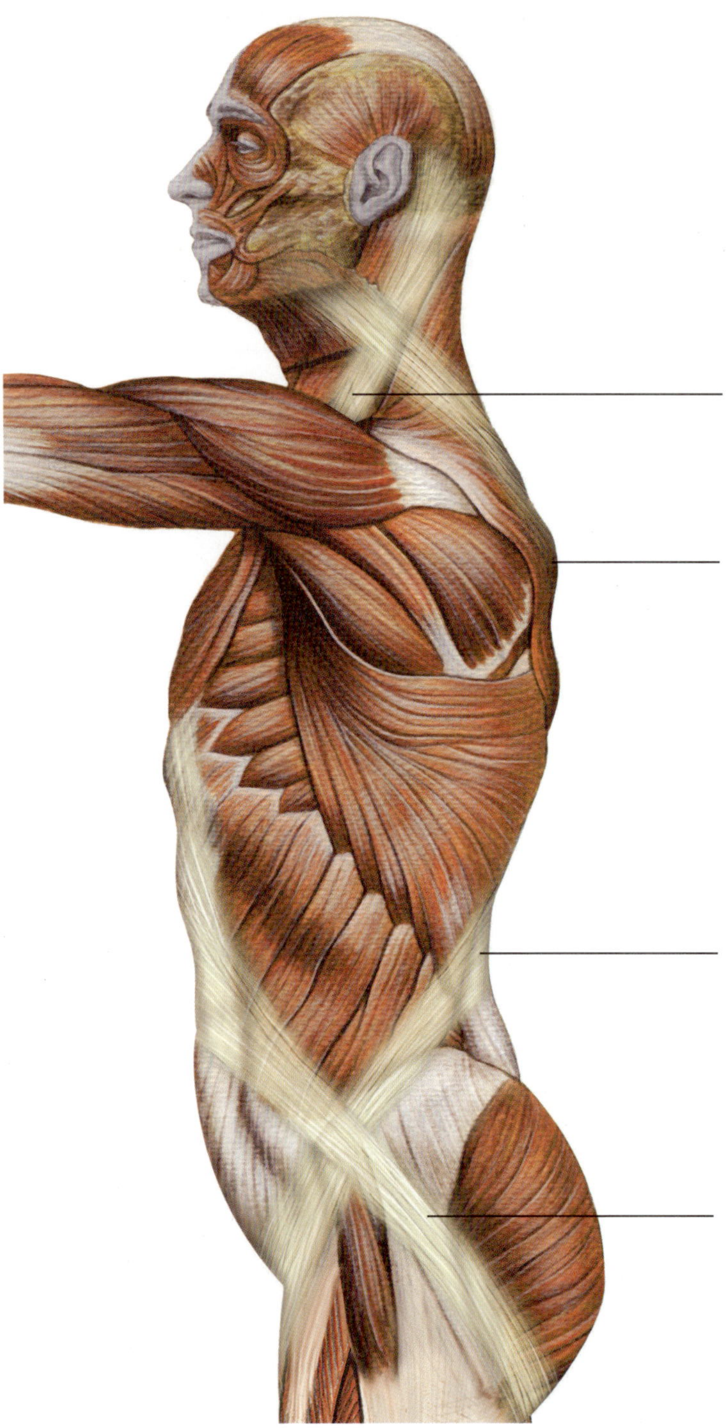

그림 6.22a 허리 쪽으로 상행해서, 머리와 목에서 끝나는 왼쪽 ante-latero 나선 근막과 retro-latero 나선 근막의 주행.

전신 운동 제스처 동안, CF an-me-cx는 배바깥빗근의 근막을 통해 CF re-la-lu를 활성화시킨다. 거기에서 나오는 나선 근막은 신체 반대쪽 넓은등근 근막으로 연결되고 (그림 6.22a), 빗장부리겨드랑 근막과 반대쪽 앞쪽 목근막에 연결된다.

오른쪽 몸통 위를 주행하는 긴 나선 근막

LONG SPIRAL COURSE OVER THE RIGHT SIDE OF THE TRUNK

나선의 전신 제스처는 어깨뼈와 뒤쪽 목 영역을 제외한, 몸통의 크고 얕은 근육에 의해 관리된다. 어깨뼈와 뒤쪽 목 영역의 나선 근막은 중간층 근육으로 진행한다.

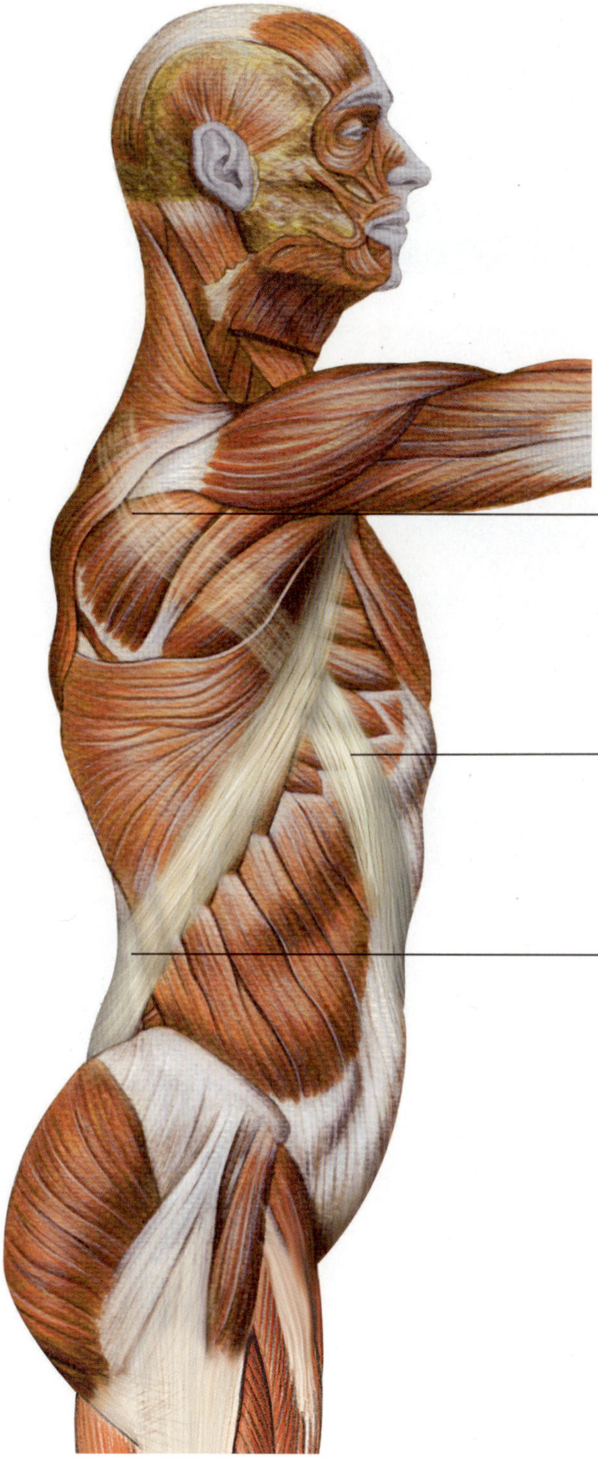

중간 면에서, 마름근의 근막 (CF re-me-sc)은 이것들의 공동 척추 닿는곳 부위에서 뒤톱니근의 근막과 연결되는 앞톱니근의 근막 (CF an-la-th)에 연결된다.

오른쪽 배바깥빗근의 아래쪽 근막은 반대쪽 배속빗근 (CF an-la-lu)의 근막과 연결되고, 위쪽 근막은 앞톱니근 (CF an-la-th)과 마름근의 근막과 연결된다.

오른쪽 넓은등근 (CF re-la-lu)의 아래쪽 근막은 반대쪽 등허리근막 (CF re-la-lu)과 연결되고, 위쪽 근막은 겨드랑근막과 빗장부리겨드랑 근막과 연결된다.

그림 6.22b 왼쪽 아래등에서 기시한 몸통의 retro-latero 나선 근막과 ante-latero 나선 근막의 주행.

전신 운동 제스처 동안, CF re-la-cx는 깊은 볼기근막을 통해 CF re-me-cx의 견인에 영향을 준다. 이 견인은 엉덩뼈능선 방향쪽으로 진행하여 (그림 6.22b), 배속빗근의 근막 (CF an-la-lu)을 신장한다. 거기에서 나오는 나선 근막은 신체 반대쪽의 앞톱니근 근막으로 진행한다. 그런 다음, 등허리근막과 뒤쪽 목 근막의 중간층판으로 연결된다.

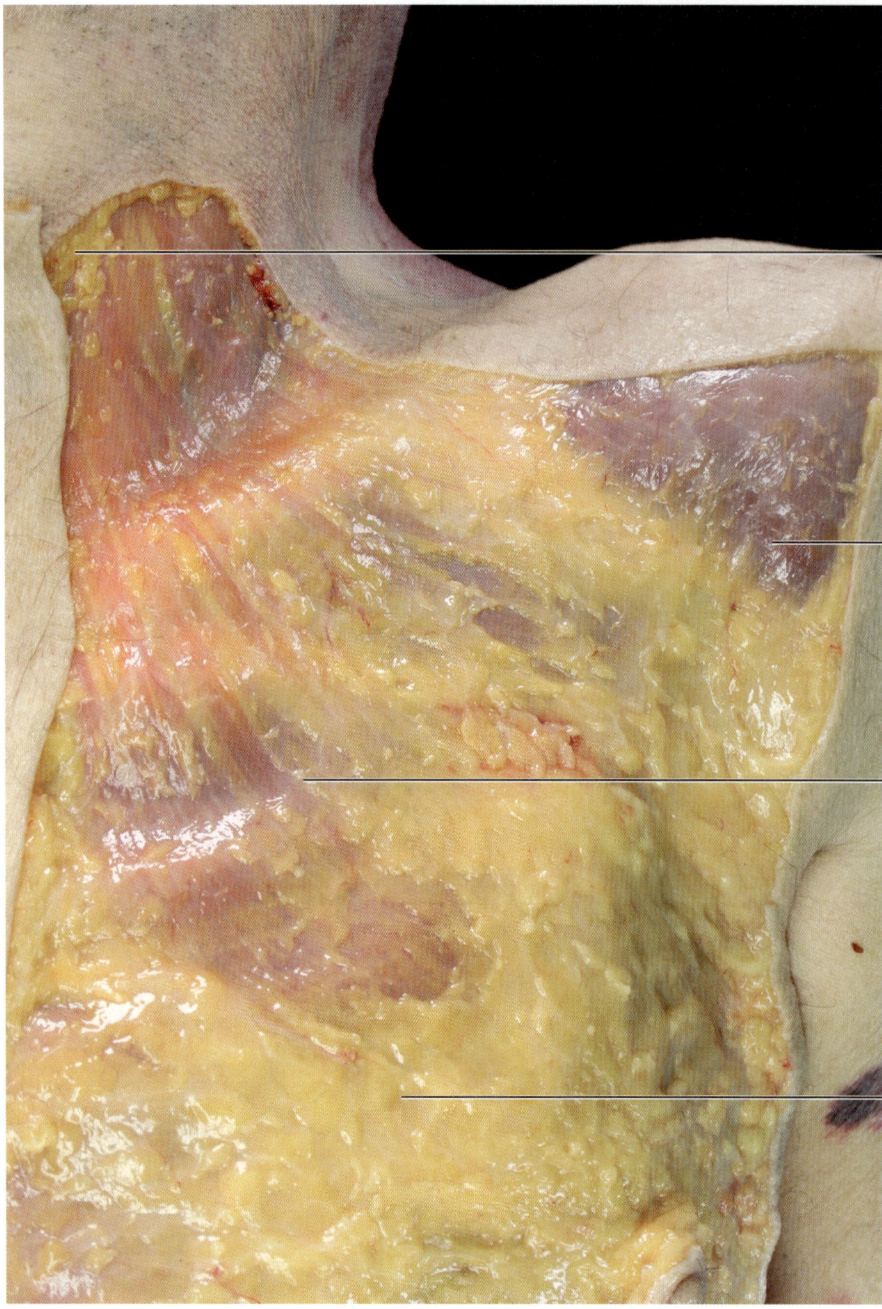

그림 6.23 목과 가슴우리의 얕은 근막에 속하는 넓은목근. 넓은목근은 목의 복잡한 움직임을 몸통의 나선 움직임으로 일부 연결하는 나선 근막을 형성한다.

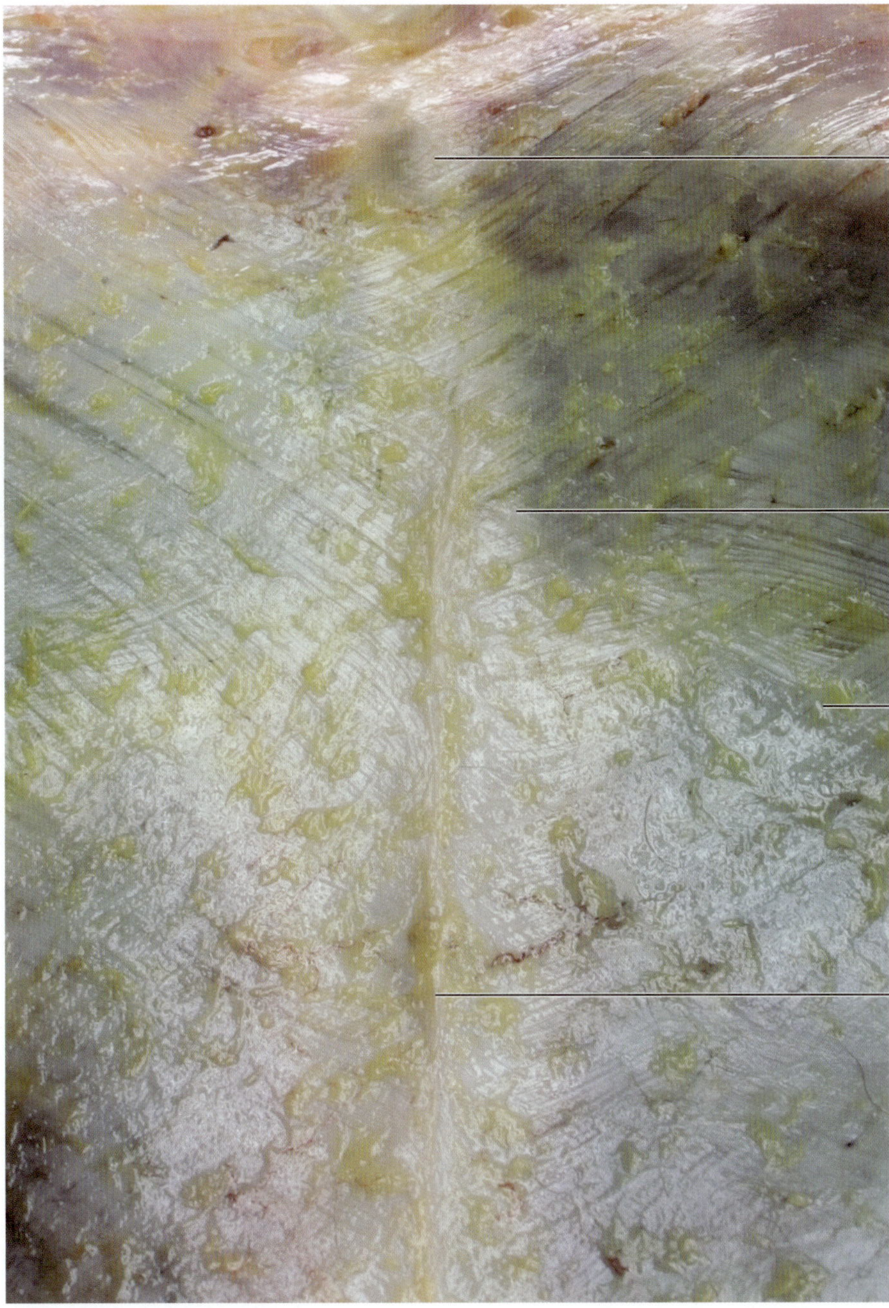

그림 6.24 배곧은근집의 나선 콜라겐 섬유. 지지띠라는 이름이 주어지는데, 그 이유는 이것의 교차섬유가 그물망처럼 보이기 때문이다.

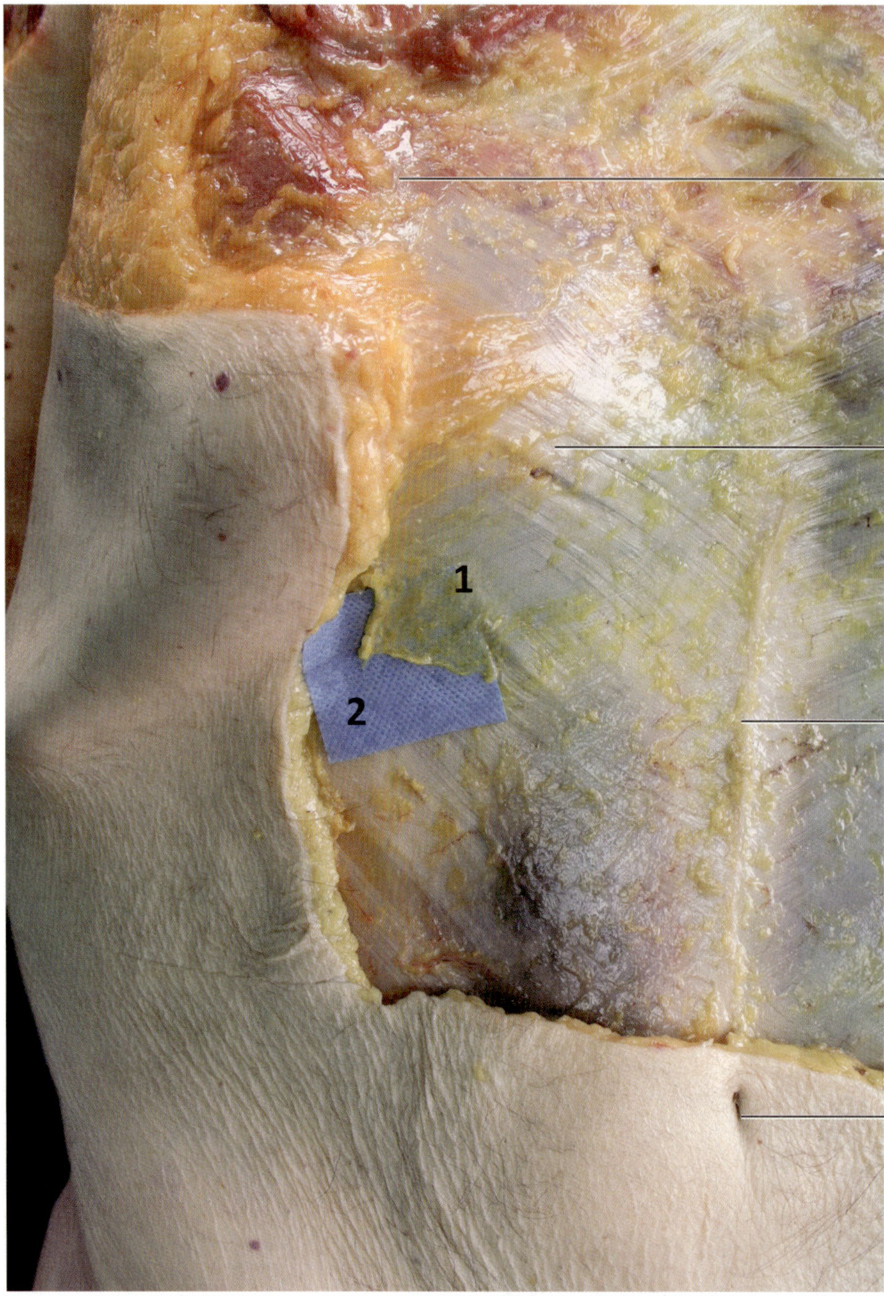

그림 6.25 깊은 배 근막. 배바깥빗근의 작은 근막 조각을 분리했고(1), 시술자는 탄성 근막과 널힘줄성 근막사이의 분리를 보여주기 위해 조각 밑에 종이를 배치했다(2). 배바깥빗근의 지각성 근막(perceptive fascia)은 많은 탄성 근막에 의해 형성되어 있는 반면, 널힘줄성 근막은 많은 콜라겐 섬유에 의해 형성되어 있다.

앞쪽 몸통의 나선 콜라겐 섬유 SPIRAL COLLAGEN FIBRES OF THE ANTERIOR TRUNK

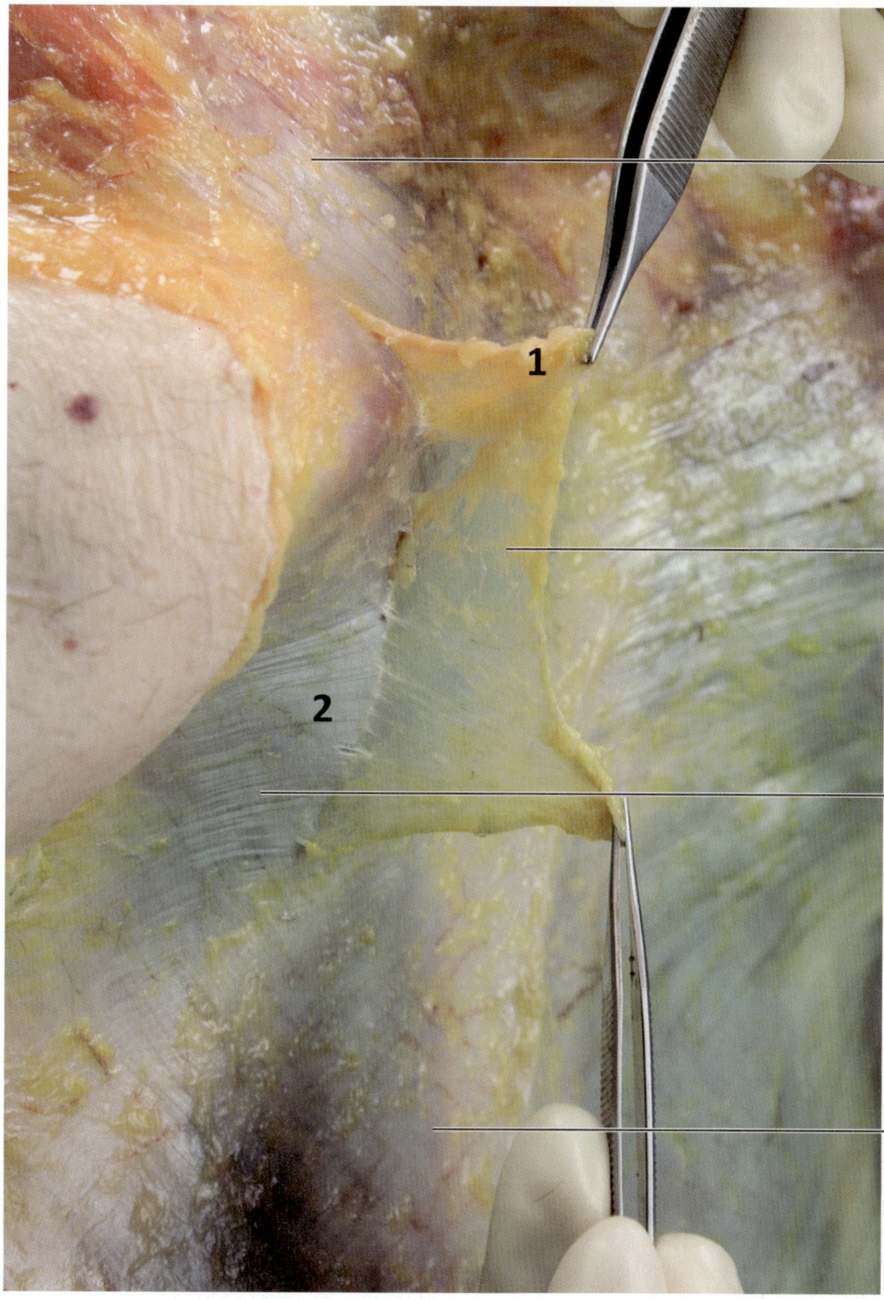

그림 6.26 배 근막(탄성층판). 포셉(1)으로, 시술자는 배바깥빗근의 아래쪽 널힘줄성 근막을 보여주기 위해 지각성 근막의 일부분을 들어올린다. 지각성 근막은 신장에 예민한 고유수용기의 신장을 허용한다. 탄성 섬유가 적은 널힘줄성 근막은 근육의 힘을 전달하는 기능을 한다.

널힘줄성 근막은 납작한 힘줄의 기능을 수행한다. 양쪽 구조물 사이의 경계는 매우 흐릿한데, 그 이유는 방추형 힘줄이나 납작한 힘줄이 근육 힘의 전달과 골지힘줄기관에 적합한 콜라겐을 함유하고 있기 때문이다. 이들 기관이 운동 협응과 근막의 특성에 기여하기 때문에, 힘줄과 널힘줄의 일부를 근막으로 간주하기도 한다.

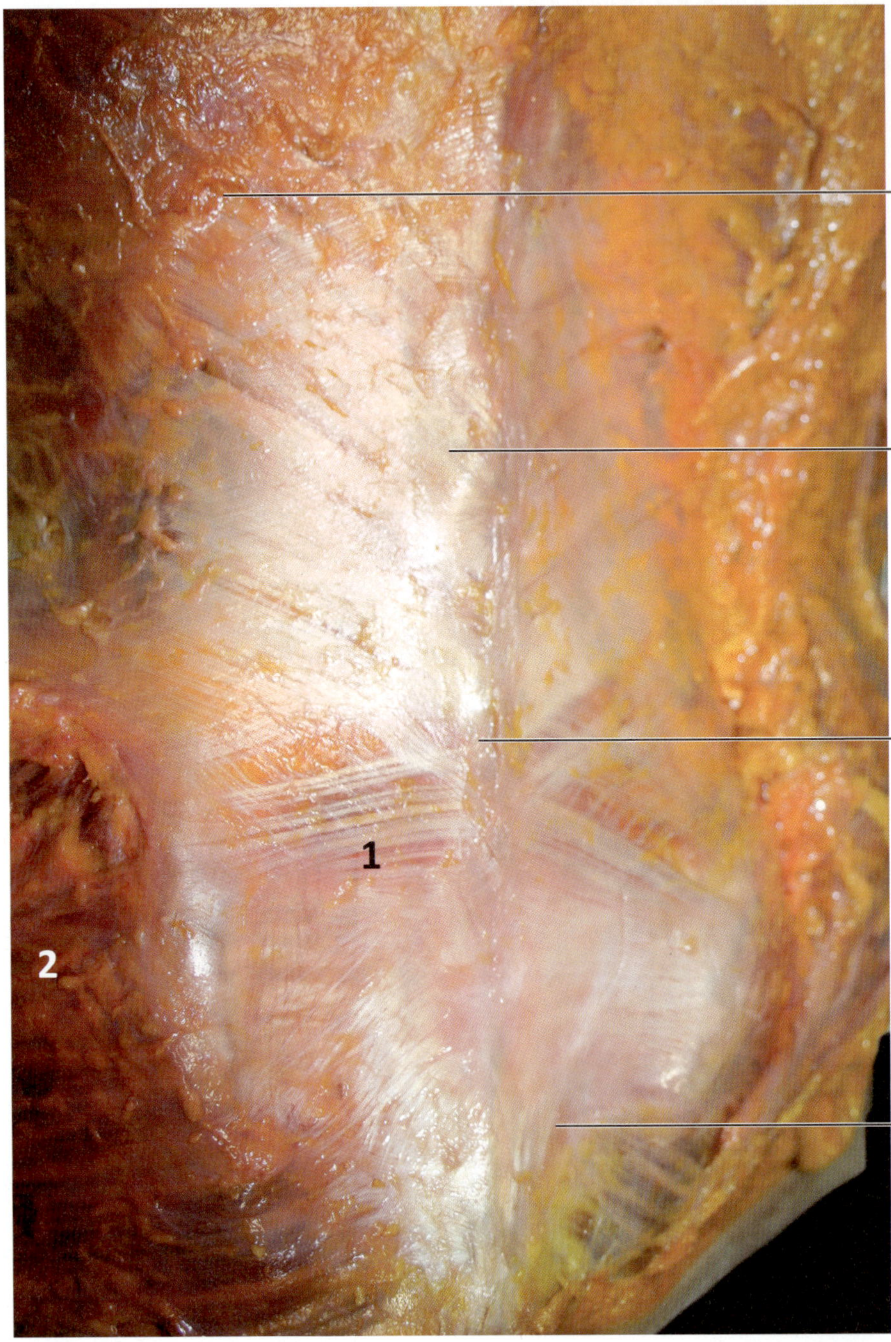

그림 6.27 등허리근막의 나선 콜라겐 섬유. 이 사진은 CF retro–medio–pelvis (1)가 CF retro–latero–pelvis (2)와 어떻게 협력작용을 하는지를 보여주고 있다. 이것은 짧은 몸통 나선 근막을 형성하는 동일 콜라겐 섬유를 따라 위치한다.

뒤쪽 몸통의 나선 콜라겐 섬유 SPIRAL COLLAGEN FIBRES OF THE POSTERIOR TRUNK

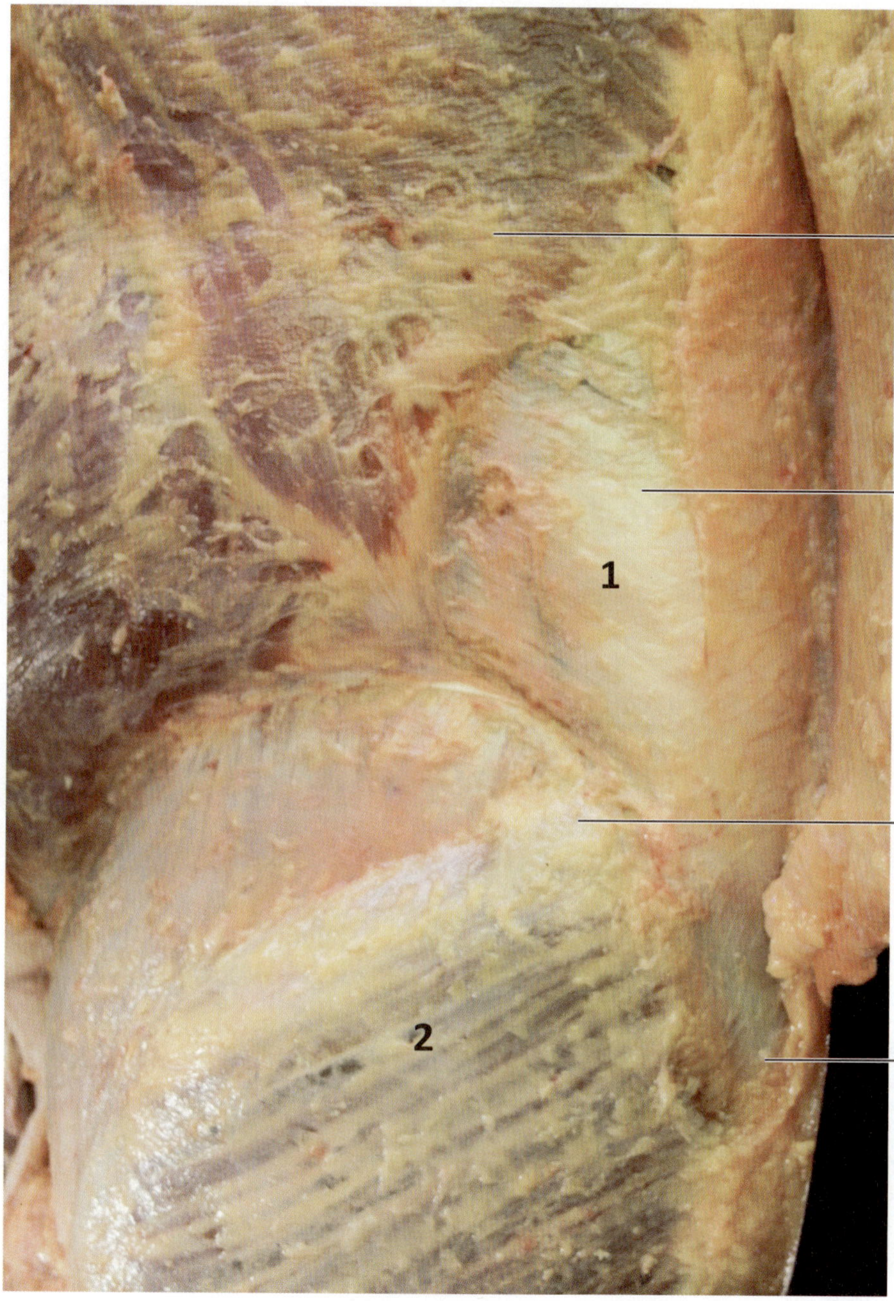

그림 6.28 왼쪽 큰볼기근의 사이막에 해당하는 나선형 콜라겐 섬유. 넓은등근의 섬유는 하행 경로를 가지고 있는 반면(1), 큰볼기근의 섬유는 상행 방향의 섬유(2)를 가지고 있다. 볼기 근육을 넓은등근과 반대되는 것으로 고려할 때 나선 근막을 더 잘 이해할 수 있다.

다리의 융합중심과 나선 근막

CENTRES OF FUSION AND SPIRALS OF THE LOWER LIMB

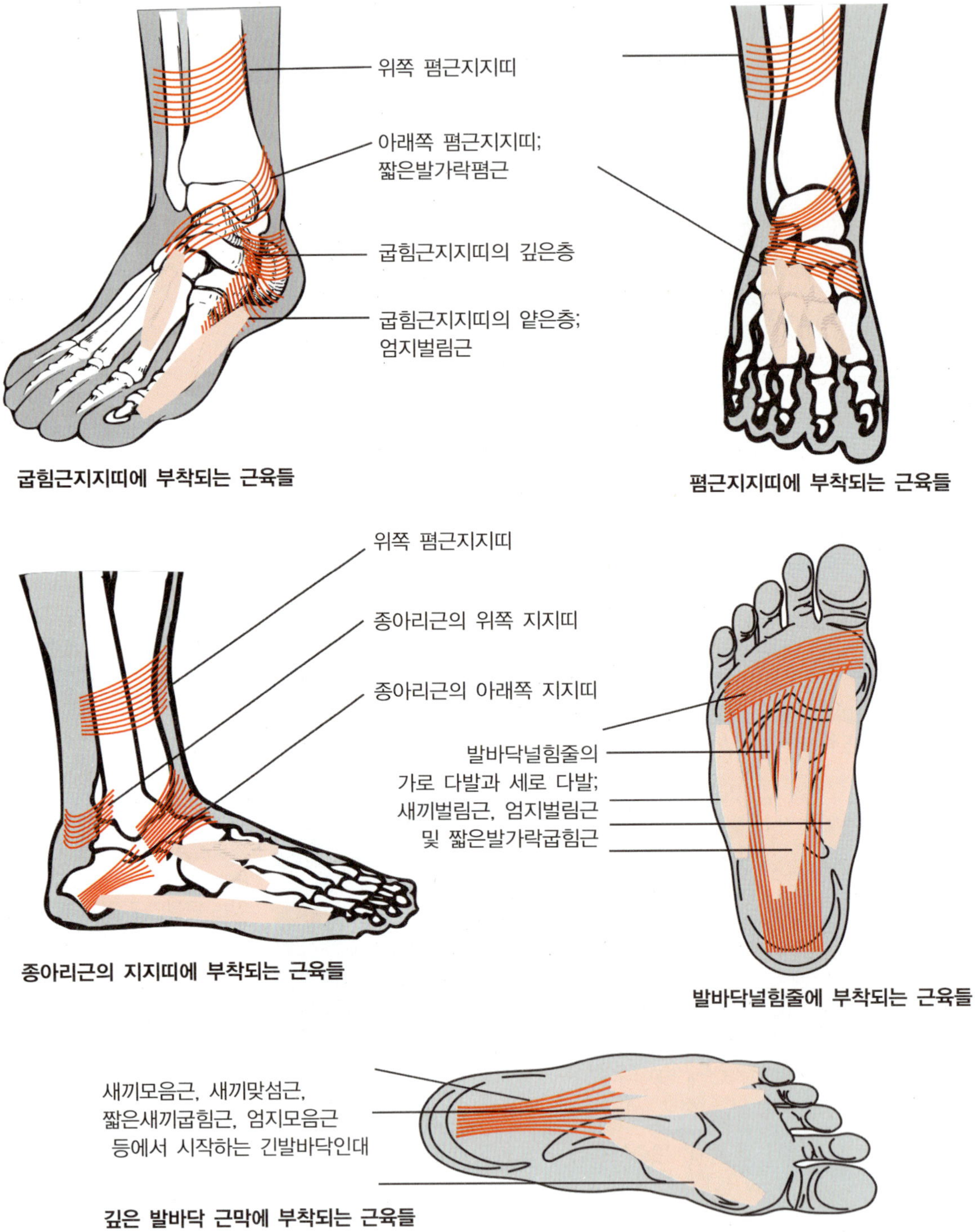

그림 6.29 종아리 근육의 지지띠와 힘줄에서 기시하는 발의 근육들. 발의 근육이 관절만 움직이는 기능을 가지고 있었다면, 이것들은 뼈에만 붙는 이는곳과 닿는곳을 가질것이다; 이 부위 근막들의 이는곳은 나선 근막의 운동 제스처가 시작되는 지점이라는 이론이 제시된다.

AN-ME-PE 나선 근막에 의해 수행된 다리의 운동 제스처

MOTOR GESTURE OF THE LOWER LIMB MANAGED BY THE AN-ME-PE SPIRAL

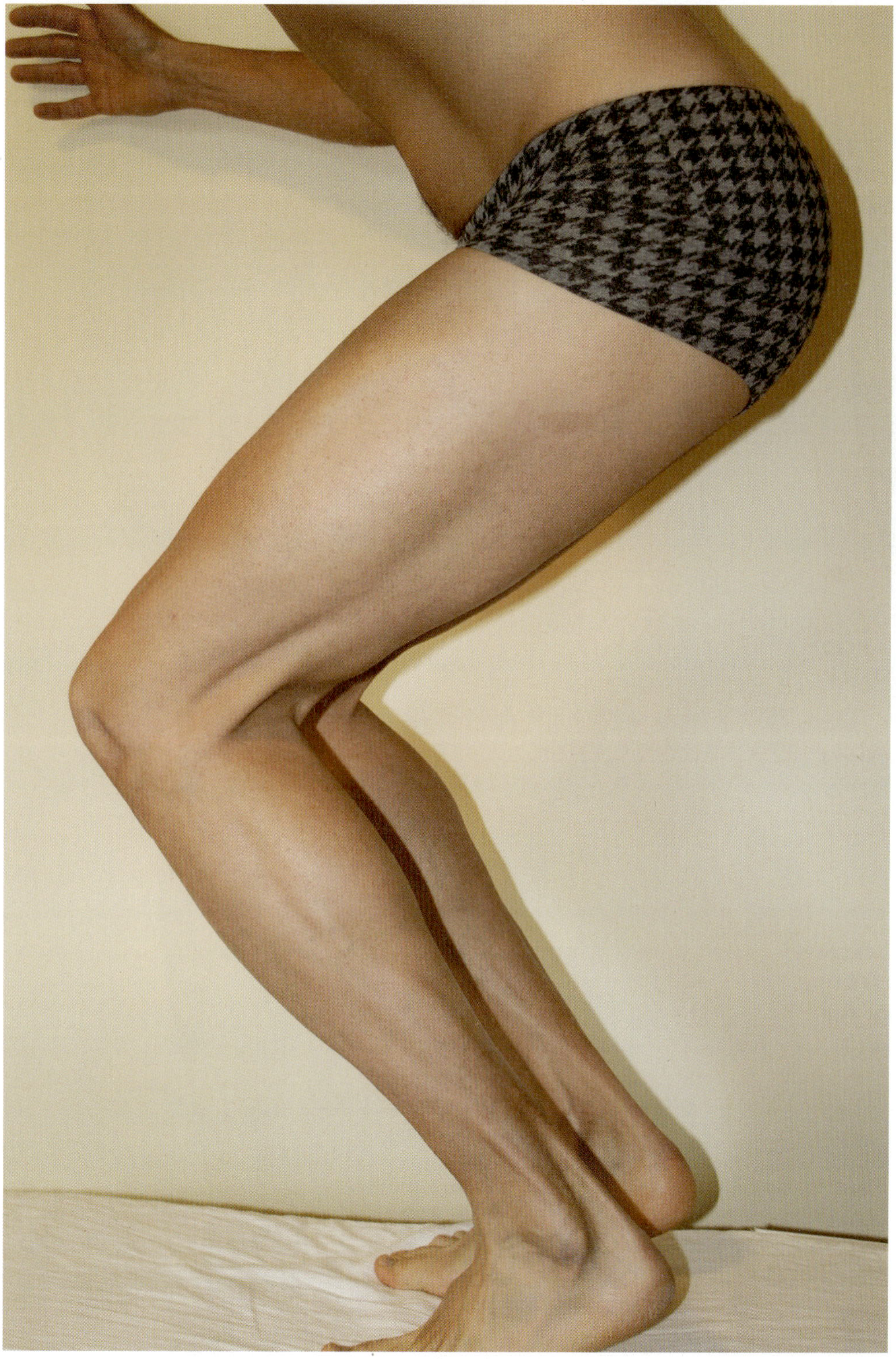

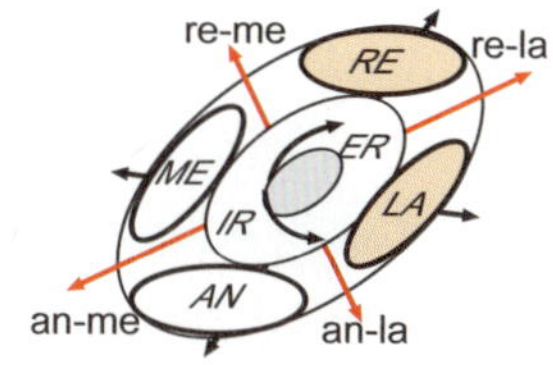

retro-latero-coxa

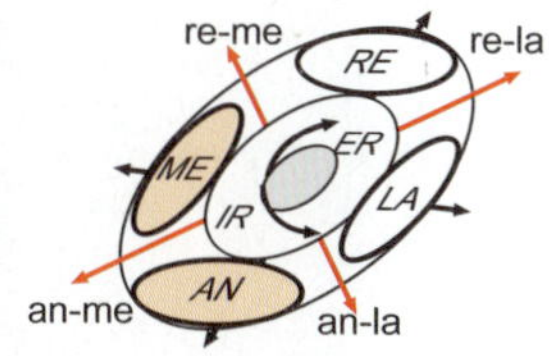

ante-medio-genu

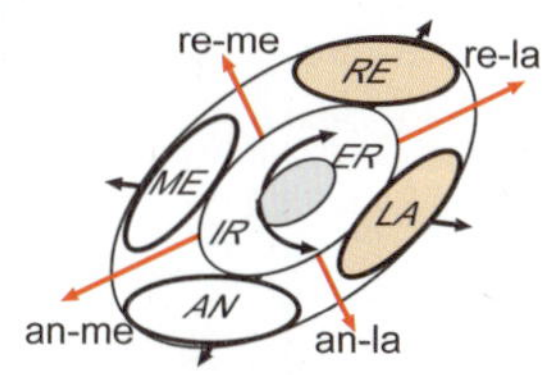

retro-latero-talus

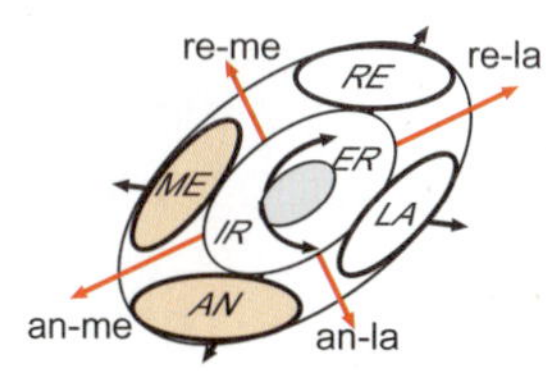

ante-medio-pes

그림 6.30 높이뛰기를 할 때 다리의 나선 근막이 어떻게 조직화되는지를 설명해 준다.

발목지지띠에 종지하는 발의 근육들은 나선 콜라겐 섬유를 따라 몸쪽으로 전파되는 신장에 영향을 준다. 예를 들어, 점핑할 때, 발은 ante-medio로, 발목은 retro-latero로, 무릎은 ante-medio로, 그리고 허벅지는 retro-latero로 위치한다. 이런 나선은 ante-latero-pes와 연합하여 수축하지만, 명확성을 위해 한번에 한 개의 나선 근막을 설명할 것이다.

AN-LA-PE 나선 근막

AN-LA-PE SPIRAL

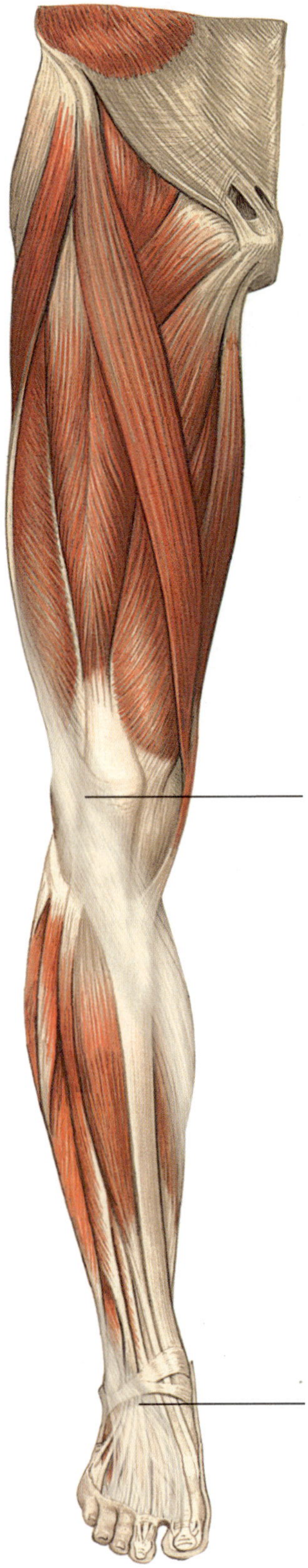

그림 6.31 an-la-pe 나선 근막의 앞쪽 경로

(출처: G. Chiarugi and L. Bucciante, Istituzioni di anatomia dell'uomo. Piccin Nuova Libraria, Padova 1983).

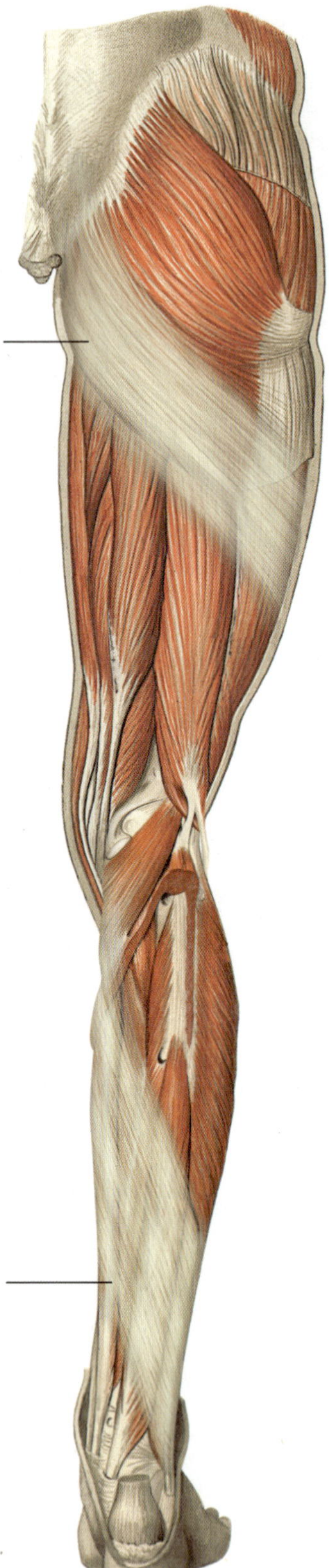

그림 6.32 an-la-pe 나선 근막의 뒤쪽 경로

(출처: G. Chiarugi and L. Bucciante, Istituzioni di anatomia dell'uomo. Piccin Nuova Libraria, Padova 1983).

노트: 운동 제스처를 더 잘 이해하려면, 맨 아래쪽의 숫자 1부터 읽는 것을 추천한다. 왜냐하면, 발 근육의 긴장이 다리의 몸쪽 근육 활성화에 영향을 주기 때문이다.

AN-ME-PE 나선 근막

AN-ME-PE SPIRAL

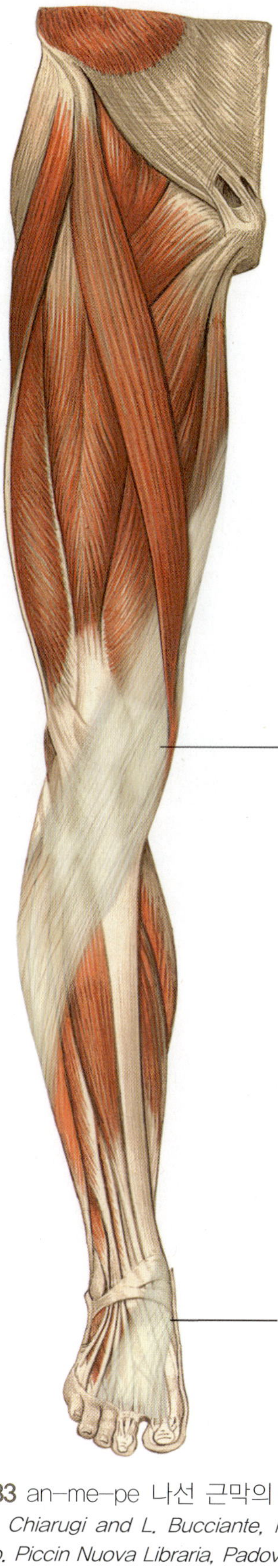

그림 6.33 an-me-pe 나선 근막의 앞쪽 경로

(출처: G. Chiarugi and L. Bucciante, Istituzioni di anatomia dell'uomo. Piccin Nuova Libraria, Padova 1983).

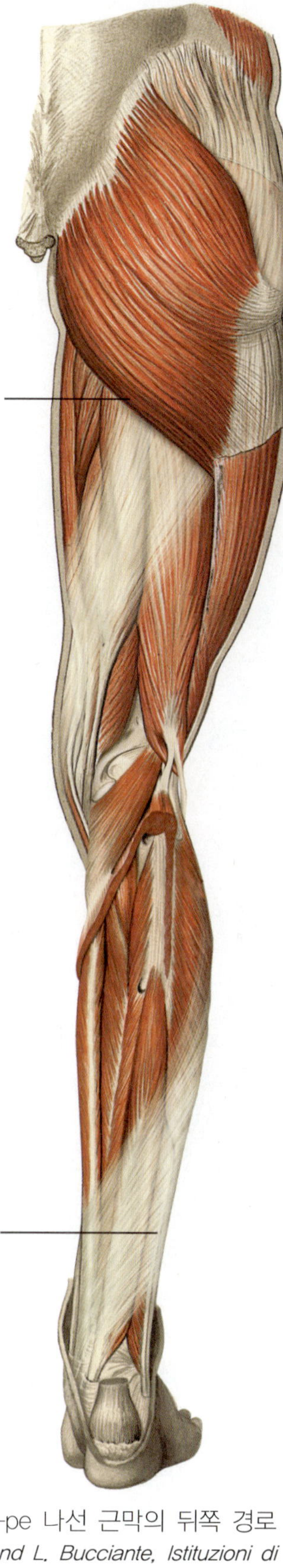

그림 6.34 an-me-pe 나선 근막의 뒤쪽 경로

(출처: G. Chiarugi and L. Bucciante, Istituzioni di anatomia dell'uomo. Piccin Nuova Libraria, Padova 1983).

RE-ME-PE 나선 근막

RE-ME-PE SPIRAL

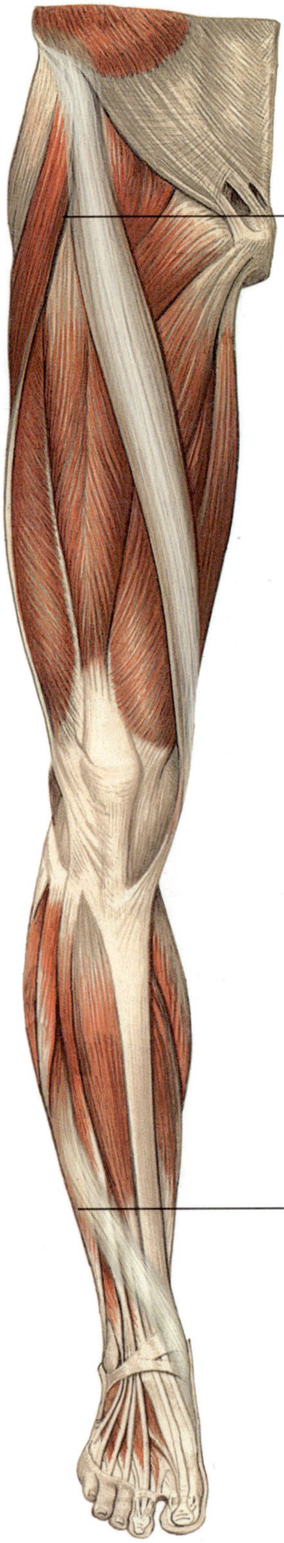

그림 6.35 re-me-pe 나선 근막의 앞쪽 경로
(출처: G. Chiarugi and L. Bucciante, Istituzioni di anatomia dell'uomo. Piccin Nuova Libraria, Padova 1983).

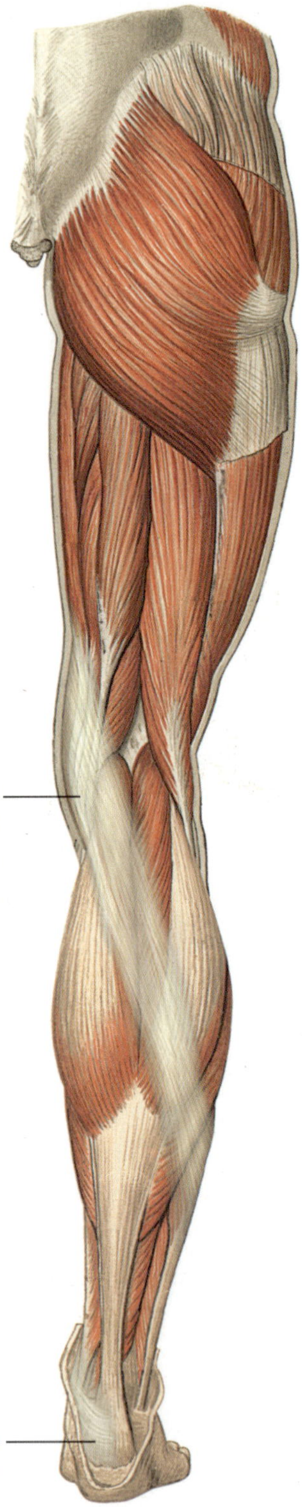

그림 6.36 re-me-pe 나선 근막의 뒤쪽 경로
(출처: G. Chiarugi and L. Bucciante, Istituzioni di anatomia dell'uomo. Piccin Nuova Libraria, Padova 1983).

RE–LA–PE 나선 근막

RE–LA–PE SPIRAL

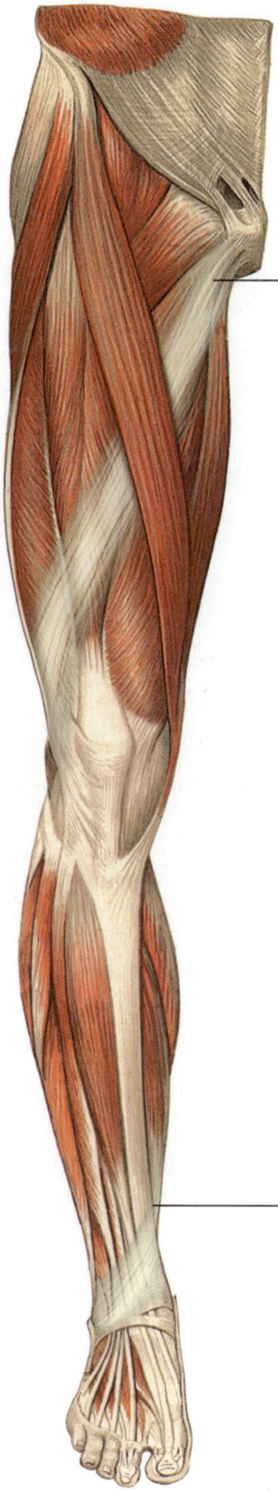

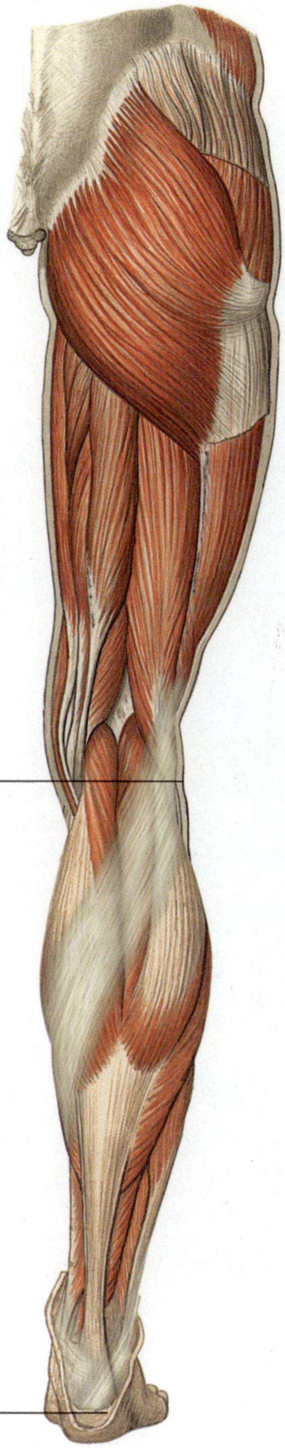

그림 6.37 re–la–pe 나선 근막의 앞쪽 경로
(출처: G. Chiarugi and L. Bucciante, Istituzioni di anatomia dell'uomo, Piccin Nuova Libraria, Padova 1983).

그림 6.38 re–la–pe 나선 근막의 뒤쪽 경로
(출처: G. Chiarugi and L. Bucciante, Istituzioni di anatomia dell'uomo, Piccin Nuova Libraria, Padova 1983).

다리의 나선 콜라겐 섬유 SPIRAL COLLAGEN FIBRES OF THE LOWER LIMB

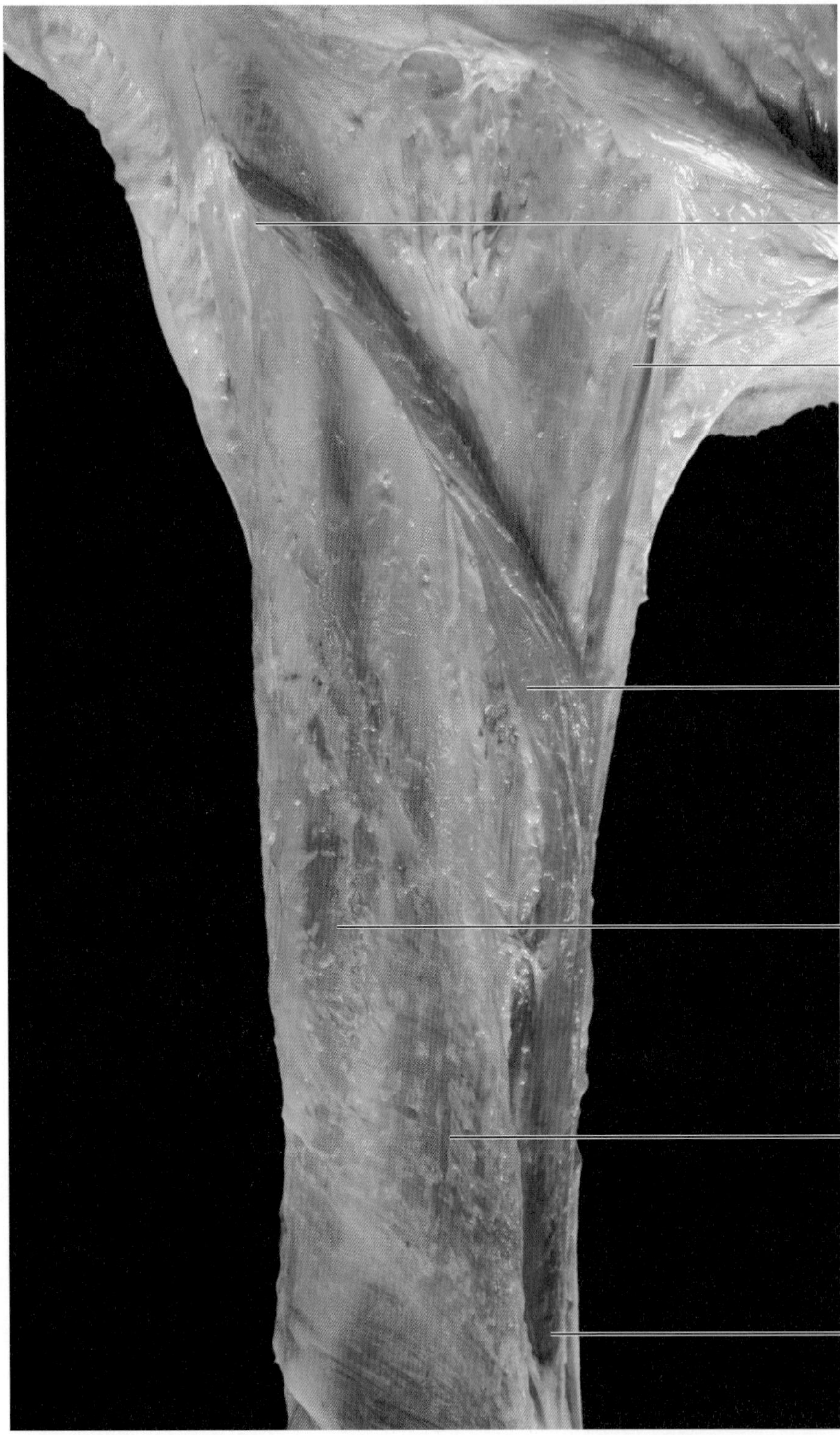

그림 6.39 넙다리빗근의 나선 경로. 넙다리근막으로부터 독자성을 보여주기 위해 넙다리빗근집을 제거했다. 넙다리빗근은 ante-latero-coxa의 운동전략을 수행하는 반면, 무릎부위의 넙다리빗근은 retro-medio-genu 운동전략을 수행한다. 이런 이유로, 넙다리빗근은 전형적인 나선 기능을 수행한다.

다리의 나선 콜라겐 섬유 SPIRAL COLLAGEN FIBRES OF THE LOWER LIMB

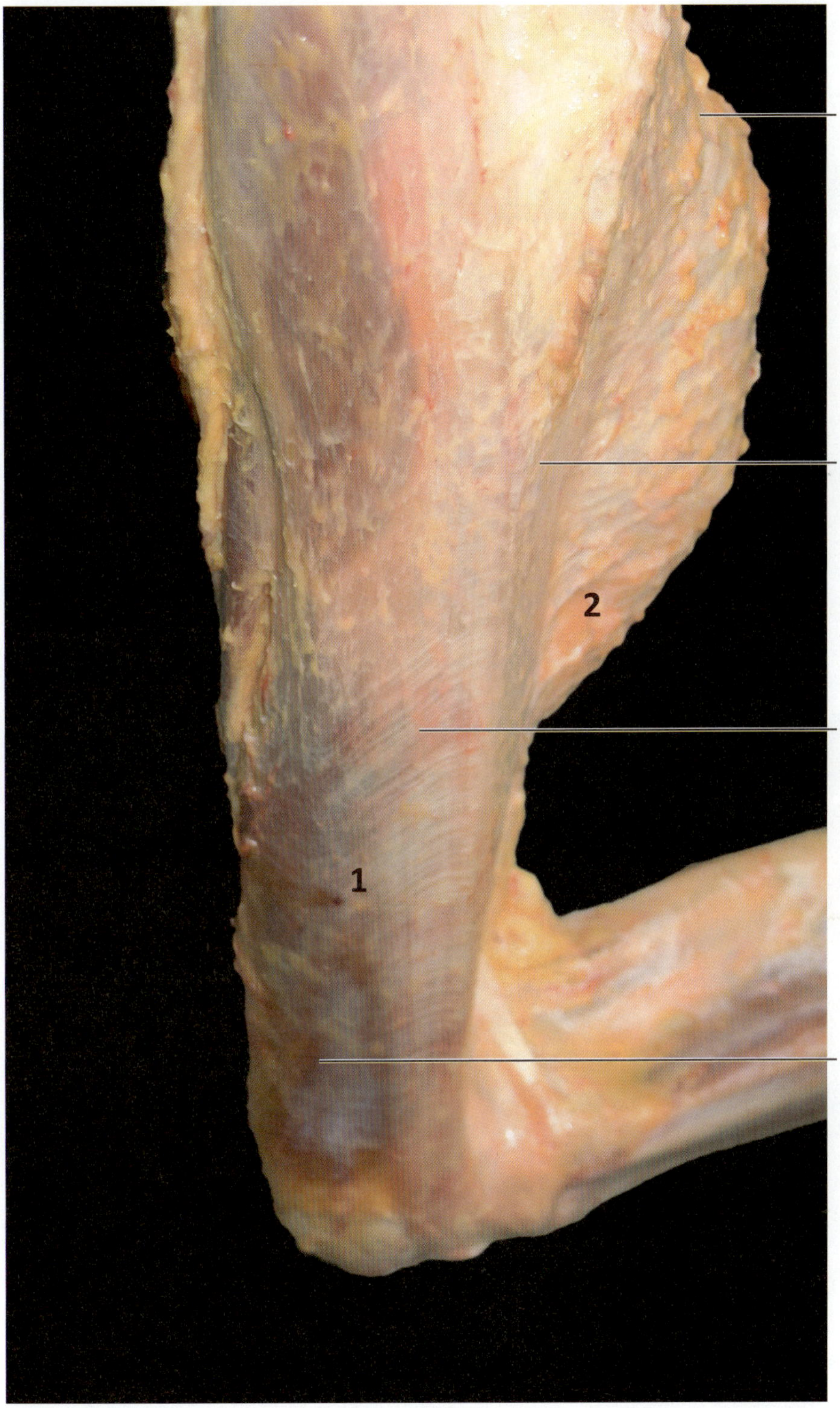

그림 6.40 가쪽 허벅지의 나선 콜라겐 섬유. 이 사진은 큰볼기근의 80% 힘줄 연장부가 엉덩정강띠와 넙다리근막에 어떻게 붙어 있는지를 보여준다. 넙다리근막에 포함된 활꼴 콜라겐 섬유는 큰볼기근의 견인(2)에 따라 나선(1)으로 배열되어 있다.

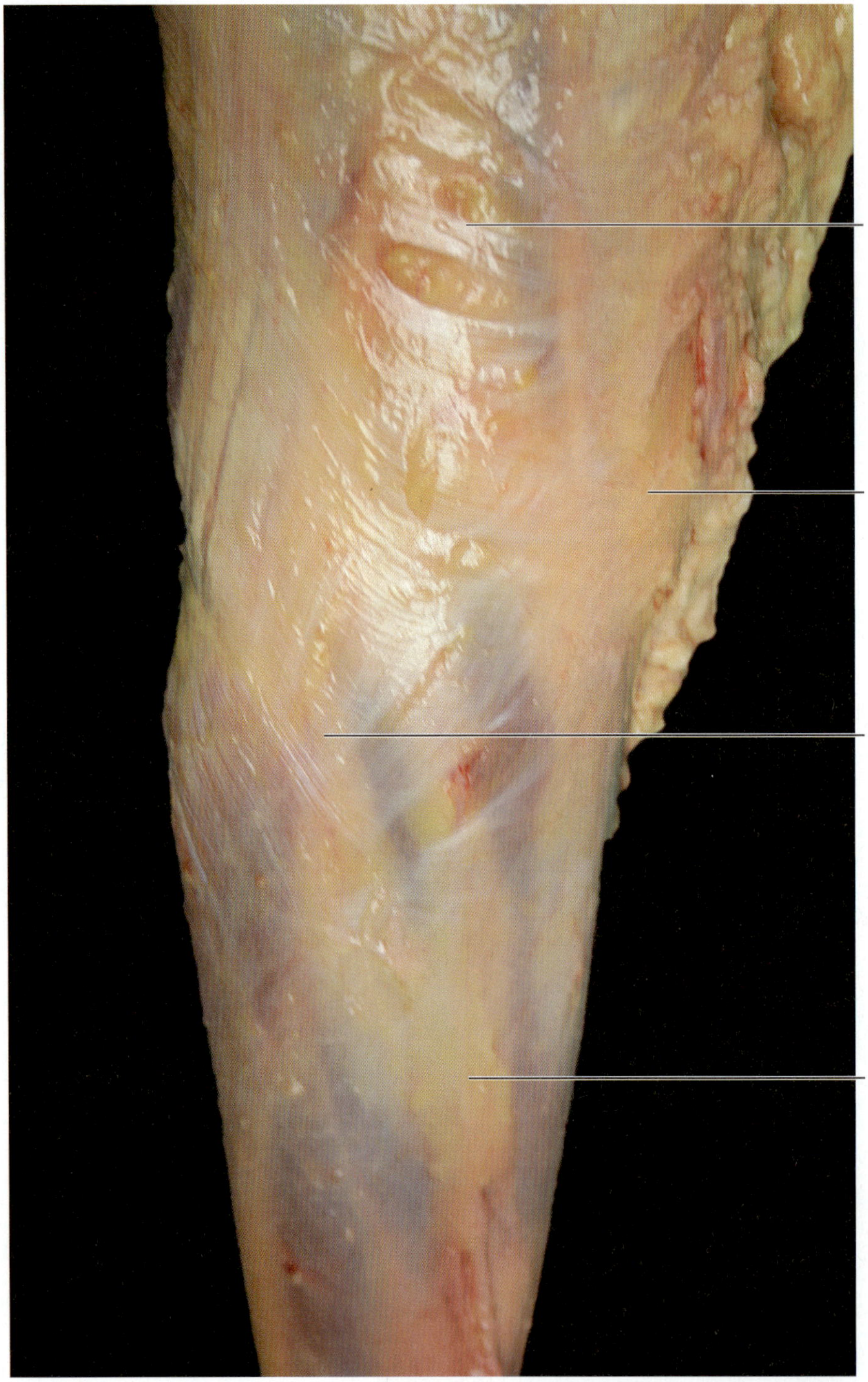

그림 6.41 무릎 후방지지띠의 나선 콜라겐 섬유. 어떤 해부학책에서도 무릎의 후방지지띠를 나타내지는 않지만, 콜라겐 섬유들의 배열은 서로 교차하는 그물망형태의 콜라겐섬유의 존재를 분명히 보여준다.

다리의 나선 콜라겐 섬유 SPIRAL COLLAGEN FIBRES OF THE LOWER LIMB

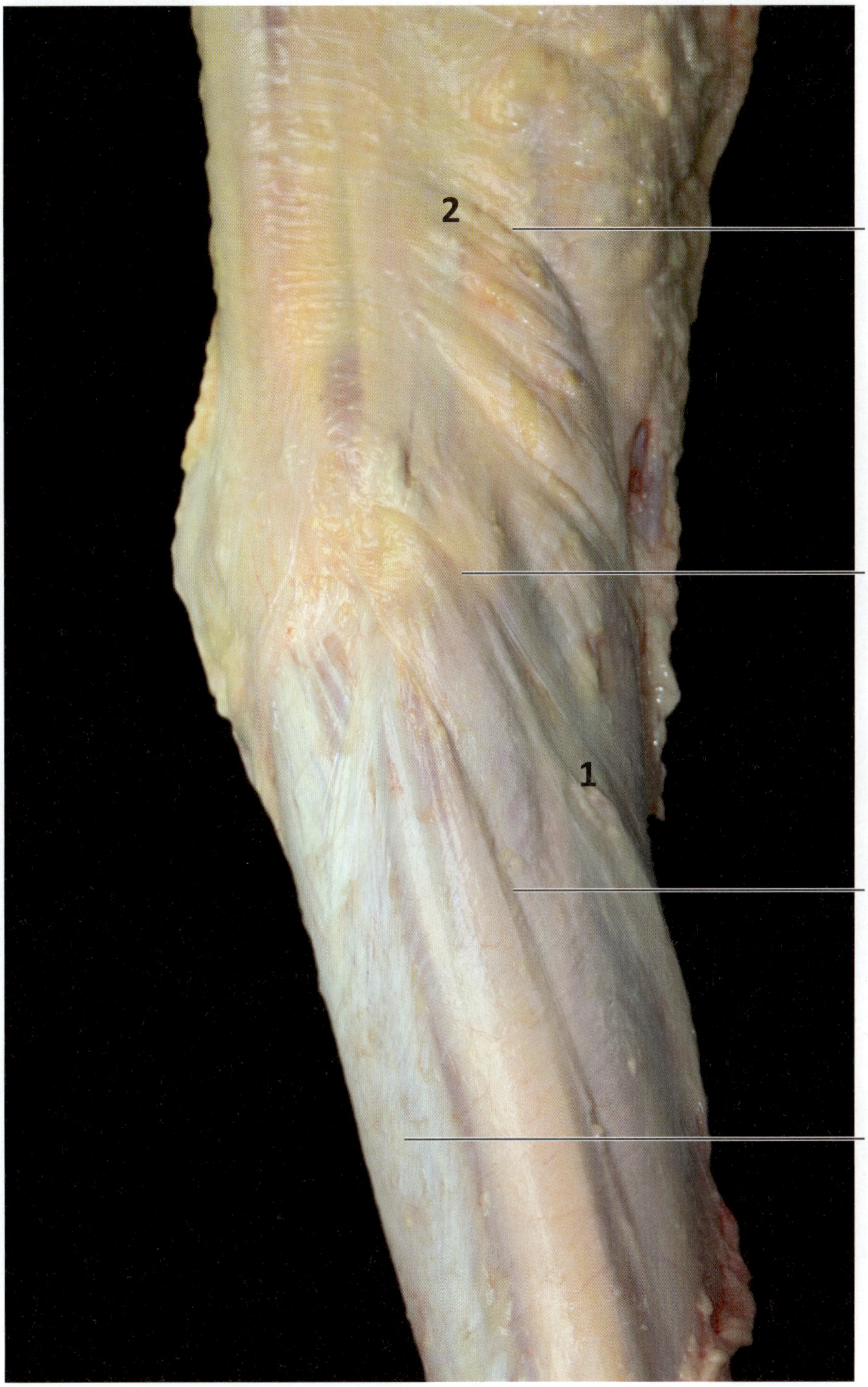

그림 6.42 뒤가쪽 무릎근막의 나선 콜라겐 섬유. 나선 콜라겐 섬유의 배열은 긴장을 전달하는 능력을 가진다. 사실 종아리를 안쪽으로 수동 돌림시키면(1), 콜라겐 섬유에 의해 무릎 위에 있는 나선 고랑(2)이 형성되는 것을 볼 수 있다.

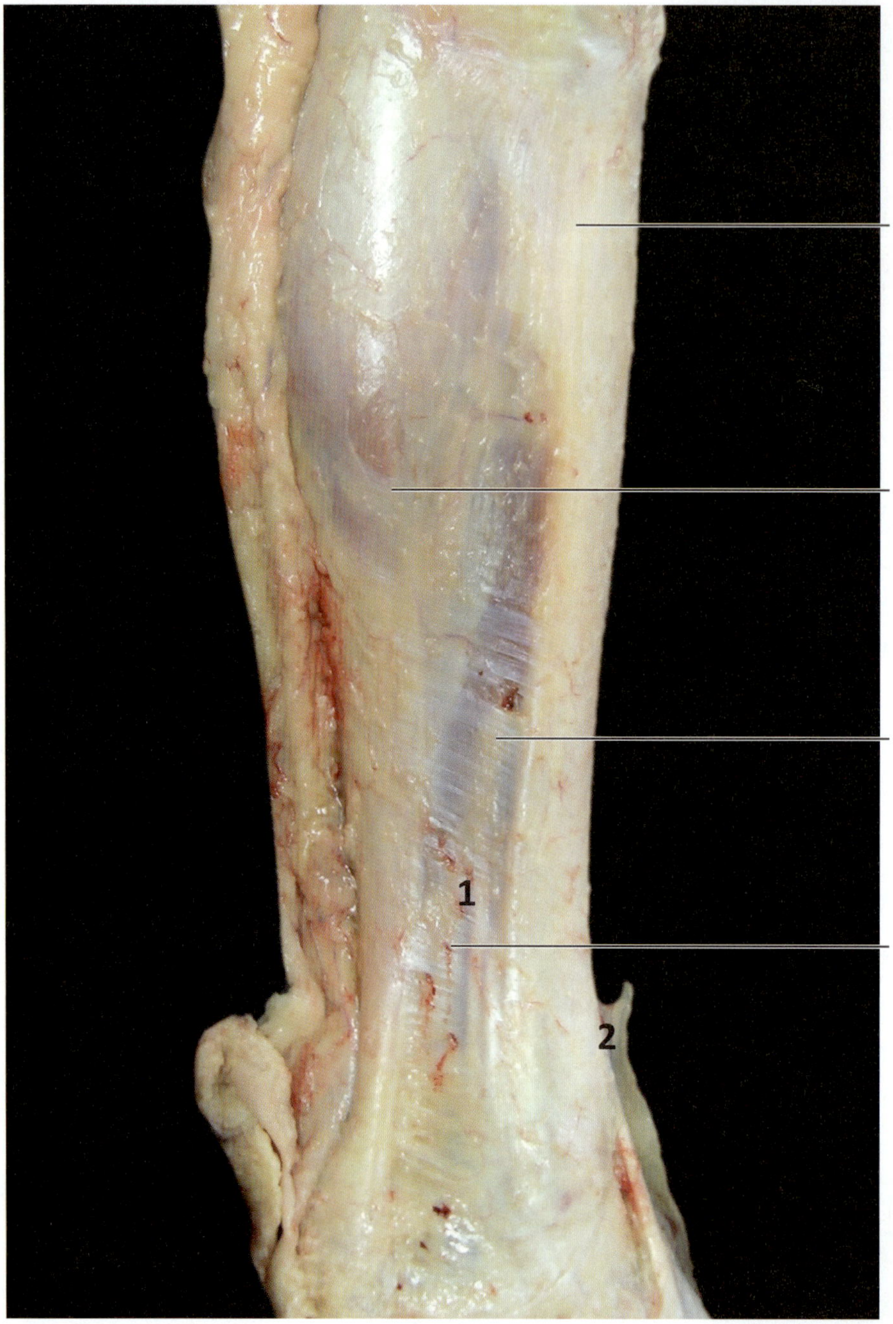

그림 6.43 안쪽 종아리근막의 나선 콜라겐 섬유. 종아리 몸쪽 1/3에서는 종아리근막이 정강뼈의 뼈막에 연결되는 반면, 먼쪽 1/3에서는 빗 콜라겐 섬유(1)가 뼈막 위를 주행하고, 위쪽 폄근지지띠(2)에 연결된다.

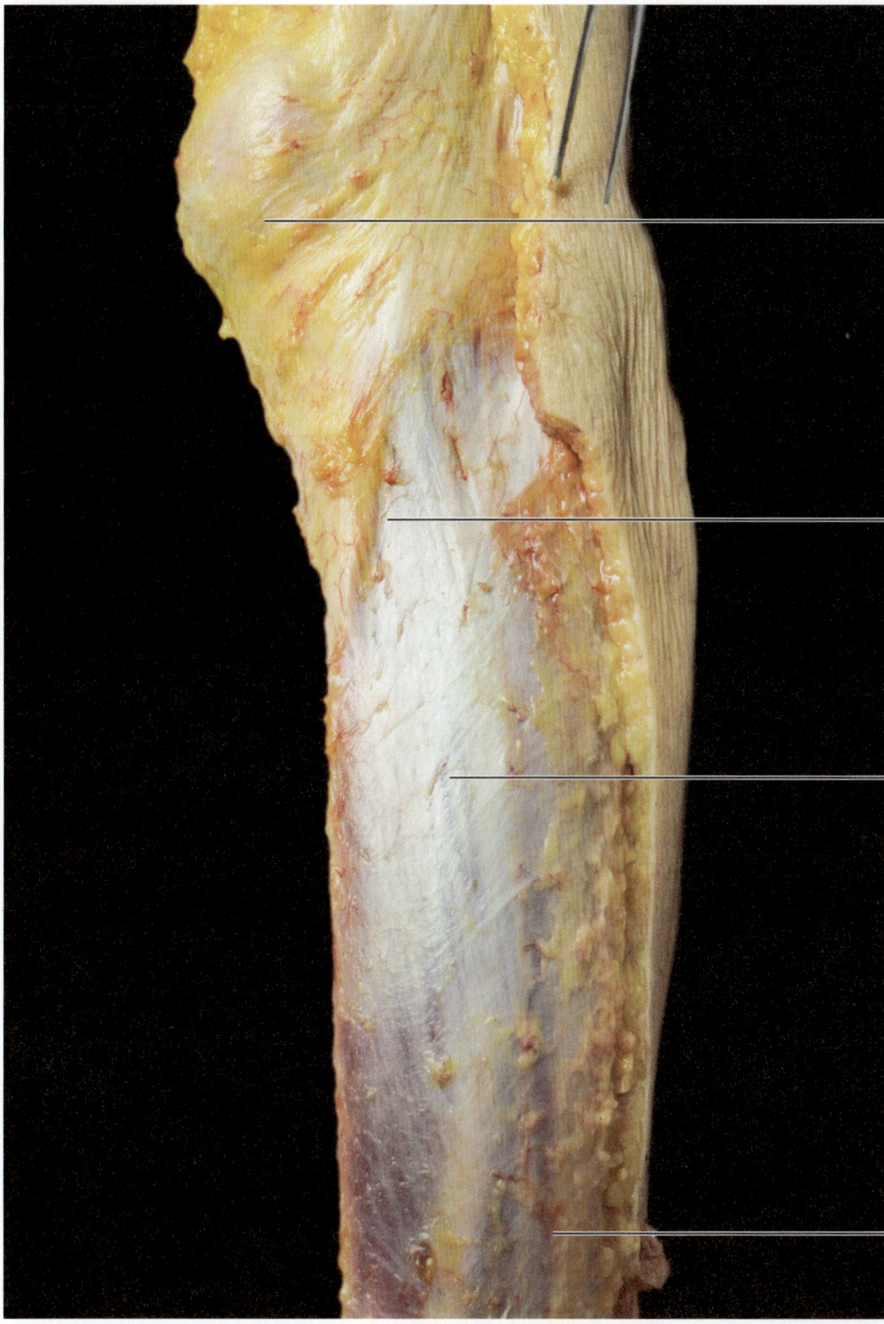

그림 6.44 가쪽 종아리근막의 나선 콜라겐 섬유. 융합점은 벡터의 융합중심으로서 결코 정확한 지점이 아니다; 사실, CF는 여러 개의 힘줄이 수렴하는 선을 따라 종종 위치한다. 그러므로 더 많은 힘들이 다방향 움직임이 일어나는 동안에 개입한다.

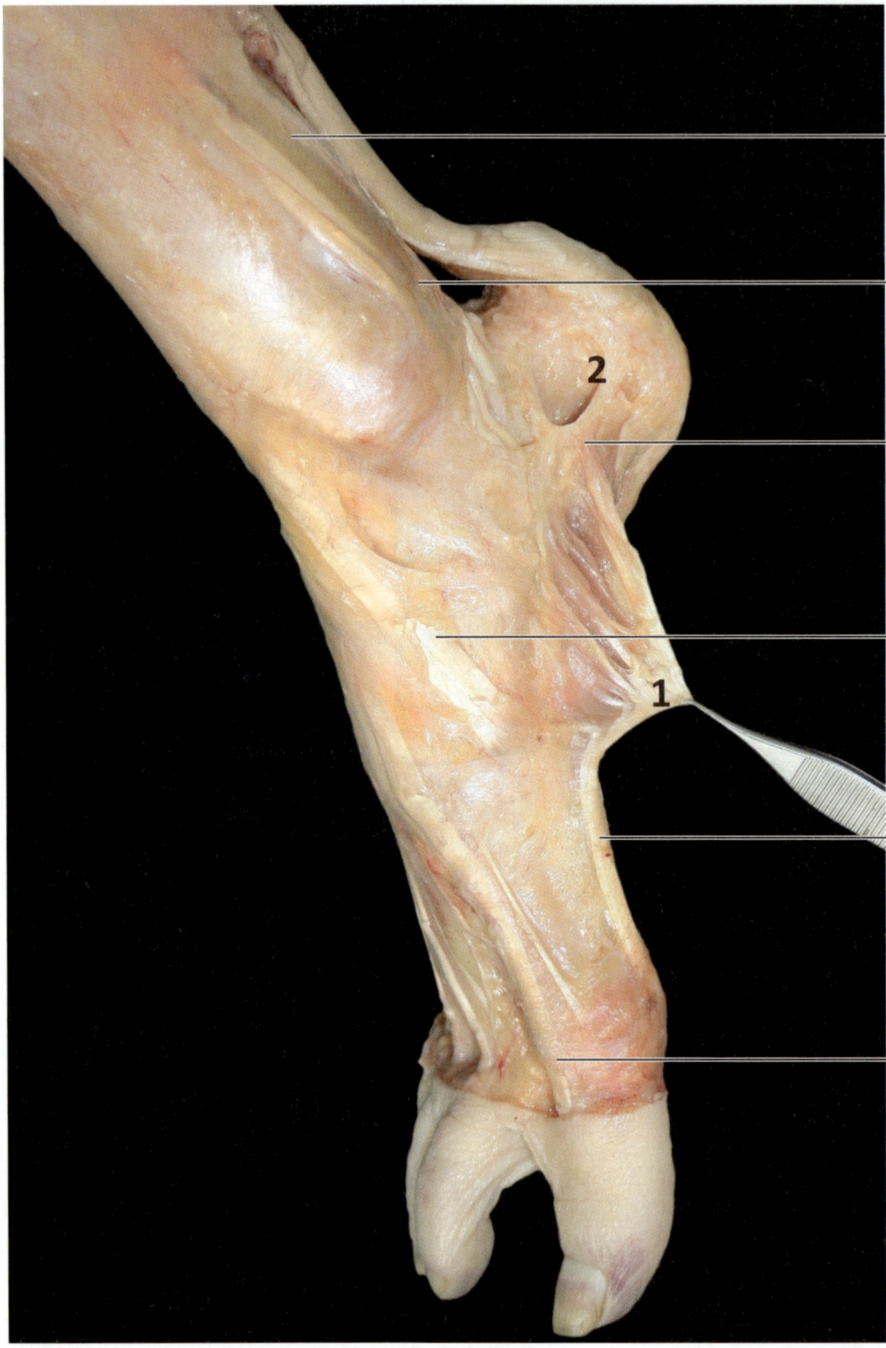

그림 6.45 발의 안쪽 근막. 안쪽 발바닥 널힘줄을 절개한 후 안쪽으로 들어올리면(1), 근막에 붙은 엄지벌림근의 닿는곳을 볼 수 있다. 엄지벌림근은 굽힘근지지띠(또는 톱니형 인대)의 얕은 시트와 깊은 시트에서 기시한다.

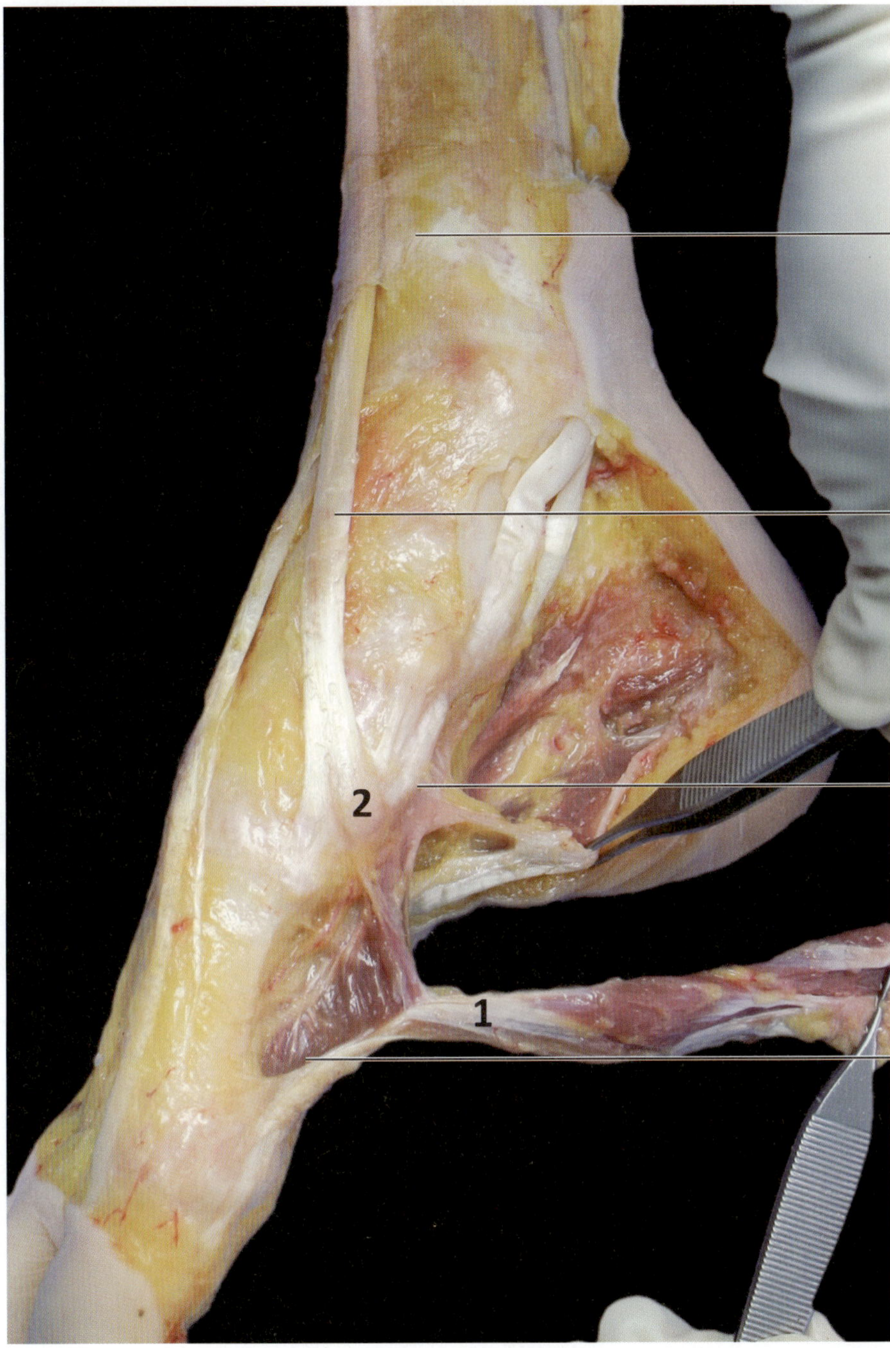

그림 6.46 엄지벌림근의 근막 닿는곳. 엄지벌림근을 절개한 후 안쪽으로 들어올리면, 짧은엄지굽힘근과 함께 힘줄(1)의 결합을 볼 수 있다. 짧은엄지굽힘근은 앞정강근과 뒤정강근(2)의 힘줄로부터 나온 이는곳을 갖는다.

결론 (CONCLUSIONS)

생리학자와 해부학자들은 공간면, 운동전략 및 전신 제스처를 따라 뇌[1]가 움직임을 프로그래밍한다는 것을 알고 있음에도 불구하고, 해부생리학 책은 단일 근육에 의해 수행되는 것처럼 움직임을 계속 표현하고 있다.

생리학자와 해부학자들이 근섬유의 약 40%가 주변 근막에 부착된다(Huijing P.A. 2003)고 말함에도 불구하고, 근육을 설명할 때 근막을 고려하지 않고 있다.

생리학자와 해부학자들은 신경근육방추와 골지힘줄 기관이 근육 협응에 꼭 필요하다는 것을 알고 있음(Gray H. 1993)에도 불구하고, 책에서는 이들 신경종말이 고유수용기에 부착되어 있는 것으로 표현하고 있다.

이 책은 단일 근육, 신경 혹은 뼈를 검사하는 것이 아니라, 오히려 근육조직, 근막조직 및 신경조직을 함께 검사함으로서(근막 단위) 운동 시스템을 표현한다.

이 책은 전체 지절과 전체 몸통의 동측방향 근막단위를 순차적으로 연결하고 있다.

이 책은 해부적 변화를 원하는 것이 아니라, 세로, 대각선 및 나선으로 배열된 콜라겐 섬유를 가진 근막인 운동 장치로 다시 돌아가는 것을 원한다.

이 책은 아래와 같은 3가지 기본 명시로 움직임을 세분화한다:

- **단일 방향 움직임.** 이것은 3개 공간면에서 수행되는 움직임이다. 이 움직임들은 각 신체 분절의 6개 근막단위에 의해 수행된다. 근힘살을 덮고 있는 근막은 동측 방향 운동단위(CC)의 신경근육방추가 부착되는 근육다발막에 연결된다. 동측 방향 운동단위는 전신의 자세를 관리하기 위해 연속된 근막에 의해 세로로 다시 결합된다;
- **양방향 움직임.** 이것은 2개 공간면 사이의 중간 범위에서 수행되는 움직임이다; 이 움직임들은 각 단일 분절의 운동전략에 해당한다. 지절의 모든 분절이 2개 연속된 근막 사이의 중간 궤적을 따라 이동할 때, 대각선 근막이 개입한다. 2개 근막단위에서 시작된 힘줄(CF)의 근막은 한 면에서 다른 면으로 가는 통로를 관리한다;
- **다방향 움직임.** 이것은 걷기, 던지기, 및 달리기 등과 같은 운동 제스처로서 분절을 반대 방향으로 움직인다. 발목과 손목의 지지띠는 작은 움직임에 예민하고, 들을 지절의 근육으로 전달한다. 지절과 몸통에서 나선으로 배열된 근막속 콜라겐 섬유는 다양한 분절의 운동 제스처를 동시에 일으킨다.

이러한 제안을 통해 해부학적으로 이미 좋은 지지를 제공하고 있다 할지라도, 운동 시스템에 이런 새로운 접근법을 보여주는 연구가 더 필요하다. 만약 각 신체 구조물이 고유의 특성을 가지고 있다면, 근막과 콜라겐 섬유가 인체를 구성함에 있어서 어떤 기능을 수행하는지를 궁금해야 한다.

이 책이 제시하는 설명은 소모적인 주장이 아니라, 통찰력만으로 달성할 수 없는 것을 과학적으로 더 잘 기록할 수 있는 사람들에게 호기심을 촉발시키길 희망한다.

[1] 운동겉질의 역치 자극은 단일 근육의 수축 보다는 특별한 방사 전략을 따라 많은 근육에서 근육 반응을 일으킨다(Gellhor E. 1949).

참고문헌 (REFERENCE)

Atti IV Fascia Research Congress, Washington, September 2015.

Baldissera F. Fisiologia e biofisica medica. Poletto, Milano, 1996.

Benninghoff G. Trattato di anatomia umana. Piccin, Padova, 1986.

Burkholder TJ. Mechanotransduction in skeletal muscle. Front Biosci 2007, Jan;1(12):174-91.

Carroll AM, Biewener AA. Mono-versus biarticular muscle function in relation to speed and gait changes: in vivo analysis of the goat triceps brachii. J Exp Biol 2009, Oct;212(Pt 20):3349-60.

Chaitow L. Fascial dysfunction, manual therapy approaches. Handspring, Edinburgh, 2014.

Chalmers G. Re-examination of the possible role of Golgi tendon organ and muscle spindle reflexes in proprioceptive neuromuscular facilitation muscle stretching. Sports Biomech 2004, Jan;3(1):159-83.

Chanaud CM, Pratt CA, Loeb GE. Functionally complex muscles of the cat hindlimb. II. Mechanical and architectural heterogenity within the biceps femoris. Clin Neurophysiol 2013, Jan;124(1):114-9.

Chiarugi G, Bucciante L. Istituzioni di anatomia dell'uomo. Vallardi-Piccin, Padova, 1975.

Cronin NJ, af Klint R, Grey MJ, Sinkjaer T. Ultrasonography as a tool to study afferent feedback from the muscle-tendon complex during human walking. J Electromyogr Kinesiol 2011, Apr;21(2):197-207.

Crossman AR, Neary D. Neuroanatomy, Elsevier S. Philadelphia, 2002.

Denning D, Paukshto MV, Habelitz S, Rodriguez BJ. Piezoelectric properties of aligned collagen membranes. Biomed Mater Res B Appl Biomater 2014, Feb;102(2):284-92.

Diong J, Bilston LE, Gandevia SC, Lichtwark GA. The Journal of Physiology 2015, Jan;593(2):441-55.

Downes L, Ashby P, Bugaresti J. Reflex effects from Golgi tendon organ (Ib) afferents are unchanged after spinal cord lesions in humans. Neurology 1995, Sep;45(9):1720-4.

Drunen P, Maaswinkel E, van der Helm FC, van Dieën JH, Happee R. Identifying intrinsic and reflexive contributions to low-back stabilization. J Biomech 2013 May, 31;46(8):1440-6.

English AW, Wolf SL, Segal RL, Compartmentalization of muscles and their motor nuclei: the partitioning hypothesis. Phys Ther. 1993; 73:857-867.

Findley T, Chaudhry H, Dhar S. Transmission of muscle force to fascia during exercise. J Bodyw Mov Ther 2015, Jan;19(1):119-23.

Forsythe M, Zellner D, Cogan E, Parker S. Attractiveness difference magnitude affected by context, range, and categorization. Perception 2014;43(1):59-69.

Fumagalli Z et al. Anatomia macroscopica dell'uomo. Piccin-Vallardi, 1974.

Gellhor E. Proproception and the motor cortex. Brain, 1949.

Georgopoulos AP, et al. Neuronal population coding of movement direction. Science 1986, Sep 26;233(4771):1416-9.

Gosling JA, Harris PF. Anatomie humaine. Atlas couleur. deBoeck, 2003.

Gottschal JS, Nichols TR. Head pitch affects muscle activity in the decerebrate cat hindlimb during walking Exp Brain Res 2007, Sep;182(1):131-5.

Gray H. Anatomia, Zanichelli, Bologna 1993.

Gregory JE, Brockett CL, Morgan DL, Whitehead NP, Proske U. Effect of eccentric muscle contractions on Golgi tendon organ responses to passive and active tension in the cat. J Physiol 2002, Jan 1;538(Pt 1):209-18.

Hammer W. Functional soft-tissue examination and treatment by manual methods. J Barlett, Massachussetts, 2007.

Hauk O, Johnsrude I, Pulvermuller F. Somatotopic representation of action words in human motor and premotor cortex. Neuron 2004, Jan 22;41:301-7.

Heine H. Anatomical structure of acupoints. J Tradit Chin Med 1988, Sep;8(3):207-12.

Herbert RD, Héroux ME. Changes in the length and three-dimensional orientation of muscle fascicles and aponeuroses with passive length changes in human gastrocnemius muscles. J Physiol 2015, Jan 15;593(2):441-55.

Huijing PA, Maas H, Baan GC. Compartmental fasciotomy and isolating a muscle from neighboring muscles interfere with myofascial force transmission within the rat anterior crural compartment. J Morphol 2003, Jun, 256(3):306-21.

Huijing PA, Smeulders MJC, Kreulenn M. Spastic muscle properties are affected by length changes of adjacent structures. Muscle Nerve 2005, Aug, 32(2):208-15.

Kabat H, Knott M. Proprioceptive facilitation therapy for paralysis. Physiotherapy 1954, Jun, 40(6):171-6.

Kandel ER et al. Principi di neuroscienze. Casa Editrice Ambrosiana, Milano 1994.

Kistemaker DA et al. Control of position and movement is simplified by combined muscle spindle and Golgi tendon organ feedbak. J Neurophysiology 2013, 109;1126-39.

Kistemaker DA et al. Equilibrium point control cannot be refuted by experimental reconstruction of equilibrium point trajectories. J Neurophysiology 2007, Sept, 98;1075-82.

Langevin HM. Connective tissues: a body wide signaling network? Medical Hypothesis 2005;66:1074-7.

Loram ID, Lakie M, Di Giulio I, Maganaris CN. The consequences of short-range stiffness and fluctuating muscle activity for proprioception of postural joint rotations: the relevance to human standing. Journal of Neurophysiology 2009, Jul 1, 102;1:460-74.

Macefield VG, Walton DK. Susceptibility to motion sickness is not increased following spinal cord injury. J Vestib Res 2015, Jan 1;25(1):35-9.

Mazzocchi G, Nussdorfer G. Anatomia funzionale del sistema nervoso. Ed. Libreria Cortina, Padova 1996.

Moccia D, Nackashi AA, Schilling R, Ward PJ. Fascial bundles of the infraspinatus fascia: anatomy, function, and clinical considerations. J Anat 2015, Sep 25. doi: 10.1111.

More HL, et al. Sensorimotor responsiveness and resolution in the giraffe. Journal of Exper Biology, 2013, Feb, 216;1003-11.

Mugge W, David A et al. A rigorous model of reflex function indicates that position and force feedback are flexibly tuned to position and force tasks, Experimental Brain Research 2009;10:1007-9.

Myers TW. Meridiani miofasciali. Tecniche Nuove, Milano 2006.

Pirola V. Il movimento umano, Cinesiologia. Edi-Ermes, Milano 1998.

Platzer W. Color atlas of human anatomy: locomotor system, 6th ed. Thieme, 2009.

Pozzi F, Snyder-Mackler L, Zeni J Jr. Relationship between biomechanical asymmetries during a step up and over task and stair climbing after total knee arthroplasty. Clin Biomech (Bristol, Avon) 2015, Jan;30(1):78-85.

Prochazka A et al. Positive force feedback control of muscles. J Neurophysiology 1997;77(6):3226-36.

Proske U. The role of muscle proprioceptors in human limb position sense: a hypothesis. J Anat 2015, May 14, doi: 10.1111.

Proske U, Gregory JE. Signalling properties of muscle spindles and tendon organs. Adv Exp Med Biol 2002;508:5-12.

Purslow PP. Strain induced reorientation of an intramuscular connective tissue network: implications for passive muscle elasticity. J Biomech 1989;22(1):21-31.

Rosatelli LA et al. Three-dimensional study of the musculotendinous architecture of lumbar multifidus and its functional implications. Clin Anat 2008;21:539-546.

Rowe RW. Morphology of perimysial and endomysial connective tissue in skeletal muscle. Tissue Cell 1981;13(4):681-90.

Sakamoto Y. Histological features of endomysium, perimysium and epimysium in rat lateral pterygoid muscle. J Morphol 1996;2277(1):113-9.

Schilder A, Hoheisel U, et al. Sensory findings after stimulation of the thoracolumbar fascia with hypertonic saline suggest its contribution to low back pain. Pain 2014, Feb;155(2):222-31.

Schleip R, Findley TW, Chaitow L, Huijing P. Fascia: the tensional network of the human body. Churchill Livingstone, 2012.

Simons DG, Travell J. Myofascial trigger points, a possible explanation. Pain 1981, Feb;10(1):106-13.

Stahl VA, Nichols TR. Short-term effect of crural fasciotomy on kinematic variability and propulsion during level locomotion. J Motor Behavior 46(5):339-49.

Standring S. Gray's Anatomy, 40th ed. Churchill Livingstone, London 2008.

Stecco A, Busoni F, Stecco C, Mattioli-Belmonte M, Soldani P, Condino S, Ermolao A, Zaccaria M, Gesi M. Comparative ultrasonographic evaluation of the Achilles paratenon in symptomatic and asymptomatic subjects: an imaging study. Surg Radiol Anat. 2015 Apr; 37(3):281-5.

Stecco A, Gilliar W, Hill R, Fullerton B, Stecco C. The anatomical and functional relation between gluteus maximus and fascia lata. J Bodyw Mov Ther 2013, Oct;17(4):512-7.

Stecco A, Meneghini A, Stern R, Stecco C, Imamura M. Ultrasonography in myofascial neck pain: randomized clinical trial for diagnosis and follow-up. Surg Radiol Anat 2014, Apr;36(3):243-53.

Stecco C. Functional atlas of the human fascial system. Elsevier, 2015.

Stecco C, Corradin M, Macchi V, Morra A, Porzionato A, Biz C, De Caro R. Plantar fascia anatomy and its relationship with Achilles tendon and paratenon. J Anat. 2013 Dec;223(6):665-76.

Stecco C, Pavan PG, Porzionato A, Macchi V, Lancerotto L, Carniel EL, Natali AN, De Caro R. Mechanics of crural fascia: from anatomy to costitutive modelling. Surg Radiol Anat 2009, Aug;31(7):523-9.

Stecco C, Porzionato A, Lancerotto L, Stecco A, Macchi V, Day JA, De Caro R. Histological study of the deep fasciae of the limbs. J Bodyw Mov Ther 2008;12:225-30.

Takeoka A, Vollenweider I, Courtine G, Arber S. Muscle spindle feedback directs locomotor recovery and circuit reorganization after spinal cord injury. Cell 2014, Dec 18;159(7):1626-39.

Testut L, Jacob O. Trattato di anatomia topografica. UTET, Firenze 1987.

Travell JG, Simons DG. Dolore muscolare, diagnosi e terapia. Ghedini editore, Milano, 1996.

Treccani Enciclopedia, www.treccani.it.

Watanabe K, Kouzaki M, Ando R, Akima H, Moritani T. Non-uniform recruitment along human rectus femoris muscle during transcutaneous electrical nerve stimulation. Eur J Appl Physiol 2015, Jun 10.

Weisman MH et al. Surface electromyographic recordings after passive and active motion along the posterior myofascial kinematic chain in healthy male subjects. J Bodywork Movement Ther 2014;18:452-61.

West CR, Bowden AE. Using tendon inherent electric properties to consistently track induced mechanical strain. Ann Biomed Eng. 2012 Jul;40 (7): 1568-74.

색인 (INDEX)

ㅈ

ㅊ

ㅋ

ㅌ

ㅍ

ㅎ